TRAITÉ

DE

PATHOLOGIE EXOTIQUE

VII

MALADIES DE LA PEAU

LÈPRE - SYPHILIS - VACCINATION

TRAITÉ

DE

PATHOLOGIE EXOTIQUE

CLINIQUE ET THÉRAPEUTIQUE

Publié sous la direction de MM

LE Dr GRALL ET LE Dr CLARAC

MALADIES EXOTIQUES DE LA PEAU

PAR

LE Dr SALANOUE-IPIN

REMARQUES GÉNÉRALES. — Dans l'étude des maladies cutanées des pays chauds, il convient de distinguer tout d'abord et d'envisager séparément deux groupements humains bien distincts l'élément immigré ou groupement européen, et l'élément autochtone ou groupement indigène. Chacun de ces deux groupes ethniques présente, en effet, du côté des téguments, un mode réactionnel particulier vis-à-vis des influences climatériques de la zone torride.

Chez l'Européen transplanté sous les latitudes chaudes, les conditions nouvelles dans lesquelles vont s'exercer les fonctions de la peau ont, pour premier effet, une dilatation anormale du réseau vasculaire du derme, et, par conséquence, une hypersécrétion glandulaire. Cette suractivité fonctionnelle, dont la cause essentielle réside dans l'élévation thermique du nouveau milieu, prend une telle importance que, comme organe de sécrétion et d'excrétion, la peau se trouve placée immédiatement après le rein, et bien avant le poumon et l'intestin. La sécrétion sudorale, en particulier, atteint, sous les tropiques, une telle intensité que la totalité du liquide éliminé chaque jour dépasse souvent 2.000 grammes, quantité plus de trois fois supérieure à la moyenne de la transpiration dans les pays tempérés.

Une telle exagération des fonctions physiologiques des glan-

TRAITÉ DE PATHOLOGIE EXOTIQUE

CLINIQUE ET THÉRAPEUTIQUE

Publié en fascicules sous la direction de MM.

CH. GRALL
Médecin Inspecteur général
du Service de santé des Troupes coloniales

A. CLARAC
Médecin Inspecteur
du Service de santé des Troupes coloniales

VII

Maladies de la Peau

Lèpre - Syphilis - Vaccination

PAR LES DOCTEURS

SALANOUE-IPIN BOUFFARD BUSSIERE MARCHOUX
GAIDE MARTIN et LEGER

Avec 172 figures dans le texte

PARIS
LIBRAIRIE J.-B. BAILLIÈRE ET FILS
19, RUE HAUTEFEUILLE, 19

1919

LISTE DES COLLABORATEURS

ANGIER	Médecin-major des troupes coloniales.
BOUFFARD	Médecin principal des troupes coloniales, professeur à l'Ecole d'application du service de santé des troupes coloniales.
BOYÉ	Médecin principal des troupes coloniales.
BUSSIÈRE	Médecin major des troupes coloniales.
CAMAIL	Médecin inspecteur des troupes coloniales.
CLARAC	Médecin inspecteur des troupes coloniales.
DUMAS	Médecin major des troupes coloniales.
DUVIGNEAU	Médecin inspecteur des troupes coloniales.
GAIDE	Médecin principal des troupes coloniales.
GOUZIEN	Médecin inspecteur général des troupes coloniales.
GRALL	Médecin inspecteur général des troupes coloniales.
HEBRARD	Médecin principal des troupes coloniales.
LASNET	Médecin inspecteur général des troupes coloniales.
LEBŒUF	Médecin-major des troupes coloniales.
LECOMTE	Medecin principal des troupes coloniales.
LEGER	Médecin-major des troupes coloniales, directeur du laboratoire vaccinogene de Hanoi.
MARCHOUX	Médecin principal des troupes coloniales, professeur à l'Institut Pasteur.
MARTIN	Médecin principal des troupes coloniales
MATHIS	Médecin-major des troupes coloniales, directeur d'un laboratoire de bactériologie d'armée.
MÉTIN	Médecin principal des troupes coloniales, professeur à l'École d'Application du service de santé des troupes coloniales.
NOC	Médecin major des troupes coloniales, directeur du laboratoire bactériologique de la Martinique.
REBOUL	Médecin inspecteurdes troupes coloniales, professeur à l'Ecole d'Application du service de santé des troupes coloniales.
RIGOLLET	Medecin inspecteur des troupes coloniales, professeur à l'Ecole d'Application du service de santé des troupes coloniales.
SALANOUE-IPIN	Médecin principal des troupes coloniales.
SÉGUIN	Médecin-major des troupes coloniales, directeur du Laboratoire de Bactériologie d'Hanoi.
SIMOND	Médecin inspecteur des troupes coloniales, professeur à l'École d'Application du service de santé des troupes coloniales.
THIBAULT	Médecin-major des troupes coloniales, professeur adjoint à l'Ecole d'Application du service de santé des troupes coloniales
THIROUX	Médecin principal des troupes coloniales, directeur du service de sante de l'Indo-Chine.

DIVISION EN FASCICULES

FASC. I.	— **Paludisme**	12 fr.
FASC. II.	— **Parapaludisme et fièvres des pays chauds**	10 fr.
FASC. III.	— **Dengue, Fièvre jaune. Choléra Maladie du sommeil**	10 fr.
FASC. IV.	— **Maladies de l'Appareil digestif, Diarrhées, Dysenteries, Abcès du foie**	14 fr.
FASC. V.	— **Intoxications et Empoisonnements**	10 fr.
FASC VI.	— **Maladies parasitaires exotiques, Peste**	12 fr.
FASC. VII.	— **Maladies de la peau, Lèpre, Syphilis, Vaccination**	16 fr.
FASC. VIII.	— **Maladies génerales et maladies chirurgicales aux colonies.**	

L'ouvrage complet coûtera environ **80** fr — Chaque fascicule se vend séparément. — Chaque fascicule se vend également *cartonné*, avec un supplément de **2** fr. par fascicule.

des cutanées va se traduire, en premier lieu, avec une fréquence et une intensité variables, suivant les susceptibilités individuelles et le degré d'adaptation au climat, par des efflorescences multiples de la peau. Dans cet état, les téguments deviennent, d'autre part, un milieu des plus favorables au développement des micro-organismes, plus particulièrement des pyogènes ; aussi verra-t-on fréquemment les éruptions sudorales se compliquer de pyodermites, de folliculites et de périfolliculites microbiennes.

L'Européen nous présentera encore, dans les pays chauds, toute la variété des dermatoses banales des pays tempérés. eczéma, lichen, psoriasis, etc., car les modifications physiologiques que le climat imprime aux téguments ne sont pas de nature à empêcher les influences héréditaires et constitutionnelles d'aboutir à leurs manifestations cutanées habituelles.

Quant aux maladies de la peau parasitaires, l'Européen s'en protège, dans la grande majorité des cas, grâce aux soins de propreté corporelle, et aussi à l'hygiène de l'habitation et du vêtement. Nous n'aurons donc à constater chez lui qu'à titre exceptionnel, et dans des conditions particulières d'existence matérielle, par exemple quand il fait campagne, ces spirochétoses, ces leishmanioses, ces dermatomycoses, si fréquentes parmi les indigènes.

Si maintenant nous envisageons les races colorées, qui habitent les contrées tropicales, nous remarquerons tout d'abord que, par suite d'un acclimatement ancestral et de la pigmentation de la peau, elles sont à peu près insensibles aux actions solaire et thermique; les érythèmes *a calore*, les miliaires sudorales, si communs chez les Européens immigrés, sont à peu près inconnus des indigènes, dont les téguments ne présentent qu'une faible tendance aux phénomènes réactionnels.

D'un autre côté, leur genre de vie, leur mode d'alimentation les garantit, dans une large mesure, des affections cutanées, qui appartiennent ou qui confinent à l'arthritisme.

Les affections dominantes, dans la dermatologie indigène, sont, à l'encontre de ce que l'on observe chez les Européens, les dermatoses parasitaires, d'origine animale ou végétale, directement contagieuses ou transmissibles par les insectes, provoquées et entretenues par la malpropreté corporelle, la promiscuité humaine et souvent animale de l'habitation, l'insuffisance de la vestiture qui expose les indigènes aux piqûres et aux excoriations de toute nature, par conséquent au parasitisme le plus varié. Aussi peut-on observer chez eux une association étrange, et souvent méconnaissable, de lésions scabiéiques, dyschromiques, tricophytiques ou pyohémiques, plus ou moins masquées par une couche de terre ou de vase desséchée.

Il y a lieu cependant d'établir ici une distinction entre les diverses races. D'une manière générale, les races noires sont plus soucieuses de leur peau que les races jaunes ou Malayo-Polynésiennes. Les noirs adultes entretiennent leur corps et leur chevelure au moyen d'huiles aromatiques, qui les préservent, dans une certaine mesure, des dermatomycoses. Aussi leurs téguments sont-ils habituellement exempts de ces plaques furfuracées, de ces placards achromiques ou hyperchromiques, de ces « crasses parasitaires » si répandues dans les races asiatiques. Ils connaissent, en outre, certaines plantes riches en acide chrysophanique, dont ils savent utiliser les propriétés curatives contre les diverses trichophyties. Nous aurons donc à constater chez eux la prédominance du parasitisme animal (acarus, puce chique, filaires, etc.).

Les indigènes de race jaune, beaucoup plus négligents des soins de propreté corporelle, ignorent en outre l'usage de ces huiles térébenthinées si répandues en Afrique. Sur leur peau mal entretenue, les floraisons les plus variées peuvent se donner libre cours. Fréquemment plusieurs dermatoses se développent simultanément, se superposant et se confondant au point de mettre souvent en échec la perspicacité du médecin; leur diagnostic devient encore d'autant plus délicat que l'indigène ne vient guère consulter l'Européen que lorsque les lésions sont passées à l'état chronique et sont défigurées par le grattage ou les médications empiriques.

En résumé, deux groupes distincts de maladies cutanées peuvent s'observer sous les tropiques. Les unes, que l'on rencontre surtout chez les immigrés de race blanche. sont des dermatoses non parasitaires, communes à tous les pays, mais exagérées ou modifiées par le climat. Les autres, de nature parasitaire. à peu près spéciales aux contrées chaudes et humides, atteignent surtout les races colorées. Nous aurons donc à étudier séparément et successivement deux catégories d'affections d'importance inégale : les dermatoses cosmopolites et les dermatoses spéciales à la zone tropicale, qui constituent, en définitive, le fond même de la dermatologie exotique.

Nous commencerons cette étude par l'exposé des maladies communes aux pays chauds et aux pays tempérés, en ne considérant, bien entendu, que les particularités qu'elles empruntent aux climats tropicaux et paratropicaux.

ÉRYTHÈMES

1. — *ÉRYTHÈME SOLAIRE*

SYNONYMIE. — Insolation aiguë. — Coup de soleil; en anglais *sunburn*.

L'action directe ou réfléchie des rayons solaires sur les parties découvertes ou insuffisamment protégées du corps est susceptible de provoquer, en dehors des accidents généraux et graves de l'*insolation* proprement dite, des lésions locales érythémateuses que seules nous aurons à envisager ici.

ÉTIOLOGIE. — Parmi les causes prédisposantes, se placent tout d'abord certains caractères ethniques et individuels, qui d'ailleurs se réduisent à une simple question de degré de pigmentation cutanée, naturelle ou acquise.

La race blanche est la plus sensible; les races colorées le sont d'autant moins que leur pigmentation est plus accusée. C'est ainsi qu'en suivant l'échelle chromatique des teintes on constate que les Mongols sont plus protégés que les blancs, mais moins que les Malais et surtout que les nègres, dont l'insensibilité à l'action solaire est à peu près absolue.

Dans la race blanche même, on trouve des variantes suivant la couleur naturelle de la peau et des phanères pileux, suivant l'âge, suivant le sexe, suivant la profession et le genre de vie. Les blonds ou les roux aux yeux bleus, à la peau fine et blanche, sont beaucoup plus exposés que les bruns à cheveux noirs et à épiderme pigmenté. De même les femmes et les enfants se montrent en général plus sensibles que les hommes. Les habitants des villes présentent, de leur côté, une susceptibilité plus grande que les personnes habituées au grand air, soldats, marins, colons, explorateurs, etc., chez qui la radiation solaire prolongée finit par déterminer une hyperchromie protectrice des téguments, connue sous le nom de hâle.

L'altitude exerce également à cet égard une action prédisposante, le coup de soleil est plus fréquent au sommet des montagnes ou sur les plateaux élevés que dans les plaines; le fait est particulièrement frappant à Madagascar. Cette particularité semble tenir à la raréfaction progressive de la vapeur d'eau dans l'atmosphère, à mesure que l'on s'élève; cette vapeur ayant la propriété d'absorber une partie des rayons du soleil, on comprend aisément que plus le degré hygrométrique d'un lieu sera faible, plus la lumière solaire sera offensive pour les téguments.

Les rayons du soleil réfléchis par l'eau ou par la neige peuvent produire les mêmes effets que lorsqu'ils agissent directement.

L'érythème apparaît habituellement au niveau des parties découvertes du corps, mais on peut le voir survenir à travers une étoffe mince et insuffisamment protectrice.

SYMPTOMATOLOGIE. — Suivant les régions cutanées exposées à l'action du soleil, les effets de l'insolation peuvent être graves ou légers. Lorsque, sous les tropiques, l'action solaire se localise aux téguments qui sont en rapport avec les centres nerveux, cuir chevelu ou nuque, on peut voir se développer, en dehors d'un érythème local, des phénomènes généraux plus ou moins sérieux, depuis la simple fièvre thermique ou *siriase* jusqu'à l'apoplexie foudroyante ; il s'agit alors du coup de soleil *encéphalique*, ou *sun-stroke* des Anglais, dont les symptômes se confondent avec ceux du coup de chaleur et doivent être étudiés avec lui.

Mais dans les formes ordinaires, lorsque le soleil ne frappe que des parties du corps sans relation directe avec des organes importants, tout se borne à des accidents locaux ; c'est alors la forme superficielle de l'insolation aiguë, le *sunburn* des Anglais, qui se traduit objectivement par l'apparition, au niveau des points insolés, d'une rougeur érythémateuse diffuse, accompagnée parfois de soulèvements épidermiques. Ces accidents superficiels comportent plusieurs formes et plusieurs degrés.

1° Forme érythémateuse simple. — Dans cette forme, qui s'observe également en Europe pendant l'été, les réactions cutanées se traduisent par un érythème de teinte rouge clair, à contours mal définis, avec léger œdème local. Cette rubéfaction de la peau peut être comparée à celle que produirait une brûlure au premier degré, mais la douleur est remplacée par une sensation de tension, de cuisson simplement incommodes.

Ces lésions ne sont pas instantanées, comme dans le cas de brûlure ; elles ne se montrent qu'au bout d'un certain temps après l'exposition au soleil. Elles sont apyrétiques et fugaces, disparaissent spontanément en peu de jours, par le simple séjour à l'ombre de l'habitation ; elles laissent après elles une fine desquamation le plus souvent insensible.

Dans les cas où le coup de soleil atteint la face, on peut voir survenir de la céphalalgie, des nausées et quelques vertiges, mais quand l'insolation a été superficielle, ces accidents n'ont aucune gravité et disparaissent rapidement, par la seule suppression de la cause.

2° Forme érysipélateuse. — A un degré plus avancé, la réaction cutanée se traduit par une inflammation exsudative, par une véritable dermo-épidermite, avec rougeur foncée des téguments et œdème prononcé qui, aux limites de la peau saine, peut donner l'impression d'un bourrelet érysipélateux.

On peut voir apparaître, sur ce fond inflammatoire, une éruption de vésicules miliaires. Dumas (1) a donné la description d'un cas de ce genre observé par lui, aux Antilles ; le sujet présentait, sur la moitié gauche de la face et du cou, une rougeur intense de la peau, avec liseré érysipélateux et semis de fines vésicules de la grosseur d'un grain de millet.

(1) Essai sur l'insolation. Thèse de Montpellier, 1864.

Dans cette forme du coup de soleil, l'érythème s'accompagne assez fréquemment d'une légère poussée fébrile et d'une douleur cuisante qu'exagère le moindre contact.

3° **Forme phlycténulaire.** — Chez les sujets à peau particulièrement fine et délicate, l'éruption vésiculaire précédente peut être remplacée par de véritables phlyctènes, qui donnent à la lésion l'aspect d'une brûlure du second degré.

Ces phlyctènes apparaissent de préférence à la face dorsale des mains et des pieds ; les douleurs et les phénomènes généraux qu'elles déterminent sont plus marqués que dans la forme miliaire. Elles peuvent prendre exceptionnellement des dimensions considérables, comme dans le cas de cet aspirant de « la Boussole », cité par Leroy de Méricourt, qui, resté longtemps exposé au soleil des tropiques, sans autre protection du corps qu'une simple chemise de toile, présenta un soulèvement massif de l'épiderme en une vaste phlyctène qui occupait la presque totalité de la région dorsale.

4° **Forme pemphigoïde.** — Exceptionnellement, l'exanthème peut s'accompagner de la formation de bulles à contenu séro-sanguinolent, qui indiquent la participation du corps papillaire au processus inflammatoire. Lorsque ces bulles se vident, elles laissent le derme à nu et peuvent ainsi devenir l'origine d'ulcérations rebelles.

Quand il se complique d'une éruption phlycténulaire ou bulleuse, le coup de soleil a une durée de un à deux septenaires ; il est suivi, dans tous les cas, d'une pigmentation plus ou moins durable de la peau.

L'érythème solaire est exceptionnel dans les races colorées, et, quand il ne s'accompagne d'aucun soulèvement épidermique, le diagnostic en est délicat. Il ne se traduit pas, en effet, comme chez le blanc par une rougeur révélatrice ; comme tous les érythèmes en général, il ne se traduit, chez l'indigène, que par une dégradation de teinte de la peau assez difficile à saisir.

ANATOMIE PATHOLOGIQUE. — Les travaux ont été peu nombreux sur ce point, et peuvent se résumer dans les observations histologiques faites par Leredde et Pautrier (1) sur des coupes de peau, dans un cas d'érythème solaire simple. Les lésions constatées étaient des lésions d'hyperhémie assez banales : dilatation des vaisseaux sanguins et lymphatiques du derme, tuméfaction des cellules conjonctives, légère infiltration leucocytaire, et, du côté de l'épiderme, gonflement des cellules de la couche muqueuse de Malpighi, disparition des granulations d'éléïdine et exfoliation par places de la couche cornée.

(1) Photothérapie et Photobiologie, Paris, 1903.

Ces auteurs ont examiné, d'autre part, un fragment de peau prélevé sur l'avant-bras de l'un d'eux, après exposition prolongée à l'action électrique d'une lampe à arc. Les téguments exposés au faisceau électrique avaient pris un aspect érythémateux avec éruption de phlyctènes, qui reproduisait assez fidèlement le tableau symptomatique de la forme phlycténoïde du coup de soleil. A la coupe, on constatait une hyperhémie très prononcée du derme, une dilatation considérable des vaisseaux, de la tuméfaction des faisceaux conjonctifs et des cellules fixes, une dissociation des cellules malpighiennes par un exsudat collecté par endroits en phlyctènes, avec tendance de ces mêmes cellules à l'état cavitaire.

Möller a observé des lésions analogues, après biopsie de la peau d'un animal préalablement soumis aux effets d'un foyer électrique.

PATHOGÉNIE. — Il y a donc identité d'action sur les téguments entre la lumière solaire et la lumière électrique. C'est Charcot (1) qui, le premier, fit cette constatation sur deux physiciens frappés, dans leur laboratoire, d'un érythème en tous points comparable à l'érythème solaire, après avoir été soumis à distance, à l'influence de puissantes étincelles électriques. Toute action thermique ayant pu être écartée dans ce cas, Charcot en conclut que seuls les rayons violets, dont l'étincelle électrique est si riche, pouvaient être mis en cause, et que, par assimilation, les lésions tégumentaires produites par le soleil devaient être également rapportées aux rayons chimiques du spectre, et non aux rayons caloriques.

Les radiations caloriques sont capables, en réalité, de déterminer une rubéfaction de la peau, mais qui est à peu près immédiate, comme dans le cas de brûlure, tandis que l'érythème solaire ou électrique est tardif; cette rubéfaction est, en outre, superficielle et très fugace. L'action des rayons chimiques, plus pénétrante, est, au contraire, plus profonde et plus tenace. Au surplus, ne voit-on pas des coups de soleil se produire, par lumière réfléchie, sur les glaciers polaires où l'on ne saurait incriminer les rayons caloriques.

Bouchard (2), par des expériences bien connues, confirma plus tard cette théorie ; il constata, en effet, que si l'on expose une surface tégumentaire à l'action de la lumière solaire décomposée par un prisme, seules les parties correspondant aux rayons violets et ultra-violets sont frappées d'érythème.

De son côté, Finsen (3), expérimentant sur lui-même, put constater que l'érythème ne se produit pas quand on interpose,

(1) *Gazette hebdomadaire*, 1858.
(2) *Soc. de Biologie*, 1877.
(3) La Photothérapie, 1901.

entre la peau et la source lumineuse, des verres teintés, capables d'arrêter les rayons actiniques.

Il semble donc démontré que plus une lumière est riche en rayons de courte longueur d'onde, plus elle est offensive pour les téguments.

Mais pourquoi ces radiations ont-elles si peu d'action sur la peau des indigènes? Nous en trouvons de suite l'explication dans cette observation courante que l'Européen lui-même, naturellement sensible au coup de soleil, y devient à peu près réfractaire lorsqu'il vit au grand air; les parties découvertes de son corps brunissent, se pigmentent progressivement, par suite d'une réaction naturelle de la peau contre l'action irritante de la lumière solaire, et cette pigmentation acquise lui confère une véritable immunité. Il en est de même des races autochtones, qui vivent sous les tropiques, et qui toutes sont naturellement plus ou moins pigmentées ; elles doivent leur protection au pigment cutané, qui a pour rôle essentiel d'absorber ou de neutraliser les rayons chimiques du spectre, comme le démontrent de nombreuses expériences.

Une des plus anciennes et des plus démonstratives à cet égard est celle que Finsen fit en 1896. Sur la peau de son avant-bras gauche, il trace, au moyen d'encre de Chine, une bande noire, puis il expose le membre pendant trois heures consécutives à un soleil très ardent. Toute la surface cutanée de l'avant-bras devint rouge et enflammée, sauf l'aire protégée par l'encre qui, après lavage, se montra absolument normale.

Jeanselme (1) fait agir la lumière d'un arc électrique sur la peau préalablement rasée d'un cobaye à robe blanche tachetée, et constate que l'action des rayons électriques est beaucoup plus marquée sur les parties claires qu'au niveau des taches pigmentées.

Dans l'île de Madagascar, où l'on rencontre des représentants de trois races différentes, blanche, malaise et noire, Laffay (2) a pu constater qu'aux heures les plus chaudes du jour, alors que la lumière est intense, éblouissante, les Européens et même les Hovas, d'origine malaise, sont obligés de s'abriter à l'ombre des habitations, tandis que les indigènes de race noire, descendants des Cafres d'Afrique, restent insensibles aux effets du soleil le plus ardent. Que de fois n'avons-nous pas rencontré, dans la brousse africaine, des nègres dormant à peu près nus, exposés au plein soleil de midi, qui eût été, dans les mêmes conditions, meurtrier pour l'Européen !

(1) Cours de dermatologie exotique. Paris, 1904.
(2) *Revue de Madagascar*, 1902.

Une expérience intéressante de Sambon (1) met encore en relief l'action neutralisante du pigment. Il fait passer, à travers une fine coupe de peau d'un Indien très pigmenté, un faisceau de lumière électrique, qu'il reçoit ensuite sur un prisme, et constate que tous les rayons actiniques ont été absorbés au passage par le pigment.

Castellani (2) a observé à Ceylan un indigène atteint d'une leucodermie faciale étendue, qui éprouvait, chaque fois qu'il s'exposait au soleil, un malaise général accompagné de vertiges, en même temps que les plaques achromiques devenaient rouges et douloureuses.

Woodruff (3) accorde à l'enveloppe pigmentaire des indigènes un rôle plus général ; ce serait, d'après lui, à l'action prolongée de la radiation solaire sur les téguments privés de cette couche protectrice qu'il faudrait attribuer les cas d'amnésie, de neurasthénie et même de psychoses idiopathiques, dégagées de toute tare infectieuse ou toxique, que l'on observe fréquemment, dans la zone intertropicale, chez les Européens.

Il est en tout cas incontestable que le degré de pigmentation, comme l'a fait observer Orgeas (4), est en rapport avec l'intensité de la radiation solaire, et qu'il augmente à mesure que l'on se rapproche de l'équateur.

Ce pigment se présente sous la forme de très fines granulations que l'on trouve surtout condensées autour du noyau des cellules qui forment les assises les plus profondes de la couche muqueuse de Malpighi. Son principe essentiel est la *mélanine*, substance assez mal définie, très résistante à la plupart des agents chimiques, et dont l'abondance serait en rapport, d'après Cassan et Mœckel, avec le développement des glandes surrénales. On sait qu'Addison est parti des observations de ces auteurs pour établir la pathogénie de la maladie qui porte son nom.

Mais loin de présenter une coloration uniforme, la matière pigmentaire offre, dans les diverses races humaines qui peuplent la terre, une gamme chromatique très étendue depuis le jaune safran des Mongols, le jaune olivâtre des Péruviens, le rouge cuivré des Indiens d'Amérique, jusqu'au brun foncé des Tasmaniens, au noir rougeâtre des Peuhls et au noir de jais des Nègres purs.

Jusqu'ici aucune explication satisfaisante n'a été donnée sur les relations qui peuvent et doivent exister entre ces diverses colorations pigmentaires. S'agit-il d'un pigment unique qui s'est

(1) *Journal of Tropical medicine and hygiene*, 1907.
(2) Manual of Tropical medicine, 1910.
(3) Traité de la couleur de la peau humaine, 1895.
(4) Etude de la pathologie comparée des différentes races humaines à la Guyane. Thèse de Paris, 1886.

progressivement modifié à travers les siècles par adaptation aux différents climats, ou bien de pigments nettement distincts, propres à chacune des espèces et immuables depuis leur origine? C'est là une question qui reste en suspens, comme le *Monogénisme* et le *Polygénisme* auxquels elle se rattache.

On serait toutefois tenté de supposer, après les expériences si intéressantes de Durham (1), que cette diversité de teintes n'est que la conséquence de phénomènes diastasiques. Cet expérimentateur a montré en effet, en opérant sur des peaux d'animaux de couleur différente, broyées dans l'eau distillée, que, si l'on ajoute de la tyrosine à ces macérations, on obtient une réaction colorée dont la teinte est exactement en rapport avec celle que présentait primitivement la peau. Ces macérations préalablement traitées par l'alcool fort ou par l'ébullition ne donnent plus aucune réaction avec la tyrosine; on est donc bien en présence de véritables diastases. En appliquant ces conclusions au pigment de l'homme, on peut donc être amené à penser que les variations de coloration de la peau dans les différentes races humaines ne tiennent qu'à la nature des diastases contenues dans la substance pigmentaire.

TRAITEMENT. — L'érythème solaire au premier degré ne réclame en général aucun traitement véritable et guérit naturellement, en quelques jours, par le simple séjour à l'abri des rayons du soleil. Chez les sujets très impressionnables, qui éprouvent une très vive sensation de brûlure, l'application de quelques compresses fraîches suffira pour calmer les douleurs.

Dans les formes phlycténulaires ou bulleuses, assimilables aux brûlures de deuxième degré, on emploiera la vaseline boriquée, le liniment oléo-calcaire ou la solution picriquée. On combattra par des apyrétiques et des lotions fraîches la réaction fébrile qui peut survenir, et par des purgatifs l'embarras gastrique symptomatique d'une légère auto-intoxication.

PROPHYLAXIE. — L'indication capitale sous les tropiques réside dans la protection du crâne, de la nuque, et, dans une certaine mesure, de la face, au moyen d'un casque haut et bien ventilé, de couleur blanche à l'extérieur pour faire réfléchir les rayons calorIques du soleil et doublé à l'intérieur d'une étoffe de teinte rouge, bleue ou noire, destinée à arrêter les rayons chimiques. Le port continu de cette coiffure protectrice est de rigueur pendant le jour, si l'on veut éviter les accidents redoutables du coup de soleil encéphalique. On conseillera en outre aux femmes européennes de protéger la peau du visage, ordinairement si sensible chez elles, au moyen d'un voile de couleur. Le port d'une ombrelle blan-

(1) *Proceed. of Royal Society*, 1904.

che, teintée intérieurement, assurera un utile complément de protection.

Dans les pays chauds, les Européens ont l'habitude de porter des vêtements blancs; pour beaucoup d'auteurs, et suivant la théorie généralement admise, qui met en cause, dans les accidents produits par le soleil, les rayons violets et ultra-violets, la couleur de ce costume serait tout à fait illogique. Sambon (1), en particulier, les critique vivement et dit que ce costume serait rationnel pour les indigènes dont la peau pigmentée arrête naturellement les rayons chimiques, mais non pour les Européens, dont les téguments ont besoin d'être protégés par des vêtements remplissant, pour ainsi dire, le rôle de la couche pigmentaire cutanée des races colorées; or le blanc ne réfléchit que les rayons caloriques et laisse passer les rayons actiniques.

Sur ces données théoriques, Sambon a fait tisser en Angleterre une étoffe spéciale, connue sous le nom de *Solaro*, composée d'un mélange inégal de fils jaunes, rouges et bleus, de manière que les couleurs jaunes et bleues dominent à l'extérieur et le rouge à l'intérieur.

Schmidt (2) n'est pas très satisfait du solaro de Sambon, et lui préfère deux étoffes superposées, l'une, extérieure, blanche ou légèrement jaunâtre, l'autre, intérieure, noire ou très foncée. Nous nous rallierions volontiers, pour notre part, à cette dernière conception du vêtement colonial.

2. — *ERYTHÈME INTERTRIGO*

L'érythème intertrigo est une affection fréquente et pour ainsi dire banale dans les pays tropicaux, surtout pendant la saison chaude. Ses causes résident dans l'irritation des téguments provoquée par des frottements répétés et par une sécrétion sudorale abondante et altérée.

On peut l'observer au niveau de tous les plis cutanés, partout où il y a adossement de la peau : à la région inguino-scrotale, avec extension à la partie interne et supérieure des cuisses, au niveau du sillon interfessier, du sillon auriculaire, du creux axillaire, des plis du ventre chez les sujets gras, des plis de flexion des articulations, sous les seins chez la femme, etc.

Cette dermite consiste en une rougeur diffuse des parties atteintes, accompagnée d'un suintement plus ou moins abondant. Chez les arthritiques à tendance adipeuse, il se produit dans les replis cutanés une véritable macération de l'épiderme et une accumu-

(1) *Journal of Tropical medicine*, 1907.
(2) *Archiv fur Hygiene*, 1909.

lation de produits fermentescibles provenant des sécrétions sudorales et sébacées, qui dégagent rapidement une odeur fétide lorsque les soins de propreté sont négligés.

Elle s'accompagne d'une sensation de cuisson ordinairement très supportable, mais parfois, quand l'érythème siège à la région inguino-scrotale et que l'état inflammatoire est très développé, la douleur provoquée par les frottements peut être assez vive pour empêcher la marche et obliger le sujet au repos.

La peau, au niveau de ces plaques érythémateuses, est particulièrement sensible aux infections secondaires par les microbes pyogènes, et il n'est pas rare de voir se développer à leur niveau des furoncles ou des pustules d'ecthyma.

Ses caractères, aussi bien que ses localisations, permettent, en général, de reconnaître assez facilement la nature de cet érythème; mais, dans certains cas, on peut le confondre avec des séborrhéides eczématisantes, ou avec certaines mycoses superficielles de la peau.

Les *séborrhéides* présentent cette double particularité de pouvoir s'étendre bien au delà des points de contact des surfaces cutanées et de présenter, à un moment de leur évolution, des croûtelles eczémateuses, contrairement à ce que l'on observe dans l'intertrigo simple.

L'*Erythrasma* de la partie interne des cuisses se distinguera par sa teinte rouge brunâtre, toujours plus foncée que celle de la dermatose qui nous occupe, par l'absence de suintement et d'odeur, et par la netteté de ses contours, qui tranchent sur la peau saine environnante. En cas de doute, on aurait recours à l'examen microscopique des squames qui renfermeraient l'agent pathogène, le *microsporon minutissimum*.

La *Tinea cruris* se différenciera par ses contours figurés, polycycliques, par sa surface très squameuse et sa tendance à s'étendre excentriquement; elle est en outre très prurigineuse. Au besoin, le microscope permettrait de découvrir le *trychophyton* parasite.

Castellani a décrit en 1907 (1) une nouvelle variété d'intertrigo parasitaire de l'aisselle et de la région cruro-scrotale, observée par lui à Ceylan. La peau des régions affectées présente une teinte rouge avec une légère exsudation; les bords sont nets, mais non surélevés. Le champignon en cause est un Saccharomyces, le *S. Samboni*, qui se cultive facilement sur tous les milieux sucrés.

Le traitement de l'Intertrigo tropical simple n'offre rien de bien spécial. Il consiste à isoler mécaniquement les surfaces en con-

(1) *Journal of tropical medicine and hygiene*, 1907.

tact, à pratiquer des lotions alcooliques, faibles ou astringentes (alun, borax), suivies de larges applications d'une poudre composée de talc, d'amidon et d'acide borique (1 p. 10), que l'on peut, pour les femmes, additionner de poudre d'iris (3 p. 50). S'il existe un suintement un peu abondant, on badigeonnera chaque matin avec une solution de bleu de méthylène à 0,50 p. 400 ou, si la couleur de ce dernier était un obstacle à son emploi, avec une solution d'acide chromique à 3 p. 100, tous les deux ou trois jours.

Quant à l'intertrigo à blastomycètes de Castellani, il exige l'usage d'antiseptiques : permanganate de potasse à 1 p. 4000, résorcine en solution à 1 p. 100, et de poudres composées de talc et d'acide borique ou d'acide salicylique.

Au point de vue prophylactique, les sujets prédisposés à ces efflorescences cutanées devront multiplier, surtout pendant la saison chaude, les soins minutieux de propreté corporelle, éviter les poussières irritantes et les bains prolongés, pratiquer fréquemment des lotions alcoolisées légères et poudrer soigneusement chaque jour les plis cutanés.

3. — ÉRYTHÈME SYMÉTRIQUE PALMAIRE

Les auteurs anglais ont décrit sous ce nom une forme singulière d'érythème assez commun, d'après Chalmers (1), parmi les Européens résidant dans la colonie de la Côte d'Or. Cette affection se caractérise par l'apparition de placards érythémateux d'une teinte variant du rouge clair au violet écarlate, strictement localisés à la face palmaire des deux mains. On ne constate ni œdème ni épaississement de la peau, ni aucune réaction générale. La surface est finement squameuse, sans jamais prendre un caractère eczémateux.

Cette dermatose est bénigne, mais très tenace. On doit la distinguer de la kératodermie érythémateuse symétrique de Besnier, affection héréditaire, le plus souvent congénitale, qui atteint à la fois la face palmaire des mains et la face plantaire des pieds, en s'accompagnant d'une hyperkératose bien marquée.

Chalmers attribue l'érythème symétrique à une névrite de la branche palmaire du nerf cubital.

De son côté, Stenhouse (2) aurait observé aux Indes, chez une femme *profondément impaludée*, un érythème symétrique des mains, tout à fait comparable à celui qui a été décrit à la Côte d'Or.

(1) *Lancet*, 1899.
(2) *Journ. of trop. med. and hyg.*, 1907.

La névrite de Chalmers pourrait donc reconnaître pour origine l'infection palustre.

4. — *ERYTHÈME NOUEUX*

Les érythèmes polymorphes, et en particulier l'érythème noueux, s'observent sous toutes les latitudes, et ne présentent rien de bien spécial dans les pays tropicaux, à l'exception de deux variétés qui méritent quelques développements.

1° Érythème noueux palustre. — Il représente une détermination cutanée assez rare, mais très curieuse, du paludisme tropical. Il survient soit au cours de manifestations aiguës et graves de cette infection, soit dans les périodes d'apyrexie, comme une forme larvée de la maladie. Dans ce dernier cas, les poussées éruptives s'accompagnent de migraine, de névralgies diverses, de courbature et le plus souvent d'une légère élévation de la température.

Les caractères objectifs de l'éruption sont tout à fait comparables à ceux de l'érythème noueux que l'on voit survenir, par exemple, dans le rhumatisme articulaire aigu, avec cette particularité que les plaques érythémateuses ont une tendance à peu près constante à devenir hémorragiques.

Cet érythème s'observe particulièrement chez les enfants et les adolescents. Grall (1), qui en a observé des cas fréquents dans les pensionnats de la Guyane, dit que les éruptions de cette nature sont « le lot des jeunes filles et des jeunes femmes ». Moncorvo et Boïesco (2) ne l'ont jamais rencontré au-dessus de l'âge de onze ans.

L'efficacité de la quinothérapie est le critérium de l'origine paludéenne de cette éruption ; dans ce cas, en effet, la quinine produit sa régression presque immédiate et assure sa rapide disparition.

On a encore signalé dans le paludisme d'autres érythèmes rubéoliques et scarlatiniformes, mais un doute persiste encore sur leur nature véritablement paludéenne ou simplement médicamenteuse, la quinine pouvant déterminer, chez certains sujets prédisposés, des efflorescences cutanées polymorphes.

2° Erythème noueux lépreux. — Lebœuf (3) a décrit un cas de pseudo-érythème noueux d'origine *lépreuse*. Il s'agissait d'un Européen de la Nouvelle-Calédonie, lépreux avéré, qui présenta, à des intervalles irréguliers, trois éruptions successives de deux

(1) Traité de Pathologie exotique, de GRALL et CLARAC, t I, 1910
(2) *Bull. de l'Acad. de méd*, 1892
(3) *Bullet de la Soc de Path. exotique*, 1911.

ou trois nodosités cutanées, de la grosseur d'un œuf de poule, survenant brusquement, en une nuit, sans prodromes, sans fièvre et sans douleurs. Ces tumeurs présentaient au début une teinte rouge vif, puis s'effaçaient lentement, en huit ou dix jours, en passant par toute la gamme des teintes d'une ecchymose en voie de résorption et sans laisser de traces superficielles ou profondes. Le sujet n'était ni tuberculeux, ni paludéen. Au surplus, la nature lépreuse de ces *nodosités contusiformes*, dénomination proposée par Lebœuf, fut suffisamment établie par la présence de nombreux bacilles de Hansen, dans un fragment de peau biopsiée au niveau de l'une d'elles.

5. — *ÉRYTHÈME ANNULAIRE DE LA MALADIE DU SOMMEIL*

Parmi les autres érythèmes symptomatiques que l'on peut observer sous les tropiques, il convient de citer encore les *érythèmes annulaires de la maladie du sommeil* (1), qui font partie du groupe de ces manifestations cutanées de la trypanosomiase pour lesquelles Martin et Lebœuf ont proposé l'appellation de *Trypanides*, par analogie avec les syphilides et les paludides de Verneuil.

Cette éruption consiste en taches érythémateuses annulaires tout à fait typiques, ordinairement prurigineuses, pouvant apparaître en un point quelconque de la surface du corps. Pour Thiroux (2), qui en a fait une étude spéciale, cette éruption correspondrait à la période secondaire de la maladie, au même titre que la roséole dans la syphilis; elle doit faire soupçonner la trypanosomiase, quand on la constate chez un Européen provenant des régions africaines à endémicité trypanosomique.

Chez les noirs, l'éruption, beaucoup moins fréquente que chez les Européens, se manifeste sous la forme de taches cuivrées assez semblables à des léprides, dont elles se distinguent par l'absence de troubles de la sensibilité.

ÉRYSIPÈLES ET LYMPHANGITES

L'érysipèle chirurgical aussi bien que l'érysipèle dit spontané peuvent s'observer sous les tropiques, mais moins fréquemment, semble-t-il, que dans les pays tempérés. Les symptômes aussi bien que le traitement des érysipèles exotiques sont d'ailleurs identiques à ceux des érysipèles nostras.

(1) La Maladie du sommeil au Congo français, Paris, 1909

(2) *Bullet. de la Soc. de Path. exotique*, 1909.

La seule variété d'érysipèle qui soit particulière aux pays chauds est l'érysipèle à répétition de l'*éléphantiasis*, dont l'étude se rattache à celle de cette dernière affection.

Sous le nom de *Lymphite grave infectieuse* ou *Lymphite ganglionnaire primitive*, Vinson (1) a décrit jadis une affection assez fréquente, à cette époque, parmi les créoles et les mulâtres de Maurice et de la Réunion.

Cette affection se caractérisait par une polyadénite avec symptômes généraux graves, sans aucune manifestation lymphangitique apparente. Vinson la considérait comme une lymphangite profonde, bien différente de la lymphangite superficielle de l'éléphantiasis, reconnaissant pour substratum organique la prédominance de l'élément lymphatique chez les créoles, et pour cause efficiente le paludisme, dont elle empruntait la gravité de ses formes pernicieuses.

De leur côté, les médecins brésiliens et à leur tête Claudio da Silva (2) ont décrit, sous l'appellation de *lymphatitis* ou « lymphangite pernicieuse de Rio-de-Janeiro », une affection connue dans le pays sous le nom d'érysipèle blanc, érysipèle pernicieux, malvita (maudite). D'après Bourel-Roncière (3), la maladie se caractérise par une lymphangite profonde, tronculaire et ganglionnaire, sans rougeur apparente de la peau, s'accompagnant de phénomènes généraux graves et se terminant soit par résolution, soit par suppuration des ganglions atteints, soit enfin par la mort au milieu de symptômes ataxo-adynamiques. Comme leurs confrères français, les médecins brésiliens ont considéré cette lymphangite pernicieuse comme une détermination lymphatique grave du paludisme.

Thiroux (4), ayant eu l'occasion d'étudier cette maladie à la Réunion, réussit à isoler dans plusieurs cas un bacille qui fut identifié à l'institut Pasteur de Paris avec le bacille de Yersin. L'auteur en conclut que ces lymphites ganglionnaires pernicieuses des anciens auteurs ne sont autre chose qu'une forme endémique de la peste bubonique. Il convient cependant de ne pas trop généraliser, car il existe sous les tropiques, comme nous le verrons en étudiant le bubon climatérique, des affections ganglionnaires qui, manifestement, n'ont rien de commun avec la peste.

On a signalé, dans ces derniers temps, une lymphangite toute spéciale, désignée sous le nom de *lymphangite épizootique de l'homme*, qui paraît être une affection à *cryptocoques*, endémi-

(1) *Arch. de méd. nav.*, 1877.
(2) These de Rio de-Janeiro, 1874.
(3) *Arch. de med. nav.*, 1880.
(4) *Ann. d'hyg. et de méd. colon.*, 1899.

que dans certaines régions de l'Afrique et transmise à l'homme par les équidés. Nous l'étudierons avec les saccharomycoses dont elle fait partie.

HERPÈS

De toutes les variétés d'herpès que l'on peut observer dans les pays chauds, et qui ne diffèrent pas d'ailleurs de celles que l'on rencontre dans les climats tempérés, nous n'en retiendrons qu'une seule, *l'herpès d'origine palustre*, nous réservant d'étudier plus loin la dermatomycose improprement appelée herpès circiné.

L'*herpès paludéen* consiste en une éruption d'élevures vésiculeuses, le plus souvent distinctes les unes des autres, reposant sur un fond rouge et tuméfié, contenant un liquide d'exsudation primitivement clair, qui devient rapidement trouble et se concrète, dès que les vésicules s'ouvrent, en croûtes jaunâtres ou brunâtres. Celles-ci se détachent spontanément au bout de quelques jours, laissant à leur place un placard de teinte rosée qui disparaît graduellement.

L'éruption se fait rapidement; elle peut être précédée, comme Moursou (1) en a cité des exemples, par une sensation locale de picotements, de démangeaisons avec hyperesthésie des poils de la région.

Son siège de prédilection est la face, plus particulièrement la commissure des lèvres (*herpès labialis*); on peut encore l'observer au pourtour des narines, sur les paupières et aussi sur la muqueuse buccale (Griesinger).

D'ordinaire les plaques éruptives sont uniques et limitées; exceptionnellement, elles peuvent être très étendues et envahir, par exemple, comme Dupont (2) en a observé plusieurs cas à la Guyane, tout le pourtour des lèvres et le menton. Le même auteur a également vu, chez des jeunes enfants, de l'herpès généralisé qu'il rapporte aussi, sans grande preuve d'ailleurs, au paludisme.

En général, l'éruption n'accompagne pas les paroxysmes fébriles; elle les suit. Toutefois, le moment de son apparition est variable : tantôt elle se montre quelques heures seulement après un accès de fièvre, tantôt les jours suivants. Il s'agit d'un véritable herpès *critique*, comparable aux éruptions analogues que l'on observe dans d'autres maladies infectieuses, comme la pneumonie.

Omstein (3) attachait une certaine importance pronostique à

(1) *Arch. de méd. nav.*, t. XXVIII.
(2) *Arch. de méd. nav.*, t. XXIX.
(3) *Revue de thérapeutique medico-chirurgicale*, 1861.

l'aspect des croûtes de l'herpès labial; pour lui, les croûtes jaunâtres, ambrées, seraient d'un bon augure, tandis que les croûtes noirâtres (herpès noir) comporteraient un pronostic plus défavorable, en ce sens qu'elles indiqueraient souvent l'imminence d'un accès pernicieux. Il ne semble pas qu'il y ait lieu de retenir cette distinction.

L'herpès de la cornée est également considéré par quelques auteurs comme une complication possible du paludisme : l'éruption peut rester limitée à la cornée ou s'étendre à la conjonctive et aux paupières. Cette forme s'accompagne toujours de vives douleurs, et peut présenter un certain caractère de gravité, lorsque les vésicules se transforment en ulcérations susceptibles de déterminer des complications pyohémiques de l'œil ou de laisser des leucomes persistants.

Certains auteurs, tels que Griesinger, Hertz, Bazin, sont d'avis que le paludisme larvé peut parfois produire de l'*herpès zoster*, principalement sous la forme de zona ophtalmique. Vivie (2) a observé à Madagascar des cas de zona intercostal et scapulo-huméral survenus à la suite d'accès de fièvre paludéenne. Il ne s'agirait plus alors d'une simple toxidermie passagère, comme dans l'herpès ordinaire, mais de véritables troubles névritiques dans la sphère d'une branche nerveuse superficielle.

ECZÉMAS

On peut observer, sous les tropiques, surtout chez les Européens, toutes les variétés d'eczémas. Ces dermatoses entretenues par l'état congestif habituel de la peau sont parfois assez tenaces pour nécessiter le rapatriement ou l'envoi dans une station d'altitude. Une variété assez commune est l'*eczéma anal*, consécutif à une entéro-colite chronique des pays chauds.

Chez les indigènes, peu enclins, par leur genre de vie et leur mode d'alimentation essentiellement végétarienne, aux manifestations de l'arthritisme, les formes ordinaires de l'eczéma sont beaucoup plus rares; ce qui domine, parmi eux, ce sont les eczémas parasitaires, l'*eczéma scabitique*, dont nous reparlerons plus loin, et aussi, par suite de leur habitude à peu près générale de marcher nu-pieds, l'*eczéma hyperkératosique plantaire* et moins fréquemment l'*eczéma verruqueux de Wilson*, affections qui s'observent également dans certaines régions d'Europe et qui se trouvent décrites dans tous les traités de dermatologie générale.

L'Européen qui vit sous les latitudes chaudes est exposé à une autre variété d'eczéma, l'*eczéma flanellaire* ou *dermatose médio-thoracique de Brocq*. On l'observe chez les sujets à sécrétion sébacée abondante, qui portent habituellement de la flanelle en contact direct avec la peau. Ordinairement assez discrète et limitée, l'éruption présente plutôt les caractères d'une séborrhéide érythémato-squameuse que d'un véritable eczéma. Elle est représentée par l'apparition, le plus souvent à la partie antérieure du thorax, au devant du sternum, plus rarement au niveau de la région interscapulaire, de petites taches nettement circinées, squameuses, avec liseré d'abord rouge, puis brunâtre.

Les sujets prédisposés devront, dans les pays chauds, renoncer au port de la flanelle sur la peau et remplacer celle-ci, de préférence, par des étoffes de soie ou de coton, qui offrent les mêmes qualités d'isolement que la laine, tout en étant beaucoup mieux tolérées.

L'*eczéma palustre*, ou plus exactement les éruptions eczématiformes, attribuables au paludisme, sont exceptionnelles, mais aussi d'un diagnostic assez délicat, comme en témoigne l'observation suivante de Brocq (1).

Cette observation a trait à une malade qui avait été soignée autrefois par l'auteur pour un eczéma des mains, et qui se présentait à nouveau à sa consultation, avec une éruption tout à fait curieuse de la face.

Sur la partie latérale gauche du nez, on constatait une petite plaque éruptive, de contours assez irréguliers, un peu tuméfiée, de teinte rouge, portant un groupe de sept ou huit grosses papulo-vésicules de 2 millimètres environ de diamètre, de couleur gris jaunâtre, suintantes mais non croûtelleuses.

En raison des antécédents de la malade, on pensa naturellement tout d'abord à une variété atypique d'eczéma, mais aucun des traitements mis en œuvre n'eut d'effet appréciable. Un interrogatoire plus complet permit alors d'apprendre que cette éruption subissait des modifications périodiques singulières. Chaque matin, le sujet était réveillé par une vive sensation de cuisson, accompagnée de battements vasculaires au niveau de la plaque éruptive, qui devenait, à ce moment, turgescente et suintante.

Ces poussées congestives s'atténuaient graduellement dans le cours de la matinée, pour cesser régulièrement dans l'après-midi. Elles variaient en outre d'intensité, supportables un jour, intolérables le lendemain.

En présence de phénomènes d'une intermittence et d'une périodicité si marquées, on se tourna vers l'hypothèse d'une manifestation possible du paludisme, et l'on ne tarda pas, en effet, à apprendre que la malade habitait un pays marécageux et palustre, et que, sans avoir jamais de véritables accès de fièvre intermittente, elle souffrait, depuis plusieurs années, de névralgies

(1) *Ann. de dermatol. et de syphil.*, 1896.

et de congestions pulmonaires périodiques, qui cédaient régulièrement à la quinine.

On prescrivit aussitôt o gr. 80 de chlorhydrate de quinine par jour. L'effet fut extraordinaire, écrit Brocq : « Au bout de 48 heures, les poussées congestives du matin avaient cessé, la lésion était devenue torpide, et, quatre jours après, elle était en voie de disparition » « *naturam morborum curationes ostendunt.* »

URTICAIRES

En dehors de l'urticaire banal *ab ingestis*, on peut observer dans les pays chauds :

1° L'urticaire fébrile de la *Dracunculose*, ou L'meurreu de Mauritanie (Bardet et Comméléran), qui a été déjà étudié dans une autre partie de ce traité ;

2° L'*urticaire pigmenté à Mastzellen* qui a été vu par quelques observateurs chez des enfants d'Européens. Nous rappellerons que cette variété d'urticaire est très tenace, très prurigineuse et se caractérise objectivement par des élevures ortiées, d'abord rouges, qui prennent ensuite une teinte jaune chamois, comparable à celle du Xanthelasma ;

3° L'*urticaire palustre* a été étudiée successivement par Lorry, Neeple, Beringuier, Bourdon, Vallin, Ségard, Verneuil et Mercklen, etc. Cette détermination cutanée du paludisme exige, pour se produire, une prédisposition spéciale, une sensibilité particulière du système vaso-moteur au poison palustre, de même que l'urticaire d'origine alimentaire ou médicamenteuse n'apparaît, d'après Bazin, que sur un terrain arthritique.

Cette forme d'urticaire peut survenir dans deux circonstances distinctes qu'il convient d'envisager séparément.

Dans un premier cas, qui est le plus fréquent, l'éruption est contemporaine d'un accès de fièvre. Elle apparaît d'ordinaire au stade de chaleur et disparaît rapidement après la chute de la température, sans laisser de traces, du moins quand il s'agit de la forme simple, de l'*urticaria populata;* elle s'accompagne de picotements et de démangeaisons ordinairement vives.

Les papules ortiées peuvent être disséminées sur toute la surface du corps, plus ou moins nombreuses, plus ou moins confluentes, mais leurs sièges de prédilections sont la face dorsale des mains, les avant-bras, les épaules, la face, où elles s'accompagnent ordinairement d'œdème sous-cutané (*urticaria œdemata*). Ségard (1) a rapporté l'observation, faite à Madagascar, d'un cas d'urticaire palustre si généralisé et si confluent que le visage

(1) *Arch de méd. nav.*, 1886.

était devenu méconnaissable, et les extrémités étaient tuméfiées comme dans la variole.

L'éruption prend parfois les caractères d'un véritable *urticaire tubéreux*. Geissel a cité le cas d'une malade paludéenne, chez laquelle certaines plaques ortiées atteignaient les dimensions d'un œuf de pigeon. Largier a vu apparaître sur lui-même, à l'occasion d'un accès de fièvre palustre, une éruption d'urticaire qui se présentait sous la forme d'élevures énormes mesurant 9 sur 7 centimètres.

On note parfois des phénomènes généraux, tels que nausées, douleurs épigastriques, anxiété, qui feraient plutôt penser à une intoxication alimentaire qu'à une manifestation de l'infection paludéenne ; ces phénomènes peuvent même prendre parfois une certaine apparence de gravité, mais ils sont plus alarmants que sérieux. Ils tiennent peut-être à la concomitance d'une éruption interne : toutefois on n'a jamais signalé dans l'urticaire palustre cette complication d'œdème aigu suffocant du pharynx que l'on observe parfois dans l'urticaire « ab ingestis ». Chez les sujets prédisposés, l'éruption réapparaît d'ordinaire à peu près régulièrement avec chaque nouvel accès de fièvre.

Elle n'a aucune valeur pronostique, car on peut la voir apparaître aussi bien dans les formes légères que dans les manifestations graves du paludisme.

Exceptionnellement les élevures ortiées peuvent être le siège de petites hémorragies papillaires et prendre un aspect purpurique. Guelliot (1) a rapporté l'observation d'un malade chez lequel les papules présentaient à leur centre une petite tache rouge hémorragique, qui persistait après la chute de la fièvre et ne s'effaçait que lentement, en passant par toutes les teintes de dégradation de l'ecchymose.

Dans une deuxième forme clinique, l'urticaire n'apparaît pas au moment des paroxysmes fébriles, mais au contraire en dehors des accès de fièvre, comme une manifestation larvée du paludisme. L'éruption est intermittente et se montre à intervalles fixes, le plus souvent à des heures régulières, de préférence le matin. Son siège est assez variable, mais parfois elle suit nettement le trajet d'un filet nerveux, réalisant ce que Besnier et Doyon ont appelé « zona ortié » ; cette forme est particulièrement douloureuse.

Ordinairement apyrétique, l'urticaire larvé s'accompagne parfois d'un malaise passager, d'un léger mouvement fébrile avec transpiration. Cette variété constitue la *fièvre ortiée intermit-*

(1) Hautkrankheiten (Traité de MENSE).
(2) *Mémoires de l'Académie de Médecine.* 1858.

tente » de Bourdon, par opposition à la « fièvre intermittente ortiée ».

Ces diverses manifestations cutanées du poison palustre sont naturellement justiciables de la quinothérapie.

On peut rapprocher de l'urticaire, qui n'est, dans son essence, qu'un œdème circonscrit, les œdèmes aigus, intermittents et fugaces du paludisme, qui procèdent également de troubles angioneurotiques. Ces œdèmes apparaissent brusquement au moment des paroxysmes fébriles et disparaissent en quelques heures, sans laisser de traces. On les observe à la face dorsale des doigts, aux poignets, aux bras, aux jambes, le plus souvent au pourtour des articulations. Guelliot (2) a vu un de ses malades présenter, au cours d'un accès de fièvre intermittente, un œdème volumineux du genou, simulant un hygroma.

Ces manifestations palustres devront être distinguées, au besoin par l'examen microscopique du sang, des *œdèmes de la trypanosomiase* et des *œdèmes filariens* ou *tumeurs de Calabar*, qui ont été déjà décrits dans ce traité.

PURPURAS

On peut observer, sous les tropiques, les diverses variétés de purpura que l'on rencontre dans les pays tempérés, mais d'une manière générale, les purpuras *toxiques* y paraissent moins fréquents.

Parmi les purpuras *infectieux*, le plus intéressant pour nous est le *purpura palustre*.

Cette complication du paludisme est toujours liée à la forme estivo-automnale ou tropicale de la maladie, car, dans tous les cas observés, le sang des sujets contenait les parasites de la fièvre maligne ; les malades étaient toujours profondément anémiés.

Le type le plus fréquent est le *purpura simplex*, caractérisé par l'apparition de petites taches purpuriques plus particulièrement localisées aux membres inférieurs.

Une variété plus rare, mais beaucoup plus grave, est le *purpura hémorragique* qui s'accompagne, comme le purpura de Werlhoff, d'hémorragies buccales et nasales parfois incoercibles, susceptibles, dans certains cas, de mettre la vie du malade en danger. Nous n'insisterons pas davantage sur ces complications qui ont déjà été envisagées à propos du paludisme ; nous ajouterons seulement que la médication la plus efficace contre ces accidents est le chlorure de calcium donné en potion, à la dose journalière de 4 à 6 grammes.

LICHENS

Le *lichen plan de Wilson* n'est pas rare sous les tropiques. Cette dermatose se trouvant décrite dans tous les traités de dermatologie, nous rappellerons seulement que l'éruption est constituée par des papules *polygonales*, à contours angulaires, parfois ombiliquées, et présentant une teinte rose ou rouge chez les blancs, brun foncé chez les indigènes à peau fortement pigmentée.

Le *lichen plan hypertrophique ou verruqueux* se rencontre de préférence chez les indigènes. Cette variété de lichen est produite par la réunion d'un certain nombre de papules du type précédent, qui arrivent à former ainsi de larges plaques disséminées à la surface du corps. On les reconnaît à leur aspect quadrillé caractéristique. Essentiellement chronique, cette dermatose a une évolution très lente, qui dure des années.

PSORIASIS

Considéré comme assez rare dans la race noire, peut-être simplement parce qu'il est difficile à dépister sur la peau des nègres, il paraît plus fréquent dans la race jaune. Pleter (1) va jusqu'à nier son existence sous les tropiques; de son côté, Rufz de Lavison (2) déclare qu'en sept années de pratique médicale à La Martinique, il n'a jamais vu un seul cas de psoriasis. Castellani, au contraire, affirme qu'il est assez commun parmi les Hindous, les Malais et les Chinois.

PITYRIASIS VERSICOLOR

Cette dermatose cryptogamique, qui reconnaît comme agent parasitaire le *microsporon furfur*, ou plus exactement *malassezia furfur*, est très répandue dans toutes les parties du monde et dans toutes les races. Bonnafy l'a signalée comme particulièrement fréquente en Océanie, où on l'observe souvent sur le même sujet, concurremment avec le Tokelau.

Chez les noirs, les placards pityriasiques ne présentent pas leur coloration « café au lait » habituelle ; ils se détachent, au contraire, en clair sur la peau noire, parce que le pigment élaboré par le champignon parasite est moins foncé que le pigment cutané. Le diagnostic se fait surtout par le signe du « coup d'ongle » et par l'examen microscopique des squames.

(1) *Gazette médicale des hôpitaux*, 1883.
(2) *Loc. cit.*

Nous aurons l'occasion de revenir sur cette dermatose à propos de la *Tinea flava*, ou *Malassezia tropica*.

ICHTYOSE

Toutes les variétés d'ichtyose, depuis la simple xérodermie, jusqu'à l'ichtyose hystrix, peuvent s'observer dans les pays chauds. Dans certaines régions montagneuses d'Asie et d'Afrique, où le goître est endémique, l'ichtyose d'origine thyroïdienne n'est pas rare, et s'accompagne de vives douleurs articulaires, qui simulent le rhumatisme.

ERYTHRASMA

L'erythrasma pourrait être confondu, sous les tropiques, avec deux autres dermatoses, qui y sont très répandues : l'érythème intertrigo et l'herpès circiné.

Il se différencie du premier par sa coloration rouge orangé ou brunâtre, jamais franchement rouge, comme dans l'intertrigo, par l'absence de suintement et d'odeur et par la netteté de ses contours.

On le distinguera de l'herpès circiné par la couleur uniforme des placards, l'absence de vésicules et de surélévation des bords. En dernière analyse, l'examen microscopique lèvera tous les doutes, en révélant la présence, dans les squames, du parasite, le *microsporon minutissimum* de Burckhardt.

Les diverses dystrophies tégumentaires que l'on observe dans les régions tempérées, les sclérodermies et en particulier le *sclérème des nouveau-nés* peuvent également se rencontrer dans les pays chauds.

Il en est de même du simple *fibrome*, du *fibroma pendulum* et du *fibroma molluscum* ou neurofibromatose de Recklinghausen.

ÉRUPTIONS SUDORALES

DYSHYDROSE

La *Dyshydrose* ou *Cheiropompholyx* d'Hutchinson, que l'on peut observer en Europe, au cours de certains étés particulièrement chauds, chez les sujets hyperhydrosiques, est extrêmement fréquente, sous les tropiques, parmi les représentants de la race blanche.

Elle se caractérise par l'apparition de vésicules toutes spéciales, dites *vésicules dyshydrosiques*, arrondies ou oblongues, transparentes ou légèrement opalescentes, dont les dimensions moyennes sont celles d'un grain de millet. Leur siège de prédilection est à la face latérale et dorsale des doigts, plus rarement des orteils.

Un de leurs caractères particuliers est une dureté anormale, une résistance telle qu'une pression forte du doigt arrive difficilement à les rompre; au toucher, elles donnent l'impression de petites perles enchâssées dans la peau. Elles se forment dans les couches profondes de l'épiderme et se trouvent ainsi recouvertes par toute l'épaisseur de la couche cornée, ce qui explique leur résistance toute spéciale.

Ce dernier caractère permet de distinguer immédiatement le *cheiropompolyx* de toutes les autres dermatites vésiculeuses, et en particulier de l'eczéma. Elle s'en différencie encore par l'absence de toute auréole inflammatoire et par l'intégrité absolue du fond cutané sur lequel reposent les vésicules. L'éruption s'accompagne d'un léger prurit, qui se manifeste surtout aux heures chaudes de la journée, au moment où la transpiration est la plus abondante.

Ordinairement isolées, les vésicules dyshydrosiques peuvent se grouper et en même temps s'étendre à la face palmaire des mains ou à la face plantaire des pieds, formant, par leur coalescence, des phlyctènes et même de véritables bulles susceptibles d'atteindre, dans certains cas, les dimensions d'un œuf de pigeon. Quand ces phlyctènes ou ces bulles se rompent, elles laissent le derme à nu au fond de l'érosion épidermique ; les douleurs peuvent alors être très vives. Dans les cas ordinaires, après un temps plus ou moins long, les vésicules se résorbent ou se dessèchent, ne laissant à leur place qu'une mince collerette cornée, qui disparaît par desquamation.

Chez les personnes qui manient des substances irritantes, ou qui n'ont pas des soins suffisants de propreté, le pompholix, surtout quand il siège aux orteils, peut se compliquer de lésions secondaires de nature eczémateuse ou suppurative. Il se crée alors une dermatose complexe, soit un eczéma dyshydrosique dont le diagnostic d'emblée est assez délicat, soit une éruption impétigineuse.

Tilbury Fox pensait que le cheiropompholyx résultait d'une oblitération du canal excréteur des glandes sudoripares, d'où le nom de *dyshydrosis*, qu'il donna à cette éruption. Les recherches anatomo-pathologiques de Numa et de Williams ont montré que cette conception de « petits kystes sudoraux » était inexacte et que les vésicules se formaient en dehors de l'appareil sudoripare, en réalité au milieu des cellules du corps muqueux de Malpighi entre lesquelles se collecte un liquide d'œdème.

Cette dermatose est parfois très tenace et peut persister, grâce à des poussées successives, pendant toute la durée de la saison chaude ; chez les sujets ainsi prédisposés, l'éruption est essentiellement récidivante et reparaît régulièrement chaque année, au moment des fortes chaleurs.

Les cas ordinaires ne nécessitent aucun traitement ; on conseillera seulement quelques lotions alcoolisées suivies d'applications de poudres inertes, quand les vésicules sont particulièrement nombreuses et le prurit très prononcé. Une thérapeutique véritablement active ne devient nécessaire que dans les cas assez rares de dyshydrose phlycténulaire ou bulleuse ; pour calmer le prurit, parfois insupportable, on pourra prescrire des lotions phéniquées à 1 p. 100, ou une pommade faible au menthol. On pourra également intervenir chirurgicalement, en ouvrant les phlyctènes avec la pointe d'une aiguille ou d'une fine lancette et en les vidant, par expression, de leur contenu liquide. Un pansement à la pâte d'oxyde de zinc ou à la pommade au dermatol suffira ensuite à activer la guérison. Enfin, si l'exfoliation épidermique se prolongeait au delà des limites ordinaires, on userait avec avantage d'une pommade salicylée.

DYSHYDROSIS EXFOLIATA

Castellani (1) a décrit sous ce nom une dermatose *a calore* comme la précédente, revenant à chaque saison chaude, chez les sujets prédisposés, et se manifestant simplement par une desquamation en larges écailles de la paume des mains, sans éruption vésiculeuse préalable. Il conseille contre cette exfoliation saisonnière une pommade à la résorcine à 1/2 p. 100.

Le même auteur a signalé une *Chromidrose* tropicale d'origine microbienne. On sait que cette altération chromatique de la sueur est généralement considérée comme le résultat d'une névrose « exocinétique », suivant l'expression de R. Blanchard. Castellani a constaté, chez un Malais, un cas de chromocrinie de l'aisselle, à teinte rose, produit par un bacille du groupe *Prodigiosus*. Ce cas, rapproché de l'observation de Schwarzenbach, qui avait trouvé dans un cas de sueur bleue la réaction de la pyocyanine, tendrait à démontrer que la chromidrose est une affection microbienne de la peau due à des bactéries chromogènes.

MILIAIRE BLANCHE SUDORALE

La miliaire blanche, que l'on désigne encore sous le nom de lichen vésiculeux ou d'eczéma sudoral (Duhring), se caractérise

(1) *Ceylan medical reports*, 1903-1909.

par l'apparition, en divers points du corps, de petites vésicules de la grosseur d'une tête d'épingle, blanches ou légèrement jaunâtres, ordinairement acuminées. Très superficielles, elles ne donnent pas au toucher cette sensation de dureté spéciale aux vésicules dyshydrosiques ; elles sont en outre entourées à leur base d'une aréole inflammatoire, qui permet de les distinguer du premier coup d'œil du cheiropompholyx.

L'éruption se fait en placards disséminés, dont les sièges de prédilection se trouvent à l'abdomen, sur les parties latérales du thorax, au niveau du dos, du cou et des bras. Elle se forme rapidement, atteint son plein développement en quelques heures, en provoquant simplement de légers picotements. Le plus souvent, elle s'efface au bout de quelques jours, par dessiccation spontanée des vésicules, qui ne laissent à leur place qu'une desquamation épidermique à peine perceptible. Exceptionnellement l'éruption peut se produire par poussées successives et durer pendant toute la saison chaude.

MILIAIRE CRISTALLINE

La miliaire cristalline, dont les éléments sont plus connus sous le nom de *Sudamina*, est une éruption vésiculeuse qui s'observe fréquemment en Europe au cours de certaines maladies fébriles, telles que la fièvre typhoïde, le rhumatisme articulaire aigu, mais qui est tout à fait exceptionnelle dans les pays chauds ; nous n'avons donc pas à nous y arrêter. C'est un fait curieux, mais bien constaté, que, sous les tropiques, où les miliaires apyrétiques sont très communes, les miliaires fébriles sont extrêmement rares.

Montel (1) et Sarraillé (2) ont bien décrit, dans ces derniers temps, une miliaire cristalline fébrile de Cochinchine qui est connue sous le nom de *Ban-back*, mais il s'agit d'une maladie générale, de nature encore indéterminée, d'une véritable fièvre éruptive, qui n'entre pas dans le cadre des dermatoses.

MILIAIRE ROUGE

SYNONYMES. — Bourbouilles, boutons de sang, boutons chauds, boutons de sueur, lichen tropicus, gale bédouine, gale des Illinois, prickly heat.

La miliaire rouge, communément désignée par les auteurs français sous le nom de *Bourbouille*, terme emprunté au langage des créoles des Antilles, est une éruption sudorale très commune

(1) *Bullet. de la Soc. médico-chir. de l'Indo-Chine*, 1910.
(2) *Bullet. de la Soc. médico-chir. de l'Indo-Chine*, 1912.

dans les pays tropicaux et paratropicaux. Elle a été signalée dans les pays tempérés au cours de certains étés exceptionnellement chauds : en Angleterre, par T. Fox; aux Etats-Unis, par New-Hall, qui l'a décrite sous le nom de gale des Illinois; il n'est pas rare de l'observer, pendant l'été, dans le bassin de la Méditerranée, en Algérie, où elle est connue sous le nom de gale bédouine.

ÉTIOLOGIE. — Deux conditions sont nécessaires à sa production : une température extérieure élevée, supérieure à 26°, et la stagnation de la sueur à la surface de la peau, provoquée soit par le port de vêtements trop serrés ou trop épais, comme les vêtements de flanelle, soit par un état hygrométrique très prononcé de l'atmosphère, qui empêche l'évaporation régulière de la sécrétion sudorale. Le rôle de l'humidité est largement démontré par cette simple constatation qu'il suffit, dans les pays tropicaux, d'appliquer et maintenir pendant quelques heures un pansement humide sur la peau, pour voir se développer chez les sujets prédisposés les papules caractéristiques du lichen tropicus. C'est pourquoi la miliaire rouge s'observe principalement dans les climats marins et pendant la saison chaude et humide que l'on est convenu d'appeler, improprement d'ailleurs, l'hivernage; elle disparaît pendant la saison sèche.

Cette éruption est particulière à la race blanche et se montre de préférence chez les personnes à la peau fine et délicate, chez les femmes et les enfants. En règle générale, elle s'observe surtout parmi les nouveaux immigrés et diminue de fréquence et d'intensité à mesure que se produit l'accoutumance au climat. Cependant, certains Européens, à transpiration toujours abondante, voient les bourbouilles revenir régulièrement au début de chaque hivernage. Elles sont favorisées par les excès de boisson, surtout quand celles-ci ont des propriétés excitantes, comme le thé.

On a dit que les bourbouilles étaient l'apanage des gens vigoureux et sanguins (boutons de sang); cette assertion est inexacte puisqu'on peut voir survenir l'éruption chez des enfants souffreteux et chétifs.

Certains auteurs anciens, s'inspirant de la théorie humorale, ont voulu considérer cette éruption comme un phénomène critique et en même temps un dérivatif de la diarrhée des pays chauds; imbus de ces idées doctrinales, quelques-uns, comme Dauvé, sont d'avis de « favoriser la poussée des boutons plutôt que de l'arrêter par des moyens actifs ». Les faits d'observation ne paraissent pas consacrer ce balancement hypothétique entre le flux intestinal et l'éruption de bourbouilles.

SYMPTOMATOLOGIE. — Le lichen tropicus a des points de prédilection, qui sont l'abdomen, la région inguinale, les aisselles le dos, le front et les plis de flexion, surtout au niveau des membres supérieurs.

L'élément éruptif est représenté primitivement par des papules d'un rouge brillant, plus petites qu'un grain de millet, acuminées et donnant au toucher une sensation de rudesse. L'éruption se fait par plaques de quelques millimètres de diamètre, qui peuvent rester distinctes ou devenir confluentes, de façon à former des placards à contour irrégulier, plus ou moins étendus. Ces papules miliaires sont si nombreuses, si serrées, que Dühring (1) a pu en compter jusqu'à mille au niveau d'une seule tache. Elles reposent sur un fond érythémateux d'une teinte rouge vif, qui s'efface momentanément sous la pression du doigt.

Elles tendent, pour la plupart, à la vésiculation, et l'on voit apparaître à leur sommet un petit point brillant, contenant un liquide d'abord clair, qui devient trouble dans la suite et peut même, dans certain cas, devenir franchement purulent.

Certains auteurs, comme F. Roux (2), ont voulu distinguer deux formes de miliaire rouge, suivant que les éléments éruptifs étaient représentés par des papules ou par des vésicules. De leur côté, Rose (de Faridpore) et Dühring pensaient que les papules étaient l'apanage des sujets vigoureux, tandis que la forme vésiculeuse était plus spéciale aux personnes de santé délicate. Il ne semble pas qu'il y ait lieu de retenir ces distinctions, car la vésicule est l'aboutissant le plus ordinaire de la papule primitive, en sorte que papules et vésicules représentent plutôt deux stades successifs d'un même processus évolutif que deux variétés distinctes de l'éruption.

L'aspect des placards éruptifs se modifie suivant les circonstances. Sous l'influence du repos ou du séjour dans un milieu plus frais, on voit les taches pâlir, les papules s'affaisser; si, au contraire, le sujet se livre à un exercice un peu prolongé ou absorbe un liquide chaud, en un mot s'il provoque, par un moyen quelconque, une abondante transpiration, il se produit une nouvelle poussée congestive et les plaques éruptives reprennent leurs caractères primitifs.

Un des symptômes les plus constants et souvent aussi des plus pénibles est le prurit, ou plus exactement une sensation de picotements, de piqûres d'aiguilles qui accompagne invariablement l'éruption. Cette sensation s'exaspère aux heures chaudes de la journée et augmente d'intensité par l'exercice et par la chaleur du lit; elle peut déterminer à la longue, chez les personnes nerveuses, un état d'éréthisme très pénible, et provoquer des lésions de grattage, sous la forme de croûtes sanguines. Il est bon de noter

(1) Traité pratique des maladies de la peau.
(2) Traité des maladies des pays chauds, 1888.

que, lorsque le sujet prend un bain, les picotements disparaissent, tant que le corps reste plongé dans l'eau, et reparaissent dès qu'il se trouve à nouveau en contact avec l'air.

Suivant le genre de vie et aussi les susceptibilités individuelles, l'éruption de bourbouilles a une durée variable de quelques jours à quelques semaines ; toutefois, des poussées successives peuvent entretenir, pendant toute la durée de la saison chaude et humide, ces efflorescences cutanées. Déchirées par le grattage, les papulo-vésicules se rompent, puis se dessèchent, le plus souvent sans donner lieu à aucun suintement appréciable, tant est minime la quantité de liquide qu'elles contiennent ; une légère desquamation furfuracée marque la guérison.

ANATOMIE PATHOLOGIQUE. — T. Fox, Dühring, Rose, F. Roux admettaient que la miliaire rouge était produite par une inflammation oblitérante des canaux excréteurs des glandes sudoripares. Politzer spécifiait que cette oblitération des conduits glandulaires était due à une accumulation de cellules épidermiques macérées et gonflées par une transpiration trop abondante.

Taylor fut le premier à faire remarquer que si l'on examine à la loupe les placards éruptifs, on peut voir la sueur sourdre à l'orifice des canaux excréteurs et que, dans ces conditions, on ne peut plus admettre leur oblitération.

D'après Kaposi, les bourbouilles se formeraient par le mécanisme suivant. Lorsque la congestion de la peau atteint un certain degré, il se produit non seulement une suractivité des glandes sudoripares, ayant pour conséquence une transpiration abondante, mais encore une vaso-dilatation concomitante des vaisseaux papillaires, qui détermine à leur niveau une transsudation séreuse. Celle-ci s'infiltre à travers les couches de l'épiderme et les soulève de manière à produire les éléments éruptifs caractéristiques de cette miliaire.

DIAGNOSTIC. — Le lichen tropicus présente un aspect et une évolution saisonnière si particuliers qu'il ne peut guère être méconnu, pour peu que l'on ait quelque expérience de la clinique exotique.

On pourrait, à la rigueur, le confondre avec l'*eczéma papuleux*, mais les papules de la miliaire rouge sont beaucoup plus fines, et l'éruption se fait beaucoup plus vite, si rapidement qu'en quelques heures elle peut être généralisée à la plus grande partie du corps. Elle peut, en outre, disparaître en quelques jours, si le sujet est soustrait aux influences physiques qui l'ont provoquée, et enfin la desquamation terminale est toujours beaucoup moins sensible que celle qui suit la rétrocession de l'eczéma.

Dans les formes où les vésicules sont particulièrement prédominantes, on pourrait penser à un *eczéma vésiculeux ;* on remarquera cependant que, dans le cas de bourbouilles, l'éruption est beaucoupplus rapide,les vésicules sontbeaucoup plus fines, la peau est beaucoup moins tuméfiée et enflammée que dans l'eczéma, et enfin que le suintement caractéristique de cette dernière dermatose fait ici défaut.

A la vérité, le diagnostic peut devenir plus délicat, lorsque, chez les sujets prédisposés, les plaques de lichen tropicus deviennent eczémateuses; cependant, comme, dans ce cas, l'aspect des placards éruptifs se modifie complètement, on reconnaîtra assez facilement les caractères bien connus de l'eczéma vésiculeux.

PRONOSTIC ET COMPLICATIONS. — Le lichen tropicus est une affection le plus ordinairement bénigne, gênante seulement par les sensations désagréables qu'elle provoque. On a cité cependant quelques cas de mort consécutifs à cette éruption.

C'est ainsi que l'on relève,dans les rapports médicaux de l'hôpital d'Haïphong, l'observation d'une femme qui serait morte, en 1894, des suites de bourbouilles ; chez cette malade, l'éruption était si étendue et le prurit si violent qu'il en résulta une excitation nerveuse extraordinaire et un délire furieux, qui aboutit au coma et à la mort.

Deped (1) a rapporté l'observation d'un autre cas mortel de bourbouilles au Tonkin. Il s'agissait d'un soldat parti avec sa compagnie pour aller opérer la relève d'un poste de la haute région. Après trois étapes faites à pied, par une chaleur torride, pendant lesquelles il avait conservé des vêtements de molleton, ce militaire se présentait à la visite médicale, « le corps couvert d'une éruption de bourbouilles tellement généralisée qu'il était impossible de trouver un point de la surface du corps qui ne fût couvert de vésicules miliaires, avec rougeur et congestion très vive des téguments ». Le prurit était extrêmement violent et la température s'élevait à 39°1. Deux jours après, une grande quantité de vésicules avaient fusionné, formant des phlyctènes plus ou moins volumineuses, qui donnaient l'impression de brûlures au second degré; le liquide qu'elles contenaient devint louche, puis franchement purulent. La température se maintenait aux environs de 37°5 le matin et de 38°5 le soir. Le malade fut pris ensuite d'une diarrhée abondante, d'abord séro-muqueuse, puis sanglante à la fin. Il s'affaiblit progressivement et tomba dans un état de profond marasme. La mort survint le quatorzième jour après le début de l'éruption. Il semble que, dans ce cas, les bourbouilles aient joué un rôle comparable à celui que déterminent les brûlures étendues. »

En dehors de ces cas graves tout à fait exceptionnels, il n'est

(1) *Arch. de méd. nav.*, 1901.

pas rare d'observer, surtout chez les gens peu soigneux, des infections pyogènes surajoutées, des complications impétigineuses ou furonculeuses, provoquées par un grattage intensif avec des ongles malpropres.

Tribondeau (1) a signalé une forme toute spéciale d'éruption miliaire observée par lui à Madagascar et à laquelle il a donné le nom de « bourbouilles pustuleuses ». Dans les cas qu'il a observés, les vésicules miliaires se transformaient en grosses pustules, pouvant atteindre jusqu'à 12 millimètres de diamètre, et dont le siège favori se trouvait au niveau de l'aisselle, du pli inguino-scrotal et à la ceinture. Ces pustules s'altéraient facilement et devenaient le siège de douleurs assez vives pour empêcher le sommeil. Ces formes pustuleuses des bourbouilles se rapprochent des pyodermites sudorales que nous étudierons plus loin.

Les vésicules, quand elles sont rompues, peuvent, en outre, servir de portes d'entrée aux champignons parasites et particulièrement au *trichophyton* de l'herpès circiné, complication assez fréquente des bourbouilles.

Enfin, chez les arthritiques, une poussée d'eczéma peut se greffer sur l'éruption sudorale.

TRAITEMENT. — Le lichen tropicus n'exige, en général, aucun traitement actif et guérit d'ordinaire spontanément avec quelques précautions hygiéniques simples.

Cependant le praticien pourra être sollicité d'intervenir pour des enfants ou des femmes nerveuses que tourmente le prurit. On prescrira une nourriture simple, des boissons fraîches, acidulées, en quantité modérée, quelques bains froids amidonnés; quand l'inflammation cutanée est vive, le prurit sera calmé par des lotions fraîches vinaigrées ou phéniquées ou chloralées au centième.

On fera suivre ces lotions d'applications larges d'une poudre neutre, de lycopode ou d'un mélange à parties égales de talc et d'oxyde de zinc. Dans les cas rebelles, on pourra conseiller des solutions astringentes au tanin, au sous-acétate de plomb ou des badigeonnages, sur une faible étendue chaque fois, avec une solution d'acide chromique à 5 p. 100.

Comme médication interne, on a conseillé les purgatifs salins, le bicarbonate de soude, le fer, l'arsenic, etc.; cette thérapeutique paraît bien inutile. Le sulfate d'atropine, qui a été employé dans quelques cas, est susceptible d'arrêter momentanément les transpirations profuses, mais il n'a pas grand effet sur l'évolution de la miliaire rouge, et, en définitive, son action toute transitoire est loin de compenser ses multiples inconvénients.

(1) *Arch. de méd. nav.*, 1897.

Les complications pustuleuses seront traitées par l'eau oxygénée et des applications de poudre composée de talc et d'acide borique.

PROPHYLAXIE. — Au point de vue prophylactique, il convient de restreindre au minimum, pendant la saison chaude, les exercices physiques et les boissons, surtout les boissons alcooliques et le thé ; on évitera un régime alimentaire trop azoté, qui modifie la composition de la sueur et la rend irritante pour les peaux délicates.

Les vêtements devront être légers, amples et poreux, et l'on se gardera surtout de porter de la flanelle directement sur la peau. Les bains et les douches d'eau de mer sont tout à fait contre-indiqués pour les personnes prédisposées à cet exanthème, surtout quand on ne peut les faire suivre d'ablutions à l'eau douce. Enfin le meilleur préservatif contre les bourbouilles, dans les pays chauds, est l'usage du panka ou du ventilateur électrique, qui favorisent l'évaporation de la sueur et refroidissent la surface cutanée

PYODERMITES SUDORALES

En dehors des complications purulentes par prédominance des microbes pyogènes, qui viennent parfois compliquer les bourbouilles, on peut voir survenir, sous l'influence de l'hyperthermie et des transpirations exagérées qui en résultent, de véritables pyodermites d'emblée. Ces déterminations purulentes s'observent principalement, d'après Perrin (1), chez les enfants mal tenus et trop couverts et aussi chez des adultes, arthritiques sudoraux, à peau sale, que leur profession expose à des températures élevées, tels que les chauffeurs de navires dans les mers chaudes ou les soldats en expédition sous les tropiques.

Elles sont constituées par des nodosités cutanées plus ou moins volumineuses, susceptibles de revêtir des aspects variés. Tantôt elles se présentent sous la forme de petites tumeurs intra-dermiques ou hypodermiques, arrondies, bien circonscrites, dures, rouges, douloureuses à la pression, qui tendent vers la résorption spontanée au bout de deux ou trois semaines; tantôt elles apparaissent comme des élevures saillantes, d'un rouge vif, reposant sur une base dure et infiltrée, qui, contrairement aux précédentes, évoluent invariablement vers la suppuration.

Dans ce dernier cas, le sommet des nodosités se recouvre rapidement d'une phlyctène remplie d'un liquide purulent, qui ne tarde pas à se rompre et à se vider, sans expulsion de bourbillon, ce qui les différencie nettement des furoncles. On les observe

(1) *Ann. de dermat. et de syphil.*, 1897.

dans les régions où la peau est à la fois la plus délicate et la plus riche en glandes sudoripares, à la face, au cuir chevelu, au cou, à la région dorso-lombaire, au niveau des plis de flexion des membres supérieurs. Elles peuvent être très confluentes, surtout au front et au cou.

Elles évoluent en une semaine environ, sans produire, même chez les enfants, aucun retentissement sur l'état général.

D'après Perrin, ces nodosités seraient dues à l'envahissement des glandes sudoripares par des staphylocoques, et elles représenteraient des hydrosadénites suppurées ou non suppurées, comparables aux hydrosadénites classiques du creux de l'aisselle.

Le traitement consiste dans l'application de pansements humides boriqués ; quand les nodosités deviennent fluctuantes et tardent à s'ouvrir, on peut les vider par une simple ponction.

ACNÉ

L'*acné vulgaire* se rencontre surtout parmi les Européens qui portent de la flanelle sur la peau et ne prennent pas des soins suffisants de propreté corporelle ; les papulo-pustules ont leur siège de prédilection à la poitrine et à la région interscapulaire.

On peut observer chez les blancs et les métis toutes les autres variétés, *indurata*, *rosacea*, etc. L'acné *juvenilis* est fréquente parmi les mulâtres adolescents. Chez les nègres, l'*acné chéloïdien* de la nuque est assez commune.

L'*acné varioliforme* de Bazin ou *molluscum contagiosum* de Bateman est assez répandue dans certaines colonies, et, tout récemment, Thiroux et d'Anfreville (1) ont attiré l'attention sur la diffusion de plus en plus grande de cette affection au Sénégal, où elle est connue des indigènes sous le nom de *Tcheri-Tabaski*, qui signifie grain de couscous de Tabaski.

Cette dermatose se caractérise par l'apparition, sur la face, le cou ou les parties génitales, de petites tubérosités hémisphériques, indolentes, ombiliquées, de consistance dure, reposant sur une peau saine, sans aucune trace d'inflammation ; leur teinte est gris rosé dans la race blanche, et plus pâle que la peau environnante dans les races colorées. Leurs dimensions varient entre celles d'une tête d'épingle et d'un petit pois ; exceptionnellement elles peuvent atteindre le volume d'une noisette. Si on les presse fortement entre les doigts, on voit sourdre de la petite dépression qui occupe le sommet du bouton une substance blanchâtre comparable à la matière sébacée.

(1) *Bullet de la Soc. de Path. exot.*, 1909.

... qui varie de un à trois mois, ... soit par suppuration.

... par contagion directe, et les deux ... dans leur mémoire, l'observation d'une ... atteinte d'acné varioliforme, qui, entrée comme ... dans une famille européenne composée de huit per-

... — Acné varioliforme (d'après Thiroux et d'Anfreville).

... sept. L'agent parasitaire est considéré ... au groupe des *Chlamydosoaires* de Prowa- ... on le sait, ces corps particuliers trou- ... etc.

... qui a donné quelques résultats à Thiroux ... des boutons suivie d'ap-

L'*impétigo* de la face et du cuir chevelu est fréquent parmi les enfants indigènes, et coïncide habituellement, dans cette dernière localisation, avec la présence de *pediculi capitis*.

L'*ecthyma* aigu et chronique s'observe sous toutes les latitudes ; chez les indigènes des pays chauds, il est souvent lié à la gale chronique.

Le *sycosis* superficiel, non trichophytique de la barbe, provoqué par les microbes pyogènes, est relativement fréquent parmi les Européens, qui habitent la zone torride. Il est justiciable du traitement classique, par l'épilation, des lavages au savon noir et des pommades à l'oxyde jaune ou à l'huile de cade.

FURONCULOSE

L'état congestif et la suractivité fonctionnelle de la peau, provoqués par la chaleur extérieure rendent, sous les tropiques, le terrain cutané éminemment favorable à la pullulation des germes pyogènes, d'où l'extrême fréquence des folliculites et des périfolliculites en dehors de toute altération humorale (albuminurie, azoturie, glycosurie, etc.). Aussi la furonculose, considérée dans les pays tempérés comme une affection assez banale, présente-t-elle, dans la zone torride, une telle ténacité, une telle tendance à la généralisation et aux récidives qu'elle y prend les proportions d'une véritable maladie. Elle affecte surtout l'Européen et plus particulièrement les nouveaux immigrants, dont les téguments non adaptés au climat subissent au maximum les effets de l'excitation thermique. On l'observe principalement pendant la saison chaude et humide, où elle prend parfois des caractères nettement épidémiques.

On attachait jadis à ces « clous de sang », comme d'ailleurs aux bourbouilles, des idées de dépuration organique, et Van Leent, avec d'autres auteurs anciens, leur attribuait même un rôle dans l'élimination du poison palustre. Ces théories conduisaient naturellement à considérer les furoncles comme un émonctoire bienfaisant, qu'il fallait respecter, et il n'est pas bien sûr que de tels préjugés ne se dressent pas encore devant la doctrine bactériologique, et ne possèdent, même de nos jours, la faveur d'un certain public.

La furonculose peut être primitive ou bien secondaire à des lésions cutanées préexistantes : gale, eczéma, bourbouilles, plaie de vésicatoire, etc.

Elle se localise de préférence dans les régions les plus riches en glandes sébacées, au front, au cou, à la nuque, dans le conduit auditif externe et à la région dorsale.

Dans les cas si fréquents d'éruptions multiples et surtout confluentes, les douleurs ressenties peuvent déterminer, en dehors de la gêne des mouvements, de l'insomnie et un état neurasthénique plus ou moins prononcé.

A titre de complications, on peut citer les lymphangites, les adénites, l'anthrax et une pyodermite profonde se traduisant par la formation de véritables abcès accompagnés d'embarras gastrique et de fièvre.

Le *traitement local*, c'est-à-dire le traitement du furoncle lui-même, est trop connu pour qu'il y ait lieu de s'y arrêter ici; quant au *traitement général* ou traitement de la furonculose, il comprend à l'heure actuelle deux méthodes distinctes. L'une, aujourd'hui classique, est basée sur l'emploi à l'intérieur de la levure de bière, à raison de deux à trois cuillerées par jour. La seconde, jusqu'ici peu employée en France, paraît cependant susceptible de rendre de réels services, surtout dans le cas de furoncles multiples et récidivants ; il s'agit de la *bactériothérapie* par les *autovaccins* de Wright.

Cette méthode consiste, dans ses grandes lignes, à prélever, sur le malade lui-même, les germes spécifiques de la maladie dont il est atteint, à les cultiver et à injecter au patient une certaine quantité de ces cultures microbiennes tuées par la chaleur ; tous les bactériologistes sont aujourd'hui au courant de cette technique. Elle a pour but et pour effet de renforcer le pouvoir opsonique du sang, autrement dit d'augmenter la puissance phagocytaire. Dans le cas qui nous occupe, il s'agira d'un autovaccin staphylococcique.

Palasne de Champeaux (1) avait proposé jadis, comme une sorte de médicament spécifique contre ce qu'il appelait la « diathèse furonculeuse », l'iodure de fer, qui lui aurait donné d'excellents résultats en Cochinchine. D'après l'auteur, cette médication favoriserait la résolution des furoncles et empêcherait la formation de nouveaux boutons, ou, tout au moins, s'il s'en forme de nouveaux, ceux-ci restent beaucoup plus petits que les premiers et avortent le plus souvent. Il administrait le médicament sous la forme de pilules de Blancard au protoiodure de fer, à raison de 2 à 4 gr. par jour. Le traitement devrait être continué, pour éviter les récidives, pendant au moins une semaine après la disparition du dernier furoncle. L'action curative s'expliquerait par l'élimination de l'iode au niveau de la peau. Cette méthode thérapeutique a le mérite incontestable d'être au moins inoffensive : on pourrait donc la conseiller au besoin.

La première règle de prophylaxie, en matière de furonculose,

(1) *Arch. de med. nav.*, 1886.

est d'éviter l'apport, au contact de la peau, de germes pyogènes virulents. Dans les pays chauds, cet apport doit se faire très fréquemment par le linge de corps, que les blanchisseurs indigènes ont, pour la plupart, la déplorable habitude de laver à froid dans des mares communes, réceptacles de tous les germes. Le blanchissage du linge doit donc faire l'objet d'un surveillance toute spéciale aux colonies.

Les gens prédisposés doivent éviter tout contact irritant avec la peau, en particulier le port de gilets de flanelle; on leur conseillera, en outre, une propreté corporelle minutieuse, des bains savonneux quotidiens, suivis de frictions antiseptiques à l'alcool boriqué ou salicylé à 1 ou 2 p. 100.

DERMATITES EXFOLIATRICES

On désigne, sous cette appellation, tout un groupe de dermites dont l'étiologie est encore assez obscure, et qui ont, pour caractère commun, une desquamation intense de l'épiderme.

Une des variétés de ce groupe, la dermatite exfoliatrice aiguë, que l'on peut rapprocher de l'érythème scarlatiniforme desquamatif de Besnier, nous a paru assez répandue au Tonkin, où nous avons pu personnellement en observer deux cas chez des indigènes.

Cette dermatite débute, sans cause appréciable, par l'apparition, au niveau du tronc et des membres supérieurs, de larges placards érythémateux, scarlatiniformes, qui, très rapidement, deviennent confluents et s'étendent aux membres inférieurs, au tronc, au cou, à la face, même au cuir chevelu, en sorte qu'au bout de quelques jours l'exanthème recouvre la totalité de la surface tégumentaire du corps. En même temps, la peau s'épaissit, s'œdématie, surtout à la face, qui prend un aspect érysipélateux.

Cet exanthème s'accompagne d'une fièvre à type rémittent; on ne constate ni angine, ni exanthème buccal, ce qui permet de le distinguer, dès le début, de la scarlatine.

Les démangeaisons sont vives, mais le symptôme subjectif le plus pénible, dont paraissent beaucoup souffrir les malades, est une sensation persistante de froid, quelle que soit l'élévation de la température extérieure.

Dès le quatrième jour, la desquamation commence, d'abord assez fine, puis en squames plus larges, qui se détachent en telle abondance que le lit du malade en est constamment rempli. Au niveau des surfaces palmaires et plantaires, l'épiderme s'exfolie en vastes lambeaux. A cette période, le prurit devient tellement intense, surtout pendant la nuit, que, pour éviter des lésions de grattage, on est obligé d'entourer les mains du patient d'un pansement épais.

Les urines sont rares, sédimenteuses et albumineuses. Les ongles deviennent secs et cassants, mais ne tombent pas ; les poils et les cheveux restent intacts.

La fièvre tombe vers le douzième jour, mais l'exfoliation épidermique continue encore pendant environ deux semaines, de sorte que la durée totale et moyenne de la maladie est de 25 à 30 jours.

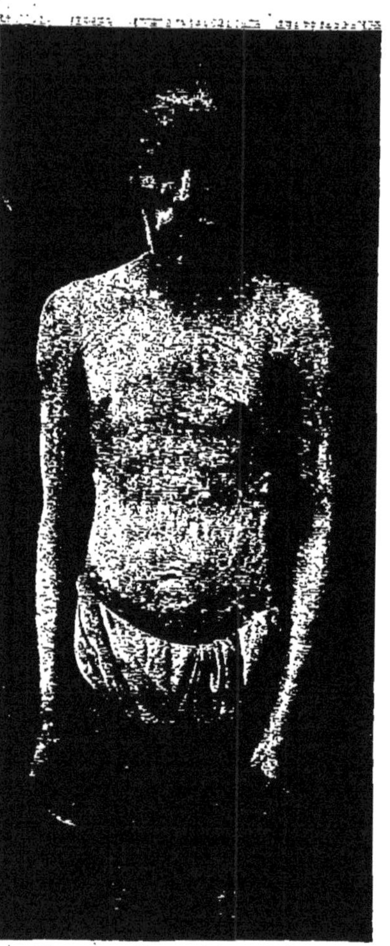

Fig. 2. — Dermatitis exfoliata (d'après Castellani).

Cette dermatite reconnaît vraisemblablement pour cause une auto-intoxication, mais on n'en connaît pas la nature ; les indigènes parlent d'empoisonnement, sans préciser davantage.

Le traitement que nous avons employé est des plus simples et se résume en bains tièdes, applications émollientes sur la face, quelques purgatifs salins et régime lacté exclusif.

Grall a observé, également au Tonkin, trois cas de dermatite exfoliatrice, dont un mortel chez une femme européenne ; l'exanthème était accompagné de grosses bulles rappelant le pemphigus foliacé. Guérie une première fois, l'affection récidiva peu après, et la malade succomba au cours de cette deuxième crise.

Castellani et Chalmers signalent, dans leur manuel de médecine tropicale, l'existence, à Ceylan, d'une « dermatitis exfoliata », qu'ils rattachent au pityriasis rubra. Il s'agit ici d'une dermatose apyrétique et *chronique*, se caractérisant par une desquamation fine comme celle du pityriasis, bien différente, par conséquent, de la dermatite exfoliatrice du Tonkin, qui est, au contraire, une dermite aiguë, fébrile, avec desquamation en larges lamelles épidermiques.

Otway (1) a signalé un cas de dermatite exfoliatrice qu'il croit pouvoir rattacher au paludisme. Le malade qui fait l'objet de son observation présenta, après quelques accès de fièvre tierce, dont la nature paludéenne fut confirmée par l'examen microscopique du sang, des plaques érythémateuses, confluentes, qui, peu à peu, couvrirent toute la surface du corps. Le troisième jour de l'éruption commença une desquamation très abondante, lamelleuse à la paume des mains et à la plante des pieds, furfuracée dans les autres régions. Vers le huitième jour, la maladie se compliqua d'infection pyogène de la peau, et un peu plus tard d'infection généralisée staphylococcique, que l'auteur parvint à guérir par l'injection d'autovaccin.

MALADIES DE LA PEAU PRODUITES PAR LES PARASITES ANIMAUX

GALES

La gale ordinaire, provoquée par le *Sarcoptes scabiei*, var. hominis, est extrêmement répandue dans les pays chauds, où la malpropreté et la promiscuité favorisent sa diffusion parmi les populations indigènes.

Dans la forme aiguë, les symptômes ne diffèrent en rien de ceux que l'on observe dans les pays tempérés (prurit nocturne, sillons, vésicules perlées), et l'on peut retrouver, particulièrement chez les enfants, les formes miliaire et impétigineuse. Mais le plus souvent l'indigène néglige de venir consulter le médecin européen à cette période primitive; il ne vient d'ordinaire demander des soins que lorsque la maladie est devenue chronique et a résisté aux médications empiriques en usage dans le pays.

Sous l'influence du grattage, des lésions polymorphes, variables suivant les aptitudes morbides du sujet, se développent autour des sillons de cheminement de l'acare, revêtant, selon le cas, un caractère eczémateux, lichénoïde ou furonculeux, qui finit par rendre méconnaissable la maladie originelle. On peut encore signaler comme complications des lymphangites et des abcès. Ces infections secondaires de la peau se rencontrent avec leur maximum d'intensité aux lieux d'élections ordinaires de la gale : espaces interdigitaux, face postérieure du coude, partie antérieure des aisselles, abdomen, faces interne et supérieure des cuisses, creux poplité, fourreau de la verge, etc.

En présence de lésions superficielles de grattage, ainsi localisées, on devra toujours penser à la gale, même lorsque l'on ne

(1) *Journal of the royal army medical corps*, 1910.

retrouve pas les sillons caractéristiques ; on évitera ainsi bien des erreurs de diagnostic.

On rencontre parfois des gales confluentes, pustuleuses et croûteuses, généralisées à tout le corps, y compris la face; ces formes de la maladie, connues en Europe sous le nom de *gale norwégienne*, produites par le *Sarcoptes scabiei*, var. crustosa, correspondent à la *gale de Malabar*, à la *gale chinoise*, au *larbisch* des Yolofs, à la *gale du chameau d'Egypte* (*Sarcoptes scabiei* var. cameli) et reconnaissent vraisemblablement pour cause des Acariens d'origine animale, encore mal déterminés.

Quand les téguments ne sont pas trop irrités, on peut recourir au traitement classique de l'hôpital Saint-Louis. Ce traitement est trop connu et trop couramment employé pour qu'il soit utile de le décrire ici ; nous rappellerons seulement que le succès ou l'insuccès de la méthode sont liés à la façon dont la frotte est pratiquée. Cette manœuvre un peu délicate consiste à déchirer et à ouvrir les sillons en frottant longuement les endroits où ils existent avec une étoffe un peu rude imbibée d'eau sulfureuse.

Si les téguments sont trop irrités pour que l'on puisse appliquer d'emblée un traitement aussi énergique, on pourra commencer par calmer la peau au moyen de bains d'amidon, de pâte à l'oxyde de zinc ou bien employer d'emblée des pommades antipsoriques beaucoup moins irritantes que la pommade d'Helmerich, telle que la pommade au baume de Pérou 6 à 30 ou 60 p. 100 d'excipient (1), ou encore le naphtol, suivant la formule de Kaposi :

Axonge	100 gr.
Savon vert	50 gr.
Naphtol β	15 gr.
Craie pulvérisée	10 gr.

C'est Bérenger qui a fait connaître le larbisch ; pour lui ce serait une variété très spéciale et très distincte de *gale*. Voici la description qui ressort de ses observations. On voit sur la plante ou sur la face dorsale des pieds, ou sur la main, ou sur le corps une trace sous-épidermique tortueuse et même contournée sur elle-même se perdant d'un côté d'une manière très insensible, tandis que l'autre extrémité présente une très petite ampoule paraissant pleine d'un liquide transparent; ce sillon occupe une étendue de plus de 4 cm., il a le diamètre d'un demi-millimètre environ, la peau des environs n'est ni rouge ni enflammée ; le malade ressent des démangeaisons très vives au niveau de l'ampoule. Le lendemain le sillon s'est prolongé de 3 cm. Pendant plusieurs jours le parasite se creuse ainsi des sillons nouveaux. Le malade ne peut être débarrassé que par des pédiluves bichlorurés. Le

(1) Un des agents les plus efficaces et les plus faciles à manier est le baume Styrax que l'on fait dissoudre à chaud dans l'huile et qui est très employé hors de France.

tabac est employé par les indigènes; le parasite d'après eux vivrait dans la terre humide.

Parmi les autres dermatoses imputables aux Acariens, se placent, en dehors de la gale, les éruptions produites par certains représentants des familles des *Tyroglyptidés* et des *Trombididés*.

Les ectoparasites de la famille des Tyroglyptidés ne sont

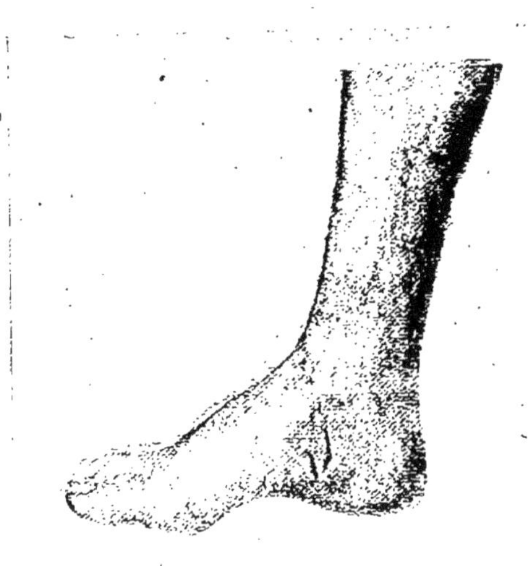

Fig. 3. — Larbisch, observé au Sénégal (Thiroux).

guère représentés que par le *Rhizoglyptus parasiticus* de Dalgetty, petit acarien vivant normalement sur les plantes et susceptible de parasiter l'homme. Il est particulièrement abondant dans les plantations de thé de l'Inde Anglaise, où il attaque les coolies, produisant une éruption vésiculeuse, qui débute habituellement entre les orteils, pour s'étendre progressivement à tout le pied. Dans un cas observé par Bell, la lésion était localisée à la plante du pied et se traduisait par une plaque érythémato-vésiculeuse, à bords irréguliers et surélevés, de la largeur de la paume de la main. Cette éruption ne présentant objectivement aucun caractère pathognomonique, sa reconnaissance résulte toujours d'une découverte de laboratoire.

Les parasites cutanés appartenant à la famille des Trombididés et susceptibles de parasiter l'homme sont beaucoup plus nombreux que ceux de la famille précédente. Ils présentent cette particularité, qu'ici ce ne sont pas les insectes adultes, mais leurs larves, qui peuvent devenir des parasites temporaires de la peau de l'homme.

Les larves hexapodes, communément désignées sous le nom de

Rougets en raison de leur couleur rouge ordinaire, attaquent, à peu près dans tous les pays, l'homme et un grand nombre de mammifères.

En Europe le plus commun est le *Trombidium* ou *Leptus automnalis*, vulgairement connu sous le nom de *Vendangeur*, qui détermine l'*érythème automnal de Gruby*.

Dans les pays chauds, les espèces parasites de l'homme sont très nombreuses, mais, pour la plupart, zoologiquement mal déterminées. Parmi les plus connues, on peut citer le *Leptus americanus*, le *L. irritans*, et le *L. batatas*, et cinq autres espèces moins irritantes, étudiées dans l'Amérique centrale par O. Stoll (1). Les larves du *Trombidium Wiehmanni* et du *Tr. Von der Sandé* de la Nouvelle-Guinée et des Célèbes ont été également l'objet d'études assez complètes.

Mais à côté de ces espèces aujourd'hui cataloguées se placent d'autres microtrombidium dont la spécification zoologique n'a été que très imparfaitement précisée et qui sont encore désignés sous les noms vulgaires qu'ils portent dans leurs pays d'origine. Tels sont le *pou d'agouti* de la Guyane, la *bête rouge* de la Martinique et du Honduras, le *mouqui* du Para, le *niaibi* de la Nouvelle-Grenade, le *colorado* de Cuba, le *ciron rutilant* des savanes, et le *tlalsatuatl* du Mexique.

Les parasites vivent normalement dans les herbes; ils s'accrochent aux passants, grimpent le long des jambes et gagnent le tronc, en s'accumulant de préférence au niveau de la ceinture. Quelques-uns envahissent la tête et vont, comme le *tlalsatuatl*, se fixer au niveau des paupières. Ils ne vivent que quelques jours sur le corps de l'homme et le quittent spontanément avant leur passage à l'état parfait.

Les accidents qu'ils déterminent par leur piqûre consistent en une éruption de petites papules très prurigineuses, de couleur rouge ou violacée, qui, par confluence, peuvent constituer de véritables placards ; il s'y joint dans certains cas un gonflement inflammatoire de la région. En général, ces accidents restent purement locaux, sans phénomènes généraux réactionnels ; cependant certains sujets prédisposés peuvent présenter de la fièvre et de l'insomnie.

Le grattage peut, en outre, déterminer des complications de caractère eczémateux ou suppuratif, comme dans l'auto-observation de Béranger-Féraud, où cet auteur fut atteint, à la suite de piqûres de pou d'agouti, d'un phlegmon qui le retint trois semaines alité. On a même cité des cas de mort chez des enfants par complications septiques.

(1) Arachnida acaridea. Biologica centrali-americana, 1886-1893.

D'après Saint-Vel (1), la bête rouge des Antilles détermine, au niveau des membres inférieurs, une éruption de larges pustules comparables à celles de l'ecthyma, que les créoles désignent sous le nom de « *feux sauvages* ». Les pustules se recouvrent de croûtes qui, après leur chute, laissent à nu une ulcération à fond grisâtre et à bords arrondis entourés d'un cercle noirâtre, dont la guérison peut exiger plusieurs semaines de repos.

On se débarrasse assez facilement de ces larves parasites au moyen de lotions à la benzine, à l'essence de pétrole, de pommades soufrées ou au baume du Pérou (2).

Il existe au Japon une larve de Trombidium, le *Trombidium akamushi*, dont les piqûres déterminent une infection générale grave, souvent mortelle, connue sous le nom de *Tsutsugamuschi* ou *fièvre fluviale* du Japon, qui apparaît chaque année, pendant les mois de juillet et d'août, parmi les ouvriers employés, dans certaines régions, à la récolte du chanvre. La maladie se caractérise par une éruption maculo-papuleuse, par une fièvre continue très élevée, de la polyadénite, de la bronchite et des escarres cutanées.

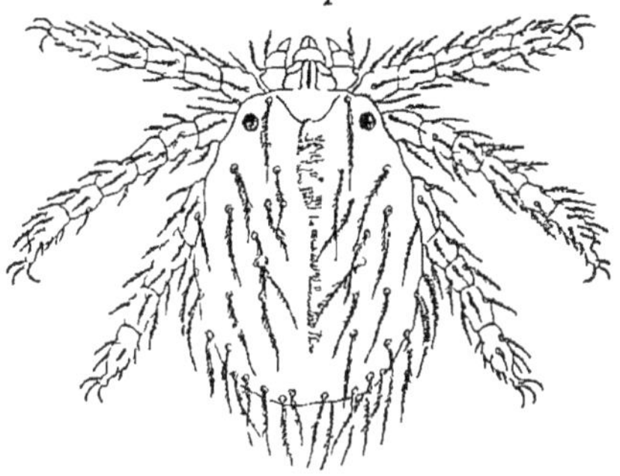

Fig. 4. — Trombidium Akamushi (d'après Zanaka).

PHTIRIASE

La Phtiriase existe sous toutes les latitudes, et ne présente, sous les tropiques, que des particularités peu importantes. Chez les enfants indigènes, ordinairement malpropres et mal tenus, il est fréquent de voir la pédiculose du cuir chevelu se compliquer d'*impétigo granulata*. D'autre part, la simplicité ordinaire du vêtement des indigènes y rend la pédiculose du corps beaucoup plus rare que dans les pays froids ou tempérés. Quant à la pédiculose inguino-pubienne, le seul point particulier qui mérite d'être signalé est la plus grande fréquence des *taches bleues*. On sait que ces taches pigmentaires sont spéciales à certaines espèces de *pediculi pubis*, qui ont la propriété de secréter à des périodes encore mal déterminées de leur existence une substance bleuâtre élaborée par deux glandes salivaires situées au niveau de la deuxième paire de pattes (Gestin, Duguet et Langlois).

(1) Traité des maladies des régions tropicales. Paris, 1868.

(2) On s'en débarrasse facilement et entièrement par des frictions au citron, que l'on ne doit pas négliger dès qu'on a longtemps marché dans les herbes.

PANI-GHAO

On a décrit sous le nom de *Pani-ghao*, ou de *Ground-état*, une affection particulière de la peau des membres inférieurs, qui sévit pendant la saison des pluies sur les coolies des plantations de thé de l'Assam, qu'elle frappe dans les proportions de 5 p. 100.

Elle se caractérise par l'apparition, au niveau des pieds (sore foot), plus rarement des jambes, d'un gonflement inflammatoire accompagné d'une éruption de vésicules plus ou moins confluentes, qui se transforment rapidement en pustules. Cette éruption est toujours précédée et accompagnée de vives démangeaisons. Les complications d'abcès, d'ulcères simples ou phagédéniques ne sont pas rares.

Longtemps considérée comme une dermatose assez banale, provoquée par l'action irritante de l'eau et de la boue, elle représente en réalité une manifestation cutanée de l'uncinariose et reconnaît pour cause de pénétration des larves d'ankylostome à travers la peau. Il ne semble pas d'ailleurs que les lésions pustuleuses, tout au moins, soient produites par les larves elles-mêmes, mais par les microbes pyogènes qu'elles véhiculent.

La preuve de cette origine de la maladie a été fournie par Bentley, qui a pu reproduire expérimentalement le *ground-état*, en maintenant appliqué sur la peau pendant plusieurs heures un mélange de terre et de matières fécales contenant des œufs d'ankylostome. Smith, en Amérique, a obtenu les mêmes résultats avec de la terre humide contenant des larves de *Necator americana.* Les sujets servant aux expériences présentèrent non seulement les phénomènes locaux, qui caractérisent le Pani-ghao, mais encore des œufs d'ankylostome dans leurs selles au bout de quelques semaines.

Nous n'insisterons pas davantage sur une affection qui ressortit à l'ankylostomiase, déjà étudiée dans une autre partie de ce Traité.

MALADIES DE LA PEAU PRODUITES PAR DES CHAMPIGNONS PATHOGÈNES OU DERMATOMYCOSES

Technique microbiologique générale pour le diagnostic des mycoses.

1° Prélèvement des matériaux d'étude. — Les produits pathologiques susceptibles de servir de matériaux d'étude comprennent les poils, les cheveux, les ongles et les squames. On prélève les premiers par épilation au moyen d'une pince stérilisée et l'on dépose les produits sur une lame flambée et refroidie. Les fragments d'ongles sont obtenus par grattage à l'aide d'une lime à ongles stérilisée. Quant aux squames, on les prélève également par grattage, en se servant d'une aiguille lancéolée. Si l'on désire conserver ces produits pendant quelque temps avant de les examiner ou de les ensemencer, on les placera entre deux lames de verre aseptisées dans la flamme, que l'on enroule ensuite dans une feuille de papier buvard stérilisée. Pour les expéditions au loin, il est nécessaire de dessécher au préalable ces produits rapidement, sous une cloche à acide sulfurique.

Lorsqu'il s'agit de fragments de peau biopsiés, on doit opérer aussitôt que possible leur fixation, en les plongeant pendant vingt-quatre heures dans le sublimé acétique ; on les porte ensuite dans l'alcool à 70°, où ils peuvent se conserver presque indéfiniment.

2° **Examen extemporané.** — L'examen microscopique d'un poil ou d'une lamelle épidermique ne peut être utilement pratiqué qu'après dissociation. A cet effet, le produit à examiner étant déposé au milieu d'une lame bien propre, et coupé en petits fragments, s'il s'agit de cheveux ou de poils, on laisse tomber une goutte de solution de potasse caustique à 40 p. 100, puis, au moyen d'une aiguille montée, on étale les fragments dans le liquide, en les séparant les uns des autres. On recouvre le tout d'une lamelle et on chauffe ensuite lentement la préparation au-dessus d'une flamme courte; on arrête le chauffage dès que l'ébullition se manifeste, c'est-à-dire dès l'apparition de petites bulles.

L'action de la potasse caustique doit être surveillée de très près surtout quand il s'agit des cheveux, qui doivent être simplement dissociés mais non désagrégés. Malcolm Morris trouve la solution de potasse ordinairement employée beaucoup trop brutale et n'emploie qu'une solution à 7 p. 100.

Quand il ne s'agit que d'un diagnostic microscopique rapide, on peut examiner directement avec l'oculaire n° 6 et l'objectif n° 8, en diaphragmant fortement. Si, au contraire, on veut conserver la préparation, on lave celle-ci à l'eau, en la plongeant dans un cristallisoir contenant de l'eau distillée, puis on reprend les fragments au bout de quelques minutes, au moyen d'une aiguille montée et on les reporte sur une autre lame, dans une goutte de glycérine. On lutte ensuite à la paraffine ; malheureusement, la glycérine fait disparaître assez rapidement des détails qui étaient nettement visibles dans la solution de potasse.

Sabouraud emploie comme dissociant, suivant la méthode de Berdal, l'acide formique à chaud, qui a le double avantage d'éclaircir le cheveu ou les squames et de leur conserver une résistance bien plus grande à la rupture et à l'écrasement. Par contre, ce procédé nécessite le dégraissage préalable du produit, inutile avec la potasse.

3° **Préparations colorées.** — En principe on ne peut obtenir aucune bonne coloration après l'action de la potasse : celle-ci mordance les éléments et le colorant le moins énergique les imprègne en masse. Cet inconvénient n'existe pas avec l'acide formique, c'est donc à ce dernier dissociant que l'on donnera la préférence.

Les produits prélevés ayant été préalablement dégraissés par l'éther ou le chloroforme, on les porte ensuite dans un verre de montre contenant de l'acide formique, que l'on chauffe doucement jusqu'à commencement d'ébullition. On lave ensuite à l'eau distillée et on laisse sécher sur lame avant de faire agir le colorant. Comme matière colorante, on peut employer l'eau fuchsinée à 1 p. 500, le théonine phéniquée (différenciée à l'alcool), ou le bleu polychrome à chaud ; on peut encore faire un Gram, qui colore les champignons, et teinter le fond avec une goutte d'eau éosinée. Sabouraud emploie de préférence le bleu boraté de Sahli ainsi formulé :

Solution aqueuse saturée au bleu de méthylène...	24 parties.
Solution de borate de soude à 5 p. 100...	16 —
Eau distillée..	40 —

Mêler ensemble, laisser reposer un jour et filtrer.

Les produits à colorer sont plongés dans un godet contenant du bleu de Sahli, puis lavés à l'eau distillée ; on déshydrate ensuite à l'alcool absolu, on passe au xylol et on monte au baume.

Pinoy conseille, dans les pays chauds, de monter les préparations dans le liquide suivant, qui a l'avantage de ne pas s'évaporer.

Hydrate de chloral...	40 gr.
Glycérine..........................	20 gr.
Eau......................................	20 gr.
Solution alcoolique d'acétate de plomb à 2 0/0 —	10 cc.

Filtrer. Luter la préparation à la paraffine.

4° **Méthodes de cultures.** — Les milieux employés pour la culture des champignons pathogènes sont en général des milieux solides à base de gélose. Leur composition est soumise à certaines règles, qui ont été précisées par Sabouraud : 1° sur un milieu de culture déterminé, chaque espèce mycologique prend un aspect particulier; 2° l'aspect des cultures cryptogamiques est lié à la composition chimique du milieu et se modifie avec lui ; 3° un milieu de culture fixe permet seul de différencier des espèces voisines ; 4° les milieux comprenant 4 p. 100 de sucre et

1 p. 100 de peptone donnent aux Tricophytons leur forme différentielle la plus accusée.

On employait primitivement le moût de bière solidifié par la gélose ; ce milieu offrait le grave inconvénient d'avoir une composition variable suivant sa provenance ; or il est très important d'avoir, pour la diagnose et la différenciation des champignons des teignes, un milieu de composition fixe. Pour réaliser ce desideratum, Sabouraud a formulé ainsi le milieu de choix, aujourd'hui universellement connu sous le nom de *milieu d'épreuve :*

Maltose brute de Chanut	4 gr.
Peptone granulée de Chassaing..	1 gr.
Eau distillée...............	100 gr.
Gélose..........	1 gr. 80

Les Trichophytons ont, comme on le sait, la propriété de prendre des aspects différents, non seulement suivant la composition du milieu nutritif, mais encore suivant l'âge de la culture et aussi la température extérieure, c'est à cette propriété que l'on a donné le nom de pléomorphisme. Ce phénomène, qui se produit avec le vieillissement, devient très gênant, quand on veut conserver des cultures types comme termes de comparaison. Sabouraud a montré que cette transformation pléomorphique ne se produisait qu'en présence des hydrates de carbone ; il conseille donc d'employer, pour la préparation des cultures types, un milieu de conservation privé de glycérine ou de sucre, comme dans la formule suivante :

Eau distillée.........................	100 gr.
Peptone granulée de Chassaing...	3 à 5 gr
Gélose........................... ...	1 gr. 80

5° Méthodes d'ensemencement. — Le premier ensemencement doit être fait en tube incliné de gélose maltosée ; la technique varie suivant la nature du produit à ensemencer.

Quand il s'agit de lésions vésiculeuses ou pustuleuses, on saisit entre les doigts de la main gauche la peau de la région qui présente des vésicules ou des pustules encore intactes, et l'on ouvre l'une de celles-ci avec la pointe d'une aiguille flambée ; puis, avec une anse de platine, on prélève un peu de liquide, qui est aussitôt ensemencé en stries sur trois tubes successifs.

Lorsque, au contraire, on se trouve en présence de lésions sèches, s'il s'agit de squames, on râcle la partie choisie avec une aiguille triangulaire et on porte les produits prélevés sur une lame de verre flambée et refroidie ; on dissocie au besoin ces derniers au moyen de deux aiguilles. On plonge ensuite dans le fond d'un tube de gélose, là où se trouve de l'eau de condensation, l'extrémité d'un fil de platine en spatule, puis, par adhérence, à l'aide de ce fil humide, on enlève sur la lame les débris épidermiques que l'on porte séparément sur le milieu nutritif, à raison de 4 ou 5 par tube, espacés de 1 centimètre environ.

Pour les cheveux et les poils, obtenus par épilation et préalablement morcelés en tout petits fragments, sur une lame de verre on les ensemence de la même manière que les squames, en prenant soin de toujours choisir la partie radiculaire du poil, riche en parasites et beaucoup moins exposée que la partie aérienne à être souillée par des spores de moisissures banales, qui contamineraient rapidement les cultures et fausseraient les résultats.

Enfin pour les ongles, on frotte au moyen d'une lime à ongle stérilisée la partie malade, et on reçoit les débris sur une lame de verre flambée, puis on ensemence comme ci-dessus les parcelles cornées ainsi obtenues.

Dans les pays tempérés, les tubes de culture, *non capuchonnés*, sont ordinairement laissés à la température du laboratoire. Aux colonies, on peut agir de même pendant la saison fraîche, mais, pendant la saison chaude, on doit placer les cultures dans une étuve réfrigérante, au-dessous de 30°, car déjà à cette température la plupart des champignons pathogènes subissent des modifications morphologiques, qui rendent difficile leur identification ultérieure.

Les deuxièmes cultures doivent se faire en matras conique à fond plat dans lequel on a coulé un disque de gélose sucrée fondue, de 1 centimètre environ d'épaisseur ; l'ensemencement s'opère par piqûre au centre de ce disque. Sur ce dernier, les colonies s'étalent librement, acquièrent leur développement complet et prennent leur aspect le plus caractéristique.

6° Expédition des cultures. — Pour l'expédition des cultures cryptogamiques des pays chauds en Europe, on choisira toujours des cultures en tubes, qui ne devront être ni scellés à la lampe, ni cachetés, ni capuchonnés, mais simplement bouchés à la ouate, afin de permettre une aération constante, sans laquelle les cultures risqueraient de périr ou tout au moins de changer d'aspect. Pinoy recommande en outre de n'expédier que des cultures sèches, c'est-à-dire des cultures dont on a retiré au moyen d'une pipette toute l'eau de condensation et que l'on a ensuite placées sous une cloche à acide sulfurique, de manière à enlever toute trace d'humidité.

Pour l'examen microscopique des colonies, on prélève une petite touffe à l'aide d'une pince fine et l'on porte sur une lame, dans une goutte de lactophénol, dont la composition est la suivante :

Glycérine........................	2 parties
Eau distillée..............................	1 —
Acide phénique cristallisé.......................	1 —
Acide lactique..............................	1 —

7° **Inoculations expérimentales.** — D'une manière générale, l'animal de choix est le cobaye. Suivant la technique de Sabouraud, une surface large comme une pièce de deux francs est tondue aux ciseaux, entre les deux épaules de l'animal ; sur cette surface on pratique ensuite, en triangle, trois piqûres, à l'aide de la pointe flambée d'un scarificateur et dans chacune de ces piqûres on insère une parcelle de produit pathologique choisi.

Les lésions traumatiques ainsi produites guérissent d'ordinaire spontanément au bout de quelques jours. Puis en général huit ou dix jours après, on voit apparaître, autour des points de piqûre, quand l'inoculation est positive, une aréole rouge de 3 à 4 millimètres de largeur, qui s'agrandit progressivement et se couvre habituellement de squames croûteuses. Pour les champignons des Teignes la guérison spontanée des lésions expérimentales se produit presque toujours avant la fin du premier mois.

Les inoculations à l'homme s'opèrent d'ordinaire par piqûre vaccinale, avec insertion d'une parcelle du produit pathologique entre les lèvres de la petite plaie. Pour les teignes, l'incubation est de dix à douze jours.

LES TEIGNES

Les Teignes sont des maladies de la peau et des phanères ou organes kératinisés annexes, cheveux, poils et ongles, produites par des champignons de la famille des *Gymnoascées*.

Ces moisissures représentent une flore très complexe et variable suivant les climats. A côté d'espèces cosmopolites, on en rencontre, dans les pays chauds, d'autres qui sont totalement inconnues en Europe. Malheureusement, leur étude est encore très incomplète, et l'on pourrait même dire qu'elle n'est qu'ébauchée. Beaucoup de ces microphytes ne poussent pas sur les milieux usités dans les pays tempérés et sont par là même impossibles à identifier ; quant à ceux qui cultivent, l'absence ordinaire dans ces régions de spécialistes en mycologie fait que le plus souvent leur diagnose reste imprécise.

D'une manière générale, les parasites des teignes se présentent, au microscope, sous la forme d'articles mycéliens cylindriques plus ou moins allongés, prenant un peu l'aspect, selon la comparaison de Sabouraud, d'un bambou dont les entre-nœuds seraient les cellules mycéliennes et les nœuds seraient les cloisons intercellulaires. On dit couramment que ce mycélium est ou n'est pas sporulé, c'est-à-dire qu'il contient ou ne contient pas de spores mycéliennes. Il faut être bien prévenu que ce qualificatif est impropre, quand il s'agit de champignons provenant directement de l'organisme : ceux-ci, en effet, ne donnent de véritables spores qu'en dehors de l'organisme humain ou animal, dans les milieux de culture naturels ou artificiels. Dans les tissus, les éléments parasitaires, que l'on est convenu d'appeler des spores mycéliennes, ne sont, en réalité, que des articles courts et arrondis du mycélium, ou pseudo-spores.

Les Gymnoascées, d'après Matruchot et Dassonville, sont caractérisées « par un périthèce en forme de petite masse sphérique plus ou moins floconneuse, dont la paroi est formée de filaments lâchement enchevêtrés, souvent différenciés, mais ne formant jamais une membrane véritable. Les asques naissent sur les prolongements internes des filaments qui constituent la paroi du périthèce ; ils sont latéraux, subsphériques, et renferment 8 spores unicellulaires. A côté de cette ascosporie, la plupart des Gymnoascées présentent une forme secondaire de reproduction dite forme conidienne, qui peut servir à caractériser le groupe et à en diagnostiquer les espèces avec le même degré de précision que la forme parfaite. Les champignons des teignes de l'homme et des animaux présentent, en effet, des formes imparfaites : *Fungi imperfecti*.

Les teignes se divisent en trois grands groupes cliniques : la *Teigne faveuse*, ou *Favus*, dont l'agent spécifique appartient au genre *Achorion*, la *Teigne microsporique*, dont le parasite est un *Trichophyton* à petites spores ou *Microsporum*, la *Teigne trichophytique* proprement dite, qui reconnaît pour cause un champignon du genre *Trichophyton* à grosses spores ; cette dernière variété de teigne est de beaucoup la plus répandue sous les tropiques.

TEIGNE FAVEUSE OU FAVUS

Le Favus s'observe chez les enfants indigènes de tous les pays exotiques, mais moins fréquemment qu'en Europe, excepté peut-être en Chine, où il est très commun. Les caractères cliniques n'y diffèrent en rien de ceux que l'on trouve exposés dans tous les traités de dermatologie, et le parasite l'*Achorion Schœnleini* est le même sous toutes les latitudes. Il serait donc superflu de décrire ici une affection aussi classique.

TEIGNES MICROSPORIQUES

Ces teignes, qui peuvent intéresser les cheveux, la barbe et la peau glabre, reconnaissent pour cause spécifique des champignons inférieurs du genre *Microsporum*, dont le prototype est le *Microsporum Audouini*, agent bien connu d'une teigne spéciale du cheveu de l'enfant, *teigne à petites spores* de Gruby-Sabouraud. Sa description se trouve dans tous les traités de parasitologie.

Cette forme de teigne paraît assez fréquente sous les tropiques. Courmont l'a observée chez des jeunes Sénégalais et Brumpt l'a signalée au Congo, au Gabon et à la Côte d'Ivoire, A. Jeanselme en Extrême-Orient et Rabello dans l'Amérique du Sud. Dans ces régions, comme dans les pays tempérés, elle offre cette particularité de disparaître spontanément à l'époque de la puberté.

La caractéristique objective de la microsporie pilaire est l'aspect tout spécial du cheveu malade, qui apparaît comme givré, cassé à 3 ou 4 millimètres de la peau et entouré à sa base d'une gaîne blanchâtre formée d'une infinité de petites spores de 3 μ de diamètre en moyenne, polyédriques par pression réciproque et disposées en mosaïque à la surface du cheveu, *sans jamais le pénétrer*. Le parasite est dans ce cas d'origine humaine.

Le *Microsporum* d'origine animale (cheval, chien, chat, etc.) peut exceptionnellement atteindre la barbe et aussi la peau glabre de l'homme en déterminant un érythème circiné, assez difficile à distinguer cliniquement de la Trichophytie cutanée. Ces placards sont secs, sans aucune tendance à la pustulation et présentent un centre bistre entouré d'un liseré rouge.

Un cas inédit de ce genre a été observé récemment au Sénégal. M. F... est envoyé au laboratoire de bactériologie pour examen de lésions siégeant sur la peau du front du côté droit.

Ces lésions sont constituées par 2 placards de la dimension d'une pièce de 10 centimes, d'une couleur rouge bistrée, dont la circonférence offre un aspect légèrement granuleux et présente quelques très petites vésicules.

L'examen des produits de râclage de ces placards traités par la potasse à 40 p. 100 a permis de reconnaître la présence d'un mycélium analogue à celui des cultures des microsporum, la culture n'a pu en être obtenue. Ces lésions, qui purent être traitées avec succès par la traumaticine chrysophanique, s'étaient développées à la suite d'une petite plaie faite au même endroit par un coup de peigne, chez un coiffeur.

La seule observation clinique un peu complète de microsporie exotique qui ait été publiée est l'observation suivante que Courmont (1) a pu faire à Lyon sur un enfant Sénégalais, âgé de sept ans.

La tête de cet enfant est couverte de squames grisâtres et grasses, qui masquent les cheveux. Ceux-ci d'ailleurs sont bien diminués de nombre, leur chute s'est faite par plaques, mais d'une manière diffuse et irrégulière. Ceux qui émergent de la couche grisâtre paraissent entravés dans leur développement. Si on arrache quelques-uns de ces cheveux, on voit qu'ils sont décolorés, d'un gris terne, entourés d'une gaîne grisâtre et cassés un peu au-dessus de leur émergence. Examinés au microscope après dissociation, ils présentent l'aspect classique du cheveu de la teigne tondante de Gruby-Sabouraud, c'est-à-dire qu'ils sont entièrement entourés d'une couche régulière de petites spores réfringentes disposées en mosaïque.

Les cultures présentèrent les caractères classiques de celles du *Microsp. Audouini*, avec cette particularité qu'elles se sont montrées plus vivaces que ces dernières et qu'inoculées aux animaux elles ont constamment fourni des résultats positifs. Les lésions sont déjà visibles au bout de huit jours, sous forme d'une petite plaque plus ou moins arrondie, qui se dépouille de ses poils et se recouvre de petites squames d'un blanc brillant; cette plaque évolue en un mois, puis tend naturellement à la guérison.

Une autre observation inédite a été faite chez un jeune indigène également au Sénégal, où l'affection est très commune. L'enfant de la bonne du Dr D... présente un placard de la dimension de la paume de la main, nettement circiné, couvert de squames d'une couleur noirâtre correspondant à la teinte des produits de desquamation des nègres. Les cheveux sont rares, cassés à quelques centimètres de leur point d'émergence; examinés après dissociation dans la potasse, ils se montrent entourés d'une gaîne de petites spores caractéristiques.

L'ensemencement sur gélose de Sabouraud permet d'obtenir une culture d'un microsporon présentant tous les caractères de *M. Audouini*.

La disposition circinée des placards microsporiques n'est pas rare chez les enfants indigènes ; on peut même trouver plusieurs placards circinés sur la tête du même enfant. D'autres fois, comme dans le cas de Courmont, l'alopécie est plutôt irrégulière.

D'autres variétés de microsporum des pays tempérés ont été signalées sous les tropiques : tels sont le *Microsporum lanosum* (Lindenberg) et le *Microsporum felineum* (Horta).

Quant aux espèces exotiques proprement dites, on n'en connaît

(1) *Archiv. de méd. expérimentale*, 1896.

guère que deux à l'heure actuelle : le *Microsporum fulvum* d'Uriburu et le *Microsporum flavescens* de Horta.

a) **Microsporum fulvum**. — Ce champignon a été isolé à Buenos-Aires d'un cas de tondante infantile par J. Uriburu en 1907 et identifié à Paris par Sabouraud, qui lui a donné la dénomination de *fulvum* pour rappeler la coloration rousse toute particulière de ses cultures.

Le parasite présentait tous les caractères du microsporum d'origine animale. Les cultures étaient extrêmement vivaces ; très rapidement, dit Sabouraud (1), on voit se former, sur milieu d'épreuve, autour de l'*umbo* central, une aire arrondie couverte de poudre brunâtre en cercles concentriques plus ou moins marqués; la périphérie de la culture est bordée d'une frange cotonneuse de duvet blanc formant un léger bourrelet.

Sur pomme de terre, la traînée d'ensemencement donne une bande régulière de 3 à 6 millimètres de large, faite d'un duvet très court et poudreux, d'un jaune pâle, ocreux.

On n'a que peu de renseignements cliniques sur cette teigne : tout ce que l'on sait de précis c'est qu'il y avait un certain degré de réaction inflammatoire du cuir chevelu.

b) **Microsporum flavescens**. — Ce nouveau microsporum a été isolé par P. Horta (2), en 1911, à Rio-de-Janeiro, d'une petite plaque d'herpès circiné siégeant sur la nuque d'un enfant, précédemment atteint d'une tondante du cuir chevelu en voie de guérison.

A l'examen microscopique des squames, on constatait seulement des petites spores en chaînettes. Ensemencées sur milieu maltosé de Sabouraud, elles donnèrent, au bout de quinze jours, des cultures pures d'un microsporum, qui reçut le nom de *Microsporum flavescens*.

Ces cultures, très homogènes, montrent un très grand nombre de bosselures et présentent, dans leur ensemble, une teinte jaunâtre rappelant la peau de chamois. Le duvet produit par la forme involutive des champignons apparaît de bonne heure et s'observe déjà dans les cultures de 12 jours. Ces formes pléomorphiques rappellent celles du *Microsporum lanescens* sur pomme de terre. La culture donne l'impression d'être composée de deux couches : l'une profonde, de couleur rougeâtre, et l'autre, superficielle, de teinte jaunâtre; leur combinaison produit un ensemble d'aspect sale, tout à fait caractéristique, d'après Horta, de ce cryptogame.

(1) Les Teignes, 1 vol. 1910.
(2) Memorias do Instituto Oswaldo Cruz, 1911.

TEIGNES TRICHOPHYTIQUES

Les teignes trichophytiques reconnaissent pour agents spécifiques des champignons *mégaspores*, dont on connaît des variétés endothrix, ectothrix et endo-ectothrix. Ces dermatophytes ont pour caractéristique d'être uniquement composés d'articles très courts, plus ou moins cubiques, réunis en ruban ou en chapelets. Nous n'insisterons pas sur leurs caractères généraux que l'on trouvera magistralement décrits dans l'ouvrage de Sabouraud (1).

Les dermatoses à *Trichophyton* sont des plus intéressantes au point de vue qui nous occupe, en raison de leur extrême diffusion dans les pays tropicaux ; comme dans les pays tempérés, elles

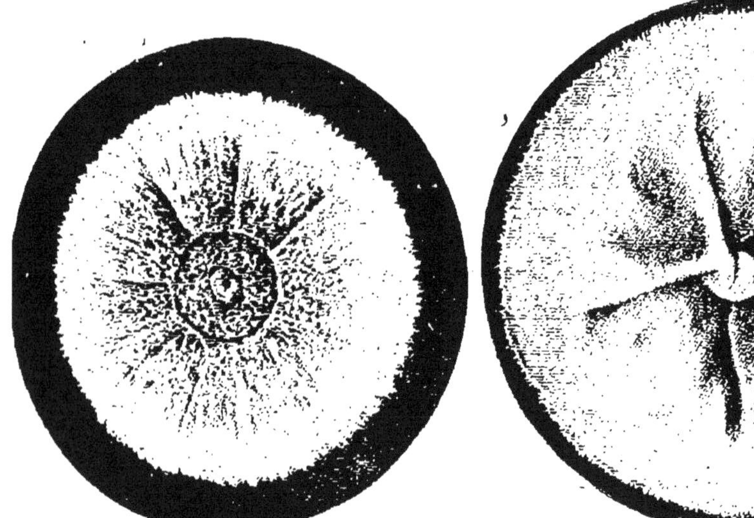

ig. 5. — Culture de 15 jours de Microsporum flavescens par milieu de Sabouraud (Mémoires de l'Institut Oswaldo Cruz).

Fig. 6. — Culture pléomorphisée de Microsporum flavescens.

peuvent atteindre les cheveux, la barbe, les ongles ou la peau glabre.

Lorsque ces parasites se localisent aux cheveux, ils produisent la *Tondante trichophytique*, toujours spéciale à l'enfance. Quand ils atteignent la barbe, ils peuvent produire une Tondante à forme sèche, comparable à celle des cheveux, mais le plus souvent ils déterminent des lésions suppuratives, soit en nodules folliculaires isolés (*sycosis trichophytique*), soit en larges placards arrondis de folliculites conglomérés (ancien *kérion de Celse*). Au niveau des ongles, les diverses altérations qu'ils produisent prennent le nom d'*onychomycoses trichophytiques*. Enfin quand les tri-

(1) Les Teignes, 1 vol., Paris, 1910.

chophytons à grosses spores envahissent la peau glabre, ils créent des lésions érythémateuses, arrondies, *circinées*, connues sous le nom générique de *Trichophytie circinée tégumentaire*.

De ces diverses trichophyties, nous n'envisagerons naturellement ici que les types particuliers aux pays chauds.

1° Tondantes trichophytiques ou Trichophytie du cuir chevelu.

a) **Tondantes africaines.** — Courmont (1) a été l'un des premiers à les étudier sur des noirs transportés du Sénégal et des pays voisins en France, pour l'Exposition coloniale de Lyon de 1894.

« Ce qui frappait au premier abord, écrit l'auteur, c'était la fréquence des maladies du cuir chevelu parmi cette population. Presque tous les adultes étaient porteurs de petites plaques d'alopécie anciennes, dues à des lésions parasitaires, et il y avait peu d'enfants qui ne fussent atteints d'impétigo ou d'eczéma séborrhéique, associés à des lésions cryptogamiques plus ou moins marquées. »

Pour l'auteur, cette fréquence des affections du cuir chevelu dans ces peuplades doit être attribuée non seulement à de mauvaises conditions d'hygiène et à la malpropreté absolue dans lesquelles vivent les enfants, mais encore et surtout à l'habitude de raser entièrement ou partiellement la tête de ces derniers ; les perruquiers indigènes emploient à cet effet un simple couteau à lame plus ou moins tranchante, qui produit inévitablement de petites excoriations du cuir chevelu, créant ainsi autant de portes d'entrée aux germes, que le couteau transporte de tête en tête, sans jamais subir la moindre opération d'antisepsie.

Chez un jeune nègre de 13 ans, d'aspect robuste et vigoureux, le cuir chevelu montre des lésions déjà anciennes et très accusées. Au lieu d'être noire, sa tête est presque entièrement blanche ; elle est couverte d'une épaisse couche de squames nacrées et grasses, très adhérentes à la peau. De cette calotte d'un blanc d'argent émergent de rares cheveux noirs et luisants, mais gênés dans leur développement. On ne retrouve plus ces touffes en grain de poivre caractéristiques de la chevelure du nègre, mais des cheveux irrégulièrement espacés, semés comme au hasard et laissant entre eux des espaces alopéciques, arrondis ou polycycliques, couverts de squames ; beaucoup d'entre eux sont minces, atrophiés, enroulés sur eux-mêmes, d'autres sont gros, mais cassés à quelques millimètres de la peau et plus ou moins dissimulés sous la couche blanche de squames.

Les cheveux malades se laissaient arracher en entier, avec leur bulbe pileux. Examinés au microscope, après dissociation dans la

(1) *Loc. cit*

solution de potasse à 40 p. 100, ils ne présentaient au premier abord rien de particulier, mais si l'on poussait plus loin la dissociation, on observait un mycélium *endothrix*, composé de filaments flexueux, recourbés en tous sens formant de véritables écheveaux. Ces filaments très longs, qui traversaient souvent tout le champ du microscope, émettaient des branches latérales.

Tous égaux en diamètre, minces, réfringents et sans contours nets, ils présentaient des cloisons transversales qui les partageaient en cellules, dont la longueur égalait deux fois la largeur et qui présentaient en leur centre de petites granulations brunes.

L'auteur a ensemencé les cheveux malades sur divers milieux solides et liquides et aussi en goutte pendante. Nous ne retiendrons ici que les caractères culturaux observés dans le milieu d'épreuve de Sabouraud (1).

Sur ce milieu, la culture présente au centre un petit mamelon blanc, poudreux, qui se creuse en cupule; au bout de quelques semaines, cette cupule se plisse sur ses bords et envoie par sa face externe huit ou dix contreforts, séparés par des sillons qui s'enfoncent dans la gélose. La teinte devient bientôt jaunâtre (couleur croûte de pain).

Conclusions : trichophyton endothrix atypique, indéterminé; les caractères de culture le rapprochent cependant du *Trichophyton cratériforme* des pays tempérés.

Chez un garçon de 13 ans, une chevelure propre, luisante, présente seulement, dissimulées sous l'épaisseur des touffes de cheveux, trois ou quatre plaques trichophytiques dont la plus grande ne dépasse pas le diamètre d'une pièce de deux francs. Ces plaques sont blanches, recouvertes de squames peu adhérentes, d'où émergent des cheveux minces et grêles; en les arrachant avec une pince, on enlève en même temps des fragments de poils malades assez fragiles ou dépigmentés.

A l'examen microscopique, on aperçoit de longues files de spores arrondies, égales entre elles, si nombreuses qu'elles masquent en certains points le cheveu. Elles sont toutes contenues à l'intérieur de ce dernier.

A 18°, sur milieu maltosé d'épreuve, culture en forme de cône à peine surélevé, presque plate, d'un blanc jaunâtre, duveteuse, partagée en secteurs par des sillons. A 25°, culture plus acuminée au centre, partagée en secteurs; la partie surélevée devient rouge, tandis que la périphérie se recouvre d'un léger duvet blanc. A 37°, culture d'abord conique, acuminée, puis se creusant au centre d'un profond cratère irrégulier; de ces bords partent des secteurs bien plus nombreux qu'aux basses tempéra-

(1) Voir plus loin pour la technique des ensemencements et la composition du milieu d'épreuve de Sabouraud.

tures. La culture très vigoureuse prend une teinte rouge, qui pâlit à la longue.

Dans tous les autres milieux, on a noté des variations de teinte tout à fait remarquables, suivant la température, et s'échelonnant du jaune pâle à l'orangé et au rouge.

Conclusions : trichophytie bénigne causée par un *Trichophyton endothrix* à mycélium sporulé, à cultures polymorphes et

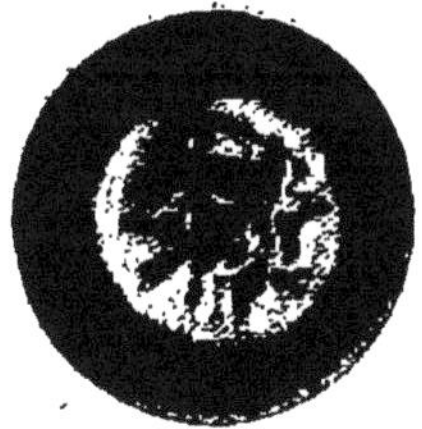
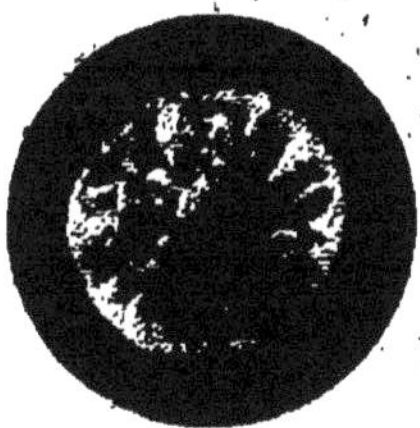

Fig. 7. — Culture sur gélose glucosée du trichophyton soudanense au vingtième jour (d'après Joyeux).

polychromes suivant la température, différent des espèces européennes, mais non déterminé par l'auteur.

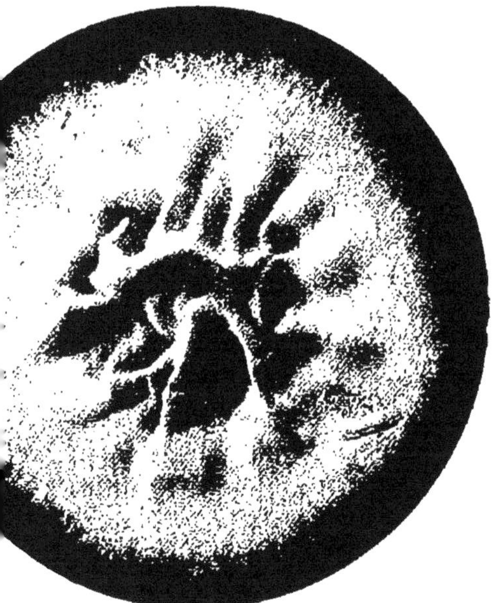
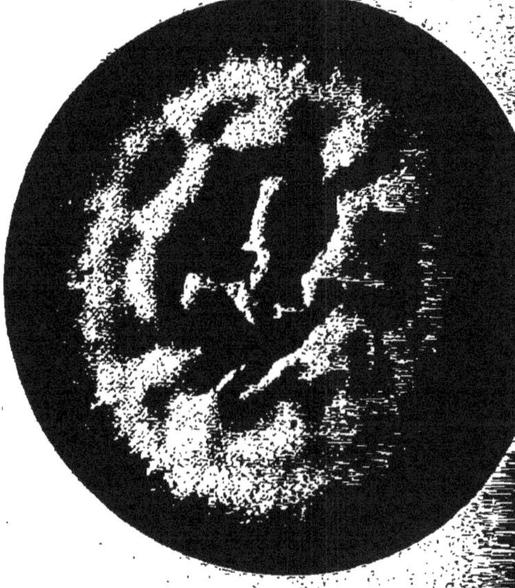

Fig. 8 et 9. — Culture sur gélose glucosée du trichophyton soudanense au quarantième jour (d'après Joyeux).

Dans le cas qui fait le sujet de l'observation III, caractérisé par des zones irrégulières d'alopécie avec squames blanc grisâtre de la peau, Courmont a trouvé un *Trichophyton endothrix sporulé*, à chaînes résistantes, analogue au précédent.

En résumé, l'auteur a pu isoler deux espèces africaines de Trichophyton endothrix, l'un sporulé et l'autre non sporulé. Ces champignons se sont montrés pathogènes pour les animaux de laboratoire, chez lesquels ils déterminent sur les parties de la peau où on a déposé une parcelle de culture, après scarification superficielle, des plaques squameuses avec chute temporaire des poils.

Dans une communication faite à la *Société de biologie* (1), Joyeux fait connaître que, d'après ses propres observations, la Trichophytie du cuir chevelu est très fréquente en Haute-Guinée, plus rare sur la côte. Dans les régions soudanaises, le pourcentage des enfants atteints serait de 80 p. 100. Les plaques trichophytiques se reconnaissent à l'aspect gris poudreux des squames épidermiques et des cheveux. Des lésions faviques ou impétigineuses peuvent compliquer le diagnostic, mais la teigne en elle-même ne provoque pas la suppuration.

Le cheveu malade, dissocié par la potasse, montre, dit l'auteur, des filaments mycéliens nettement endothrix, résistants, peu fragiles : les spores mycéliennes, disposées en longues files, sont généralement rectangulaires avec quelques éléments arrondis, de dimensions variables allant de 2 μ 8 à 4 μ 5 de long, et larges d'environ 4 μ.

Ce Trichophyton pousse facilement sur les milieux de Sabouraud à base de gélose glucosée et maltosée, ainsi que sur les milieux non sucrés. La culture débute, vers le 3e ou le 4e jour, par un monticule jaune clair qui se plisse et s'agrandit ; vers le 9e-11e jour, la base s'élargit et s'irradie en formant un gazon blanc non surélevé ; elle paraît se pléomorphiser difficilement. Cette culture, comparée à celles de la collection de Sabouraud, se montre différente par sa forme et sa couleur des autres endothrix connus : *cratériforme*, *acuminatum* et *violaceum*.

Il s'agit vraisemblablement de ce que Sabouraud appelle un satellite du *T. cratériforme*, la culture ne montrant ni les feutres du *T. effractum*, ni l'affaissement de l'umbo du début du *fumatum*, ni l'aspect ombiliqué de l'*umbilicatum*, ni celui en cratère du *regulare*. Avec l'assentiment de Sabouraud, qui a examiné les cultures de ce Trichophyton, l'auteur croit pouvoir en faire une espèce nouvelle qu'il propose d'appeler, en raison de sa répartition géographique, *Trichophyton soudanense*.

Les inoculations aux animaux sont très difficiles à réussir et, en tout cas, les lésions évoluent très lentement.

Sur un total de 38 teignes du cuir chevelu qu'il a étudiées en Afrique tropicale, Joyeux a retrouvé 35 fois le *Trichophyton soudanense* et trois fois seulement le *Microsporum Audouini*, ce qui établit nettement la prédominance des champignons mégalospores.

(1) *Comptes-rendus des séances de la Soc. de biol*, 1912

En 1909, Sabouraud a eu l'occasion d'observer deux cas de trichophytie d'origine dahoméenne, l'une sur un adulte, et l'autre sur un enfant. La trichophytie chez l'homme se traduisait par des lésions eczémateuses, squameuses et circinées de la peau glabre, tandis que, chez l'enfant, elle se manifestait par une tondante du cuir chevelu. Dans les deux cas, il s'agissait du même champignon, un Trichophyton endo-ectothrix auquel l'auteur a donné le nom de *Trichophyton circonlocutum* (1). Ajoutons que le même auteur a vu dans un cas de Trichophytie siamoise un Trichophyton endo-ectothrix du même genre, dont il n'a pu obtenir la culture. Il semble d'ailleurs, d'après des communications inédites de quelques observateurs, qu'il soit très difficile d'obtenir la culture des Trichophytons asiatiques ; de ce côté, rien de bien précis n'est connu à l'heure actuelle.

b) **Tondantes américaines.** — Au Brésil, les teignes tondantes ont été étudiées par Rabello, qui a retrouvé le *Trichophyton violaceum* chez deux enfants de l'Etat de Para, par Lindenberg, qui a isolé le *T. violaceum* et le *T. acuminatum* à Sao Paulo, enfin par P. Horta, qui, dans deux cas de trichophytie du cuir chevelu d'origine animale, a pu cultiver le *T. faviforme album.*

Sabouraud a étudié deux Trichophytons endothrix envoyés de la République Argentine par Uriburu, le *T. exsiccatum* et le *T. polygonum.*

Le premier donne des cultures qui appartiennent manifestement au type cratériforme, mais lentes à pousser, même sur le milieu d'épreuve. Les bords du cratère sont irréguliers, finement craquelés et semblent desséchés, d'où le nom donné à cette espèce. En vieillissant, ces cultures s'entourent d'un large liseré blanc, coupé de plis radiés, qui forme une auréole au cratère central. L'inoculation au cobaye donne des résultats identiques à ceux que produit le *T. cratériforme* de France.

Un Trichophyton analogue au *T. violaceum* de Sabouraud produit une *Tinea capitis*, qui se caractérise par l'apparition sur le cuir chevelu de nombreuses taches blanchâtres très desquamantes.

Le *Trichophyton polygonum* donne des cultures très cratériformes au début, puis celles-ci deviennent rapidement polygonales et le plus souvent quadrilatères. La surface est comme chiffonnée, à gros plis ronds et épais; sa couleur est nettement blanche et son aspect, d'abord velouté, devient poudreux.

Le traitement des tondantes exotiques ne diffère en rien de celui qui est en usage dans les pays tempérés. A l'heure actuelle la thérapeutique des teignes comporte deux opérations successives : 1° l'épilation, 2° le traitement par les rayons X, qui donne

(1) Les Teignes, Paris, 1910.

de merveilleux résultats et que l'on trouvera longuement exposé dans l'ouvrage déjà cité de Sabouraud.

Aux colonies, où le plus souvent on ne dispose pas d'une installation permettant d'appliquer ce dernier traitement, on aura recours, après l'épilation, aux préparations parasiticides, dont la meilleure paraît être la pommade suivante de Sabouraud :

Huile de cade	10 gr.
Soufre précipité	} ââ 1 gr.
Turbith minéral	
Résorcine	
Lanoline	10 gr.
Vaseline jaune	10 gr.

2° Trichophyties de la barbe. — Le faible développement du système pileux de la face, chez la plupart des indigènes, rend ces trichophyties tout à fait exceptionnelles sous les tropiques. On ne les rencontrera guère que chez les Européens immigrés, soit sous la forme de trichophyties *sèches* provoquées par des Trichophyton *endothrix*, dont les représentants en Europe sont les *T. violaceum*, *acuminatum* et *regulare*, soit sous la forme de trichophyties suppurées (*sycosis*, *kérion*), produites par des Trichophytons ectothrix pyogènes, d'origine animale, dont le prototype est le *T. equinum* de Matruchot et Dassonville.

A notre connaissance, aucune étude mycologique sérieuse de ces parasites des pays chauds n'a été faite. Il semble d'ailleurs qu'en ce qui concerne les lésions suppurées le sycosis banal, simplex, dû à des microcoques, soit plus fréquent que le sycosis trichophytique.

Le traitement de ces trichophyties ne diffère en rien des méthodes thérapeutiques employées en Europe, que l'on trouve exposées dans tous les traités de dermatologie.

3° Trichophyties des ongles ou onychomycoses. — Ces trichophytes ont également été peu étudiés et l'on ne retrouve guère dans la littérature médicale qu'une étude de Nieuwenhuis (1) sur un cas d'onychomycose de Java. Le champignon isolé par l'auteur était un *Trichophyton albiscicans* qui donnait, suivant le milieu, des colonies ayant l'aspect du velours blanc ou une teinte jaune blanchâtre. La forme du mycélium était variable. On y trouvait deux sortes de conidies : 1° des spores ovales implantées irrégulièrement sur de courts stérigmates ; 2° des agglomérations de spores sur les conidiophores. L'auteur s'est inoculé avec une culture de ce champignon et a contracté une onychomycose typique.

Ces affections sont ordinairement très tenaces et rebelles à l'action thérapeutique. On conseillera le traitement de Sabou-

(1) *Bulletin de l'Inst. Pasteur*, 1908.

raud, qui consiste à appliquer chaque soir, sous un doigtier de caoutchouc, un pansement humide fait avec la liqueur de Gram. Quand les parties malades sont suffisamment ramollies, on les râcle et on les touche à la teinture d'iode. Ce traitement est toujours long et exige des mois de soins continus. On est parfois obligé de recourir à l'avulsion des ongles malades. La radiothérapie serait encore ici, comme dans les trichophyties pilaires, la méthode curative la plus sûre.

4° Trichophyties de la peau glabre. — Les dermatoses provoquées par les Trichophytons peuvent être divisées en trois groupes d'attente : les teignes érythémato-squameuses,les teignes dépigmentantes et les teignes chromogènes.

1° Teignes *érythémato-squameuses*, syn.*Herpès circiné, Tinea circinata. Herpès tropical, Ring-worm.*

Les trichophyties érythémato-squameuses sont des dermatoses ubiquitaires, mais elles présentent, sous les tropiques, une si grande diffusion qu'elles méritent une description détaillée. Leur polymorphisme est extrême, en rapport avec les nombreuses variétés de parasites cryptogamiques, qui pullulent dans les régions chaudes et dont une bien faible partie est actuellement connue. On les désigne en France sous le nom générique d'*herpès circiné* et bien que cette expression soit impropre, comme Besnier l'a fait remarquer depuis plus de vingt ans, car ces affections parasitaires n'ont rien de commun avec l'herpès,l'usage semble l'avoir définitivement consacrée dans notre pays, de même que les Anglais ont conservé le terme aussi peu approprié de *ring-worm.*

Longtemps considéré comme une affection banale, englobée dans le groupe incohérent des dartres, le ring-worm fut cliniquement rattaché à la teigne tondante par les dermatologistes anglais Wellan et Bateman. En France, Cazenave fut le premier, en 1850, à reconnaître cette identité, mais ses affirmations ne reposant sur aucun fait bien démonstratif, furent repoussées, jusqu'au jour où Bazin en fournit la preuve microscopique et Bouchard la preuve expérimentale, en s'inoculant avec succès sur la peau les parasites d'une tondante du cuir chevelu. Au lieu de comprendre, comme jadis, toutes les lésions cutanées, nummulaires ou annulaires, de quelque nature qu'elles fussent, l'expression d'herpès circiné ne s'applique aujourd'hui qu'aux dermatoses circinées d'origine trichophytique.

ÉTIOLOGIE. — Aucune race, aucun âge, aucun sexe n'est à l'abri de ces dermatomycoses, on doit cependant remarquer qu'elles sont beaucoup plus rares chez les enfants qui, par contre, possèdent l'apanage à peu près exclusif des teignes du cuir chevelu.

Certains auteurs ont cependant voulu admettre des causes prédisposantes, c'est ainsi que Morris (1) attachait une certaine importance à la coloration de la peau et des cheveux, les blonds et les châtain clair lui ayant paru plus sensibles que les bruns. De son côté, Duhring (2) admettait que la réceptivité à ces affections cryptogamiques était en rapport avec un certain degré de résistance organique. Il n'y a pas lieu de retenir ces distinctions, l'herpès circiné peut s'observer indifféremment sur des sujets vigoureux ou affaiblis. La maladie se contracte par contagion humaine ou animale et paraît atteindre indistinctement tous ceux qui s'y trouvent exposés ; quelques auteurs admettent cependant une certaine prédisposition individuelle, qui tiendrait en grande partie à l'acidité de la sueur.

Pour Rose (de Faridpore), la saleté corporelle, par les fermentations qu'elle développe à la surface de la peau, surtout dans les pays chauds, favoriserait le développement des parasites. Il n'est pas contestable que les classes pauvres, généralement assez peu soucieuses des soins corporels, sont plus fréquemment atteintes que les classes riches, mais il ne faut voir dans ce fait que le résultat d'une trop grande promiscuité, qui favorise la contagion directe ou indirecte et d'une négligence absolue des règles prophylactiques les plus élémentaires. On sait, par exemple, que les indigènes contractent souvent des affections parasitaires de la peau au moyen des vêtements contaminés, empruntés à un parent, à un ami, voire même à un mort.

En ce qui concerne plus particulièrement les Européens, A. Plehn (3) pense que la contagion doit s'opérer le plus souvent par l'intermédiaire des linges, serviettes, linge de corps contaminés par les gens de service.

E. Fox (4) avait émis l'opinion que la fréquence du ringworm dans l'Inde et en Chine devait être attribuée à la déplorable habitude qu'ont la plupart des blanchisseuses indigènes de laver le linge en commun dans une eau fatalement souillée. Le fait est possible, mais on n'a pu jusqu'ici en fournir la preuve. Castellani, en particulier, a cherché les parasites sur des linges revenant du blanchissage, en ensemençant des fragments d'étoffes sur gélose sucrée, sans jamais rien obtenir.

Il en est de même de l'origine hydrique de ces mycoses : bien qu'il soit vraisemblable que des spores des champignons parasites puissent subsister dans l'eau, cette démonstration n'a pas encore été faite.

(1) In Jeanselme, *loc. cit.*
(2) Traité des Maladies de la peau.
(3) Handbuch den Tropenkrank., par Mense, Leipzig, 1905.
(4) *British medical Journ.*, 1870.

Quoi qu'il en soit, un fait reste acquis, c'est que, sous les tropiques, la diffusion et même l'évolution de l'herpès circiné trichophytique sont soumises, comme les éruptions sudorales, aux influences saisonnières. La chaleur et l'humidité règlent sa fréquence, et c'est au cours de la saison chaude et humide dans les régions à climat torride que l'on voit se diffuser les efflorescences parasitaires. Et non seulement la dissémination des germes est beaucoup moindre pendant la période sèche et fraîche de l'année, mais encore, dans les formes chroniques et invétérées de cette mycose, on peut voir les placards pâlir, s'atténuer, s'éteindre en partie à ce moment, et refleurir à nouveau dès le retour de ce que l'on est convenu d'appeler l'hivernage.

Aussi les parasites trouvent-ils les meilleures conditions de développement dans les climats marins, sur les côtes des terres tropicales, là où la chaleur et la tension de la vapeur d'eau atmosphérique exagèrent la sudation, tout en restreignant l'évaporation de la sueur ; d'autre part, la congestion et la macération de la peau que provoque son humidité constante rendent le terrain favorable à la germination des microphytes.

Les agents parasitaires de la Trichophytie circinée tégumentaire sont des trichophytons endothrix à grosses spores de 7 à 8 µ de diamètre, de même nature que ceux qui produisent chez l'enfant la tondante bénigne du cuir chevelu, avec cette différence que, dans la peau, le mycélium est un peu moins sporulé que dans le poil. On peut voir un enfant présenter simultanément une tondante des cheveux et des plaques d'herpès circiné sur la peau du corps. Chez l'adulte, au contraire, les poils sont toujours respectés.

SYMPTOMATOLOGIE. — L'herpès circiné est une dermatose polymorphe, dont l'aspect et l'évolution varient suivant les régions où on l'observe, chaque pays ayant, pour ainsi dire, son régime trichophytique propre, d'après lequel certaines espèces de tricophytons y prédominent. La réaction de la peau est naturellement variable suivant l'espèce de parasite en cause, et, comme l'indique Sabouraud, dans sa loi de spécificité, « la forme de la lésion trichophytique dépend de l'espèce de trichophyton qui la produit ». Il faut ajouter que l'aspect clinique dépend encore du siège de la lésion et de l'état *floride* ou *abortif* du champignon. Cependant, dans leur ensemble, les trichophyties tégumentaires gardent un air de famille, qui nous permettra d'en esquisser les caractères généraux, avant de décrire les principales variétés tropicales actuellement connues.

D'une manière générale, l'herpès circiné se localise aux parties découvertes du corps, face, cou, avant-bras, face dorsale de la main et du poignet, mais on peut également l'observer dans des régions couvertes comme l'abdomen et la face interne des cuisses (contagion directe par rapports sexuels). Chez l'indigène, les placards trichophytiques généralisés et démesurément agrandis par manque de soin et auto-inoculations peuvent se rencontrer indifféremment sur tous les points de la surface du corps.

L'éruption trichophytique est primitivement représentée par une petite plaque sèche, érythémateuse, d'un rouge sombre, de forme arrondie, ou ovalaire, qui s'étend progressivement par extension centrifuge, caractère commun, d'ailleurs, à un grand nombre de dermatoses mycosiques. Lorsque la réaction inflammatoire de la peau ne dépasse pas ce degré, il s'agit d'un simple érythème circiné.

Si, au contraire, l'inflammation réactionnelle est plus violente. on voit se développer à la surface, et surtout sur les bords de la plaque, de fines papules et des vésicules miliaires qui, en se desséchant, forment des petites acuminations finement squameuses : cette forme représente l'*herpès circiné* proprement dit.

Exceptionnellement on peut constater des vésico-pustules et même de véritables pustules : cette forme répond au *kérion* et serait due, d'après Sabouraud, au *Trichophyton ectothrix pyogenes* du chat.

Le plus souvent, à mesure que la lésion s'étend par ses bords, le centre pâlit, devient jaunâtre et tend vers la guérison spontanée ; il semble que le champignon épuise, au bout d'un certain temps, le pouvoir nutritif de l'aire cutanée dans laquelle il s'est primitivement implanté, et que, pour ne pas périr, il se trouve dans l'obligation de gagner de nouvelles couches épidermiques. C'est ainsi qu'il s'étend progressivement et excentriquement, d'une manière pour ainsi dire indéfinie, et qu'il arrive, quand il n'est pas combattu dans sa marche extensive, à couvrir de très larges surfaces. Quand le placard trichophytique a acquis une certaine dimension, il est généralement représenté par un anneau en relief plus ou moins régulier, plus ou moins complet, d'une teinte rouge sombre, recouvert de petites élevures squameuses.

L'aire cutanée circonscrite présente une desquamation furfuracée, et suivant le degré de dégénérescence du champignon parasite, une teinte rosée, jaunâtre ou même normale. Parfois la plaque est limitée par plusieurs anneaux concentriques ; cette variété correspond à l'*herpès iris* de Biest.

Cet aspect de l'herpès circiné tégumentaire est celui que l'on constate chez les Européens et dans les races indigènes peu pigmentées. Dans la race noire, la teinte rouge est naturellement absente et la lésion est représentée par une plaque d'un gris ardoisé bordée d'un ou de plusieurs anneaux surélevés et recouverts de papules plates.

Lorsque la lésion primitive est négligée, il est rare que la maladie se limite à une plaque unique, et l'on voit apparaître successivement, par suite d'auto-inoculations de grattage, de nouvelles plaques voisines ou éloignées de la première. Dans le premier cas, celles-ci, en s'étendant, finissent par se rencontrer et par se fusionner, et il en résulte de vastes placards polycycliques à bords festonnés, qui, dans les cas de vieilles trichophyties, peuvent arriver à recouvrir les deux tiers de la surface du corps

La trichophytie cutanée est très prurigineuse; les démangeaisons s'exaspèrent sous l'influence de la transpiration et peuvent devenir assez vives, pour empêcher le sommeil pendant certaines nuits très chaudes des tropiques. Le grattage détermine des lésions irritatives, polymorphes, eczémateuses, croûteuses, lichénoïdes, pustuleuses et même ulcératives, qui peuvent rendre à la longue la lésion primitive méconnaissable.

Contrairement à ce que l'on voit dans certaines mycoses cutanées, les lésions trichophytiques n'ont aucune tendance à la guérison spontanée et peuvent persister, quand elles sont négligées, pendant des années; les taches pâlissent, s'affaissent et disparaissent en partie pendant la saison fraîche, puis reprennent toute leur activité première au retour de la saison chaude et humide.

Particularité intéressante à signaler, c'est que, lorsque les placards d'herpès circiné envahissent des parties velues du corps, comme les aisselles ou le pubis, les poils restent intacts; le champignon reste cantonné dans les couches superficielles de l'épiderme et n'atteint pas les bulbes pilaires.

Djeladeddin-Mouktar (1) a étudié la *trichophytie des épidermes cornés*, palmaires et plantaires, dont les caractères se différencient nettement de ceux qu'elle présente sur les autres parties des téguments. Ici, la plaque trichophytique apparaît comme sertie dans un liseré épidermique épais, libre par son bord interne et adhérent par sa périphérie. En soulevant ce rebord corné, on peut apercevoir de fines vésicules perlées ou, à leur place, de petites plaques de desquamation en lamelles brillantes. Cette trichophytie, particulièrement tenace, est souvent confondue avec les syphilides psoriasiformes palmaires.

DIAGNOSTIC. — L'herpès circiné avec ses contours nets et bien tranchés a un aspect si caractéristique que, du moins chez l'Européen et dans les formes récentes, il est difficile de le méconnaître.

Le diagnostic devient plus délicat dans les formes chroniques et invétérées, parfois considérablement modifiées par des lésions de grattage; on ne peut, dans des cas de ce genre, affirmer la trichophytie que si l'on peut constater encore le caractère marginé

(1) Thèse de Paris, 1892.

des taches. Sur la peau pigmentée des indigènes la reconnaissance est, d'une manière générale, plus difficile que chez l'Européen, mais une observation attentive permettra de découvrir des anneaux plus ou moins réguliers, limitant des placards éruptifs secs et finement desquamants.

Parmi les lésions cutanées susceptibles de simuler cette mycose, on peut citer l'eczéma, le psoriasis, le pityriasis rosé, le lupus érythémateux et surtout les syphilides annulaires.

Dans ses formes ordinaires, l'eczéma se distinguera de l'herpès circiné par l'absence de contours réguliers en relief et par son mode d'extension, qui n'a rien de commun avec la marche centrifuge du ring-worm ; il présente, en outre, à un moment de son évolution, un suintement que l'on n'observe pas dans l'herpès trichophytique. Il existe cependant une variété : l'*eczéma numullaire*, qui rappelle cliniquement beaucoup cette dernière dermatose ; dans les cas de ce genre, l'examen microscopique des squames sera parfois nécessaire pour établir le diagnostic. La trichophytie est facile à reconnaître, car le champignon est toujours très abondant dans les produits épidermiques.

Le psoriasis peut prendre une forme circinée et en imposer pour des taches de trichophytie, mais l'on remarquera que les contours sont ici beaucoup moins bien marqués, que les démangeaisons sont beaucoup moins vives, que les placards sont plus saillants, plus squameux, plus disséminés et que les squames ont un aspect nacré tout à fait spécial ; d'ailleurs, autant l'herpès circiné est répandu dans la zone intertropicale, autant le psoriasis y est rare.

Quand l'érythème trichophytique siège à la face, on pourrait le confondre avec le lupus érythémateux, mais ce dernier a une évolution beaucoup plus lente et présente, au bout d'un certain temps, en son centre, une plaque cicatricielle, qui ne s'observe jamais dans la trichophytie.

C'est surtout avec les syphilides annulaires ou serpigineuses que la confusion est possible ; on notera cependant que, dans l'éruption spécifique, les *anneaux sont rarement complets* et que le plus ordinairement ils affectent une forme semi-lunaire. De plus, leur coloration est plus terne, les papules qui les surmontent sont plus volumineuses et le prurit, si marqué dans l'herpès circiné, est habituellement nul dans les éruptions syphilitiques. On se guidera en outre sur les antécédents et sur la présence d'autres stigmates apparents de l'infection spécifique. En dernier ressort on aura recours à l'examen microscopique, en ayant soin de toujours prélever les squames à la limite extrême des plaques, là où le champignon parasite doit se trouver en pleine végétation. On peut aussi recourir aux cultures et pratiquer, s'il est nécessaire, la sporo-agglutination de Widal et Abrami, que l'on trouvera indiquée plus loin, au chapitre des Sporotrichoses.

VARIÉTÉS. — Nous étudierons maintenant les variétés exotiques connues de la Trichophytie cutanée.

a) **Trichophyties africaines**. — Nous avons vu plus haut que Sabouraud avait isolé *Trichophyton circonvolutum* d'origine dahoméenne, qui peut produire une tondante des cheveux et aussi des lésions circinées de la peau glabre.

Le même auteur a eu l'occasion d'observer, avec Jeanselme, chez un Européen provenant du Soudan, une nouvelle trichophytie cutanée qui se caractérisait sur des placards multiples, ronds ou ovales, *sous-épidermiques*, c'est-à-dire que, contrairement à ce que l'on observe d'ordinaire dans cette mycose tégumentaire, l'épiderme corné était intact. Les placards, d'une couleur rouge très accusée, étaient surélevés, dans toute leur étendue, d'environ deux millimètres ; on ne remarquait ni vésicules ni suintement. Certains de ces placards étaient agminés et leur circonférence polycircinée. Leur développement était rapide ; l'auteur put voir l'un d'eux acquérir en huit jours un diamètre de sept centimètres.

A l'examen microscopique, on trouvait, dans les squames, un mycélium très peu sporulé, formé de très longues cellules de 18 μ environ de long sur 3 à 4 μ de large. Les rameaux, d'une poussée vigoureuse, s'entrecroisaient dans tous les sens.

Sur moût de bière gélosé, ce champignon donnait des cultures tout à fait caractéristiques, que Sabouraud compare à la pointe des fruits du cyprès : colonies rondes à centre acuminé d'où partaient des scissures rayonnées qui se creusaient et s'élargissaient vers la périphérie. Le tout était d'un noir violet. A la longue, on voyait se produire à la surface un léger et court duvet blanchâtre, en partie masqué par la teinte noire de la couche profonde.

Sur gélose maltosée (milieu d'épreuve), on obtenait une culture régulièrement acuminée, depuis ses bords jusqu'au centre. Bouton central blanc, surface dorsale noire, liseré périphérique blanc.

Cette espèce trichophytique, dit Sabouraud, est tout à fait nouvelle et diffère totalement des épidermophytes de nos pays. L'auteur l'a dénommée *Trichophyton à cultures noires*.

b) **Trichophyties américaines**. — On ne connaît guère, comme Trichophytie spéciale au nouveau-monde, que le cas représenté par un moulage conservé au musée de l'hôpital Saint-Louis : cette dermatomycose se caractérise par la coloration absolument noire des anneaux trichophytiques. Le champignon n'a pas été déterminé,

(1) Les Trichophyties humaines (*Annal. de dermat. et de syphil.*, 1892) et Thèse de Paris, 1894.

mais il n'est pas douteux qu'il appartienne à ce groupe d'Epidermophytons chromogènes que nous étudierons plus loin.

c) **Trichophyties d'Extrême-Orient.** — C'est encore à Sabouraud que nous devons les quelques connaissances que nous ayons sur la question. Voici comment l'auteur s'exprime à ce sujet, dans une note reproduite par Jeanselme dans son « Cours de dermatologie exotique » :

« Il y a, en Extrême-Orient, une maladie cutanée parasitaire mycosique, dont j'ai observé trois exemplaires (deux de l'Indo-Chine et un du Japon) et que je caractériserai ainsi qu'il suit : d'abord, en ce qui concerne son étiologie, on m'a dit qu'elle avait pour cause les immersions fréquentes et prolongées dans l'eau stagnante. C'est une opinion qui a été soutenue aussi pour les Caratés de Colombie.

« Particulièrement un de mes malades, employé en Indo-Chine à lever des tracés de chemin de fer dans des terrains marécageux, était très affirmatif sur ce point, et il disait que les lésions avaient commencé par les membres inférieurs, et même au-dessus de la chaussure.

« Les lésions originelles consistent en des plaques érythémato-squameuses, non figurées, plus pityriasiques que rouges ; elles deviennent circinées quand leur diamètre dépasse deux à trois centimètres, mais la circination n'est ni régulière, ni complète, mais au contraire segmentaire. Ces lésions, qui peuvent être extrêmement nombreuses, ont une tendance marquée à être en quantité prédominante sur la moitié inférieure du corps. Elles y prennent une apparence particulière à mesure qu'on les envisage sur un point plus déclive. Ce sont de grands placards polycircinés, mais dont les contours ne sont nettement limités que sur le tiers ou la moitié de la lésion. Le reste est mal limité. Le fond du placard est bistré, brun ou même noir ; l'ourlet partiel polycirciné de la lésion est signalé par des lésions de grattage et des excoriations souvent recouvertes d'une croûtelle sanguine, et comme le prurit et le grattage sont féroces, il s'ensuit une légère pachydermie, une bactérisation véritable de la lésion, principalement au niveau des bords circinés, le bord présente donc des lésions très polymorphes, pityriasiques, finement vésiculeuses, lichénisées et biopsiées à coups d'ongles ; l'aspect est tellement caractéristique qu'une fois qu'on l'a vu on ne saurait le méconnaître.

« L'examen microscopique montre, par les mêmes techniques que l'on emploie pour l'étude des tricophyties épidermiques, un parasite mycélien composé d'articles très facilement déhiscents, presque tous séparés les uns des autres, ne présentant pas de doubles contours, de formes très diverses, mais où les tubes mycéliens légèrement incurvés en forme de banane sont prédominants, ainsi que les spores mycéliennes rondes de diamètre assez variable, toutes égrenées, sans constituer de filament par leur réunion.

« Ce parasite, qui s'est présenté dans deux cas très semblables, et dans un cas un peu différent (avec des filaments à double contour), me paraît être aussi nettement la cause de cette affection que le microsporon furfur est la cause du pityriasis versicolor.

« Ce parasite est *resté incultivable* sur tous les milieux où j'ai essayé la culture. Je ne puis donc savoir à quel groupe mycologique il appartient.

« Cette dermatomycose a un aspect étonnamment spécifique, reconnaissable à ce point que je n'ai pas hésité à identifier les deux derniers cas au premier que j'avais vu.

« Je signale particulièrement les placards de la face interne de la cuisse et de la fesse comme particulièrement constants et les placards de cette région comme les plus caractéristiques.

« La maladie paraît régner dans tout l'Extrême-Orient. D'après l'expérience de l'un des malades, qui venait de la contracter pour la seconde fois, cette maladie s'atténue spontanément et disparaît à peu près par le simple séjour en Europe.

« Le traitement par les pommades mercurielles, par le soufre, l'acide pyrogallique, l'acide salicylique et la résorcine à haute dose ne m'ont donné aucun résultat. Au contraire, le traitement par l'acide chrysophanique donne déjà des résultats au centième et a été généralement suivi de résultats très rapides au trentième. »

Cette trychophytie tégumentaire a reçu le nom de *Tinea Sabouraudi*.

Castellani a observé à Ceylan cette variété de teigne, avec le champignon tel que l'a décrit Sabouraud, mais il n'a pas été plus heureux que ce dernier dans ses tentatives de culture.

TEIGNES CUTANÉES DÉPIGMENTANTES

Tinea albigena ou Khi-Suen. — Jeanselme (1) a observé jadis au Laos et en Annam une dermatose parasitaire vitiligo-squameuse cantonnée aux extrémités et connue au Laos sous le nom de Khi-Suen (2). Il en a donné la description suivante :

La maladie débute dans l'enfance ou à l'âge adulte et progresse avec une extrême lenteur. Les faces palmaire et plantaire se doublent d'une épaisse couche cornée, qui se crevasse au niveau des plis cutanés. Sur ce fond de kératose diffuse, se détachent de nombreux disques cornés, plus ou moins adhérents, qui paraissent

(1) Cours de Dermatologie exotique, 1904.
(2) *Bulletin de la Société médico-chirurg. de l'Indo-Chine*, 1910.

situés au niveau de l'orifice dilaté des glandes sudoripares. La kératodermie gagne de proche en proche, couvre le dos des mains et des pieds et remonte jusqu'au-dessus des chevilles. Au niveau de la surface envahie, l'épiderme se fendille, la peau se parchemine et perd sa souplesse ; elle est parsemée de petites masses cornées, qui se groupent de préférence sur la face dorsale des articulations métacarpo-phalangiennes et interphalangiennes. La coloration de la peau altérée est profondément modifiée. Des portions achromiques, découpées en jeu de patience et d'une remarquable netteté de contours, alternent avec des ilôts hyperpigmentés de teinte sépia (1).

A la limite supérieure de la lésion, à la hauteur du poignet ou du cou-de-pied, ce vitiligo se transforme insensiblement en une lésion érythémato-squameuse. Cette zone d'activité et d'extension, dont le dessin est très capricieux, est bordée d'une frange de squames psoriasiformes, ou bien elle est surmontée de papules basses et obtuses, de nuance brune, tirant sur le lilas, qui ressemblent beaucoup aux éléments du lichen obtusus. Au delà de cette frange lichénoïde ou psoriasiforme, sont disséminés çà et là de petits ilôts aberrants, ponctués de glandules ectasiées.

Les ongles sont souvent épaissis ou stratifiés. Ils se fendillent et s'effritent sans offrir aucune résistance.

Cette dermatose est assez prurigineuse dans ses formes jeunes. Elle n'est pas douloureuse pendant la saison des pluies, l'humidité restituant quelque souplesse à l'épiderme. Mais quand vient la saison sèche, la kératose palmaire et plantaire, devenue inextensible, se sillonne de crevasses saignantes, qui réduisent à l'état d'infirmes les malheureux qui en sont atteints.

Elle ne s'accompagne, durant sa lente évolution, d'aucune détermination, d'aucun trouble sensitif, qui puisse la faire considérer comme l'expression d'une lèpre dégradée. Elle co-existe assez souvent avec le rhumatisme chronique. Le trait le plus saillant de son étiologie, c'est son caractère familial et contagieux, qui plaide en faveur d'une transmission conjugale.

L'auteur avait la conviction qu'il s'agissait d'une mycose, mais, en l'absence d'examen microscopique, il ne put l'affirmer.

La confirmation de l'hypothèse de Jeanselme a été donnée ultérieurement par Nieuwenhuis, qui, déjà en 1898 (2), avait signalé l'existence à Java d'une variété d'herpès circiné « localisée primitivement aux régions palmaires et plantaires, déterminant des fissures de l'épiderme épaissi et provoquant la disparition du pigment cutané, ce qui donne aux parties infectées, chez les

(1) *Loc. cit.*
(2) *Archiv. fur Dermat. und Syphil.*, 1898.

indigènes. la coloration blanche de la peau des Européens ». D'après le même auteur, le mal gagne, au bout de plusieurs années, la face dorsale des mains et des pieds et se traduit, dans ces régions, par une dépigmentation, qui reste définitive (1).

Nieuwenhuis réussit, en 1907 (2), à isoler de ces lésions un champignon parasite qu'il dénomma *Trichophyton albiscicans*, en même temps qu'il proposait pour cette mycose le nom de *Tinea albigena*.

Castellani a retrouvé plus tard, à Ceylan, cette dermatose et a isolé son parasite.

Dans les tissus, le champignon présente des tubes mycéliens rectilignes, souvent à doubles contours et dichotomisés. Il

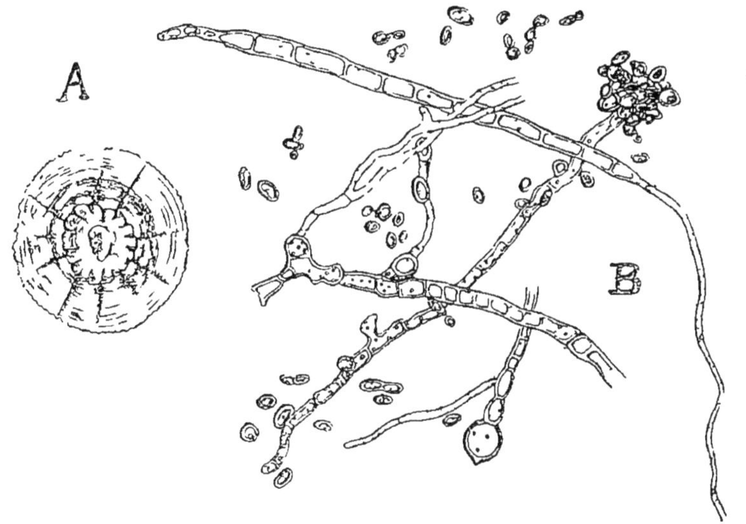

Fig. 10. — Aspect du parasite de la teigne dépigmentante dans les cultures. — A, culture sur gélose glycérinée au vingtième jour. — B, fragment de cette culture d'après Mourels.

pousse très lentement sur milieu de Sabouraud, en donnant des cultures blanchâtres à surface poudreuse.

TEIGNES CHROMOGÈNES

Tinea nigro-circinata. — Cette teigne cutanée a été observée et décrite à Ceylan par Castellani en 1908. Les plaques éruptives, toujours discrètes, siègent de préférence au cou et sur le scrotum; elles consistent en petits anneaux épais, surélevés, circonscrivant une aire uniformément noire, sans papules ni vésicules;

(1) Il serait très intéressant de rechercher cette dermatose en Afrique occidentale où les indigènes présentent quelquefois une hyperthératose tres marquée de la face palmaire des mains et une dépigmentation très accentuée.

(2) *Archiv fur Dermat. und Syphil.*, 1908.

les taches peuvent guérir spontanément, mais laissent, après guérison, une surface fortement pigmentée.

Le champignon parasite serait un Trichophyton, dénommé par l'auteur *T. Ceylonense*.Les articles mycéliens sont ordinairement rectilignes et présentent une largeur d'environ 3 μ 1/2 ; les spores, peu nombreuses, sont arrondies, assez volumineuses (4 μ) et à double contour. Ce Trichophyton n'a pu être cultivé jusqu'ici.

Tinea intersecta. — Le même auteur a décrit (1) sous cette appellation une autre dermatose asiatique dont le champignon a reçu le nom de *Trichophyton* ou d'*Endodermophyton Castellanii*. Il présente cette particularité d'envahir toute l'épaisseur de l'épiderme, depuis les couches superficielles jusqu'aux couches

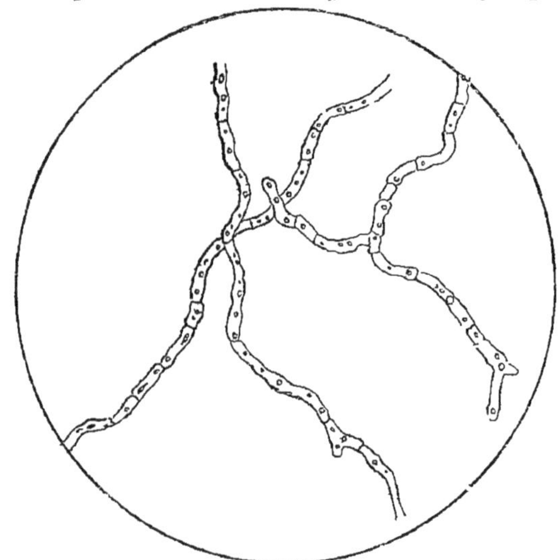

Fig. 11. — Tinea intersecta.

profondes. Le mycélium est formé de filaments longs et articulés, parfois dichotomisés ; ils mesurent de 3 μ à 3 μ 1/2 de diamètre. Les spores, très rares, ne se groupent pas en grappes. Toutes les tentatives de culture sont restées infructueuses, en sorte que la véritable place botanique de ce champignon est encore imprécise, les uns le considérant comme un Tricophyton, les autres le rattachant au genre *Malassezia*.

Cette mycose se traduit cliniquement par une éruption de petites taches rondes ou ovales, très légèrement surélevées, qui se montrent ordinairement sur les bras, les jambes, la poitrine et le dos. Elles présentent une couleur brun foncé, et, au début, leur surface est lisse, mais, quand elles ont acquis un certain degré de développement, on les voit se dessécher, se rider, puis

(1) *Journal of tropical med. and hyg.*, 1908.

se fendiller. Les craquelures deviennent de plus en plus profondes et bientôt apparaissent des croûtes noirâtres à l'extérieur et blanches en dessous, qui, en se détachant, mettent à nu des surfaces nettement blanches.

PINTA DU MEXIQUE

SYN. — *Pinto, Mal del Pinto, Mal du peint* (Chassin).

La Pinta est une dermatose parasitaire et chromogène, très voisine des Caratés, avec lesquels elle est d'ailleurs souvent confondue. La délimitation entre les deux maladies est, en effet, assez imprécise ; cependant la Pinta paraît se différencier et se particulariser par : 1° un début le plus souvent fébrile ; 2° une évolution beaucoup plus rapide ; 3° la tendance suppurative et ulcéreuse des lésions et l'odeur spéciale qu'elles dégagent ; 4° l'intégrité des muqueuses ; 5° sa grande contagiosité ; 6° la nature spéciale du parasite.

DISTRIBUTION GÉOGRAPHIQUE. — La Pinta est endémique dans le sud du Mexique, particulièrement dans la province de Tabasco et de Chiaspas; et dans les Républiques voisines de l'Amérique centrale. On a décrit (1) au Guatemala et au Honduras, sous le nom de *Catini*, une dermatose chromogène tout à fait comparable à la Pinta et qui, vraisemblablement, se confond avec elle. Il en est de même pour le *Cute* du Venezuela et le *Lota* des Guyanes.

En dehors de l'Amérique tropicale, la Pinta ou une maladie analogue a été observée en Algérie par Legrain (2), en Egypte par Madden, Goodman et Sandwich (3), à la Côte d'Or et aux Philippines par G. Woolley (4).

ETIOLOGIE. — Rare parmi les blancs et les nègres, la maladie atteint principalement les Indiens et les métis. Elle atteint les deux sexes à tout âge. Quelques auteurs, se basant sur sa fréquence chez les jeunes enfants, ont voulu la considérer comme une affection héréditaire ; le fait est peu probable, et l'extrême contagiosité de la Pinta suffit à expliquer la contamination au contact des parents atteints de la maladie, sans qu'il soit besoin de faire intervenir l'hérédité.

Comme pour les Caratés, la chaleur et l'humidité sont des facteurs importants de l'endémicité de la Pinta ; aussi voit-on la maladie régner de préférence dans les vallées profondes, où se trouvent réunies les conditions météorologiques favorables.

(1) Luiz Arriaga, traduction de Rey, *Arch. de méd. nav.*, 1885.
(2) *Archiv. de parasitol.*, 1898.
(3) *Journal of tropical med. and hyg.*, 1899.
(4) *Report on Pinto*, 1901.

On a successivement incriminé, comme causes efficientes, l'usage d'eaux saumâtres, de viandes salées, de maïs avarié, le voisinage des volcans et même la syphilis. Ce sont là autant de préjugés populaires, qui ne méritent pas de retenir l'attention. En réalité, la maladie se propage surtout par contagion directe d'homme à homme et probablement aussi à la faveur de piqûres ou d'écorchures produites par des plantes épineuses sur lesquelles le parasite peut vivre en saprophyte.

SYMPTOMATOLOGIE. — La Pinta peut débuter insidieusement, sans aucun prodrome, par l'apparition de quelques petites taches au niveau des parties découvertes du corps, plus particulièrement sur le dos des mains et à la face, mais le plus souvent l'apparition de ces efflorescences cutanées est précédée d'une période fébrile. Le sujet est pris soudainement de frissons, de courbatures, de céphalalgie, de nausées et parfois de diarrhée ; la fièvre prend la forme rémittente.

Cet état général dure de quatre à sept jours, puis tous les symptômes disparaissent et le malade se croit définitivement guéri, lorsque, un mois après, en moyenne, apparaissent les premiers signes locaux de la mycose, sous forme de taches caractéristiques.

Ces taches s'étendent progressivement, se fusionnent avec d'autres taches voisines et arrivent ainsi à couvrir des surfaces plus ou moins étendues, tandis que, par auto-inoculation de grattage, de nouveaux placards apparaissent en d'autres points du corps. A leur niveau l'épiderme se dessèche en même temps qu'il se colore ; il se produit ensuite une desquamation d'abord furfuracée, puis en lamelles de plus en plus larges, à mesure que les placards s'agrandissent. Leur coloration est variable, mais peut être ramenée aux trois teintes principales, rouge, bleue ou blanc grisâtre. On peut trouver sur le même malade des taches polychromes, qui donnent à l'ensemble de la surface cutanée l'aspect le plus étrange et parfois le plus grotesque ; on dirait que le sujet est littéralement peint (*Pintos-Pintados*). Toutes les parties du corps peuvent être envahies, à l'exception des ongles, de la paume des mains et de la plante des pieds et des muqueuses, qui sont toujours respectées, contrairement à ce que l'on voit dans les Caratés.

Gastambide (1) distingue deux formes de la maladie : 1° une forme superficielle et bénigne, qui correspond à la Pinta *blanche* et dans laquelle le champignon parasite ne dépasse pas le stratum lucidum de l'épiderme ; 2° une forme profonde, représentée par les Pintas rouge et bleue, forme beaucoup plus grave, que

(1) *Presse médicale belge*, 1881.

caractérise, au point de vue microbiologique, la localisation du microphyte dans le corps muqueux de Malpighi.

Dans la première forme, les taches n'ont aucune tendance à l'ulcération ni à la suppuration ; la peau prend simplement à leur niveau un aspect dépigmenté, brillant, et granuleux ou ridé avec une desquamation abondante, mais sans aucune altération des cheveux ou des poils. Dans les formes profondes, au contraire, la peau a une tendance constante à se crevasser, à s'ulcérer et à suppurer ; les sécrétions exhalent une odeur désagréable que l'on a comparée à celle du linge sale ou du chien galeux. Quand les cheveux et les poils sont atteints par les placards mycosiques, ils blanchissent, s'amincissent et tombent.

Durant les longues années que dure l'évolution de la maladie, la santé générale des *Pintados* reste intacte, mais leur aspect grotesque ou répugnant, aussi bien que l'odeur souvent infecte qu'ils dégagent et la crainte de la contagion les font repousser de partout et les oblige à traîner l'existence la plus misérable.

Le champignon parasite. — Etudié par Ruiz y Sandoval et par Gastambide, le parasite est représenté dans les squames par un mycélium et par des spores. Les filaments mycéliens sont droits, non ramifiés, effilés à l'une de leurs extrémités, tandis que l'autre se termine par une pointe émoussée, qui porte ordinairement une spore terminale, réalisant ainsi l'aspect d'une cerise encore attachée à son pédoncule. Les spores sont rondes ou ovalaires, d'un diamètre moyen de 8 μ, à capsule transparente ; elles renferment un liquide jaunâtre tenant en suspension un grand nombre de granulations noires, qui donnent sa couleur à la spore tout entière.

Ce champignon est, comme on le voit, bien différent des champignons *Aspergilloïdes* des Caratés. R. Blanchard (1) l'a classé parmi les Trichophytons ectothrix de Sabouraud et lui a donné le nom de *Trichophyton pictor*. On ignore s'il en existe plusieurs espèces, dont chacune correspondrait aux variétés cliniques de la Pinta.

A côté de la mycose mexicaine peut prendre place une dermatose du Sahara, tout à fait comparable à la Pinta blanche, qui a été signalée par Legrain (2). « La maladie, dit cet auteur, commence par de la fièvre, et j'insiste sur ce point, car la région sablonneuse du Sahara est totalement exempte de paludisme ; cette fièvre semble donc faire partie du syndrome morbide. A cette période fébrile, qui peut durer une semaine, succède une deuxième période de plusieurs semaines, caractérisée par un

(1) Traité de pathologie générale de Bouchard.
(2) *Arch. dermat. et syphil.*, 1894.

malaise indéfinissable et un abattement tels que les malades deviennent incapables du moindre effort. »

Les taches apparaissent ensuite, complètement achromiques, sans zone hyperchromique appréciable à la périphérie; elles sont le siège de démangeaisons et d'une desquamation furfuracée. Par leur coalescence, ces taches arrivent à former de vastes placards, qui peuvent recouvrir la plus grande partie de la surface cutanée.

Plus tard, le même auteur (1) a eu l'occasion d'observer chez les Chambas, tribu nomade dont les territoires de parcours se trouvent à l'ouest de la Tripolitaine, une autre dermatose chromogène, correspondant cliniquement à la variété rouge de la Pinta mexicaine Les taches, d'une teinte rougeâtre, arrondies, prurigineuses, d'une dimension variant de la grandeur d'une pièce de cinquante centimes à celle d'une pièce de cinq francs, se montraient symétriquement sur les joues, les épaules, les bras et le thorax; les malades dégageaient une odeur nauséabonde.

L'auteur n'a pu réussir à découvrir aucun parasite dans les squames de ces diverses dermatoses chromogènes d'Afrique.

TRAITEMENT DES TRICHOPHYTIES CUTANÉES. — Les médications applicables aux diverses Trichophyties cutanées se résument dans le traitement de l'herpès circiné ; ce traitement est d'ailleurs purement local.

On a proposé successivement une foule de médicaments aujourd'hui complètement délaissés : pâte de sulfure de potassium et d'iodure de zinc, oléate de mercure, pansements au borax, au bichlorure de mercure, à l'acide phénique, pommades au soufre, au biiodure de mercure, dissolution de thymol dans le chloroforme, les acides nitrique et acétique étendus, etc.

En 1878, Couillebault signala les propriétés thérapeutiques des feuilles de *Cassia alata*, très employées contre les dartres en Afrique tropicale. Cette légumineuse, qui porte encore le nom d'*herbe à dartres*, est très répandue dans les pays chauds ; son mode d'emploi consistait à prendre des feuilles fraîches, à les humecter légèrement et à frictionner avec elles les parties atteintes, en ayant soin de laisser le suc de la plante qui s'en exprimait pendant les frictions, se dessécher naturellement sur la peau.

A défaut de feuilles fraîches, on utilisait un extrait acétique.

On lui substitua plus tard une autre substance végétale beaucoup plus active, et qui fut longtemps considérée comme un spécifique de l'herpès circiné, la poudre américaine de *goa* ou d'*araroba*, poudre d'un brun jaunâtre, inodore, peu irritante, mais offrant l'inconvénient de laisser sur les linges des traces indélé-

(1) *Arch. de parasitol.*, 1898.

biles. Primitivement connue sous le nom de *poudre antiherpétique de Bahia*, elle était utilisée depuis longtemps par les Portugais contre diverses maladies de peau, lorsque Palasne de Champeaux fit connaître les excellents résultats qu'il en avait obtenus à Saïgon.

Suivant la méthode de Fayer, on mélangeait la poudre avec du vinaigre ou du jus de citron, de manière à former une pâte un peu épaisse que l'on étendait sur les placards trichophytiques, en empiétant légèrement sur la peau saine ; cette pâte devait être laissée en place pendant huit ou dix heures. L'application, d'abord indolore, détermine, au bout de quelques heures, une sensation de cuisson très supportable, en même temps que la plaque éruptive blanchit. Une seule application peut suffire dans les cas récents, mais dans les cas chroniques et invétérés, il est nécessaire de renouveler l'opération à plusieurs reprises.

Un second mode d'emploi, préconisé par F. Roux, consistait à humecter simplement la plaque trichophytique avec un peu d'eau, puis de la saupoudrer de poudre de Goa, en maintenant le contact pendant toute une nuit.

Dans la méthode annamite, autrefois en usage à Saïgon, on décapait au préalable la plaque avec du vinaigre, puis on la saupoudrait simplement de poudre antiherpétique. Ce pansement était renouvelé chaque jour jusqu'à guérison, après lavage savonneux.

Liebermann ayant montré, dans la suite, que le principe actif de ces poudres végétales était la *chrysarobine*, on en vint à leur substituer cette dernière substance en pommade dont la teneur variait de 1 p. 100 à 1 p. 30, suivant la susceptibilité de la peau. Par crainte des érythèmes et de la conjonctivite chrysophaniques, il est prudent, dans les cas de trichophytie de la face, d'employer de préférence la traumaticine, d'après la formule suivante de Hallopeau et Leredde :

Traumaticine	30 gr.
Iode	1 —
Chrysarobine	3 —

Ce vernis doit être enlevé chaque jour au moyen du chloroforme et renouvelé quotidiennement jusqu'à guérison complète.

On a encore préconisé l'onguent citrin, la pommade à l'acide chrysophanique de 1 p. 15 à 1 p. 30, suivant l'état inflammatoire des plaques, et aussi la pommade de Wilkinson-Hebra, mélange de fleur de soufre, d'huile de cade, de savon noir et d'axonge.

Aujourd'hui, on donne la préférence à un traitement extrêmement simple, qui consiste en badigeonnages iodés. On doit employer la teinture d'iode fraîchement préparée, pure ou diluée dans l'alcool à 1/5 ou à 1/10e. Au moyen d'un pinceau un peu dur, on recouvre les plaques circinées, le premier jour, de cinq couches successives de teinture d'iode, en prenant soin de frictionner un peu fortement la zone périphérique du placard. Les applications seront réduites les jours suivants à deux couches. Le but à atteindre est de déterminer une exfoliation suffisante de la peau pour éliminer le parasite, mais sans produire d'érosion. Ce traitement doit être poursuivi pendant 10 ou 15 jours consécutifs dans les formes chroniques. Pour les sujets à peau délicate, comme les femmes et les enfants, ce traitement est souvent trop énergique et détermine une vive irritation, il vaut mieux alors s'en tenir à la traumaticine, à la chrysarobine. Au surplus, ce dernier médicament est, suivant Sabouraud, le remède spécifique de la trichophytie tégumentaire et réussit là où la teinture d'iode a échoué.

La trichophytie des épidermes cornés est également justiciable de la teinture d'iode, mais il est ici nécessaire de faire précéder chaque application d'un ponçage soigné.

En ce qui concerne la Pinta, le traitement est identique à celui des Caratés, que nous étudierons plus loin, et comporte l'emploi de trois médicaments principaux : l'onguent citrin, la teinture d'iode et l'acide chrysophanique. La Pinta blanche superficielle est assez facilement curable, tandis que les formes profondes, les variétés bleue et rouge sont très rebelles à toute thérapeutique.

ÉPIDERMOPHYTIES

A côté des trichophyties se placent d'autres dermatoses produites par des champignons du genre *Epidermophyton*, qui se distinguent, au point de vue cultural, des *Trichophyton* en ce qu'ils ne donnent jamais ni vrilles, ni grappes de spores et ne montrent que des conidies fusiformes multiseptées, tout à fait spéciales.

a) **Epidermophytie crurale** ou **Tinea cruris** de Mascled. — Cette mycose, qui correspond à l'ancien *Eczéma marginatum* de Hebra et à la *Tinea inguinalis* de Sabouraud, est très fréquente dans les pays chauds, surtout parmi les Européens ; elle a pour siège ordinaire la face interne et supérieure des cuisses et le scrotum chez l'homme, d'ou elle peut s'étendre au pubis, au périnée, au pli fessier, etc. Voici la description qu'en a donnée le maître de l'Ecole de Vienne (1) :

La maladie débute par l'apparition, sur la face interne d'une cuisse, d'une plaque rouge, arrondie, légèrement surélevée, très prurigineuse et furfuracée sur toute sa surface. Elle se développe

(1) Traité des maladies de la peau. Traduction Doyon, Paris, 1861.

assez rapidement par extension centrifuge en même temps que son centre pâlit, comme dans les trichophyties cutanées. Elle atteint bientôt les dimensions de la paume de la main; on voit alors que la partie centrale présente une teinte bistre et que les limites de la plaque sont indiquées par un rebord circulaire, rouge, surélevé, sur lequel s'observent des papules, de fines vésicules et de petites excoriations de grattage recouvertes de croûtes brunes.

Bientôt cela atteint le pli inguinal, gagne le scrotum, quelquefois le pubis, et, si la maladie est abandonnée à elle-même, s'étend en arrière au périnée, à la partie postérieure des cuisses et aux fesses. Le plus souvent, la face interne de la cuisse opposée

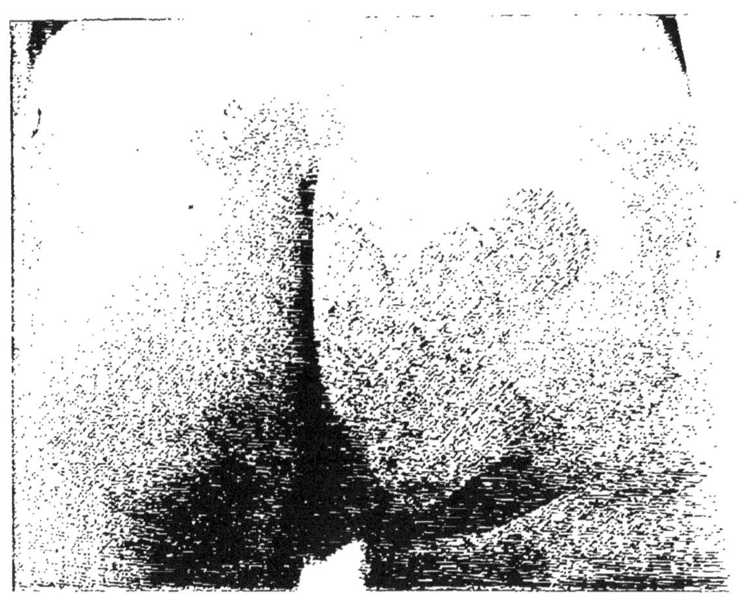

Fig. 12. — Tinea cruris.

se prend par contact; les lésions, devenues symétriques, se rejoignent, se confondent vers la ligne médiane, de manière à constituer de vastes placards festonnés, polycycliques, qui peuvent recouvrir, en avant, la peau de l'abdomen jusqu'à l'ombilic, et, en arrière, la région sacro-fessière. Dans les cas invétérés, on peut voir des placards aberrants apparaître en d'autres régions, particulièrement au thorax, aux bras, aux genoux et au creux poplité.

La *Tinea cruris* est très contagieuse et revêt souvent le caractère épidémique dans les écoles et les casernes; les épidémies familiales ne sont pas rares et, dans ce cas, la contagion s'opérerait surtout, d'après Perrin (1), par les rapports sexuels.

Cliniquement, cette dermatose simule, à s'y méprendre, l'her-

(1) Communication au 3e *Congrès internat. de dermatol. de Londres*, 1896.

pès circiné et le diagnostic différentiel ne peut s'établir que par l'examen microscopique des squames et les cultures du parasite. Sabouraud le premier a montré que, dans cette forme de pseudo-tricophytie, on rencontrait constamment un champignon particulier, assez polymorphe, mais se distinguant nettement des Trichophytons. Dans sa forme la plus ordinaire, ce microphyte présente des filaments mycéliens composés de cellules quadrangulaires, disposées bout à bout, dont le diamètre transversal est à peu près constant, entre 4 et 5 μ, tandis que la longueur varie du simple au triple. Ces éléments sont très fragiles et se dissocient ordinairement pendant les manœuvres de montage de la préparation.

Les cultures sont assez lentes à se développer et ne présentent pas la vitalité ordinaire des trichophytons. Sur milieu d'épreuve, les colonies forment un petit cône saillant, d'où partent des stries radiées, qui gagnent la périphérie. Elles ont une coloration jaune-verdâtre caractéristique, comparable à celle d'un citron incomplètement mûri. Nous n'insisterons pas sur les autres caractères culturaux, que l'on trouvera longuement exposés dans l'ouvrage déjà cité de Sabouraud.

Castellani (1), qui a eu l'occasion d'étudier de nombreux cas de cette dermatose, très répandue à Ceylan et dans l'Inde, où elle est connue sous le nom de *dhobie-itch* (gale des blanchisseurs), a isolé quatre espèces différentes d'Epidermophyton; l'*E. cruris*, l'E. *Perneti*, l'*E. rubrum* (Castellani) ou *purpureum* (Bang) et le *Trichophyton nodoformans* (Castellani), 1911.

L'espèce la plus commune serait l'*Epidermophyton cruris*, qui se présente, dans les placards récents, sous forme de filaments mycéliens droits, assez fréquemment ramifiés, formés de cellules quadrangulaires de 3 1/2 μ à 4 1/2 μ ; dans les lésions anciennes, le parasite, beaucoup plus rare, montre des formes de dégénérescence et les éléments mycéliens prennent la forme « en banane », avec plusieurs étranglements.

Les cultures sont assez lentes à se développer et ne présentent pas la vitalité ordinaire des trichophytons. Sur milieu d'épreuve elles prennent une forme orbiculaire, leur surface est poudreuse, leur consistance dure, comme cartonnée, et leur coloration jaune citron.

Les essais d'inoculation aux animaux, en partant des cultures, sont toujours restés négatifs.

L'*Epidermophyton Perneti* détermine des lésions cutanées comparables aux précédentes, et présente, dans les squames, le même aspect que l'*E. cruris*, mais les caractères culturaux sont différents. Les cultures poussent beaucoup plus rapidement et

(1) *Ceylan medical reports*, 1905-1909.

prennent au début une teinte lilas, qui se perd dans les cultures ultérieures.

Quant à l'*Epidermophyton rubrum*, ses cultures ont une belle couleur rouge qui se conserve dans les repiquages ultérieurs. Il détermine une variété *eczématoïde* de tinea cruris, dans laquelle la surface entière des placards, et non plus seulement les contours, reste rouge saillante et criblée de petites vésico-pustules.

Au point de vue clinique, la *tinea cruris*, avec ses placards discoïdes, ses contours nets, arrondis et festonnés est d'une reconnaissance facile, dans les cas récents, mais quand elle est ancienne, les lésions secondaires provoquées par le grattage peuvent en masquer les caractères les plus typiques.

La confusion est alors possible avec trois autres dermatoses qui ont également pour lieu d'élection les plis inguinaux : l'intertrigo simple, l'intertrigo à blastomycètes et l'érythrasma.

L'*intertrigo simple* et l'*intertrigo à blastomycètes* restent limités aux plis cutanés et n'ont aucune tendance à s'étendre aux surfaces tégumentaires qui ne sont pas en contact, telles que la peau de la région pubienne ou abdominale ; en outre, les placards éruptifs ne sont jamais aussi nettement marginés que dans les épidermophyties.

L'*erythrasma*, localisé à la racine des cuisses, présente des plaques éruptives uniformément colorées en rouge sombre, une surface plus desquamante et des bords moins nets, moins festonnés, moins surélevés que celle de la tinea cruris ; on notera également l'absence des vésicules, qui sont au contraire constantes dans cette dernière. On pratiquera, au besoin, l'examen microscopique des squames, et l'on distinguera aisément le *Microsporum minutissimum* de l'*Epidermophyton cruris*.

La forme eczématoïde de la tinea cruris pourrait être confondue avec un simple eczéma inguino-scrotal ; on prendra comme éléments de diagnostic différentiel l'absence de contours nets, festonnés et surélevés dans l'eczéma simple, ainsi que la fréquence de l'humidité des surfaces eczémateuses.

Le traitement de la tinea cruris est le même que celui des trichophyties cutanées.

TEIGNES A MALASSEZIA.

1° Tinea alba. — Cette mycose, dont la description a été donnée en 1905 par Castellani, serait très fréquente à Ceylan et dans le sud de l'Inde. L'éruption, à marche toujours lente, se fait sous forme de taches blanches, arrondies ou ovales, à bords légèrement surélevés et recouverts de fines papules, que l'on peut voir apparaître à peu près indifféremment sur tous les points de la surface du corps. Au bout d'un certain temps, ces placards présentent une desquamation furfuracée.

L'agent pathogène, *Malassezia Macfadyani*. Castellani, 1908, se caractérise dans les lésions par des éléments mycéliens courts, rectilignes et très grêles, dont le diamètre ne dépasse pas 2 1/2 μ ; leur forme est régulière, sans renflements ni étranglements. Les spores sont isolées et non réunies en grappes. Les cultures, assez difficiles à obtenir et d'un développement très lent, prennent sur milieu d'épreuve de Sabouraud une coloration

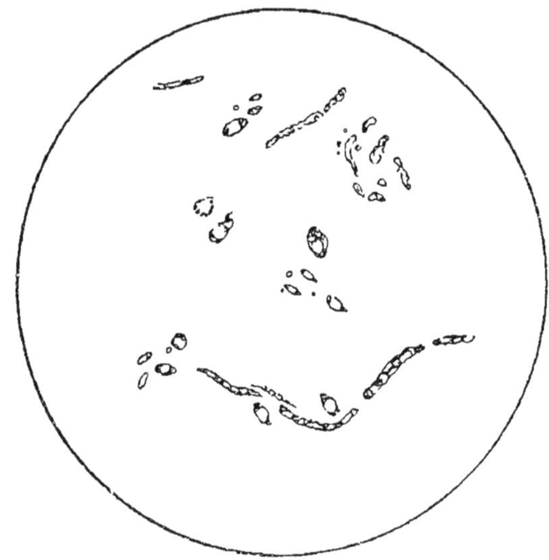

Fig. 13 — Tinea alba (d'après Castellani et Chalmers).

brunâtre ; le centre est fortement ombiliqué et la surface est parcourue par des sillons profonds.

2° **Tinea nigra**. — Manson avait décrit, en 1872, une curieuse dermatose observée par lui dans le sud de la Chine, et caractérisée par une éruption de taches brunes à la surface du corps. Cette maladie resta longtemps oubliée et son étude ne fut reprise qu'en 1905 par Castellani, qui montra que l'agent spécifique de cette teigne tégumentaire était un champignon, auquel il donna le nom de *Foxia* ou *Malassezia Mansoni*.

Ce champignon, très abondant dans les taches, y est représenté par des articles mycéliens de 18 à 20 μ de longueur, sur 2 1/2 μ à 3 1/2 μ de largeur, souvent irréguliers et incurvés « en banane ». Il se cultive facilement sur gélose maltosée ; dès le deuxième jour et au plus tard au quatrième, apparaissent de petites colonies rondes, hémisphériques, d'abord grisâtres, puis franchement noires. Ces petites colonies peuvent rester isolées ou bien se fusionner pour former une masse noueuse d'un noir de jais, fortement ombiliquée au centre. La température optima oscille entre 32 et 35°.

Cliniquement cette variété de teigne est représentée par de petites taches rondes, d'un noir mat, un peu surélevées et finement desquamantes. Cette éruption peut se montrer indifféremment sur toutes les parties du corps, sauf la face, généralement respectée, et avec une prédilection marquée pour le cou et la partie supérieure du thorax. Les taches peuvent rester isolées ou devenir confluentes, de manière à constituer des placards plus ou moins étendus. Ces lésions sont peu ou pas prurigineuses.

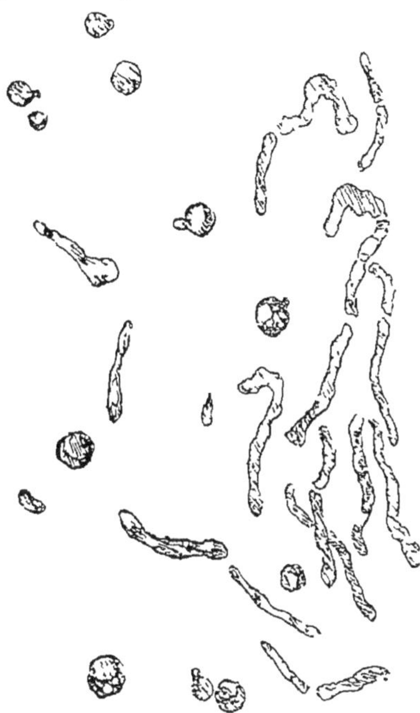
Fig. 14.— Champignon de la *Tinea nigra* (*Foxia Mansoni*) (d'après Castellani).

L'affection ne s'observe habituellement que chez les indigènes ; cependant Castellani en a relaté un cas chez un Européen à Ceylan. Le même auteur a pu voir plusieurs fois l'association de la *T. flava* et de la *T. nigra* ; les sujets présentent, par exemple, des placards achromiques de la face et des taches noires sur le cou.

La maladie est facilement curable. Quand les taches sont petites, isolées ; Castellani recommande les applications de formol ; contre les grands placards, il conseille les lotions avec une solution alcoolique d'acide salicylique à 2 p. 100, suivie d'application de pommade résorcinée.

3° Tinea flava.— Achromie parasitaire de Jeanselme.—Hadipotzy de Madagascar. — Très répandue dans toute la zone tropicale d'Extrême-Orient, Indes-Malaisie, Indes Néerlandaises, Indo-Chine, sud de la Chine et Madagascar, où les indigènes lui donnent le nom d'*Hadi-potzy*, la tinea flava a été étudiée pour la première fois par Jeanselme sous l'appellation d'*Achromie parasitaire de la face* et *du cou à recrudescence estivale*. Nous ne saurions mieux faire que de transcrire la description qu'en a donnée l'auteur dans son Cours de dermatologie exotique.

« Il existe en Indo-Chine et au Yunnam, chez un grand nombre d'indigènes, des placards achromiques, d'origine manifestement parasitaire, qui sont disséminés sur les parties antéro-latérales du cou, sur le visage et le haut du tronc. Cette mycose offre cette particularité qu'elle s'épanouit pendant la saison chaude, tandis qu'elle entre en régression pendant la saison froide, au point de s'effacer à peu près totalement. Je n'ai pas le souvenir d'avoir observé un seul cas de ces achromies parasitaires pendant les premiers

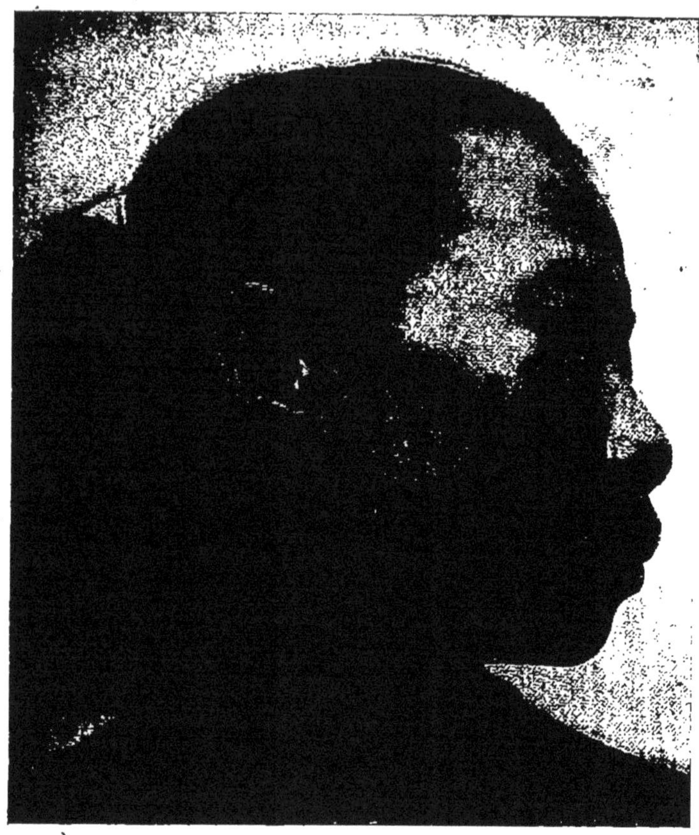

Fig. 15. — Trichophytie de la face (Mouzels).

mois de mon séjour en Indo-Chine, de janvier à mars ; mais à partir d'avril jusqu'en septembre, durant la période des grandes chaleurs et des pluies, j'ai constaté partout sur mon passage l'existence de cette mycose.

Que cette mycose cutanée soit contagieuse, c'est ce qu'il est facile de prouver. Tout ce qui multiplie les contacts, tel que la vie en commun, favorise son apparition et sa détermination. Aussi pullule-t-elle dans les casernes, les prisons et les écoles indigènes.

A l'époque de la recrudescence estivale, le prurit est assez vif et le grattage contribue certainement à l'extension des médaillons achromiques. Sur un milicien de Ninh-Binh, j'ai vu les taches coalescentes figurer un collier. Cette disposition était due au port d'un scapulaire.

Les îlots d'achromie parasitaire se cantonnent de préférence au cou, mais très souvent ils dépassent les limites de la région cervicale et envahissent la face et le haut du corps. A l'état naissant, ce sont de petites taches achromiques du diamètre d'une pièce de 20 à 50 centimes, qui se disséminent au hasard. Souvent elles

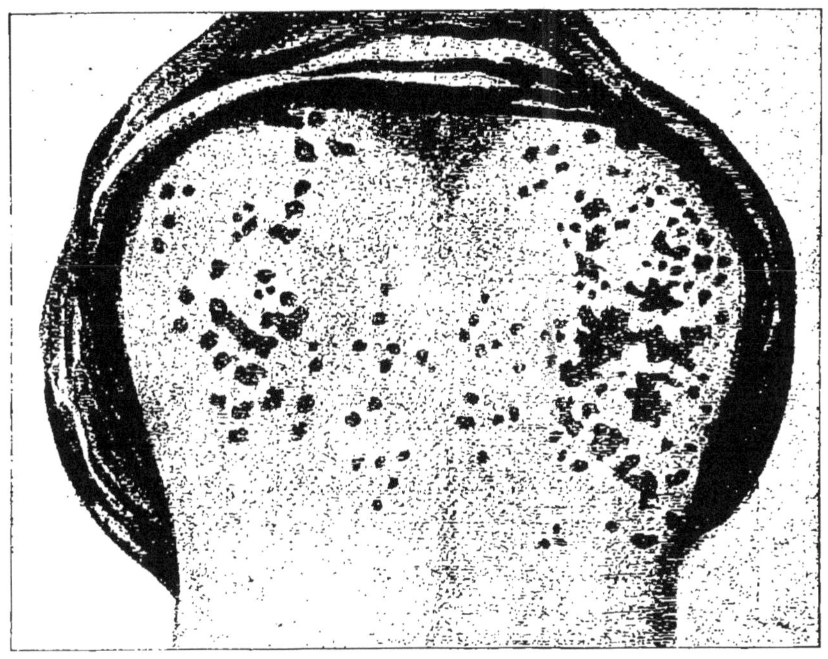

Fig. 16. — Tinea flava sur le dos d'un Européen (d'après Castellani et Chalmers).

siègent assez haut, sur l'angle du maxillaire, au voisinage de l'apophyse mastoïde, ou au-dessous du lobule de l'oreille.

Ces cercles achromiques s'accroissent, arrivent au contact et fusionnent; de là de vastes placards qui débordent sur le corps du maxillaire et remontent jusqu'à la lisière du cuir chevelu sans jamais empiéter sur lui d'une manière appréciable. Ces placards, toujours très figurés, très déchiquetés, découpés en jeu de patience, sont limités par des segments de cercle, dont la convexité est tournée vers la peau saine. Au voisinage de la plaque-maîtresse, s'égrènent de petits îlots aberrants, qui ponctuent les creux sous-claviculaires, la région présternale et les épaules.

Telles sont les limites que les placards achromiques dépassent rarement; cependant je les ai vus s'étaler au devant de la poitrine, circonscrire les mamelons et l'ombilic, descendre le long de l'échine jusqu'au milieu de la région dorsale. Je les ai vus également barioler la face, décolorer le front, les tempes et les joues. Dans un cas, à l'exception du dos du nez, du pourtour de la bouche et du menton, tout le visage était dépigmenté, aussi blanc que celu d'un Européen.

Sur certaines taches achromiques, on n'a observé aucune trace d'exfoliation. Mais ordinairement, à leur niveau, l'épiderme est grisâtre, ridé, flétri et le moindre grattage soulève un léger fur-

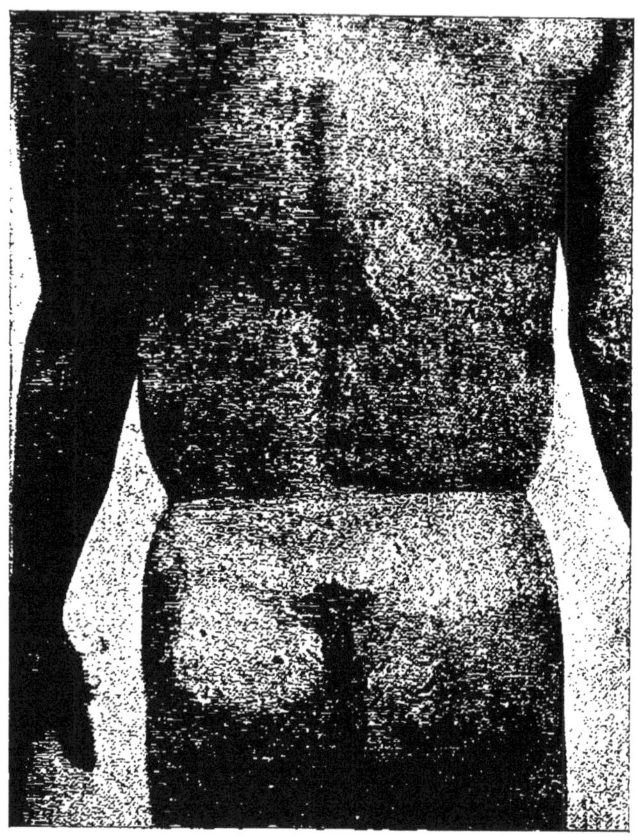

Fig. 17. — Tricophytie de la peau du dos et des fesses (d'après Mouzels).

fur. Il n'est pas rare de voir ces taches complètement dépouillées de squames, dont la bordure est soulignée par un feston d'écailles épidermiques faciles à détacher.

Cette dermatomycose est tenace, et plusieurs indigènes m'ont dit en être atteints depuis sept ou huit ans.

Le nom de *vitiligo*, qu'on a donné à ces achromies dans le langage courant, est assurément abusif. De vitiligo il ne saurait en être question, et cela pour plusieurs raisons. Ici, en effet, l'achromie n'est pas associée à l'hyperchromie ; en revanche, elle subit des recrudescences périodiques saisonnières, elle est accompagnée de prurit et d'exfoliation; enfin elle est manifestement parasitaire et contagieuse.

Si l'on examine au microscope les squames de cette mycose, elles se montrent infiltrées d'un parasite qui, par l'ensemble de ses caractères, rappelle le *Microsporon furfur* : extraordinaire prolifération d'éléments, qui se disposent en petits amas équidistants les uns des autres; filaments mycéliens, toujours sinueux et courts, ressemblant à des brindilles de bois mort, spores rondes, d'inégale grandeur, groupées en amas, sans ordre, sans attache les unes avec les autres, ou avec le mycélium. Deux caractères m'ont paru appartenir en propre à cette mycose, à savoir: 1° l'existence de spores conjuguées deux à deux, l'une très

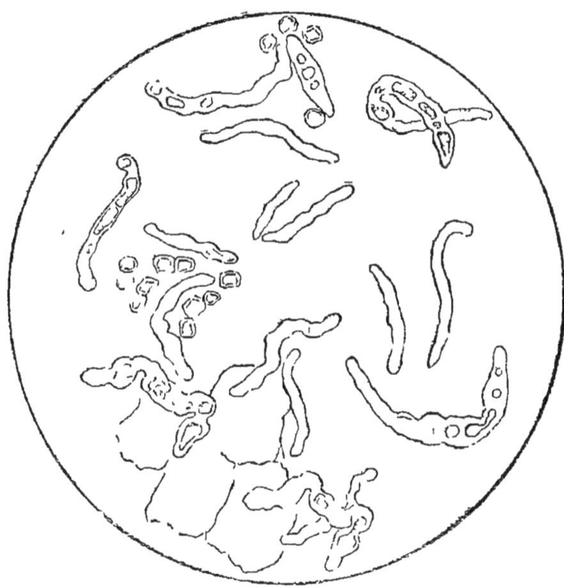

Fig. 18 — Champignon de la *Tinea flava* (*Malasseria tropica*) (d'après Castellani).

petite, l'autre volumineuse, l'ensemble offrant l'aspect d'une gourde ou du bacille-bouteille aux dimensions géantes; 2° la présence d'un certain nombre de filaments massués, de fuseaux qui ne s'observent pas dans le Pityriasis versicolor de nos contrées ». Castellani a identifié ce parasite comme appartenant au genre Malassezia », *Malassezia tropica;* on n'a pas encore réussi à le cultiver.

Le terme d'achromie parasitaire, primitivement employé par Jeanselme, n'est exact qu'en partie : sur la peau foncée des indigènes l'achromie est souvent incomplète.

A la suite des teignes à parasites déterminés, se place une teigne nouvelle que Mouzels (1) a étudiée au Tonkin sous le nom de

(1) *Bullet de la Soc. méd. chir. de l'Indo-Chine*, 1910.

Teigne dépigmentante à bords circulaires, et dont le champignon n'est pas encore définitivement classé.

Le malade, qui fait le sujet de cette observation, vit apparaître un jour, au niveau de l'abdomen, plusieurs petites papules très prurigineuses. Peu à peu ces petites élevures se fusionnèrent de façon à former des placards assez étendus, qui ne cessaient de s'accroître du centre à la périphérie. Le malade, constamment sollicité, par de vives démangeaisons, s'était gratté abondamment et avait

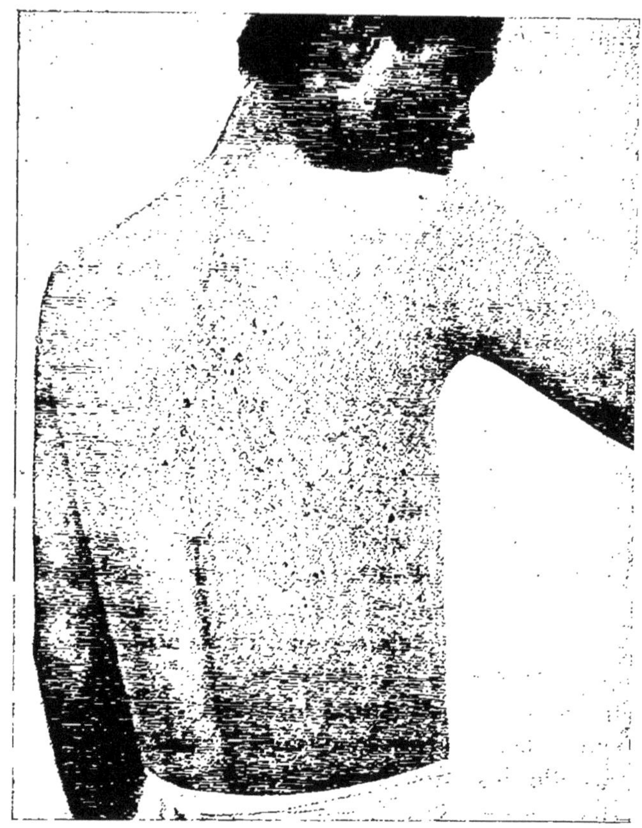

Fig. 19. — Trichophytie du Tonkin (d'après Mouzels).

par ce moyen, multiplié les lésions, au point qu'au moment de son entrée à l'hôpital les deux tiers au moins de sa surface cutanée étaient recouverts de placards teigneux. La face, le cuir chevelu, la plante des pieds et la paume des mains, ainsi que les ongles et les poils étaient respectés.

Les lésions étaient caractérisées par leur forme très régulièrement circulaire. Leur contour était formé par un liseré rouge carmin, très net, tranchant vivement sur la partie saine avoisinante et aussi sur le centre des placards, le contour était ininterrompu, légèrement en relief, formant ainsi une sorte de talus d'environ

1 mill. 5 de largeur, finement squameux, surtout du côté central.

A l'intérieur de ce talus circulaire, la peau se montrait légèrement dépigmentée, rosée, nettement plus pâle que la peau saine environnante; elle ne présentait aucun signe de desquamation; sa consistance, son épaisseur et sa souplesse restaient normales.

Les squames, examinées au microscope, montrèrent l'existence, dans leur épaisseur, d'un fin réseau mycélien, à mailles assez lâches. Certains filaments, extrêmement ténus et très transparents, étaient difficilement perceptibles. Ils étaient composés d'éléments rectangulaires, assez courts, mesurant 1 à 2 μ. D'autres filaments, complètement différents des premiers, étaient composés de cellules presque carrées, mesurant 3 à 4 μ de côté. On notait en outre des fructifications sous forme de grappes composées de 9 à 15 éléments. Les conidies étaient portées sur un pédicule généralement grêle, long et terminé par une extrémité élargie.

Ensemencé sur milieu peptone-glycérine-agar, ce champignon donnait au vingtième jour une colonie blanche, farineuse, sèche, de la dimension d'une pièce d'un franc. Cette colonie, nettement arrondie, présente des anneaux concentriques formés par des ondulations d'autant plus accusées qu'on se rapproche davantage du centre, ce centre étant lui-même formé par deux saillies superposées volumineuses, à bords plissés et ondulés, débordant la surface de la culture.

Celle-ci, examinée au microscope, présente, comme dans les squames, deux sortes de filaments mycéliens, les uns fins et grêles, les autres épais et trapus. On y découvre, en outre, réparties sur toute la surface de la préparation, un nombre considérable de petites spores de 2 μ à 5 μ de diamètre.

L'auteur n'a pu complètement identifier ce champignon, mais il croit pouvoir le placer provisoirement dans l'ordre des hyphomycètes, famille des Mucédinées, tribu des Oosporées.

SPOROTRICHOSES

La sporotrichose, dont on connaît aujourd'hui trois variétés principales, est une mycose à détermination le plus souvent tégumentaire, produite par un champignon parasite, du groupe des Mucédinées, catalogué par Smith *Sporotrichum*. Longtemps méconnue en raison de la ressemblance clinique et histologique de ses manifestations cutanées, viscérales et osseuses avec la tuberculose et surtout la syphilis, cette affection n'est entrée qu'assez récemment dans le cadre nosologique.

Observée primitivement en Amérique par Schenk (1) en 1898,

(1) *John Hopkin's Hosp. reports*, 1898.

par Brayton (1) 1899, par Heckoen et Perkins (2) en 1900, elle a été retrouvée en France par de Beurmann et Ramond (3) en 1903. De Beurmann et Gougerot (4) ont heureusement complété dans ces dernières années l'étude clinique et mycologique de la maladie jusqu'alors assez mal déterminée, et leurs travaux, aujourd'hui universellement connus, ont marqué une ère importante dans l'histoire des mycoses en montrant la fréquence insoupçonnée des maladies à champignons, dont le nombre et l'importance en pathologie s'accroissent sans cesse. Depuis que l'attention a été attirée sur la sporotrichose, les observations se sont multipliées de tous côtés, en sorte qu'il apparaît actuellement que l'on se trouve en présence d'une affection réellement ubiquitaire.

ÉTIOLOGIE. — Rare chez l'enfant, la sporotrichose atteint principalement les adultes des deux sexes, quels que soient leur race, leur constitution ou leur état de santé antérieur. La porte d'entrée du parasite se retrouve souvent au niveau d'une érosion de la peau, d'une piqûre, d'un ulcère préexistant. Dans une observation de de Beurmann et Saint-Girons, la sporotrichose fut consécutive à la pénétration dans les téguments de l'avant-bras d'une écharde d'épine-vinette (berberis vulgaris); dans un autre cas de Dominici et Rubens Duval, les premières manifestations sporotrichosiques apparurent 47 jours après une blessure, que le malade s'était faite à un doigt en épluchant des légumes.

D'après de Beurmann, certaines observations tendraient à démontrer que le parasite peut pénétrer à travers la peau saine. Jeanselme et Chevalier ont signalé un cas de contamination de laboratoire, consécutive à une morsure de rat, atteint de sporotrichose expérimentale.

On admet également que les spores du parasite peuvent pénétrer par les voies digestives et aériennes, d'où elles se généralisent dans l'organisme par la voie sanguine ou lymphatique. L'existence d'une étape sanguine de cette infection, tout au moins dans les formes généralisées de la maladie, a été d'ailleurs démontrée par les expériences d'hémoculture de Widal et Weil, qui ont montré que le sang peut ensemencer les milieux de culture; par ce caractère, aussi bien que par d'autres de connaissance récente, ces infections mycosiques se rapprochent beaucoup plus qu'on ne le supposait des infections bactériennes.

Certains auteurs, s'appuyant sur quelques déterminations sporotrichosiques au niveau de la muqueuse bucco-pharygienne, pensent que ces champignons peuvent vivre en saprophytes, à la façon du pneumocoque, par exemple sur les amygdales, les piliers du

(1) *Indianopolis medical Journal*, 1899.
(2) *Journal of the Boston Soc. of med. sc.*, 1900
(3) *Annales de la Soc de Dermat. et de Syphil.*, 1893
(4) *Annales de la Soc. de Dermat. et de Syphil.*, 1906.

voile du palais, et prendre à un moment donné [illegible] de causes encore mal connues, une virulence [illegible]

Fig. 20. — Sporotrichose généralisée du rat (d'après de Beurmann [illegible]).

permet d'infecter l'organisme, sans laisser de traces [illegible]ciables de leur localisation primitive.

Les sporotrichums sont très répandus [illegible]

vivent sur les feuilles, les tiges et l'écorce de certains arbres, sur les légumes, dans le sol, etc. Saccardo a retrouvé une centaine d'espèces de sporotrichum saprophytes dont l'action pathogène n'a pas été étudiée.

De Beurmann, Brodier et Gastou ont cultivé un sporotrichum sur la salade; cette expérience est à retenir au point de vue étiologique. Les occasions sont donc fréquentes pour l'homme de se contaminer dans la nature.

La contamination peut encore se faire par l'intermédiaire de certains animaux qui présentent des sporotrichoses spontanées, tels que le rat (Lutz et Splendore) (1), le mulet (Carougeau) (2), le chien (Gougerot et Caraven) (3), le cheval, et aussi de certains

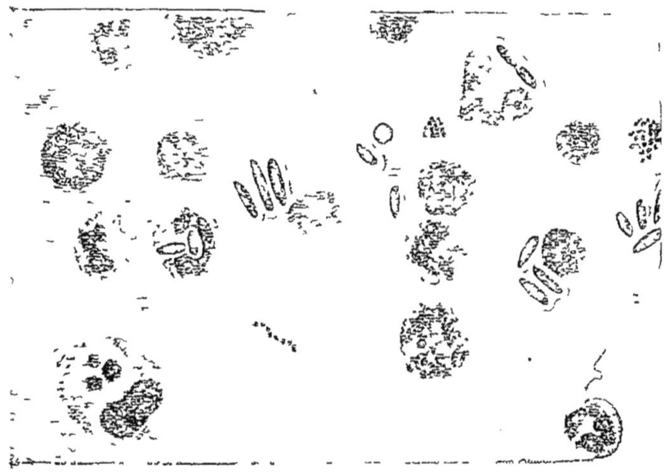

Fig. 21. — Aspect microscopique du sporotrichum Beurmanni dans les lésions : formes courtes et oblongues de de Beurmann et Gougerot (Coloration de Dominici et de Leishmann).

insectes tels que les mouches susceptibles de véhiculer les spores des champignons.

Les sujets les plus exposés à contracter la maladie sont ceux qui se trouvent de par leurs professions en contact constant avec les produits végétaux : fermiers, marchands de fruits, de légumes, de fleurs, de grains, etc., ou avec les équidés : cochers, palefreniers, charretiers, etc.

PARASITOLOGIE. — Dans les tissus, les sporotrichums présentent des formes dégradées, « courtes oblongues », en navette, de 3 à 5 μ de long sur 2 à 3 μ de large, basophiles, finement granuleuses, ressemblant à d'énormes bacilles entourés d'une fine membrane incolore, et pour la plupart incluses dans les macrophages ; ces for-

(1) *Revista de la Soc. scient. de Sao Paulo*, 1907.
(2) *Soc. méd. des hôpitaux*, 1909.
(3) *Presse médic.*, 1908.

mes ont été décrites pour la première fois en 1906 par de Beurmann et Gougerot.

In vitro, dans le milieu classique de Sabouraud (gélose glucosée peptonée), en culture à froid, les colonies commencent à devenir apparentes, du quatrième au douzième jour, suivant la température ambiante, sous la forme de petits points blancs, acuminés ou hémisphériques, de un millimètre de diamètre, entourés d'une auréole blanche, plate et finement rayonnée. A mesure

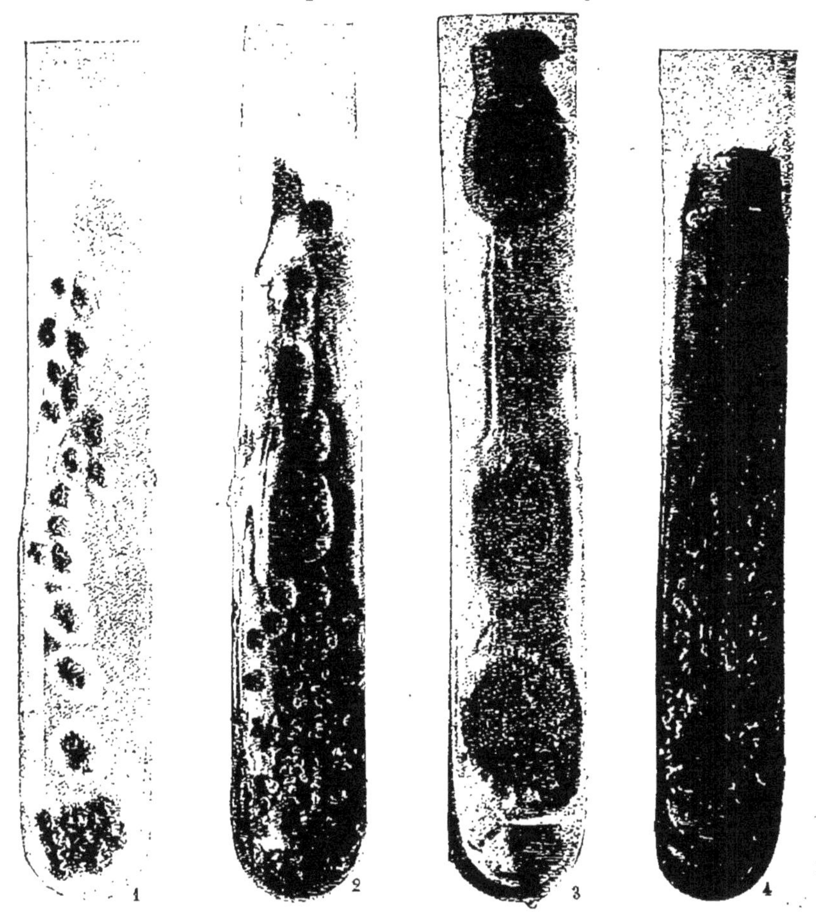

Fig. 22 à 25. — Culture à froid de *Sporotrichum Beurmanni.*
Tube 1. — Colonies naissantes, petites, saillantes, circonvolées, commençant à brunir.
Tube 2. — Cultures initiales ayant pris la teinte brun-chocolat.
Tube 3. — Repiquage en points séparés, larges colonies saillantes, auréolées brun chocolat ou brun-noir.
Tube 4. — Repiquage en strie ; voile finement circonvolé de teinte brun noir. (d'après de Beurmann et Gougerot).

qu'elles grandissent, elles prennent un aspect contourné et deviennent brunâtres. Vers le quinzième jour, ces colonies sont saillantes, délicatement circonvolées, auréolées et d'une teinte noire ou brun chocolat. Ces caractères tout à fait typiques se rapportent à la variété la plus fréquente, *Sporotrichum Beurmanni*; ils comportent suivant l'espèce considérée, quelques variantes sur lesquelles il serait trop long d'insister ici et que l'on trouvera détaillées dans l'ouvrage si documenté de de Beurmann et Gougerot (1).

On ensemence d'ordinaire le pus retiré aseptiquement, par ponction aspiratrice, d'une gomme sous-cutanée non ouverte. Suivant la technique indiquée par les deux auteurs précités, l'ensemencement doit être large, comprendre au moins un demi-centimètre cube de sérosité purulente et porter sur trois tubes à la fois. Les tubes de culture sont conservés *non capuchonnés*, à

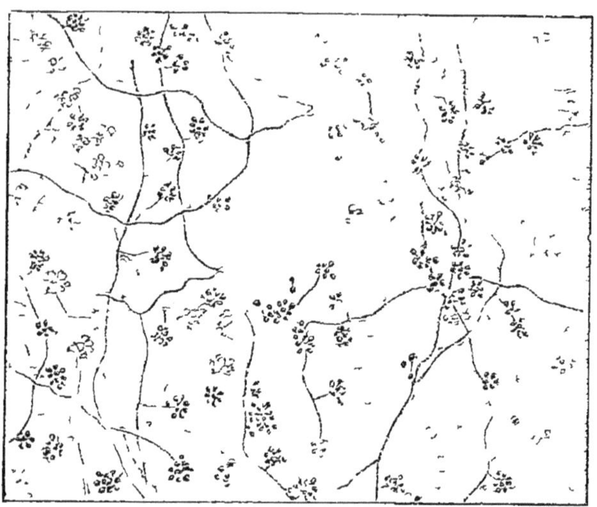

Fig. 26. — Aspect microscopique du *Sporotrichum Beurmanni* en culture sur lame sèche ou en gouttes pendantes (d'après Monier-Vinard).

la température du laboratoire, et à l'abri des vapeurs de formol ou autres antiseptiques; l'étuve est nuisible d'une manière générale et ne convient qu'à une seule espèce, le *Spor. Schenki*, dont la température optima de croissance est aux environs de 38°.

Dans les cultures, ces champignons présentent un fin mycélium composé de longs filaments couchés, grêles, de 3 μ de diamètre, incolores, ramifiés, cloisonnés et plus ou moins enchevêtrés. Les spores, qui s'insèrent par un court pédicule le long des ramuscules mycéliens, ou qui se groupent en bouquet de 3 à 9 éléments à l'extrémité des tiges, sont ovoïdes, inégales, de 5 à 6 μ de long sur 3 à 4 μ de large, et d'une couleur brunâtre, qui s'accentue avec l'âge des cultures. On trouve également des chlamydospores, les unes arrondies, de 6 à 15 μ de diamètre, les autres ovoïdes ou

(1) Les Sporotrichoses, 1912.

elliptiques,isolées ou groupées en files de deux à cinq ; ces formes de résistance, qui prennent fortement la couleur, sont très apparentes dans les préparations colorées.

On connaît actuellement sept espèces différentes de sporotrichum pathogènes. Les trois espèces les plus communes sont,dans l'ordre chronologique de leur découverte :

1° *Spor. Schencki*. Hekton et Perrin (1),1900 ; 2° *Spor. Beurmanni* Matruchot et Ramond (2), 1905, déjà isolé en 1903 par de Beurmann et Ramond,mais imparfaitement identifié ; 3° *Spor. Dori* de Beurmann et Gougerot (3), 1906. Viennent ensuite, par ordre de moindre fréquence ; 4° *Spor. Gougeroti* Matruchot (4), 1907-1910 ; 5° *Spor. astéroïdes*, Splendore (5), 1908 — espèce brésilienne qui, dans les tissus vivants, prend une forme *étoilée* particulière ; 6° *Spor. indicum.*, Castellani (6), 1908-1910, espèce ou variété asiatique, dont l'auteur n'a donné qu'une description trop brève pour que l'on puisse juger de sa véritable individualité. De Beurmann et Gougerot pensent qu'il ne s'agit que d'un *Spor. Beurmanni*, pléomorphisé ; 7° *Spor. Jeanselmi*, Brumpt et Langeron, 1910.

Pour les caractères différentiels de ces divers sporotrichums se reporter à l'ouvrage déjà cité de de Beurmann et Gougerot ou à leur mémoire paru dans les *Archives de parasitologie*, octobre 1911, où cette question est très longuement traitée.

De Beurmann et Gougerot ont d'ailleurs réduit le nombre de ces espèces, dont plusieurs ne seraient que des variétés appartenant à un groupe commun ; c'est ainsi que, d'après ces auteurs, les *Sp. Schencki*, *Sp. Beurmanni*, *Sp. asteroïdes*, *Sp. indicum*, *Sp. Jeanselmi* appartiendraient au même groupe *Sp. Schencki-Beurmanni ;* le *Sp. Gougeroti* formerait un groupe à part. Quant au *Sp. Dori*, il diffère tellement par ses caractères de cultures de tous les autres Sporotrichums que son identification paraît à quelques-uns incertaine et qu'il pourrait bien se rattacher aux *Discomyces*, aux *Oospora* ou aux *Nocardia*.

ÉTUDE CLINIQUE. — Les manifestations cliniques des sporotrichoses sont essentiellement polymorphes. Les unes simulent la tuberculose, d'autres, la syphilis, quelques-unes les abcès froids et même les abcès chauds dus aux coccus pyogènes ; d'après de Beurmann, ces affections ont pu être confondues avec la ladrerie, la morve, les blastomycoses, l'actinomycose, la neurofibromatose, la lypomatose symétrique, en un mot avec toutes

(1) *Journal of experimental med.*, 1900
(2) *C R. de la Soc. de biologie*, 1905.
(3) *Annal. de la Soc. de dermat.*, 1906.
(4) *C. R. de l'Acad. des sciences*, 1910.
(5) *Revista de la Soc. scientif. de Sao Paulo*, 1908.
(6) *Manual of trop. med.*, 1910.

les maladies nodulaires. Le nodule gommeux ou gomme sporotrichosique est, en effet, quelle que soit la forme clinique qu'il revête, la lésion la plus caractérisée de la maladie.

Malgré la diversité de leurs caractères évolutifs, on peut ramener les formes les plus courantes à deux types bien distincts : la Sporotrichose localisée à la peau et à l'hypoderme, et la Sporotrichose disséminée et généralisée ou septicémique de Monier-Vinard (1), chacun de ces types principaux présentant des variétés cliniques (2).

Sans vouloir refaire ici l'exposé complet du tableau symptomatique de la maladie, que l'on trouvera dans les Traités modernes de dermatologie, nous nous bornerons à donner un aperçu succinct des diverses formes cliniques de cette mycose pour insister

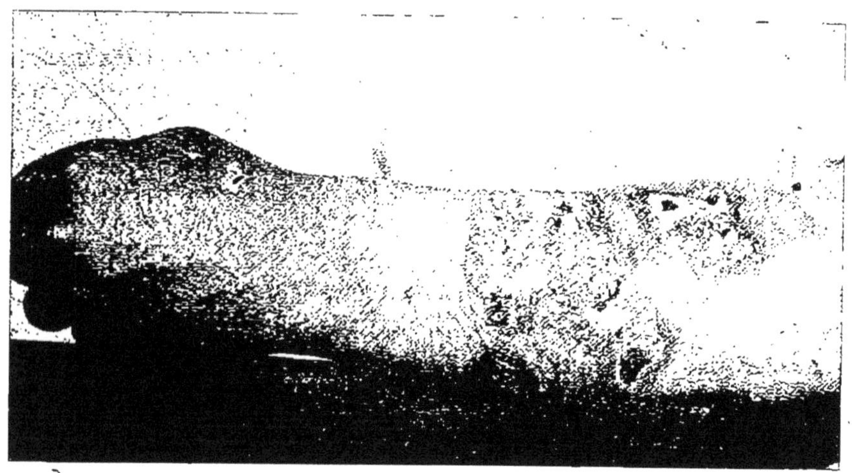

Fig. 27. — Gommes sporotrichosiques hypodermiques ulcérées et agminées (d'après de Beurmann et Gougerot).

plus particulièrement sur les caractères des sporotrichoses tropicales actuellement connues.

1° Sporotrichose localisée. — En un point quelconque du corps et au lieu de l'inoculation, qui souvent a passé inaperçue, apparaît une tuméfaction rouge, inflammatoire, assez sensible à la pression, mais peu douloureuse spontanément, qui présente une tendance à peu près constante au sphacèle. Il en résulte, au bout d'un temps variable, la formation d'une ulcération atone, indolente, légèrement suintante, saignant facilement, à bords irréguliers, décollés, déchiquetés et d'un rouge violacé ; le fond est parfois papillomateux, ce qui donne alors au *chancre sporotrichosique* l'aspect d'un épithélioma.

Dans les formes les plus bénignes, la maladie peut se borner

(1) *Arch. de parasit.*, 1911.
(2) Nouveau traité de médecine et de thérapeutique de GILBERT et THOINOT.

à cette simple manifestation chancreuse, qui va persister pendant un temps plus ou moins long, suivant la thérapeutique suivie. Mais le plus souvent, on voit apparaître, au bout de quelques semaines, au voisinage de cette lésion initiale, des cordons durs, saillants, indolents de lymphangite tronculaire (lymphangite gommeuse ascendante de de Beurmann et Gougerot) et de l'adénopathie. De place en place, le long de ces cordons, apparaissent des renflements gommeux, de consistance ferme, dont les dimensions varient du volume d'un pois à celui d'une noisette, qui se ramollissent lentement, deviennent fluctuants et s'ouvrent spontanément par un pertuis étroit, d'où s'écoule un liquide séro-purulent ; d'ordinaire, ce trajet se fistulise.

Ces manifestations localisées de l'infection sporotrichosique peuvent parfois devenir le point de départ d'une dissémination parasitaire plus ou moins généralisée.

2° Sporotrichose gommeuse à foyers multiples disséminés ou septicémique de Monier-Vinard. — Cette forme de sporotrichose est de beaucoup la plus commune ; elle peut être consécutive à la première, ou survenir d'emblée, sans qu'on puisse, le plus souvent, déterminer la porte d'entrée du parasite. Nous avons vu plus haut que la pénétration des germes pouvait se faire par les voies digestives ou aériennes, sans laisser de traces apparentes.

Les formations gommeuses sous-cutanées qui caractérisent cette variété clinique de la maladie peuvent apparaître sans prodromes, comme premiers symptômes de l'infection mycosique ; mais, parfois, on note une période préalable de courbature fébrile, qui correspond à la période septicémique de passage et de développement dans le sang du parasite, comme l'ont montré Widal et Weil, par la méthode de l'hémoculture. Il s'agit alors d'une réaction générale, pour ainsi dire prééruptive, qui se caractérise par de la courbature, de la faiblesse générale, une ascension modérée de la température à 38°-38°5, parfois des vomissements et plus fréquemment des signes de bronchite et même de congestion pulmonaire, qui semblent indiquer que le point de départ de la maladie se trouve dans les voies respiratoires. La durée de ces phénomènes généraux varie de trois à six jours, puis apparaissent d'ordinaire simultanément des gommes multiples, disséminées en différents points du corps.

Les nodules gommeux sont nettement sous-cutanés, mobiles à la fois sur les plans sous-jacents et sous la peau qui les recouvre. Ils sont toujours indolores au début ; aussi le plus souvent ne sont-ils perçus des malades que lorsqu'ils ont déjà atteint un certain volume. Dans des cas exceptionnels, après avoir atteint la grosseur d'une olive ou d'une noisette, ils peuvent se résorber et disparaître sans laisser de traces.

Mais, le plus souvent, ils continuent à grossir, en évoluant vers la peau, qui devient bientôt adhérente, prend une teinte rouge violacé et s'amincit de plus en plus. Ils se ramollissent au centre (ramollissement cupuliforme), et, dans un délai moyen d'un mois, s'ouvrent par un ou plusieurs orifices, qui donnent issue à 50 ou 60 grammes d'un pus visqueux, homogène, gris jaunâtre, parfois strié de sang. Exceptionnellement, ces gommes prennent un développement énorme et forment de vastes abcès, pouvant contenir jusqu'à 500 grammes de pus (type de Dor).

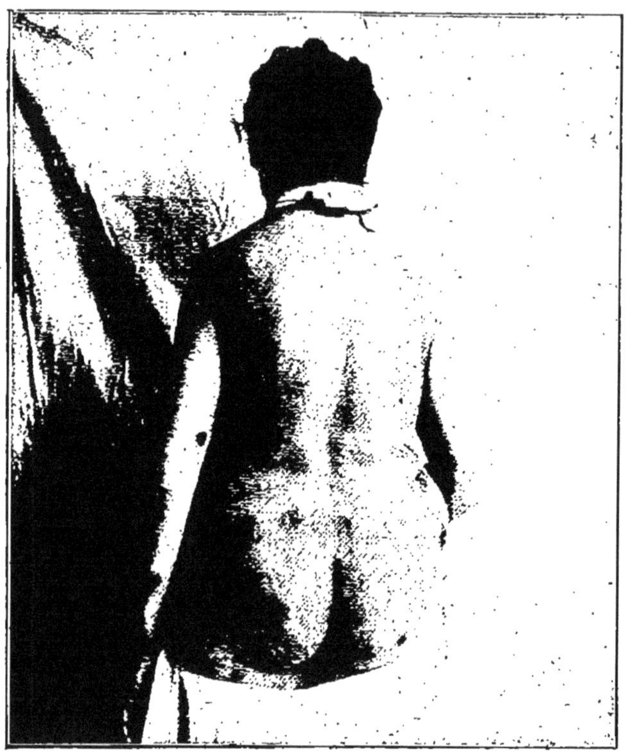

Fig. 28. — Sporotrichose gommeuse disséminée ulcéreuse (d'après de Beurmann et Gougerot).

Dans cette forme de sporotrichose, les nodules gommeux ont une tendance constante à la fistulisation, et donnent issue à une sécrétion séro-purulente, assez semblable à celle des abcès froids tuberculeux. Puis, après un temps variable, mais ordinairement prolongé, quand la maladie est abandonnée à elle-même, la suppuration se tarit, l'empâtement de la région s'atténue, et la guérison s'opère, laissant une cicatrice pigmentée, parfois chéloïdienne. Quelle que soit la durée de l'évolution des nodules gommeux, on n'observe jamais de lymphangite ni d'adénopathie, comme dans la sporotrichose localisée.

Cette première poussée de gommes multiples peut [illegible] dans la suite, de nouvelles disséminations de nodules [illegible] nés, qui multiplient le nombre des lésions d'une manière [illegible] quefois considérable. (Widal et Weil ont pu compter jusqu'[illegible] 97 gommes hypodermiques sur le même sujet et aggravant [illegible] portionnellement la maladie.) (*Sporotrichose cachectisante.*)

Au lieu de se fistuliser, les gommes hypodermiques peuvent s'ulcérer. Les ulcérations qui en résultent présentent en général des bords violacés, décollés, déchiquetés et un fond ordinairement végétant; suivant leur aspect, on les qualifie d'ulcères syphiloïdes, tuberculoïdes, ecthymatiformes, etc. (*Sporotrichose ulcéreuse multiple disséminée.*)

Enfin, dans ses formes mixtes, on trouve, en dehors des gommes

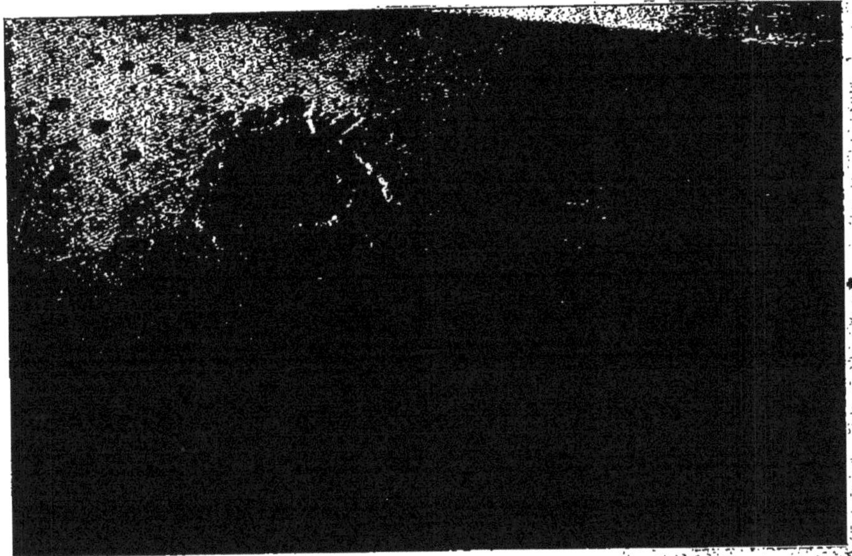

Fig. 29. — Gommes sporotrichosiques sous-cutanées ulcéreuses disséminées (d'après de Beurmann et Gougerot).

sous-cutanées, et le plus souvent dans leur voisinage, des lésions limitées du derme et de l'épiderme. Les lésions dermiques apparaissent sous la forme de nodosités saillantes, arrondies, verruqueuses, d'une teinte rougeâtre, dont le volume varie d'un grain de plomb à une olive. Leur mode de terminaison est variable : tantôt ils persistent en cet état pendant un temps plus ou moins long, puis s'affaissent lentement par résorption spontanée; tantôt, au contraire, ils s'ouvrent à l'extérieur, en donnant issue à [illegible] sérosité purulente et se transforment en ulcérations très [illegible]

Quand elle se localise à l'épiderme, la sporotrichose [illegible] sente sous des aspects assez variables, soit sous la for[illegible] couronne de petites papules rouges, à sommet [illegible] lant la trichophytie (*forme trichophytoïde* de Monier-Vinard), soit comme une folliculite suppurée (*Kérion sporotrichosique* de Gaucher), soit enfin sous la forme de bulles, comparables au pemphigus (*forme pemphigoïde* de Landouzy).

Ces déterminations épidermiques sont, pour la plupart, d'origine exogène et sont le résultat d'auto-inoculations par le pus des gommes hypodermiques, qui ensemence la peau du voisinage, excepté peut-être pour la forme pemphigoïde, qui paraît être d'origine interne. endogène.

Localisations extra-cutanées de la sporotrichose.

Muqueuses. — Les muqueuses les plus fréquemment atteintes sont les muqueuses nasales bucco-pharyngée et laryngée. La mycose s'y traduit par des ulcérations que l'on peut observer dans le nez, sur la voûte palatine, sur la luette, les piliers, les amygdales, la base de la langue, l'épiglotte et les cordes vocales; ces ulcérations sont irrégulièrement arrondies, recouvertes d'un enduit adhérent, couleur mie de pain, et leurs bords surélevés les font apparaître en relief sur les parties saines de la muqueuse. On ne constate ni gonflement local ni adénopathie de voisinage. Les lésions des muqueuses comportent toujours une certaine gravité, en raison de leur tendance à la généralisation, de leur ténacité, et des troubles de respiration et de nutrition qu'elles entraînent. Gastou et Browker ont vu un cas de laryngite ulcéro-végétante sporotrichosique suivie de mort.

Os et articulations. — Les déterminations osseuses de la sporotrichose se font le plus souvent sous forme de périostites avec formation d'exostoses, que l'on rencontre de préférence au niveau du tibia, comme dans la syphilis. On a également observé quelques cas d'ostéite raréfiante et d'ostéo-myélite.

Quant aux arthrites sporotrichosiques, signalées primitivement par Lutz et Splendore dans la sporotrichose spontanée du rat, puis par Gougerot et Caraven chez le chien, elles ont été observées chez l'homme par Bruno Bloch (1) (articulation sterno-claviculaire), par Lagouthe et Brian (2) (articulation interphalangienne) et par P. Moure (3) (articulation du genou). Tous ces malades étaient en même temps porteurs de gommes sous-cutanées, qui permirent de soupçonner la sporotrichose.

Rouxlacroix et Wyze-Lauzun (4) ont vu, dans un cas, la maladie envahir les synoviales de la face palmaire du poignet et simuler une synovite fongueuse.

(1) *Beheifte zur Med klin*, 1909.
(2) *Soc. méd. des hôpitaux*, 1909.
(3) *Soc. méd. des hôpitaux*, 1909.
(4) *Annales de l'Ecole de Marseille*, 1911.

Organes des sens. — La littérature médicale a enregistré jusqu'ici six cas de sporotrichose blépharo-conjonctivale (1). Les lésions se traduisent par de petites ulcérations à fond papillomateux du bord libre des paupières, avec œdème violacé de la région. On peut également observer, sur la conjonctive infiltrée, de petites taches jaunâtres, irrégulièrement arrondies et assez mal limitées. Jeanselme et Chevalier (2) ont signalé, à titre de complication, une iritis, en tous points comparable à celle de la syphilis, dans un cas de sporotrichose multiple disséminée, muscles, glandes, viscères.

La sporotrichose peut exceptionnellement se localiser dans l'épaisseur d'un muscle et y produire des gommes semblables aux gommes sous-cutanées.

D'autre part on a pu, dans des cas de bronchite suspecte simulant la tuberculose, obtenir, avec les crachats, des cultures de sporotrichums (*pseudo-tuberculose sporotrichosique*); cette forme paraît particulièrement fréquente, comme nous le verrons plus loin, dans certaines régions tropicales.

Rouxlacroix et Wyze-Lauzun (3) ont, de leur côté, observé un cas de gommes sporotrichosiques du sein, qui avaient fait penser áu cancer.

On a enfin signalé, comme complication de la sporotrichose, une orchi-épididymite et même de la pyélo-néphrite.

VARIETÉS. — Après ce court aperçu clinique de la maladie envisagée dans son évolution générale, nous allons passer en revue les sporotrichoses exotiques actuellement connues.

Sporotrichoses sud-américaines.

Jusqu'en 1907, la sporotrichose n'avait été observée que dans les régions tempérées d'Amérique et d'Europe. Les premiers cas de sporotrichose tropicale furent signalés, à cette époque, au Brésil, par Lutz et Splendore (4), qui en avaient recueilli cinq observations. Il s'agissait, dans tous ces cas, de la forme lymphangitique gommeuse ascendante de de Beurmann. La lésion initiale était représentée par un chancre sporotrichosique, avec gros cordons lymphangitiques indolents, apparaissant successivement aux membres de haut en bas, sans adénopathie régionale. La maladie évoluait sans fièvre et sans modification de l'état général. Les cultures des champignons parasites furent identifiées comme appartenant au *Spor. Beurmanni*.

(1) Bronnier. *Annales d'oculistique*, 1909.
(2) *Presse médicale d'Egypte*, 1910.
(3) *Loc cit.*
(4) *Revista med. de Sao Paulo*, 1907.

La même année, P. Balinâ et Marco del Pont (1) publiaient un cas de sporotrichose de la face, du type lymphangitique gommeux, observé à Buenos-Aires.

A la même époque, V. Greco (2) signalait un cas de *sporotrichosis linfangitica nodular vegetante* chez un Italien provenant des côtes de l'Uruguay. Ce malade présentait, en un des bords du pied gauche, une surface à la fois ulcéreuse et végétante recouverte, dans sa partie supérieure, d'une croûte brunâtre fongueuse et granuleuse dans sa partie inférieure. Depuis le pied jusqu'au genou s'étendait un long cordon induré, large de 3 à 4 centimètres, saillant sous la peau, qui, à ce niveau, était rouge et squameuse. Sur le trajet de ces cordons lymphatiques, on constatait la présence de trois nodules gommeux d'une couleur rougeâtre. Le parasite isolé par Greco fut identifié par de Beurmann, c'était également un *Spor. Beurmanni.*

En 1908, Dugué (3) observe, à la Havane, un nouveau cas de sporotrichose localisée qu'il attribue au *Spor. Schencki.*

Splendore (4) signale la même année un nouveau cas de sporotrichose brésilienne due au *Spor. asteroïdes.*

Lindenberg (5) en publie, en 1909, six autres cas dus au *Spor. Beurmanni*, ayant revêtu la forme lymphangitique gommeuse ascendante. Chez quatre de ces malades, les gommes étaient localisées aux membres supérieurs et chez les deux autres aux membres inférieurs. Ces six observations sont absolument calquées sur celles que Lutz et Splendore avaient publiées antérieurement; il semble donc que, dans l'Amérique du Sud, la forme prédominante est la forme lymphangitique gommeuse localisée.

La maladie a été signalée, avec les mêmes caractères, en Colombie par Popada Barris (6).

Henry (7) a publié l'observation d'un cas de mycose observée par lui à la Guyane et qu'il rapporte à la sporotrichose. Il s'agissait d'un sujet Européen, qui présenta au début, à la partie supérieure de l'oreille gauche, une petite excoriation très prurigineuse; à ce niveau apparut bientôt un nodule induré suintant et recouvert de croûtelles. L'induration gagna peu à peu tout le pavillon de l'oreille et envahit la région parotidienne; ces phénomènes se poursuivirent pendant huit mois. Au bout de ce temps, on vit apparaître, à la face dorsale de la première phalange de l'annulaire gauche, une petite papule rougeâtre, comparable à une piqûre de moustique, qui s'élargit progressivement et s'éten-

(1) *Argentina medica*, 1907.
(2) *Revista medica de Sao-Paulo*, 1907.
(3) *American journal of dermat. and genito urin. diseases*, 1908.
(4) *Revista de la Soc. scient. de Sao-Paulo*, 1908.
(5) *Brazil. medico*, 1909.
(6) *Annales de l'Acad. de méd. de Medellin*, 1910.
(7) *Revue de med. et d'hyg. tropic.*, 1911.

dit à toute la face dorsale de la phalange; à ce niveau, la peau était rouge, indurée, assez sensible à la pression. Un peu plus tard, apparurent, sur le dos de la main et à l'avant-bras, des petits nodules sous-cutanés, qui ne tardèrent pas à se transformer en ulcères à bords épaissis, décollés et violacés. Pendant cette longue évolution de la maladie, l'état général du sujet resta florissant.

Le diagnostic de mycose ayant fini par s'imposer, le malade fut soumis au traitement ioduré. En moins de quinze jours, les lésions étaient déjà profondément modifiées.

Sporotrichoses Africaines.

En 1906-1907, Carougeau (1) avait eu l'occasion d'observer, à Madagascar, une épizootie sévissant sur les équidés de l'île, et qui fut longtemps considérée comme une lymphangite épizootique due au *Cryptococcus farcinosus*. Mais, frappé par quelques signes cliniques anormaux, l'auteur étudia de plus près la maladie et parvint à isoler des lésions un champignon, qui fut plus tard reconnu comme un *Spor. Beurmanni*.

Cette sporotrichose des équidés fut le point de départ d'un cas humain, dont l'observation est doublement intéressante, en ce qu'elle est un nouvel exemple de la réceptivité de l'homme pour les sporotrichoses animales et en ce qu'elle constitue le premier cas connu de sporotrichose tropicale africaine. Carougeau a fait de ce cas la relation suivante :

« M. G..., vétérinaire militaire, était chargé, à Tananarive, du traitement des mulets atteints de cette affection, que l'on croyait être de la lymphangite épizootique, et qui était, en réalité, de la sporotrichose. A cette époque, le traitement était purement chirurgical : ouverture des boutons, désinfection et cautérisation des plaies. En ouvrant au bistouri un abcès hypodermique, M. G... se fit une piqûre anatomique au niveau de la pulpe de l'index de la main gauche. La petite plaie saigna beaucoup ; désinfectée à l'eau crésylée, elle se cicatrisa en quelques jours, mais, au bout de vingt-cinq jours, la cicatrice commença à être douloureuse, puis toute l'extrémité du doigt devint chaude et gonflée, comme dans le cas d'un panaris.

Une semaine plus tard apparaissait une traînée de lymphangite ascendante qui, partie de la face dorsale de l'index malade, gagnait successivement la main, l'avant-bras et le bras. L'index restant très douloureux, on fit une ponction, qui donna issue à du pus sanguinolent; la plaie qui en résulta devint ulcéreuse et prit tous les caractères d'un chancre d'inoculation.

(1) *Bullet. de la Soc. méd. des Hôpitaux*, 1909.

Le long de la trainée lymphangitique, se formèrent quatre nodules gommeux, durs, à peu près indolents, l'un au bras, les trois autres à l'avant-bras. Ce cas rappelait en tous points la lymphangite sporotrichosique ascendante de de Beurmann et Gougerot.

Trois de ces nodules disparurent spontanément, sans laisser de trace; le quatrième s'ouvrit et laissa écouler un pus épais et visqueux; il guérit assez rapidement, laissant une cicatrice indurée. L'ulcération de l'index, au contraire, fut très longue à se cicatriser; on voyait se former, sur ses bords, des petites pustules grosses comme une tête d'épingle, renfermant une goutte d'un pus épais, comme celui que l'on trouvait dans les boutons des mulets.

La nature exacte de cette affection étant alors inconnue, car Carougeau n'avait pu encore identifier par les cultures la maladie des mulets, le malade ne fut pas soumis à l'iodure de potassium, mais, malgré l'absence de culture, étant donnés les caractères des lésions observées chez le malade, et, d'autre part, la nature du champignon, qui fut plus tard isolé de cette pseudo-lymphangite épizootique des mulets, on peut, avec Carougeau, affirmer la sporotrichose.

Fontoynont (1), de son côté, a bien observé à Madagascar des affections manifestement mycosiques, qu'il croit pouvoir rattacher à la sporotrichose, sans avoir pu en faire jusqu'ici la démonstration microbiologique.

Houdart (2) a signalé, en Tunisie, un cas de sporotrichose paratropicale, avec lésions graves des muqueuses nasale et pharyngée, caractérisées par des ulcérations végétantes. Le parasite n'a pas été identifié.

Sporotrichoses Asiatiques.

Castellani (3) a rapporté, très succinctement d'ailleurs, deux cas de *sporotrichose généralisée* de Ceylan, qu'il attribue à un nouveau parasite, le *Spor. Indicus;* mais de Beurmann pense, d'après la description qu'en a donnée l'auteur, que ce champignon ressemble de très près au *Spor. Beurmanni.* Cette description est d'ailleurs très courte. Dans les cultures, dit Castellani, les filaments mycéliens paraissent un peu plus épais que ceux du *Spor. Beurmanni;* ils ont de 2 à 3 μ de large. Les spores rondes présentent de 3 à 5 μ de diamètre; les spores ovales ont de 4 à 5 μ de long sur 3 à 4 μ de large. Sur gélose maltosée, les colonies prennent des teintes diverses, grises, brunâtres ou franchement noires.

Au Tonkin, Seguin (4) a observé un Européen atteint d'une

(1) *Bullet. de la Soc. méd. de Madagascar*, 1909.
(2) *Tunisie médicale*, 1912.
(3) *Journal of tropical medecine*, 1908.
(4) *Bullet. de la Soc. médico-chirurg. de l'Indo-Chine*, 1910.

mycose généralisée, qu'il croit être de la sporotrichose. Le malade entre à l'hôpital d'Hanoï le 20 juillet 1910, avec le simple diagnostic de fièvre. On constate à l'entrée un état saburral très prononcé des voies digestives, des vomissements, et de la diarrhée bilieuse; la température est de 39°2. L'abdomen est ballonné, le foie diminué de volume. La rate, très volumineuse, descend jusqu'au niveau de l'ombilic et se dessine nettement sous la paroi abdominale. On constate en outre des signes très accusés de congestion pulmonaire aux deux bases, plus accentués à droite.

L'examen du sang est négatif au point de vue des hématozoaires, et la quinine se montre inefficace.

La formule leucocytaire indique une polynucléose très prononcée, qui pourrait faire penser à un abcès du foie, mais on ne trouve aucun signe objectif de suppuration hépatique.

D'autre part, le séro-diagnostic de Widal étant négatif, le diagnostic reste tout à fait incertain.

Le 26 juillet, la congestion pulmonaire s'est accentuée à la base droite : crachats rouillés contenant une flore microbienne variée, mais sans bacilles de Koch ni pneumocoques. Traces d'albumine dans les urines, état général mauvais. Les signes de congestion pulmonaire s'atténuent progressivement, mais les crachats restent abondants et dégagent une odeur très désagréable.

Une éruption d'apparence furonculeuse, généralisée mais non confluente, se montre le 13 août. Puis apparaissent, disséminés sur toute la surface du corps, les uns dissimulés sous la peau saine et perceptibles seulement au toucher, les autres faisant une saillie légère sous les téguments violacés, des petits nodules intradermiques et hypodermiques de consistance gommeuse.

Quelques jours après, le malade attire l'attention sur une nouvelle manifestation cutanée, apparue au niveau du pli inguino-scrotal gauche, et qui consiste en une tuméfaction limitée de la peau, sous la forme d'un placard violacé de 6-8 centimètres de long sur 4-5 centimètres de large. La surface de ce placard se recouvre de petites pustules, qui laissent bientôt écouler un pus jaunâtre bien lié, et ultérieurement un peu de sérosité sanguinolente. Sur le pourtour de cette plaque éruptive, et empiétant sur la racine des bourses, on voit des petits nodules indurés, de couleur violacée, qui ne tardent pas à suppurer. L'ensemencement du pus de ces nodules sur les milieux usuels ne donne que des colonies de staphylocoques.

Mais l'examen microscopique des crachats fait découvrir à ce moment des cellules oblongues, homogènes, d'environ 2 μ sur 3 μ et présentant toutes les apparences de spores cryptogamiques.

On songe alors à une mycose possible et le lendemain on ensemence sur gélose de Sabouraud le pus d'un nodule aseptiquement ouvert à la lancette, et, sans attendre le résultat de l'ensemencement, on prescrit l'iodure de potassium.

Dès le lendemain, dit l'auteur, la température baisse d'un demi-degré et tend progressivement à revenir à la normale. En même temps, sous l'influence de cette médication, se produit une amélioration très nette et rapide de l'état général. Le malade commence à s'alimenter; les signes de congestion pulmonaire disparaissent graduellement, l'expectoration diminue et perd complètement son odeur fétide. L'éruption cutanée, furonculoïde, et le placard inflammatoire de la région inguino-scrotale disparaissent en quelques jours, et le malade quitte l'hôpital le 12 septembre, complètement guéri.

Les cultures ont fourni un champignon du genre *Sporotrichum*, dont l'auteur n'a pu déterminer l'espèce.

Cette observation de sporotrichose disséminée, à petites nodules multiples, est intéressante à la fois par la durée tout à fait inusitée de la fièvre et par la localisation pulmonaire prolongée du parasite.

De son côté, Ferris (1) a observé, également au Tonkin, un cas de sporotrichose mortel, à détermination pulmonaire exclusive, sans aucune localisation cutanée ou sous-cutanée du champignon pathogène. Le malade présentait, surtout du côté droit, des signes cavitaires des bases, avec pyopneumothorax; les crachats, extrêmement abondants, étaient purulents et fétides, sans toutefois dégager l'odeur caractéristique du pus de gangrène pulmonaire. On pensa à une pleurésie purulente tuberculeuse ayant produit, par suite de perforation, une caverne secondaire du poumon. L'examen des crachats ayant été complètement négatif, l'auteur eut l'idée de faire des ensemencements sur milieu gélose de Sabouraud. Les colonies, qui apparurent dans les milieux de culture furent reconnues comme appartenant à un sporotrichum. Le malade avait déjà succombé avant l'apparition des colonies.

Bien qu'il n'y ait eu dans ce cas aucune détermination cutanée, nous avons cru devoir rappeler cette observation pour montrer la virulence que peuvent présenter certaines sporotrichoses tropicales.

ANATOMIE PATHOLOGIQUE. — La nature de lésions histologiques, que déterminent les sporotrichoses tropicales, ne paraît pas différer de celles que l'on rencontre dans les maladies similaires des pays tempérés et qui sont longuement exposées dans le récent traité des sporotrichoses de de Beurmann et Gougerot, auquel pourront se reporter ceux que cette partie de la question intéresserait plus particulièrement. Nous rappellerons seulement ici que

(1) *Annales d'hyg. et de méd. colon.*, 1912.

ces lésions peuvent se présenter suivant trois types principaux de réaction histologique : 1° un type épithélioïde, avec présence de cellules géantes, ou type *tuberculoïde* de de Beurmann et

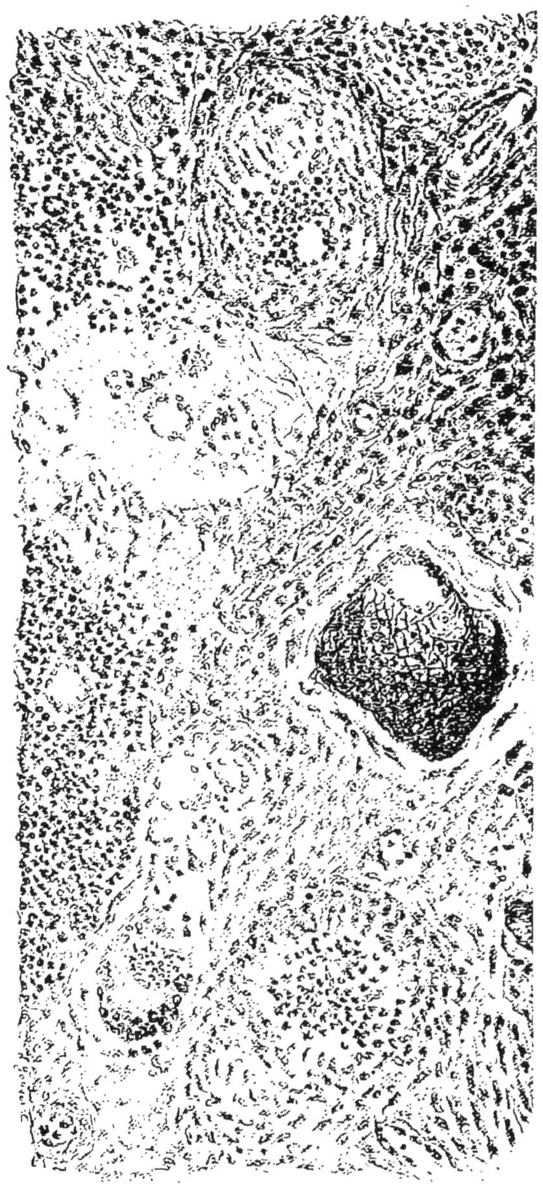

Fig. 30. — Coupe de gommule sporotrichosée (d'après de Beurmann et Gougerot).

Gougerot ; — 2° un type lympho-conjonctif avec abondance de plasmazellen et formation de plasmones, ou type *syphiloïde ;* — 3° un type polymorphe ou *ecthimatyforme.*

DIAGNOSTIC. — L'importance chaque jour grandissante que

prend cette mycose en tous pays, aussi bien que sa facile curabilité, comparativement à celle des lésions tuberculeuses et syphilitiques avec lesquelles on la confond couramment, marquent suffisamment tout l'intérêt qui s'attache au diagnostic, aussi précoce que possible, de la sporotrichose. La détermination de la maladie permet, en effet, de guérir en quelques semaines, par le traitement spécifique ioduré, des sujets qui, abandonnés à eux-mêmes, ou soumis à une thérapeutique inopportune, resteraient porteurs, pendant de longs mois, d'ulcérations repoussantes ou de suppurations interminables, sans compter l'anxiété que procure la crainte de la tuberculose ou de la syphilis, dont le malade se croit atteint.

Rien ne démontre mieux quelles conséquences funestes peut avoir un diagnostic erroné que cette observation si intéressante de Josset-Moure (1) dans laquelle les auteurs font le récit d'un malade qui, atteint d'une lésion osseuse du tibia, prise pour de l'ostéo-myélite tuberculeuse, erra pendant trois années consécutives d'hôpital en hôpital, et qui allait subir, en dernier ressort, l'amputation de la jambe gauche, lorsque parurent les premiers travaux de de Beurmann et Ramond sur les sporotrichoses. On pensa alors à une mycose de ce genre posssible et l'on institua le traitement ioduré; en six semaines, les lésions, considérées comme incurables, avaient rétrocédé.

Comme nous l'avons vu, la sporotrichose a été longtemps confondue, et l'est encore bien souvent de nos jours, avec des maladies générales à détermination ulcéreuse et gommeuse, telles que la tuberculose et la syphilis. Cliniquement, la différenciation est des plus délicates, car, d'une part, les ulcères sporotrichosiques revêtent le plus souvent morphologiquement et histologiquement la forme tuberculoïde, de même que les gommes sporotrichosiques affectent si bien le type syphiloïde que la confusion clinique est tout à fait explicable.

On se basera, d'une manière générale, pour pencher vers la mycose, sur la multiplicité habituelle des lésions, sur leur indolence ordinaire, sur l'absence d'adénopathie, dans la forme gommeuse disséminée, et sur la conservation d'un bon état général dans la sporotrichose cutanée simple, sans détermination viscérale, malgré des manifestations ulcéro-gommeuses parfois très étendues. Mais il faut bien reconnaître que ce sont là des signes différentiels plutôt négatifs, et que le diagnostic a ici, tout particulièrement, besoin du contrôle du laboratoire.

En ce qui concerne les lésions des muqueuses, on pourrait les confondre : 1° avec la tuberculose ulcéro-végétante ; mais cette der-

(1) *Bullet de la Soc. méd. des hôpitaux de Paris*, 1908.

nière comporte toujours une adénopathie de voisinage, détermine une dysphagie très accentuée, et coïncide presque toujours avec des lésions pulmonaires révélatrices; — 2° avec la syphilis tertiaire; on se basera sur les antécédents, sur l'aspect spécial des ulcérations spécifiques, à bords nets, entourées d'une zone rouge sombre, et à fond jaunâtre, et l'on pratiquera la réaction de Wassermann; — 3° avec l'épithélioma; on se guidera sur l'âge du sujet, l'engorgement des ganglions voisins, les douleurs très vives, les sécrétions sanieuses et fétides, les modifications rapides de l'état général, etc. Un des bons signes différentiels est la coexistence à peu près constante de gommes sporotrichosiques cutanées et sous-cutanées.

Il existe, dans les pays chauds, une affection nodulaire avec laquelle on pourrait confondre la sporotrichose : ce sont les nodosités articulaires, autre mycose due au *Discomyces Carougeau*, Dans cette discomycose, les nodosités sont également disséminées, mais on remarquera qu'elles sont toujours groupées autour des articulations, qu'elles ont une évolution beaucoup plus lente, et que le pus de ces nodules contient des grains formés de filaments mycéliens, bien différents par conséquent de sformes parasitaires courtes oblongues qu'affecte le *Sporotrichum* dans les tissus.

Il paraît également impossible d'établir une confusion avec le Pied de Madura, presque toujours localisé à un membre inférieur et dont le pus contient des grains mycéliens.

Quant à l'*hémisporose* de Gougerot et Caraven, comme elle n'a jamais encore été signalée dans les pays tropicaux, il ne semble pas que, pour le moment, il y ait lieu d'en faire état.

Diagnostic microbiologique. — Dans les lésions et dans le pus sporotrichosiques, les formes parasitaires sont assez rares et, en outre, leur aspect bactériforme, en navette, leur enlève tout caractère pathognomonique. La méthode de l'examen direct des produits pathogènes est donc ici le plus souvent insuffisante. On pourrait cependant avoir recours à un artifice imaginé par Monier-Vinard et basé sur ce fait d'observation que, dans le pus conservé en tube stérilisé, le champignon continue non seulement à vivre, mais encore à prospérer; si donc, au bout de quelques semaines de conservation de ce pus à la température du laboratoire, on fait des frottis, on trouvera le parasite en abondance. Cette méthode est malheureusement un peu longue.

Bien supérieure et bien plus rapide est la méthode si ingénieuse de Gougerot, dite *procédé de la coulée de pus sur le verre sec*, dont voici la technique.

Lorsque l'on ensemence directement, sur milieu de Sabouraud, du pus sporotrichosique, les colonies n'apparaissent que du quatrième au sixième jour et ne deviennent caractéristiques qu'entre le sixième et le douzième jour, ce qui représente du temps perdu pour le diagnostic et le traitement. Avec la technique de Gougerot, le diagnostic peut se faire en deux ou trois jours.

Avec une pipette chargée de pus prélevé aseptiquement, on ensemence d'abord, pour l'identification ultérieure, la surface d'un tube de gélose inclinée de Sabouraud, puis, immédiatement après (voir la figure ci-contre), on laisse couler une traînée de pus P sur le verre sec en face de la gélose et dans la rigole E que limitent la surface plane de la gélose et la paroi sèche concave du tube. Ce dernier, bouché à la ouate et non capuchonné, est placé à l'étuve à 22°. Les traces de gélose fondue, qui sont restées adhérentes au verre sec suffisent, à nourrir le parasite, qui rapidement va former des petites colonies visibles au microscope dès le deuxième ou le troisième jour. On examine alors la traînée de pus sur le verre sec avec l'objectif sec n° 4 et l'oculaire 6 ou 8, en ayant soin d'incliner le microscope à 45°, de caler le tube sur la platine avec des boulettes de cire. Quand on a repéré le point favorable, au moyen des vis latérales de la platine mobile, on explore méthodiquement de haut en bas la traînée de pus. Si l'on découvre des étoiles parasitaires C, le diagnostic de la mycose est certain. La diagnose spécifique pourra être faite ultérieurement au moyen des cultures sur milieu d'épreuve.

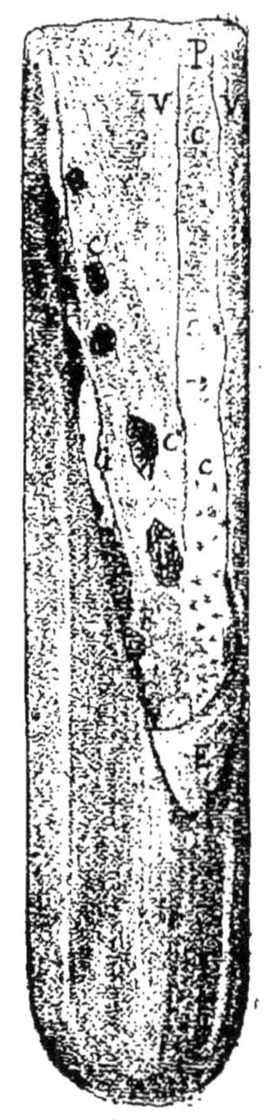

Fig. 31. — Diagnostic rapide de la sporotrichose par la culture, grâce à l'artifice de la coulée de pus sur le verre sec (Technique de Gougerot).

Diagnostic par les réactions humorales. — Dans les tissus, les champignons pathogènes en général, et les sporotrichoses en particulier prennent des *formes dégradées* qui les rapprochent beaucoup des bactéries.

Jusqu'à ces derniers temps, on opposait les bactéries, qui agissent par leurs sécrétions toxiniques, aux champignons, qui n'exercent qu'une action mécanique, mais bien des faits nouveaux sont venus démontrer que ces derniers parasites sécrètent des toxines au même titre que les bactéries, et qu'entre ces deux groupes de microorganismes, reconnaissant d'ailleurs une même origine végétale, il n'y avait, dans le pouvoir toxinique, qu'une question de degré. Roger a pu extraire des cultures de l'*Aspergillus fumigatus* une substance paralysante, et Lucet une toxine hyperthermisante. Bruno, Bloch pour les cultures des trichophytons, Charrin et Roger pour celles du muguet ont montré que la trituration de ces champignons donnait des substances toxiques. La mort rapide et les néphrites observées après inoculation expérimentale aux animaux de laboratoire indiquent bien, comme le dit de Beurmann, que beaucoup de champignons pathogènes n'agissent pas seulement par action mécanique, mais qu'ils possèdent un pouvoir toxique.

En ce qui concerne plus particulièrement les sporotrichoses, Gougerot et Blanchetière ont montré qu'il existait une *sporoéthérine*, une *sporochloroformine* et des *toxines solubilisables :* extraits acétique, alcalin, alcoolique, tout à fait comparables à ceux qu'Auclair a retirés du bacille tuberculeux et Boidin du bacille charbonneux. A vrai dire, aucun champignon connu ne peut fournir des toxines solubles analogues à la toxine diphtéritique ou à la tuberculine ; ce qui prédomine, *in vivo*, ce sont les toxines adhérentes, les *endotoxines* solubilisables et diffusibles dans certaines conditions.

Partant de ce principe de pathologie générale que toute toxine versée dans l'organisme vivant provoque la formation d'anticorps, c'est-à-dire des réactions humorales, Widal et Abrami (1) ont découvert, dans le sérum des sporotrichosiques, comme dans celui des actinomycosiques, une *agglutinine* et une *sensibilisatrice* vis-à-vis des spores du sporotrichum. Ils ont alors proposé une méthode de diagnostic analogue à la séro-réaction Eberthienne et qu'ils ont dénommée la *sporo-agglutination*. La technique indiquée par ces auteurs consiste à prendre une culture sur gélose vieille d'un mois, à la broyer dans un peu d'eau physiologique, de manière à obtenir un liquide contenant en suspension des spores et des débris mycéliens. Par filtration sur papier buvard mouillé, on se débarrasse de ces derniers fragments et l'on obtient un filtrat ne contenant que des spores qui, grâce à leurs dimensions, traversent aisément le papier. On procède avec ce filtrat comme avec une culture en bouillon de bacille d'Eberth, suivant la réaction classique de Widal, c'est-à-dire que l'on y ajoute du sérum du malade, de façon à faire des dilutions au 1/20e, au 1/50e, au 1/100e, au 1/200e, etc. Au bout de vingt à soixante minutes, les spores se trouvent agglutinées en amas caractéristiques. Le taux de l'agglutination est élevé et peut aller jusqu'au 1/800e. Il existe, il est vrai, des co-agglutinines, des agglutinines de groupe ou de famille ; en d'autres termes, le sérum de malades atteints d'autres infections mycosiques, telles

(1) *Annales de l'Inst. Pasteur*, 1910.

que l'actinomycose, les discomycoses, peut agglutiner les spores de sporotrichum, mais à des taux beaucoup plus faibles, qui ne dépassent pas 1/150e.

Les mêmes auteurs ont proposé d'appliquer au diagnostic de la sporotrichose la *réaction de fixation*, suivant la méthode Bordet-Gengou, en employant comme antigène une émulsion de spores provenant de cultures.

De leur côté, Pautrier et Lutembacher (1) ont essayé la *sous-cutiréaction*, c'est-à-dire l'injection sous-cutanée de toxine sporotrichositique ou *sporotrichosine* obtenue des cultures du champignon en milieu liquide ; tuées, broyées et stérilisées ; mais, après expérience, cette réaction s'est trouvée ne comporter qu'un faible degré de spécificité.

De Beurmann et Gougerot (2) ont alors proposé de substituer à cette méthode l'*intra-dermoréaction*, qui consiste à injecter, *dans l'épaisseur* du derme, une goutte de sporotrichosine. On éviterait ainsi toute réaction générale, et on obtiendrait, dans les cas positifs, au point de la piqûre et dans les 48 heures qui suivent, une réaction locale sous la forme d'un nodule rouge, induré et sensible, entouré d'une auréole œdémateuse violacée.

Restent enfin les inoculations aux animaux de laboratoire, mais ce procédé est assez infidèle. Pour réussir, il faut employer des cultures suffisamment virulentes et des animaux très sensibles, comme le rat blanc ou la souris blanche, qui, inoculés simplement à la patte, comme pour la peste, avec quelques gouttes de pus, prennent une infection généralisée, entraînant le plus souvent la mort dans un délai de deux ou trois mois.

Le singe réagit et présente des lésions locales, après inoculation par scarifications au niveau des paupières.

Le cobaye adulte se montre à peu près réfractaire ; on pourra utiliser cette particularité pour faire, dans certains cas délicats, le diagnostic différentiel entre la sporotrichose et la tuberculose. Le cobaye nouveau-né est au contraire assez sensible ; par inoculation intrapéritonéale de pus sporotrichosique, on détermine d'ordinaire une légère péritonite fibreuse avec gommes intra-hépatiques et parfois granulations pulmonaires.

PRONOSTIC. — La sporotrichose cutanée et sous-cutanée, étant compatible avec la conservation d'un bon état général, ne présente ordinairement aucune gravité *quoad vitam*, mais, quand elle n'est pas convenablement traitée, elle peut se prolonger pendant des années, et créer, quand elle siège à la face, des difformités incorrigibles. Quand elle se généralise aux viscères, la ma-

(1) *Soc. de dermat. et de syphil.*, 1908.
(2) *Bullet. de la Soc. méd. des Hôpitaux*, 1909.

ladie est beaucoup plus grave et peut devenir mortelle, si le traitement spécifique n'intervient pas en temps opportun.

TRAITEMENT. — Le seul traitement efficace de la sporotrichose est la médication iodo-iodurée générale et locale, que l'on peut considérer comme spécifique.

Traitement général. — Prescrire l'iodure de potassium par la voie buccale, en commençant d'emblée par 2 grammes et en allant progressivement jusqu'à 6 et même 8 grammes, suivant la tolérance du sujet. A. Robin propose la formule suivante:

Iodure de potassium....	100 gr.
Sirop d'écorces d'oranges amères ou de quinquina.......	100 —
Eau distillée.................. ...... 2 g. pour faire	500 cc.

une cuillerée à café contient 1 gr. d'iodure.

Le traitement doit être poursuivi sans interruption jusqu'à disparition des lésions, et à partir de ce moment le malade doit continuer encore pendant au moins quatre semaines à se soigner pour se mettre à l'abri des récidives. On doit savoir que les lésions ulcérées sont plus rebelles au traitement que les formes non ulcérées. Sous l'influence de l'iodure, elles changent rapidement d'aspect, puis elles paraissent rester stationnaires pendant un certain temps, avant que la cicatrisation ne commence à se dessiner.

Pendant toute la durée du traitement, on remplacera, aux repas, le vin par le lait. Pour éviter l'intolérance, Landouzy a proposé d'alterner l'iodure avec ses albumines iodées telles que l'iodomaïsine, à la dose de 3 à 10 granules par jour.

Lorsque se manifestent des phénomènes d'iodisme, il est nécessaire d'user de certains artifices pour faire tolérer le médicament. On prescrira le régime lacté absolu, le bicarbonate de soude à hautes doses, 8 à 10 grammes par jour, ou l'extrait de belladone à la dose journalière de 1/2 à 1 centigramme et l'on pratiquera l'antisepsie intestinale.

On peut encore mélanger l'iodure de potassium aux iodures de sodium et d'ammonium ou recourir aux succédanés iodiques, sirop iodo-tannique et sirop d'iodure de fer. Enfin, dans le cas où, malgré l'emploi de ces divers moyens, le sujet ne peut supporter, par la voie buccale, qu'une dose insuffisante pour assurer la guérison, on prescrira, à titre complémentaire, des lavements quotidiens ou biquotidiens que l'on peut ainsi formuler :

Iodure de potassium......................	3 à 4 gr.
Lait..........	100 —
Laudanum...	VIII gouttes.

Pour un lavement à garder le plus longtemps possible.

On peut encore recourir aux huiles iodées telles que le lipiodol en injections profondes de 2 à 5 centimètres cubes tous les deux jours.

Le mode d'action de l'iodure est assez obscur : il n'agit pas comme bactéricide direct, puisque de Beurmann et Gougerot ont vu le sporotrichum se développer dans des milieux de culture contenant jusqu'à 10 p. 100 d'iodure de potassium. Il ne peut donc agir qu'indirectement renforçant le pouvoir phagocytaire, et peut-être en donnant lieu, par sa décomposition, au contact du parasite à de l'iode naissant.

Traitement local. — Contre les lésions ulcérées on emploiera les attouchements à la teinture d'iode et les pansements avec la solution iodo-iodurée suivante :

Iode	1 gr.
Iodure de potassium	5 à 10 —
Eau	500 —

On aura soin chaque jour, en renouvelant le pansement, d'enlever les croûtes et d'exprimer le pus accumulé sous les bords décollés. Contre les lésions végétantes, il est préférable d'avoir recours à la poudre iodée ainsi formulée :

Talc	50 gr.
Iode pulvérisé	0 — 50
Chlorhydrate de morphine	0 — 10

S'il devient nécessaire d'ouvrir un abcès, on évitera l'incision en raison de la tendance constante à la fistulisation, et l'on videra l'abcès par une ponction suivie de l'injection d'une solution iodo-odurée faible. Dans les cas graves, où le traitement général paraît peu efficace, on injectera une solution de plus en plus forte.

Contre les infiltrations nodulaires, on pourrait pratiquer des injections de solution iodurée à 3 p. 100, rendues indolores par l'addition de gaiacoloïde (Duret), à raison de une injection de 2 cent. cubes par jour jusqu'à ce que l'on ait complètement circonscrit la lésion.

Les *lésions des muqueuses* sont plus difficiles à traiter que la lésion cutanée; on emploiera les badigeonnages avec le collutoire iodé :

Iode	} àâ	0 gr. 50
Acide phénique		
Iodure de potassium		1 —
Glycérine		50 —

et des gargarismes que l'on peut formuler ainsi :

Teinture d'iode		4 gr.
Iodure de potassium		1 —
Sirop de mûres		40 —
Eau	2 g. pour faire	500 cc.

Dans les cas graves, A. Robin conseille de pratiquer, après anesthésie de la muqueuse avec une solution de cocaïne ou de stovaïne au 20e, des attouchements avec la solution suivante:

Teinture d'iode	10 gr.
Iodure de potassium	1 —
Eau	10 —
Teinture d'opium	XV gouttes.

On pratiquerait au besoin la destruction des lésions au galvanocautère.

Quelques auteurs ont proposé l'intervention chirurgicale par la cautérisation, l'excision totale des lésions au bistouri suivie de suture pour obtenir la réunion par première intention. On ne se résoudra naturellement à ces moyens extrêmes que dans les cas graves où le traitement général et local indiqué ci-dessus se montre insuffisant.

Jeanselme a essayé la radiothérapie, qui lui a donné d'assez médiocres résultats.

En définitive, le traitement iodo-ioduré général et local reste le traitement de choix.

BLASTOMYCOSES

Les Blastomycoses sont des affections à détermination le plus souvent cutanée, produites par des champignons unicellulaires de l'ordre des ascomycètes, tribu des Exoascées, dénommés par Franck *Blastomycètes* (βλαστη, bourgeon) pour indiquer que leur développement dans les tissus s'opère par bourgeonnement à la façon des Levures ou Saccharomyces.

En réalité, ce groupement est tout artificiel et ne répond à aucune classification botanique bien définie; il ne désigne pas, comme l'a dit Vuillemin (1), un groupe, une famille fondée sur des affinités généalogiques. Quand nous parlons de Blastomycètes pathogènes, nous exprimons simplement l'idée de *champignons bourgeonnants* souvent assez éloignés les uns des autres.

Des divers genres qui composent ce groupe, les uns, comme les Levures ou Saccharomyces et les Cryptococcus, conservent constamment leur forme ronde, sans former de myceliums, *in vitro* comme *in vivo;* les affections qu'ils déterminent chez l'homme représentent les Blastomycoses proprement dites ou *Saccharomycoses*. Les autres, au contraire, qui tiennent à la fois des Saccharomyces, des Endomyces et des Oïdium, se caractérisent par l'apparition dans les cultures de formes filamenteuses polymorphes; de Beurmann et Gougerot proposent de les appeler *Gymenoma* (ξυμη levure, νημα filament), dénomination qui au-

(1) Nouveau traité de médecine et de thérapeutique de GILBERT et THOINOT, 1909.

rait l'avantage d'indiquer les deux principaux caractères de ces parasites et de les distinguer des genres voisins. Ce sont les agents de la mycose de Gilchrist, que l'on connaît encore sous l'appellation d'*Oïdiomycose*, de *Blastomycose des Américains* ou de *Gymonematose*. A l'exemple de Rubens Duval (1), nous envisagerons donc successivement l'Oïdiomycose de Gilchrist, puis les Saccharomycoses.

Ces divers microphytes, et en particulier les levures, sont très répandus dans la nature, presque autant que les bactéries ; ils vivent en saprophytes sur les végétaux, surtout sur les graines et les fruits. Les occasions ne manquent donc pas, pour l'homme et les animaux, de s'inoculer ces microphytes, et cependant les maladies à Blastomycètes sont relativement rares. C'est que, parmi les innombrables espè-

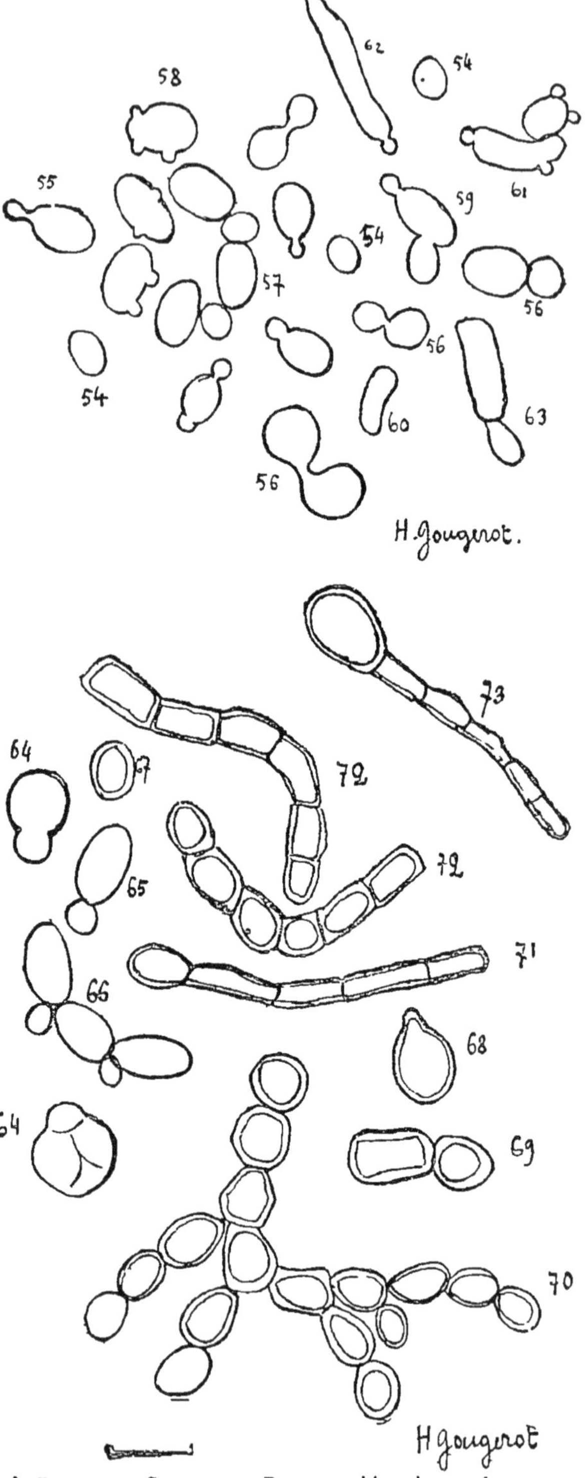

Fig 32. — *Oidium cutaneum* de Beurmann-Gougerot — Remarquable polymorphisme ; transformation de levures en champignon filamenteux et inversement.
De 53 à 63. — Formes levures bourgeonnantes.
De 64 à 73. — Mélange de cellules levures de formes pseudo-filamenteuses et de filaments.

(1) *American dermat. Association*, Washington, 1894.

ces de levures sauvages, le nombre de celles qui sont pathogènes est heureusement assez restreint, et que beaucoup d'entre elles peuvent végéter à la surface de la peau ou des muqueuses sans produire aucune altération appréciable, ou en occasionnant seulement des lésions tout à fait superficielles.

1° Oïdiomycose de Gilchrist ou Blastomycose des Américains. — Cette dernière dénomination de Blastomycose des Américains est assez impropre, car la maladie a été observée également en Europe et au Japon. Elle a été décrite pour la première fois par Gilchrist (1) en 1894 et depuis cette époque la

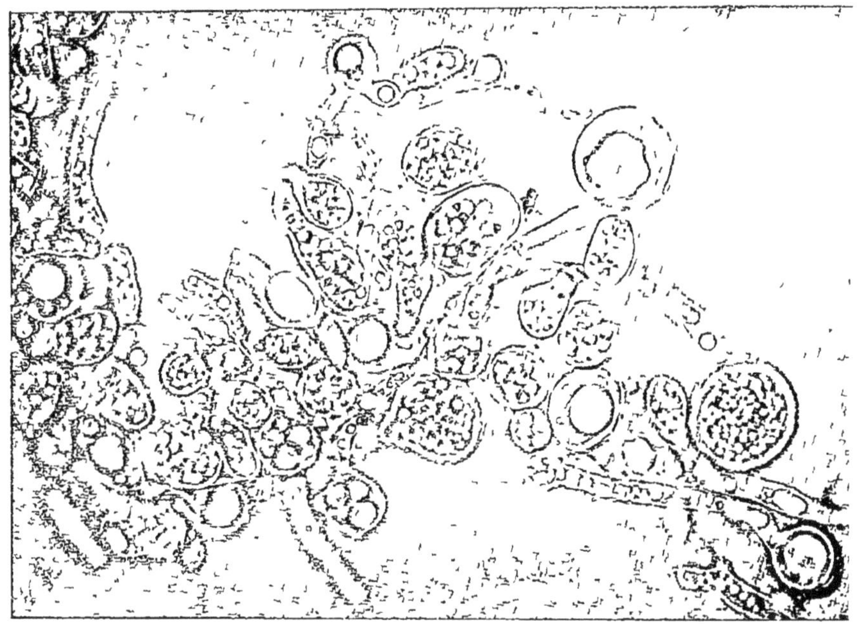

Fig. 33.—Aspect de Gymenoma de Hyon et Montgomery en culture Mélange de formes levures et de formes filamenteuses.

littérature médicale, surtout étrangère, en a enregistré une cinquantaine de cas.

L'Oïdiomycose se manifeste de deux façons différentes, soit par des lésions cutanées, qui peuvent constituer toute la maladie, soit en se propageant ultérieurement aux organes internes, notamment aux poumons (cas de Rixford, de Montgomery, de Ryfkogal et Marrow, de Wermicke et Posadas). Dans d'autres cas, au contraire, l'infection se produisant vraisemblablement par les voies respiratoires, la blastomycose est d'abord viscérale et ne se localise que secondairement à la peau, par généralisation des agents pathogènes (cas de Ormsly et Miller, de Montgomery, etc.).

a) **Dermatite à Blastomycètes ou Dermatite à Cocci-**

(1) *American dermat. Association*, Washington, 1894.

dioïdes. — A peu près spéciale à la classe pauvre, surtout aux ouvriers des fermes, cette affection est le plus souvent consécutive à des piqûres par des corps vulnérants (épines, échardes de bois), qui inoculent les parasites dans la peau.

La lésion initiale, qui se montre de préférence sur les parties

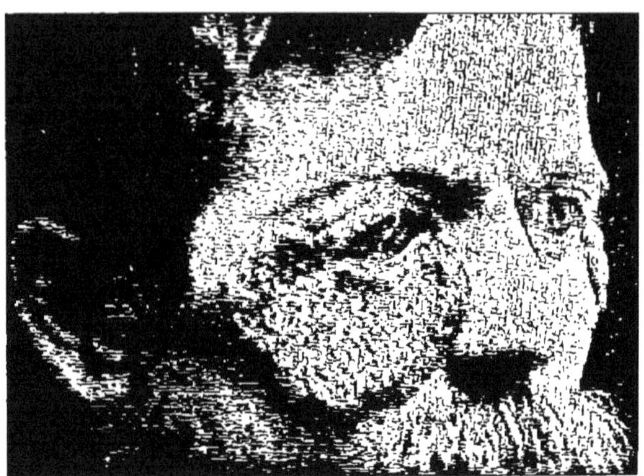

Fig. 34. — Gymonematose Américaine. Dermatite végétante papillomateuse de la face (d'après de Beurmann et Gougerot).

découvertes du corps, est caractérisée par l'apparition d'une papule rougeâtre, qui ne tarde pas à devenir d'abord pustuleuse,

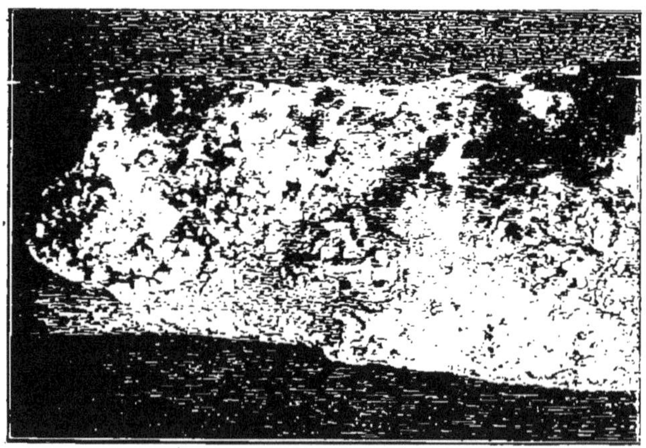

Fig. 35. — Blastomycose de la jambe (d'après Castellani et Chalmers).

puis verruqueuse. Le foyer s'étend lentement et excentriquement, formant une large plaque, dont la surface se recouvre de grosses végétations en chou-fleur, séparées par des sillons étroits, profonds, remplis de pus fétide, qui se concrète en croûtes brunes. Tout autour de cette tumeur végétante, la peau est infiltrée, érythémateuse et parsemée de petits points jaunâtres, qui sont autant d'abcès miliaires.

A mesure que le foyer s'étend, le centre tend à s'affaisser et parfois à se cicatriser ; dans quelques cas, au contraire, il se forme de véritables ulcérations superficielles ou cratériformes.

Par auto-inoculation, de nouvelles lésions apparaissent, qui atteignent fréquemment la face, où elles simulent le lupus. La maladie, essentiellement chronique, procède par poussées inflammatoires, séparées par des périodes de régression ou d'état stationnaire. Ces lésions sont peu douloureuses et ne présentent qu'un retentissement assez faible sur l'état général; plusieurs auteurs signalent cependant un amaigrissement, parfois très marqué, qui, coïncidant avec les lésions verruqueuses de la peau, font penser à la tuberculose.

Lorsque l'affection reste limitée aux téguments, elle n'offre pas de gravité réelle et tend le plus souvent, après un temps variable, mais toujours prolongé, à la guérison naturelle. Le centre s'affaisse le premier, la sécrétion purulente se tarit, les végétations se dessèchent progressivement et finissent par disparaître, découvrant une surface cicatricielle, d'abord épaisse, indurée, entourée d'une zone granuleuse et érythémateuse, qui devient, avec le temps, mince et lisse.

Dans les cas où la maladie se propage aux viscères, elle devient beaucoup plus grave et souvent mortelle; elle reproduit alors, dans sa dernière phase, le tableau symptomatique de la Blastomycose généralisée.

Les parasites se présentent sous l'aspect de corps unicellulaires, sphériques, d'un diamètre variant de 3 à 80 μ, possédant une membrane réfringente à doubles contours, que limite un protoplasme granuleux sans vacuoles et sans noyau apparent. Ils présentent parfois des formes bourgeonnantes, ou, plus souvent, semble-t-il, des inclusions de petits corps arrondis que l'on tend à considérer comme des endospores.

Ce dernier aspect avait trompé les premiers observateurs Posadas et Wernike, qui pensaient avoir affaire à des sporozoaires; pour cette raison, la maladie fut longtemps dénommée *Dermatite à Coccidioïdes*. Mais successivement Buscke, puis Ophüls montrèrent, le premier, que ce parasite cultivait sur des milieux sucrés et s'y développait par bourgeonnement comme les levûres, le second qu'il pouvait aussi fournir, dans les cultures des filaments mycétiens cloisonnés, avec hyphes aériennes, portant des chlamydospores isolées ou en chapelet; il s'agissait donc bien d'une mycose et non d'une maladie à protozoaires. Ces microphytes se rapprochent d'un côté des *Endomyces* par leurs deux modes de reproduction, et d'un autre côté des *Oïdium* par leurs chlamydospores terminales; ils constituent donc un genre ou une espèce à part, que de Beurmann et Gougerot, comme nous l'avons vu, ont proposé d'appeler *Zymonema*. Dans les végétations cutanées, les parasites se trouvent non pas dans les cellules épithéliales, comme les coccidies, mais entourés d'une formation tuberculoïde de réaction, avec cellules géantes et épithélioïdes.

Les premières cultures provenant d'ensemencement direct de

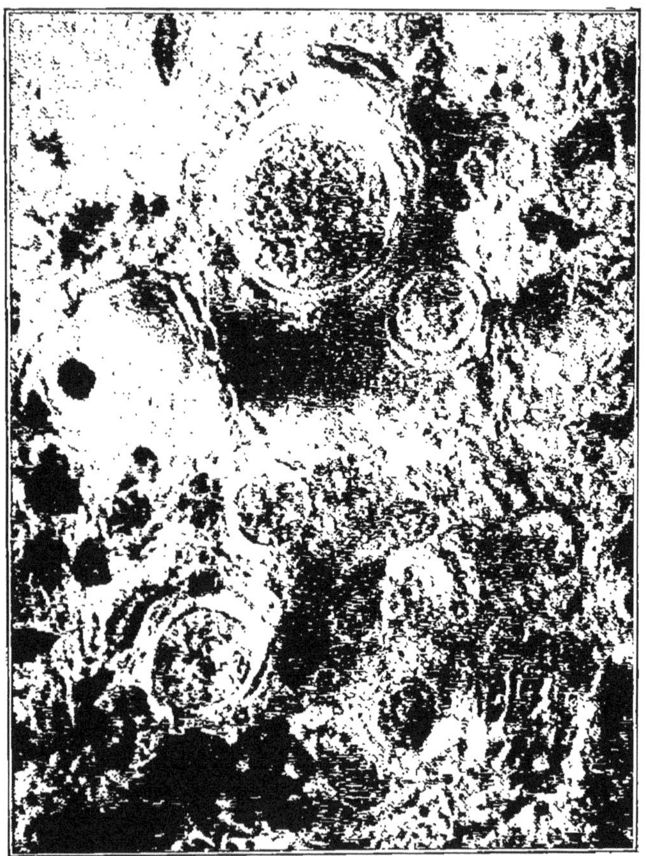

Fig. 36. — Blastomycose. Coupe de gommes montrant plusieurs Blastomycètes avec leurs contours caractéristiques. — Photomicrographie d'après Irom et A. Graham, Journal of infectious diseases, 1906.

produits pathologiques sont toujours longues à se développer. Elles donnent, d'une manière générale, des colonies duveteuses, blanches ou crémeuses ; examinées au microscope, ces colonies montrent tantôt des formes bourgeonnantes, avec de rares filaments mycéliens, tantôt, au contraire, on ne trouve que des formes mycéliennes avec hyphes aériennes.

Manifestations viscérales de l'oïdiomycose. — Les

déterminé[illegible] primitives ou [illegible]

Dans ce dernier [illegible] le siège de phénomènes [illegible] maux; la suppuration de[illegible] l'apparition d'adénopathies [illegible] d'abord sèche, puis accompagnée [illegible] purulente, souvent teintée de sang. [illegible] la fièvre constante avec sueurs nocturnes, [illegible] grissement considérable; les cas de ce genre [illegible] mortels.

Fig. 37. — Culture de blastomycètes dans lesquelles prédomin[illegible] liennes. D'après Irom et A. Graham, Journal of infe[illegible]

Lorsque les manifestations viscérales sont [illegible] dire lorsque l'infection s'est produite par le[illegible] la maladie débute par de la fièvre, de la toux avec [illegible] ptoïques et par des signes de bronchopneu[illegible] éveille le plus souvent l'idée d'une tubercu[illegible] diagnostic reste subordonné à l'examen mi[illegible] chats, qui démontre l'absence de bacille de [illegible] blastomycètes. Ces parasites [illegible] puis ne tardent pas à se génér[illegible] nodules sous-cutanés, qui [illegible] et reproduisent [illegible] tite blastom[illegible]

Parfoi[illegible]

Duval (1), l'affection évolue comme une septico-pyohémie, avec fièvre élevée, frissons répétés, sueurs profuses, phénomènes pleuro-pulmonaires, douleurs osseuses, abcès multiples, tuméfaction des grandes articulations, et le malade succombe avant l'apparition de toute manifestation cutanée.

A l'autopsie, des lésions prédominantes se montrent dans les poumons, sous la forme de petits nodules jaunâtres ou grisâtres, ayant l'aspect de tubercules, quand ils ont une consistance ferme et d'abcès miliaires quand ils sont ramollis; les parasites s'y rencontrent en très grande abondance. Les mêmes lésions peuvent s'observer dans le foie, dans la rate, dans les reins; on note souvent de la suppuration des ganglions mésentériques et des abcès sous-périostés des os des membres.

Le traitement de la mycose de Gilchrist est à la fois local et général. Les placards de dermatites seront traités par le curettage, les cautérisations, les rayons X; en même temps, on administrera l'iodure de potassium, qui, beaucoup moins actif ici que dans la sporotrichose, par exemple, doit être employé à doses élevées, jusqu'à 10 grammes par jour, et prolongées pendant des mois. Quand la mycose se généralise, toute thérapeutique se montre impuissante et la mort est à peu près fatale.

Les Blastomycoses tropicales pas plus que les Européennes ne se prêtent à une description d'ensemble; aussi, vaut-il mieux se borner à citer simplement les observations actuellement publiées.

Zymonématose. — Cette variété de Blastomycose a été signalée au Brésil par Lutz et par Splendore (2); elle se caractérise par des ulcérations et des végétations d'aspect framboisé localisées surtout sur les muqueuses des voies digestives et respiratoires.

Les lésions apparaissent d'abord dans la cavité buccale, au niveau des lèvres, des joues, des gencives, de la langue ou de la voûte palatine, sous la forme de nodules saillants, d'ulcérations peu profondes ou de végétations papillomateuses de 3 ou 4 millimètres de hauteur. Elles sont cliniquement assez semblables aux lésions de la Leishmaniose des muqueuses du Brésil, et le diagnostic entre ces deux affections ne peut se faire qu'avec l'aide du microscope.

Dans quelques cas, les lésions se sont étendues au larynx et au poumon; les malades présentaient tous les signes d'une tuberculose laryngée et pulmonaire : dysphonie, dysphagie, hémoptysie, fièvre vespérale et amaigrissement très marqué.

(1) *Loc. cit.* et *Arch. de pathol.*, 1910. (Mémoire très complet sur les Blastomycoses européennes, en collaboration avec Lædérich.)

(2) *Arch. fur Schiff. und Trop. hyg.*, 1910.

Sur sept malades, on n'a constaté que deux fois des lésions cutanées concomitantes, représentées par des ulcérations irrégulières, peu profondes, recouvertes d'une croûte brunâtre, adhérente, au-dessous de laquelle on trouvait des végétations papillomateuses et bourgeonnantes ; ces altérations étaient à peu près indolentes, mais les ganglions de la région étaient toujours engorgés.

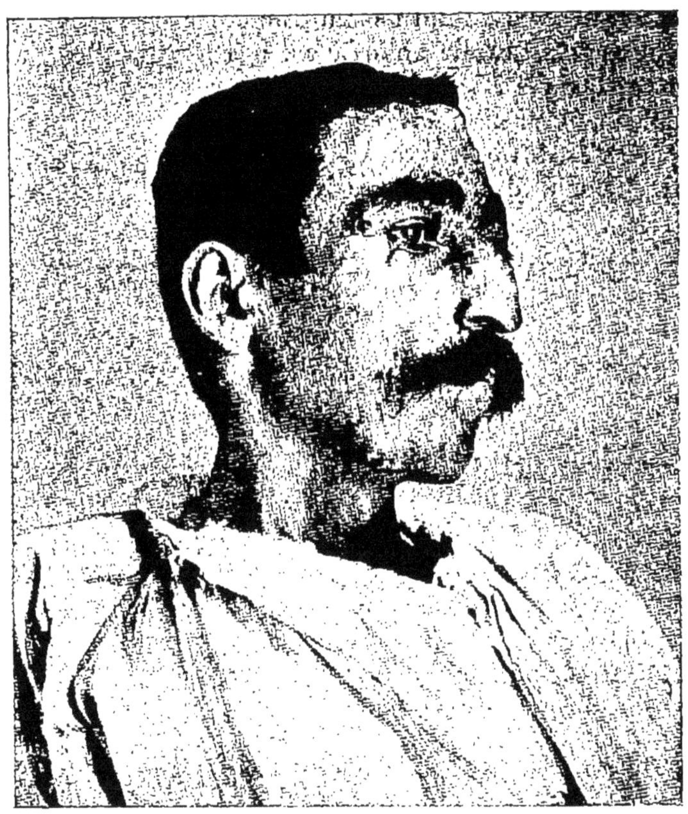

Fig. 38. — Blastomycose brésilienne (Oswaldo Cruz).

A l'examen microscopique, on rencontre des corpuscules globuleux à double contour donnant dans les milieux de culture des formes de levures et de filaments mycéliens. Splendore classe ce champignon dans le nouveau genre *Zymonema*, récemment créé par de Beurmann et Gougerot.

Fontoynont (1), à Madagascar, a noté une espèce nouvelle d'*Eudomyces*, provenant de lésions cutanées, présentant l'as-

(1) Communicat. inédite.

pect d'une large nappe ulcéreuse, siégeant à la jambe, criblée d'orifices fistuleux laissant écouler un liquide séreux, parfois sanguinolent.

Le même champignon a été isolé d'un cas mortel de mycose généralisée survenu chez un Européen. Les premières manifestations de la maladie se montrèrent à l'avant-bras, sous la forme d'une ulcération simulant l'ulcère phagédénique des pays chauds; deux mois après, une nouvelle plaie ulcéreuse semblable se forma au niveau de l'acromion. A ce moment, se déclarèrent des phénomènes de réaction générale : fièvre intense, courbature, anorexie, amaigrissement progressif, etc. ; puis survinrent successivement une angine et une orchi-épididymite. Quelque temps après, le malade fut pris de vomique et de diarrhée purulente, qui déterminèrent la mort ; la perte de poids du sujet depuis le commencement de la maladie avait atteint trente-cinq kilos.

Fontoynont a retrouvé dans tous les produits pathologiques un champignon parasite, qui se montre pathogène pour le lapin et le cobaye en injections intra-péritonéales.

3° Blastomycoses proprement dites ou Saccharomycoses. — Le troisième groupe de Blastomycoses reconnaît pour agent parasitaire soit des *levures*, soit des *Cryptococcus*, très voisins des *Saccharomycoses* par leurs caractères généraux et dont ils ne diffèrent que par l'absence de production ascosporée.

Les diverses modalités cliniques que présentent les Blastomycoses tropicales et paratropicales ne se prêtent guère à une description d'ensemble, qui risquerait d'être confuse et embrouillée ; aussi nous paraît-il préférable de se borner à relater ou à résumer les observations recueillies jusqu'à ce jour.

Blastomycoses africaines. — Nous croyons utile de donner tout d'abord quelques observations de Blastomycoses paratropicales, qui pourront servir de guide dans les recherches, sous les tropiques, de mycoses similaires, peut-être méconnues jusqu'ici.

Cas de Vuillemin et Legrain (1). — Le malade qui fait l'objet de cette observation était un Algérien de 37 ans, qui, en novembre 1898, entrait à l'hôpital de Bougie pour fièvre paludéenne. Trois jours après son entrée, apparaît, sur la face externe de la joue droite, une tuméfaction douloureuse, du volume d'un œuf de pigeon, siégeant au-dessous de la peau, dans le tissu cellulaire sous-cutané. Cette nodosité se ramollit et pointe vers la peau ; on l'enlève et il s'en écoule une sérosité sanguinolente.

Quelques jours après, on voit apparaître un nouveau nodule au-dessous du précédent. Une troisième nodosité apparaît quatre jours plus tard à l'angle du maxillaire inférieur gauche ; elle est très dure et semble faire corps avec l'os.

(1) *Archiv. de parasitol.*, 1900.

Le malade quitte bientôt l'hôpital et ne peut être suivi; il avait maigri de 6 kilos en moins de deux mois.

L'examen direct de la sérosité montra, au milieu d'hématites et de leucocytes, des cellules rondes de *Levures*, et les ensemencements donnèrent d'emblée des cultures pures d'un *Saccharomyces*, qui se distingue des autres levures pathogènes par une coloration rose très marquée de ses colonies, et aussi par certains caractères morphologiques.

Ce parasite se présentait, en effet, sous la forme d'éléments elliptiques de 4 à 5 μ, sur 3 à 4 μ, entourés d'une membrane stratifiée recouverte par une cuticule ponctuée, comme parsemée de granulations, d'où le nom de *Saccharomyces granulatus*. Le protoplasma contenait des granulations chromatiques et une vacuole renfermant une gouttelette de pigment rose; dans les cultures âgées, on pouvait voir quelques éléments allongés en boudin.

Cette levure se multiplie par bourgeonnement, mais elle peut aussi donner des chlamydospores et des endospores; elle représente en définitive une variété spéciale qui a été incomplètement identifiée.

Cas de Conor et Bruet (1). — Cette observation, recueillie à Tunis, concerne un enfant de trois mois, né de parents français, qui présenta tout d'abord, à la partie inférieure de la région occipitale gauche, une petite élevure rouge, acuminée, se terminant par un point blanchâtre et donnant l'impression d'un furoncle banal; ce pseudo-furoncle suppura, mais au lieu de s'acheminer vers la guérison, il se transforma en ulcère.

Quelques semaines après, on sent, dans le voisinage, plusieurs nodules de la grosseur d'une noisette, mobiles, non adhérents. L'un d'eux est fluctuant; on l'ouvre et il s'en écoule une masse caséeuse assez semblable à de la matière sébacée. D'autres noyaux apparaissent au niveau du cou et à la région inguinale gauche; malgré l'incision, les attouchements à la teinture d'iode et des pansements antiseptiques, ils continuent à suinter, sans présenter la moindre tendance à la guérison. L'ulcère occipital primitif ne se comble pas; les bords se décollent et prennent l'aspect chancrelleux.

L'état général est assez médiocre, l'enfant maigrit et dépérit progressivement. Soupçonnant une affection mycosique, on administre l'iodure de potassium, mais le résultat est négatif et l'enfant meurt six mois après le début de la maladie.

Le pus d'une des nodosités prélevé aseptiquement ne montre rien de particulier à l'examen microscopique direct; inoculé à deux cobayes, il ne provoque rien d'anormal chez ces animaux.

(1) *Bull. de la Société de Path. exotique*, 1911, n° 5.

Au bout de trois mois, on les sacrifia et on put constater une hypertrophie notable du foie, qui présentait une surface mamelonnée, une augmentation de volume de la rate avec granulations dans son parenchyme, et de nombreux nodules intra-pulmonaires simulant des tubercules.

Des fragments de pulpe des organes donnèrent des cultures pures d'un microorganisme unicellulaire, arrondi et bourgeonnant rappelant l'aspect de la levure de bière, sans mycélium ni ascopores. La reproduction paraît se faire exclusivement par bourgeonnement, l'optimum thermique est à 38°; à cette température la culture est déjà abondante au bout de 24 heures.

Cas de Kartulis (1). — Kartulis a observé à Alexandrie de nombreux cas d'une Blastomycose spéciale, se différenciant des autres affections similaires connues jusqu'ici par son siège, son évolution et les caractères de l'agent pathogène.

Cette mycose se localise toujours à la région fessière (*Blastomycose fistuleuse de la région fessière*) et n'atteint que les gens de la classe pauvre : charretiers, cochers, marchands de légumes, jardiniers, bateliers, palefreniers, etc. Son évolution est essentiellement chronique, et quand elle est abandonnée à elle-même, elle conduit fatalement, au bout de quelques années, au marasme et à la mort; l'auteur ne l'a jamais vue se généraliser aux organes internes.

La lésion primitive apparaît à 3 ou 5 centimètres de l'anus, sous la forme d'une petite nodosité prurigineuse et douloureuse à la pression, qui est inévitablement prise pour un furoncle. Au bout de quelques jours, la petite tumeur acquiert le volume d'une noisette; sa consistance, d'abord dure, devient de plus en plus molle, et la petite tumeur, complètement ramollie, finit par s'ouvrir spontanément.

Son contenu est un liquide presque incolore, gélatineux, qui présente au microscope des cellules épithéliales, des leucocytes dont quelques-uns éosinophiles et des parasites du type levures.

Bientôt apparaissent, dans le voisinage immédiat, d'autres nodosités semblables à la première; ces lésions n'ont aucune tendance à la guérison et, invariablement, se fistulisent. Le nombre des nodosités s'accroissant sans cesse, il en résulte qu'au bout de quelques années le nombre des fistules devient si considérable que la région fessière a l'aspect d'un crible. La peau de la région est épaissie, pigmentée et d'une dureté ligneuse. Les trajets fistuleux anciens vont profondément dans les tissus, minent la peau pachydermisée et communiquent entre eux.

Au bout de 15 ou 20 ans, le malade finit par succomber dans le marasme.

(1) *Presse médicale d'Egypte*, 1910.

L'examen microscopique du sang a toujours montré une éosinophilie très marquée, qui atteint, dans certains cas, jusqu'à 14 o/o.

L'auteur n'est jamais parvenu à expliquer le mode de contamination, ni cette localisation si particulière. Comme il existe dans les pays chauds des diarrhées à blastomycètes, certains auteurs avaient cru voir une relation entre une affection de ce genre et la localisation périanale de cette Blastomycose, mais Kartulis écarte cette étiologie d'abord parce que les fistules ne communiquent jamais avec l'intestin, et ensuite parce qu'aucun des malades observés par lui n'a présenté d'état diarrhéique.

Dans le liquide des nodosités non encore ouvertes, retiré aseptiquement, on observe constamment la présence d'éléments parasitaires très réfringents, libres ou intracellulaires, de forme ronde ou ovale, délimités par une membrane à double contour, et dont les dimensions varient de 3 à 18 μ. Ce liquide, ensemencé sur divers milieux, ne donna primitivement des cultures que sur pomme de terre; au contraire, les réensemencements furent positifs sur tous les milieux usuels. Sur gélose sucrée, on put ainsi obtenir, dès le troisième jour, une culture abondante, d'un blanc de neige. En bouillon saccharosé, la fermentation était très active.

L'examen microscopique des colonies montrait qu'elles étaient en grande partie formées par des corps globuleux, comparables aux levures, contenant pour la plupart dans leur intérieur, 2 ou 3 cellules filles. On y voyait en outre un mycélium avec chlamydospores et hyphes sporifères. Ces caractères un peu confus n'ont pu permettre à l'auteur de classer exactement le champignon en cause; il conclut simplement qu'il s'agissait d'un *saccharomyces* d'une espèce particulière.

Ce parasite s'est montré complètement réfractaire à l'action médicamenteuse de l'iodure de potassium, et Kartulis n'a eu quelques succès que par une ablation large des parties malades, suivie d'application de greffes.

Cas de Fontoynont (1). — A Madagascar, Fontoynont a eu l'occasion d'observer plusieurs cas de Blastomycose.

Dans le premier cas, il s'agissait d'une femme indigène, qui présentait des lésions cutanées multiples, sous forme de plaies ulcéreuses, cratériformes, laissant écouler, à la manière des mycétomes, des grains de couleur blanc jaunâtre, uniquement formés d'une agglomération de levures, qui formèrent, sur les milieux sucrés, des colonies roses. Le parasite fut plus tard identifié au *Sacch. granulatus* de Villemain et Legrain. Comme les autres observateurs, Fontoynont signale le peu d'action de l'iodure de potassium dans les mycoses de ce genre.

(1) *Bullet. de la Soc. des sciences médic. de Madagascar*, 1909.

L'auteur a retrouvé le même parasite dans deux cas d'angine grave, où le champignon se trouvait associé, pour l'un au bacille de Löffler et pour l'autre au bacille fusiforme de Vincent.

Ce microphyte serait en outre capable de se généraliser, si l'on en juge par cette nouvelle observation. La maladie s'annonça ici par des phénomènes généraux de fièvre, de courbature, d'asthénie; puis apparurent successivement au front, aux épaules, au thorax et aux membres des collections purulentes, qui aboutirent à des ulcérations fistuleuses. De ces trajets fistuleux, les uns superficiels, les autres profonds jusqu'à l'os, s'échappaient des petits grains sphériques légèrement rosés. L'affection dura deux ans et demi et ne rétrocéda que sous l'influence du *bleu de méthylène* employé intus et extra. Dans toutes les lésions, on retrouva le *Sacchar. granulatus.*

Blastomycose Brésilienne. — Miquel Pereiro et Gaspar Vianna (1) ont décrit, sous le nom de *Pyohémie blastomycosique*, un cas de Blastomycose généralisée, observée par eux au Brésil. La maladie débuta par des nodules sous-cutanés suppurés, particulièrement nombreux à la face, puis elle se généralisa, en prénant les allures d'une véritable septicémie, et en provoquant des phénomènes de plus en plus graves : asthénie, amaigrissement progressif, congestion pulmonaire, angiocolite, hépato et splénomégalie, troubles cardiaques, torpeur cérébrale. La malade succomba en moins de quatre mois.

A l'autopsie, on trouva des nodosités suppurées dans presque tous les organes internes, foie, pancréas, poumons, rate, ganglions mésentériques, cerveau, etc.; les grandes articulations contenaient également du pus.

Le liquide retiré de ces diverses collections purulentes montrait, au microscope, de très nombreux éléments parasitaires de forme ronde ou ovale, présentant un double contour, tout à fait comparables à des levures.

Les premières cultures furent difficiles à obtenir et les colonies se développèrent lentement. De couleur blanchâtre, ces colonies se montrèrent formées des mêmes éléments blastomycétiques et, en plus, d'un mycélium fin et cloisonné. Les inoculations aux singes, aux chiens, aux cobayes et aux lapins furent positives.

Les auteurs n'ont pu parvenir à déterminer l'espèce de ce Blastomycète.

Au point de vue clinique, ce cas se rapproche davantage de ceux de Busse-Buschke (*pyohémie chronique avec pseudo-tubercules dans tous les organes*) que de ceux de Hudelo, Rubens Duval et Laederich (*formations gommeuses multiples*).

Blastomycose Asiatique. — Haster a publié l'observation

(1) *Archiv. brésil. de méd.*, 1911.

d'un cas mortel de Blastomycose à foyers multiples, ayant évolué, comme le cas précédent,sous la forme d'une pyohémie chronique. Le malade était un jeune soldat provenant de la Cochinchine.Quelques mois après son arrivée dans cette colonie, le sujet fut pris de diarrhée non dysentérique (probablement *diarrhée à Blastomycètes*) ; peu de temps après, il ressentit de vives douleurs dans la région hépatique. A Saïgon, on pensa à un abcès du foie et le malade fut ponctionné plusieurs fois sans résultats. Evacué sur la France, il entre à l'hôpital de Nancy, où l'on constate des phénomènes pulmonaires, qui font penser à une bacillose.

Au bout d'un mois, il quitte l'hôpital ; il y entre de nouveau deux mois plus tard avec de l'entérite, une anémie intense, des manifestations pulmonaires et une légère douleur hépatique. Durant ce second séjour, le malade présenta, en outre, de la phlébite de la jambe gauche et de l'albuminurie.

Cinq mois plus tard, il entre dans le service du Professeur Bernheim. On constate des signes d'induration des deux sommets, une expectoration rougeâtre, adhérente, sans fièvre, et une anémie intense. On observe en outre dans les régions épigastrique et hypogastrique une *dizaine de nodosités* sous-cutanées, plus ou moins mobiles; la plus grosse est du volume d'une noix; quelques-unes sont douloureuses, aucune ne s'abcède; au bout de quelques jours, plusieurs de ces tumeurs ont régressé ou disparu, tandis que d'autres ont apparu.

Quelque temps après, le malade a une selle sanguinolente, puis une douleur vive, persistante, au niveau du creux épigastrique.

A la partie supérieure de la joue droite, le long du maxillaire inférieur apparaissent deux nouvelles nodosités ; on note dans les aines et dans l'aisselle droite des ganglions hypertrophiés.

Les signes pulmonaires diminuent d'intensité, mais des hémorragies intestinales multiples et abondantes affaiblissent considérablement le malade; une amélioration sensible s'observe ensuite pendant un mois environ.

Au mois de novembre 1907, le malade fut pris d'une crise d'épilepsie; plusieurs crises se produisent alors chaque jour, mais en prenant bientôt l'aspect de crises d'épilepsie jacksonnienne dans le domaine du facial droit. Cet état dure huit jours; la semaine suivante, le sujet est atteint de confusion mentale et conserve quelque temps une légère parésie faciale. Subitement apparaissent ensuite une ptose de la paupière supérieure gauche et du strabisme externe.

Une nouvelle tumeur de la face dorsale du pied gauche produit un œdème intense pendant une huitaine de jours. Durant cette longue maladie, on ne constate jamais d'hyperthermie.

L'état du malade ne fit que s'aggraver les jours suivants, et la mort survint le 18 avril.

La biopsie d'une tumeur sous-cutanée avait permis de diagnostiquer une Blastomycose, et les cultures confirmèrent ce diagnostic. Mais un traitement induré prolongé n'amena aucune amélioration, non plus que l'administration de sulfate de cuivre.

A l'autopsie, on trouva de l'épaississement et de la congestion du duodénum, avec quelques petites ulcérations, cause des hémorragies observées pendant la vie. Le reste de l'intestin était normal.

Les ganglions mésentériques étaient hypertrophiés; quelques-uns étaient suppurés.

Le foie présentait des noyaux fibreux anciens et des abcès récents, dont le pus contenait des levures en abondanee.

La rate était suppurée, avec périsplénite intense.

Les poumons présentaient des lésions chroniques, entre autres de la dilatation intense des bronches, mais surtout une broncho-pneumonie à levures et des abcès multiples. On trouvait, en outre, des adhérences de la plèvre avec petits foyers purulents

Sous la peau, on ne retrouvait plus qu'une tumeur bosselée, de la grosseur d'une noix, au niveau du maxillaire inférieur droit; en plusieurs points cette nodosité était ramollie et contenait des gouttelettes de pus jaunâtre.

Le cerveau et ses enveloppes présentaient les lésions les plus importantes. Du côté des méninges, on remarquait d'abord une petite tumeur de la grosseur d'un pois, située entre la tige de l'hypophyse et la carotide interne à laquelle elle était adhérente. A la base du cerveau, méningite avec fausses membranes très nombreuses, englobant toutes les régions depuis le chiasma optique et le bulbe, envahissant les pédoncules et une partie du cervelet.

A la coupe du cerveau, on remarque d'abord un ancien foyer hémorragique, ocreux, occupant presque toute la scissure parallèle, entre la première et la deuxième temporale droite, puis, à côté, un abcès de 4 centimètres de diamètre. Ces diverses lésions cérébrales expliquent suffisamment les phénomènes nerveux observés au cours de la maladie.

Par ensemencement d'un fragment de tumeur sous-cutanée prélevée par biopsie, on a obtenu d'emblée, en culture pure, une levure qui, malheureusement, n'a pas été identifiée, et l'on ne peut même affirmer s'il s'agissait d'un vrai *Saccharomyces* ou d'un *Cryptococcus*.

Sur milieu de Sabouraud, en tube incliné, cette levure forme une strie blanc jaunâtre, composée de colonies opaques régulièrement arrondies. Le développement est très lent sur pomme de terre ordinaire, et ce n'est qu'au bout de cinq à six jours que l'on aperçoit un fin semis de colonies punctiformes. Sur pomme de terre glycérinée, les colonies prennent un aspect luisant, avec dépôt abondant au fond du tube; la teinte devient brunâtre en vieillissant.

Le pouvoir fermentatif de ce parasite est nul vis-à-vis du maltose et du lactose ; il est, au contraire, très actif dans les milieux contenant du glucose et du lévulose.

Castellani a observé à Ceylan une variété d'intertrigo des régions inguino-scrotales et des aisselles, dans laquelle il a trouvé une levure d'une espèce nouvelle qu'il dénomme *Saccharomyces Samboni*. Cette levure est représentée par des cellules arrondies de 6 à 8 μ de diamètre, poussant facilement sur les milieux usuels en donnant des colonies blanchâtres.

Le même auteur a isolé, en 1908, un autre *Saccharomyces* qui serait l'agent d'une séborrhée du cuir chevelu, assez fréquente chez les enfants et qu'il appelle *Pityrosporum Cantlei*, en raison de sa ressemblance avec le *Pityrosporum ovale* de Bizzozero, agent probable, d'après Malassez et Sabouraud, du pityriasis du cuir chevelu.

Strong, puis Phalen et Nichols ont observé aux Philippines des cas assez nombreux de dermatoses à Blastomycètes. D'après ces derniers auteurs (1), les Blastomycoses y présenteraient trois formes principales, avec des types intermédiaires : une forme légère, une forme moyenne et une forme grave, qui se rapportent sans doute à des espèces différentes, encore mal déterminées, de Blastomycètes.

La forme légère ressemble à une trichophytie cutanée ; elle se caractérise par l'apparition, en différents points du corps, de plaques rouges et squameuses à contours polycycliques et légèrement surélevés, qui ne se distinguent des placards de l'herpès circiné que par des démangeaisons moins vives et par une induration plus grande de la peau.

La deuxième forme, de beaucoup plus fréquente, consiste en vastes plaques éruptives, à contours surélevés et très irréguliers, mais très nettement circonscrits, présentant un centre rouge et squameux et des abcès miliaires à la périphérie; ces plaques sont susceptibles de s'ulcérer. Les lésions histologiques de la peau, dans les cas de ce genre, sont constituées par un épaississement des couches épidermiques et par une augmentation de volume des papilles du derme, avec infiltration de leucocytes polynucléaires et de cellules fixes du tissu conjonctif.

Dans la troisième forme, qui rappelle la Blastomycose Américeine de Gilchrist et Stoks, on voit apparaître, en divers points du corps, des nodules gommeux, qui se ramollissent, suppurent,

(1) *Philippine Journal of science*, 1908.

forment des ulcérations rebelles et simulent la sporotrichose, la syphilis et la tuberculose cutanées. L'évolution de ces gommes est accompagnée de fièvre et de phénomènes généraux assez graves. La maladie peut se généraliser et entraîner la mort. Dans les lésions ulcéreuses, les parasites se rencontrent principalement près des bords, inclus dans des cellules géantes.

L'examen microscopique des squames, des croûtes, du pus aussi bien que des coupes, démontre la présence de globules bourgeonnants de forme sphérique ou ovoïde, mesurant de 4 à 10 µ de diamètre et pourvus d'une membrane d'enveloppe très réfringente. Les cultures sont assez difficiles à obtenir ; c'est pour cette raison, sans doute, que les auteurs n'ont pu faire qu'une étude très incomplète de ces parasites.

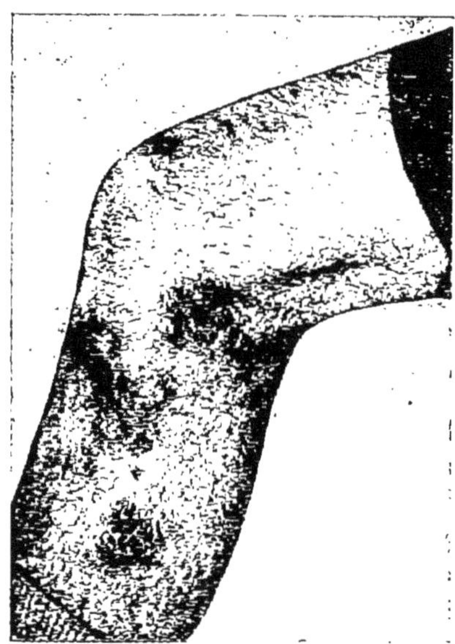

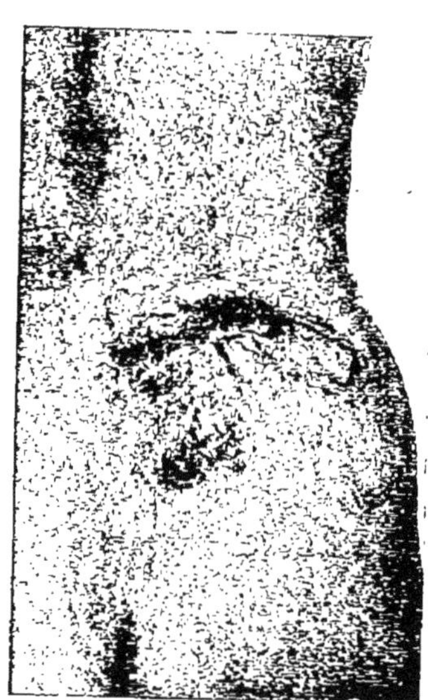

Fig. 39 et 40.— Blastomycose d'après Phalen et Nichols.

Au Tonkin, Legendre et Lucas ont eu l'occasion de voir, chez des Européens, deux cas d'une blastomycose cutanée, dont nous reproduisons l'observation principale.

Chez un homme de 28 ans, vers la fin de l'été apparaît une papule rougeâtre sur l'avant-bras ; successivement apparurent, tout autour de cette lésion initiale, d'autres boutons qui finirent par couvrir une surface quadrangulaire, mesurant 7 × 4 centimètres ; ce placard devint bientôt suintant et se couvrit de croûtelles.

Un peu plus tard, et vraisemblablement par auto-inoculation, un placard de même aspect, bourgeonnant et suppurant, apparut

(1) *Bullet. de la Soc. méd. chirurg. de l'Indo-Chine*, 1912.

au niveau de l'aile gauche du nez ; la peau, épaissie, de couleur violacée, creusée par endroits, provoquait au toucher une sensation rugueuse de peau de crapaud. Dans la narine droite, au niveau de la cloison, se développa une ulcération entourée d'une zone violacée. Ces diverses lésions étaient à peu près indolores.

Malgré l'administration de l'iodure de potassium à hautes doses, la guérison ne put être obtenue qu'au bout de huit mois, en laissant à l'avant-bras une cicatrice déprimée et brillante et sur le nez des cicatrices analogues à celles de la variole.

Les frottis de pus et de croûtes colorés au Giemsa ont permis de constater la présence de corps arrondis, entourés pour la plupart d'une cupule incolore, à double contour, et dont le protoplasma, inégalement teinté en bleu, ne présentait aucune trace de formation nucléaire. Ces parasites, qui se montraient tantôt isolés, tantôt groupés par deux éléments de taille inégale, l'un n'étant qu'un bourgeonnement du premier, donnaient tout à fait l'impression d'une levure en germination ; par exception on trouvait de courtes chaînettes de 4 ou 5 éléments.

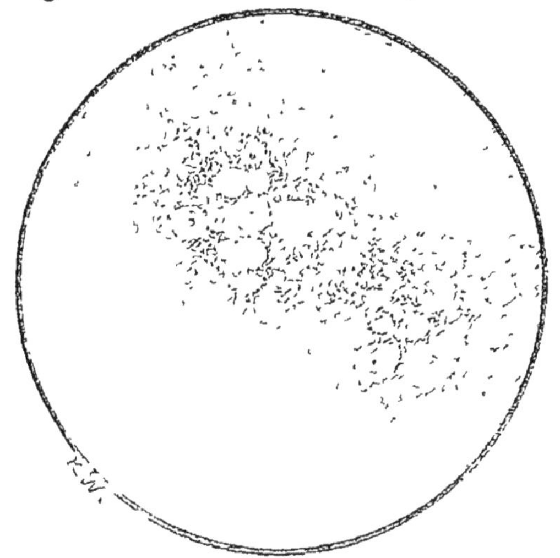
Fig. 41. — *Blastomyces Tonkini.* Culture en bouillon glucosé au 13e jour (d'après Legendre).

L'ensemencement des produits pathologiques ne donna de résultats que dans le bouillon glucosé à 4 o/o ; les premières cultures furent lentes à se développer. Dans la suite, la culture fournissait en 24 heures un voile mince, gris bleuté, qui tombait sous forme de larmes quand on agitait doucement le tube. Laissé au repos, ce voile s'épaissit et remonte le long des parois en collerette haute de plusieurs centimètres, en même temps qu'il se forme sur le verre un dépôt d'aspect limoneux dans toute la hauteur recouverte par le bouillon. Ce dernier se clarifie en passant de la teinte naturelle de bière blonde à la nuance champagne. Aucune fermentation n'a été observée.

Sur gélose glycérinée, les réensemencements donnèrent de petites colonies blanchâtres qui, par confluence, formaient des plaques d'un blanc de porcelaine. Dans ce milieu, il se produisit une légère fermentation marquée par de petites boursouflures. Les cultures ont été obtenues à la température du laboratoire, comprise entre 27 et 32°.

Examinées au microscope, les colonies étaient formées de globules ronds ou ovoïdes, dont les dimensions variaient, suivant l'âge des cultures, de 0 μ 6 à 3 μ et 4 μ. La mutiplication a paru se produire uniquement par bourgeonnement et les formes filamenteuses ont toujours été absentes. Les inoculations aux animaux sont restées négatives. Legendre a proposé pour ce parasite la dénomination de *Blastomyces Tonkini*.

En définitive, les affections désignées sous le nom général de Blastomycoses sont des plus disparates et ne se prêtent guère, à l'heure actuelle, à une description synthétique, et l'étude mycologique des divers parasites en cause : *Endomyces*, *Sacharomyces*, *Cryptococcus*, est d'ailleurs encore bien incomplète.

Blastomycoses à Cryptococcus. — Il existe, en Algérie et au Sénégal (Thiroux et Teppaz), une lymphangite épizootique des équidés, improprement appelée Farcin d'Afrique, bien qu'elle n'ait rien de commun avec le vrai Farcin des bovidés, et qui reconnaît pour agent spécifique un microorganisme très voisin des levures, le *Cryptococcus* de Rivolta.

Cette blastomycose animale est susceptible de se communiquer à l'homme, comme le démontrent les deux observations suivantes faites en Algérie, et qu'il est utile de faire connaître, car la maladie, bien que non signalée jusqu'ici, peut se rencontrer parmi les individus qui soignent les mulets et les chevaux, dans les pays tropicaux où règne le Farcin d'Afrique.

La première observation de la maladie humaine est due à Brault (1). L'affection s'est dans ce cas traduite par une ulcération du poignet, de deux centimètres environ de diamètre, à bords réguliers, non décollés, mais légèrement érythémateux, à fond lisse et jaunâtre, laissant suinter un pus assez épais. De cette ulcération partaient des cordons lymphatiques d'une teinte rouge sombre, qui s'étendaient sur toute la longueur de l'avant-bras jusqu'au coude, où l'on constatait tout un semis de petites pustules, pour la plupart ulcérées ; les ganglions épitrochléens et axillaires étaient hypertrophiés.

Dans des frottis de pus colorés au Giemsa, l'auteur a pu constater l'existence de nombreux *cryptocoques* de 3 à 4 μ de diamètre, pour la plupart phagocités et dépourvus, de ce fait, de l'épaisse membrane réfringente qui caractérise le *Cryptococcus* de Rivolta.

La deuxième observation, due à Nègre et à Bridré, concerne un vétérinaire d'Algérie qui, ayant une plaie ouverte au pouce

(1) *Janus*, 1910.
(2) *Bullet. de la Soc. de Path. exotique*, 1911.

droit, avait opéré un cheval atteint de lymphangite épizootique. Huit jours après, apparut en ce point un abcès qui, incisé, se cicatrisa lentement, puis s'ouvrit spontanément pour se cicatriser à nouveau. D'autres petites collections purulentes se formèrent dans la même région; comme la première, elles guérirent, puis s'ouvrirent une seconde fois. On vit ensuite apparaître un gros cordon lymphatique, qui, partant de l'extrémité inférieure du radius, aboutissait au pli du coude; comme dans l'observation précédente, on constatait de l'adénopathie des régions épitrochléenne et axillaire. Durant toute cette première période de la maladie, le sujet présenta une fièvre rémittente qui, à plusieurs reprises, dépassa 40°.

Une période d'accalmie survint; les abcès se cicatrisèrent, le cordon lymphatique disparut et la fièvre tomba; mais, au bout de deux semaines de guérison apparente, de nouveaux abcès se forment sur toute la face antérieure de l'avant-bras, qui devient rouge et œdématiée; le cordon lymphatique réapparut en même temps que la fièvre.

L'examen microscopique du pus démontra la présence de cryptocoques pour la plupart intra-leucocytaires, reconnaissables, dans les formes libres, à leur membrane épaisse et réfringente.

Le diagnostic se trouvant ainsi confirmé, les auteurs traitèrent le malade par l'injection intra-veineuse d'arsénobenzol d'Ehrlich, qui auparavant avait déjà donné les meilleurs résultats dans la lymphangite épizootique des chevaux. Trois jours après une injection intra-veineuse de 0 gr. 60 de Salvarsan, tous les abcès étaient guéris et sept jours après le bras avait complètement repris son aspect normal.

TRAITEMENT. — La thérapeutique des Blastomycoses se résume à peu près, comme celle des sporotrichoses, dans le traitement iodo-ioduré employé intus et extra. Mais il est ici beaucoup moins actif que dans ces dernières mycoses; on doit administrer l'iodure de potassium à doses élevées et très prolongées pour obtenir un résultat incertain. Certains auteurs vantent les solutions concentrées de bleu de méthylène en attouchements sur les lésions ulcéreuses. On pourrait également, à l'exemple de Fontoynont, l'administrer à l'intérieur à la dose de 0 gr. 10 à 0 gr. 20 centigr. dans les cas de Blastomycose généralisée. Enfin le succès obtenu par Nègre et Bridré dans un cas de Blastomycose à Cryptocoque avec l'arsenobenzol peut encourager à essayer cette méthode thérapeutique.

BOTRYOMYCOSES

La Botryomycose est une affection parasitaire des équidés, connue sous le nom de funiculite chronique ou maladie de la castration du cheval, et susceptible de se transmettre à l'espèce humaine. Elle se caractérise cliniquement par la production d'une tumeur *pédiculée*, ulcéreuse et bourgeonnante, dont les dimensions peuvent varier depuis le volume d'un pois ou d'une noisette jusqu'à celui d'une tête d'homme.

Cette tumeur, qui porte le nom de *Botryomycome*, est toujours consécutive à un traumatisme; elle apparaît en général sur les parties découvertes du corps. Dans les pays tempérés, elle se montre surtout à la paume des mains, sur les faces latérales des doigts, plus rarement à la face; dans les régions tropicales, en raison de l'insuffisance ou de l'absence de protection par le vêtement et la chaussure, habituelles chez l'indigène, la tumeur botryomycosique peut apparaître au niveau des orteils, de la plante du pied, des membres supérieurs, du thorax, du scrotum, etc.

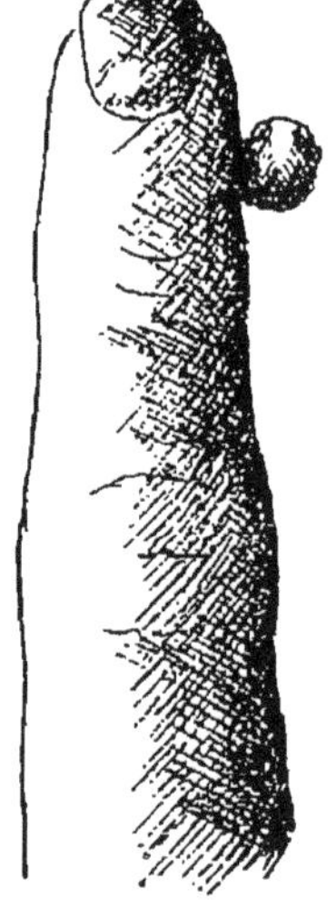

Fig. 42. — Petit botryomycome du doigt (d'après Brault).

En dehors de l'Algérie où, d'après Brault et Legrain, la maladie serait assez répandue, on l'a signalée à Java et dans le Soudan Egyptien.

Le Botryomycome est formé de masses bourgeonnantes très vasculaires, comparables à des bourgeons charnus, de couleur rouge plus ou moins foncé, à surface granuleuse, crevassée par des fissures, qui saignent abondamment au moindre contact. Son caractère constant et pathognomonique est la présence d'un pédicule mince, avec collerette épidermique, que l'on n'aperçoit bien, le plus souvent, qu'en exerçant une certaine traction sur la tumeur; suivant la comparaison de Poncet et Dor, elle a l'aspect d'un champignon avec sa calotte et son pied.

Dans la majorité des cas, la Botryomycose tropicale offre les mêmes symptômes que la maladie classique de Poncet et Dor, que l'on trouve décrite dans les traités de dermatologie. Cependant, à Java, Kayser et Gryus (1) ont observé un cas qui rappelait, à s'y méprendre, le pied de Madura. Le membre était œdématié, déformé et criblé de fistules, d'où s'écoulait un liquide jaunâtre,

(1) *Geneesk. Tijdscdr. voor Nederl. Indië*, 1907.

légèrement sanguinolent, contenant des *grains* formés d'amas de microcoques.

La tumeur botryomycosique ne présente aucune tendance à la généralisation ; elle est indolente et n'a aucun retentissement fâcheux sur l'état général du sujet.

Au point de vue anatomo-pathologique, elle est formée d'un tissu embryonnaire comme les bourgeons charnus, mais d'une

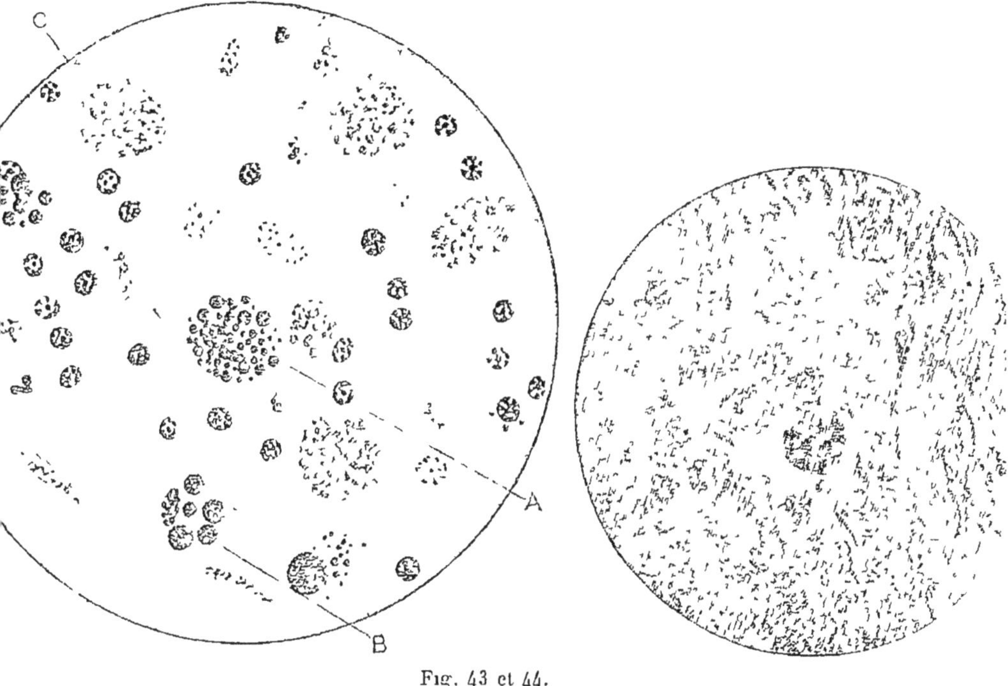

Fig. 43 et 44.

Eléments botryomycosiques (d'après Archibald).
Corps en coccus de différentes dimensions phagocytés.
ments phagocytés.

Cellule botryomycosique (d'après Archibald).

consistance plus ferme. D'après Brault (1), elle serait composée d'un tissu granuleux à stroma fibreux très développé, parcouru par de nombreux vaisseaux embryonnaires. Pour Poncet et Dor, le point de départ anatomique serait une glande sudoripare et la tumeur serait une sorte de fibro-adénome. Gaucher (2) a combattu cette opinion, en faisant remarquer que le Botryomycome peut apparaître en certaines régions du corps, comme les lèvres, dépourvues des glandes de cette nature.

La caractéristique essentielle de la tumeur botryomycosique est la présence constante de petits *grains* d'un jaune pâle, comparables à ceux que l'on observe dans les affections à *Dysco-*

(1) *Archives de parasitol.*, 1901.
(2) GAUCHER, Maladies de la Peau, *in* Nouveau Traité de méd. et de thérapeutique de GILBERT et THOINOT Paris, 1909.

myces, d'où la croyance primitive à une affection mycosique. Mais, plus tard, on découvrit que ces grains contenaient non des filaments mycéliens, mais des amas de coccus prenant le Gram. Certains auteurs, comme Poncet et Dor, Rabe, de Jong, considérèrent ces coccus comme des bactéries spécifiques qui prirent le nom de *Botryocoques*, tandis que d'autres, tels que Kitt, Hell et Brault, assimilant ces parasites à de vulgaires staphylocoques, envisagèrent le Botryomycome comme un simple bourgeon charnu plus ou moins volumineux (*granulome hypertrophique*), implanté dans un foyer de suppuration banale.

Pour Letulle (1), les prétendus Botryocoques ne seraient que des agents d'infection secondaire et ne se rencontreraient que dans les formes suppurées de la maladie. Les véritables agents spécifiques seraient des *Amibes*, et les grains jaunes seraient en réalité formés par le conglomérat d'éléments particuliers en état de dégénérescence hyaline, résultant eux-mêmes de la fusion de cellules *botryomycogènes* nucléées, qui ne seraient autre chose que des Amibes.

Bureau et Labbé (2) croient avoir trouvé ces amibes de Letulle, *Amœba Letulli*, dont il y aurait lieu de distinguer quatre formes différentes.

Plus récemment, Archibald (3), qui a eu l'occasion d'observer huit cas de Botryomycose au Soudan Egyptien, a repris la théorie mycosique. Il a retrouvé dans les grains des amas de Botryocoques ayant l'aspect de grappes de staphylocoques, mais, dans trois cas, ces éléments parasitaires étaient associés à un *streptothrix*. Il émet en conséquence l'hypothèse assez vraisemblable d'ailleurs (4) que la Botryomycose pourrait bien n'être qu'une *streptothricose*, les amas muriformes de pseudo-coccus ne représentant en réalité que les conidies du champignon pathogène.

MYCOSES ASPERGILLAIRES

Les mycoses aspergillaires tropicales de la peau et des tissus sous-jacents comprennent certaines variétés de mycétome, le Tokelau, les Caratés et une Aspergillose particulière de Madagascar, dont on ne connaît jusqu'ici qu'une seule observation.

ASPERGILLOSE DE MADAGASCAR

En 1909, Fontoynont et Carougeau (5) ont publié sous la dé-

(1) *Journal de physiol. et de pathol. générales*, 1908.
(2) *C. R. de l'Acad. des sciences*, 1908.
(3) *Fourth report of the welcome tropical research laboratoires*, vol. A, 1911.
(4) Dans le Pied de Madura à grains rouges, Thiroux et Pelletier ont reconnu que les coccus en zooglies dénommés par Laveran *Micrococcus Pelletieri* n'étaient que des formes granuleuses d'un streptothrix chromogène (*Oospora* ou *Nocardia Pelletieri*) dont ils ont obtenu la culture.
(5) *Archives de parasitologie*, 1910.

nomination d'abcès sous-dermique à répétition de nature aspergillaire, un cas d'Aspergillose observé par eux à Madagascar. Le malade présentait depuis trois ans à la région hyoïdienne droite une collection purulente récidivante et extraordinairement tenace. L'abcès se formait, s'ouvrait, mettait plusieurs mois à se tarir, puis se reformait au bout de quelque temps ; l'évolution se faisait sans grande réaction ni douleurs.

L'affection avait résisté à tous les moyens thérapeutiques essayés jusque-là : drainage, cautérisation, curettage, etc. En l'absence de tout stigmate syphilitique ou tuberculeux, Fontoynont pensa à une affection mycosique. Du pus prélevé aseptiquement dans la poche non encore ouverte, et ensemencé sur milieux sucrés par Carougeau, permit d'obtenir une culture d'un champignon qui fut adressé au Professeur Gueguen, de Paris, en vue de sa détermination spécifique. Le malade, soumis au traitement ioduré, guérit complètement en moins de deux mois.

D'après le savant mycologiste de l'école supérieure de Pharmacie (1), le champignon en cause était un aspergillus d'une espèce nouvelle qu'il dénomma *Aspergillus Fontoynonti.*

Cette mucédinée, dit-il, appartient à ce que l'on appelle les espèces *non fixées ;* c'est-à-dire dont le caractère de fructification conidienne sont primitivement variables, aberrants, et qui ne perdent cette aberrance qu'après une assez longue adaptation aux milieux de culture. Dans le cas actuel, le milieu le plus favorable a paru être la carotte.

« L'Aspergillus ainsi obtenu est toujours de petite taille, la hauteur de ses conidiophores ne dépassant pas 150 à 200 µ. L'appareil fructifère est dressé, subcontinu et se renflant peu à peu de manière à former un filament graduellement dilaté de 14 à 18 µ de diamètre. Le renflement terminal est couvert à son pôle supérieur, et parfois jusqu'à ses deux tiers, de basides généralement un peu divergentes et non parallèles, comme celles de beaucoup d'Aspergillus et de l'A. fumigatus en particulier. Ces basides ont 8 à 12 µ de longueur sur 2 µ environ de diamètre et portent une file de conidies, pouvant comprendre jusqu'à trente éléments. Les chaînettes d'une même fructification, lorsque le milieu est favorable, sont agminées non pas en longs panaches cylindriques, comme dans l'*A. fumigatus*, mais en une masse ovoïde ou irrégulièrement conique, assez semblable à la flamme d'une bougie. Les consdies, vues en masse, sont d'un glauque un peu plus clair que dans les jeunes cultures du *Fumigatus*, et deviennent d'un gris cendre en vieillissant. Elles sont ovales, arrondies de 4 à 6 µ de long sur 3 à 5 µ de diamètre ; la surface en est parse-

(1) *Archives de parasitologie*, 1910.

mée de petites échinules extrêmement fines, nettement écartées les unes des autres et plus ou moins saillantes. »

Le développement n'a pas lieu à 37° et l'optimum cultural se trouve entre 22° et 25°.

TOKELAU OU TINEA CONCENTRICA

SYN. — Tinea imbricata, Solo-Gune (îles Gilbert), Lusung (Bornéo), Pita (île Bourditch), Gago (îles Marchall), Lafo-Tokelau (Samoa), Herpes desquamans (Turner).

DÉFINITION. — On désigne sous le nom de *Tokelau* une dermatomycose des parties glabres de la peau, caractérisée par des soulèvements de l'épiderme en cercles concentriques, d'une régularité géométrique parfaite, tout au moins pendant la première période de son évolution.

HISTORIQUE. — Cette dermatose est connue des Européens depuis les premiers voyages de circumnavigation, qui amenèrent les navigateurs au contact des habitants des archipels de l'Océanie. Le capitaine anglais William Dampier fut le premier à faire mention, dans le récit de son voyage autour du monde, d'une curieuse maladie de peau qu'il avait observée aux îles Mariannes. « Cette maladie, écrivait-il, s'étend en desquamation sur tout le corps et provoque de fortes démangeaisons, ce qui porte à se gratter et à se frotter fortement; il en résulte que l'épiderme se soulève en éclats blanchâtres, comme les écailles d'un petit poisson. Quand on les enlève avec un couteau, cela rend la peau des naturels extraordinairement rude. Aucun des nôtres ne prit la maladie, car nous en étions effrayés et nous nous en éloignions. »

Plus tard, W. Manden, Cook, d'Entrecasteaux signalèrent successivement l'existence « d'hommes-poissons » à Sumatra et aux îles Tonga.

Le commodore Charles Wilker, de la marine des Etats-Unis, a laissé une intéressante description de la maladie observée par lui aux îles Gilbert en 1844. « Il y règne, écrivait-il, une espèce de maladie de peau appelée *Gune* ou *Solo* par les indigènes. A un certain moment, cette maladie ressemble au Ringworm. Elle débute par un petit cercle d'environ un pouce de diamètre, couvert de squames. Ce cercle augmente graduellement d'étendue, et quand il est assez grand, un autre petit cercle se forme dans son intérieur; quand ce second cercle s'est agrandi, un troisième cercle se forme à l'intérieur et c'est ainsi que la maladie progresse.

La première étude médicale du Tokelau fut faite par le Docteur Turner, qui publia sur la maladie, observée par lui aux îles Samoa, un rapport officiel, qui a été analysé par Rochefort dans les *Archives de médecine navale* (1). Il identifia cette dermatose avec le *Gune* des îles Gilbert et la décrivit sous le nom de *herpès desquamans*, comme une affection squameuse « ressemblant à l'ictyhose », avec cette différence que les squames, au lieu d'être disposées sur carré, se forment en cercles concentriques, séparés les uns des autres par une distance d'un quart de pouce. Turner soupçonna la nature parasitaire du Tokelau, mais ne put en découvrir l'agent causal.

Tilbury Fox (2) fut le premier à voir un champignon dans des squames, que lui avait adressées le Dr Mullen, mais la description qu'il en donne ne correspond pas au véritable parasite ; le microphyte, qu'il a cru être l'agent spécifique de la maladie et qu'il a décrit comme tel, n'était, en réalité, qu'un *Mucor* banal accidentellement développé sur les squames au cours du transport. Il conclut que cette mycose n'était qu'une variété tropicale du Ringworm.

Mac Gregor (3), puis Königer (4) semblent bien avoir vu le parasite, mais leurs descriptions sont assez vagues.

C'est à Manson (5) que l'on doit la première étude un peu complète sur la nature de l'agent spécifique, qu'il sépare nettement de celui du Ringworm ou herpès circiné, avec lequel les auteurs précédents l'avaient confondu ; il propose en conséquence de donner à cette dermatose le nom de *Tinea imbricata*, pour bien la différencier de la *Tinea circinata*.

Bonnafy (6), envoyé en mission aux îles Fidji, en 1890, étudia longuement la maladie au triple point de vue clinique, étiologique et thérapeutique, mais, tout en reconnaissant avec Manson qu'on devait la séparer nettement de l'herpès circiné, il ne parvint pas à cataloguer le champignon parasite. Dans les préparations de Bonnafy, Sabouraud crut reconnaître un *Tricophyton ectothrix* à grosses spores, comparable aux Tricophyton Européens d'origine animale. Quelques années plus tard, Tribondeau (7) classe ce microphyte parmi les *Aspergillus* et lui donne le nom de *Lepidophyton concentricum*. Il propose de conserver le terme primitif de Tokelau, qui ne préjuge rien de la nature même de la maladie et qui rappelle simplement le nom d'une des

(1) *Report of the Samoa medical mission*, 1869.
(2) *Tokelau, ringworm and its fungus. Lancet*, 1874.
(3) *Glascow medical journal*, 1876.
(4) *Archives de Virchow*, 1878.
(5) *China custom medical report*, 1878.
(6) Le Tokelau et son parasite, 1 brochure. Paris, 1893.
(7) *Archiv. de méd. navale*, 1901.

îles de l'Océanie où se trouve un de ses foyers les plus anciens. Les conclusions de Tribondeau sur la nature parasite furent ultérieurement confirmées par Dubreuilh, de Bordeaux.

Jeanselme, qui avait observé le Tokelau dans l'Indo-Chine française, vit bien les fructifications aspergillaires, signalées par Tribondeau, mais il conclut simplement que « ces recherches étaient encore à l'état d'ébauche ».

En 1903, Pinoy et Wehmer classent le champignon parmi les Aspergillus et le dénomment le premier *Aspergillus lepidophyton*, et le second *Aspergillus Tokelau.*

Nieuwenhuis, au contraire, se basant sur les caractères culturaux du mycrophyte, l'assimile à un Tricophyton.

Brumpt, dans son Précis de parasitologie, le désigne sous le nom de *Tricophyton concentricum* (R. Blanchard, 1895).

De son côté, Castellani déclare n'avoir jamais vu les fructifications aspergillaires de Tribondeau et prétend que ceux qui les ont rencontrées ont été victimes de la même erreur que J. Fox et ont pris une moisissure banale pour le vrai parasite.

Mais, en 1909, Monzels, dans un cas de Tokelau observé par lui chez un Annamite du Tonkin, dont nous aurons à reparler plus loin, a vu des fructifications aspergillaires très nettes.

DISTRIBUTION GÉOGRAPHIQUE. — Bonnafy considérait le Tokelau comme une affection essentiellement océanienne. Si l'on pointe sur une carte, écrivait-il, toutes les îles de l'Océanie où le Tokelau a été signalé et si l'on circonscrit ces régions par des lignes, on arrive à limiter le domaine géographique de la maladie dans un triangle très allongé, dont la base, orientée à l'ouest, coupe l'île de Sumatra, et dont le sommet atteint à l'Est les parages des îles Tonga et Samoa.

En réalité, le triangle de Bonnafy est loin de délimiter le véritable domaine géographique de cette mycose, qui a été retrouvée bien en dehors de ces limites trop restreintes.

Il semble que, primitivement cantonné dans l'archipel malais et dans les parages du détroit de Malacca, le Tokelau, suivant les migrations vers l'Est et vers le Sud de la race malaise, ait envahi successivement après Java, Bornéo et Timor, la Nouvelle-Guinée, les îles Marianne, Caroline, Salomon, Gilbert, Wallis, Fidji, Tokelau, Samoa, etc. A la faveur des relations commerciales, la maladie s'est étendue à la Birmanie, à Ceylan, à tout le sud de l'Inde anglaise, à l'Indo Chine, à la Chine du Sud et à Formose.

Hirsch avait cru trouver les caractères du Tokelau dans la description qu'avait faite Corre de certaines dermatoses observées à Nossi-Bé ; il suffit, répond Bonnafy, de relire attentivement la note de Corre pour se convaincre que la dermatose parasitaire décrite par l'auteur ressortirait beaucoup plus au pityriasis versicolor tropical ou à l'herpès circiné qu'au Tokelau.

Jusqu'à ces dernières années, cependant, on pensait que eette maladie, était bien spéciale aux territoires continentaux ou insulaires qui baignent l'océan Indien et l'océan Pacifique. Mais, en 1904, Parantros (1) annonçait que le Tokelau existait au Brésil, particulièrement dans les Etats de Goyaz, Minas, Matto Grosso et Sao-Paulo. Ce fait fut confirmé plus tard par Paes-Leme, qui en fit le sujet de sa thèse inaugurale. Ces diverses observations agrandissent singulièrement l'aire d'endémicité que Bonnafy avait limitée entre les 100e et 165e degrés de longitude Est.

En ce qui concerne nos possessions françaises, le Tokelau existe, avec plus ou moins d'intensité, suivant les régions, dans toute l'Indo-Chine. D'après Jeanselme, la maladie est commune dans le delta du Tonkin, sur les bords de la Rivière Noire et du Fleuve Rouge, d'où elle rayonne dans l'intérieur du Yunnam. Elle ne présente que des foyers disséminés en Cochinchine, sur les côtes d'Annam, au Cambodge et au Laos. En Océanie, on la retrouve à Tahiti, où, suivant Tribondeau, elle aurait été importée en 1864 par des indigènes des îles Gilbert, engagés par une Société américaine, qui possédait, sur la côte sud-ouest de l'île, de grandes plantations de coton, de canne à sucre et de café. D'après le même auteur, les autres îles de l'archipel de la Société, les îles Sous-le-Vent et Tuamotu sont restées indemnes.

ETIOLOGIE. — Un des facteurs essentiels de la propagation du Tokelau est le climat ; une atmosphère chaude et humide, avec une température moyenne oscillant autour de 28°, réalise une condition non seulement suffisante, mais encore nécessaire pour la végétation du parasite sur peau.

La race ne paraît avoir aucune influence prédisposante. Si les Européens sont assez rarement frappés, cela tient uniquement aux soins habituels de propreté corporelle qu'ils prennent dans les pays chauds. La malpropreté, en effet, est une des conditions les plus favorables à la pullulation du champignon sur les téguments, c'est ainsi que la maladie sévit avec une intensité extraordinaire, d'après Tribondeau, parmi les Aroraïs des îles Gilbert, qui, n'ayant à leur disposition qu'une quantité très limitée d'eau douce, vivent dans un état de saleté repoussante.

Les deux sexes sont également sensibles à la maladie. Au point de vue de l'âge, le Tokelau paraît respecter d'une manière générale la première enfance, mais, à partir de la sixième année, on peut l'observer jusqu'à l'extrême vieillesse.

On est fixé depuis longtemps sur son caractère contagieux. La contagion peut s'opérer seulement d'homme à homme, par con-

(1) *Journal of tropical med. and hyg.*, 1904.

tact même peu prolongé, comme dans le cas suivant cité par Tribondeau. Un enfant blanc, atteint de fracture de jambe, fut relevé et transporté dans sa famille par des Aroraïs atteints de Tokelau ; peu de temps après apparaissait sur le tronc de cet enfant une première cocarde caractéristique de la maladie.

La propagation de cette mycose paraît cependant s'opérer beaucoup plus fréquemment d'une manière indirecte, ce qui permet d'expliquer la marche irrégulière de la dermatose, qui souvent épargne l'entourage immédiat d'un malade pour aller frapper un sujet habitant dans une case éloignée. C'est par le hasard du contact avec des objets ayant appartenu à l'un de ces teigneux, particulièrement avec les vêtements, que les indigènes échangent volontiers entre eux, que s'opère le plus souvent la transmission. Celle-ci peut encore se produire par l'intermédiaire des nattes, mode habituel de couchage sous ces latitudes chaudes, et Tribondeau en a publié une observation des plus probantes. Un Européen revenant des îles Gilbert sur une goëlette, qui amenait un chargement d'indigènes à peu près tous atteints de Tokelau, contracta la maladie avec sa propre natte sur laquelle, en son absence, un de ces indigènes s'était un jour étendu à l'insu du propriétaire.

Les plaies de toute nature, les excoriations de la peau favorisent grandement la pénétration des germes ; c'est pourquoi l'on constate, chez les natifs, que la mycose débute fréquemment par les membres inférieurs, si fréquemment excoriés chez eux.

ÉTUDE CLINIQUE. — Le Tokelau est une dermatose circinée sèche, à évolution chronique, dont la lésion fondamentale est une sorte de cocarde composée d un *système* d'anneaux concentriques alternativement brillants et sombres.

La période d'incubation, que l'on évalue, en se basant sur les inoculations expérimentales pratiquées par Manson et plus récemment par Tribondeau, est d'environ dix jours.

On voit alors apparaître, au point d'inoculation, une sorte de papule de couleur gris jaunâtre, bien apparente chez les Européens et les indigènes à peau faiblement pigmentée, peu visible, au contraire chez les sujets très bronzés ; cette papule ne tarde pas à se transformer en une vésicule très prurigineuse. Au niveau de cette vésicule, dit Tribondeau, l'épiderme flotte, sous forme d'un feuillet blanchâtre et plissé, à la surface d'un liquide clair et légèrement citrin, dont la quantité est trop faible pour le distendre.

Sous l'influence du grattage, cette vésicule est bientôt rompue. De la calotte hémisphérique, qui formait le sommet de la lésion initiale, il ne reste plus alors qu'une collerette brillante, de 1 à 3 millimètres de large, dont le bord interne, assez régulièrement déchiqueté, est libre et flottant, tandis que, par sa circonférence extérieure, cette collerette se continue avec l'épiderme environnant. Tribondeau compare l'aspect qu'offre à ce moment la lésion à celui d'une ampoule dont on aurait arraché le couvercle épidermique en respectant seulement le mince anneau par lequel elle adhérait à la peau saine.

Ce soulèvement épidermique, une fois amorcé, progresse excentriquement ; le champignon parasite, s'insinuant entre les couches superficielles et profondes de l'épiderme, y produit un véritable clivage. Ainsi, la petite collerette primitive s'étend en largeur, de manière à atteindre, au bout d'une semaine, le diamètre d'une pièce de cinquante centimes. En même temps, sa forme se modifie ; son bord libre se raccourcit, s'épaissit et se découpe de plus en plus profondément, de telle sorte que les franges ainsi produites arrivent à ne plus être reliées les unes aux autres que par une bande extrêmement fine d'épiderme, appelée d'ailleurs à disparaître bientôt.

L'aire cutanée que circonscrit cette sorte de rosace prend une teinte de plus en plus foncée, due au pigment propre du champignon, qui tranche nettement sur l'aspect brillant des franges de la collerette.

Deux semaines environ après le début de la maladie, on voit apparaître, au centre de ce disque sombre, limité par des lamelles nacrées, une nouvelle collerette épidermique qui va se trouver ensuite dans la circonférence de la première. Elle ne succède pas, comme la collerette primitive, à une papulo-vésicule, le processus est ici différent; la formation dérive de l'éclatement, en ce point, de la partie profonde de l'épiderme distendu par la masse mycélienne du parasite toujours grandissant. Cette nouvelle rosace va se comporter comme la précédente et former une deuxième cocarde à zones alternativement sombres et brillantes.

Un peu plus tard, par un mécanisme semblable, une troisième cocarde se forme à l'intérieur de la seconde, puis une quatrième, et ainsi de suite, à la façon, dit Bonnafy, d'une série d'ondes concentriques que provoquerait la chute d'une pierre à la surface d'une eau tranquille.

Quand le *système* du Tokelau est ainsi constitué, il représente une cocarde complexe, formée d'anneaux multiples brillants et squameux, qui alternent avec d'autres anneaux sombres et lisses, d'une manière assez régulière, que Bonnafy a schématisés par une figure rappelant un diagramme floral.

Dans la réalité, les cercles concentriques, qui forment le système, ne sont pas aussi réguliers et équidistants que dans le schéma de Bonnafy. Par épuisement progressif du terrain, les nouvelles collerettes squameuses, qui se forment au centre de la cocarde, apparaissent de plus en plus tardivement et s'étalent plus lentement que les premières. Il en résulte que les anneaux sombres, intercalés entre les anneaux brillants, deviennent de plus en plus larges et qu'ainsi les collerettes squameuses se trouvent de plus en plus écartées les unes des autres.

Pour la même raison d'épuisement du terrain, le nombre de rosaces concentriques que peut former le champignon parasite ne peut être indéfini : il se limite, d'après Manson, à 6 au maximum, tandis que Castellani assure que l'on peut en compter jusqu'à 10.

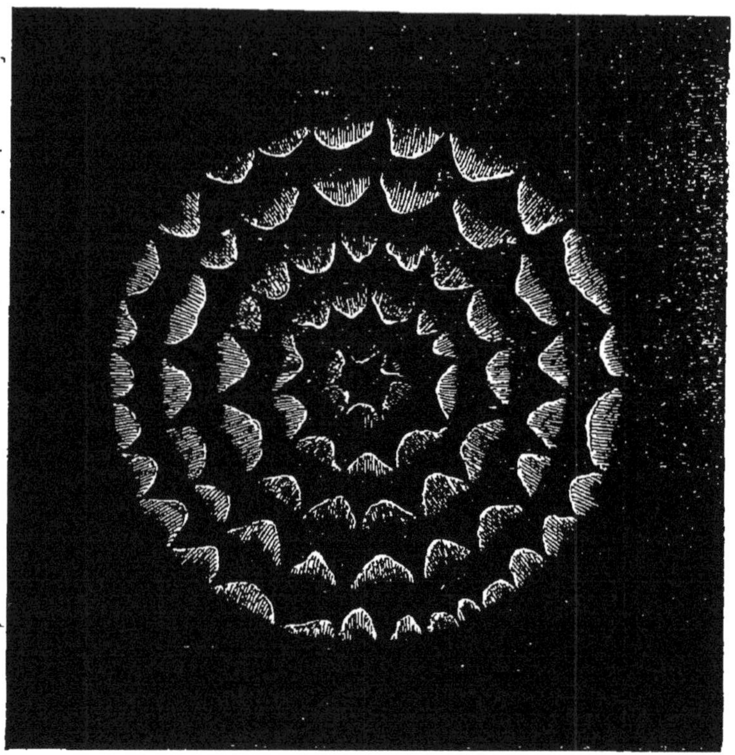

Fig. 45. — Schéma de Tokelau (d'après Bonnafy).

Les anneaux sombres, comme nous l'avons déjà vu, doivent leur teinte spéciale au pigment propre sécrété par le parasite. Quant aux anneaux clairs, d'un blanc parfois si éclatant qu'on peut les distinguer à distance, ils sont constitués par les lamelles du stratum superficiel de l'épiderme qui, séparées par le clivage parasitaire des couches profondes, seules pigmentées, apparaissent, avec leur couleur blanche naturelle, comme des écailles disposées côte à côte, sur la même rangée circulaire.

Toutes ces écailles ont leur bord extérieur adhérent aux téguments, tandis que leur extrémité libre, que l'on peut soutenir avec l'ongle, est tournée vers le centre du système. Aussi, quand on promène son doigt du centre vers la périphérie de la plaque, les écailles successivement soulevées se redressent, ce qui donne une sensation toute particulière de rudesse. Mais, comme le fait justement remarquer Jeanselme, les lignes d'implantation de deux anneaux voisins sont trop distantes les unes des autres pour que ces squames puissent se recouvrir, « s'imbriquer ». Aussi le terme *Tinea imbricata* proposé par Manson est-il impropre et doit être remplacé par la dénomination mieux appropriée de *Tinea concentrica*.

La lésion est extrêmement prurigineuse et le grattage irrésis-

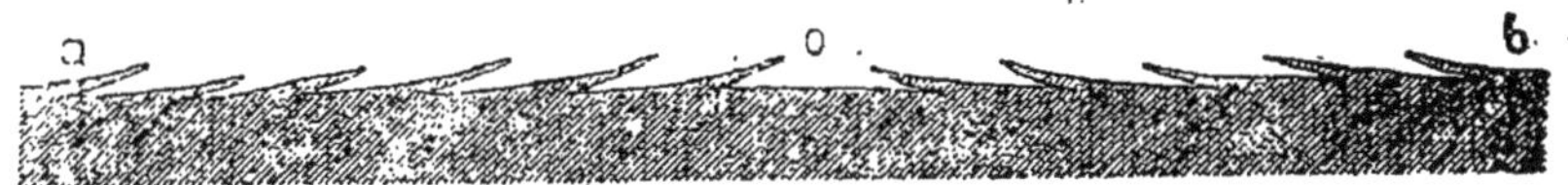

Fig. 46. — Coupe schématique de la peau au niveau d'un système de Tokelau (d'après Bonnafy).

tible. Le sujet laboure la région atteinte de coups d'ongles et sème lui-même le parasite en des points plus ou moins rapprochés de la cocarde initiale, créant ainsi de nouveaux centres de végétation du microphyte. De nouvelles cocardes se forment, qui, dans leur tendance naturelle à l'expansion, se rapprochent, viennent au contact, et finissent par fusionner en se coupant sous des incidences variables. On ne retrouve plus alors les anneaux réguliers et complets de la première cocarde, mais seulement des segments de cercles, dont la convexité est tournée vers la peau saine. Les placards ont ainsi perdu leur aspect caractéristique ; cependant, dit Jeanselme, si l'on considère la plaque d'un peu loin, l'œil, après quelques moments d'observation, distingue dans ce désordre apparent des crêtes curvilignes concentriques sur lesquelles s'insèrent des squames.

A un stade plus avancé, les systèmes s'enchevêtrent de telle sorte qu'il en résulte « un mélange de dessins dans lesquels on peut à peine distinguer quelques lignes serpentines ». De nouveaux placards ne cessent de se produire, par auto-inoculations successives, qui peuvent s'étendre à tout le corps, y compris la face, mais d'une manière discontinue, des espaces plus ou moins grands de peau saine séparant toujours les placards éruptifs.

Sur le tronc, ces placards enchevêtrés forment de véritables arabesques aux lignes sinueuses et souvent harmonieuses ; il se produit à la surface, comme le dit Manson, des jeux d'ombre et de lumière qui rappellent ceux d'une étoffe moirée. Le brossage ou le ponçage font disparaître les squames et la peau apparaît dès lors luisante, mais sèche, avec une teinte rouge foncé.

Ces divers caractères permettront de reconnaître la maladie dans certains cas de diagnostic un peu délicat.

A la face, le masque squameux affecte parfois, suivant l'expression de Jeanselme, la forme d'un loup recouvrant tout le haut du visage, ou bien encore il dessine autour de la bouche un placard orbiculaire sillonné de plis radiés, qui froncent les lèvres comme une bourse. Quelle que soit leur variété topographique, les

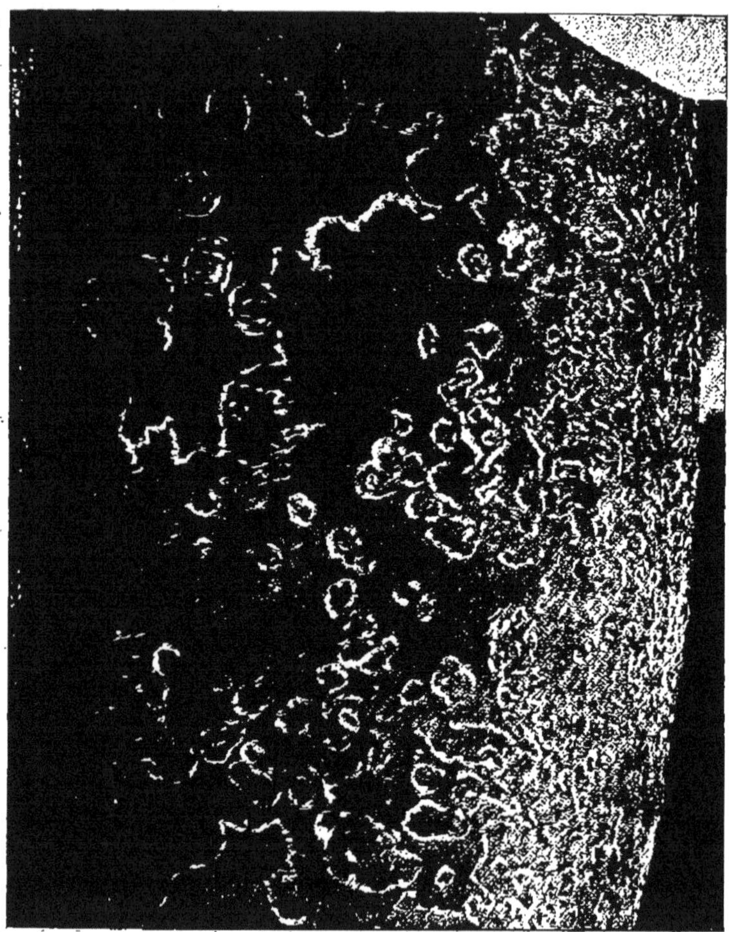

Fig. 47. — Tokelau. Lésions élémentaires en cocardes et lésions confluentes à contours sinueux. Face interne de la cuisse d'un Tahitien.

placards respectent toujours les sourcils, les cils et les cheveux. Les organes génitaux restent ordinairement indemnes. Il en est de même de la plante des pieds. Il n'est pas rare, au contraire, de constater l'envahissement de la paume des mains, qui se traduit par des lésions de kératose avec formation de crevasses au niveau des plis digito-palmaires. Tribondeau a fait remarquer qu'aux membres le Tokelau s'étendait d'un segment de membre à l'autre, *toujours du côté de l'extension*, respectant par conséquent les plis de flexion.

Le prurit est intermittent, mais parfois terrible ; chaque séance de grattage donne lieu à une véritable pluie de squames, qui couvrent le sol tout autour du malade. Les démangeaisons sont surtout vives pendant le saison chaude et quand le malade transpire ; elles sont encore provoquées par le contact d'eau de mer, l'ingestion d'aliments salés, de poissons, de crustacés et d'alcool.

La maladie n'a guère d'influence sur l'état général et n'entrave

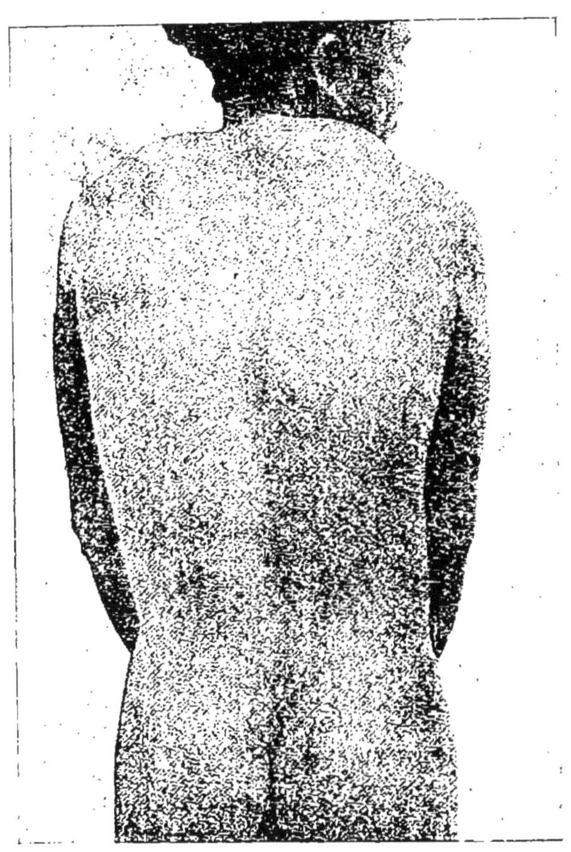

Fig. 48. — Tokelau (d'après Monzels).

pas les fonctions physiques, mais elle constitue une infirmité repoussante, que le prurit rend en outre véritablement pénible. Castellani a trouvé, dans tous les cas qu'il a examinés, une éosinophilie allant de 6 à 46 pour 100, plus marquée dans les cas anciens que dans les cas récents. Cette éosinophilie existe, d'après l'auteur, même dans les cas où il n'y a aucun signe d'helminthiase ; elle serait donc en rapport avec une sécrétion toxique du parasite. Jamais on n'a observé la guérison spontanée du Tokelau ; non traité, il persiste durant toute la vie.

Le champignon parasite. —Nous avons vu, au début de cette étude, que Tilbury Fox avait été le premier à découvrir, en 1874, dans les squames du Tokelau, un champignon, qu'il crut être l'agent spécifique de la maladie, mais qui n'était en réalité qu'une moisissure banale, accidentellement développée sur ces produits pathologiques.

Le véritable parasite a été successivement étudié en Polynésie par Bonnafy et Tribondeau (1), à Java par Nieuwenhuis (2), à Samoa par Wehmer (3), à Ceylan par Castellani (4), aux îles de la Sonde par Bassett-Smith (5), en Indo-Chine par Jeanselme (6) et Monzels (7).

Lorsqu'on examine au microscope une squame de Tokelau, préalablement traitée, suivant l'usage, par la solution bouillante de potasse caustique, on est immédiatement frappé de l'abondance extraordinaire et de l'exubérance des filaments mycéliens que l'on y découvre ; la préparation est littéralement bourrée d'éléments parasitaires. Le contraste est frappant avec les squames de l'herpès circiné, par exemple, dans lesquelles le parasite est toujours clairsemé. Il est difficile, dans ces conditions, d'observer tous les détails de sa structure; aussi doit-on l'isoler et l'examiner en dehors des squames.

On peut suivre, à cet effet, la technique de Tribondeau, qui n'est qu'une modification de la méthode primitive de Bonnafy. Laisser macérer les squames pendant deux jours dans une solution de soude à 2 p. 100 contenue dans un tube à essai. Au bout de ce temps, secouer fortement le tube; les squames se dissocient et le liquide se trouble. On laisse reposer ; puis, à l'aide d'une pipette, on aspire avec précaution la solution de soude, que l'on remplace par de l'eau distillée; après un nouveau repos, on renouvelle l'opération. On décante ensuite avec soin, et on recueille avec une pipette une goutte du dépôt qu'on porte sur une lame.

L'examen peut avoir lieu avec ou sans coloration. Dans le premier cas, on laisse sécher une lame et on fixe à l'alcool-éther, puis on colore avec le Ziehl dilué, le bleu polychrome de Unna, le bleu boraté de Sahli ou par la méthode de Gram. Il est nécessaire de laver ensuite à l'alcool fort et même d'éclaircir à l'essence de girofle, pour décolorer les débris épidermiques, qui auraient résisté à la dissociation. Jeanselme recommande de faire une double coloration par l'éosine-orange et le bleu de toluidine en solu-

(1) *Loc. cit.*
(2) *Archiv. fur Dermat. und Syph.*, XLVI.
(3) *Centralb. fur Bakter.*, 1903.
(4) *Ceylon medical reports.*
(5) *British medical journal*, 1904.
(6) *Comptes-rendus de la Soc. de biol.*, 1901
(7) *Revue médico-chirurgicale de l'Indo Chine française*, 1909.

tion à 1 p. 100; par ce procédé, dit l'auteur, les filaments mycéliens se détachent nettement en bleu violacé sur les débris épidermiques qui se teintent en rouge orangé.

Ainsi isolé et coloré, le parasite, suivant Tribondeau, se présente sous les trois aspects suivants que l'on peut trouver réunis dans la même préparation :

1° Filaments mycéliens à protoplasma coloré en masse;

2° Filaments à protoplasma parsemé de granulations colorées;

3° Filaments incolores.

La première forme est la plus commune. Malgré l'action dissociante de la soude, les filaments, très délicats, de 1 à 2 μ de diamètre, cloisonnés et ramifiés, se présentent en masses touffues.

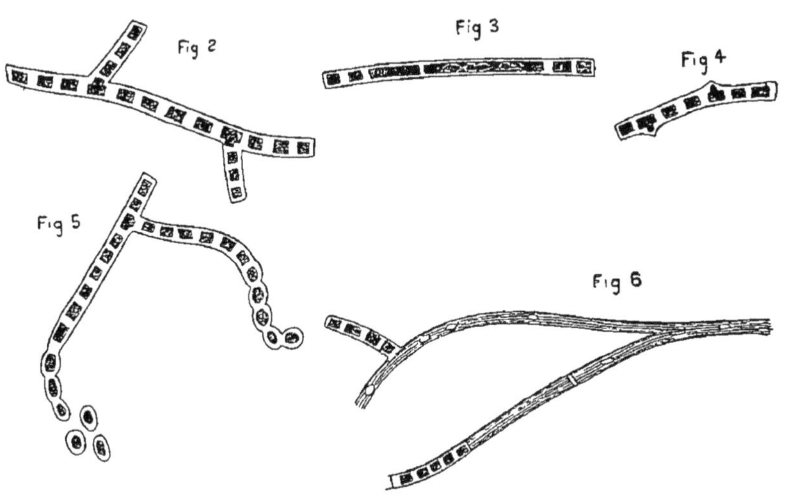

Fig 49 — Différents aspects du champignon du Tokelau (d'après Bonnafy) ; grossissement = 330

Les articles, de longueur et de formes variables, sont carrés, rectangulaires, ovales, ou ventrus en forme de barillets; ils sont formés d'une masse de protoplasma condensé, qui retient fortement la couleur, et séparés les uns des autres par des cloisons incolores. Dans les préparations provenant de collerettes jeunes, on voit quelques-uns de ces articles mycéliens se disposer en chapelets d'éléments ovoïdes disposés en série linéaire, et susceptibles de se dissocier pour former des amas de pseudo-spores mycéliennes. Tous ces filaments se divisent dichotomiquement; aux points de bifurcation, comme l'avait fait remarquer Bonnafy, on voit souvent le vestige d'un bourgeon conique ou cubique.

Au milieu de cette masse mycélienne, on peut voir, dans certains cas, d'autres filaments, qui ont été signalés par Tribondeau, et qui appartiennent à la seconde forme; ce sont des tubes parsemés de petites granulations fortement colorées. Ils représentent peut-être des formes de dégénérescence des précédents.

La troisième forme mycélienne, de beaucoup la plus rare, se présente sous l'aspect de segments fusiformes, comparables à des grains d'avoine, à protoplasma non colorable : ces segments, placés bout à bout, se continuent souvent avec un filament fortement colorable du premier groupe.

Cette description du parasite correspond aux premières observations de Bonnafy et de Tribondeau. Dans une étude complémentaire (1), ce dernier auteur signale une nouvelle forme tout à fait inattendue du microphyte. Parmi les éléments mycéliens décrits plus hauts, il a observé d'autres filaments, non colorables, divisés en segments fusiformes, et supportant des hyphes conidiennes bifurquées, à branches parallèles ou écartées, les unes fines et courtes — de 100 à 200 μ de longueur — les autres mesurant de 500 à 900 μ.

Toutes ces hyphes se terminent par un renflement vésiculeux d'une teine jaune brunâtre, de 10 à 30 μ de diamètre, d'où se détachent de courts stérigmates en forme de bouteilles, supportant des conidies, ces dernières, arrondies ou ovalaires, d'un diamètre variant de 3 à 12 μ, recouvertes de piquants très fins et serrés (spores muriquées), rappellent les conidies de l'*Aspergillus glaucus*. Dubreuilh (2), qui a confirmé ces derniers détails, ajoute que, pour voir ces particularités du champignon, il ne faut pas colorer, mais simplement monter la préparation dans la glycérine, après action de la potasse.

Ces fructifications aspergillaires furent retrouvées par Jeanselme, par Wehmer, Bassett-Smith et, en dernier lieu, au Tonkin, par Monzels, qui en donne la description suivante.

« Parmi un très grand nombre de squames examinées, présentant les formes ordinaires du champignon, nous avons rencontré trois fructifications très nettes. L'hyphe fructifère est légèrement plus épaisse que le filament végétatif; elle mesure environ 7 μ de large sur 10 μ de long et se termine par un renflement conique ou piriforme de 10 à 12 μ × 15 μ. Sur la base de ces renflements sont insérés un grand nombre de stérigmates cylindriques courts, étroitement serrés les uns contre les autres, à la façon des graines de tournesol. Chacun de ces stérigmates porte à son extrémité une chaînette formée de 4 à 6 conidies régulièrement arrondies, placées bout à bout. Ces fructifications, nettement visibles, ne peuvent laisser aucun doute sur la classification du champignon, qui se place dans l'ordre des Hyphomycètes, tribu des Aspergillées, genre Aspergillus. »

(1) *Bullet. Soc. biol.*, 1901, et *Comptes rendus de la Réunion biol. de Bordeaux*, 1903.
(2) *Journal de med. de Bordeaux*, 1903.

Il faut ajouter que le malade qui fait l'objet de l'observation de Monzels était en état de récidive et que les fructifications aspergillaires ne furent observées qu'à son deuxième séjour à l'hôpital de Hanoï.

Neveu-Lemaire (1), Verdun (2), Guiart (3) et Grimbert considèrent également le Tokelau comme une Aspergillose.

R. Blanchard, au contraire, considère ce parasite comme un Tricophyton, le *Tr. concentricum*. Son élève Brumpt (4) fait également de cette mycose une Trichophytie et pense que les têtes

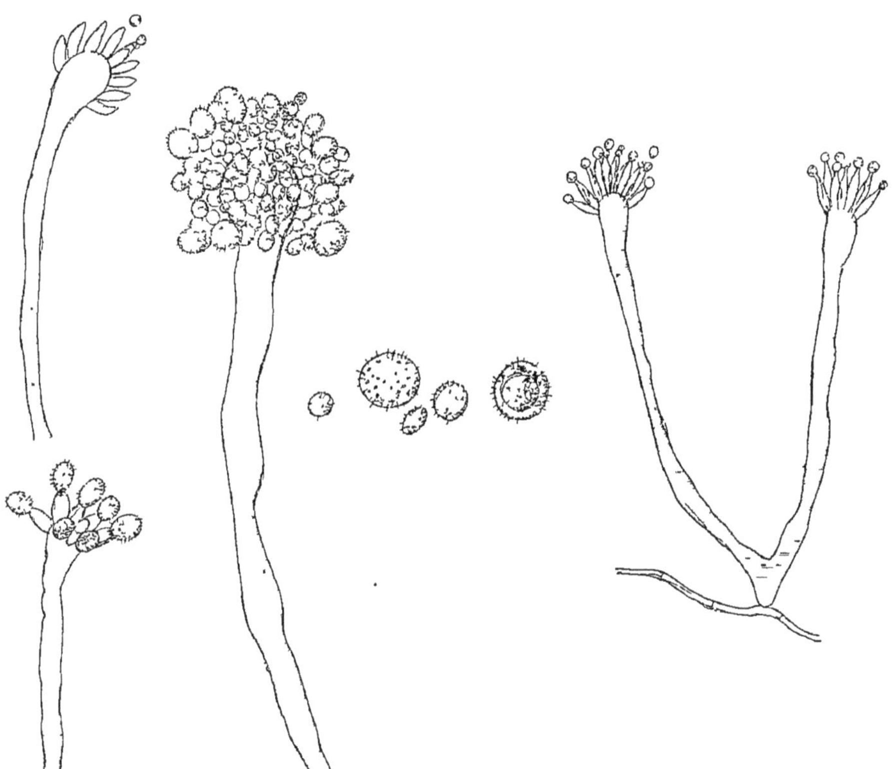

Fig. 50 — Aspergillus du Tokelau (d'après Wehmer). (*Centralbl. f. Bakt. und Parasit.*, 1903.)

aspergillaires, signalées par les auteurs précédents, n'appartiennent pas en propre au véritable microphyte du Tokelau, mais à un saprophyte banal surajouté.

De son côté, Castellani (5) reconnaît avoir vu parfois, dans certaines préparations, des formes aspergillaires, mais il les imputa à

(1) Parasitologie humaine, Paris, 1906.
(2) Précis de Parasitologie humaine, Paris, 1907.
(3) Précis de parasitologie, Paris, 1910.
(4) Précis de Parasitologie, 1910
(5) *Proc Roy Soc med* (*Dermatologic sect.*), 1912.

des contaminations accidentelles ou même naturelles des squames, car il est fréquent, dit-il, sous les tropiques, de rencontrer des champignons de ce genre sur la peau d'individus sains, surtout quand ils négligent les soins de propreté corporelle. Le champignon, qu'il a réussi à isoler, s'éloigne des Trichophytons pour se rapprocher, d'après Sabouraud, qui en a examiné les cultures, des Achorions. L'auteur propose pour ce dermophyte l'appellation d'*Endodermophyton*, dont il existerait, d'après lui, deux espèces: *End. concentricum* et *End. indicum*.

Sur gélose-glucosée à 4 p. 100, le premier donne des cultures *cérébriformes* d'une couleur ambrée (absence de duvet dans les jeunes cultures). Le second donne des colonies légèrement *convolutées*, dont la partie centrale prend une teinte orangée, tandis que les parties périphériques sont blanches et poudreuses avec un duvet blanc très court et très délicat. Castellani aurait réussi à reproduire le Tokelau chez l'homme en partant de l'une et de l'autre de ces cultures.

Tribondeau, comme Castellani, avait, pour des raisons de botanique, qu'il serait trop long de reproduire ici, séparé le parasite du Tokelau des Aspergillus et des Tricophytons et l'avait placé dans un genre spécial, qu'il proposait d'appeler *Lepidophyton* (λεπες, écaille — φυτον, champignon).

On voit que l'accord est loin d'être fait entre les auteurs sur l'identification de l'agent spécifique de cette mycose ; cependant le plus grand nombre des auteurs la considèrent encore aujourd'hui comme une Aspergillose due à l'*Aspergillus Tokelau* de Wehmer.

Au point de vue cultural, Nieuwenhuis, sur les milieux ordinaires, Tribondeau, sur banane et noix de coco, et Castellani, sur gélose-glucose, auraient eu des résultats positifs, mais il faut bien reconnaître que leurs descriptions des colonies obtenues sont complètement différentes les unes des autres.

Depuis les premières expériences de Manson en Chine, on sait que la maladie est directement inoculable d'homme à homme. Le parasite présente une spécificité très étroite, car toutes les tentatives d'inoculations aux animaux ont échoué.

DIAGNOSTIC. — Lorsque la maladie est récente, alors que les cocardes et les systèmes ont encore conservé leur ordonnancement si régulier et si caractéristique, on ne saurait se méprendre. Dans les cas plus anciens, si l'on retrouve encore les arabesques que dessinent les lignes curvilignes d'anciens systèmes entrecoupés, le diagnostic est encore relativement facile. Mais, dans les cas invétérés, vieux de dix, quinze ou vingt ans, les lésions ont été tellement défigurées par le grattage qu'elles sont devenues à peu près méconnaissables. Toutefois, en examinant très attentivement le malade, en s'aidant au besoin d'une loupe, on peut découvrir, au niveau de certaines parties du corps, peu accessibles au grattage, comme la partie inférieure du dos, quelques segments de cocardes, qui mettront sur la voie du diagnostic.

Le Tokelau a été longtemps confondu avec l'ichtyose, et l'erreur peut encore être commise quand on se trouve en présence d'un de ces cas très anciens où toute lésion typique a disparu. On devra cependant se rappeler que l'ichtyose est, à l'inverse du Tokelau, une maladie congénitale. En cas de doute, on aura toujours la ressource de faire un examen microcospique, qui fixera rapidement sur la nature de la dermatose, car, dans le Tokelau, comme nous l'avons vu, les squames sont littéralement bourrées de filaments mycéliens.

On pourrait encore confondre la maladie avec une autre mycose très répandue dans les pays chauds : l'herpès circiné. Ces deux dermatoses ont en effet la même tendance à s'étendre excentriquement ; elles sont toutes deux *circinées*, cycliques ou polycycliques. Mais, à côté de ces ressemblances générales, il y a des différences de détail, qui permettent aisément de les séparer.

Dans l'herpès circiné, à mesure que le cercle extérieur du placard s'agrandit, le centre guérit et reprend à peu près la couleur normale de la peau et on n'y remarque jamais les cercles concentriques de lamelles blanches épidermiques, qui caractérisent le Tokelau. En outre, le liseré qui borde les plaques trichophytiques est toujours rouge, enflammé, couvert de papulo-vésicules et peu desquamant; au contraire, le pourtour des placards du Tokelau est absolument sec, très squameux et dépourvu de toute trace d'éléments éruptifs papuleux ou vésiculeux.

TRAITEMENT. — Le traitement du Tokelau est purement local et comporte l'emploi des parasiticides.

Aux îles Fidji, d'après Bonnafy, le traitement couramment employé consistait en fumigations sulfureuses générales pratiquées dans une caisse en bois où s'accroupissait le malade, sa tête seule dépassant par un trou circulaire. L'opération devait être renouvelée tous les trois jours, ce qui constituait pour le patient un véritable supplice, inutile d'ailleurs, car Bonnafy assure n'avoir jamais vu par ce procédé une guérison réelle s'opérer.

Le traitement qu'institua cet auteur s'inspirait de celui qu'avait préconisé Hardy contre la gale; il comprenait trois opérations successives : 1° grand bain chaud prolongé avec friction au savon noir; 2° décapage de la peau à l'aide de la pierre ponce ; 3° bain au sublimé à raison de 20 gr. de bichlorure par bain. Au bout de trois ou quatre séries de ce traitement, il aurait obtenu dans trois cas la guérison définitive.

A Tahiti, les indigènes employaient, sans résultats appréciables, le suc de certaines plantes ; les plus énergiques recouraient à la cautérisation de la première plaque apparue, soit avec le fer rouge, soit, avec de la poudre de chasse, dont on saupoudrait les parties malades et qu'on enflammait ensuite.

Tribondeau eut quelques succès, tout à fait au début de la maladie, avec la teinture d'iode. Mais le remède le plus actif, que cet auteur considère comme un véritable spécifique, est l'acide chrysophanique. L'histoire de l'emploi de ce médicament à Tahiti mérite d'être contée. En 1889, un indigène du nom de Ariié, qui faisait partie d'un groupe de Tahitiens envoyés à l'exposition de Paris, et qui avait le corps couvert de placards de Tokelau, voulut profiter de son séjour en France pour essayer de se débarrasser de son mal. Il entra donc dans un hôpital de Paris, où, après l'essai de divers topiques, on essaya une pommade à l'acide chrysophanique au 1/15, qui fit merveille. Rentré guéri à Tahiti, il y propagea la recette, qui devint rapidement populaire dans l'île, où elle est connue sous le nom de *Raau Aurii*.

Dès la première application de cette pommade, les démangeaisons se calment; les onctions doivent être faites le soir de manière à laisser le médicament agir pendant toute la nuit; l'action est si rapide que, dans des cas récents, une seule application peut suffire pour amener la guérison.

A la face, où la pommade pourrait déterminer de la conjonctivite, on lui substituera une traumaticine telle que la formule Brocq :

Acide chrysophanique...	} àà 10 gr.
Gutta-percha...	}
Chloroforme...	80 —

On peut encore utiliser cette traumaticine contre les plaques palmaires ; elle a l'avantage de permettre au sujet de se livrer à ses occupations habituelles.

Lorsque la dermatose est généralisée à la plus grande partie des téguments, il serait imprudent, en raison de la toxicité du produit, de le répandre sur une trop vaste surface. On pourrait, dans les cas de ce genre, recourir au traitement de Bonnafy par le ponçage et les grands bains de sublimé, mais Tribondeau, qui a eu l'occasion d'employer ce procédé thérapeutique, n'a pas eu à s'en louer et il s'en tient à l'acide chrysophanique, en ménageant son emploi et en surveillant chaque jour l'élimination rénale.

Castellani, tout en reconnaissant l'efficacité incontestable de l'acide chrysophanique, lui préfère la teinture de benjoin résorcinée à raison de 2 gr. 10 à 4 gr. 20 de résorcine pour une once de teinture de benjoin. Fait à retenir, la résorcine en pommade ou en solution alcoolique simple est peu active ; elle ne devient réellement utile que lorsqu'elle est associée au benjoin. Le traitement doit être poursuivi pendant plusieurs semaines ; c'est là, d'ailleurs, une règle générale que l'on doit observer avec tous les traitements. La maladie est en effet très tenace, et alors même que la guérison paraît complète, la récidive survient, si l'on cesse trop tôt le traitement. On donnera un bain savonneux deux fois par semaine. Les signes d'intoxication seraient rares, d'après l'auteur ; toutefois, il est bon d'agir prudemment au début, pour tâter la susceptibilité du sujet vis-à-vis de la résorcine.

LES CARATÉS DE COLOMBIE

On désigne sous le nom de Caratés un groupe de dermatomycoses chromogènes produites par plusieurs espèces de champignons du genre *Aspergillus* et caractérisées objectivement par des taches squameuses et pigmentées, dont la coloration varie du blanc jaunâtre au rouge, au violet et au noir. L'appellation de Caratés ou Carathès leur a été donnée en Colombie, par comparaison avec des taches parasitaires ainsi nommées que l'on voit fréquemment dans ce pays sur les feuilles de certains végétaux et qui sont connues sous le même nom.

Au point de vue mycologique, leur étude est loin d'être complète et il règne encore une certaine confusion entre les Caratés proprement dits et certaines maladies analogues de l'Amérique centrale qui, suivant les pays, portent les noms différents de Pinta, Cuthe, Catiri, etc.

Nous suivrons dans leur étude la distinction établie par les médecins colombiens Uribe Angel et Montoya y Florez, qui séparent nettement les Caratés de ces dernières dermatoses.

HISTORIQUE. — La première notice un peu importante qui ait paru sur la question se trouve dans le livre que Zea fit paraître au commencement du XIXe siècle sur les maladies endémiques de la Colombie. En 1829, Albert publia dans *la Revue médicale* une étude très complète de la maladie, d'après ses observations personnelles et celles de Bompland Dashe et Roulin. Dans son ouvrage sur les dermatoses, paru quelques années plus tard, en 1835, le même auteur complète ses premiers travaux et classe les Caratés au nombre des taches dyschromateuses.

Uribe Angel (1) publie, en 1867, un article intitulé « observationes sobre el Carate », dans lequel il arrive, à propos de l'origine de la maladie, à cette conclusion déjà formulée en 1789 par Juan de Velasco, que le Caraté n'est pas originaire d'Amérique, mais qu'il y a été importé par des nègres de l'Angola, amenés dans

(1) *El indice-medellin*, 1867.

ces contrées pour l'exploitation des mines d'or. « Les historiens de la découverte et de la conquête de l'Amérique, dit-il, ne parlent pas de cette maladie pourtant bien frappante ; un tel silence prouve que les indigènes de l'Amérique ne la connaissaient pas. Pour d'autres maladies, telles que les bubas, ils furent au contraire explicites et clairs. »

Le Dr Josue Gomez qui, en 1878, consacra sa thèse inaugurale aux Caratés, en a fait une description assez confuse et ne donne rien de précis sur l'étiologie de cette affection. La nature cryptogamique de la maladie fut entrevue par Ruiz y Sandoval et Gastambide, mais c'est seulement à une époque assez rapprochée, en 1898, que Montoya y Florez (2), sous l'inspiration de Sabouraud, établit définitivement l'origine mycosique du Caraté. Depuis cette époque, ont paru en France les travaux de Darier, Bodin et Barbe, qui ont eu l'occasion d'en observer quelques cas à Paris.

DISTRIBUTION GÉOGRAPHIQUE. — La maladie est particulièrement fréquente en Colombie, où l'on compterait, d'après Montoya, plus de 200.000 *caratejos ;* elle rayonne de là, dans des proportions assez difficiles à évaluer, vers les Républiques voisines.

ETIOLOGIE. — Il n'existe pas, à proprement parler, d'immunité de race; toutefois, l'observation démontre que les individus de sang pur, qu'ils soient blancs, indiens autochtones ou nègres, sont moins sensibles que les métis de race blanche, noire ou cuivrée.

Les sujets les plus exposés sont les péons des haciendas, adonnés aux rudes travaux agricoles, les muletiers, les bateliers, les travailleurs des mines, et, d'une manière générale, tous ceux que leur profession expose à de fréquents traumatismes, portes d'entrée des champignons qui, comme l'a montré Montoya, vivent en saprophytes sur un grand nombre de plantes et dans les eaux sulfatées, qui sortent des mines d'or et d'argent.

Dans la croyance populaire, les moustiques et d'autres insectes piqueurs du genre *Simulie*, vulgairement connus sous le nom de « Gegenes », sont considérés comme des agents actifs de propagation de la maladie. Montoya n'a jamais retrouvé aucun champignon des Caratés dans le corps des moustiques, mais il en a rencontré chez des Simulies et aussi chez des punaises de grande taille, du genre *Acanthia.*

Le sexe n'a aucune influence prédisposante, les femmes contractent la maladie aussi bien que les hommes, dès que, par leur profession, elles se trouvent exposées aux mêmes conditions de contamination, telles sont les mulâtresses employées dans les mines ou au blanchissage du linge dans les campagnes.

Cette mycose ne se développe guère avant la quinzième année,

(1) Thèse de Paris, 1898.

c'est-à-dire avant l'époque où les gens du peuple vont s'engager dans les mines ou dans les plantations agricoles.

La contagiosité de la maladie paraît tout à fait relative, car il est fréquent de voir, par exemple, dans les familles, le père caratejo alors que la femme et les enfants restent longtemps ou indéfiniment indemnes. Dans les casernes, les soldats caratejos ne contaminent jamais leurs camarades, de même que les mères atteintes de la maladie ne la communiquent pas à leurs nourrissons. La contagion par relations sexuelles est également incertaine.

SYMPTOMATOLOGIE. — D'après les expériences de Lazaro Uribe, qui inocula plusieurs mulâtres, la période d'incubation peut être évaluée à un mois.

Exception faite pour la variété rouge, l'évolution des taches qui caractérisent la maladie comprend deux phases successives : l'une d'activité ou d'hyperchromie et l'autre de régression ou d'achromie.

1° Période d'hyperchromie. — Les premières taches qui marquent le début de cette mycose, et que le peuple désigne sous le nom de *pános de caraté*, apparaissent au niveau des parties découvertes et, par ordre de fréquence, à la face, à la nuque, sur les avant-bras, les poignets, les cous-de-pied et les jambes. Ce sont de petites plaques arrondies, d'une teinte pâle, grisâtre ou jaune clair, plus rarement rougeâtre, légèrement prurigineuses et finement desquamantes. A mesure que ces taches grandissent, on en voit apparaître dans le voisinage d'autres plus petites, qui ne tardent pas à se fusionner avec les premières en formant des placards à bords festonnés ; ces derniers, en s'agrandissant, peuvent arriver à occuper de très vastes surfaces.

Peu à peu, le centre de ces taches se fonce, prend une teinte anormale, mais qui ne devient caractéristique de la variété de Caraté qu'au bout de deux ou trois ans. Elles peuvent alors, comme le dit Montoya, présenter toutes les couleurs de l'arc en ciel, que l'on ramène généralement, dans l'ordre de leur fréquence, aux sept suivantes : 1° caraté *violet* avec des variétés rougeâtres, bleuâtres, cendrées et brunes ; 2° *noir violacé* et *noir cendré;* 3° *rouge;* 4° *bleu*, avec une variété bleu verdâtre ; 5° jaune ; 6° *noir encre de Chine* ; 7° *blanc*. Cette diversité de couleurs est naturellement en rapport avec autant d'espèces différentes de champignons parasites, tous chromogènes.

D'abord limités aux parties découvertes du corps, ces placards se généralisent plus tard à toute la surface cutanée et aux muqueuses dermoïdes, buccale, balano-préputiales et vulvaires. Leur coloration est d'autant plus vive qu'elles siègent sur une partie du corps plus habituellement exposée au soleil.

Sur le même sujet, on rencontre des taches aux divers stades de développement, les unes larges, ayant acquis définitivement une teinte caractéristique, les autres, plus petites, encore pâles ou à peine teintées. Le Caraté peut être polychrome, c'est-à-dire que le sujet, ayant été parasité par plusieurs espèces différentes de champignons, présente des taches de diverses couleurs, par exemple les unes violettes ou noires, les autres rouges ou bleues; l'aspect du sujet est alors véritablement burlesque et ses téguments bariolés figurent un habit d'arlequin.

Quand le développement des taches est complet, le prurit devient très prononcé, surtout au lit, ou pendant le jour, quand la transpiration est abondante. La desquamation, peu marquée au début, augmente progressivement et devient permanente à partir de la dixième année; l'épiderme s'exfolie en fines squames que l'on a comparées à du son de maïs. En même temps, la peau s'épaissit et s'indure.

Les surfaces palmaires et plantaires deviennent très épaisses, dures comme du carton, puis il se forme, surtout dans le caraté rouge, de petites callosités en forme de clous, à peine grosses comme des lentilles, mais extrêmement sensibles à la pression : il en résulte une gêne très pénible pour la marche et pour le maniement des instruments de travail. Au niveau des plis cutanés se forment des crevasses parfois saignantes et toujours douloureuses.

A une période avancée de la maladie, les poils follets tombent au niveau des taches, expulsés par une sorte de folliculite chronique. Ils sont remplacés par des élevures cornées, qui donnent à la peau l'aspect de la kératose pilaire.

La face n'échappe pas à ce processus d'hyperkératose, surtout dans les variétés rouge et violet rougeâtre; le pourtour de l'orifice buccal, la lèvre inférieure principalement se dessèchent, s'indurent et se crevassent. Ces lésions, tout en défigurant le malade, déterminent une gêne douloureuse dans les mouvements des lèvres. « Des croûtes épaisses, écrit Uribe Angel, se détachent, et le *caratejo*, en même temps qu'il est un objet de répulsion pour les autres, se déplaît à lui-même. La préhension des aliments, le rire, le bâillement, l'éternuement et même la parole se changent en douleur et en peine. »

Si l'on pratique une biopsie de la peau au niveau des parties atteintes, on constate sur les coupes un épaississement marqué du corps muqueux et de la couche cornée. Le champignon ne dépasse pas tout d'abord l'épiderme, il siège dans les couches superficielles, puis il envahit progressivement le corps muqueux de Malpighi, dont il provoque l'épaississement par multiplication cellulaire.

Les parasites des Caratés n'atteignent jamais les ongles ni les cheveux. La barbe reste intacte lorsque la maladie a commencé à l'âge adulte, mais si son début date de la puberté, les poils follets de la face tombent comme ceux du reste du corps et le sujet reste totalement où partiellement imberbe, suivant l'étendue des taches hyperchromiques.

2° **Période d'achromie.** — Après un nombre d'années, ordinairement assez élevé, les taches de Caraté entrent spontanément en régression et perdent progressivement leur teinte caractéristique; ce pousser régressif fait non seulement disparaître la pigmentation parasitaire, mais encore le pigment naturel de la peau. Les taches deviennent alors franchement achromiques.

Cette régression débute au centre de la plaque et s'étend lentement vers le périphérie, laissant un anneau coloré de plus en plus mince, qui finit par disparaître au bout de quelques années. Sur les coupes, on constate que le corps muqueux a subi, en dehors de la dépigmentation, un processus atrophique. Le champignon existe encore dans l'épiderme, mais on ne peut plus le cultiver, ce qui paraît indiquer une transformation, un processus pléomorphique de résistance encore assez mal défini.

L'achromie débute toujours autour des articulations, d'où le nom d' « achromie péri-articulaire », sous lequel on la désigne souvent. Comme ce processus régressif n'atteint pas au même moment toutes les taches, il en résulte que l'on peut voir la peau des sujets couverte de placards, les uns colorés, les autres décolorés ou en voie de décoloration, qui forment un ensemble bizarre des plus étranges.

Les taches achromiques sont indélébiles, le pigment naturel ne se reforme plus.

FORMES ATYPIQUES. — Les Caratés peuvent prendre des formes tout à fait inattendues, susceptibles de dérouter le diagnostic. C'est ainsi qu'ils peuvent simuler le psoriasis, le lichen, un lupus érythémateux ou encore prendre un caractère érythémato-squameux trichophytoïde. Ce sont des cas de ce genre que Barbe et Darier ont eu l'occasion d'observer à Paris.

Le malade de Barbe (1), un Européen prospecteur des mines, revenant de Colombie, était porteur de plaques trichophytoïdes squameuses, d'un rouge violacé alternant avec d'autres placards achromiques; ce contraste mit sur la voie du diagnostic.

Dans le cas de Darier (2), il s'agissait également d'un blanc provenant de la République de l'Equateur, qui présentait, disséminés sur le corps, des placards géants, érythémato-squameux, d'une teinte rouge jaunâtre, à contours polycycliques. On notait en outre une hyperkératose très prononcée au niveau des plis

(1) *Soc. de dermat. et de syphil.*, 1898.
(2) *Soc. de dermat. et de syphil.*, 1903.

articulaires et à la face palmaire des mains. Les cheveux et les poils étaient intacts, mais, contrairement à ce que l'on constate dans les formes classiques des Caratés, les ongles étaient profondément altérés, striés en long, friables et incurvés. Nous aurons à parler plus loin du champignon qui a été isolé dans ce cas.

VARIÉTÉS CLINIQUES DES CARATÉS. — Les symptômes généraux que nous venons d'indiquer sont communs à la plupart des espèces différentes des Caratés, mais chacune de celles-ci présente certaines particularités propres qu'il est utile de préciser.

Le Caraté violet se subdivise lui-même en plusieurs sous-variétés, qui comprennent le Caraté violet clair, le violet cendré, le violet rougeâtre, le violet bleuâtre et le violet brun. On l'observe surtout parmi les mulâtres employés aux mines. Il débute toujours par la face, sous la forme de taches primitivement livides, qui ne prennent qu'ultérieurement leur teinte caractéristique. L'achromie péri-articulaire est ici particulièrement précoce, surtout aux poignets, où les taches dépigmentées prennent l'aspect d'un bracelet blanc incomplet, ouvert sur la face externe de l'avant-bras. Les muqueuses dermoïdes sont fréquemment atteintes et à leur niveau les taches restent indéfiniment colorées, alors que celles de la peau sont devenues depuis longtemps achromiques.

Dans le **Caraté noir violacé**, les taches restent localisées à la face et aux membres, sans aucune tendance à envahir le tronc. A la face, dit Montoya, ces taches arrivent à dessiner grossièrement un gros papillon noir aux ailes déployées. L'achromie péri-articulaire est tardive, mais quand elle commence à apparaître, elle progresse rapidement. Cette variété est, comme la précédente, plus spéciale aux mulâtres qui travaillent dans les mines.

La variété *rouge*, au contraire, est une maladie des villes, qui atteint fréquemment la race blanche. Elle présente cette particularité que l'achromie périarticulaire ne se produit pas et que le sujet reste indéfiniment porteur de taches d'un rouge carminé.

Le **Caraté bleu** atteint les ouvriers de race blanche et les métis; les taches donnent à la peau une couleur qui rappelle celle de certains lézards du pays.

C'est surtout chez les métis employés dans les plantations de cacao et de tabac que l'on rencontre le *Caraté jaune*. A la période de régression, on observe des taches d'un jaune safran, qui alternent avec des îlots achromiques; la peau présente alors l'aspect de la robe tachetée du léopard. Dans cette forme, le prurit est très modéré et l'on ne constate ni desquamation des taches, ni hyperkératose des surfaces palmaire et plantaire.

Le **Caraté noir encre de Chine** est à peu près spécial aux nègres purs, descendants des anciens esclaves importés d'Afrique;

les taches sont d'un noir tellement foncé qu'elles tranchent sur leur peau pigmentée.

Enfin **le Caraté blanc**, encore appelé *Leucodermie parasitaire*, est particulier aux métis. Il possède un grand pouvoir d'extension et arrive à couvrir à peu près la surface entière des téguments. La peau devient d'une blancheur exagérée, qui résiste à l'action des rayons du soleil le plus ardent. Le pourtour des lèvres est toujours atteint et présente des fissures douloureuses. On signale le caractère particulièrement irritable des malades atteints de cette variété de mycose.

Champignons des Caratés. — Quand on examine au microscope, dit Montoya, les squames de Caraté, on aperçoit, entre les cellules épidermiques, de longs filaments à division dichotomique, cylindriques, fins et lisses, formant en certains points un réticulum serré. De ce réseau émergent des branches courtes, mais épaisses, qui se terminent par des hyphes fructifères, en forme de renflements piriformes ou triangulaires. Ces renflements sont couronnés par une seule rangée de cinq ou six stérigmates supportant chacun un chapelet de trois à cinq spores placées bout à bout et dont l'aspect varie le plus souvent avec la variété du Caraté.

Dans les vieux Caratés datant de trente ou quarante ans, les filaments mycéliens sont excessivement minces, ondulés et granuleux ; les organes de fructification sont rares, et quand ils existent, ils apparaissent chétifs comme les dernières pousses d'une plante qui se meurt d'épuisement et de vieillesse.

Les cultures présentent une coloration qui varie avec la variété ensemencée.

Avec le Caraté violet pur, on obtient des conidiophores tout à fait comparables à ceux des Aspergillus (*Aspergillus pictor*).

Le Caraté violet cendré donne des fructifications qui présentent la structure de celles des Penicillium (*Penicillium pictor*).

Le violet bleuâtre donne des types fructifères, qui ont une forme intermédiaire entre celles des *Penicillium* et celle des *Aspergillus*.

Les Caratés violet brun, bleu, rouge et noir violacé montrent les organes conidiens des *Aspergillus*.

Le Caraté noir encre de Chine fournit des chlamydospores et des conidies fuselées comme les *Microsporum*.

Quant au Caraté blanc, ses colonies très vivaces donnent des spores volumineuses, échinulées, à membrane épaisse, disposées en chapelet unique ou multiple, en forme de grappes irrégulières. D'après van Tieghem, cette espèce se rapprocherait du genre *Monilia*.

Bodin (1), qui a étudié le champignon parasite du malade de Darier, a trouvé, en dehors d'un *Penicillium glaucum* banal, un microphyte bien différent de ceux qu'avait décrits Montoya et qu'il rapproche du *Lophophyton gallinæ* de Matruchot et Dassonville, agent de la maladie de la crête des Gallinacés.

La classification botanique des champignons des Caratés est, en définitive, encore assez confuse; toutefois, en raison de leur ressemblance générale avec les Aspergillus, on leur donne la dénomination toute conventionnelle de champignons *aspergilloïdes*.

Leurs cultures sont inoculables à l'homme (Lazaro Wiebe) et au lapin (Montoya et Sabouraud).

TRAITEMENT. — D'une manière générale, les Caratés sont assez faciles à guérir dans les six premiers mois de leur évolution, et très rebelles, au contraire, à toute thérapeutique, quand ils sont anciens, et généralisés.

Deux remèdes sont populaires en Colombie : en premier lieu, le bichlorure de mercure administré à l'intérieur jusqu'à production d'une dermite exfoliatrice, et, en second lieu, l'onguent citrin ou pommade mercurielle nitreuse que l'on formule ainsi :

Mercure...........................	20	parties.
Acide nitrique à 122.................	40	—
Huile d'olives.......................	200	—
Axonge.............................	200	—

Deux applications suffiraient d'ordinaire pour faire disparaître les jeunes efflorescences parasitaires, mais, dans les Caratés anciens et généralisés, son emploi est à peu près impossible, en raison des réactions inflammatoires très vives qu'il détermine et des accidents d'intoxication toujours à redouter, quand on agit sur une vaste surface cutanée.

La teinture d'iode appliquée suivant la méthode indiquée à propos des trichophyties de la peau est aussi efficace que l'onguent citrin contre les premières manifestations des Caratés, mais ses effets deviennent illusoires lorsque la maladie est invétérée.

Dans les cas déjà anciens qu'il eut l'occasion d'observer à Paris, Darier a essayé sans succès la teinture d'iode, les mercuriaux, les sels d'argent, le soufre, le naphtol, le goudron et n'a obtenu de bons résultats qu'avec l'acide chrysophanique appliqué suivant la formule suivante :

Acide chrysophanique.............	50	parties.
Acide salicylique..................	10	—
Poudre de talc....................	150	—
Axonge benzoïnée.................	50	—
Vaseline..........................	300	—

(1) *Annales de dermat. et de syphil.*, 1903.

L'application de cette pommade doit être précédée d'un ou de plusieurs grands bains avec frictions au savon noir ; la réaction inflammatoire est souvent assez vive et demande à être surveillée. A la face, on emploiera une traumaticine à l'acide chrysophanique.

Montoya, qui préconise également ce médicament, recommande de compléter le traitement externe par l'administration quotidienne de 4 à 8 milligrammes d'acide arsénieux ou de 1 à 2 grammes d'iodure de potassium.

PROPHYLAXIE. — La prophylaxie des Caratés découle des notions étiologiques qu'a indiquées Montoya.

Dans les mines à eaux sulfatées, on devrait mettre en garde les ouvriers contre la nocivité de ces dernières et leur procurer, pour les lavages corporels, de l'eau de bonne qualité. Le sol des galeries, souvent en parties inondé, devrait être surélevé, de manière à éviter le contact des pieds nus des travailleurs avec les « aguas con capparosa ».

Les plaies de toute nature, les moindres excoriations de la peau et même les piqûres d'insectes qui, dans les régions où ces mycoses sont endémiques, peuvent servir de portes d'entrée aux parasites, devraient être l'objet de soins constants.

Dans ces mêmes pays, l'usage de la moustiquaire devrait être généralisé et les habitations débarrassées de la vermine par des parasiticides appropriés, car certains ectoparasites, comme les punaises, peuvent être des agents importants de propagation de la maladie.

TRICHOMYCOSES

Les affections parasitaires des cheveux et des poils sont de deux ordres ; elles peuvent être bactériennes ou mycosiques. Les premières, qui constituent les *Trichorrexies*, ont pour siège les régions pilaires de l'aine et de l'aisselle et reconnaissent pour cause des coccus analogues aux staphylocoques, mais ne liquéfiant pas la gélatine. Ceux-ci forment des colonies qui, en se développant, décortiquent plus ou moins profondément le poil, en produisant des nodosités surtout appréciables au toucher. Ces Trichorrexies n'ont fait l'objet, jusqu'ici, d'aucune étude spéciale dans les pays tropicaux.

Les secondes maladies, ou *Trichomycoses*, beaucoup mieux étudiées, et plus importantes pour nous, comprennent en particulier ces affections cryptogamiques du cheveu connues, dans l'Amérique du Sud, sous le nom de Piedra.

PIEDRA DE COLOMBIE

SYNONYMIE. — Trichosporie Américaine, — Mal du chignon, — Maladie de Beizel, — Trichomycose nodulaire tropicale.

La Piedra est une affection parasitaire du cheveu, causée par un champignon du genre Trichosporum, objectivement caractérisée par des nodosités échelonnées le long de la tige du poil.

Par sa nature parasitaire, elle se distingue d'autres maladies nodulaires des poils que l'on peut également observer sous les tropiques telles que le *Monilethrix* ou *Aplasie moniliforme*, maladie congénitale non parasitaire. La dénomination provient de la dureté pierreuse (*Piedra*, pierre) des nodosités qui la caractérisent.

Elle a été étudiée en Colombie par Osario de Bogota (1), puis par Pozada Arango (2), et en Europe, sur des prélèvements pathologiques provenant de ce pays, par Desenne (3), Juhel-Rénoy et Lyon (4), Crealde et Morris (5), Behrend (6) et Unna (7).

La Piedra n'atteint que les cheveux et ne s'observe à peu près exclusivement que chez les femmes ; les habitants du pays la considèrent comme contagieuse. En dehors de la contagion, on croit encore, en Colombie, qu'elle peut être provoquée par l'usage, très répandu parmi les femmes, de s'enduire les cheveux de certains cosmétiques contenant des mucilages de graines de lin, très favorables au développement du champignon parasite.

Cliniquement la maladie se traduit par l'apparition de petites nodosités, comparables à des lentes, mais plus petites et plus irrégulières, de couleur blanchâtre et de consistance pierreuse ; on les perçoit surtout au toucher, en faisant glisser le cheveu entre le pouce et l'index. Ces nodosités commencent à se montrer à environ un centimètre de l'orifice folliculaire, puis s'échelonnent d'une manière très inégale tout le long du cheveu, jusqu'à son extrémité. Juhel-Rénoy a pu en compter 25 sur un cheveu de 60 centimètres de longueur.

De coloration plus claire que le poil sur lequel elles sont appliquées, elles l'entourent souvent comme une gaîne. Quand on les sectionne, elles crient sous le scalpel, et donnent une sensation de crépitation quand on peigne la chevelure. La racine des cheveux n'est jamais atteinte, et ceux-ci conservent toute leur résis-

(1) *Revista med.*, 1870.
(2) *Annales de l'Acad. de méd. de Médellin*, 1888.
(3) *Comptes-rend. de l'Acad. des sciences*, 1878.
(4) *Annal de dermatol.*, 1888.
(5) *Lancet*, 1879.
(6) *Berlin. dermat. Verein*, 1890.
(7) *Deutsch. medicin. Ges.*, 1895.

tance et leur vitalité normales, mais ils deviennent lanugineux et s'entremêlent facilement : *plique colombienne.*

La maladie se réduit à ces seuls symptômes; elle n'offre aucune gravité, mais elle est très tenace et peut persister indéfiniment, quand elle n'est pas convenablement traitée.

Lorsque l'on examine au microscope un cheveu piédrique, après action de la potasse, on constate que les nodosités sont constituées par une agglomération compacte de cellules réfringentes sporiformes à double contour, et d'un diamètre de 10 μ. De forme arrondie ou polygonale par pression réciproque, ces éléments, accolés les uns aux autres et unis par une substance gluante, qui paraît provenir de la gélification de la membrane externe, dessinent dans leur ensemble une sorte de mosaïque.

Cette singulière formation cryptogamique uniquement composée despores, sans trace apparente de mycélium, resta longtemps énigmatique jusqu'au jour où Vuillemin et Schachter en fournirent l'explication suivante qu'a résumée Bodin (1). Quand une première cellule de champignon germe à la surface du cheveu, elle s'allonge, puis se cloisonne perpendiculairement à sa longueur, produisant ainsi une nouvelle cellule, qui se trouve placée dans le prolongement de la première. Cette cellule-fille se comportant de la même façon, il en résulte une série toujours croissante de cellules qui, par pression réciproque, se déforment et perdent leur aspect mycélien primitif; mais à la périphérie, où cette déformation n'a pu se produire, on peut reconnaître un véritable mycélium. Les pseudo-spores, qui paraissent constituer les nodosités, ne sont donc, en réalité, que des articles mycéliens déformés.

Ce parasite se laisse facilement cultiver. Sur gélose glycérinée, il donne des colonies épaisses, d'une teinte jaunâtre, qui se recouvrent plus tard d'une fine poussière blanche et présentent des plis entrecroisés en tous sens, donnant l'impression d'un paquet de vers entortillés.

Examinées au microscope, ces colonies se montrent formées d'un mycélium à filaments ramifiés, dont la tendance constante est de se fragmenter en articles courts, cylindriques ou arrondis. On ne voit aucune trace de fructification. Vuillemin a classé ce champignon parmi les *Hyphomycètes*, dans un nouveau groupe d'*Arthromycètes*, genre *Trichosporum*, et l'a dénommé *Trichosporum giganteum*. Dans le même genre doivent être rangés les *Trich. ovoïdes* et le *Trich. Beigeli*, agent des Trichomycoses des pays tempérés. Toutes les tentatives d'inoculation aux animaux ont échoué.

PIEDRA DU BRÉSIL

Jusqu'en 1901, on ne connaissait, comme Trichomycose exotique, que la Piedra de Colombie. A cette époque, Magalhes (1) signala une affection nodulaire des cheveux, tout à fait comparable à la précédente, qu'il venait d'observer au Brésil. La maladie a été ultérieurement étudiée, surtout par Rabello (2) et par Paulo Horta (3), qui en a fait le sujet d'un mémoire très complet.

Contrairement à la Piedra de Colombie, qui n'atteint à peu près exclusivement que les femmes, les cas observés au Brésil concernaient presque tous des jeunes gens, et tout particulièrement des étudiants de Rio-de-Janeiro.

Objectivement, la Piedra *Bresiliana* se caractérise comme la *Columbiana* par des nodosités fixées sur la tige des cheveux, également dures et résistantes, mais d'une couleur brun foncé, presque noire.

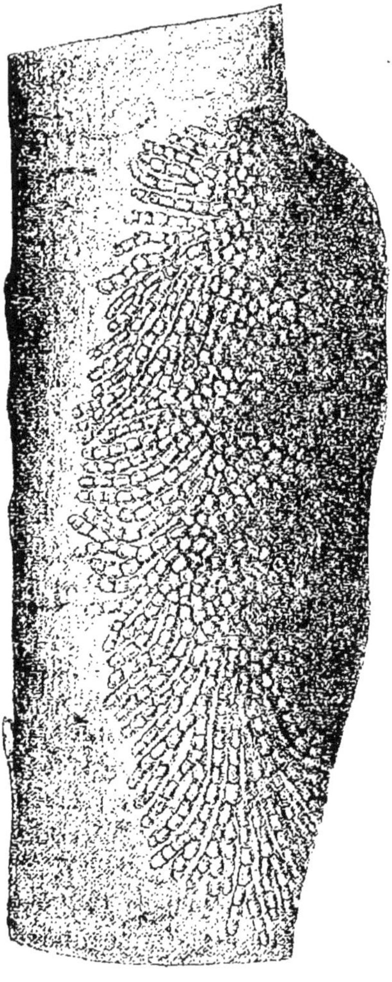

Fig. 52. — Piedra (d'après mémoire Oswaldo Cruz), nodule piédrique non dissocié.

Examinées au microscope, après dissociation par la potasse, ces nodules présentent la même structure de cellules disposées en mosaïque, mais ici, dans les parties périphériques, on distingue nettement des filaments mycéliens segmentés. Au mi-

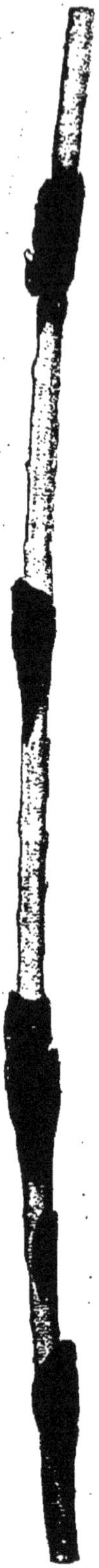

Fig. 51. — Cheveu atteint (Oswaldo Cruz).

(1) *C. R. de l'Acad. des Sciences*, 1901.
(2) *Relat. ao 4° Congresso med. latino-americ.*, Rio-de-Janeiro, 1909.
(3) *Memorias do Instituto Oswaldo Cruz*, 1911.

lieu de ces pseudo-spores, P. Horta a trouvé des éléments nouveaux, de structure tout à fait irrégulière; ce sont de grands kystes de forme ovale, donnant l'impression de *Coccidies* en voie de sporogonie. Ils contiennent, en général, huit corps allongés, fusiformes, disposés en barillet et munis d'un cil à chaque extrémité. Après déhiscence, leur ressemblance avec les *Sporozoïtes* des Coccidies est frappante. On ne saurait cependant les considérer comme des formes d'évolution d'un Protozoaire; ils sont manifestement de nature cryptogamique et représentent probablement, d'après Rabello et P. Horta, des asques contenant des ascospores d'un genre encore indéterminé.

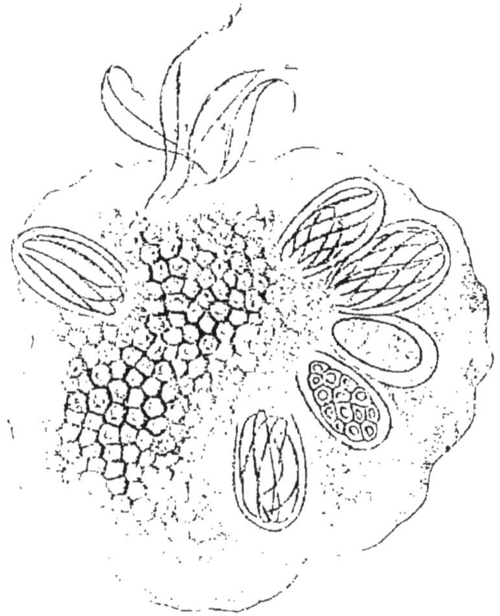

Fig. 53. — Nodule piédrique après dissociation par la potasse.

Sur gélose maltosée, le parasite donne des colonies arrondies, radiées, un peu acuminées au centre, d'une dureté qui augmente avec l'âge, de teinte primitivement verdâtre, qui prend ultérieurement la couleur brun foncé des nodules piédriques.

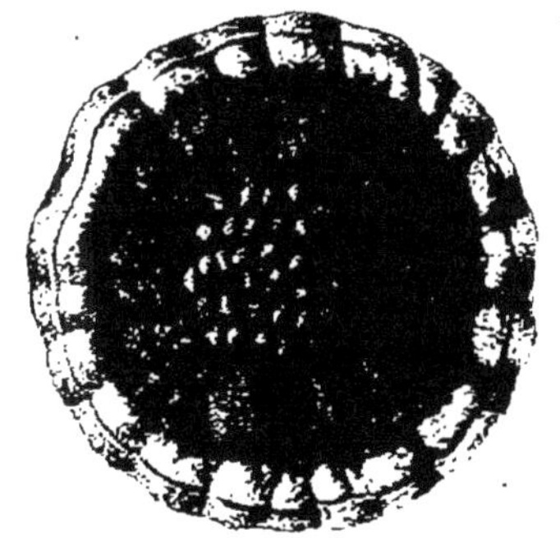

Fig. 54. — Culture de Piedra de 4 mois sur milieu de Sabouraud (Oswaldo Cruz).

Le traitement de la Piedra Colombienne ou Brésilienne est des plus simples : il consiste essentiellement en soins de propreté de la chevelure, savonnages fréquents, peignages soignés au peigne fin, et en lotions antiseptiques chaudes, dont la plus courante est la solution de bichlorure à 1 p. 1000. En cas d'échec du traitement, on a toujours la ressource de raser la tête.

Castellani (1) a décrit récemment trois nouvelles trichomycoses

(1) Rapport sur les travaux entrepris en 1911 au moyen des subventions de la caisse des recherches scientifiques. Paris, 1912.

tropicales, localisées aux poils de l'aisselle et qu'il dénomme *Trichomycosis flava, rubra* et *nigra*, suivant la couleur que présentent les nodosités qui caractérisent la maladie.

La variété *flava* serait due à une *Nocardia Noc. tenuis*, dont le mycélium très fragmenté apparaît sous la forme d'éléments bacillaires. Dans la variété *rubra*, il y aurait association du même champignon avec des cocci qui produisent un pigment rougeâtre. Quant à la variété *nigra*, elle serait également due à une symbiose du même microphyte avec un coccus à pigment noir, le *Micrococcus nigrescens*.

MYCOSE CLADOSPORIENNE

Fontoynont a observé, il y a quelques années, à Madagascar un indigène qui présentait des lésions ulcéreuses de la jambe, récidivant malgré tous les traitements et ayant donné naissance à des nodosités confluentes, puis à des tumeurs disséminées sur tout le membre inférieur droit, depuis les pieds jusqu'à la cuisse. De ces tumeurs s'écoulait un liquide séro-purulent, à odeur fétide, renfermant, au milieu des leucocytes et des hématies, quelques masses ovoïdes ou en grain d'avoine, de 3 à 4 μ de longueur, isolées ou géminées et fortement colorables par le Giemsa.

Les ensemencements sur milieu de Sabouraud de liquide extrait par ponction aseptique de tumeurs non encore ulcérées fournirent d'emblée des cultures pures d'un champignon ; les cultures furent adressées à F. Guéguen (1), qui en a donné la description suivante :

Ce champignon appartient au genre *Cladosporium*, genre qui ne renfermait jusqu'à présent aucune espèce parasite connue des vertébrés. Il donne sur milieu de Sabouraud des colonies d'une couleur brun chocolat. Sur carotte, milieu éminemment favorable, il forme des mamelons coniques à surface plissée cérébriforme et d'aspect velouté, couverts d'hyphes, qui se dissocient en articles conidiens d'environ 3 μ de diamètre, et de longueur variable. Ces articles, portés sur divers milieux, germent avec facilité, et donnent naissance soit à un thalle formé d'oïdies (milieux liquides), soit à un véritable mycélium cloisonné (milieux solides). Dans l'un et l'autre cas, les fructifications typiques du *Cladosporium* apparaissent vers le quatrième jour.

Les inoculations intrapéritonéales tentées chez le cobaye, après avoir donné vers le neuvième jour une plaie ulcérée accompagnée d'amaigrissement de l'animal, se cicatrisent dans la suite spontanément. Les souris blanches, inoculées sous le derme à la base de la queue, présentent au bout d'une quinzaine de jours des lésions locales bientôt suivies d'ulcérations cutanées; elles succombent au bout d'un mois environ.

La maladie humaine causée par le champignon constitue donc un nouveau type nosologique, que l'on peut dénommer *cladosporose*.

Dans le cas unique observé jusqu'ici, l'emploi de l'iodure de

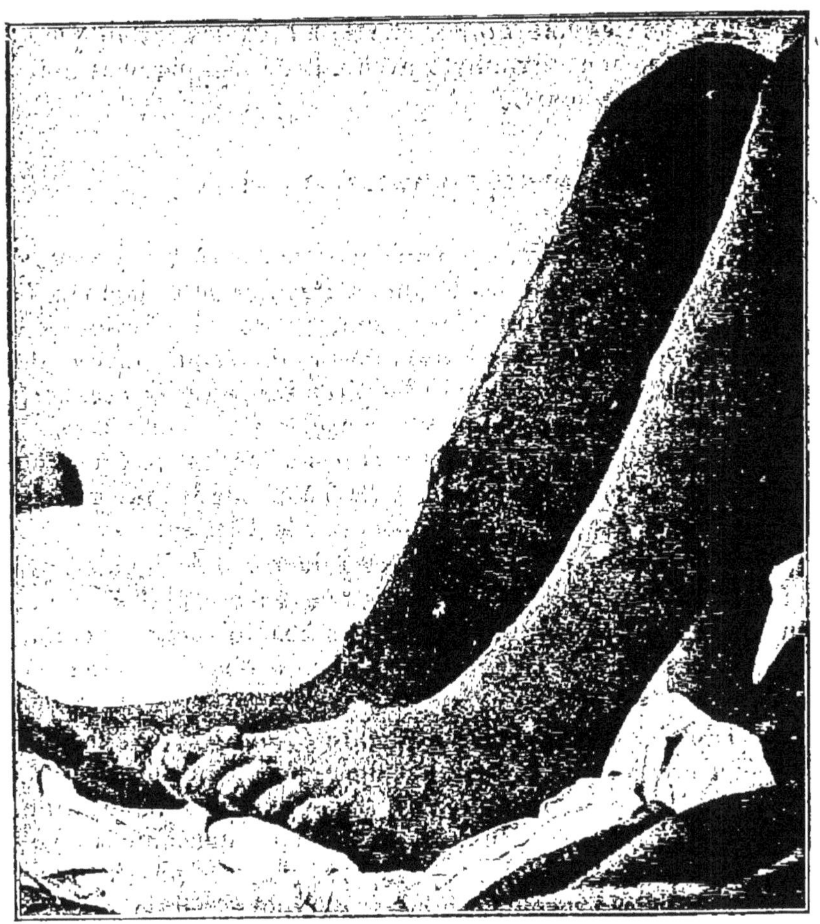

Fig. 55. — Mycose cladosporienne.

potassium à l'intérieur, si efficace dans d'autres mycoses, n'a donné aucun résultat.

NODOSITÉS JUXTA-ARTICULAIRES

DÉFINITION. — On désigne sous le nom de nodosités juxta-articulaires des tumeurs arrondies ou polylobées, de consistance très ferme, presque fibreuse, qui apparaissent sous la peau, au niveau des articulations.

DISTRIBUTION GÉOGRAPHIQUE. — Signalée pour la première

fois par Mac Grégor (1), en Nouvelle-Guinée, cette singulière affection a été ultérieurement étudiée par Jeanselme (2) au Cambodge, où elle est particulièrement fréquente, au Laos, où les indigènes la dénomment *En-no*, en Annam et au Siam, par Steiner (3), à Java, par Fontoynont (4), qui, en dehors des Malgaches, assez fréquemment atteints, en aurait observé un cas très net chez un Somali récemment débarqué à Madagascar.

La maladie a encore été observée par Gros (5) en Algérie, par Neveu (6), chez les Toucouleurs du Boundou, qui l'appellent *Narindé* et parmi les Baoulés de la Côte d'Ivoire, qui lui donnent le nom de *Dioungou*, par Brumpt dans le nord de l'Ouganda et dans le Congo belge, enfin par Lafont (7) à l'île Maurice.

ETUDE CLINIQUE. — Sans prodromes et d'une manière insidieuse, des nodules mobiles et roulant sous le doigt comme des ganglions se forment dans le tissu cellulaire sous-cutané. A mesure qu'ils grossissent, ces nodules tendent à devenir superficiels et font une saillie de plus en plus marquée sous la peau normale, mais distendue; quand ils restent isolés, leur volume varie entre la grosseur d'un pois et celui d'un œuf de pigeon. Mais parfois plusieurs nodosités voisines se réunissent en groupes, de façon à constituer des tumeurs arrondies et multilobées, qui peuvent atteindre les dimensions du poing.

Molles au début, et donnant une sensation de fausse fluctuation, elles durcissent peu à peu et arrivent à présenter une consistance dure, fibreuse et même fibro-cartilagineuse. Si on les ouvre, dit Fontoynont, à leur stade de ramollissement, « il s'en écoule une substance crémeuse comparable à la pommade à l'oyxde de zinc, contenant une quantité considérable de cristaux de tyrosine et des petits grains blancs très fins, n'ayant pas plus d'un dixième de millimètre de diamètre ».

Ces tumeurs sont remarquables par leur localisation et leur symétrie. Elles se groupent généralement à la face externe des membres, au niveau des saillies osseuses qui avoisinent les articulations. En raison de cette disposition topographique constante, Brumpt a pu dire avec raison qu'il serait plus logique de les appeler « nodosités des saillies osseuses » que « nodosités juxta-articulaires ». On les observe, par ordre de fréquence, et *toujours symétriquement*, à la région olécrânienne et trochantérienne, au

(1) *British medical journal*, 1901.
(2) *Revue de méd. et d'hyg. tropicales*, 1905, et *Archiv. fur Schiff. und Trop. hyg.*, 1906.
(3) *Archiv. fur Schiff. und Trop. hyg.*, 1904.
(4) *Bullet. de la Soc. des sciences méd. de Madagascar*, 1910.
(5) *Bullet. méd. de l'Algerie*, 1907.
(6) *Revue de méd. et d'hyg. tropicales*, 1907 et 1911.
(7) *Bullet. de la Soc. méd. de l'île Maurice*, 1911.

niveau de la malléole externe, de la tubérosité antérieure du tibia, de la tête du péroné, à la face dorsale de la main et des doigts, au-dessus de l'acromion et à la région sacro-coccygienne. Dans des cas exceptionnels, elles peuvent apparaître loin des articulations, au niveau du gril costal (Jeanselme), au front, au cuir chevelu, sous la peau du dos et de l'abdomen (Neveux).

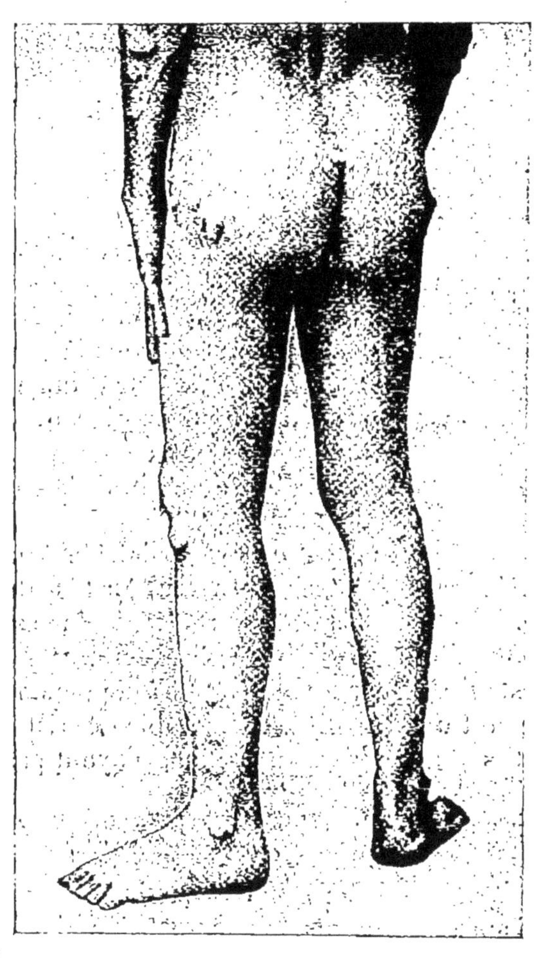

Fig. 56. — Nodosités juxta-articulaires (d'après Steiner).

Leur évolution est très lente et se compte par années. Quand elles ont acquis leur développement complet, elles peuvent ou persister presque indéfiniment à l'état fibreux, ou se résorber spontanément, ou enfin s'éliminer par suppuration, comme l'indiquent les cicatrices multiples que l'on peut voir parfois au niveau des points d'élection de ces nodosités. Jeanselme a pu assister une fois, à Bangkok, chez un Chinois, au travail d'élimination purulente. « Ce malade, écrit-il, présentait, à la région olécrânienne droite, une nodosité du volume d'un gros marron. Autrefois, un noyau semblable avait existé au coude gauche, mais il avait disparu, laissant à sa place une ulcération de la taille d'une pièce de un franc. Cette perte de substance reposait sur une induration diffuse et indolente, qui comprenait à la fois la peau et le tissu cellulaire sous-cutané. La surface ulcérée était tapissée par une couenne diphtéroïde très adhérente. Par expression, on en faisait sourdre un liquide citrin mélangé de grumeaux blancs, rappelant le liquide des abcès froids tuberculeux. Au niveau de la région trochantérienne droite, s'étalait une grande plaque lobulée, en voie d'ulcération. Deux ou trois nodules ramollis déversaient au dehors, par des fistules d'aspect diphtéroïde, un liquide clair, contenant des grains blancs. Plusieurs petites collections fluctuantes étaient sur le point de s'ouvrir. »

Dans une observation relatée par Fontoynont (1), le sujet, qui était porteur de nodosités du type classique aux coudes, aux mains et aux genoux, présentait aux pieds des lésions comparables à celles du Pied de Madura. L'affection évolue sans paraître avoir aucun retentissement sur l'état général.

ANATOMIE PATHOLOGIQUE. — L'anatomie pathologique a été faite par Jeanselme sur un nodule intact, provenant de Madagascar.

Macroscopiquement, ce nodule paraît constitué par un tissu compact, parsemé de quelques taches jaunâtres et de foyers ramollis en forme de géodes.

A un faible grossissement, une coupe d'ensemble montre trois zones distinctes : une interne ou de dégénération, une externe ou de réaction inflammatoire, et une intermédiaire ou de transition.

La zone de dégénération est formée de blocs anhystes, homogènes ou vacuolisés, à contours irréguliers, disséminés dans un tissu fibreux dense, et prenant fortement l'éosine ; ces blocs sont parfois fragmentés et dans les fentes qui séparent les fragments sont accumulés des polynucléaires de la variété commune, en désintégration.

La zone de réaction inflammatoire est elle-même formée de deux parties distinctes : l'une est formée de tissu fibreux de sclérose, l'autre de tissu jaune analogue à celui des bourgeons charnus. Dans cette dernière, on trouve de volumineuses cellules fixes anastomosées en un réticulum lâche, dont les mailles sont occupées par des fibrilles délicates entrecroisées en divers sens ; des macrophages libres, des cellules géantes à noyau bourgeonnants, de nombreux polynucléaires, dont quelques-uns éosinophiles, de nombreux plasmazellen, qui infiltrent les espaces interstitiels et enfin d'énormes capillaires lymphatiques et sanguins.

(1) *Archives de parasitol.*, 1909.

Quant à la zone de transition qui sépare les deux précédentes, elle se caractérise par l'homogénisation graduelle des faisceaux conjonctifs. Entre le foyer de nécrose et le foyer inflammatoire, finit par se creuser un foyer d'élimination, de sorte que la substance dégénérée devient un séquestre, une sorte de corps étranger inclus dans une cavité creusée en plein tissu de sclérose.

L'examen microscopique, ajoute Jeanselme, ne nous a montré aucun microbe, aucun cryptogame, et cependant l'origine parasitaire de ces nodosités ne paraît pas douteuse.

Cette étude histologique a permis de les séparer définitivement de la tuberculose, de la syphilis, du xanthome, des fibromes purs et des tumeurs fibreuses développées aux dépens des bourses séreuses périarticulaires.

ÉTIOLOGIE. PATHOGÉNIE. — La maladie est exceptionnelle chez les enfants et ne survient d'ordinaire que chez des sujets ayant dépassé l'âge moyen de la vie. Elle ne paraît pas contagieuse, excepté dans le cas où il se forme des trajets fistuleux par lesquels peut se disséminer le parasite.

Ce dernier a été isolé en 1908, à Madagascar, par Fontoynont et Carougeau sous la forme d'un champignon dont les cultures furent adressées au Professeur F. Guéguen aux fins de détermination. Le savant mycologiste trouva qu'il s'agissait d'une espèce aberrante et inconnue d'Aspergillus, auquel il donna, en 1909, le nom d'*Aspergillus Fontoynonti* (nov. spec.).

Mais il y avait eu confusion dans les envois faits de Madagascar. Les cultures adressées au Professeur Guéguen, comme isolées d'un cas de nodosités juxta-articulaires, provenaient, en réalité, d'un cas d'abcès sous-dermique à répétition, qui n'avait rien de commun avec la première affection et que nous étudions d'autre part sous le nom d'*Aspergillose de Madagascar*.

Le champignon parasite que Carougeau a vu dans les grains blancs qui s'échappent des nodules fistalisés ne cultive pas. Dans les coupes, ces grains montrent au milieu d'une matière amorphe en grande partie composée de leucocytes morts ou en voie de dégénération des filaments courts et très fins (*formes bacillaires*) isolés ou agglomérés, parfois disposés en γ, de 3 à 4 μ de long sur 0, 2 μ de large, se colorant bien par la méthode de Giemsa ou de Leishman ; on n'observe ni longs filaments cloisonnés, ni renflements en massue. Ce champignon a été identifié par Gougerot comme un Discomyces, et Brumpt a proposé le nom de *Discomyces Carougeaui*. La maladie deviendrait ainsi une variété de mycétome, un mycétome juxta-articulaire.

La multiplicité des lésions, aussi bien que leur symétrie, a donné à penser à quelques auteurs que l'infection devait se produire par voie interne, probablement par la voie digestive, d'où le champignon se généraliserait dans l'organisme, pour venir ensuite se localiser au niveau des saillies osseuses habituellement les plus exposées à des frottements, qui déterminent des conditions de « moindre résistance ».

Jusqu'ici, les inoculations aux animaux sont restées négatives.

D'après des observations plus récentes, il ne semble pas que les nodosités juxta-articulaires représentent une affection univoque. Carougeau lui-même (1) reconnaît que l'on peut observer des petites tumeurs sous-cutanées et juxta-articulaires, qui

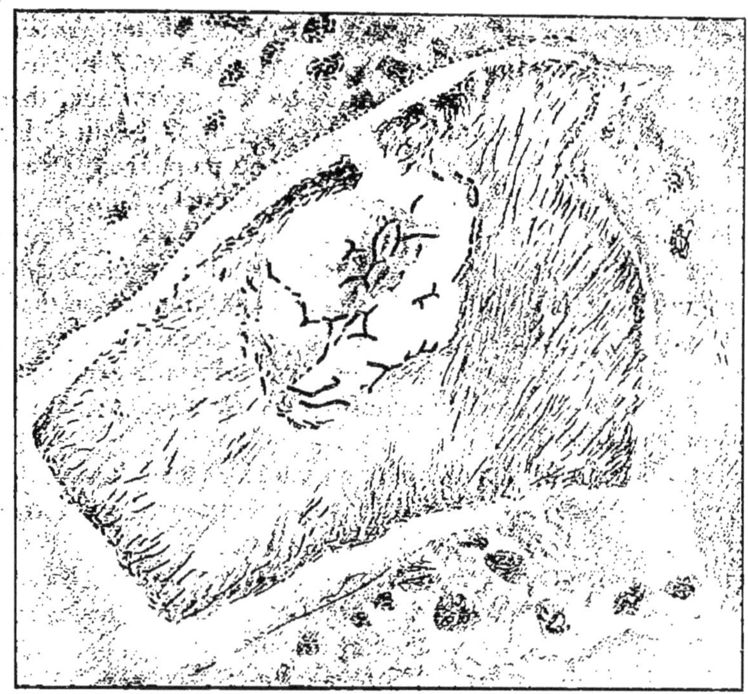

Fig. 57. — Aspect d'un nodule.

représentent d'anciennes lésions *tuberculeuses*, ayant évolué vers la guérison spontanée par transformation fibreuse.

D'autre part, Ouzilleau (2) a observé, dans l'Afrique équatoriale, de nombreux cas de kystes sous-cutanés produits par la *Filaria volvulus*. « Ces kystes, écrit cet observateur, sont, en général, très apparents ; en effet, ils sont presque toujours (80 o/o des cas) situés sur les côtés du thorax. Quelquefois très gros, du volume d'une pomme, ils apparaissent donc au premier

(1) *Bullet. de la Soc. des Sciences méd. de Madagascar*, 1911.
(2) *Bullet. de la Soc. de pathol. exotique.*, 1913, n° 1.

coup d'œil chez les noirs de la brousse, qui ont le plus souvent le tronc découvert. Cependant ils varient de volume et de situation.

« Ils sont parfois très petits, presque imperceptibles et la vue ne suffit pas toujours à les découvrir. Souvent, on réussit à les trouver en regardant la peau à jour frisant; ils apparaissent alors sous la forme de petites saillies semblables à des tubercules lépreux. Mais il faut souvent employer la palpation et faire l'examen de toutes les parties du corps pour les découvrir.

« Généralement thoraciques, on peut les rencontrer partout où des surfaces osseuses ou articulaires sont en contact avec la peau. C'est ainsi qu'ils se développent par ordre de fréquence décroissante : sur la crête iliaque, le grand trochanter, la tête du péroné, l'olécrâne, le frontal, l'occipital, l'apophyse mastoïde. Nous en avons enfin rencontré souvent au cours des opérations, dans la partie interne du repli inguinal, sur la symphyse du pubis, le long des cordons même, toutes régions où ils peuvent être confondus avec des ganglions. Ils s'en distinguent à la palpation par leur surface très lisse et par une résistance caractéristique.

« Il résulte de ce que nous venons de dire que les kystes à *F. volvulus*, situés au voisinage des articulations, ne se différencient guère à première vue de ces tumeurs que l'on a nommées « nodosités juxta-articulaires ». Ils s'en différencient si peu que l'erreur a été commise sans doute bien des fois et qu'on a dû souvent les confondre. »

C'est dans ces kystes habités par les filaires adultes que prendraient naissance les microfilaires que l'auteur a pu retrouver dans le sang des sujets 45 fois sur 100.

La question est, comme on le voit, assez confuse, et il semble que l'on trouve, à l'heure actuelle trois sortes de nodosités juxta-articulaires reconnaissant pour agents producteurs deux espèces de parasites bien différents : un champignon, et un helminthe.

Au point de vue thérapeutique, Fontoynont conseille l'iodure de potassium à l'intérieur, les pansements iodo-iodurés ou au bleu de méthylène à l'extérieur. Bien entendu, ce traitement ne peut être utile que dans la variété de nodosités à *Discomyces* (1).

MALADIES DE LA PEAU PRODUITES PAR LES BACTÉRIES

PEMPHIGUS CONTAGIOSUS

DÉFINITION. — On décrit sous ce nom une affection cutanée tropicale, très contagieuse et auto-inoculable, caractérisée par

(1) Les mycétomes seront traités plus loin, dans un article à part.

l'apparition, en divers points du corps, de vésicules ou de bulles, qui évoluent sans produire ni réaction inflammatoire locale, ni phénomènes généraux.

DISTRIBUTION GÉOGRAPHIQUE. — Cette dermatose, qui paraît être assez répandue dans la zone tropicale, a été signalée dans le sud de la Chine (Manson), au Japon (Munzo), dans la presqu'île de Malacca et dans l'île de Ceylan (Castellani), dans l'Inde (W. Turner), en Amérique (Corbett), à Manille (Clegg et Wherry). Elle n'a été signalée, à notre connaissance, dans aucune colonie française.

SYMPTOMATOLOGIE. — La description qu'en donnent les auteurs étrangers est assez confuse, car elle varie presque avec chacun d'eux ; il paraît donc probable que quelques-uns ont décrit sous le nom de *Pemphigus contagiosus* des dermatoses eczématoïdes ou pemphigoïdes de la peau qui n'avaient rien de commun avec la véritable maladie de P. Manson.

L'affection débuterait par l'apparition, sur les téguments, de taches érythémateuses, au niveau desquelles l'épiderme se soulève sous la forme de petites vésicules qui, suivant les cas, évoluent lentement ou rapidement, pour finir par se transformer en tumeurs bulleuses régulières, hémisphériques, bien tendues, brillantes, dont le volume peut aller des dimensions d'un petit pois à celles d'un œuf de poule.

Cette éruption se produit à peu près sans réaction hyperhémique de voisinage, et c'est à peine si l'on peut parfois distinguer, à la base, une petite collerette inflammatoire.

Leur contenu liquide, d'abord transparent, se trouble bientôt, devient séro-purulent, et la teinte brillante et nacrée du début fait place à une coloration jaunâtre. Spontanément ou sous l'influence de frottements, ces bulles finissent par s'ouvrir, par se vider, et se dessèchent *sans produire de croûtes*, particularité qui distingue nettement cette affection de l'impétigo avec lequel Tilbury Fox avait voulu la confondre. Quand la maladie n'est pas soignée, il peut se produire des ulcérations (W. Turner). Narain Singh aurait même vu, dans un cas où les bulles atteignaient la grosseur du pouce, se produire de véritables escarres. Mais quand le sujet prend quelques soins de propreté, la maladie se termine simplement par une exfoliation squameuse due à un trouble de kératinisation.

Le nombre de ces bulles pemphigoïdes varie dans de telles proportions, suivant les cas, qu'on ne peut en donner une moyenne. Leur siège de prédilection est aux aisselles et à la région inguinale, d'où elles peuvent se propager, d'une part, au tronc, et aux membres supérieurs, d'autre part, à l'abdomen et aux membres inférieurs. On peut, en définitive, les observer dans toutes les régions du corps, sauf à la face. Elles paraissent se disséminer par auto-inoculation consécutive au grattage.

Tout aussi variable est la durée de la maladie; elle évolue

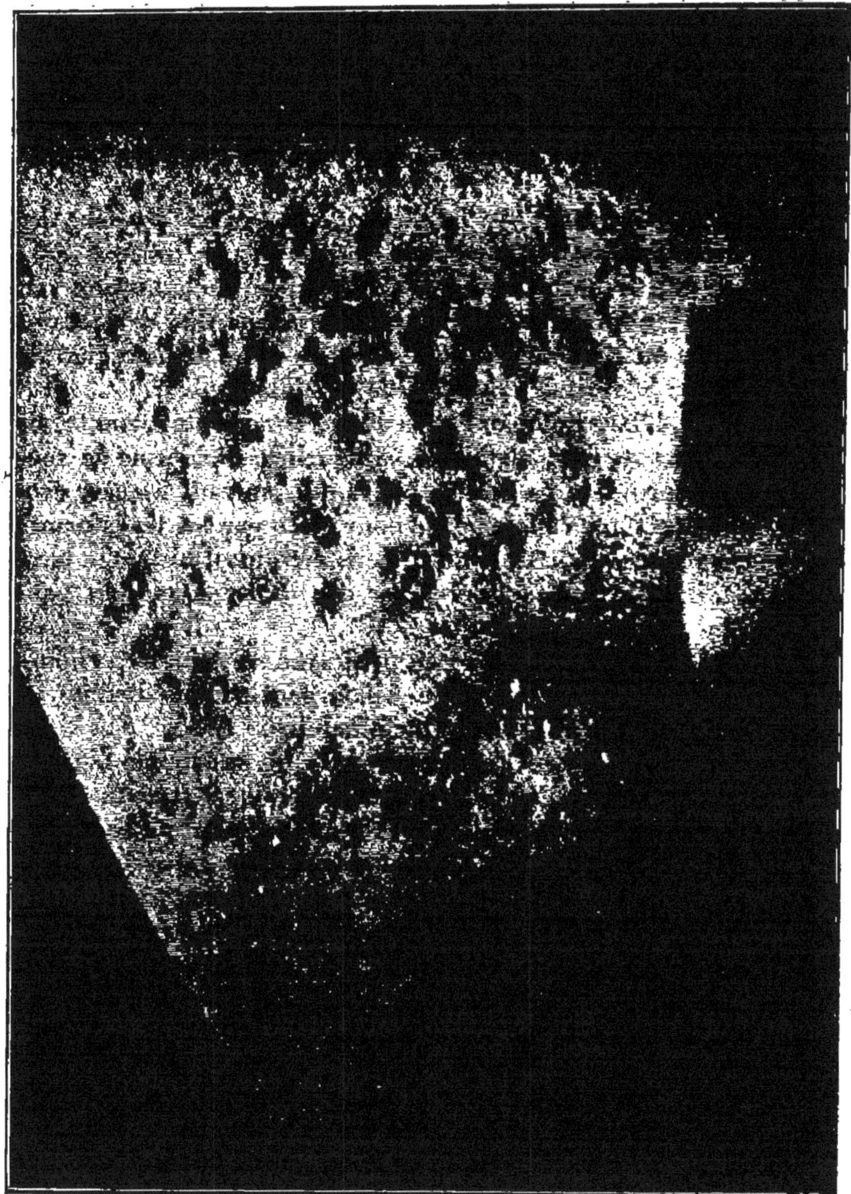

Fig. 58. — Pemphigus contagiosus (d'après Clegg and W. Wherry.)

tantôt en quelques jours, tantôt en quelques semaines; elle peut même persister pendant des mois, grâce à des poussées successives.

Elle n'a aucun retentissement appréciable sur l'état général, et n'offre aucune gravité ; elle est seulement très gênante pour la marche et le travail, quand elle siège au niveau des plis axillaires ou inguinaux.

ÉTIOLOGIE. — Le Pemphigus contagiosus atteint souvent les enfants, et de préférence les enfants européens, qui fréquentent les écoles et les pensionnats, où la maladie sévit fréquemment sous la forme épidémique. Les Européens adultes, surtout ceux qui transpirent abondamment, et qui présentent des bourbouilles, peuvent également en être atteints. Castellani (1) a signalé sa fréquence parmi les marins des navires de guerre, en station dans les ports de l'Inde.

Cette dermatose apparaît toujours pendant la saison chaude

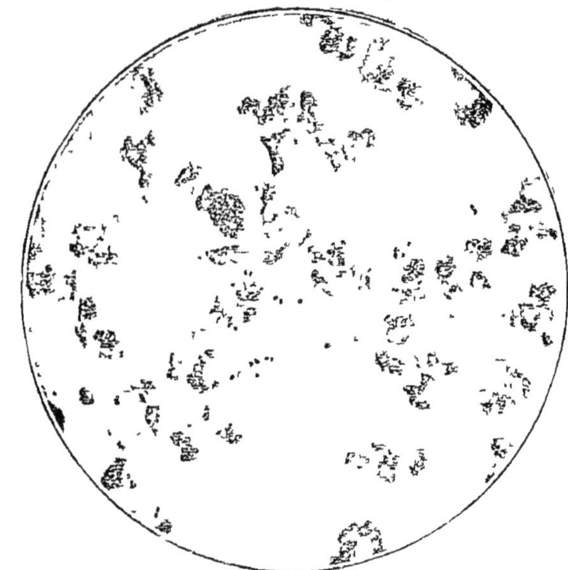

Fig. 59. — Diplocoque de Pemphigus contagiosus (d'après de T. Clegg et W. Wherry). (*Journal of infectious diseases*, 1906.)

et humide, et disparaît au début de la saison fraîche; il semble que la chaleur combinée à l'humidité soit nécessaire pour rendre la peau réceptive aux germes spécifiques.

Sur la nature de ces germes, la plupart des auteurs sont d'accord pour incriminer des micrococques particuliers. Almquist (2) paraît être le premier à avoir isolé un diplocoque. P. Manson (3) trouva également un diplocoque, qu'il ne put ni cultiver, ni inoculer aux animaux. Un peu plus tard, Leiner (4) retrouva un microcoque analogue et réussit à reproduire la maladie chez

(1) *Ceylan medical reports*, 1904-1909.
(2) *Zeitschr. fur Hyg.*, 1891.
(3) *Tropical diseases*, 1900.
(4) *Jahrb. f. Kinderh.*, 1902.

l'homme, par inoculation du liquide contenu dans les bulles. De leur côté, Clegg et Wherry (1) isolèrent un diplocoque tout à fait comparable au *Micrococcus pemphigi contagiosi* d'Almsquit, très voisin du *Staphylococcus pyogenes aureus.*

D'après ces derniers auteurs, qui l'ont trouvé à l'état pur dans le liquide des bulles, ce diplocoque s'y rencontre soit à l'état libre, soit intra-leucocytaire. Ses dimensions moyennes sont de 0 μ 5 de diamètre; il prend le Gram et donne des cultures d'un jaune d'or.

W. Turner (2) est arrivé, à la suite des recherches qu'il avait entreprises à Multan (Inde Anglaise) à des résultats tout différents. Dans les squames des bulles, il aurait trouvé des petits corps réguliers, ovales, de 2 à 4 μ de longueur, présentant, comme les Leishmania, un noyau et un centrosome. Personne n'a jusqu'ici confirmé ou infirmé ses observations.

DIAGNOSTIC DIFFÉRENTIEL. — Quelques auteurs, en particulier Kunt Faber et Matgenauer ont voulu identifier le *Pemphigus contagiosus* avec le *Pemphigus neonatorum ;* on remarquera cependant que cette dernière affection est spéciale aux nouveau-nés, tandis que la première atteint les enfants plus âgés et même les adultes, qu'elle s'accompagne habituellement de fièvre et de phénomènes généraux souvent graves, alors que le Pemphigus contagiosus est toujours bénin et apyrétique.

TRAITEMENT. — La thérapeutique doit tendre ici à remplir deux indications principales : détruire les germes *in situ* et empêcher leur dissémination. Pour satisfaire à la première de ces indications, on devra ouvrir les bulles, les vider, puis les laver avec des solutions antiseptiques de bichlorure de mercure ou de permanganate de potasse. Castellani préconise tout particulièrement les solutions de lusoforme à 3 ou 5 p. 100.

Pour empêcher la dissémination des germes, on appliquera ensuite des pansements occlusifs, par exemple avec une poudre composée, à parties égales, de talc, d'oxyde de zinc et d'acide borique ou de dermatol. Si l'on dispose d'une station d'altitude dans le voisinage, on y conduira les petits malades, la fraîcheur de la température suffisant à faire disparaître la maladie.

En raison de l'extrême contagiosité de cette affection, on doit, quand une épidémie de ce genre éclate dans une école ou un pensionnat, prendre de sévères mesures d'isolement, ou, mieux, faire procéder à l'évacuation temporaire de l'établissement.

(1) *Journal of infect. diseases*, 1906.
(2) *Journal of army. medical corps*, 1905.

MALADIES DE LA PEAU PRODUITES PAR LES PROTOZOAIRES

PIAN

DÉFINITION. — Le Pian est une Spirillose chronique tropicale, inoculable et contagieuse, caractérisée objectivement par une ou plusieurs éruptions successives de tubercules mûriformes, présentant la structure histologique d'un papillome.

SYNONYMIES. — Suivant le pays où on l'observe, cette maladie a reçu différentes appellations. C'est ainsi qu'elle est connue au Brésil sous le nom de *Bubas ;* aux Moluques, on l'appelle *Bouton d'Amboine*, à Ceylan *Parangi*, à Bornéo *Purru*, au Laos *Khi-mo*, au Cambodge *Dam-baô*, aux Indes néerlandaises *Patek*, en Chine *Yang-mey-tcheang*, aux îles Fidji *Coko*, aux îles Wallis *Tonsa*, aux îles Marquises *Patita*, en Nouvelle-Calédonie *Tonga*, à Madagascar *Keisse*, dans la Haute-Côte d'Ivoire *Dah*, chez les Toucouleurs *Photo-boubé*, au Congo *Tetia*, *Aboukoué* au Gabon, sur la côte de Calabar *Framosé*, sur la côte de Guinée *Yaw*, etc.

La littérature médicale française a conservé le mot *Pian*, emprunté au dialecte des nègres des Antilles. Les Anglais donnent plus volontiers à la maladie l'appellation de *Yaw*, expression empruntée au langage des indigènes de la Guinée. Enfin, les Allemands et les Hollandais la désignent sous le nom de *Frambœsia*, créé jadis par Sauvages (1).

DISTRIBUTION GÉOGRAPHIQUE. — Le domaine géographique du Pian est très étendu et comprend à peu près toute la zone intertropicale.

En Amérique, la maladie règne aux Antilles, à la Guyane, à Costa-Rica, au Vénézuela et au Brésil. Escomel (2) vient d'en observer un cas authentique au Pérou, que l'on avait considéré jusqu'alors comme indemne. La même année, Robherdo en signalait deux cas en Colombie ; l'auteur assure que la maladie n'est pas d'importation récente, qu'elle devait exister depuis longtemps dans le pays, confondue avec la syphilis.

En Afrique, le Pian est extrêmement répandu, avec foyers particulièrement intenses dans les régions para-équatoriales. On le trouve sur les deux côtes occidentale et orientale, ainsi qu'à Madagascar et dans les îles voisines.

Du côté de l'Asie, on l'a signalé dans l'Inde Anglaise, en Bir-

(1) *Nosologie méthodique*, 1759.
(2) *Bull. de la Soc. de Path exotiq.*, 1909

manie, dans l'Assam, à Ceylan, dans la presqu'île de Malacca, aux Indes Néerlandaises, au Siam, au Cambodge, au Tonkin, dans la Haute-Cochinchine, au Laos, où il est particulièrement fréquent, sur la côte d'Annam (Jeanselme) et dans le sud de la Chine.

L'Océanie est son pays de prédilection, et dans certains archipels la maladie est si répandue que peu d'enfants y échappent. Parmi les îles les plus frappées, on peut citer la Nouvelle-Calédonie, les îles Loyalty, Fidji, Tonza, Salomon, Marshall, etc.

En ce qui concerne plus particulièrement les colonies françaises, nous retrouvons le Pian au Gabon, au Congo, à la Côte d'Ivoire, en Guinée, à Madagascar, aux Comores, en Nouvelle-Calédonie, en Indo-Chine, à Pondichéry. A la Martinique, d'où on le croyait disparu, il persiste encore dans quelques communes, telles que Rivière Salée et Macouba. En 1910 et 1911, Noc, Stevenel et Iman ont pu en observer 40 cas chez des enfants.

HISTORIQUE. — L'histoire du Pian est assez confuse et cette confusion tient surtout à la multiplicité des appellations qui lui ont été données dans les différents pays et aux diverses époques.

La maladie n'a été connue des Européens qu'après l'importation des nègres d'Afrique dans les colonies américaines. La première relation médicale nous vient de Pison (1), qui, à la suite d'un voyage accompli au Brésil avec le prince de Nassau, écrivait : « Il existe, au Brésil, une maladie contagieuse qui se transmet non seulement par le coït et l'hérédité, mais encore par le plus léger contact. Elle règne, non seulement parmi les noirs africains et les Indiens, mais encore parmi les Portugais et les Belges ; elle infecte tout le corps de tumeurs squirrheuses et d'ulcères virulents. Cette affection contagieuse est certainement endémique au Brésil ; les Espagnols et les Portugais la connaissent sous le nom de *Bubas.* » L'auteur reconnaît ensuite que les Bubas offrent une grande analogie avec la vérole, mais il établit entre les deux affections *une grande différence dans les symptômes.*

Après Pison, Boutins (1), sous le nom de *Bouton d'Amboine,* en donna la description suivante : « Il s'est répandu à Amboine, écrivait-il, et dans les îles Moluques, une affection endémique qui, par ses symptômes, est semblable à la maladie vénérienne. Il y a cependant cette différence que le mal en question peut naître et se transmettre en dehors de tout rapport sexuel. Dans cette maladie, il se fait des éruptions de tumeurs dures et comme squirrheuses, affectant toute la surface du corps et aussi confluentes que le sont chez nous certaines éruptions de clous et de verrues. S'il leur arrive de s'ouvrir, elles rendent une humeur gommeuse, âcre et corrosive ; il en résulte des ulcères à bords calleux et relevés.

(1) *De medicina bresiliensi,* 1648.
(2) *Medicina Indorum,* 1718.

C'est un mal hideux, qui ne diffère du mal vénérien que parce qu'il ne s'accompagne pas de douleurs aussi vives et n'amène jamais aussi facilement la carie des os. Les remèdes les plus appropriés sont ceux qui conviennent aux maladies vénériennes. »

Daziele, en 1742, Hillary, en 1759, décrivent le premier le Pian des Antilles françaises, le second le Yaw des Barbades, comme une variété de syphilis modifiée par le climat.

Winterbottom et Schilling, qui avaient étudié la maladie à la Côte Occidentale d'Afrique, puis aux Antilles, la considèrent comme une affection spéciale, différente de la syphilis (1770).

Alibert, en 1832, range la Frambæsia dans son genre *Mycosis*: « C'est une affection véroleuse, écrit-il, caractérisée par des excroissances fongueuses, ayant principalement pour sièges la face, le cuir chevelu et les parties génitales. » Pour lui le *Mycosis frambæsioïdes* des nègres se place à côté du *Mycosis syphiloïdes* et doit être comparé à ces syphilides cutanées végétantes, qui ont été décrites sous les noms de *Sibbens* d'Ecosse, de *Mal de Scherlievo*, de *Falcadine* et de *Pian de Nérac*.

Paulet fait, en 1848, la première démonstration de la nature virulente du Pian, en montrant qu'il est inoculable d'homme à homme.

V. de Rochas, dans sa « thèse de Paris » (1860), étudie le *Tonga* de la Nouvelle-Calédonie, qu'il rapproche du Pian, du Yaw et des Bubas; dans un article ultérieur paru dans le Dictionnaire des sciences médicales, il se montre nettement dualiste et sépare le Tonga de la syphilis.

Rollet, de Lyon, en 1861, considère le Pian comme une manifestation de la syphilis. Hebra nie également l'existence du Frambæsia comme entité morbide distincte et propose de remplacer cette appellation par celle de « syphilis ou scrofule papillomateuse ».

Gama Lolo montre, en 1867, que les Bubas sont non seulement inoculables de l'homme malade à l'homme sain, mais encore auto-inoculables sur des sujets déjà bubatiques, ce qui démontre amplement, dit-il, que cette maladie est bien différente de la syphilis, qui ne peut être, comme on le sait, réinoculée à un sujet déjà en puissance de la diathèse.

Bestion donne, en 1881, une longue description de l'Aboukoué du Gabon, qu'il rapproche du Yaw de la Guinée.

La même année. eurent lieu les expériences mémorables de Charlouis (1), dont nous aurons à parler plus loin, et qui ont paru faire la démonstration complète de la non-identité du Pian et de la syphilis. Parmi les autres travaux intéressants, on peut

(1) *Vierteljahr. fur Dermat.*, 1881.

citer ceux de Doumon (1), Uribroy (2), Bowerbank (3), Imray (4), Nichols (5) et Ward (6).

En définitive, malgré tant de travaux et tant d'écrits, la question étiologique restait toujours en suspens, les auteurs étaient loin d'être d'accord sur la question des Pians, du Yaw, du Frambæsia, des Bubas, etc., jusqu'au jour où la découverte par Castellani (1905) d'un agent spécifique, d'un spirochète, permit enfin de les identifier et aussi de les séparer de la syphilis.

ETIOLOGIE. — On pensait primitivement que la maladie pianique était l'apanage des noirs africains, mais des observations successives ont montré l'existence de nombreux foyers endémiques dans les pays habités par des Indiens, des indigènes de race jaune, des Malais et des Malayo-Polynésiens. Il n'y a, semble-t-il, aucune idiosyncrasie ethnique, mais une simple question d'hygiène individuelle et sociale. Si les blancs sont assez rarement atteints de la maladie, ils le doivent uniquement à une propreté plus grande, à une hygiène générale mieux entendue; la crainte de la contamination d'une maladie reconnue de tout temps comme très contagieuse les pousse à se garder des malades et des maisons infectées; ainsi leur immunité apparente tient plus à leur éloignement volontaire des sources de la contagion qu'à une résistance particulière à l'infection.

La contagiosité est assez grande pour créer de véritables épidémies d'hôpital (Espinat), de maison d'école (Bowerbank). On la connaissait si bien jadis, aux Antilles, que chaque habitation de quelque importance avait sa « case à pian », où l'on isolait les esclaves malades. Pour les mêmes motifs, à la Jamaïque, on ne préposait à la garde des pianiques que des femmes ayant subi antérieurement les atteintes du mal.

Dans certaines îles de l'Océanie, le Pian est encore de nos jours si répandu que peu d'enfants y échappent ; d'après Daniels, les parents, considérant cette affection comme une épreuve inévitable et même nécessaire, l'inoculent à leurs enfants, quand ils ne la contractent pas spontanément.

Paulet, étudiant à Cuba cette question de la contagion du Pian, avait fait coucher ensemble des sujets sains et des sujets malades; il vit apparaître dix fois, au bout de quelques semaines, sur la peau des premiers, des tubercules caractéristiques. Il en conclut que le virus pianique était capable de traverser la peau saine; ces conclusions sont sans doute trop hâtives, car les

(1) *Archiv. de méd. nav.*, 1871
(2) *Yaws in India*, London, 1873.
(3) *Medical Times*, 1880.
(4) *Medical Times*, 1880.
(5) *Medical Times*, 1880.
(6) *Congres de Philadelphie*, 1880.

sujets en question pouvaient être porteurs de petites érosions épidermiques, assez légères pour échapper à l'examen, mais suffisantes pour permettre l'inoculation du virus.

A la notion de la contagiosité s'ajoutait autrefois celle de l'hérédité, basée sur la fréquence de la maladie chez les nourrissons. La plupart des auteurs nient que le Pian puisse être héréditaire et assurent que, lorsque l'on constate son apparition précoce chez l'enfant, la contamination s'est produite, au moment de la naissanee, dans le conduit génital de la mère, ou au contact du mamelon infecté, dès les premiers jours de l'allaitement. Cependant, Kayser et Nattan-Larrier croient l'hérédité possible pour deux raisons. D'une part, en effet, il ne paraît plus douteux qu'au cours de la période secondaire de la maladie les agents spécifiques sont disséminés dans tout l'organisme ; d'autre part, leur structure et leurs dimensions doivent leur permettre de traverser le tissu placentaire aussi aisément que le font les spirochètes de la syphilis. On peut donc théoriquement admettre un Pian héréditaire, au même titre qu'une syphilis héréditaire.

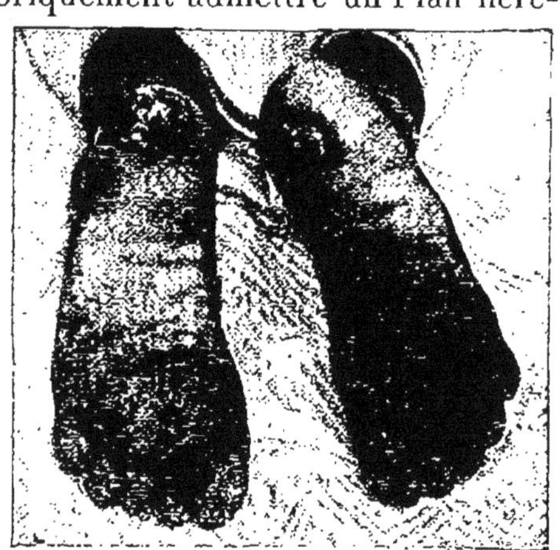

Fig. 60. — Eléments de pian siégeant à la plante des pieds (d'après Castellani).

Chez l'adulte, la contagion paraît se produire surtout à la faveur des solutions de continuité de la peau et exceptionnellement par le coït, lorsque l'un ou l'autre des deux sujets est porteur de boutons pianiques au niveau des parties génitales. Lebœuf a cité le cas d'un Européen vivant dans le voisinage immédiat des Canaques, parmi lesquels la maladie est très répandue, et qui, en marchant pieds nus, se fit, en heurtant un caillou coupant, une petite plaie à l'extrémité d'un orteil. Cette plaie prit rapidement un mauvais aspect, et, un mois après, apparurent des manifestations pianiques sur toute la surface du corps. Suivant l'auteur, ce mode de transmission du Pian chez les indigènes, qui vont toujours les pieds nus doit être fréquent, car il a souvent été constaté, parmi les Canaques, que la lésion pianique initiale se montrait au niveau de la plante des pieds. Le même fait s'observait d'ailleurs fréquemment autrefois aux Antilles et à la Guyane.

L'abondance des parasites dans les couches superficielles des pianomes, et dans la sérosité qui s'en écoule, explique la grande contagiosité de la maladie. En dehors de la contagion par contact direct ou indirect, peut-être faut-il faire jouer un rôle à certains insectes. Van den Barne a bien retrouvé des spirochètes dans le corps de *Stegomyia fasciata*, qui avaient piqué des pianiques; ce mode de transmission, s'il existe, ne peut être qu'exceptionnel et n'est possible que pendant les périodes fébriles de la maladie, alors que les parasites sont présents dans le sang de la circulation générale.

De son côté, Castellani a réussi deux fois à infecter des singes en maintenant sur des érosions faites à la peau des mouches recueillies sur des lésions pianiques ouvertes. Bajon (1) avait d'ailleurs entrevu, il y a longtemps, ce mode de contamination, quand il écrivait : « L'humeur qui découle des pustules pianiques attire les mouches, dont les pattes se chargent de particules de virus. »

Ellis Modder a émis l'hypothèse de la transmission par les Tiques, qui abondent généralement dans les cases des indigènes et qui paraissent parfaitement susceptibles de véhiculer le spirochète du Pian comme elles convoient celui de la fièvre récurrente.

Toutes les autres causes invoquées jadis, telles que l'encombrement, la misère physiologique, le climat, l'abus d'aliments salés ou corrompus, etc., n'ont qu'une action évidemment secondaire, et ne peuvent qu'augmenter la réceptivité de l'organisme pour l'agent spécifique, le spirochète de Castellani.

Le Spirochète de Castellani. — La véritable cause efficiente du Pian est donc un microorganisme spiralé découvert par Castellani à Ceylan en 1905. Avant lui, bien des auteurs avaient décrit des microbes : Breda, Eijkmann avaient trouvé des bacilles ; Bennett, Pariett, Nichols et Watts avaient incriminé des diplocoques, Powel une levure, etc.

Ce n'est qu'après la publication des travaux de Schaudinn sur le *Treponema pallidum* de la syphilis que Castellani, frappé, comme tous les observateurs, de la ressemblance du Pian avec la syphilis, eut l'idée que cette affection pourrait bien reconnaître pour cause un microorganisme analogue , il orienta ses recherches dans ce sens, et, en employant les méthodes de coloration propres aux protozoaires, il put mettre en évidence, onze fois sur quatorze cas, un spirochète très voisin de celui qu'avait décrit Schaudinn.

Dans les lésions pianiques ulcérées, Castellani trouvait, au milieu de nombreuses bactéries, plusieurs variétés de spirochètes, mais dans les coupes ou dans les frottis provenant de boutons non encore ulcérés, il retrouvait toujours, à l'état pur, un même spirochète très fin et difficile à colorer.

(1) Mémoires pour servir à l'histoire de la Guyane et de Cayenne. 1777.

En 1905 également, et avant d'avoir eu connaissance des travaux de Castellani, Wellman (1), qui observait le *Yaw* dans l'Angola, avait, de son côté, vu des spirochètes qu'il comparait aux spirilles d'Obermeier, mais la description qu'il en a donnée ne permet pas d'affirmer s'il s'agissait de spirochètes saprophytes, comme on en trouve dans beaucoup de lésions ulcérées, ou du véritable agent spécifique. Le mérite de la découverte revient donc tout entier à Castellani.

Poursuivant ses recherches, ce dernier retrouva le même protozoaire spiralé 56 fois sur 59 cas de *Parangi* de Ceylan, puis dans des préparations de *Purru* de Malaisie, du *Buba* du Brésil, de *Frambœsia* de l'Afrique orientale, de *Pian* des Antilles et de *Tonsa* des îles Fidji. Ces résultats furent successivement confirmés par Schüffner et Sibert à Sumatra, von den Borne et Neisser à Java, Mayer dans l'Est Africain, Rivas au Venezuela, Lindenberg à Rio-de-Janeiro, Lebœuf en Nouvelle-Calédonie, Nattan-Larrier et Levaditi dans un cas de Pian provenant du Congo. Ainsi s'établit l'unité étiologique et l'identité du *Yaw*, du *Pian*, du *Frambœsia*, du *Parangi*, du *Furru*, du *Buba*, etc.

Au début Castellani avait donné à son spirochète le nom de *Sp. pallidula*, puis celui *de Sp. pertenuis*. Un peu plus tard, quand il fut reconnu que ce parasite était un tréponème, au même titre que l'agent de la syphilis, on lui donna l'appellation de *Treponema pertenue*, sous laquelle il est aujourd'hui généralement connu.

Ce Tréponème se présente sous la forme d'un microorganisme très mince, très délicat, dont la longueur varie de 4 à 5 μ à 18 et 20 μ. Le nombre des tours de spire est en moyenne de 8 à 10 ; dans l'ensemble, il est moins régulièrement spiralé et moins rigide que le *Tr. pallidum* (2). Parfois une partie seulement du corps est spiralée, tandis que l'autre est déroulée. Les extrémités sont souvent effilées, mais on rencontre aussi des formes qui présentent des extrémités obtuses ou encore une extrémité effilée et l'autre émoussée. Liebert, Nattan-Larrier (3) et Levaditi ont vu des tréponèmes affectant une disposition en V ou en S, d'autres contournés en nœud de ruban; certains sont entrelacés ou attachés bout à bout. Par la méthode de coloration des cils de Löffler, quelques observateurs ont cru voir un flagelle terminal extrêmement délicat. R. Blanchard aurait vu une membrane ondulante, mais il est le seul jusqu'ici à avoir fait une semblable observation ; ce parasite reste donc, jusqu'à nouvel ordre, un tréponème. D'après Nattan-Larrier et Levaditi, observé à l'ultra-

(1) *Journal of. trop. med. and hyg.*, 1906.
(2) Ashburn et Craig affirment cependant dans le *Journal of tropical med and hyg.* de 1909 qu'il est impossible de distinguer morphologiquement les deux tréponèmes.
(3) Le Pian et son spirochète (*Paris médical*, 1912).

microscope, il présente des mouvements latéraux en coups de fouet, mais de faibles mouvements de propulsion.

On le colore au Giemsa, après fixation soigneuse à l'alcool absolu pendant 24 heures, et à raison de 1 goutte de colorant par centimètre cube. On peut encore avoir recours à la méthode de Leishman, suivant la technique suivante : 1° laisser agir pendant cinq minutes la solution colorante, sans fixation préalable; 2° ajouter ensuite sur la lame même, au moyen d'un compte-goutte, une quantité d'eau distillée double de la quantité de colorant primitivement employé, et laisser au contact pendant au moins une demi-heure; 3° laver à l'eau distillée dont on laissera quelques gouttes sur la préparation pendant une ou deux minutes. Sécher et examiner avec le plus fort grossissement.

Avec l'une ou l'autre de ces deux méthodes, le parasite prend

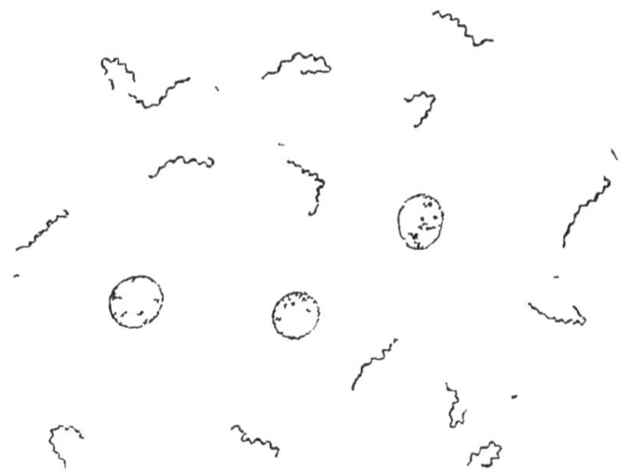

Fig. 61. — Spirochètes du Pian.

une teinte purpurine claire, avec parfois, dans l'intérieur, des granulations plus foncées. On voit en outre, parfois, un petit point rouge qui, pour quelques auteurs, aurait la signification d'un blépharoplaste.

Pour la coloration des coupes, on donnera la préférence à la méthode d'imprégnation à l'argent de Levaditi. On devra toujours choisir des boutons pianiques fermes et non ulcérées, car dans les lésions anciennes et ouvertes le *Tr. pertenue* tend à disparaître, tandis que les tissus malades sont envahis par des spirochètes saprophytes. Schuffner a montré que, dans les coupes, les parasites se trouvent surtout localisés dans la couche de Malpighi, où ils forment, par places, de véritables nids, et aussi dans le stratum granulosum ; ils auraient donc un habitat plus superficiel que les parasites de la syphilis.

Le Pian expérimental chez l'homme. — Paulet, dès 1848, avait inoculé quatorze nègres avec de la sérosité de granulomes pianiques ; la maladie se développa chez tous, après une période d'incubation comprise entre 12 et 20 jours. Dans dix cas, le premier nodule apparut au point même de l'inoculation. Charlouis, en 1881, inocula 32 prisonniers chinois avec des croûtes et des produits de raclage des boutons ; le Pian se déclara chez 28 d'entre eux, toujours avec lésion initiale au point d'inoculation.

Le Pian expérimental chez les animaux. — L'inoculation du Pian aux singes fut réalisée pour la première fois par Castellani, en 1906, puis par Neisser, Baermann et Halberstadher, Prowazeck, Nattan-Larrier et Levaditi. La technique est celle que Roux et Metchnikoff avaient employée pour la syphilis : scarifications profondes au niveau de l'arcade sourcilière avec une lancette chargée de sérosité pianique.

Chez le singe, la période d'incubation varie entre un minimum de seize jours et un maximum de quatre-vingt-douze jours. Au point d'incubation, on voit se former un véritable *chancre* à fond irrégulier, reposant sur une base infiltrée et recouvert d'une croûte épaisse. Les *Tr. pertenue* se retrouvent en abondance dans la lésion. Ici, comme pour la syphilis, les singes inférieurs ne prennent qu'une maladie atténuée, car celle-ci se limite à cette seule lésion primaire, sans éruption secondaire. La guérison spontanée survient entre 14 et 84 jours. Il y a cependant généralisation des parasites, car Neisser, Baermann et Halberstadher (1) ont pu infecter des singes avec le sang et la moelle osseuse d'animaux infectés ; Castellani, d'autre part, a pu déceler les tréponèmes dans la rate et dans les ganglions lymphatiques de singes inoculés.

Sur les mêmes animaux, les auteurs précédents ont étudié *l'immunité croisée* entre le Pian et la syphilis. Ils sont tous d'accord pour reconnaître que ces deux spirilloses sont des maladies distinctes l'une de l'autre. Les singes syphilitiques, d'après leurs expériences, peuvent prendre le Pian, et les animaux pianiques sont susceptibles de contracter la syphilis.

Cependant Nattan-Larrier et Levaditi (2) n'ont jamais pu parvenir à transmettre le Pian aux animaux syphilitiques. Il y a donc là un désaccord évident que ces auteurs expliquent en disant que si les opérateurs précédents ont pu communiquer le Pian à des singes syphilitiques, c'est qu'ils ont dû opérer trop tôt, c'est-à-dire à un intervalle trop rapproché du moment où la syphilis avait été inoculée, alors que l'immunité contre cette dernière maladie n'avait pas encore eu le temps de s'établir. Ils considèrent en définitive le Pian comme *une variété atténuée de la syphilis ;* il y aurait entre les deux maladies, suivant l'expression de Schüffner, une relation comparable à celle qui existe entre le

(1) *Archiv fur Schiff. und Trop hyg.*, 1906.
(2) *Annales de l'Inst. Past.*, 1908.

paludisme à forme tierce et les fièvres pernicieuses. Nous aurons à revenir plus loin sur cette importante question.

Halberstadher (1) en 1907, puis Nattan-Larrier et Levaditi en 1908 ont vu se développer sur des singes anthropoïdes inoculés une éruption généralisée rappelant davantage la maladie humaine.

Nichols (2) a pu établir tout récemment que la maladie était inoculable au lapin, à condition que l'inoculation fût pratiquée dans le testicule ; il a ainsi réédité l'orchite syphilitique du lapin qu'avaient antérieurement provoquée Bruckner et Galasesko. Cette expérience rapproche encore singulièrement les deux parasites du Pian et de la syphilis.

Les nombreuses tentatives faites pour cultiver le *Tr. pertenue* ont jusqu'ici échoué. Peut-être y aurait-il lieu d'essayer les milieux de Schereschewsky au sérum de cheval condensé, de Mühlem (gélose au sérum de cheval), qui ont donné des résultats encourageants pour la culture du *Tr. pallidum*, ou la méthode de Noguchi.

ÉTUDE CLINIQUE. — Avant de décrire la symptomatologie générale du Pian, nous allons donner d'après les auteurs anciens le résumé clinique des principales variétés, qui ont été étudiées jadis comme des entités morbides différentes, avant leur unification définitive qu'a consacrée la découverte de Castellani.

1° Les Pians, d'après la description de Bajon (3). — Il y a écrivait Bajon, plusieurs espèces de Pians, qu'il est utile de distinguer.

a) ***Le Pian pustuleux.*** — « En général, les Pians se manifestent par des pustules, qui sortent assez communément sur toute la surface du corps ; celles-ci sont élevées d'une ou deux lignes au-dessus de la surface de la peau et couvertes d'une chair légèrement fongueuse, de couleur blafarde, qui laisse couler une matière virulente plus ou moins épaisse. Dès l'instant que les pustules se déclarent, le malade est le plus souvent tourmenté de douleurs dans les os.

« La peau de presque tout le corps se couvre de dartres farineuses sèches. Le malade souffre de démangeaisons fort incommodes et maigrit à vue d'œil. Mais si l'éruption des pustules se fait aisément et en abondance, ces premières douleurs disparaissent bientôt. Les dartres guérissent communément avec les pustules et la peau reprend sa première forme.

« Les pustules sont en nombre variable, elles sont plus communes sur les organes de la génération de l'un et de l'autre sexe

(1) *Arbeit aus dem Kaiserlichen Gesundheitsamte*, 1907.
(2) *Philippine Journal of science*, 1909
(3) *Loc. cit.*

et aux environs de l'anus. Le visage est aussi sujet à en présenter plus que les autres parties du corps.

« La grosseur de ces pustules n'est pas toujours la même et ces différences, jointes à celles de couleur et de forme, en ont fait distinguer plusieurs espèces qui ont des noms différents. Les unes, en effet, sont fort étendues, quelquefois même larges comme la main, couvertes d'une chair fongueuse et blafarde, de laquelle découle une matière farineuse; cette espèce s'appelle *gros Pians* ou *Pians blancs*. Ce sont les meilleurs de tous, les plus aisés à distinguer, les plus faciles à guérir et ceux qui laissent le moins de traces après leur guérison.

b) **Petit Pian.** — « La seconde espèce comprend ceux dont les pustules, au lieu d'être larges et étendues, sont, au contraire, petites; ce sont les *petits Pians*. Leur surface n'est pas couverte de chair aussi fongueuse ni aussi blanche que la première, et elles se terminent ordinairement en pointe. La matière qui en découle est plus claire et plus corrosive, les pustules sont plus nombreuses, celles qui sortent sur les parties de la génération sont plus grosses que celles qui sortent ailleurs et rendent, pour l'ordinaire, beaucoup moins de matière.

c) **Pians rouges.** — « Enfin, il y a une troisième espèce de Pians ronds, moins gros que ceux de la première espèce, mais plus gros que ceux de la seconde; leur surface est communément élevée, avec des chairs fongueuses dont la couleur approche plus du rouge que du blanc, ce qui leur a fait donner le nom de *Pians rouges*. Cette espèce est, sans contredit, la plus mauvaise de toutes; l'éruption des pustules se fait avec beaucoup de peine et de lenteur, de sorte que, lorsque les premiers sortis commencent à sécher, il en reparaît d'autres, ce qui a lieu pendant longtemps. Ils correspondent à la variété *Frambœsia*.

« Les premiers signes qui annoncent les Pians sont de petits boutons, qui sortent indistinctement sur toute l'étendue du corps; leur pointe, de rouge qu'elle était d'abord, devient bientôt blanche et laisse échapper une humeur assez claire, qui peu à peu s'épaissit et prend un caractère sanieux. Enfin la pustule se forme et s'étend plus ou moins, suivant l'espèce de Pian.

« Chez les nègres, quand ils ont quelque ulcère ou simplement quelque égratignure, c'est toujours en ces endroits que les pustules apparaissent. Il arrive souvent qu'au commencement il ne sort des pustules que sur les parties de la génération, aux environs de l'anus et sur les fesses, de sorte qu'il est aisé de s'y méprendre. On croit à des pustules véroliques, mais les pustules de même nature, qui naissent bientôt sur différentes parties et surtout au visage, ne laissent aucun doute sur la maladie.

« Il est assez ordinaire qu'une des pustules devienne plus grosse que toutes les autres et qu'elle prenne en même temps la forme d'un ulcère, qui ronge toute la peau : c'est la *mamanpian*, ou mère des pians, parce qu'elle est la plus grosse de toutes celles de la première sortie, qu'elle semble donner naissance aux autres et qu'elle ne disparaît que lorsque les autres sont tout à fait sèches. »

Au point de vue des complications, des *suites* des Pians, Bajon en envisage deux sortes : celles qui siègent sur les téguments et celles qui attaquent les parties osseuses.

Les premières comprennent les guignes, les crabes, les saouaouas et les dartres.

« Les *guignes* sont des excroissances de chair, qui naissent en différents endroits de la plante des pieds et souvent au bout des doigts ; elles sont rondes, d'un rouge vif, la chair qui les forme est d'une sensibilité exquise de sorte que les nègres qui en sont porteurs ne peuvent marcher. Souvent les guignes viennent aux mains et au bout des doigts, mais moins communément qu'aux pieds.

« Les *crabes* sont des ulcères situés à la plante des pieds ; il se forme, à leur centre, une légère excroissance de chair, mais bien différente de celle des guignes ; il découle de ces ulcères une matière sanieuse assez abondante. Les crabes ont plusieurs racines qui s'étendent de tous côtés. Il est très rare qu'il n'y ait qu'un seul de ces ulcères, il y en a presque toujours plusieurs ; ils viennent rarement aux mains.

« Les *saouăouas* ne sont pas des excroissances de chair, mais bien un épaississement considérable de la peau de la plante des pieds et souvent de la paume des mains, qui s'enlève par portions assez grosses en forme d'écailles. Il n'en découle aucune matière purulente ; seulement la peau devient très dure et très raccornie, les malades ressentent des douleurs considérables en marchant, par la résistance que cette peau endurcie offre aux parties sensibles sur lesquelles porte tout le poids du corps. Lorsqu'ils attaquent la main, ils l'empêchent de se fermer.

« Les *dartres* pianiques, qui viennent aux différentes parties du corps, diffèrent peu des dartres ordinaires ; elles produisent les mêmes symptômes, cèdent aux mêmes topiques, mais elles reparaissent tout de suite.

« Les *lésions osseuses* que les nègres désignent sous le nom de *mal au os* peuvent se diviser en quatre degrés. Le premier est celui où il n'y a que des douleurs aux os et aux articulations. Dans le second, outre ces douleurs, il survient des exostoses aux os spongieux. Dans le troisième, les exostoses occupent souvent toutes les parties des os et les ramollissent à un tel point qu'ils participent de l'état rachitique. Le quatrième enfin est le plus triste et le plus déplorable de tous; il est très rare. Les malheureux qui en sont atteints ont ordinairement le corps couvert d'ulcères et les os de caries. Cet état est presque toujours la suite des Pians rouges, qui semblent ne faire qu'un avec le premier degré de la lèpre ou *mal rouge*.

« Les *Pians chez les blancs* ne sont point différents de ceux qui attaquent les nègres. En général ils ont moins de pustules et sont presque toujours de l'espèce des Pians blancs; quelquefois, mais rarement, des petits Pians. Les suites ne sont pas moins redoutables chez eux que chez les noirs; les douleurs des os et celles des articulations leur sont fort ordinaires. Ils sont aussi sujets au deuxième et au troisième degré du mal aux os. Presque tous les blancs gagnent les Pians par le commerce avec les négresses... *les mouches aussi les transportent.*

2° Les Yaws, d'après Van Leent (1) — « La maladie a des prodromes souvent seulement ébauchés et qui sont : état fiévreux, accompagné de douleurs sourdes dans les bras et les jambes, anorexie, gastralgie, céphalalgie, sensation de malaise général, symptômes qui disparaissent lorsque l'éruption des yaws s'est accomplie. Chez les enfants très jeunes les symptômes prodromiques de l'éruption sont constamment bien marqués ; c'est la période de la germination des yaws, qui bientôt se montrent sous la forme de petites taches rouges quelquefois isolées, mais ordinairement réunies en groupes. Au centre de ces taches se montre le bouton, au début à peine élevé au-dessus du niveau de la peau, mais qui atteint la grosseur d'un gros pois. Le bouton devient dur, l'épiderme se fend ; la petite tumeur, dénudée, d'une couleur livide, violacée, devient indolente et reste dans cet état pendant un temps indéfini. Ou bien les boutons deviennent rouges et tuméfiés, enflammés, s'ulcèrent et secrètent une matière putride, formant dans le commencement des croûtes jaunâtres, mais se changeant bientôt en ulcères plus ou moins grands, ronds ou ovales, à fond plat, quelquefois bombés, grisâtres, lardacés, à bords livides, à sécrétion minime.

« Ce sont les deux formes, sous lesquelles se présentent les yaws, mais dont la première, les *yaws secs*, ne doit être considérée que comme le stade initial de la maladie, qui peut rester stationnaire et même avorter.

« La seconde forme, la forme *lardacée*, peut, comme la précédente, persister durant des années. Comme la première, elle peut guérir spontanément, mais les récidives sont fréquentes. Dans les deux formes, le prurit est quelquefois intolérable.

« Les boutons réunis en groupes se rapprochent, se touchent,

(1) *Arch. de méd.*, nov. 1880.

confluent et quelquefois s'aplatissent réciproquement au contact intime. Alors le yaw prend une ressemblance frappante avec une framboise.

« Les lieux de prédilection des yaws sont : la commissure des lèvres, les joues, le front, la paume des mains, quelquefois la face palmaire des doigts, la plante des pieds, l'aisselle, les aines, les parties génitales, les fesses, le périnée, les membres inférieurs. Ces parties sont affectées soit séparément, soit plus ou moins ensemble.

« Quant aux muqueuses, elles sont atteintes plus rarement. Le siège de yaws, dans les cas observés, fut la muqueuse nasale, celle des lèvres et du palais, la muqueuse du vagin et les bords de l'anus (1).

« Après la guérison des yaws, le bouton central, le premier et le plus avancé, porte le nom vulgaire de *master-yaws* ou de *maman-pian*.

« A la plante des pieds, la peau calleuse présente souvent des crevasses profondes, des rhagades, du fond desquelles surgissent des boutons. Cet état porte le nom de *crables-yaws* La guérison s'opère bien lentement, souvent pas du tout, lorsque la plante des pieds est le siège de la maladie, surtout à cause de l'irritation continuelle des parties affectées par les poussières, le sable ou la boue, qui entrent dans les gerçures, chez les races qui marchent les pieds nus.

« Cette description des yaws, ajoute l'auteur, comparée à celle que nous avons donnée précédemment du *bouton des Moluques ou d'Amboine* (2), montre bien que ces deux affections ne sont que la même maladie qui, dans les diverses régions du monde, où elle a été observée, ne montre que des différences insignifiantes en conservant toujours son type constant, son inoculabilité et sa contagiosité. »

Quant à la nature de la maladie, Van Leent révoque en doute sa nature syphilitique, sans toutefois la nier absolument. Les multiples manifestations de la syphilis, dit-il, dans tous ses degrés, sont invariablement les mêmes sous tous les climats, dans toutes les parties du globe ; pourquoi, si les yaws représentent une syphilis modifiée, comme on l'a écrit, ne les rencontre-t-on pas partout, et à quoi attribuer le domaine relativement restreint de cet affection ?

Cet argument de Van Leent n'a qu'une valeur très relative, car l'on sait aujourd hui que les yaws s'étendent à peu près à toute la zone intertropicale.

(1) Le plus grand nombre des auteurs s'accordent cependant à reconnaître que le Pian respecte les muqueuses.
(2) *Arch. de med. nav*, 1870.

3° Les Bubas du Brésil d'après Bourel-Roncière (1). — « On entend sous le nom de Bubas une maladie tuberculeuse et éminemment contagieuse, produite par un virus *sui generis*, pouvant se transmettre, avec des caractères toujours identiques, d'un individu à un autre, et se reproduire chez le même individu par inoculation du virus.

« Ce virus peut être inoculé par des insectes, quand ils viennent déposer sur une solution de continuité de la peau le liquide puisé sur des individus malades.

« Les Bubas sont plus fréquents dans l'enfance et jusqu'à l'âge de la puberté, ils ne peuvent être considérés comme des manifestations de la syphilis acquise ou héréditaire.

« Il y a deux variétés de Bubas, le *Buba gras* ou *lardacé* et le *Buba sec*. Le premier est caractérisé par un tubercule ulcéré, de couleur ou plutôt d'aspect lardacé, sur un fond induré et sécrétant un pus nauséabond, qui se concrète avec beaucoup de facilité. Le deuxième ressemble à une dartre squameuse et humide à la fois, reposant aussi sur un fond dur et sécrétant du pus comme le premier. Les Bubas produisent l'arrêt dans le développement physique des individus jeunes, le grossissement des extrémités phalangiennes et l'apparition de tubercules douloureux à la plante des pieds, sortes de durillons connus sous le nom de *cravos* (crabes), qui gênent la marche et déterminent une sorte de claudication.

« Les Bubas constituent une maladie de longue durée, difficilement curable, mais qui n'entraîne que bien rarement la mort des individus qui en sont affectés. »

4° L'Aboukoué du Gabon, d'après Bestion (2). — « L'Aboukoué est une maladie éruptive, contagieuse, dont la manifestation cutanée est précédée de prodrômes, et caractérisée par l'apparition de vésicules se transformant ensuite en plaques plus ou moins larges, proéminentes, avec suintement, puis dessiccation et taches ou cicatrices plus ou moins marquées de la peau, le tout ayant une durée de plus d'une année. Les noirs âgés affirment qu'ils ont toujours vu cette maladie et qu'on ne saurait remonter à son origine.

« On peut diviser l'Aboukoué en trois périodes parfaitement distinctes, savoir : l'incubation, l'invasion et l'éruption. Cette dernière se subdivise en deux et même en trois périodes, puisqu'il y a souvent deux ou trois éruptions successives.

Enfin, chacune d'elles comprend une période de poussées, une période d'état et une période de déclin ou de desquamation, à

(1) *Arch. de med. nav.*, 1873.
(2) *Arch. de méd. nav*, 1881.

celle-ci on pourrait même ajouter un accident consécutif à peu près constant, appelé *Ozondo*, qui sera décrit plus loin.

« L'incubation peut être fixée à sept semaines environ. La maladie débute par de la céphalalgie, une lassitude générale, du brisement dans tous les membres. Presque en même temps que la céphalalgie se déclarent des douleurs lombaires, quelquefois très violentes. Aussitôt la fièvre s'allume, la peau devient chaude et brûlante, le pouls plein et fréquent. Cet état fébrile peut durer un mois.

« A partir du deuxième mois surviennent des douleurs articulaires généralisées, qui sont plus ou moins vives, mais ne font jamais défaut ; elles sont intolérables chez les vieillards. Quelques malades se plaignent de douleurs dans les os, qui sont alors sensibles au moindre contact des doigts.

« C'est en moyenne vers le commencement du quatrième mois que l'éruption débute ; elle apparaît sur un point quelconque du corps, mais plus particulièrement sur les membres. On voit alors survenir une petite vésicule de la grosseur d'une tête d'épingle, pleine de sérosité, qui bientôt devient louche et se remplit de pus. Cette éruption primitive est indolore et passerait inaperçue si elle n'était le siège de démangeaisons, qui portent le malade à se gratter. La vésicule rompue laisse à sa place un petit trou sur lequel un nouveau bouton un peu plus gros se reforme dans l'espace de vingt-quatre heures. Les démangeaisons persistant, la pustule est écorchée de nouveau ; elle se reforme sans cesse, augmentant toujours de volume et recouvrant une petite plaie, qui s'agrandit en proportion.

« Au bout de dix à douze jours, la vésicule est devenue une bulle, qui atteint presque les dimensions d'une pièce de vingt centimes. A partir de ce moment, des vésicules nouvelles se montrent journellement autour de cette *bulle-mère* de manière à en augmenter la dimension jusqu'à atteindre après le vingtième jour environ le diamètre d'une pièce de deux francs.

« La plaie qui succède à cette bulle présente un fond irrégulier, d'un aspect brunâtre parfois mêlé d'un peu de gris. Quand cette plaie est arrivée à sa dernière limite, on voit son fond s'élever, arriver bientôt au niveau de la surface de la peau, puis la dépasser de deux à quatre millimètres, comme une excroissance charnue ou une verrue. Celle-ci est recouverte d'une croûte gris jaunâtre, un peu molle et rugueuse, qui s'enlève assez facilement, surtout après l'application d'un cataplasme. On trouve au-dessous une petite quantité de pus, et, après lavage, une surface rouge pâle légèrement arrondie. En examinant avec soin on voit que ce corps a une consistance spongieuse un peu ferme, et qu'à sa partie superficielle il se compose de filaments verticaux, juxtaposés comme les brins du velours; dès le lendemain, la croûte se trouve reformée. Le début de l'éruption porte le nom de *bouton-mère*, non seulement il apparaît le premier, mais il persiste pendant toute la durée de la maladie et ne disparaît qu'en dernier lieu, en laissant une cicatrice indélébile, dans le genre de celle du vaccin.

« A mesure que le bouton-mère augmente d'étendue, la fièvre diminue et les douleurs articulaires sont de moins en moins vives. »

5° Le Tonga de la Mélanésie, d'après V. de Rochas (1). — « Le Tonga se développe chez les enfants dans toutes les parties du corps, mais de préférence au visage et surtout aux lèvres, au pourtour de l'anus et des parties génitales, moins fréquemment à la commissure des orteils et des doigts. Chez l'adulte, il se développe rarement ailleurs qu'à la plante des pieds et aux mains.

« L'invasion du mal est annoncée par des démangeaisons, des malaises, de la courbature fébrile, puis apparaissent des élevures luisantes, qui se dépouillent d'épiderme, semblables aux pustules plates de la syphilis, avec lesquelles elles ont du reste longtemps une grande ressemblance.

« D'abord ces élevures forment comme de larges papules de la dimension d'une pièce de vingt centimes au plus, rondes ou ovalaires, peu saillantes, dépouillées d'épiderme, rouges et laissant suinter un liquide séreux, qui se concrète et forme une croûte jaune, épaisse, analogue à un feuillet de parchemin. Si on soulève cette croûte, on trouve la surface d'un rouge vif, granulée ou comme spongieuse. La papule s'étend en surface soit d'elle-même, soit en se confondant avec une voisine, et peut aller jusqu'au diamètre d'une pièce de deux francs et même de cinq francs, en même temps elle augmente de hauteur; d'abord elle n'avait guère que un à deux millimètres de saillie; elle arrive à quatre ou cinq, la surface est plus granulée ou plus spongieuse; elle est rouge et couverte d'une sanie grisâtre. Au lieu de s'étendre en surface, la papule croît d'autres fois en hauteur, jusqu'à dix et quinze millimètres et représente alors une moitié de fraise, de mûre ou de framboise; c'est cette forme qu'elle affecte au pourtour de l'anus.

Ces plaques ou ces tubercules finissent assez souvent par s'ulcérer et se creuser. Chez les enfants, quand les papules sont confluentes autour de la bouche, tout le sillon labial peut être creusé d'une rainure assez profonde. Les ulcérations ont toujours les bords en bourrelet et non taillés à pic; leur fond présente d'ail-

(1) *Thèse de Paris*, 1860, et *Article du Dict. des Sciences méd.*

leurs l'aspect granuleux, sanieux et grisâtre déjà signalé pour les tubercules.

L'ulcération n'est pas le terme ordinaire de la maladie ; quand elle n'a pas lieu, la guérison se fait sans cicatrice, ou du moins celle-ci est tout à fait superficielle et finit par disparaître. Les ulcérations, au contraire, laissent, quand elles sont profondes, des cicatrices plus ou moins difformes semblables à celles des brûlures profondes. Il en résulte souvent des adhérences vicieuses, comme celle de plusieurs orteils. ou, ce qui est plus grave, celle des deux fesses, au voisinage de l'anus, d'où résulte l'occlusion, rarement complèté, il est vrai, de cet orifice. L'ulcération peut atteindre jusqu'aux os et aux cartilages et déformer les poignets.

Les plaques, ordinairement très nombreuses et très confluentes chez les enfants, sont toujours très discrètes chez les adolescents et les adultes, qui ont, pour la plupart, déjà subi une atteinte complète dans leur bas âge. Elles se développent le plus souvent à la plante des pieds, au nombre de deux ou trois. L'individu qui en est atteint est averti de leur présence par une douleur vive qui l'empêche de porter le pied à plat sur le sol. Si l'on coupe alors la semelle épidermique sur le point douloureux, on arrive au tubercule, qui se présente avec ses caractères propres, au fond d'un petit clapier. Si la papule se développe au pli ou à la commissure de l'orteil, là où l'épiderme qui ne porte pas sur le sol est peu épaissi, elle est superficielle et, en s'ulcérant, forme un sillon ovalaire ; quand elle se développe près de l'ongle, elle glisse sous lui, ronge la matrice et l'ongle disparaît peu à peu.

« La marche de l'affection est essentiellement chronique ; au fur et à mesure que des plaques guérissent d'un côté, il s'en développe d'autres ailleurs. La durée du mal est ainsi indéterminée ; elle va souvent au delà d'un an, comme elle peut se borner à deux ou trois mois. »

Il y a longtemps que l'identité clinique du Tonga et du Pian a été établie ; il n'y manquait que la consécration du microscope. Lebœuf (1) vient, tout récemment, en Nouvelle-Calédonie, de combler cette lacune ; dans des frottis de sérosité de Tonga, il a retrouvé très nettement le spirochète de Castellani.

6° Le Ki-mo du Laos. — Cette affection pianique a été particulièrement étudiée par Rouffiandis (2).

La maladie ne règne que dans la partie chaude de cette vaste contrée, dans la partie située au-dessous de Luang-Prabang, mais l'endémie y est si forte qu'elle atteint en moyenne 95 o/o des habitants.

(1) *Rapport inédit.*
(2) *Ann. d'hyg. et de méd. coloniales.* 1902.

Elle débute, d'après la description de cet auteur, par l'apparition, sur un point quelconque du corps, d'un bouton, dont la base est rouge et le sommet légèrement jaunâtre. Quelquefois l'affection en reste là, mais, neuf fois sur dix, le bouton augmente de volume et s'ulcère. L'ulcère s'élargit irrégulièrement, affectant une forme polycyclique, en même temps qu'il se surélève petit à petit. Il en résulte une sorte de papillome ulcéré, en saillie hémisphérique, qui atteint une dimension de 1 à 3 centimètres ; la surface ulcérée se couvre rapidement de croûtes. Sous les croûtes, d'aspect ostréacé, on trouve des végétations molles, jaunes ou rouges, laissant suinter un liquide sanieux et fétide, qui forme la croûte par solidification.

Cet élément est rarement isolé ; les malades en portent un nombre variant de 2 à 50 et même davantage, souvent les boutons sont confluents, et la maladie prend alors le nom de *Ki-mo heng*. Les éléments pianiques se développent sur toutes les parties du corps et par ordre de fréquence, au niveau des organes génitaux, du pli fessier, de l'orifice anal, des commissures des lèvres, du vestibule des narines, du front, des joues, des plis de flexion des membres, des régions plantaire et palmaire, et en dernier lieu sur le tronc. En définitive, toutes les parties du corps, sauf le cuir chevelu, peuvent être atteintes.

L'éruption s'accompagne de phénomènes généraux : céphalée, douleurs osseuses et articulaires, surtout au niveau des tibias et des genoux, avec prédominance nocturne, mouvement fébrile à type continu, adénopathie généralisée et indolente.

L'évolution du Ki-mo n'est pas régulièrement progressive, elle procède par saccades, par poussées aiguës, dont la durée varie de deux semaines à trois ou quatre mois, chaque poussée se présentant avec le même cortège de symptômes locaux et généraux. La durée des rémittences et des accalmies varie de quelques jours à plusieurs années. Souvent le Ki-mo récidive aux mêmes points, et l'on voit apparaître de nouveaux éléments sur des cicatrices.

7° Le Pian dans l'Inde Française, d'après P. Gouzien. — Cette affection, dit l'auteur, est des plus communes dans l'Inde française, où elle coudoie la syphilis qui, par ses manifestations cutanées, surtout par les formes papillomateuses, condylomateuses, annulaires et circinées, présente les plus grandes analogies avec l'éruption pianique.

L'évolution de la maladie répond bien aux descriptions classiques : léger mouvement fébrile et douleurs articulaires au début petit bouton initial, augmentant progressivement de volume, puis suppurant et prenant finalement l'aspect d'une excroissance char-

(1) *Annales d'hyg. et de med. coloniales*, 1904.

nue, tantôt molluscoïde, tantôt muriforme, se couvrant d'une croûte humide, qui laisse suinter un liquide visqueux et gommeux. Les Pians, généralement très nombreux, laissent, après guérison, une empreinte plus ou moins durable, consistant en une plaque hyperchromique, exceptionnellement hypochromique.

Comme on le voit, dans ces diverses descriptions des yaws des Bubas, du Tonga ou de l'Aboukoué, malgré quelques variantes, qui tiennent, soit à une insuffisance d'observation soit peut-être à une réelle différence d'évolution de la maladie suivant les races et le climat, on retrouve partout les grandes lignes cliniques du Pian, dont nous allons esquisser maintenant la formule symptomatologique générale.

SYMPTOMATOLOGIE GENERALE DU PIAN. — La période d'incubation est assez variable ; jamais inférieure à douze jours, elle peut se prolonger pendant plusieurs mois. En moyenne on peut l'évaluer, suivant les indications fournies par les inoculations expérimentales, à quinze ou vingt jours.

Comme pour la syphilis, avec laquelle le Pian offre tant d'analogies étiologiques et cliniques, l'évolution de la maladie peut être divisée en trois périodes: *primaire, secondaire et tertiaire.*

1o Première periode ou période d'invasion. — La période d'invasion est ordinairement marquée par des phénomènes généraux plus ou moins accusés. Des mouvements fébriles irréguliers, des troubles digestifs, un état de malaise général, de la céphalée vespérale et nocturne, un pseudo-rhumatisme polyarticulaire, sans rougeur ni gonflement apparent, caractérisent cette première période de l'infection pianique.

Les symptômes sont beaucoup plus prononcés chez les jeunes enfants que chez les adultes ; ils durent en moyenne deux mois et vont en s'atténuant, à mesure que se produit l'éruption.

Les premières manifestations cutanées peuvent être comparées à une sorte de roséole. La peau du sujet commence à devenir terne, rugueuse au toucher, puis apparaissent des macules le plus souvent discrètes, achromiques, de forme ordinairement annulaire, qui tranchent nettement par leur teint plus clair sur la peau pigmentée des indigènes. Leur surface se recouvre d'une desquamation furfuracée et elles sont le siège de démangeaisons assez vives. A la face palmaire et plantaire des mains et des pieds, l'épiderme devient épais, calleux et se crevasse fréquemment.

La lésion caractéristique apparaît ensuite, sous la forme d'une petite élevure de la peau, que les uns considèrent comme une papule, les autres comme une vésico-pustule, à sommet jaunâtre, à base érythémateuse, mais non indurée. Le bouton primaire se montre toujours au niveau du point d'inoculation, qui peut être une plaie, une pustule de gale, une piqûre d'insecte, une gerçure du mamelon chez la femme ; le plus souvent, cette lésion initiale se montre au niveau des mains, des bras, des membres inférieurs, c'est-à-dire dans les régions du corps les plus exposées aux traumatismes.

Au bout d'une semaine environ, le bouton devient humide et laisse suinter un liquide jaunâtre, qui se concrète en croûte très adhérente. Là peut s'arrêter parfois le processus évolutif ; la lésion se flétrit et disparaît, en laissant, comme traces, une simple tache achromique. Mais, dans les cas ordinaires, sous la croûte s'opère un travail ulcératif lent ; si l'on vient à détacher celle-ci, on se trouve alors en présence d'une ulcération à fond granuleux et à bords taillés à pic. Le *chancre pianique* se distingue du chancre syphilitique, d'abord par son siège ordinairement extra-génital, puis par l'absence d'induration ; on remarquera, toutefois, que, comme dans la maladie vénérienne, les ganglions du voisinage s'hypertrophient, sans jamais suppurer. Le chancre, prurigineux au début, devient indolent dans la suite.

A cette période de son développement, cette lésion primaire peut encore rétrocéder spontanément au bout de quelques semaines, et avoir disparu au moment où va se produire l'éruption généralisée de la période secondaire. Mais, le plus souvent, on voit apparaître, tout autour du chancre primitif, d'autres petits boutons satellites, également suintants, qui en s'agrandissant se fusionnent avec le premier, formant ainsi une large ulcération granuleuse ou papillomateuse. Cette ulcération n'a que peu de tendance à la guérison naturelle et peut persister pendant toute la durée de la maladie, laissant après elle une cicatrice gaufrée indélébile et parfois, au niveau de la commissure des lèvres, des narines, du pli fessier, des plis de flexion des membres, des déformations, des adhérences définitives. Elle peut encore se compliquer de phagédénisme, produisant alors de vastes délabrements.

C'est à cette lésion initiale que les indigènes des divers pays ont, dans leur langage imagé, donné les noms de *maman-pian*, *mother-yaws*, *mère de Ki-mo*, etc.

2° Deuxième période ou période d'éruption généralisée. — Cette période débute de un à trois mois après l'apparition du chancre primaire. Elle est habituellement annoncée par la réapparition des phénomènes généraux, observés à la période d'invasion : courbature fébrile, malaise général, céphalée, douleurs osseuses particulièrement localisées au niveau des épiphyses des os longs, qui correspondent au *mal aux os* des Antilles, et pseudo-rhumatisme infectieux, tantôt polyarticulaire, tantôt mono-articulaire, ou enfin limité aux gaînes tendineuses.

Objectivement, cette période de la maladie est représentée par l'apparition, à la surface des téguments, de petites papules coniques de la dimension d'une tête d'épingle, dont le sommet se ponctue d'un point jaunâtre, et dont la base se cercle d'un liseré érythémateux. Cette éruption est connue aux Antilles sous le nom de *Pian-gratelle.*

La plupart de ces papules, après être restées stationnaires pendant quelques semaines, rétrocèdent spontanément, laissant à leur place des petits placards à desquamation furfuracée. Quelques-unes, cependant, continuent à s'agrandir, ou séparément, ou en se fusionnant avec des papules voisines, et se transforment en nodules arrondis, de la dimension moyenne d'un gros pois, faisant au-dessus de la peau environnante des saillies de un ou deux centimètres.

Bien délimités à leur pourtour, de consistance assez molle, ces *Pianomes* secondaires sécrètent un liquide gommeux, fétide, légèrement purulent, qui se concrète en croûtes très adhérentes, d'une teinte d'abord jaunâtre, qui souvent devient brunâtre ultérieurement. Sous cette croûte se produit, comme pour le chancre primaire, un processus à la fois ulcératif et proliférant, qui aboutit à la formation d'une sorte de papillome hérissé de petites végétations molles, de couleur rosée ou jaunâtre, saignant facilement, et dont l'aspect rappelle celui d'une mûre ou d'une framboise (*Frambœsia*).

Le nombre de ces Pianomes secondaires varie de cinq ou six à cinquante et au delà. Ils peuvent siéger sur tous les points de la surface cutanée, mais ils présentent une prédilection marquée pour la région génitale et le pourtour des orifices naturels. « Des végétations à surface humide et opaline, écrit Jeanselme (1), très analogues d'aspect aux plaques muqueuses hypertrophiées, garnissent les commissures labiales, le pourtour de la bouche et débordent dans le sillon labio-mentonnier. D'autres papillomes comblent le vestibule des narines, se greffent sur les ailes du nez et la lèvre supérieure. D'épaisses nappes villeuses et suintantes, tapissées d'un enduit grisâtre, diphtéroïde, couvrent la vulve, le pli cruro-génital et la région périnéo-scrotale. Plusieurs fois j'ai vu les amas papillomateux former une couronne à la base du gland et déterminer un phimosis. Souvent l'orifice anal est entouré d'un bourrelet papillomateux, et il ne faut rien moins qu'une étude fort attentive des lésions, *jointe à une connaissance approfondie* de la syphilis et du Pian, pour distinguer les unes des autres les manifestations de ces deux maladies. »

Le diagnostic différentiel devient, en effet, particulièrement délicat, lorsque l'affection se limite, comme nous avons eu l'occasion de l'observer au Tonkin, chez la femme à ces nappes suin-

(1) Pratique dermatologique.

tantes et diphtéroïdes de la région vulvaire ou, chez l'enfant, à des placards humides, de couleur opaline, qui entourent l'orifice anal et couvrent tout le pli interfessier.

En dehors des régions génitales et des pourtours des orifices naturels, l'éruption peut atteindre les joues, le front, le cou, la nuque, les membres et en dernier lieu le tronc. Aux membres, les boutons pianiques se montrent de préférence au niveau des plis de

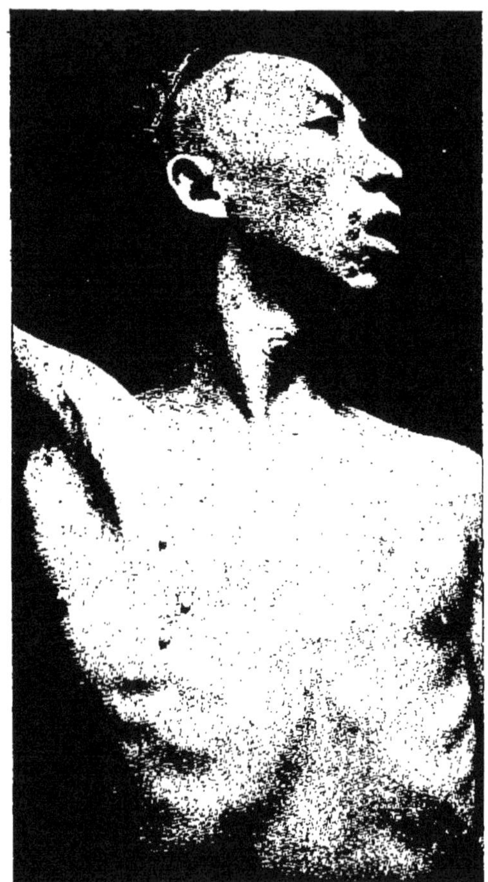

Fig. 62. — Pian (d'après Guillemet).

flexion, à l'aisselle, à la saignée du bras, à l'aine et au creux poplité. On peut en observer aussi dans les espaces interdigitaux de la main et du pied, et aussi autour des ongles, qui deviennent alors épais, secs et cassants. On attribue généralement à ces onyxis et périonyxis pianiques une certaine importance dans l'auto-inoculation des germes par le grattage.

L'éruption est ordinairement complète au bout de huit à dix jours, sauf à la paume des mains et à la plante des pieds, où elle est plus tardive. Dans ces régions, le développement des nodules pianiques s'accompagne d'une hyperkératose, qui empêche l'éruption de se faire librement et l'oblige à s'étendre en nappe. La compression que subit le papillome sous cette couche cornée peu extensible est fort douloureuse, surtout à la face plantaire, et rend la marche très pénible. Quand on abrase cette « semelle épidermique », on aperçoit les éléments éruptifs étalés, aplatis au fond d'une véritable fente creusée en pleine substance cornée.

Abandonnés à eux-mêmes les pianomes plantaires finissent par crevasser l'épiderme, et de ces fissures s'écoule un liquide particulièrement fétide. C'est à cette localisation du Pian que l'on a donné le nom de *Pian-crabe* ou *crabb-yaws*. Après leur guérison, il peut subsister des taches blanchâtres et squameuses, qui rappellent le psoriasis plantaire et palmaire syphilitique.

Jeanselme, puis Castellani ont signalé, en outre, l'apparition, dans les mêmes régions, de papules dures, encastrées dans l'épiderme comme des perles cornées, qui laissent après leur disparition de profondes dépressions, donnant à la paume des mains ou à la plante des pieds un aspect troué tout particulier. Ces deux auteurs pensent que ces « perles cornées » représentent les vestiges d'une éruption avortée.

En dehors des pianomes proprement dits, ont peut voir se développer, dans le cours de la période secondaire, des éléments papulo-squameux ; cette forme correspond au *Pian-dartre* des Antilles. Degorce (1) a vu, chez un Annamite, en outre des nodules classiques, une éruption « d'éléments papuleux rouge sombre, arrondis ou ovalaires, ayant cinq à dix millimètres de diamètre, formant de petites saillies nettement appréciables au toucher et à la vue, si on les regarde à jour frisant ». L'auteur compare cette éruption à la roséole papuleuse syphilitique.

Chez les enfants, les éléments éruptifs, au lieu de représenter des petites saillies hémisphériques en forme de mûre ou de framboise, peuvent s'étendre en largeur et former des Pianomes *nummulaires* de plusieurs centimètres de largeur, faisant un relief de quelques millimètres au-dessus de la peau saine. Si le centre s'affaisse et guérit, le pianome prend alors une forme annulaire, circinée ou arciforme, bien difficile à distinguer des placards polycycliques de la syphilis maligne des nourrissons ; les Anglais désignent cette forme sous le nom *ringworm-yaws*.

L'éruption, quelle que soit sa variété, s'accompagne d'adénopathies multiples, indolentes et aphlegmasiques. Les ganglions sont virulents, puisque, comme nous l'avons vu plus haut, Neisser, Baermann et Halberstadher ont pu infecter des singes en

(1) *Bulletin de la Soc. méd. chirurg. de l'Indo-Chine*, 1912.

leur inoculant sous la peau des fragments de ganglion humain.

Quand les éléments éruptifs ont atteint leur développement complet, ils restent ordinairement stationnaires pendant plusieurs mois, puis leur relief commence à diminuer, la croûte qui les recouvre devient de plus en plus mince et disparaît; les papillomes se dessèchent, se raccornissent, se résorbent insensiblement et se recouvrent d'épiderme, laissant à leur place des taches achromiques ou hyperchromiques, exceptionnellement de véritables cicatrices analogues à celles des pustules vaccinales.

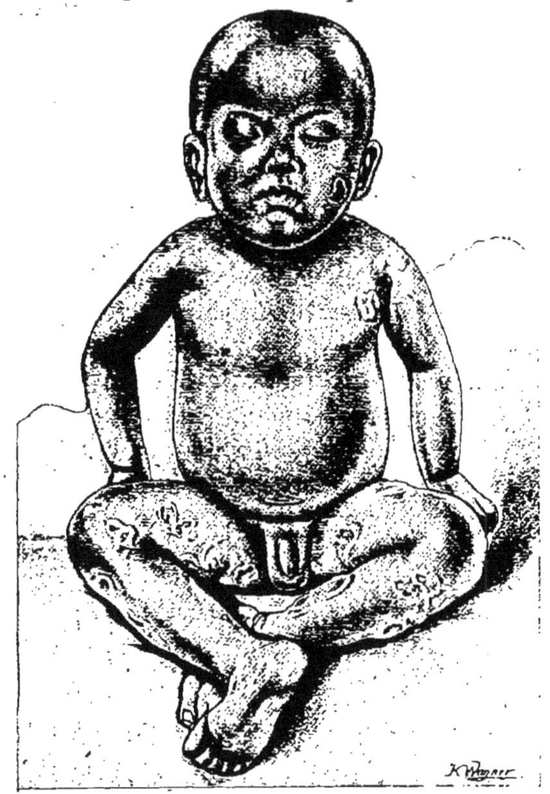

Fig. 63. — Forme annulaire et circinée d'aspect syphiloïde de Pian (d'après Jeanselme).

La maladie peut s'arrêter là et la guérison devenir définitive, mais, le plus souvent, après une période d'accalmie de quelques semaines ou de quelques mois, survient une nouvelle poussée de boutons pianiques, *remember-yaws*, qui s'accompagne des mêmes phénomènes généraux, qui avaient marqué la première éruption. Il peut survenir ainsi plusieurs poussées successives, qui prolongent la maladie pendant plusieurs années.

La plupart des auteurs constatent que le Pian n'attaque pas les muqueuses. Castellani, cependant, a attiré l'attention sur la présence assez fréquente dans la bouche de plaques opalines, comparables aux plaques muqueuses syphilitiques, et aussi de petits granulomes sur la muqueuse nasale et à la base de la langue. Quant aux ulcérations du nez et du pharynx, qui ont été signalées comme une complication du Pian, elles relèveraient, d'après Splendore, d'une blastomycose ou d'une leishmaniose ulcéreuse des muqueuses associée.

Au cours de cette période secondaire, l'*examen du sang* montre une légère hypoglobulie ; on rencontre un certain nombre d'hématies polychromatiques. D'après Castellani et Nattan-Larrier le nombre des leucocytes oscille entre 7.000 et 11.000 par millimètre cube de sang, avec augmentation des grands mononucléaires; l'éosinophilie constante peut être attribuée en grande partie à l'helminthiase, si fréquente dans les races colorées.

A titre de complications, on a signalé, en dehors du phagédénisme, des périostites, particulièrement au niveau des phalanges, des exostoses, des névrites portant surtout dans la sphère du nerf sciatique, et des arthrites graves. Castellani a observé deux cas d'*iritis pianique* tout à fait comparable à l'iritis syphilitique.

3° Période tertiaire. — Les anciens auteurs avaient bien signalé des accidents tardifs, qu'ils désignaient sous l'appellation de *suites* ou de *sequelles* des Pians, mais jusqu'à ces derniers temps personne n'avait parlé de période tertiaire dans cette maladie. Quelques auteurs modernes, et en particulier Castellani, affirment l'existence de cette période, assez rare, il est vrai, mais nettement caractérisée, comme dans la syphilis, par l'apparition tardive d'accidents ulcéro-gommeux.

L'intervalle qui sépare les deux dernières périodes de la maladie varie considérablement, entre quelques mois et plusieurs années, les lésions consistent essentiellement en nodules cutanés et sous-cutanés à peu près indolores, véritables gommes qui se ramollissent, s'ouvrent, créant des ulcères serpigineux et atones qui laissent après guérison des cicatrices vicieuses. On a également signalé des périostites diffuses, des synovites chroniques, des exostoses particulièrement aux tibias.

A la face, on aurait constaté une hypertrophie des os du nez qui rappelle, par son aspect extérieur, le *Goundou*. S'appuyant sur des observations de ce genre, dans des régions d'Afrique où ces deux maladies sont endémiques, certains médecins anglais, particulièrement Chalmers, Ospen et Nell, ont voulu faire jouer au Pian un rôle dans l'étiologie des « gros nez » des nègres. Cette hypothèse doit être écartée pour plusieurs raisons. La première c'est que le Goundou a un domaine géographique assez restreint, tandis que le Pian s'étend à la zone intertropicale tout entière; dans des pays comme l'Indo-Chine française, par exemple, où le

Pian est endémique, on n'a jamais observé un seul cas de goundou. En deuxième lieu, les singes qui présentent un goundou spontané, n'ont jamais montré la moindre manifestation pianique. Enfin, l'iodure de potassium, qui guérit les accidents tertiaires du Pian, est sans action contre le goundou. Il ne faut donc voir dans les faits observés, selon l'expression de Brumpt, qu'un *pseudo-goundou pianique*.

Quelques auteurs ont signalé, comme *suite* du Pian, des lésions ulcéreuses des muqueuses. Branch et Edin ont décrit une *Rhinopharyngitis mutilans* d'origine pianique, et Numa Rat des ulcérations de la bouche et de la gorge. De pareilles manifestations ne paraissent pas ressortir au Pian, mais plutôt à la syphilis,

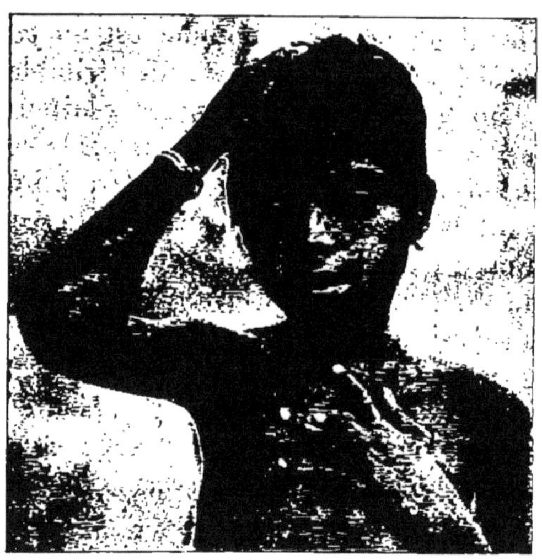

Fig. 64. — Frambæsia à la période tertiaire (d'après Castellani et Chalmers).

à quelque mycose méconnue, ou à la Leishmaniose ulcéreuse des muqueuses que Splendore et Carini ont fait récemment connaître.

DIAGNOSTIC. — Les formes classiques du Pian, avec son éruption de nodules frambœsiques, recouverts d'une croûte jaunâtre, sont faciles à reconnaître, mais dans les formes atypiques, la maladie peut être confondue avec certaines affections à déterminations cutanées.

Le *Mycosis fongoïde* se distingue du Pian par ses formes érythémateuses ou pseudo-eczémateuses du début, par les caractères de ses tumeurs cutanées, lisses, unies, non frambœsiformes, par l'altération profonde de l'état général et la fièvre hectique, qui précèdent une terminaison toujours fatale.

L'*Herpès végétant d'Auspitz* ou *Pemphigus frambœsoïde de Neumann* se différencie par le caractère franchement bulleux de l'éruption, au début par les symptômes nerveux de la première période, enfin par l'envahissement du pharynx et du larynx avec troubles graves de la déglutition et de la respiration.

La *Verruga du Pérou* présente une répartition géographique très étroite, limitée à quelques hautes vallées des Andes ; ses éléments éruptifs ont une grande tendance hémorragique qu'on ne retrouve pas dans le Pian. En outre, à l'inverse de ce dernier, elle atteint les muqueuses et les organes internes et provoque une altération beaucoup plus grave de l'état général.

On ne saurait confondre le Pian avec le *Bouton d'Orient*, qui est ordinairement unique, tandis que les nodules pianiques sont toujours multiples, et qui apparaît sans prodromes, sans phénomènes généraux. L'aspect des lésions locales est d'ailleurs bien différent dans les deux cas : le pianome est un *papillome surélevé*, alors que le bouton d'Orient est un véritable *ulcère*.

Lorsque le Pian se localise aux organes génitaux, sous forme de nappes villeuses et suintantes, on pourrait le confondre avec le *granulome ulcéreux des parties génitales*, qui reconnaît également pour agent étiologique un spirochète. On reconnaîtra cette dernière affection à l'absence de phénomènes généraux d'invasion, à l'unicité constante de la lésion, à l'induration particulière des tissus sous-jacents et surtout à l'inefficacité absolue du traitement iodo-mercuriel.

Mais c'est avec *la syphilis* que le Pian présente les analogies les plus frappantes ; on l'a depuis longtemps considéré comme une syphilis modifiée par le climat (*vérole des nègres*), et aujourd'hui encore les auteurs sont partagés en deux camps : les unicistes et les dualistes.

Les premiers font remarquer que, dans les deux cas, on note une longue période d'incubation, un accident primaire unique, une éruption cutanée secondaire avec phénomènes d'infection générale, fièvre, céphalée nocturne, douleurs ostéocopes et articulaires, pléiade ganglionnaire, etc. Pour compléter l'analogie, on peut, au cours de la période secondaire du Pian, observer, d'après Castellani, de l'iritis et des lésions superficielles de la muqueuse buccale, tout à fait comparables aux plaques muqueuses de la syphilis ; dans les deux affections, on peut, en outre, noter une période tertiaire, caractérisée par des lésions osseuses et des gommes sous-cutanées. Seuls les caractères de l'éruption varient dans la plupart des cas, mais lorsque les éléments éruptifs du Pian prennent la forme aplatie, nummulaire et circinée ou celle de nappes végétantes opalines de la région vulvaire chez la femme et anale chez l'enfant, la distinction est à peu près impossible. Au point de vue de la nature du parasite, nous avons vu qu'il s'agit dans les deux cas de tréponèmes si voisins l'un de l'autre qu'Ashburn et Craig estiment qu'il est impossible de les distinguer morphologiquement. Par la méthode de l'immunité croisée, qui a donné à Laveran et Mesnil des résultats parfaits pour l'identification des diverses espèces de trypanosomes, Nattan-Larrier et Levaditi ont constaté que les animaux syphilitiques étaient immunisés contre le Pian. Enfin, les deux maladies sont justiciables du même traitement.

Quant aux dualistes, beaucoup plus nombreux, il faut le reconnaître, voici leurs principaux arguments. Dans la syphilis, l'accident initial est représenté par une *ulcération non végétante, à base indurée*, tandis que, dans le Pian, il s'agit d'une *ulcération végétante papillomateuse*, reposant sur un fond *non* induré. Les macules claires, qui marquent le début de la période secondaire du Frambæsia ne rappellent que, de très loin la roséole syphilitique. D'autre part, les syphilides végétantes que l'on peut observer sur la peau diffèrent totalement d'aspect du chancre initial, tandis que des Pianomes secondaires ressemblent au Pianome primaire. De plus, ces derniers éléments sont prurigineux, à l'inverse de ce qui se passe dans la syphilis. Cette dernière s'accompagne d'une alopécie temporaire, alors que, dans l'autre maladie, le système pileux reste toujours intact. Enfin le Pian est, tout au moins pendant les premières périodes de son évolution, auto-inoculable, contrairement à ce que l'on sait de la syphilis.

Quant à l'épreuve thérapeutique de l'iodure de potassium, ajoutent les dualistes, elle n'a pas grande valeur démonstrative, car on voit ce même médicament agir dans des affections bien différentes de celles-ci, par exemple dans les mycoses. On donne encore, comme signes différentiels, la non-hérédité du Pian et l'absence de période tertiaire ; ce dernier argument, comme nous l'avons vu plus haut, n'a plus aujourd'hui aucune valeur. Il en est de même de l'inexistence prétendue de lésions viscérales ; il y a longtemps que Van Leent (1) a trouvé à l'autopsie d'un pianique, « dans le foie, la rate, les reins et les poumons, des dépôts caséeux désorganisant ces organes ».

On invoque encore, pour séparer les deux maladies, des raisons d'ordre géographique. A Samoa, d'après Turner, la syphilis était inconnue jusqu'en 1880, alors que le Pian y est connu depuis la découverte de cet archipel. Aux îles Fidji, la syphilis serait restée également inconnue jusqu'à une époque assez récente, tandis que la Frambœsia y règne depuis fort longtemps. Daniels fait observer, d'autre part, que les yaws ont complètement disparu de la Guyane anglaise et que la syphilis, par contre, y est encore très

(1) D'après V. DE ROCHAS, *in* article *Frambœsia* du Dict. des sciences médicales.

commune. Il en serait de même aux Antilles. Ces arguments n'ont encore qu'une bien faible valeur, car on a si longtemps confondu cliniquement les deux maladies que l'on ne peut souscrire entièrement aux affirmations de ces auteurs. Plusieurs écrivains anglais n'ont-ils pas affirmé que les yaws étaient très rares dans l'Inde, alors que P. Gouzien nous apprend que la maladie est au contraire très fréquente à Pondichéry. Nous avons vu, d'autre part, que le Pian n'avait pas du tout disparu des Antilles, car Noc et Stevenel en ont constaté plus de cinquante cas à la Martinique.

Plus démonstrative est l'expérience tristement célèbre de Charlouis, qui, ayant inoculé un sujet atteint de framboesia typique avec la sérosité d'un chancre syphilitique, vit se développer au point de l'inoculation une lésion chancreuse caractéristique et ultérieurement toutes les manifestations secondaires habituelles de la syphilis. D'autres auteurs, Powel, Nicolas, Castellani, ont publié des observations de malades en cours d'évolution de Pian, ou déjà guéris, qui contractèrent la syphilis, et inversement.

Quant aux expériences sur les animaux, elles sont, comme nous l'avons vu, assez contradictoires.

On a recherché, dans ces derniers temps, les réactions humorales et ici encore les résultats se contredisent. Bowman, après des expériences sur la fixation du complément, conclut à la non-identité des deux maladies. Castellani, appliquant la réaction de Bordet-Gengou, trouve un antigène spécifique dans la rate et les nodules pianiques et un anticorps spécifique dans le sang de singes traités par des injections d'extrait de nodules. Antigène et anticorps différeraient des similaires de la syphilis. Par contre, Schüffner a obtenu souvent des résultats positifs dans le Pian avec la méthode de Wassermann.

En définitive, comme on le voit, la question est loin d'être tranchée, et nous ne pouvons que la poser sans la résoudre. Ce qui est aujourd'hui bien établi, c'est que ces deux maladies sont, à tous les points de vue, très proches parentes ; peut-être ne constituent-elles que deux variétés d'une source nosologique commune à la façon des diverses espèces de fièvres récurrentes russe, américaine et africaine.

PRONOSTIC. — MORTALITÉ. — Le Pian ne présente une réelle gravité qu'aux deux âges extrêmes de la vie : chez les nourrissons et chez les vieillards. Dans les hôpitaux de Ceylan, Castellani n'a relevé en trois ans, sur plus de 10.000 cas traités, que 49 décès et encore cette mortalité concernait-elle presque uniquement des enfants en bas âge.

Lorsque la maladie a une issue fatale, la mort est ordinairement due à une complication, une infection secondaire, phagédénisme ou pyohémie, et peut-être aussi à des lésions viscérales méconnues. Malgré sa faible mortalité, le Pian n'en représente pas moins, par sa longue durée et l'incapacité de travail souvent prolongée qu'il occasionne, une maladie sérieuse.

ANATOMIE PATHOLOGIQUE. — Tous les auteurs qui se sont occupés de la question, Unna, Macleod, Jeanselme, Platu, Schüffner, Castellani, Marshall, Ashburn et Craig, etc., sont d'accord pour reconnaître que l'élément éruptif du Pian est histologiquement un *papillome*, dont le point de départ se trouve dans la couche papillaire du derme. En effet, les végétations qui constituent le nodule pianique sont constituées par des papilles dermiques, considérablement développées, d'autant plus élevées que l'on se rapproche du centre de l'élément.

Les capillaires lymphatiques et sanguins contenus dans ces papilles sont très dilatés et entourés d'amas de plasmazellen, de leucocytes mono et polynucléaires et de globules rouges extravasés. Dans les nodules un peu anciens, les plasmazellen prédominent; on les reconnaît à leur forme irrégulière, à leur protoplasma basophile et à leur noyau excentrique, arrondi, vésiculeux, avec nombreux grains épars de chromatine.

Macleod a insisté sur le fait que l'on n'y trouve ni cellules géantes, ni le manchon périvasculaire de mononucléaires, ni la prolifération endothéliale, qui caractérisent les lésions syphilitiques.

Du côté de l'épiderme, on constate un épaississement considérable du corps muqueux de Malpighi, qui envoie dans le derme de longs prolongements interpapillaires. Les couches superficielles subissent également une prolifération très active ; elles se dessèchent sans se kératiniser. On peut encore y trouver des petits abcès miliaires, formés de polynucléaires émigrés des capillaires et contenant ordinairement des amas de tréponèmes.

TRAITEMENT. — L'analogie si frappante que l'on constate entre le Pian et la syphilis a conduit depuis longtemps à employer le même traitement contre les deux maladies.

Aux Antilles, le traitement le plus usité était le traitement de Levacher, que l'on peut résumer ainsi : placer le malade dans un endroit très sec, très proprement tenu et possédant une température aussi uniforme que possible, lui procurer une nourriture variée et substantielle; comme traitement proprement dit, administrer tous les jours des tisanes sudorifiques et dépuratives, à base de salsepareille et de gaïac, additionnées de liqueur de Van Swieten. Après la disparition de l'éruption, ce traitement devait être encore continué pendant un mois, mais l'on remplaçait alors la solution mercurielle par les bols de Levacher, composés d'extrait de gaïac, d'extrait de salsepareille et de fleur de soufre. Les boutons pianiques étaient pansés quotidiennement avec une pommade au styrax et à l'alcool camphré ou avec une solution forte à 2 p. 100 de sublimé. Contre les crabes plantaires, après ramollissement de l'épiderme par des cataplasmes émollients, on coupait la couche cornée, qui recouvrait le nodule pianique et l'on pansait avec un mélange de sulfate de cuivre, de sulfate de fer et d'alun.

Au Brésil, on employait un traitement analogue, salsepareille, liqueur de van Swieten et, en plus, un purgatif extrait d'une cucurbitacée, le *Cabacinto* (*Momardica bucha*), qui passait pour avoir des propriétés spéciales; localement, on se servait d'une pommade à l'oxyde rouge de mercure.

A la Côte d'Ivoire, les féticheurs emploient le remède suivant: laver les boutons à l'eau savonneuse pour détacher les croûtes, puis appliquer un mélange de résidus de fer finement pulvérisés et de jus de citron (citrate de fer).

En Océanie, les indigènes emploient les bains de mer, les bains de sable et appliquent sur les boutons des feuilles d'*Hura crepitans*.

Les Anglais prescrivaient à l'intérieur des décoctions de bois sudorifique et les pilules de Plummer, à base de calomel; localement ils employaient l'eau phéniquée, le sulfate de cuivre, le sulfate de zinc, le nitrate d'argent et même le nitrate acide de mercure. Ils ont les premiers substitué l'iodure de potassium aux mercuriaux, dont l'action était souvent douteuse.

On administre ce dernier médicament aux doses de 1 à 6 grammes suivant l'âge. Il amène assez rapidement la rétrocession des éléments pianiques, mais la guérison n'est souvent qu'apparente et si l'on cesse brusquement le traitement, la récidive est presque fatale. Pour prévenir un retour offensif des parasites; réfugiés momentanément dans les ganglions lymphatiques, la moelle des os et la rate, il est nécessaire de continuer le traitement ioduré pendant plusieurs mois après la disparition des pianomes.

Dans ces derniers temps, Neisser, Castellani, Nattan-Larrier et Levaditi ont préconisé l'emploi de l'atoxyl en injections sous-cutanées; les résultats sont assez favorables. Les tréponèmes disparaissent assez vite des lésions locales, mais, pour arriver à stériliser complètement l'organisme et prévenir les rechutes, on doit continuer longtemps le traitement, ce qui n'est pas sans inconvénients. Dans les cas particulièrement rebelles, Castellani recommandait d'associer l'iodure de potassium à l'atoxyl.

Broden et Rodhain ont essayé avec succès, au Congo belge, les injections intra-veineuses d'émétique, suivant la méthode en usage contre la trypanosomiase humaine.

Mais le médicament de choix est, à l'heure actuelle, l'arsénobenzol (606), qui a été recommandé successivement par Plehn, Nichols, Strong, Castellani, Noc et Stevenel, Coeken et Flu. Ces auteurs l'ont employé comme dans la syphilis, en injections intraveineuses aux doses de o gr. 20 à o gr. 30 pour les enfants, et de o gr. 40 à o gr. 60 pour les adultes. Ces doses paraissent un peu trop élevées et il est bon d'imiter la prudence des syphiligraphes qui, à l'heure actuelle, préfèrent pratiquer plusieurs injections à doses croissantes de 0,20 à 0,50, à intervalle d'une semaine, que débuter d'emblée par des doses massives. Quelques-uns emploient aussi la méthode intramusculaire, mais celle-ci a l'inconvénient d'être très douloureuse.

L'action du médicament est extrêmement rapide. Un ou deux jours après l'injection, les éléments pianiques ont déjà changé d'aspect et on ne retrouve plus de tréponèmes dans les frottis. La guérison est assurée au bout de deux ou trois semaines avec une ou deux injections seulement du médicament.

Localement on doit veiller à la propreté minutieuse de la peau, prescrire des bains fréquents et des lotions au bichlorure de mercure. Les pianomes ulcérés seront badigeonnés à la teinture d'iode et pansés à la pommade iodoformée. Les grosses végétations en choux-fleurs et les plaques végétantes des régions génitales et anales, qui sont particulièrement rebelles aux topiques usuels, pourront être cautérisés au chlorure de zinc ou au nitrate acide de mercure; exceptionnellement on devra avoir recours au curetage et à l'emploi du fer rouge.

Le régime devra être aussi reconstituant que possible, et l'on prescrira, chez le sujet particulièrement affaibli, le quinquina, le fer, le cacodylate, etc.

PROPHYLAXIE. — Dans les pays où le Pian est endémique, la moindre érosion de la peau, susceptible de servir de porte d'entrée au virus pianique et doit être pansée avec soin.

On isolera les malades et l'on recouvrira les lésions d'un pansement protecteur pour les mettre surtout à l'abri des mouches, agents vecteurs probables des parasites. Dans les régions du corps comme la face, où il est assez difficile d'appliquer un pansement à demeure, on pourra assurer la protection au moyen de collodion élastique. Les vêtements du malade devront être naturellement désinfectés avec soin.

GRANULOME ULCÉREUX DES PARTIES GÉNITALES

SYNONYMIES. — Ulcerating granuloma of the pudenda, Groin ulceration, Sclerositing granuloma, Granuloma venereum.

DÉFINITION. — Le granulome ulcéreux des parties génitales est une dermatose chronique, à la fois granuleuse et ulcéreuse, qui débute au niveau des organes génitaux pour gagner progressivement la région inguinale et le périnée; extrêmement contagieuse, cette affection reconnaît comme agent spécifique un spirochète voisin du *Sp. pallida.*

HISTORIQUE ET DOMAINE GÉOGRAPHIQUE. — La maladie a été décrite pour la première fois par Macléod (1), dans l'Inde, sous le nom d' « ulcération serpigineuse des organes génitaux ». En 1896, Ozzard, Conyon et Daniells (2) signalèrent « une forme particulière et contagieuse de granulome ulcéreux des parties génitales », que l'on observe dans les deux sexes à la Guyane Anglaise. Elle a été ultérieurement étudiée aux îles Fidji par Daniels (3), dans le Sud de la Chine par Manson (4), en Australie par Goldsmith (5) et Cleland (6), qui en aurait vu quelques cas chez des Européens.

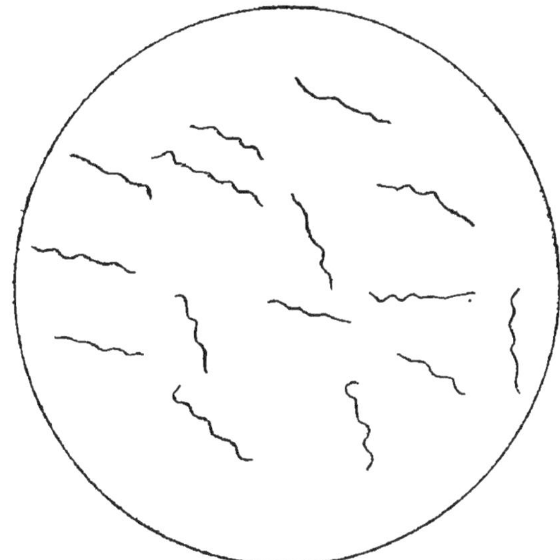

Fig. 65. — Spirochète du granulome ulcéreux des parties génitales (d'après Cleland et Hikibotam).

Cette dermatose a été en outre signalée, mais d'une façon assez imprécise, à la Côte Occidentale d'Afrique, aux Nouvelles-Hébrides, dans l'Ile Salomon et en Nouvelle-Guinée.

ÉTIOLOGIE. — Le granulome ulcéreux des parties génitales n'a jamais été observé, avant la puberté ni après l'âge de cinquante ans ; il est donc manifestement lié à la période d'activité sexuelle. Plus fréquent, semble-t-il, dans le sexe féminin, il se transmet, comme les maladies vénériennes, par le coït.

(1) *Ind. med. Gazette*, 1882.
(2) *British Guiana*, ann. 1896.
(3) *Journal of trop. med and hyg.*, 1898.
(4) *Tropical diseases.* London.
(5) *Journal of trop. med. and hyg.*, 1899.
(6) *Journal of trop. med. and. hyg.*, 1909.

L'agent spécifique est resté longtemps inconnu ; c'est en 1907 seulement que Wise trouva dans des coupes des spirochètes assez semblables au *Sp. pallida,* associés à des *Sp. refringens* et à des petits corps cocciformes, représentés par une capsule claire, limitant un protoplasma hyalin, au milieu duquel se montrait un noyau incurvé et renflé à chaque extrémité; on trouvait ces corps inclus dans des leucocytes, en nombre variant de 2 à 25.

M. Siebert a revu ces corps cocciformes de Wise, en partie contenus dans les cellules gonflées, qui occupent la périphérie du granulome, et en partie accumulés dans les vaisseaux lymphatiques, en masses zoogléiques.

Par la méthode d'imprégnation à l'argent de Levaditi, Cleland a retrouvé, dans des coupes, des spirochètes se différenciant du *Sp. pallida* par une plus grande épaisseur et un nombre moindre de spirales. Ces parasites se rencontraient surtout dans la profondeur des lésions, ce qui permet de croire à leur spécificité, tandis que, dans les couches superficielles, pullulaient des bactéries diverses d'infection secondaire, et en particulier des coccus. L'auteur considère la maladie comme une spirillose chronique et propose pour l'agent spécifique le nom de *Sp. aborigenalis.*

Cleland et Hikibotam ont essayé, sans résultats, des inoculations aux singes et aux chiens; l'opinion publique en Australie persiste cependant à croire que les femmes indigènes se contaminent par des rapports intimes avec des chiens.

SYMPTOMATOLOGIE. — La maladie débute par l'apparition, au niveau du pénis chez l'homme, des petites lèvres chez la femme, d'une papule ou d'un petit nodule rougeâtre, qui s'excorie facilement, en laissant à nu une surface saignante. La lésion s'étend ensuite lentement, et cette progression s'opère de deux façons : 1° par extension continue excentrique de l'exulcération primitive ; 2° par auto-inoculation des surfaces en contact.

Chez l'homme, la lésion s'étend ainsi à la muqueuse préputiale, au gland, au fourreau de la verge, aux régions inguinales, au scrotum, à la partie supéro-interne des cuisses et quelquefois même au périnée et à l'anus. Chez la femme, le granulome envahit successivement les grandes lèvres, le vagin, les cuisses, les plis de l'aine, le périnée, l'anus et la muqueuse du rectum.

Quand la lésion a atteint son plein développement, elle se présente sous la forme d'une masse ou plus exactement d'une nappe de granulations de volume inégal, rouges comme vernissées, crevassées ou superficiellement ulcérées ; il s'en dégage une sérosité souvent teintée de sang et horriblement fétide. En certains points, et surtout à la périphérie, on voit, à la longue, se former un tissu cicatriciel induré et rétractile, qui tiraille la peau des régions voisines. Il n'est pas rare d'observer chez la femme une fistule recto-vaginale, consécutive à l'ulcération des deux muqueuses.

La maladie est essentiellement chronique, son évolution est lente et demande de nombreuses années pour s'accomplir. Elle est indolente, ne s'accompagne pas d'adénopathie et n'a aucun retentissement sur l'état général. Dans quelques cas, cependant, à évolution particulièrement rapide. Cleland aurait vu les malades succomber à la cachexie.

DIAGNOSTIC. — On ne pourrait guère confondre le granulome ulcéreux des parties génitales qu'avec la syphilis, mais l'absence de toute autre manifestation : roséole, plaques muqueuses, l'in-

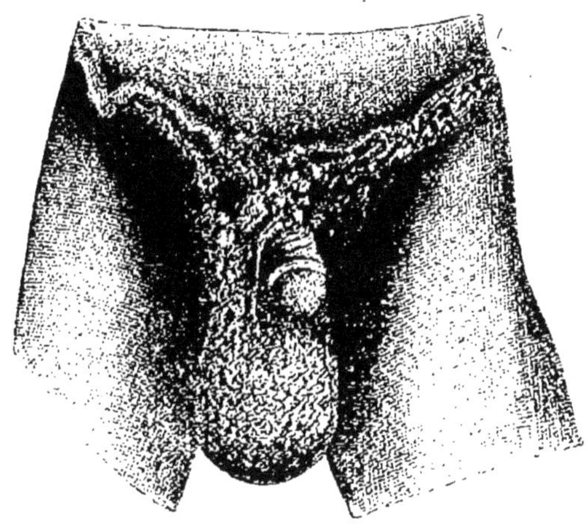

Fig. 66. — Granulome ulcéreux des parties génitales (d'après Manson).

tégrité des ganglions, l'inefficacité du mercure et de l'iodure de potassium permettent de faire aisément la distinction.

ANATOMIE PATHOLOGIQUE. — D'après Gallorway, la constitution histologique de la lésion élémentaire est celle d'un *Plasmone;* celle-ci se caractérise, en effet, par une infiltration du derme, par un grand nombre de *plasmazellen* que l'on rencontre surtout autour des vaisseaux, et aussi par des leucocytes polynucléaires, qui paraissent être en rapport avec des infections bactériennes secondaires.

Les papilles sont considérablement allongées et contiennent de nombreux vaisseaux très dilatés. Les faisceaux conjonctifs du derme sont pour la plupart résorbés et remplacés par des éléments cellulaires. L'épiderme a en grande partie disparu, et ce qui en reste se montre très aminci, comme atrophié. On ne trouve jamais ni cellules géantes, ni traces de caséification.

TRAITEMENT. — La maladie s'est montrée jusqu'ici à peu près rebelle à toute médication, aussi bien interne qu'externe. Le curetage, les cautérisations donnent bien une amélioration passagère, mais la récidive est de règle. Thiroux prétend cependant avoir obtenu la guérison au moyen de cautérisations pratiquées avec le chlorure de zinc déliquescent. Au début, l'excision large de la lésion primaire pourrait donner une guérison radicale.

Conyon et Daniels recommandent un mélange à parties égales de camphre et d'acide phénique ou bien l'onguent créosoté à 1 pour 8, additionné d'acide salicylique dans les proportions de 2 gr. à 2 gr. 50 pour 30. Ils avouent d'ailleurs n'avoir jamais pu obtenir par ce moyen la guérison complète.

Castellani assure que la radiothérapie aurait donné de bons résultats à Madras.

Peut-être l'arsénobenzol, dont on connaît aujourd'hui la merveilleuse action contre le Pian, *fournirait-il aussi de bons résultats* dans la spirillose des parties génitales.

PIAN-BOIS OU ULCÈRE A LEISHMANIA DE LA GUYANE

Sous le terme assez impropre de Pian-bois, car l'ulcère à Leishmania de la Guyane n'a aucun rapport avec le Pian, on décrit une dermatose ulcéreuse, assez fréquente à la Guyane, où elle sévit, surtout au début de la saison des pluies, parmi les ouvriers des placers et les coureurs des *grands bois*, ce qui explique la terminologie que le temps a consacrée.

SYMPTOMATOLOGIE. — La maladie se caractérise par une ulcération d'un caractère assez particulier, qui siège le plus souvent au niveau des parties découvertes du corps, principalement à la face, aux mains et aux pieds; elle atteint indifféremment les Européens et les gens de couleur.

Son début se marque par l'apparition d'une vésicule de nuance violacée; celle-ci ne tarde pas à se rompre et à se convertir en une ulcération qui s'accroît lentement, sans provoquer ni phénomènes généraux ni douleurs véritables. Cette ulcération, qui repose sur une base indurée, présente un fond finement granuleux, pâle, atone, et des bords à peine surélevés, mais entourés d'une zone rougeâtre œdémateuse. Il n'y a pas suppuration vraie, mais seulement sécrétion de sérosité louche; on note une tendance constante aux hémorragies.

Cet ulcère reste longtemps stationnaire, souvent pendant des années, mais il finit toujours par guérir spontanément, laissant à sa place une cicatrice indélébile et parfois mutilante, quand la lésion siège, par exemple au niveau des orifices naturels de la face. L'ulcération du Pian-bois est habituellement unique, et ce n'est que dans des cas exceptionnels qu'on peut en compter plusieurs sur le même sujet.

Une première atteinte ne met pas à l'abri des récidives. La maladie ne paraît pas contagieuse d'homme à homme.

ÉTIOLOGIE. — Jusqu'à ces derniers temps, on était resté dans l'ignorance absolue de sa véritable nature.

Darier et Christmas, qui avaient eu l'occasion d'en observer un cas à Paris, considéraient le Pian-bois comme une « lymphangite nodulaire et ulcérante ». La maladie avait débuté, dans ce cas, par un nodule sous-cutané, qui s'était lentement ulcéré. Entre cette ulcération et la chaîne ganglionnaire voisine, elle-même hypertrophiée, s'échelonnaient des nodosités hypodermique, les unes petites et dures, les autres volumineuses, molles et fluctuantes comme des gommes. Comme cette description ne correspond nullement à celle que l'on donne généralement de l'ulcère à Leishmania de la Guyane, on peut se demander si les auteurs ne se sont pas trouvés en présence d'une ulcération de toute autre nature, probablement d'une mycose.

Ce n'est que dans ces dernières années que Nattan-Larrier et Heckenroth ont pu établir que cette affection était une Leishmaniose cutanée.

ANATOMIE PATHOLOGIQUE ET MICROBIOLOGIE. — Suivant ces deux auteurs, les lésions histologiques du Pian-bois se calquent sur celles d'un granulome, dans lequel les fibres conjonctives sont dissociées, grenues, et manquent sur de larges surfaces, tandis que les cellules conjonctives se trouvent considérablement multipliées.

Entre ces dernières, on voit des îlots leucocytaires, formés d'amas assez irréguliers de mononucléaires, les uns petits, du volume d'un lymphocyte, les autres plus volumineux à protoplasma vacuolaire. Les mastzellen ne sont pas rares, et l'on observe çà et là quelques cellules arrondies, ayant subi la nécrose vitreuse.

Nattan-Larrier et Heckenroth ont trouvé, dans toute l'étendue de ce granulome, d'abondantes cellules géantes, particulièrement près de la surface de l'ulcération et même à la périphérie de l'ulcère. Elles ne forment pas le centre d'un follicule et n'entrent jamais en contact avec une zone nécrobiotique.

Le réseau vasculaire, très développé, est formé de volumineux capillaires dont les endothéliums sont tuméfiés. Les artérioles et les veinules sont souvent atteintes d'endovascularite végétante, et leur paroi subit la dégénérescence hyaline.

Les *parasites* se présentent sous l'aspect d'éléments arrondis ou ovalaires, dont les contours sont délimités par une ligne fine mais bien précise ; leur diamètre est de 2 μ. A l'un des pôles se trouve un *macrosome* arrondi, occupant à peu près les deux tiers de l'élément; le *microsome*, très homogène, prenant fortement la couleur, se présente sous la forme d'un point ou d'un bâtonnet trapu, placé presque au contact du macrosome. Le protoplasma de l'élément parasitaire reste incolore ou se teinte très faiblement.

Il est rare de rencontrer des Leishmania à l'intérieur des mononucléaires; on les observe beaucoup plus fréquemment inclus dans les cellules conjonctives et parfois dans les cellules géantes. On en trouve aussi d'extracellulaires isolés ou réunis en petit amas.

Ces parasites sont évidemment des Leishmania voisins de *Leishmania tropica*, mais les lésions qu'ils déterminent diffèrent très sensiblement par leur aspect et leur structure histologique de celles du Bouton d'Orient. Cette affection doit donc appartenir à ce groupe assez complexe et encore mal déterminé de Leishmanioses cutanées, différentes du Bouton d'Orient, que les travaux de Carter, Balfour et Thompson (1) viennent récemment de faire connaître.

TRAITEMENT. — Le Pian-bois s'est montré rebelle à tous les traitements locaux, antiseptiques, curetages, cautérisations, etc. Touin aurait cependant obtenu une fois, à la Guyane, la guérison radicale par l'excision large de l'ulcère et suture de la plaie opératoire.

Darier et Christmas affirment bien avoir obtenu la guérison de leur malade en employant la cautérisation ignée, suivie de l'application d'une pommade composée de vaseline, de lanoline et de perchlorure de fer à parties égales, mais, comme nous l'avons vu plus haut, le diagnostic de Pian-bois reste bien douteux. Peut-être même, ainsi que le fait remarquer Jeanselme, cet heureux résultat tient-il simplement à ce que les lésions, déjà anciennes, se trouvaient en voie de régression naturelle, au moment où les auteurs ont vu le malade.

Tout récemment, Flu a fait connaître les bons effets du « Salvarsan », dont Nicolle et Manceau avaient antérieurement montré l'efficacité dans le Bouton d'Orient, et qui paraît être à l'heure actuelle, le médicament le plus actif contre les Leishmanioses aussi bien que contre les spirilloses (2).

LEISHMANIOSE DES MUQUEUSES

Jusqu'à ces dernières années, on ne connaissait que les localisations internes (Kala-Azar) et cutanées (Bouton d'Orient) des *Leishmania*. On sait aujourd'hui que ces parasites peuvent également atteindre les muqueuses rhino-bucco-pharyngées.

(1) *Welcome laboratories*, 1911.
(2) Le Bouton d'Orient sera traité plus loin, dans un article à part.

Ces Leishmanioses des muqueuses n'ont encore été observées que dans l'Amérique du Sud, mais il est très probable qu'elles ont un domaine endémique beaucoup moins restreint, et que, dans maintes régions de la zone tropicale, on les confond encore avec des manifestations tuberculeuses, syphilitiques ou mycosiques.

On en connaît actuellement deux variétés, qui tendent d'ailleurs à se confondre : la variété *péruvienne* et la variété *brésilienne.*

1. — LEISHMANIOSE PÉRUVIENNE OU ESPUNDIA

« La Espundia » est une affection limitée à certaines régions boisées du Pérou et d'une partie de la Bolivie, et caractérisée par des ulcérations de la peau et des muqueuses naso-pharyngo-buccales.

SYMPTOMATOLOGIE. — Elle débute par l'apparition, en un point quelconque du corps, d'une petite vésico-papule qui ne tarde pas à s'ulcérer et à former, suivant l'expression d'Escomel (1), le *chancre espundique.* De forme arrondie, cette ulcération présente un fond bourgeonnant, granuleux, d'où s'écoule un pus épais, qui se concrète en croûtes très persistantes ; cette manifestation primaire de la maladie est tout à fait comparable au chancre initial de la syphilis ou au Maman-pian de la Frambœsia.

Après un temps variable, le chancre espundique se comble et guérit spontanément, en laissant une cicatrice gaufrée, très apparente. La guérison paraît définitive, mais, après une période latente souvent fort longue, qui, suivant Escomel, pourrait durer des années, apparaissent des lésions ulcéreuses des muqueuses des premières voies digestives et respiratoires.

Ces lésions secondaires commencent d'ordinaire par la sous-cloison du nez, sous forme d'ulcérations accompagnées d'un coryza à évolution chronique ; elles s'étendent ensuite progressivement et lentement à la totalité des fosses nasales, puis au pharynx, au voile du palais, aux amygdales, à la voûte palatine, aux joues, à la langue, aux lèvres et même aux larynx ; elles se propagent parfois, en avant, aux téguments de la face ; exceptionnellement les accidents débutent au niveau de la voûte palatine ou du pharynx pour envahir secondairement, par voie ascendante, les fosses nasales.

La sous-cloison du nez s'effondre assez rapidement et l'aplatissement, ainsi que l'élargissement du nez qui en résultent sont tout à fait typiques. Sur la voûte palatine, les lésions présentent un aspect des plus caractéristiques. On voit, dit Escomel, une

(1) *Bullet. de la Soc. de Path. exotique*, 1912.

muqueuse épaissie, suintante, granuleuse, traversée dans tous les sens par des sillons plus ou moins profonds. Parmi ces sillons, l'auteur en signale particulièrement deux, qui lui ont paru assez constants : l'un, à direction antéro-postérieure, se dirige de la partie inférieure des incisives vers le voile du palais, l'autre transversal, croise le premier à peu près sur la ligne médiane ; en se coupant ainsi à angle droit, ces deux sillons forment une figure cruciale que Escomel appelle la *croix palatine* de la Espundia.

L'évolution de la maladie est lente et peut durer jusqu'à trente ans, pendant lesquels le sujet, défiguré, objet d'un dégoût général, provoqué autant par l'odeur infecte, qui se dégage de ses ulcérations, que par la déformation souvent hideuse de la face, traîne une existence des plus misérable.

La mort est rarement la conséquence directe de la maladie, elle est le plus ordinairement produite par une complication ou une maladie intercurrente. Escomel a vu cependant un sujet succomber aux progrès mêmes de la Espundia, dans un état de cachexie comparable à celle que produit le cancer, avec dégénérescence amyloïde des organes internes. Dans ce cas, l'accident initial était apparu trente-deux ans avant la mort ; les ulcérations s'étendaient jusqu'à la trachée et à l'œsophage.

ETIOLOGIE ET MICROBIOLOGIE. — L'étiologie est restée longtemps obscure, et Escomel lui-même, dans son mémoire publié en 1911, reconnaissait qu'à part les microbes saprophytes, qui vivent en grand nombre à la surface des lésions, il n'avait pu découvrir aucun microorganisme ayant quelque valeur spécifique. Et cependant la maladie était depuis longtemps considérée comme une affection parasitaire et l'on admettait, au Pérou, qu'elle devait être transmise par un insecte non ailé, tel que la puce ou la tique, dont la piqûre correspondrait toujours au point d'apparition du chancre initial.

C'est à Laveran et à Nattan-Larrier (1) que revient le mérite d'avoir découvert l'agent spécifique et d'avoir pu ainsi placer la Espundia dans son véritable cadre nosologique, parmi les Leishmanioses.

Les parasites, visibles dans les coupes et dans les frottis, se présentent sous la forme de petits corps d'apparence binucléés, tout à fait comparables aux *Leishmania tropica* de Wright. Ils se montrent libres ou inclus dans des cellules phagocytaires; de forme arrondie ou ovalaire, ils mesurent 2 μ 5 de long sur 2 à 4 μ de large. On y distingue, après coloration, comme dans les autres Leishmania, un noyau et un centrosome, mais ici le noyau, au

(1) *Bullet. de la Soc. de Path. exotique*, 1911.

lieu d'être arrondi, est aplati et accolé à la paroi ; cette disposition du noyau paraît bien spéciale à cette espèce ou variété de Leishmania. Quant au centrosome, il a un aspect bacilliforme et une direction perpendiculaire au grand axe du noyau. Les auteurs croient pouvoir assimiler ces parasites à ceux que Splendore a décrits dans la Leishmaniose Brésilienne des muqueuses.

ÉTUDE ANATOMO-PATHOLOGIQUE. — Outre leurs recherches microbiologiques, Laveran et Nattan-Larrier se sont attachés à faire une étude histologique aussi complète que possible des lésions.

D'après ces deux auteurs, les lésions sont essentiellement caractérisées par une infiltration leucocytaire diffuse du chorion muqueux, avec distension des capillaires sanguins et lymphatiques, et disparition de la couche épithéliale, à laquelle se substitue une fausse membrane fibrino-leucocytaire.

Cette infiltration du chorion muqueux n'affecte aucune disposition nodulaire et ne possède aucune distribution systématique par rapport aux vaisseaux et aux glandes. Les éléments

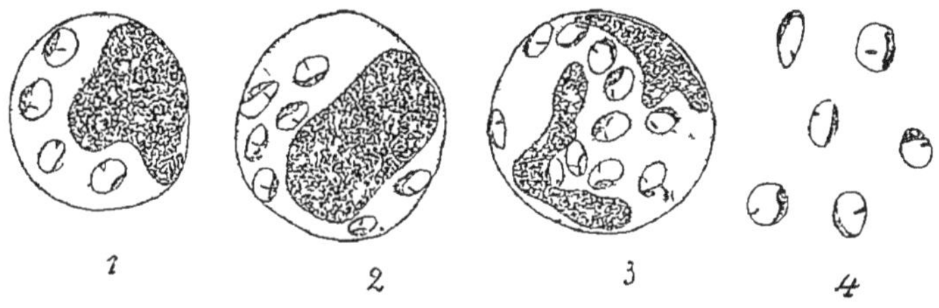

Fig 67 — Parasites de la Espundia (d'apres Laveran et Nattan-Larrier).

d'infiltration sont, pour la plupart, des mononucléaires de taille moyenne, auxquels se mêlent, en proportion assez forte, des Plasmazellen et quelques macrophages. Ces cellules, plus nombreuses à la périphérie de la lésion, ne forment jamais des amas confluents et ne présentent pas des dimensions aussi considérables que les éléments du même type que l'on observe dans les coupes du Bouton d'Orient. Les polynucléaires sont rares dans la profondeur de la zone infiltrée et ne se rencontrent guère qu'à la surface et au voisinage immédiat des ulcérations.

Le stroma du granulome est formé par un tissu conjonctif dissocié, dont les fibrilles, mal colorables, s'interposent, en minces bandes sinueuses, entre les éléments leucocytaires ; les cellules conjonctives sont nombreuses, volumineuses, et leurs noyaux, bien colorés, sont faciles à identifier.

On ne rencontre, dans les coupes, qu'un petit nombre de Leishmania, situés dans les parties superficielles et moyennes du chorion et sur les bords des ulcérations, inclus, pour la plupart, dans des mononucléaires de taille moyenne ; les polynucléaires sont rarement parasités.

TRAITEMENT. — D'après Escomel, il se raitpossible d'arrêter l'évolution de la maladie, c'est-à-dire d'empêcher l'apparition des accidents secondaires des muqueuses, par une excision large et précoce du chancre initial, mais, quand ces lésions secondaires ont apparu, rien n'a pu jusqu'ici enrayer leur marche. Les cautérisations au galvanocautère ont bien pu amener quelques améliorations passagères, mais les rechutes ont toujours été fatales, et la maladie a, dans tous les cas, repris son cours inexorable.

Nous avons vu que Nicolle et Manceaux, dans le Bouton d'Orient, que Flu, dans le Pian-bois, ont obtenu d'excellents résultats par les injections intraveineuses de Salvarsan ; cette médication est à essayer contre la Leishmaniose des muqueuses, en y ajoutant le traitement local par des attouchements au bleu de méthylène, en solution au dixième.

2° *LEISHMANIOSE BRÉSILIENNE*

L'existence de la Leishmaniose des muqueuses au Brésil n'a été signalée que tout récemment par de Miranda (1), Splendore (2) et Carini (3).

Au début, cette affection se caractérise par des lésions cutanées tout à fait comparables à celles du Bouton d'Orient, et secondairement par des lésions des muqueuses du nez, de la bouche, du pharynx et du larynx. Exceptionnellement, ces dernières peuvent apparaître primitivement, avant toute détermination cutanée de la Leihsmaniose.

Un des caractères importants et à peu près constants de cette maladie brésilienne est l'apparition d'une fièvre irrégulière, survenant par périodes de quelques jours et généralement attribuée au paladisme, bien qu'elle se montre totalement réfractaire à la quinine.

On note, en même temps, de l'adénopathie cervicale. Les ganglions contiennent des parasites. Le sang montre une leucocytose assez prononcée, portant surtout sur les grands mononucléaires.

L'observation suivante de Carini est assez typique pour donner une idée suffisante de l'évolution clinique de cette affection. « Un Brésilien, âgé de 45 ans, avait présenté, cinq ans auparavant, des ulcères des jambes, et l'on constate encore plusieurs cicatrices pigmentées et deux ulcérations offrant tous les caractères d'une Leishmaniose cutanée. Plus d'une année après l'apparition de ces ulcères, le malade a commencé à noter une altération du palais,

(1) *Archiv. da Soc. de med. e cirurg. de S. Paulo*, 1910.
(2) *Archiv. f. Schiffs u. Tropen hyg.*, 1911, et *Bullet. de la Soc. de Path. exotique*, 1912.
(3) *Bullet. de la Soc. de Path. exotique*, 1911.

où s'établirent des érosions et des végétations charnues. La maladie suivit un cours lent et torpide, sans provoquer de douleurs ; actuellement, le malade éprouve simplement une sensation de sécheresse de la gorge et une certaine difficulté de déglutition. Il est très amaigri et présente une expectoration muco-purulente ; sa voix est basse et voilée.

« En faisant ouvrir la bouche, on remarque d'abord que les dents de l'arcade supérieure sont toutes absentes ; il en manque également à l'arcade inférieure, et celles qui restent sont ou cariées ou branlantes.

« Tout le palais se présente fort altéré, sa surface est irrégulière et couverte de proéminences végétantes assez dures, serrées les unes contre les autres, séparées par des sillons, et montrant des érosions, recouvertes d'un exsudat jaunâtre très adhérent. La luette est détruite, et, à sa place, on note une masse charnue, végétante, irrégulière, du volume d'une noisette. Sur la narine gauche, on remarque une tuméfaction ulcéreuse, recouverte d'une croûte épaisse, qui obture presque l'orifice nasal. Le malade assure que cette ulcération du nez n'est apparue que dans ces derniers temps, bien après les lésions buccales.

« Les nombreux médicaments qui ont été expérimentés ont été sans influence sur la maladie, qui a continué sa marche insidieuse et progressive. »

Cette forme est grave, beaucoup plus grave que les Leishmanioses simplement cutanées.

Au point de vue microbiologique, Breda (1), qui désignait la maladie sous le nom de « Buba Bresiliana », considérait comme agent spécifique un bacille qu'il avait observé dans les lésions.

Les travaux des auteurs précités, et surtout de splendore, ont définitivement démontré que les parasites en cause sont des Leishmania, dont les caractères morphologiques et culturaux ne paraissent pas différer de ceux des parasites du Bouton d'Orient. Toutefois, dans certaines tumeurs buccales et pharyngées, Splendore a trouvé des formes longues et atypiques, dont quelques-unes, *flagellées*, rappelaient l'aspect que prennent les Leishmania en culture, à certains moments de leur évolution. Francesco La Cava a revu plus tard, également dans les lésions, ces formes flagellées observées antérieurement par Splendore.

Le traitement doit être identique à celui de la Leishmaniose Péruvienne.

(1) *Annali de med. nav.*, Roma, 1907.

MALADIES DE LA PEAU D'ORIGINE INDÉTERMINÉE

AINHUM

SYNONYMIE. — Maladie de da Silva-Lima, Exérèse spontanée des orteils (Collas), Gundurum Bankokerandi du Soudan, Fedditti de Nossi-bé, Jukla-Pakla de l'Inde.

DEFINITION. — Cette affection, dont l'appellation a été empruntée au dialecte des nègres Nagos, est une dystrophie locale, de nature encore indéterminée, le plus souvent localisée aux petits orteils, et cliniquement caractérisée par la formation, à la racine de l'organe, d'un anneau scléreux progressivement constrictif, qui amène la dégénérescence des divers tissus, dont se compose l'orteil, et finalement sa chute.

HISTORIQUE. — L'Aïnhum a été décrit pour la première fois en 1867 par da Silva Lima (1) (de Bahia), qui avait eu l'occasion d'en observer de nombreux cas au Brésil parmi les nègres importés d'Afrique. Une partie de la description magistrale, qu'il nous a laissée de la maladie mérite d'être reproduite.

« Cette curieuse affection, écrivait-il, consiste en une dégénérescence graisseuse, lente et progressive, ordinairement accompagnée d'une hypertrophie considérable des doigts du pied, en particulier du petit orteil. Cette dégénérescence s'étend à presque tous les éléments anatomiques des orteils, par suite d'une constriction, presque linéaire, produite par un anneau cutané dur et rétracté (sclérodermique), qui débute en un point du pli digito-plantaire et envahit peu à peu toute la circonférence digitale. Cette constriction arrive, au bout de quatre à dix ans, à produire un sillon circulaire et profond, qui provoque, à son tour, la résorption des phalanges et des vaisseaux, ainsi que la chute inévitable du doigt, par simple choc accidentel ou par la gangrène ». La maladie fut ultérieurement retrouvée au Brésil par Moncorvo et Pereira Guimaracus (2).

On a voulu attribuer la priorité à Clarke (3), mais comme le fait remarquer Moniz de Aragaô (4), cet auteur n'a fait que signaler en passant, et sans en donner aucune étude clinique ni anatomique, une maladie assez fréquente parmi les noirs de la Côte d'Or

(1) *Gazetta medica de Bahia* (1867). Traduit dans *les Archives de méd. nav.*, par Le Roy de Mericourt, 1867.
(2) *Revista med. de Rio de Janeiro*, 1876 et 1877.
(3) *Transactions of the epidemiological Society of London*, 1869.
(4) La maladie de da Silva Lima, 1910.

qu'il appelle « Gangrène sèche du petit orteil » et qui, pour lui, n'était qu'une manifestation atypique du Pian, des *bubas rentrées*. Il faut donc laisser à da Silva-Lima le mérite d'avoir, le premier, considéré et décrit l'Aïnhum comme une entité morbide spéciale.

Cet auteur, ainsi que Wultrer et Weber, qui l'étudièrent après lui, pensait que cette maladie était spéciale aux nègres d'origine africaine. Mais déjà, dès 1873, Crombie (1) l'avait observée dans l'Inde ; ultérieurement Collas (2), puis Bussière (3) purent constater son existence à Pondichéry, parmi des Hindous de race Tamoul.

Corri, puis Corre (4) l'ont signalée à Madagascar et à Nossi-bé, de Brun (5) en Syrie, Van Laaren (6) aux Indes Néerlandaises, Wellman (7) dans l'Angola, Muir (8) dans l'Afrique du Sud, Laurent et Hudellet (9) sur le Niger, à Bamako, Dupouy à Dakar, et Piraja da Silva (10) à Bahia, chez un créole descendant d'un nègre africain, Maxwell (11) dans le sud de la Chine ? Corri et Pirovano dans l'Argentine, Vivie à la Côte d'Ivoire, Geschwind au Congo (12). Des cas ont été signalés en Egypte, dans l'Uganda, aux Antilles et aux îles Gilbertes, au Mexique et au Tonkin par Poncet et Boinet. Da Silva Lima, qui avait primitivement considéré l'Aïnhum comme une maladie spéciale à la race noire africaine, en retrouvait plus tard un cas très net chez un Indien *Tufinamba* de race pure.

La maladie a donc été constatée dans toutes les races colorées, à l'exception peut être de la race jaune, car l'unique observation de Maxwell n'est pas des plus probantes. Nous ne mentionnerons que pour mémoire les cas observés par Fontan sur des Arabes, car il y a eu là, de la part de l'éminent chirurgien de Toulon, comme nous le verrons plus loin, une confusion certaine avec une affection bien différente.

ETIOLOGIE. — L'Aïnhum est une maladie de l'âge adulte et même de la vieillesse ; il est exceptionnel de le voir se développer avant l'âge de la puberbé, et les cas de Boyé et de Brun apparus, l'un à l'âge de neuf ans et l'autre à trois ans, sont tout à fait exceptionnels. En tout cas, la maladie n'est pas congénitale et ne s'observe jamais chez les nouveau-nés.

(1) *Indian medical Gazetta*, 1873.
(2) *Archiv. de méd. nav.*, 1873.
(3) *Annales d'hyg. et de med. colon.*, 1904.
(4) *Arch. de méd. nav.*, 1879.
(5) *Semaine médicale*, 1894.
(6) *Loc cit.*
(7) *Journal of trop. med.*, 1908.
(8) *Journal of trop. med.*, 1913.
(9) *Bullet. de la Soc. de Path. exotique*, 1911.
(10) *Bullet. de la Soc de path. exotique*, 1911.
(11) *Journal of trop. med.*, 1910.
(12) *Arch de méd. et de pharm. milit.*, 1888.

Elle paraît plus fréquente chez l'homme que chez la femme. La race exerce une influence prédisposante indéniable ; comme nous l'avons vu plus haut, l'Aïnhum n'a été observé jusqu'ici que dans les races colorées, à l'exclusion de la race blanche ; il atteint surtout les races noires africaines, qui paraissent avoir pour cette affection une prédilection toute particulière.

On a prétendu que l'hérédité jouait un certain rôle dans la genèse de la maladie. Le Dantec prétend qu'à la Côte occidentale d'Afrique la maladie est l'apanage de certaines tribus, et même de certaines familles. Da Silva Lima a vu une famille de nègres, dont tous les membres, sans exception, furent frappés. Duhring a observé un malade dont le père et la mère avaient présenté la même mutilation des orteils.

Dans l'observation de Dupouy (1), on note que le père et les deux frères du sujet étaient également atteints. Morriz de Aragaô a, de son côté, noté chez les nègres du Brésil cette prédisposition héréditaire. Quoi qu'il en soit, et ce point est important à retenir, la maladie n'est jamais congénitale.

SYMPTOMATOLOGIE. — Sans cause efficiente appréciable, ou parfois à la suite d'un traumatisme de nature et d'intensité variables, apparaît à la racine d'un orteil, le plus souvent du cinquième, et ordinairement à la partie interne du pli digito-plantaire, une légère dépression, qui devient progressivement un sillon linéaire. Graduellement ce sillon gagne le pli digito-plantaire, contourne la face externe, atteint la face dorsale et finit par envahir toute la circonférence de l'orteil, qui se trouve ainsi étranglé à sa racine. « Si l'on applique, écrivait Da Silva Lima, sur un petit doigt modelé en cire un très mince lien circulaire en arrière de la tête de la première phalange, et qu'on le serre bien perpendiculairement à son grand axe, en ayant soin de s'arrêter au moment même où la section va se compléter, on aura un sillon profond, en coup de couteau, formé par deux surfaces parallèles, réunies par un petit pédicule central de faibles dimensions. »

Le sillon, qui paraît ainsi étrangler la racine de l'orteil, est produit par un anneau sclérodermique rétractile. Quant au pédicule court et grêle, qui rattache l'organe au reste du pied, il n'est formé que par la peau et l'os phalangien, car l'anneau fibreux se forme, non pas au niveau de l'articulation métatarso-phalangienne ou interphalangienne, mais le plus souvent vers le milieu de la première phalange ; plus tard, d'ailleurs, l'os disparaîtra et le pédicule ne comprendra que des parties molles. Le pédicule n'est ordinairement visible qu'après écartement des surfaces opposées de la scissure.

(1) *Arch. de méd. navale*, 1881.

Dans la grande majorité des cas, l'apparition et l'évolution du sillon circulaire ont lieu insidieusement, sans douleurs, sans phénomènes inflammatoires, ni ulcérations. Toutefois, Da Silva Lima a vu certains malades se plaindre d'une sensation spéciale, donnant l'impression d'un ver rampant sur l'orteil. Dupouy (1) aurait noté une fois des douleurs lombaires coïncidant avec l'apparition de l'anneau sclérodermique; l'anneau fibreux constricteur paraissait, en outre, partir d'un *durillon* situé au niveau du sillon interdigito-plantaire. Certains auteurs auraient constaté, au niveau du sillon, des ulcérations sécrétant un liquide fétide; mais, d'ordinaire, le sillon et les surfaces cutanées qui les limitent sont simplement sèches et écailleuses.

A mesure que le lien fibreux circulaire se resserre et que le sillon se creuse, l'extrémité de l'orteil se déforme, s'hypertrophie, prend une forme globuleuse ou ovoïde, et l'aspect d'une petite patate, d'une olive ou d'une cerise trois ou quatre fois plus grosse que l'orteil normal. Sa consistance est molle, comme lipomateuse.

En apparence, c'est la production de l'anneau sclérodermique et la constriction progressive de la racine de l'orteil, qui paraissent déterminer la dégénérescence et l'hypertrophie de la partie de l'organe située au delà du sillon; en réalité, la dégénérescence de l'orteil est déjà commencée quand se forme l'anneau scléreux. Bussière a nettement constaté, dans le cas observé par lui à Pondichéry, que l'étranglement sclérodermique n'était survenu que secondairement; pour lui, la maladie débute par « une lésion osseuse de régression, par une ostéoporose adipeuse primitive ».

En même temps que l'orteil augmente de volume, sa direction se modifie. Les tendons internes sont attaqués les premiers, en raison de la prédominance constante de processus scléreux de ce côté; il se produit alors une rupture d'équilibre entre les forces musculaires. Les tendons externes l'emportent, attirent de plus en plus l'orteil malade en dehors et l'écartent du voisin, puis, quand toute résistance osseuse a disparu, quand la phalange est rompue, l'orteil subit un mouvement de rotation sur son axe antéro-postérieur, qui porte en dehors sa face onguéale; devenu à ce moment très mobile, comme flottant, il tend à retomber par son propre poids vers le sol et vient buter contre tous les obstacles, rendant ainsi la marche pénible et douloureuse.

C'est à ce moment, quand l'orteil n'est plus rattaché au pied que par un pédicule mou, extrêmement grêle, que le malade vient demander à en être débarrassé par une intervention chirurgicale ou s'en débarrasse lui-même, soit par une ligature très serrée,

(1) *Arch, de méd. nav.*, 1881.

soit à l'aide d'un instrument tranchant. Lorque la lésion est livrée à elle-même, le pédicule finit par devenir tellement mince qu'il se rompt sous l'influence d'un choc; il n'est pas tout à fait exceptionnel de voir l'orteil s'éliminer par gangrène.

Pendant l'évolution de la maladie, la peau qui recouvre l'orteil est sèche, rugueuse, mais sa sensibilité reste intacte ou à peine atténuée; l'ongle peut s'atrophier et se détacher. En dehors de ces quelques troubles de la peau et de la phanère unguéale, on n'a signalé aucun symptôme vaso-moteur ou trophique. Seul, de Brun, dans le cas qu'il a observé en Syrie, aurait constaté de l'épaississement des téguments, un abaissement énorme de la température locale, avec symptômes passagers d'asphyxie des extrémités, du raccourcissement et de l'épaississement de la masse osseuse du pied, de l'affaissement de la voûte plantaire, de l'analgésie et de l'atrophie musculaire de tout le membre inférieur. Il est singulier que l'auteur, s'il a été en présence d'un cas d'Aïnhum bien authentique, ait été le seul à constater de pareils phénomènes. Le malade n'accuse ordinairement pas de douleurs spontanées, mais l'organe devient douloureux à la pression ou quand on lui imprime des mouvements, ou encore lorsqu'il subit un choc.

L'Aïnhum est une affection essentiellement chronique, à marche très lente, qui évolue sans aucun retentissement sur l'état général. En dehors des lésions des orteils, on ne constate habituellement aucune détermination morbide, et la plupart des auteurs insistent sur ce point important au point de vue du diagnostic différentiel.

C'est au niveau du cinquième orteil, et presque toujours au pied droit, que se montre la lésion primitive; sur cinquante observations réunies par F. Roux (1), le cinquième orteil était atteint quarante-cinq fois. La maladie a une tendance très marquée à la symétrie, et le plus souvent l'orteil correspondant du pied gauche se prend à son tour; se basant sur ce fait, plusieurs auteurs ont pensé que l'Aïnhum avait son origine dans une altération médullaire.

Corre l'a observé, au niveau du troisième orteil, Da Silva Lima, Corri, Guimaracus, au niveau du quatrième, Ludhoy, Chaud, Datta sur les troisième et quatrième. Dans le cas de Bussière, tous les orteils, sauf le gros, étaient pris, mais les lésions étaient manifestement prédominantes au niveau du cinquième.

Quelques auteurs, et entre autres F. Guyot (2), ont signalé des cas d'Aïnhum multiple, atteignant les mains et les pieds; mais,

(1) Traité pratique des maladies des pays chauds, 1888.
(2) *Arch. de méd. nav.*, 1879.

comme nous le verrons plus loin, il y a eu certainement, de leur part une erreur de diagnostic commise.

Pour compléter le tableau symptomatique de l'Aïnhum, nous ne saurions mieux faire que de reproduire, d'après Le Roy de Méricourt (1), une des observations jadis publiées par Da Silva Lima.

« Joaquim, esclave africain et marin, depuis plusieurs mois hors de service, est un homme robuste, d'une taille élevée, jouissant d'une santé excellente. Il n'a jamais eu d'affection vénérienne et n'offre aucun indice de maladie cutanée. Il raconte qu'il y a environ deux ans il a commencé à souffrir du petit doigt du pied droit; il avait mal à l'extrémité du doigt, qui augmenta de volume, à mesure qu'un sillon quasi-circulaire, qui s'était formé au niveau du pli digito-plantaire, allait se creusant de plus en plus. Ce sillon s'ulcéra dans la suite; parfois il suintait de cette ulcération linéaire une petite quantité d'un liquide purulent.

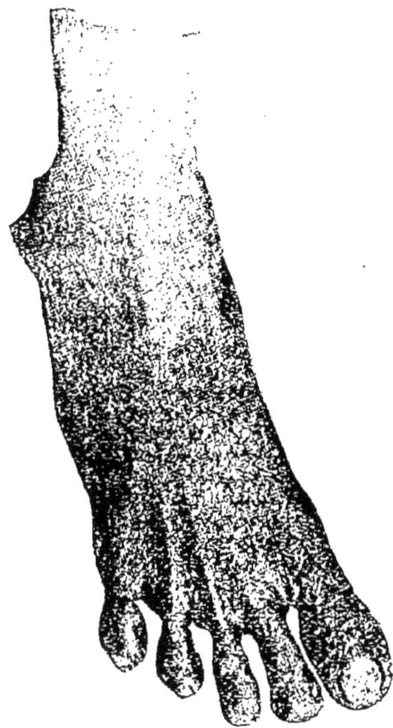

Fig. 68. — Aïnhum multiple (d'après Bussière).

« Actuellement le petit doigt du pied droit a plus de deux fois le volume normal; sa forme est celle d'une petite patate ovoïde; la peau qui le recouvre à sa partie supérieure est épaisse, chagrinée, très rude au toucher. L'ongle est dirigé en dehors, ce qui indique que le doigt a tourné sur son axe dans ce sens. Le doigt est écarté de l'orteil voisin d'environ un demi-pouce; il a un mouvement oscillatoire de latéralité vers la face plantaire, quand le malade marche ou qu'il agite le pied avec force; le centre de ce mouvement est un sillon profond, circulaire au niveau du pli digito-plantaire; il semblerait, à première vue, que cette rainure est le résultat d'une forte constriction qu'exercerait un pli qui resterait caché par suite du rapprochement des deux surfaces cutanées voisines et opposées; mais, en écartant les deux bords, ce qui ne peut se faire qu'incomplètement, on ne parvient pas à voir le fond du sillon, qui est recouvert de quelques croûtes. On ne remarque aucune sécrétion; à peine voit-on une légère humidité, en écartant avec plus de force les deux lèvres du sillon.

(1) *Arch. de méd. nav.*, 1867.

« Le doigt n'a aucun mouvement actif, mais il peut être mobilisé dans toutes les directions; on peut même lui imprimer un mouvement de rotation qui détermine quelque douleur; la sensibilité tactile est obscure, mais la compression détermine des douleurs assez vives.

« Les deux lèvres du sillon, considérées en elles-mêmes, sont de configuration différente ; celle du côté tarsien est comme acuminée en avant ; elle est reçue dans une concavité que lui offre la lèvre digitale, qui a une circonférence beaucoup plus grande que l'autre.

« La marche est considérablement gênée par cette infirmité, l'extrémité du petit doigt tombe de son propre poids et tend à se placer la première sur le sol à chaque pas, quand le malade n'a pas la précaution de poser d'abord le talon à terre. En raison de cette incommodité et des douleurs qu'il ressent à chaque mouvement du pied qu'il exécute sans précaution, le malade me prie avec instance de lui couper le doigt.

« Le petit doigt du pied gauche est également atteint; il est plus volumineux qu'à l'état normal; il est étranglé au niveau du pli digito-plantaire par un sillon plus profond non ulcéré, mais couvert de petites squames épidermiques ; la première phalange conserve sa continuité, de sorte que le centre des mouvements de l'organe est encore dans l'articulation métatarsophalangienne; le doigt a un aspect fort semblable à celui du pied droit, l'épiderme est épaissi, rude à sa face supérieure, mais les faces latérales et inférieures sont saines.

« La sensibilité est normale, excepté au niveau du sillon où, elle est exaspérée. La peau de la face dorsale des deux pieds offre un aspect digne d'être noté; elle est sèche, rude, plus noire que dans aucune autre partie du corps, d'un aspect comme velouté et micacé, cela est d'autant plus marqué qu'on examine la peau plus près de la racine des doigts sains, sur lesquels on ne voit rien de semblable; elle ne paraît pas avoir une sensibilité moindre qu'à l'état normal, autant du moins qu'on peut en juger par le témoignage du patient. »

ANATOMIE PATHOLOGIQUE. — Les premières recherches anatomo-pathologiques sur l'Aïnhum furent faites par Wuncherer en 1867. La bizarrerie de cette affection piqua plus tard la curiosité d'un grand nombre d'histologistes avides de reconnaître sa nature exacte. Dans cette longue liste de chercheurs nous ne citerons que les plus marquants: Cornil, Virchow, Corri, Moreira, Vaillard, Laurent et Hudelet.

Au niveau du sillon, la peau subit des modifications profondes. L'épiderme est atrophié, le stratum lucidum, le stratum granulosum ont disparu, et, du corps muqueux de Malpighi, il ne reste plus que quelques groupes de cellules de la couche génératrice. Dans le derme, on note la disparition à peu près complète des papilles, en sorte que la partie cornée de l'épiderme repose directement sur la couche profonde du derme. Celle-ci, très épaisse, se montre formée de tissu fibreux, disposé en faisceaux circulaires très denses, très pauvres en éléments cellulaires et présentant presque la structure d'un tendon ou plus exactement celle d'une cicatrice (Vaillard). Cornil a beaucoup insisté sur l'absence totale de fibres élastiques à ce niveau ; l'étranglement est donc dû au seul tissu fibreux.

Sur le reste de l'orteil aïnhumique, les diverses couches de l'épiderme, stratum corneum, stratum lucidum, stratum granulosum et réseau de Malpighi ont, au contraire, subi un épaississement très marqué. Du côté du derme, on constate, sur les coupes, l'allongement et l'amincissement des papilles, la couche profonde également épaissie, se montre formée de faisceaux conjonctifs lâches et de fibres élastiques, qui forment des lacunes dans lesquelles serpentent des capillaires très développés et entourés de cellules plasmatiques. Duhring avait cru voir dans cette disposition la marque d'un œdème inflammatoire ?

Des deux artères collatérales, seule l'externe persiste, l'interne ayant prématurément disparu ; les vaisseaux artériels et lymphatiques encore présents sont remarquablement dilatés et les parois des artérioles en particulier présentent un épaississement notable de leurs tuniques adventice et moyenne, au point que, par endroits, leur lumière s'en trouve presque obturée.

Une des particularités les plus importantes et les plus caractéristiques de la patate aïnhumique est représentée par l'abondance du tissu adipeux, qui se dispose en amas entre les faisceaux conjonctifs et qui constitue à lui seul les deux tiers de la tumeur. Il en résulte que la formule histologique de celle-ci est celle d'une dégénérescence *fibro-lipomateuse*.

Les nerfs ne présentent en général aucun signe de névrite.

La première phalange est ordinairement absente, disparue par résorption. Les deux dernières ou la dernière seule peuvent subsister, mais elles sont alors très ramollies et leurs cavités très agrandies contiennent des corpuscules huileux ; Vaillard a vu, dans un cas, leur transformation fibroïde. La moelle osseuse est jaune et infiltrée de graisse. Les cartilages articulaires ont subi la transformation fibreuse.

Aucun observateur n'a pu y découvrir la trace d'un micro-organisme quelconque.

PATHOGÉNIE. — Malgré l'abondance des théories et des hypothèses qui ont été émises sur le sujet, la nature intime de l'Aïnhum reste encore mystérieuse.

Quelques auteurs ont parlé d'affection constitutionnelle, de vice héréditaire, mais ces vagues formules n'expliquent en aucune façon la localisation si constante et si précise de la maladie, qui s'observe d'ailleurs chez des sujets de constitution variée et le plus souvent exempts de toute tare organique apparente.

Witkinson, puis Wile avaient cru trouver l'explication cherchée dans le fait fréquemment observé que les esclaves nègres, pour échapper au travail et simuler l'Aïnhum, s'étranglaient la racine des orteils au moyen d'un lien fortement serré. La fraude a pu exister parmi les esclaves; mais elle ne peut être soupçonnée chez les noirs libres d'Afrique, qui n'ont aucun intérêt à se soumettre à de semblables mutilations. Da Silva Lima a d'ailleurs affirmé que, pour sa part, il n'avait jamais constaté de pareilles manœuvres à l'origine des cas qu'il a pû observer.

Dans le même ordre d'idées, Duhring et Gougova ont incriminé l'habitude qu'ont les noirs de certaines tribus d'Afrique de porter un anneau métallique aux doigts de pied. L'explication ne tient pas plus que la précédente, car cette coutume est loin d'être générale dans le pays où s'observe l'Aïnhum.

Un certain nombre d'auteurs, parmi lesquels on peut citer Moncorvo, Corri, Manson, ont cru pouvoir établir l'origine traumatique de la maladie. Les blessures du pli digito-plantaire, si fréquentes parmi les noirs, qui ont toujours les pieds nus, seraient le point de départ d'une formation de tissu inodulaire, aboutissant chez des sujets prédisposés comme les nègres à la diathèse fibrinogène, à une *coarctation fibreuse cicatricielle*, qui serait l'origine de tout le mal. Cette hypothèse n'explique ni la localisation presque constante (90 fois sur 100) de l'Aïnhum au petit orteil, alors que les autres doigts sont soumis aux mêmes traumatismes, ni la symétrie ordinaire des lésions; l'existence bien constatée de l'Aïnhum chez des noirs européanisés, portant habituellement des chaussures, suffirait d'ailleurs à détruire cette théorie.

Guimaracus plaçait la maladie dans le cadre des *gangrènes lentes* par contracture de la couche musculaire des artères, processus comparable à celui de la gangrène symétrique des extrémités; il avait cru trouver confirmation de son hypothèse dans l'observation qu'il avait faite d'un malade, dont l'orteil malade sécrétait du pus à odeur gangréneuse.

Despetits et Kaposi considéraient l'Aïnhum comme une sclérodermie circulaire.

Pour Dupouy (1), l'Aïnhum proviendrait d'une altération des

(1) L'observation de Dupouy, intéressante à plus d'un titre, mérite d'être rapportée, bien que ses conclusions sur la pathogénie de l'Aïnhum soient peu acceptables. « Tiout, noir de race Ouolaf, âgé de 60 ans, se plaint d'un mal qu'il nomme mi baqua, et qui

centres nerveux trophiques; on peut objecter que les lésions périphériques d'origine centrale se caractérisent par des déformations, de l'atrophie, et non par une transformation fibrolipomateuse: comme dans la maladie de Da Silva Lima.

Schapert et Pineau croyaient, sans en fournir d'ailleurs aucune démonstration, à une dermopathie microbienne.

En 1863, Mirault (1), d'Angers; publiait une observation très curieuse de sclérodermie d'un doigt chez une Européenne, se traduisant par la formation d'un profond sillon à la base de l'organe et par l'hypertrophie des parties situées au delà de cet étranglement. Le rapprochement que l'on voulut établir entre cette affection et l'Aïnhum fut vivement combattu par Verneuil, qui la considéra plutôt comme une sclérodermie annulaire. La malade était une rhumatisante, et la lésion avait débuté par du gonflement et de l'inflammation accompagnés de vives douleurs. Se basant, d'une part, sur la rapidité d'évolution de la maladie, sur la lenteur de la guérison de la plaie opératoire après l'amputation du doigt, qui fut jugée nécessaire, et, d'autre part, sur le résultat de l'examen anatomo-pathologique, qui montra l'intégrité des os et l'absence de dégénérescence graisseuse, l'illustre chirurgien rejeta complètement le diagnostic d'Aïnhum.

Certains auteurs ont émis l'opinion que la maladie pourrait bien être produite par une filaire enroulée autour de l'orteil et déterminant, par irritation des tissus, des lésions scléreuses. C'est là une pure hypothèse, sans fondement, car personne n'a jamais constaté des parasites de ce genre au niveau du sillon; il faudrait d'ailleurs expliquer pour quelles raisons ces parasites iraient de préférence se loger presque toujours au niveau du cinquième orteil.

A. Plehwn (2), puis Wellmann ont incriminé la puce chique

n'est autre que l'aïnhum. Cette affection le gêne beaucoup et rend la marche très douloureuse et presque impossible; il a le soin de lier l'orteil malade à l'orteil voisin. *Tiout porte des sandales.*

« Il raconte que la maladie est fréquente dans sa famille, que son père en était atteint, ainsi que ses deux frères vivant avec lui au village de Makam.

« Le sujet est grand, bien conformé et ne présente sur le corps rien de particulier en fait de cicatrice. Pas de maladie grave antérieure L'affection actuelle a débuté, y il a environ 20 ans; une bride, véritable rétrécissement, s'est formée autour du cinquième orteil, sans cause connue. Le malade fait cependant remarquer qu'au début il a *ressenti des douleurs dans la région lombaire.*

« Actuellement l'aïnhum se présente aux deux pieds.

« *Pied droit.* — La maladie a débuté au niveau du cinquième orteil de ce pied, sa racine paraît séparée comme par un lien constricteur, dans les trois quarts de sa circonférence. En avant du rétrécissement, l'orteil est mou, gonflé comme une grosse cerise, sensible, mobile, flottant et gêne beaucoup la marche. On note, à la partie inféro-interne du sillon, un *durillon.*

« *Pied gauche.* — Le cinquième orteil commence à être atteint depuis un an. Dans le sillon interdigito-palmaire, on remarque, autour d'une aréole de peau écailleuse, un *durillon* que le malade a l'habitude de couper périodiquement. Le sillon, qui paraît partir de ce durillon remonte à la partie externe et au dos de l'orteil. »

(1) *Gazette hebdomad.*, 1863.

(2) Handbuch der Tropenkrankheiten. C. Mense, 1905.

(*Sarcopsylla penetrans*) qui, logée sous la peau du pli digito-plantaire, y déterminerait des fibromes rétractiles aboutissant à l'amputation spontanée de l'orteil. Pas plus que la précédente, cette théorie ne peut expliquer la localisation ordinaire de la maladie au petit orteil, car le parasite se loge au moins aussi fréquemment sous la peau des autres orteils, et il faudrait, en outre, démontrer que la distribution géographique de la puce chique et celle de l'Aïnhum sont bien superposables.

Guyot (1) a publié, en 1879 et 1880, une série d'observations d'*Aïnhum congénital* des doigts et des orteils recueillies en Nouvelle-Calédonie. Les nouveau-nés présentaient, à la naissance, soit des amputations, soit des sillons profonds au niveau de quelques-unes de ces extrémités. On ne constatait d'ailleurs aucun stigmate de lèpre.

Peu après, Fontan (2) observait à Toulon un juif marocain, présentant des déformations et des mutilations multiples et congénitales des mains et des pieds : amputation spontanée des orteils, syndactylie partielle des doigts, dont l'un d'eux offrait tous les signes d'un « Aïnhum typique ».

De leurs observations ces deux auteurs conclurent que l'Aïnhum est souvent congénital, et qu'il en représente une maladie qui n'est spéciale ni aux pays chauds ni à la race noire, puisqu'on peut en observer, même dans la race blanche.

A leur suite, Pineau, puis Legroux (3) publient des observations faites en Europe de mutilations congénitales des doigts et des orteils, qu'ils rapprochent de celles de Guyot et de Fontan, et par conséquent de l'Aïnhum.

Dans la séance de l'Académie de médecine de Paris du 2 avril 1889, le professeur Proust venait, à son tour, émettre l'avis que l'Aïnhum est, au même titre que les déformations et les amputations congénitales des extrémités, le résultat d'une maladie du fœtus, pouvant évoluer dans la cavité utérine ou n'apparaître qu'à une période plus ou moins éloignée de la vie ; le processus commun consisterait dans la production intradermique de faisceaux fibreux à disposition annulaire. Cette opinion fut vivement combattue dans la même assemblée par Reclus, Trélat et Lannelongue.

Cependant Rochard avait déjà fait remarquer que toutes les observations de Guyot se rapportaient toutes à des lésions datant de la vie intra-utérine, et que, dans ces conditions, elles relevaient non pas de l'Aïnhum véritable des noirs adultes, tel qu'il l'avait observé, mais de ces malformations connues sous le

(1) *Arch. de méd. nav.*, 1879 et 1880.
(2) *In* Thèse de ROUGET, Paris, 1889
(3) *Arch. de méd. nav.*, 1883.

nom d'*amputations spontanées congénitales*, susceptibles de se produire indifféremment dans toutes les races. Le terme de spontanées est d'ailleurs inexact, car Montgomery (1) avait démontré que ces altérations congénitales se produisaient mécaniquement par l'enroulement autour d'une partie fœtale quelconque de brides amniotiques. Quand l'exérèse consécutive à cet étranglement est incomplète, on peut avoir, si le phénomène a lieu au niveau des doigts ou des orteils, des sillons plus ou moins profonds, une mobilité anormale de l'extrémité de ces organes, comme dans l'Aïnhum.

En 1891, Geschwind (2) publiait un cas de déformation congénitale d'un orteil chez une petite juive d'Algérie, comparable au cas de Guyot, de Pineau et de Legroux. Vaillard, qui fit l'examen anatomo-pathologique de la pièce sectionnée au niveau de son pédicule, constata que les lésions histologiques étaient bien différentes de celles qui caractérisent l'Aïnhum, et qu'en particulier on n'y trouvait aucune trace de la dégénérescence graisseuse des tissus, qui ne manque jamais dans la vraie maladie de Da Silva Lima.

On peut conclure de ce qui précède que Guyot, Pineau et Legroux ont confondu l'Aïnhum avec des malformations congénitales d'origine mécanique, qui n'ont rien de commun avec la maladie qui nous occupe.

Collas, puis Corre ont été les premiers à considérer l'Aïnhum comme une simple modalité de la *lèpre mutilante dactylienne*. Après eux, Tilbury Fox, Rochard, Moore, se basant sur la simultanéité constatée chez certains sujets de l'Aïnhum et de léprides tégumentaires, se rangèrent à l'opinion précédente, qui fut reprise plus tard par Zambaco Pacha (3).

« L'Aïnhum des nègres, dit le savant léprologue, est une léprose légère, monosymptomatique, *dactylienne-podique ;* l'Aïnhum des Européens doit être considéré comme de la lèpre affectant les pieds et les mains et mérite le nom de léprose mutilante *cheiro-podique*. Dans les deux espèces, comme dans la lèpre vulgaire, il s'agit d'amputations spontanées par suite d'un anneau constricteur rigide des orteils et plus spécialement du cinquième dans le premier cas, des orteils et des doigts dans le second. »

Moncorvo a longuement combattu cette thèse, en faisant ressortir que les lésions anatomo-pathologiques de l'Aïnhum ne correspondaient en rien à celles de la lèpre, que la plupart des aïnhumiques étaient des sujets bien portants, exempts de tout stig-

(1) A practical treatise on diseases of the skin. New-York, 1880
(2) *Arch. de méd. et de pharm. milit.*, 1891.
(3) *Comptes-rendus du Congrès de Berlin*, 1897.

mate de la maladie de Hansen, et que celle-ci, d'ailleurs, en tous pays, attaquait indistinctement les doigts de la main et du pied, sans manifester en aucun cas cette prédilection si marquée pour le cinquième orteil que l'on constate dans l'Aïnhum.

Cependant Dom Sauton (1), dans son bel ouvrage sur la léprose, refait la théorie de Zambaco-Pacha. On sait, dit-il en substance, l'infinie variété des lésions lépreuses. Dans les formes mutilantes de la lèpre, on rencontre indubitablement la variété Aïnhum. Leloir a déjà attiré l'attention sur ces anneaux cicatriciels, sortes de ligatures, qui entraînent la chute des orteils et des doigts, et déterminent fréquemment, dans les extrémités digitales, des troubles de régression pouvant aller jusqu'à la résorption complète des os. Il cite, à l'appui de sa thèse, parmi d'autres faits, l'observation faite par de Brun sur une jeune Syrienne de huit ans, dont les lésions aïnhumiques avaient débuté à l'âge de trois ans. Lorsque de Brun vit cet enfant, le cinquième orteil du pied droit était déjà détaché, le quatrième présentait à sa base un sillon linéaire profond, comparable à celui que produirait un fil très serré ; le doigt ressemblait à une cerise allongée et quelque peu flétrie. Les troisième et deuxième doigts commençaient à s'altérer et présentaient à la racine une profonde encoche, le petit orteil gauche avait un sillon semblable. Deux ans après, Zambaco, ayant eu l'occasion de voir la petite malade, constata chez elle des stigmates indiscutables de lèpre : amputation spontanée de tous les orteils du pied droit, moins le pouce, pachydermie, analgésie complète des pieds et des jambes, incomplète aux membres supérieurs, gonflements du nerf cubital, etc.

Dom Sauton cite, en outre, une observation relative à une négresse du Soudan, qui avait subi, à Constantinople, la désarticulation d'un petit orteil aïnhumique, et qui fut reconnue lépreuse par Zambaco.

L'auteur s'appuie encore sur deux observations de Lardy, chirurgien de l'hôpital Français de Constantinople, dont l'une concerne un lépreux avéré, qui présentait à la main droite, en outre de la déformation classique « en griffe », des lésions aïnhumiques des doigts caractéristiques. Dans l'autre cas, il s'agissait d'un malade qui, atteint d'Aïnhum des orteils, dut subir par suite de grangrène ascendante, l'amputation de jambe ; dans les nerfs des pièces soumises à son examen, Nicolle trouva des bacilles de Hansen.

De tous ces faits, Dom Sauton conclut nettement à la non-existence de l'Aïnhum comme entité morbide particulière : « La clinique, dit-il, l'anatomie pathologique et la bactériologie per-

(1) *La Léprose*. Paris, 1901.

mettent d'affirmer que l'Aïnhum n'est qu'un syndrôme que l'on retrouve dans la léprose. »

Une affirmation aussi nette venant d'un homme de cette valeur est véritablement troublante ; elle va toutefois à l'encontre de tout ce que l'on sait des lésions anatomo-pathologiques, que de nombreux savants ont bien séparées de celles que produit la léprose. Quant à la bactériologie, elle n'est pas aussi affirmative que le veut Dom Sauton, puisque l'on ne connaît jusqu'ici qu'une seule observation, celle de Nicolle, où l'on ait constaté la présence du bacille lépreux dans les nerfs des membres inférieurs.

Thiroux (1), qui se range complètement à l'opinion de Zambaco et de Dom Sauton, a bien constaté, chez un Malgache atteint d'Aïnhum typique, des lésions lépreuses indiscutables, mains en griffe, léprides tégumentaires, et a pu retrouver le bacille de Hansen dans le mucus nasal du sujet, mais jusqu'ici aucun auteur n'est parvenu à déceler la présence de ce bacille dans l'orteil aïnhumique.

Laurent et Hudelet l'ont encore recherché récemment et n'ont pu réussir à l'y rencontrer.

Les partisans de l'origine lépreuse ou paralépreuse de l'Aïnhum assurent que, même dans les cas où il n'existe aucun stigmate apparent de lèpre, aucune zone d'anesthésie sur le membre correspondant, l'orteil malade lui-même est indolore et anesthésique au point que les malades, quand l'organe n'est plus rattaché au pied que par un très mince pédicule, s'amputent eux-mêmes d'un coup de couteau, sans douleur.

Sans prendre position dans la controverse, nous ferons simplement remarquer que ce dernier argument est en contradiction avec les observations de tous les auteurs antérieurs, qui sont unanimes à déclarer que l'orteil aïnhumique, à la dernière période de la maladie, est, au contraire, douloureux quand on lui imprime des mouvements un peu brusques, et tellement sensible au moindre choc que la marche devient de plus en plus pénible et que les malades viennent demander à être délivrés de leur infirmité par une intervention chirurgicale. La question des rapports qui peuvent exister entre la lèpre et l'Aïnhum reste donc encore indécise, et c'est à la bactériologie qu'il appartient de trancher le débat.

COMPLICATIONS. — Les complications ne s'observent que dans les cas d'ulcérations au niveau du sillon ; par infection secondaire, on peut alors voir survenir des phlegmons, des lymphangites, des poussées érysipélateuses, de la gangrène et même, d'après da Silva Lima, le tétanos.

(1) *Annales d'hyg. et de méd. colon.*, 1903.

TRAITEMENT. — Au Brésil, suivant Morriz de Aragao, les nègres s'appliquent des cataplasmes de farine de manioc et de miel, naturellement sans aucun résultat appréciable. Aucune médication interne, aucun topique ne semblent capables d'enrayer la marche de la maladie; seule, l'intervention chirurgicale peut rendre quelques services.

Da Silva Lima a, le premier, conseillé de débrider l'anneau constricteur, quand il est encore superficiel, par des incisions profondes et perpendiculaires à sa direction. Quelques auteurs assurent être parvenus, par ce procédé, à arrêter le processus aïnhumique ?

Lorsque l'orteil n'est plus rattaché au pied que par un très mince pédicule, la seule intervention possible est la désarticulation métatarso-phalangienne,ou plus simplement la section de ce pédicule dans le sillon même, pour débarrasser le malade de son « grelot » toujours gênant et parfois très douloureux. La cicatrisation est ordinairement rapide et s'opère en quelques jours.

VERRUGA DU PÉROU OU MALADIE DE CARRION

DÉFINITION. — La Verruga est une affection localisée à certaines régions de l'Amérique du Sud et caractérisée par des symptômes généraux, ordinairement graves, suivis habituellement de l'apparition, sur la peau, les muqueuses et dans les viscères, de tumeurs verruqueuses toujours très vasculaires. Loin d'être toujours identique à elle-même, la Verruga se présente sous deux formes cliniques bien distinctes, que la plupart des auteurs confondent dans la même description, mais qui constituent peut-être, en réalité, comme nous le verrons plus loin, deux entités morbides.

HISTORIQUE. — D'après certains documents, provenant des Incas, la Verruga existerait au Pérou depuis un temps immémorial, mais elle n'a été connue des Européens qu'au XVIe siècle, au moment de la conquête espagnole. Augustin de Zarate est le premier qui l'ait signalée en 1543, dans son « Histoire de la conquête du Pérou »; il le fait dans les termes suivants, qui ne laissent aucun doute sur l'identité de la maladie : « On est sujet dans ce pays (Pérou), écrivait-il, à une sorte de verrue ou de petit furoncle très malin et très dangereux, qui apparaît à la figure ou dans une autre partie du corps, et qui est plus terrible que la petite vérole et presque autant que la peste. »

Un peu plus tard, Garcelas de la Vega rapportait que le quart de la petite armée du conquérant Pizarre, forte de 700 hommes, succomba à une singulière maladie connue sous le nom de « Verruga » ou « Berruga ».

Mais pour trouver une description clinique un peu complète de la maladie, il faut arriver au XIXe siècle, où parurent les intéressants travaux de Tschudi (1), de Smith (2), de Salezar (3) et de Manoel Odriozola (4).

En 1880, époque où fut entreprise la construction du chemin de fer transandin, une épidémie de fièvre verruqueuse éclata parmi les travailleurs employés sur les chantiers, précisément dans les régions où la Verruga était déjà endémique ; frappant indistinctement les blancs, les Indiens et les noirs, elle causa une effroyable mortalité. On donna à cette maladie épidémique le nom de *Fièvre de la Oroya;* nous en trouvons d'intéressantes relations dans les mémoires des médecins de la marine française, Dounon (5) et Fournier (6).

Les avis étaient alors très partagés sur la nature exacte de cette *Fièvre de la Oroya*, et des rapports qu'elle pouvait avoir avec le Verruga, telle que l'avait décrite auparavant Tschudi. Les uns confondaient cette fièvre épidémique avec la Verruga et les autres y voyaient une maladie distincte. Pour résoudre expérimentalement la question, un étudiant péruvien de la Faculté de Lima, nommé Carrion, avec un courage véritablement héroïque, qu'il devait payer de sa vie, se choisit lui-même comme sujet d'expérience. Il s'inocula le virus aux deux bras, en se servant du sang prélevé au niveau d'un bouton de Verruga. Le 17 septembre 1885, vingt-deux jours après l'inoculation, Carrion commença à présenter des phénomènes généraux graves qui évoluèrent exactement comme ceux de la Fièvre de la Oroya, et il succomba le 5 octobre suivant, *sans avoir présenté aucune trace d'éruption de Verruga.*

Cette mémorable expérience parut à cette époque établir définitivement l'identité de la Fièvre de la Oroya et de la Verruga; aussi ses compatriotes proposèrent-ils, pour commémorer la mémoire du courageux étudiant de Lima, de donner à la maladie le nom de maladie de Carrion. Nous verrons plus loin que les conclusions adoptées à la suite de cette expérience, et dont Rey (7), Beaumanoir (8), Chastang (9), etc., se sont déclarés partisans, ont été un peu trop hâtives, car, à l'heure actuelle, la question apparaît beaucoup plus complexe qu'on ne le pensait à cette époque.

(1) *Archiv. fur physiol. Heilkunde*, 1845.
(2) *Edinburgh. med. and. surgical Journal*, t. LVIII.
(3) *These de Lima*, 1858.
(4) *Gaceta medica de Lima*, 1860.
(5) *Arch. de méd. nav.*, 1871.
(6) *Arch de méd., nav* , 1874.
(7) *Archives de méd. nav.*, 1876.
(8) *Arch. de méd. nav.*, 1891.
(9) *Arch. de med. nav.*, 1897.

DOMAINE GÉOGRAPHIQUE. — La Verruga n'est pas, comme semblerait l'indiquer son appellation, strictement limitée au Pérou ; elle s'étend en réalité aux pays voisins, Bolivie, République de l'Equateur, et à une partie du Chili, mais ses foyers d'endémicité les plus importants se rencontrent indiscutablement au Pérou. Son domaine géographique n'en est pas moins très limité au versant occidental des Andes et on ne l'observe que dans quelques vallées profondes, ou « Quebradas », situées à 30-60 kilomètres de la côte et à une altitude variant entre 700 et 2600 mètres. Ces Quebradas sont des défilés profonds, parallèles à la mer, par conséquent ne recevant jamais la brise maritime, creusés entre des montagnes plus ou moins élevées et arrosés de cours d'eaux, qui débordent régulièrement à certaines époques de l'année. La chaleur et la végétation y sont tropicales, et contrairement à ce qui se passe à la côte, où il ne pleut pour ainsi dire jamais d'après Dounon, ces vallées connaissent une saison des pluies très nette. « Si l'on se figure, écrit cet auteur, un rectangle dont les côtés allongés seraient formés par les 75e et 81e degrés de longitude ouest du méridien de Paris, et les côtés courts par le 9e et le 16e degré de latitude sud, et si l'on tire une diagonale allant de l'angle nord-ouest à l'angle sud-est, cette diagonale représentera, d'une manière assez exacte, la partie de la chaîne des Andes où règne la Verruga. »

ÉTIOLOGIE. — La Verruga ne respecte aucun âge, aucun sexe, aucune race ; il semble toutefois que les femmes et les enfants y soient plus sensibles que les hommes. Les Indiens qui vivent dans la « Sierra das Verrugas » lui ont de tout temps payé un lourd tribut. Les nègres, que les Espagnols transportèrent dans ces régions, pour l'exploitation des mines, furent durement éprouvés. Quant aux représentants de la race blanche, ils paraissent être plus sensibles encore à la maladie que les gens de couleur ; on cite à cet égard deux exemples des plus frappants.

Le premier concerne dix infirmiers européens, qui furent recrutés au moment de la construction de la ligne d'Oroya à Lima ; tous sans exception furent atteints de la maladie et cinq succombèrent.

On cite encore le cas de 40 matelots anglais, qui désertèrent pour s'embaucher sur le chantier du Transandin ; en moins de huit mois, 30 mouraient de la Fièvre de Oroya.

« Les races colorées, écrivait Dounon, jouissent d'une immunité relative. » Le fait est exact en apparence, mais cette immunité ne paraît pas tenir à une question de sensibilité ethnique, mais à ce que les indigènes, ayant pour la plupart subi dans leur enfance une atteinte de la maladie « fortement vaccinante », suivant l'expression d'Odriozola, présentent naturellement une morbidité beaucoup moindre que les étrangers.

Poncorvo avait cru remarquer que la maladie frappait de préférence les individus employés aux travaux de terrassements, aussi émit-il l'hypothèse que celle-ci pouvait être une intoxication produite par l'hydrogène sulfuré, qui se dégageait de ces terres marécageuses ; c'était pour lui une maladie *tellurique*.

Dounon, ayant pu constater que les vallées à Verrugas sont également palustres, attribue l'étiologie de l'affection à un miasme analogue à celui de la fièvre des marais.

Les indigènes ont admis de tout temps que la maladie était due à l'usage de l'eau de certaines sources limpides, qui abondent dans les Quebradas ; aussi observent-ils tous la précaution de ne boire que de l'eau des torrents et de s'abstenir systématiquement de l'eau de ces sources (*aguas de Verrugas*). Cette opinion était tellement ancrée dans l'esprit public que Tschudi écrivait : « Les personnes qui boivent un seul verre de ces eaux contractent infailliblement la Verruga ».

Dounon fut l'un des premiers à combattre cette croyance populaire. Il rapporte l'histoire d'un moine qui, par prudence, durant un séjour dans une Quebrada, ne mangeait que des aliments et ne buvait que de l'eau provenant directement de Lima ; il n'en contracta pas moins la maladie au bout de quelques semaines. Le même auteur ajoute que lui-même put impunément faire usage de ces eaux de source, sans être atteint.

Bordier (1) voulait attribuer la maladie à l'ingestion de spores d'algues aériennes, qui croissent en abondance sur les roches d'où émergent les sources limpides à Verruga.

On est revenu, dans ces derniers temps, à la théorie hydrique, et l'on a supposé que ces eaux souillées par les excreta de malades pouvaient contenir, à certains moments, le germe spécifique comme cela a lieu pour la fièvre typhoïde, avec laquelle d'ailleurs, ainsi que nous le verrons plus loin, la Maladie de Carrion présente plus d'un point de ressemblance.

D'après Chastang (2), on incrimine également au Pérou les piqûres produites par les épines du *Nopal* (*Cactus opuntia*). La maladie passe pour être très peu contagieuse ; à l'hôpital de Lima, où de nombreux cas de Verruga sont constamment en traitement, aucune précaution d'isolement n'est prise, et jamais aucun cas de contagion hospitalière n'aurait été observé. Beaumanoir (3) cependant rapporte le cas d'un enfant, qui contracta la maladie, après avoir couché dans le même lit qu'un autre enfant, atteint lui-

(1) *Arch. de méd. nav.*, 1880.
(2) *Loc. cit.*
(3) *Loc. cit.*

même de Verruga. On a encore cité des cas de transmission de la maladie, de la mère à l'enfant.

On admet généralement que, dans les cas de contagion, la maladie se transmet à la faveur d'une plaie préexistante ou même d'une simple érosion de la peau ; quant au rôle possible que pourraient jouer dans la transmission certains insectes ailés ou non ailés, on ne sait rien de précis à cet égard.

La Verruga ne serait pas spéciale à l'homme et s'observerait également, dans les foyers, sur les animaux domestiques, gallinacés, bovidés, solipèdes, chiens et porcs.

ETUDE CLINIQUE. — Classiquement, l'évolution de la Verruga comprend quatre périodes successives d'incubation, d'invasion, d'éruption et de régression.

1° Période d'incubation. — La durée est difficile à apprécier, dit Chastang ; tandis que certains sujets présentent les premiers symptômes quelques jours seulement après leur arrivée dans une localité où la Verruga est endémique, d'autres ne tombent malades que plusieurs mois après avoir traversé ou quitté le pays, aussi les auteurs font varier cette période de quelques jours à plusieurs mois. On note parfois, pendant l'incubation, quelques signes de malaise, de courbature et de lassitude.

2° Période d'invasion. — Cette période prééruptive s'annonce par l'apparition de la fièvre, accompagnée d'un frisson unique ou de frissons répétés ; celle-ci prend le type intermittent ou rémittent à exacerbations vespérales. On la confond souvent avec la fièvre palustre, au début, et la confusion est d'autant plus excusable que le paludisme est endémique dans les foyers de Verruga. Tantôt cette fièvre est vive, la température pouvant atteindre 40° et au delà, tantôt, au contraire, elle est légère, à peine perceptible et ne se traduit que par une légère élévation vespérale de la température. La durée est variable, mais ne dépasse pas quelques semaines.

Le pouls suit d'ordinaire les oscillations thermométriques. Quand la température baisse, et que le pouls reste petit, mou, dépressible et fréquent, il faut craindre une issue fatale. Un deuxième symptôme constant de cette période est l'apparition de céphalalgie et de *douleurs rhumatoïdes, à recrudescence nocturne*, qui se montrent au niveau des muscles, des os, des grandes articulations, comme celles du genou et de la hanche. Ces douleurs, très pénibles, privent le malade de tout repos, et celui-ci exprime sa souffrance par des gémissements ou des cris déchirants. Le moindre attouchement, le moindre mouvement les exagère. Tantôt ce sont les douleurs articulaires qui prédominent, tantôt c'est la rachialgie, tantôt enfin c'est la céphalalgie, qui devient atroce. Assez fréquemment le malade se plaint de crampes dans les mollets, de fourmillements douloureux, d'élancements dans les membres et aussi de secousses convulsives excessivement pénibles.

On peut aussi noter des nausées, des vomissements, des bourdonnements d'oreilles, de la photophobie, des éblouissements, de l'amblyopie passagère, de l'intolérance pour le bruit, des palpitations de cœur, de violents battements des carotides, de la dyspnée et parfois une toux légère (Chastang).

Lorsque la fièvre est vive, elle détermine un épuisement rapide, un état d'anémie aiguë, souvent grave, s'accompagnant de vertiges, de syncopes et d'hémorragies multiples des diverses muqueuses et même d'hémorragies sous-cutanées, sous forme d'éruptions pétéchiales. On perçoit un souffle au premier temps à la base du cœur. Cette anémie est en rapport avec une hypoglobulie très marquée, qui peut aller, comme dans le cas de Carrion, jusqu'à 1.080.000 globules rouges par millimètre cube ; on observe, dans les préparations de sang, de nombreuses hématies nucléées, qui indiquent un trouble profond des fonctions hématopoiétiques.

La peau prend une teinte terreuse, parfois subictérique ; les muqueuses sont décolérées et cireuses.

Un symptôme important, d'après Bello (1), serait une diaphorèse abondante, qui s'exagère pendant la nuit et qui se montre pendant toute cette période, même dans les cas de fièvre très légère ou dans les cas apyrétiques.

D'une manière à peu près constante, on note de l'hypertrophie du foie, de la rate, des ganglions lymphatiques du cou, des aisselles, des aines et du mésentère.

La diarrhée est la règle, la constipation l'exception, mais dans tous les cas l'abdomen est toujours sensible à la pression.

Les urines sont rares, rouges, sédimenteuses, d'une densité variant de 1010 à 1020 ; elles contiennent beaucoup de phosphates, quelquefois de l'albumine, et toujours moins d'urée qu'à l'état normal.

Le malade peut succomber au cours de cette première période, avant l'apparition de toute éruption ; cette terminaison fatale est marquée par une fièvre rémittente très vive et persistante, par du délire, des pétéchies, de la myocardite, du coma et parfois par une pneumonie hypostatique, ou par une diarrhée dysentériforme. Cette forme grave de la maladie correspond à la « fièvre de Oroya », à la véritable malade de Carrion, qui, d'après la plupart des auteurs, ne serait que la première étape, souvent mortelle, de la Verruga Péruvienne.

Mais cette période d'invasion peut être bénigne et si écourtée

(1) *Cronica medica*, 1895.

qu'elle peut passer inaperçue ; il semble alors que l'éruption des *verrucomes* constitue le premier symptôme de la maladie. Cependant, dit Odriozala, un examen attentif des sujets permet toujours de relever quelques signes précurseurs de l'éruption : perte d'appétit, affaiblissement, anémie, douleurs vagues dans les membres, œdème des jambes, température vespérale subfébrile, etc. Le même auteur a observé des symptômes précurseurs tout à fait insolites, tels que torticolis, mélæna, ou symptômes médullaires mal déterminés.

3° **Période d'éruption.** — L'éruption verruqueuse amène, en règle générale, une détente complète des phénomènes généraux : la fièvre tombe, la myalgie, les arthralgies disparaissent assez rapidement. Cette éruption se produit totale d'emblée ou par poussées successives. Elle se montre non seulement au niveau de la peau, mais aussi sur les muqueuses, et les autopsies ont permis de constater qu'elle atteint également les viscères. Nous étudierons successivement ces diverses localisations de la Verruga.

1° *Peau.* — Suivant leur dimension et leur aspect, les éléments éruptifs prennent le nom de *miliaires* ou de *mulaires*, mais cette distinction ne répond pas d'une manière absolue aux réalités de la clinique, car entre ces deux formes, il existe toute une série de formes intermédiaires, que l'on peut observer sur le même sujet.

La Verruga *miliaire* (*Verruga miliar*) est plus superficielle que la seconde ; ses éléments éruptifs siègent dans la couche papillaire du derme. Elle débute habituellement par des pétéchies sur lesquelles s'élève ensuite une papille rouge, acuminée d'aspect luisant, qui, lorsqu'elle est définitivement constituée, représente une élevure globuleuse, d'une teinte rouge écarlate, dont le volume varie de celui d'une tête d'épingle à une groseille. Les plus petites tumeurs restent sessiles, tandis que les plus grosses se pédiculisent. Le prurit étant assez vif à leur niveau, elles sont souvent écorchées par le grattage et se recouvrent alors d'une croûte brune hémorragique.

Le type clinique de ces petites tumeurs n'est pas uniforme et il comporte plusieurs variétés. Dans la forme dite *vésiculeuse*, les éléments apparaissent d'abord en gouttes de rosée, assez semblables à des sudamina. Dans la variété *bulleuse* , il se forme des phlyctènes de la grosseur moyenne d'une lentille. Parfois il s'agit de véritables *pustules* acuminées. Enfin dans la forme dite *cornée*, l'élément éruptif représente une élevure d'un blanc mat, d'aspect corné, semblable à un petit papillome.

C'est par les membres inférieurs que l'éruption débute habituellement ; elle se généralise ensuite, suivant une marche ascendante, pour aller se localiser, de préférence, à la partie antérieure des jambes et des cuisses, à la région postérieure des avant-bras, à la face, où on l'observe, plus ou moins confluente au niveau du front, des joues, des oreilles et du nez; le tronc est généralement respecté.

Ces tumeurs sont le siège de démangeaisons souvent pénibles et pendant leur période d'accroissement, de douleurs irradiées.

La Verruga *mulaire* (*verruga mular*) ou nodulaire tiré son nom de la ressemblance qu'offrent les éléments éruptifs avec des tumeurs du même genre que l'on peut observer sur la peau des mules ; ces éléments sont beaucoup moins nombreux mais plus volumineux que dans la forme précédente, et toujours pédiculés. Ils se forment plus profondément au niveau de la couche profonde

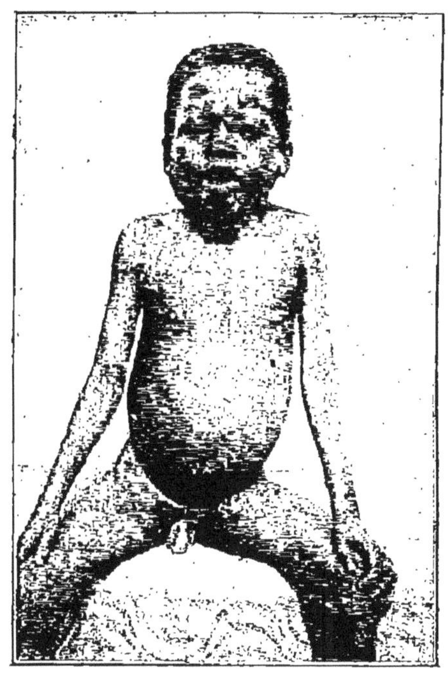

Fig. 69. — Verruga.

du derme ou dans l'hypoderme, se développent très rapidement et finissent par former des nodules sessiles ou pédiculés, rénitents très vascularisés, dont le volume varie d'une noisette à une orange, La peau qui les recouvre, d'abord d'un rouge luisant plus ou moins vif, se recouvre bientôt de lamelles épidermiques de desquamation. Au niveau du pédicule, la peau est d'ordinaire pigmentée, souvent crevassée et parfois ulcérée ; dans ce dernier cas, les tumeurs mulaires peuvent se détacher spontanément et tomber.

Au niveau des grosses tumeurs nodulaires, la peau s'amincit à mesure que celles-ci augmentent de volume et finit par céder ; la tumeur émerge alors comme un champignon ou, suivant l'expression d'Odriozola, comme un gland dépassant l'anneau préputial ».

Ce champignon verruqueux s'ulcère le plus souvent et forme une tumeur plus ou moins bourgeonnante, que l'on pourrait facilement prendre pour un épithélioma quand il est unique. Un de ses caractères les plus constants est la tendance aux hémorragies, qui peuvent survenir spontanément ou sont provoquées par le grattage.

Certains de ces verrucomes ulcérés sont tellement vascularisés qu'ils donnent lieu à des pertes de sang parfois alarmantes. Le malade peut se réveiller dans son lit, littéralement baigné dans

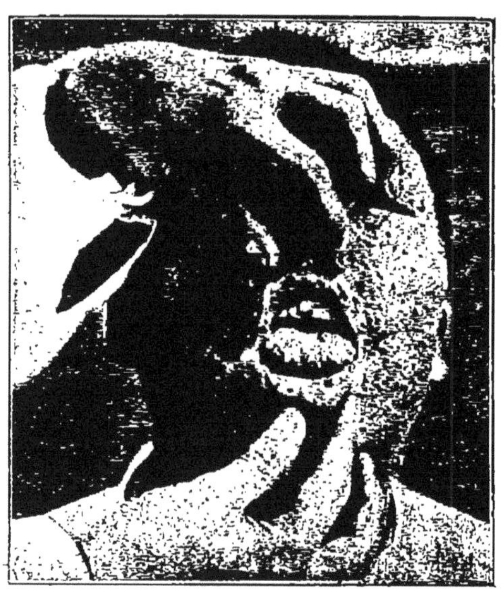

Fig. 70. — Eruption de verruga aux lèvres.

son sang, et Tschudi a vu, dans un cas, une de ces *verrugas de sangre* donner lieu à une hémorragie de 1.400 grammes.

Leur siège de prédilection est à la face, plus particulièrement au niveau des paupières supérieures, des pommettes, des lobules de l'oreille et du nez. Viennent ensuite, par ordre de fréquence, le genou, la face dorsale des mains, surtout au voisinage des articulations métacarpo-phalangiennes du pouce et de l'index.

2° *Muqueuses*. — L'éruption verruqueuse se montre non seulement à la surface de la peau, mais elle peut atteindre en outre toutes les muqueuses sans exception, les muqueuses dermoïdes aussi bien que les muqueuses internes, sous la forme de petites tumeurs arrondies, rougeâtres, dont le volume ne dépasse guère celui d'une petite cerise.

Un des lieux de prédilection est la conjonctive, puis viennent, par ordre de fréquence, la muqueuse des fosses nasales, où les tumeurs verruqueuses peuvent simuler des polypes muqueux, et donnent lieu à des épistaxis abondantes et rebelles, le pharynx, le larynx, où l'éruption se traduit par des hémorragies et par des troubles fonctionnels : altération de la voix, toux, dyspnée, et dysphagie. Dounon a cité un cas de mort par suffocation due à des verrucomes situés à l'entrée du larynx.

Du côté des muqueuses internes, on est averti de l'existence de l'éruption par des hémorragies multiples, hémoptysies, héma-

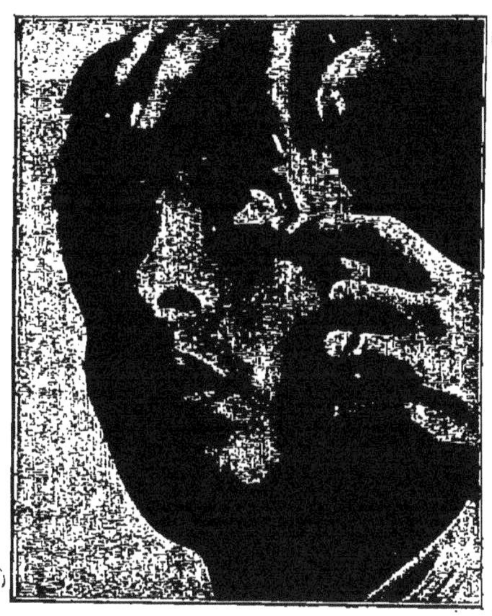

Fig. 71. — Eruption de Verruga sur la conjonctive.

témèse, melæna, métrorragie, etc. Florez, Quiroga, Olaechea ont signalé des cas où l'éruption se fit primitivement sur les muqueuses, donnant lieu à des symptômes divers, susceptibles d'égarer le diagnostic. Une des observations de Florez, rapportée par Chastang, est particulièrement intéressante. Il s'agissait d'un malade, traité depuis plusieurs mois pour tuberculose laryngée, caractérisée par une toux coqueluchoïde, une aphonie presque complète et par la présence de petites tumeurs polypeuses sur les cordes vocales. Mais comme le malade accusait de vives douleurs osseuses et articulaires, on pensa ensuite à la syphilis. En fin de compte, le diagnostic ne fut définitivement établi que lorsque apparut, à la surface des téguments, une éruption verruqueuse discrète, mais caractéristique.

Quiroga (1), de son côté, a rapporté l'histoire d'un malade entré

(1) *Cronica méd.*, 1887.

à l'hôpital pour hémorragies rectales récidivantes, dont l'origine ne fut reconnue qu'après l'apparition sur la peau de tumeurs verruqueuses classiques.

Viscères. — L'éruption, qui se produit du côté des viscères, s'accompagne de symptômes le plus souvent trop vagues pour qu'ils puissent être rapportés à leur véritable cause, et les tumeurs viscérales de la Verruga ne sont généralement reconnues qu'à l'autopsie. Elles affectent toujours la forme miliaire et leur volume ne dépasse guère la dimension d'un pois. On en a retrouvé le long du canal gastro-intestinal, particulièrement au niveau des plaques de Peyer et des follicules clos (Roumero), dans le foie, la rate, le péritoine, les reins, le pancréas, la vessie, le testicule, les poumons, le tissu musculaire, le périoste, où elles forment des exostoses spongieuses, et même dans les centres nerveux.

Du côté des poumons, elles peuvent donner lieu à des symptômes de tuberculose, comme dans un cas cité par Olaechea (1). Le malade avait présenté, pendant plusieurs semaines, des hémoptysies répétées, une anémie aiguë, de vives douleurs articulaires et osseuses, une fièvre rémittente oscillant entre 38° et 40° et des crises épileptiformes. On constatait, à l'examen des poumons, de la matité au sommet gauche, un peu de bronchophonie et du souffle. A l'autopsie, on trouva quatre petits noyaux indurés au sommet du poumon gauche, un dans le rein gauche et un autre dans la région de l'insula, dont la présence expliquait les crises d'épilepsie observées pendant la vie.

Bello (2) a signalé un cas très intéressant de Verruga des méninges. L'observation a trait à un jeune Indien qui présentait, à son entrée à l'hôpital, une fièvre élevée, une céphalalgie frontale atroce, de la dilatation des pupilles, de la photophobie et du strabisme de l'œil gauche. Les muqueuses étaient décolorées, et l'on constatait, en outre, des nausées, de la constipation, de la congestion du foie et de la rate. Quelques semaines après apparut sur la peau une éruption verruqueuse caractéristique. L'autopsie ne fut pas faite, mais on est en droit de supposer que les phénomènes de méningite, observés au cours de la maladie, se rapportaient à une éruption verruqueuse au niveau des méninges.

4° Période de régression. — Au bout d'un temps variable, qui peut aller jusqu'à quatre et six mois, les verrues *miliaires* tendent vers la régression naturelle; elles pâlissent, passant successivement de la teinte rouge clair au rose, au jaune et au gris, puis elles se flétrissent, prennent un aspect rugueux, s'exfolient et s'affaissent progressivement pour disparaître, sans

(1) *Arch. de méd. nav.*, 1870.
(2) *Loc. cit.*

laisser d'ordinaire de traces cicatricielles. Cependant, les plus grosses peuvent s'ulcérer ; elles laissent, dans ce cas, après guérison, une cicatrice apparente.

Quant aux verrues *mulaires*, leur disparition peut s'effectuer de plusieurs manières : ou bien elles s'ulcèrent, puis elles bourgeonnent et guérissent par le processus ordinaire de réparation des tumeurs ulcérées, ou bien elles se momifient, se sphacèlent et tombent spontanément. La petite plaie que laisse le pédicule de la tumeur, après sa chute, se cicatrise rapidement.

FORMES CLINIQUES. — A côté de la forme *complète* que nous venons d'esquisser, avec ses quatre périodes successives bien marquées, on peut observer une forme *aiguë*, pernicieuse, véritable septicémie, qui se traduit par de l'hyperthermie, des symptômes généraux graves, de l'anémie profonde et rapide, des hémorragies multiples, du purpura, du délire, de la myocardite. Cette forme, qui correspond à la Fièvre de Oroya ou à la Maladie de Carrion, amène le plus souvent la mort avant l'apparition de toute éruption de tumeur.

On a aussi signalé des formes *abortives*, dans lesquelles l'éruption, toujours discrète, apparaîtrait d'emblée sans aucun prodrome appréciable ; Odriozola (1) nie l'existence de cette forme de la maladie, et affirme que, lorsqu'il s'agit de vraie Verruga, il y a toujours une période prodromique fébrile et douloureuse, plus ou moins marquée, suivant le cas.

MARCHE. DURÉE. TERMINAISON. — La marche de la Verruga est très capricieuse ; tantôt l'éruption est unique, tantôt, au contraire, elle se produit par poussées successives, toujours précédées d'une période fébrile.

Il est difficile de fixer une durée moyenne à la maladie, car elle varie de quelques mois à une année et même davantage.

La terminaison de la forme dite « Fièvre de Oroya » est habituellement fatale. Quant à la forme ordinaire, *complète*, avec éruption de tumeurs verruqueuses, son degré de gravité est d'une façon très marquée sous la dépendance de l'altitude à laquelle se trouve le malade. Lorsque celui-ci peut être descendu à la côte, il guérit le plus habituellement, et la statistique de l'hôpital de Lima n'accuse que 2 p. 100 de mortalité, due ordinairement non à la maladie elle-même, mais à des complications de dysenterie, de pyohémie ou d'érysipèle.

Si, au contraire, le sujet est traité dans les lieux mêmes où il a contracté le mal, dans ces hautes vallées où la pression barométrique peut tomber au-dessous de 700 mm., les tumeurs présentent une fâcheuse tendance aux hémorragies qui, souvent incoercibles, finissent par emporter le malade ; la mortalité est

(1) *Presse médic.*, 1898.

alors, en moyenne, de 20 p. 100 et peut atteindre 60 et 70 p. 100. Cette influence de l'altitude est bien connue des habitants du pays, qui s'empressent de descendre leurs malades le plus rapidement possible vers la côte.

ANATOMIE PATHOLOGIQUE. — Les premiers examens anatomo-pathologiques de la Verruga ont été pratiqués par Cornil et Renaut sur des fragments de tumeurs rapportés en France par Dounon. La structure de ces tumeurs leur parut se rapprocher beaucoup de celle des sarcomes, avec cette particularité que, lorsqu'elles sont jeunes, les cellules embryonnaires y prédominent et que l'on n'y rencontre que de rares fibrilles conjonctives, tandis que, avec l'âge, le tissu conjonctif devient de plus en plus dense ; les vieilles tumeurs ont alors la constitution histologique d'un sarcome fibreux.

Cette étude fut reprise ultérieurement par Letulle (1) sur des tumeurs biopsiées et adressées du Pérou par Odriozola. D'après cet auteur, les Verrugas miliaires non ulcérées montrent, d'une manière constante, une irritation proliférative des diverses couches de l'épiderme, dont toutes les cellules sont œdématiées. La région papillaire présente une surface presque plane, à peine sinueuse, ce qui place nettement ces tumeurs en dehors des papillomes; pour cet auteur, le terme de « verrue », couramment employé pour désigner l'élément éruptif de la Verruga, serait donc impropre.

D'après Jeanselme (2), le derme présente une structure alvéolaire formée par de nombreux espaces lacunaires qui lui donnent l'aspect d'une éponge ; toutes les mailles interstitielles, élargies, sont bourrées de cellules conjonctives fixes et de cellules migratrices vivantes; quelques-unes de ces cavités sont remplies d'un liquide d'œdème, d'une sérosité albumineuse claire, très pauvre en fibrine.

Le tissu réticulé, qui limite ces espaces lacunaires, présente une végétation fibreuse luxuriante et des marques évidentes d'inflammation; les cellules conjonctives fixes, placées entre les fibres, ont des noyaux tuméfiés et pâles. Cette prolifération conjonctive s'étend jusqu'à l'hypoderme.

Tous les éléments spécifiques de la peau, glandes sudoripares, glandes sébacées, follicules pileux, ont disparu. Les nerfs sont intacts, mais les capillaires sanguins et lymphatiques sont ectasiés, tapissés par un endothélium en voie de prolifération active, gorgés d'hématies et de leucocytes. Au centre des grosses tumeurs, on trouve de nombreux vaisseaux sanguins de nouvelle formation qui forment un véritable *angiome caverneux*. Les capillaires

(1) *C. R. de la Soc. de biol.*, 1898.
(2) Cours de dermatologie exotique, 1904.

sanguins dilatés contiennent, en dehors des globules rouges, de nombreux polynucléaires, tandis que les lymphatiques, également distendus, sont bourrés de mononucléaires.

Dans les tumeurs ulcérées, la désorganisation, plus avancée, rend les nodules de la Verruga histologiquement méconnaissables. Les cavités que limitent les faisceaux conjonctifs ne sont plus agencées comme dans les tumeurs non ulcérées; elles sont ici représentées par de simples fentes remplies de polynucléaires ou de plasmazellen. Les cellules fixes présentent un état irritatif marqué par la vacuolisation de leur protoplasma et la tuméfaction des noyaux.

Dans les tumeurs non ulcérées, il est à peu près constant de rencontrer, disséminés un peu partout, des bacilles dont nous aurons à reparler plus loin.

Quand les tumeurs sont ulcérées, de nombreux microbes pyogènes y creusent de petits foyers purulents. Tout autour de ces petits abcès, Jeanselme signale une zone de réaction inflammatoire, dans laquelle un exsudat fibrineux dense, enrobant des globules rouges, des polynucléaires et des macrophages, dissocie les fibres et les cellules conjonctives de la région. En dehors de cette zone d'exsudat fibrineux, l'inflammation se traduit par une irritation des cellules fixes et un apport considérable de plasmazellen.

A la période de régression, le tissu verruqueux se colore mal; les éléments perdent leur netteté, se morcellent et disparaissent par résorption insensible. L'absence de cellules géantes et de caséification sépare nettement le nodule verruqueux des lésions syphilitiques, tuberculeuses ou lépreuses.

L'anatomie pathologique des nodules viscéraux est beaucoup moins connue que celle des tumeurs cutanées, en raison du petit nombre d'autopsies qui ont pu être pratiquées parmi des indigènes très superstitieux.

Salazar, qui a eu l'occasion d'en pratiquer une, décrit ainsi les lésions qu'il a observées : « La muqueuse de l'estomac présentait trois petites tumeurs très analogues à celles de la peau. Le foie était congestionné, il était d'un rouge noirâtre et offrait à sa surface de petites saillies dures au toucher, semblables aux tumeurs sous-cutanées, et d'autres nodules de même nature dans l'intérieur de l'organe. Le péritoine contenait beaucoup de sérosité. Les intestins étaient très volumineux, leurs parois étaient très infiltrées; à leur ouverture, on trouvait un grand nombre d'ulcères de la muqueuse du côlon. Ils avaient la dimension d'une pièce de un franc; leurs bords étaient saillants L'intestin grêle ne présentait rien de spécial. La rate était trois fois plus volumineuse qu'à l'état normal. Les muqueuses des bronches et de la vessie n'offraient rien de bien notable, pas plus que le poumon, le cœur et les organes encéphaliques. » Cette observation, fait observer Dounon, n'a pas grande valeur, car le sujet était atteint de dysenterie et de paludisme, en même temps que de Verruga.

Ch. Nicolle (1) a eu l'occasion d'examiner histologiquement les organes d'un sujet ayant succombé à la Verruga à forme interne ou fièvre de Oroya. Voici le résumé de ses observations :

a) *Poumon.* — Les fragments de cet organe présentent à l'œil nu des petites nodules assez analogues à ceux de la tuberculose. Sur les coupes, ces nodules paraissent constitués par des amas de cellules épithéliales, entourées de nombreuses cellules embryonnaires, il n'y a pas de cellules géantes et on ne trouve aucune trace de caséification. Entre les cellules épithéliales sont disséminés des *bacilles* morphologiquement semblables au bacille de Koch.

b) *Foie.* — Les cellules du parenchyme hépatique sont altérées, et on observe quelques zones d'infiltration leucocytaire et, en certains points, des cellules géantes, mais nulle part de tubercules vrais ni de foyers de caséification.

c) *Ganglions.* — Leur structure est profondément modifiée et découvre des nodules caséifiés très nombreux.

d) *Rate.* — Cet organe présente des lésions comparables à celles des ganglions ; on y remarque des zones caséeuses très étendues.

e) *Rein.* — La seule altération pathologique consiste dans la présence de quelques cellules embryonnaires placées dans l'intervalle des tubes.

BACTÉRIOLOGIE. — Izquierdo (2) fut le premier à signaler, en 1885, la présence, dans les tumeurs de la Verruga, d'un bacille qu'il ne put identifier.

Letulle (3), en 1898, constata également la présence constante, dans les nodules ulcérés ou non ouverts, d'un bacille particulier, logé principalement dans les couches profondes, et présentant une grande ressemblance morphologique avec le bacille de Koch, dont il partageait les propriétés d'acido-résistance. La seule différence que l'on pouvait noter était une forme un peu plus massive ; il le distingue des bacilles tuberculeux et lépreux par l'absence de cellules géantes et de foyers de caséification, ainsi que par son habitat toujours extra-cellulaire.

La même année, comme nous l'avons vu plus haut, Ch. Nicolle

(1) *Annal. de l'Inst. Pasteur*, 1898.
(2) *Arch. f. path. Anat.*, t. XCIX.
(3) *Loc. cit.*

signale la présence, surtout dans le poumon, d'un bacille acido-résistant, analogue à celui qu'avait observé Letulle, le plus souvent extra-cellulaire, mais quelquefois inclu dans les mononucléaires. Il considère ce bacille pseudo-tuberculeux comme l'agent spécifique de la « Fièvre de Oroya ». Ce serait, d'après lui, un *Sclerothrix* nouveau, à placer à côté du bacille aviaire, du bacille de la tuberculose de la carpe et du bacille pseudo-tuberculeux du beurre. Malheureusement, l'absence de cultures et d'inoculations expérimentales laisse un doute sur la spécificité de ce bacille. Ch. Nicolle, en effet, n'a observé qu'un seul cas de la maladie, et il pouvait y avoir chez ce malade coïncidence de tuberculose; cette version est d'autant plus plausible que l'on trouvait, dans certains organes, contrairement à toutes les observations précédentes, des cellules géantes et des foyers de caséification.

Vers 1897, Odriozola avait isolé du sang de plusieurs sujets atteints de la « Maladie de Carrion » un petit bacille très court, non acido-résistant, se laissant facilement cultiver en bouillon, bien différent, par conséquent, des bacilles de Letulle et de Nicolle; il ne put l'identifier.

En 1899, Barton (1) isole du sang de la rate d'un malade atteint de la même forme interne ou pernicieuse de la Verruga un petit bacille mobile, qu'il distingue du colibacille.

Tamayo (2) étudie ensuite, à l'hôpital de Lima, trente cas de « Fièvre de Oroya », et ses recherches confirment les résultats bactériologiques obtenus par Barton. Dans les cas où la fièvre était le principal symptôme clinique, il trouva dans le sang, d'une manière constante, un petit bacille, qui lui parut appartenir au *groupe des paratyphiques*. Le sang des malades, ensemencé en bouillon peptoné, donne plus facilement des cultures que le sang des typhoïdiques; il n'y a donc pas ici, dans le liquide hématique, des substances empêchantes comme dans l'infection éberthienne. Inoculé aux animaux de laboratoire, ce bacille détermine une septicémie aiguë mortelle et une éruption rappelant la Verruga.

L'auteur ne put jamais retrouver ce micro organisme dans les verrucomes cutanés.

En 1903, Biff (3) confirme les travaux de Tamayo et retrouve, lui aussi, dans le sang, un bacille paratyphique, mais seulement dans la forme dite « Fièvre de Oroya ». Il trouva même deux variétés de ce microbe, l'une qu'il identifie au *B. paratyphosus* β de Schottmüller, et l'autre qu'il considère comme semblable au

(1) *Communicat. à la Socied. med. da Lima*, 1899.
(2) *Thèse de Lima 1900 et Cronica med. 1905.*
(3) *Arch. f. Schiff. und Tropen-hyg.*, t XII.

bacille de Gärtner. Dans leurs expériences d'inoculation aux animaux, Biff et Carbagal n'ont jamais vu l'éruption cutanée qu'avait signalée Tamayo.

PATHOGÉNIE. — On se trouve donc en présence de deux formes bien distinctes de la maladie : l'une fébrile, sans éruption apparente, grave, pernicieuse; l'autre, peu fébrile, bénigne et cliniquement caractérisée par l'éruption sur la peau et les muqueuses de tumeurs particulières, dites verrucomes. Pendant longtemps, la plupart des auteurs, surtout Péruviens, ont considéré ces deux formes, cependant si dissemblables cliniquement, comme deux variétés d'une seule et même maladie. Cependant, Tanet, dès 1872, les avait séparées, et considérait la forme fébrile et grave, ou Fièvre de Oroya, comme une fièvre *typho-malarienne*, n'ayant rien de commun avec la véritable Verruga.

Mais la dramatique expérience de Carrion vint confirmer, dans l'esprit des médecins péruviens, cette conception ancienne que la « Fièvre de Oroya » n'était qu'une forme grave de la Verruga, emportant le malade avant que l'éruption cutanée ait eu le temps de se produire.

Tamayo, à qui l'on doit une des meilleures et des plus récentes études de la maladie, fait remarquer que, dans la Maladie de Carrion, les signes cliniques ressemblent beaucoup à ceux de la fièvre typhoïde. On note, en effet, de l'asthénie générale, de la sécheresse de la langue, des fuliginosités, de la sensibilité épigastrique et abdominale, le plus souvent de la diarrhée et des hémorragies intestinales; la fièvre présente, comme dans la maladie Eberthienne, une durée de deux à trois semaines et les trois phases de la courbe classique de Wunderlich : ascension graduelle, plateau et descente en lysis. La bactériologie confirme cette ressemblance clinique et, pour cet auteur, la Maladie de Carrion n'est autre chose qu'une *fièvre paratyphoïde*, reconnaissant pour agent spécifique le bacille de Barton.

Comment concilier cette opinion, très acceptable d'ailleurs, avec l'expérience de Carrion ? Ces résultats, qui parurent à leur époque si concluants, sont plus apparents que réels. Carrion, en effet, s'était inoculé du *sang* provenant d'une tumeur verruqueuse. Le sujet pouvait être atteint simultanément de Verruga et de fièvre paratyphoïde, qui sont toutes deux endémiques dans les mêmes vallées des Andes. Dans ces conditions, Carrion se serait inoculé la maladie de Barton, et non la véritable verruga.

De son côté, Eder (1) a fait observer que les lésions anatomo-pathologiques dominantes dans la Maladie de Carrion étaient

(1) *Journal of trop. med. and. hyg.*, 1900.

l'hypertrophie de la rate et du foie, l'hyperhémie de la muqueuse du côlon avec saillie des follicules clos et parfois ulcérations au niveau des plaques de Peyer, considérées à tort comme des verrucomes ulcérés de la muqueuse intestinale. Or, toutes ces lésions sont précisément calquées sur celles de la fièvre typhoïde; mais l'auteur hésite à conclure que la Fièvre de Oroya ou Maladie de Carrion n'est autre chose qu'une fièvre typhoïde tropicale grave et méconnue par la plupart des médecins péruviens.

Au surplus, la croyance populaire, qui attribue cette maladie à l'usage de certaines eaux, contient peut-être une grand part de vérité et viendrait corroborer cette hypothèse. Les faits, cités par Dounon, de voyageurs, qui ont pu, comme lui-même, boire impunément des « aguas de verrugas », ne sont guère concluants; car ils pouvaient se trouver immunisés par une atteinte antérieure. Ne voit-on pas d'ailleurs, dans les districts où elle est endémique, la maladie frapper de préférence les étrangers, les nouveaux arrivants, alors que les indigènes, évidemment immunisés pour la plupart, ne sont frappés que dans des proportions beaucoup moindres.

Quant à la Verruga proprement dite, avec son éruption caractéristique, elle n'aurait aucun rapport étiologique avec le bacille de Barton et reconnaîtrait pour agent spécifique le bacille pseudo-tuberculeux de Letulle ou peut-être, c'est une hypothèse à vérifier, un spirochète, car l'évolution clinique de cette affection paraît se rapprocher singulièrement de celle du Pian. Le côté bactériologique de la question appelle de nouvelles recherches.

DIAGNOSTIC. — La forme fébrile et grave de la Verruga, ou Fièvre de Oroya, ne pourrait guère être confondue, dans les régions où elle est endémique, qu'avec une fièvre typho-malarienne, une granulose aiguë ou une attaque de rhumatisme aigu.

Dans le premier cas, la recherche dans le sang de l'hématozoaire du paludisme, à condition d'y découvrir la petite forme tierce tropicale, seule capable de fournir des symptômes d'une certaine gravité, aussi bien que l'efficacité ou l'impuissance de la quinine suffiront à lever tous les doutes.

Quant à la tuberculose miliaire aiguë, on la distinguera de la Fièvre de Oroya, surtout par l'hémoculture, qui donnera des résultats négatifs dans le cas de tuberculose et, au contraire, des cultures de bacille typhique ou paratyphique dans le second cas. Au besoin on pourrait avoir recours à la cuti ou à l'ophtalmo-réaction à la tuberculine.

Le rhumatisme articulaire aigu est rare dans les pays tropicaux et ne présente ni la localisation géographique si étroite de la « Maladie de Carrion », ni son caractère endémique; en outre, il donne lieu à des gonflements articulaires qu'on ne retrouve pas dans la Fièvre de Oroya.

La Verruga *mulaire* présente certaines analogies avec le mycosis fongoïde. Mais, dans cette dernière affection, on n'observe jamais les phénomènes prémonitoires : courbature, état fébrile, anémie rapide, douleurs articulaires, qui précèdent ordinairement l'éruption des verrucomes. « Le mycosis fongoïde, écrit Dounon, se distingue par la préexistence de taches congestives, de plaques lichénoïdes, par la forme des tumeurs, qui ne sont jamais pédiculées, par leur consistance ferme et élastique, par ses ulcérations sans croûtes, par sa durée, qui varie de trois à douze ans, par la structure lymphadénique des tumeurs et enfin par la terminaison constamment fatale. »

Nous ne citerons que pour mémoire la distinction qu'il convient d'établir entre le Bouton d'Orient et le bouton des Andes ou Verruga que Bourier avait voulu identifier. En dehors de la question géographique d'endémicité, la microbiologie, d'accord avec la clinique et l'anatomie pathologique, a définitivement séparé, d'une façon très nette, les deux maladies.

Quant à la Verruga *miliaire*, elle a été surtout confondue avec le Pian. Bordier (1) ne voyait, dans cette forme de la maladie, qu'une variété de Pian et avait proposé pour la Verruga l'appellation de *Pian hémorragique*.

Schenle (2) considérait lui aussi le Bouton des Andes comme une forme sévère des Yaws, modifiée par l'altitude et souvent compliquée de malaria. Eder (3) partageait aussi cette opinion.

Manson, dans son Manuel des maladies tropicales, insiste sur les ressemblances cliniques qui existent entre les deux maladies et semble admettre également que la Verruga n'est qu'un Pian modifié par l'altitude.

Il faut bien reconnaître que les phénomènes généraux qui précèdent l'éruption pianique offrent une certaine analogie avec les prodromes de la Verruga miliaire, mais on doit remarquer que, d'une part, le Pianome présente histologiquement la structure d'un papillome, bien différente de celle d'un verrucome, et que, d'autre part, la Verruga atteint de préférence la face et les membres, tandis que le Frambœsia se montre surtout aux parties génitales et au tronc. Le Pianome ne présente jamais cette tendance hémorragique propre au verrucome, enfin le Pian respecte les muqueuses et, contrairement à la Verruga, se montre très contagieux.

TRAITEMENT. — Le traitement doit nécessairement varier

(1) *Loc. cit.*
(2) Diseases of warm countries — Translated by Faleke,
(3) *Loc. cit.*

suivant qu'il s'agit de la Verruga proprement dite ou de la Fièvre de Oroya.

Au Pérou, des remèdes populaires s'emploient indistinctement dans les deux formes. Ils ont tous pour base des décoctions de plantes plus ou moins diaphorétiques, parmi lesquelles dominent le maïs, le « quisnar » (*Budleja incana*) et la salsepareille ; le but poursuivi est de favoriser l'éruption cutanée, considérée comme un signe favorable. A Lima, on emploie beaucoup le vin émétique.

Contre la « Fièvre de Oroya », Odriozola prescrit l'acide phénique à l'intérieur, et préconise aussi les injections de préparations arsénicales.

La quinine a toujours échoué entre les mains des praticiens du Pérou.

Dans l'état actuel de nos connaissances étiologiques et pathogéniques sur cette prétendue forme de la Verruga, le traitement, qui paraît être logiquement institué, est celui de la fièvre typhoïde.

La forme éruptive de la Verruga comporte, au point de vue thérapeutique, au cours de la période d'invasion, l'emploi des analgésiques contre la douleur souvent si pénible qu'éprouve le malade : aspirine, phénacétine, salicylate de soude. On prescrira des hémostatiques, dès que les tumeurs accusent leur tendance hémorragique. Mais, comme nous l'avons déjà dit, la meilleure thérapeutique à opposer à la Verruga est l'évacuation du malade vers la côte, l'altitude étant défavorable à la maladie, à la fois, semble-t-il, par l'abaissement de la pression barométrique et par le froid, qui règne dans les hautes vallées des Andes.

On préviendra, par des lotions et des pansements antiseptiques, toute complication pyohémique par infection secondaire ; on pourra, dans certains cas de tumeurs bien pédiculisées, hâter leur chute au moyen d'une ligature serrée au fil de soie. Enfin, on combattra l'anémie constante par l'emploi des toniques.

BUBONS CLIMATÉRIQUES

On donne le nom de Bubon climatérique à une variété d'adénite, survenant d'emblée, sans cause appréciable, qui se rencontre surtout dans la zone tropicale, et qui atteint le plus souvent les ganglions inguino-cruraux, plus rarement ceux de l'aisselle, et exceptionnellement les ganglions sous-maxillaires et cervicaux.

Comme la « fièvre de cinq jours » des ports de l'Inde, cette affection s'observe surtout parmi les équipages des navires de guerre, qui naviguent ou qui stationnent dans les mers chaudes, et s'y montre parfois sous une allure épidémique. C'est ainsi que Ruge (1), qui fut l'un des premiers à décrire la maladie, a observé une véritable épidémie de Bubons climatériques dans l'escadre allemande de Zanzibar. Godding (2) dans la flotte anglaise de la Côte orientale d'Afrique, Cantlie (3) à Hong-Kong, Luzzati (4) à bord des navires Italiens en croisière sur les côtes de l'Amérique du Sud, et Ferraro (5) sur un croiseur naviguant en Extrême-Orient ont publié des observations analogues. La maladie a été étudiée par un grand nombre de médecins de la marine française, parmi lesquels il convient de citer Jouet (6) en Cochinchine et Guérin (7) au Tonkin, Ségard (8) et Lesueur-Florent (9) à Madagascar.

Le Bubon climatérique s'observe également à terre, mais moins fréquemment que sur les navires. Low, Castellani, Nagel, Koch l'ont constaté dans l'Est africain. Zur Werth (10), à qui l'on doit une étude très complète de la question, l'a signalé en Afrique occidentale, Skimmer (11) parmi les troupes anglaises du Bengale, Blanc et Mans en Chine, Thiroux à la Réunion, Letulle (12) au Japon, etc. Les marins et les soldats coloniaux le désignent sous le nom de *Glande de fatigue.*

Tous les auteurs étrangers, suivant l'habitude prise de paraître le plus souvent ignorer les travaux des médecins français, sont unanimes pour accorder à Ruge le mérite d'avoir le premier découvert cette maladie. Or, cet auteur n'a observé ses premiers cas de Bubons climatériques qu'en 1888-1889 et sa première publication ne date que de 1895, alors que les médecins de la marine Française, Jouet et Louis Guérin, l'avaient décrite l'un en 1882 et l'autre en 1883-1884 !

ÉTUDE CLINIQUE. — Le début, assez insidieux, se traduit d'ordinaire par quelques jours de malaise, de courbature fébrile, au bout desquels le sujet éprouve, le plus souvent dans la région inguinale, une sensation de tension et de gêne ; si l'on palpe à ce moment la région, on trouve un ou plusieurs ganglions durs et engorgés, qui roulent sous le doigt. Ceux-ci augmentent progressivement de volume, jusqu'à atteindre le volume d'un œuf de poule et même davantage; ils représentent, en cet état, une

(1) *Archiv. fur Dermat. und Syph.*, 1896.
(2) *British med. Journal*, 1896.
(3) *Lancet*, 1897.
(4) *Annales de méd. nav.*, 1906.
(5) *Annales de méd. nav.*, 1903.
(6) *Arch méd. nav*, 1882.
(7) *Arch. méd. nav.*, 1884.
(8) *Arch. méd. nav.*, 1886.
(9) *Arch. med. nav.*, 1896.
(10) *Archiv. f. Schiff. und Tropenhyg.*, 1903.
(11) *British med. Journal*, 1897.
(12) *Arch. f. klin. Med.*, 1899.

masse dure, multilobée, douloureuse à la pression. La peau, qui les recouvre, est intacte, non adhérente et glisse sur les parties sous-jacentes.

L'évolution de cette adénopathie s'accompagne de fièvre dans la grande majorité des cas. Celle-ci, en général peu élevée, prend le type rémittent, avec des températures d'environ 37°5 le matin 38°5, plus rarement 39° le soir ; elle dure en moyenne quinze jours. La langue est saburrale et le malade accuse de l'inappétence.

En général, les ganglions atteints ne suppurent pas; ils restent stationnaires pendant un temps, qui varie de quelques semaines à quelques mois, puis ils rétrocèdent, mais d'une manière si lente qu'ils ne s'affaissent complètement qu'au bout d'un temps toujours très long, qui pourrait être, d'après certains auteurs, de plusieurs années.

Lorsque les ganglions évoluent vers la suppuration, ils se ramollissent, en même temps que les tissus périganglionnaires s'enflamment. Ils deviennent fluctuants ; la peau rougit et devient adhérente à leur niveau. Si l'on n'intervient pas par une incision ou par l'excision, ils s'ouvrent spontanément à l'extérieur par un ou plusieurs orifices qui se transforment à peu près inévitablement en autant de fistules interminables, d'où s'écoule un liquide séro-purulent très gommeux.

Jusqu'au moment de l'ouverture spontanée ou chirurgicale du bubon, les douleurs sont vives, l'état général est atteint, le malade pâlit et s'amaigrit. La fièvre ne fait, dans les cas de ce genre, jamais défaut; elle peut persister même après que le pus a trouvé un libre cours à l'extérieur et ne cesser qu'avec l'extirpation des ganglions malades.

Les urines contiennent parfois un peu d'albumine ; l'examen du sang montre une légère leucocytose.

COMPLICATIONS. — A la période de fistulisation, le bubon mal soigné peut devenir le point de départ de lymphangites graves.

ÉTIOLOGIE. — L'étiologie de l'adénopathie dite « essentielle » des pays chauds est encore pleine d'obscurités. Corre la faisait rentrer dans le groupe des manifestations lymphatiques des pays tropicaux, auxquelles il donnait l'appellation générique de *lymphatexie;* il n'y a là qu'un mot qui ne nous renseigne nullement sur l'étiologie de la maladie.

Vinson, Ségard, et, dans une certaine mesure, Lesueur-Florent n'y voyaient qu'une manifestation du protée palustre, mais, comme, dans la grande majorité des cas, les sujets n'ont aucun antécédent fébrile, ne présentent pas de splénomégalie ni d'hématozoaires dans leur sang, comme l'ont constaté en particulier Luzatti et Ferraro, une pareille étiologie ne saurait être retenue.

On ne saurait invoquer une origine vénérienne, car tous les observateurs se sont assurés qu'il n'existait ni traces d'inflammation, ni d'ulcération actuelle ou passée au niveau des organes génitaux. Ils se sont également rendu compte, dans le cas où le bubon se développe aux dépens des ganglions cruraux, que le membre inférieur correspondant ne présentait aucune excoriation.

Certains auteurs ont parlé de filariose, mais jamais l'on n'a pu constater la présence de filaires dans le bubon ou dans la circulation générale.

Dans un cas, Ferraro avait trouvé un bacille en navette à espace central clair, assez semblable au bacille pesteux.

Hewlett a isolé un bacille *prenant le Gram*, tout à fait comparable à celui que Kitasato avait isolé des Bubons pesteux à Hongkong en 1894. On sait depuis longtemps que le bacille du bactériologiste japonais n'est pas le véritable agent spécifique de la peste ; il n'y a donc pas lieu d'insister sur les travaux d'Hewlett, Au surplus, cet auteur a fait, aux animaux sensibles à la peste, des inoculations de sérosité ganglionnaire, sans aucun résultat.

Cantlie, de son côté, considère le Bubon climatérique comme une manifestation atténuée de la peste, *pestis minor*, qui s'observerait en dehors des grandes épidémies. Mais, comme il appuie son argumentation sur les travaux d'Hewlett, elle n'a aucune valeur démonstrative.

L'opinion de Koch a une toute autre valeur, car elle s'appuie sur un cas observé par lui dans l'Uganda, et dans lequel il a noté une bactérie se rapprochant beaucoup du bacille de Yersin. Il se rallie en conséquence à la théorie de Cantlie et considère la maladie comme une peste atténuée et modifiée par le climat ?

Cependant, toutes les recherches bactériologiques des autres auteurs, et en particulier de Low et de Castellani, sont restées négatives, au point de vue du bacille pesteux, et ce dernier auteur, d'accord avec Manson, se basant à la fois sur l'épidémiologie, la bactériologie et l'anatomie pathologique, nie toute relation entre le Bubon climatérique et la peste. Nous verrons plus loin que les travaux histologiques de Letulle et Nattan-Larrier excluent également tout rapprochement entre ces deux affections.

Pour Schimm, cette adénopathie serait le résultat d'une infection intestinale se propageant par la voie lymphatique.

Brault (1), s'appuyant sur cette constatation que, assez fréquemment, le pus de ces bubons contient des coccus poygènes, pense qu'il s'agit là d'une adénite banale, provoquée par une piqure de moustique ou une excoriation souvent peu apparente de la peau avoisinante, secondairement infectée.

Legry et Nattan-Larrier ont récemment isolé d'un malade pro-

(1) *Presse médic. d'Egypte*, 1909.

venant de la Guyane, et atteint d'un Bubon climatérique typique, un *Sporotrichum* différent du *Sp. Beurmanni ;* la maladie, qui durait depuis douze ans, résista à l'iodure de potassium, et la guérison ne put être obtenue que par ablation des ganglions inguinaux. Comme nous allons le voir, Nattan-Larrier, en collaboration avec Letulle, trouve ultérieurement, dans les coupes, des corps nouveaux offrant la structure générale et les réactions colorantes des protozoaires.

ANATOMIE PATHOLOGIQUE. — L'anatomie pathologique du

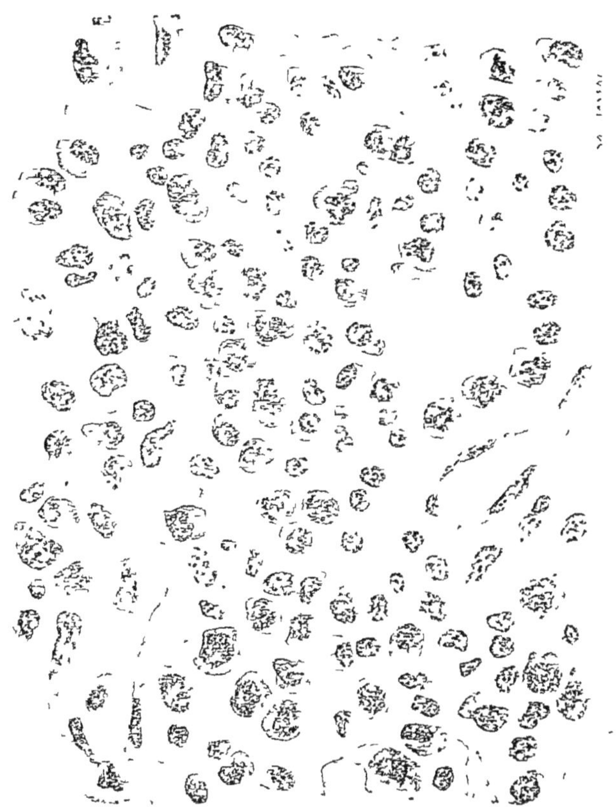

Fig. 72. — Coupe de ganglion climatérique dans une région désorganisée et restée en Plasmazellen n° 1 (d'après Nattan-Larrier et Letulle).

Bubon climatérique, successivement faite par Vanzetti, Durak, Luzzati et Castellani, a été, dans ces dernières années, minutieusement étudiée par Letulle et Nattan-Larrier (1). Leur étude est d'autant plus intéressante qu'elle a permis de trancher, comme nous le disions plus haut, la question si controversée des rapports de la peste avec cette adénopathie.

Leurs travaux ont porté sur un ganglion provenant d'un Américain de Costa-Rica, soigné depuis de longs mois pour un Bubon

(1) *Bullet. de la Soc. de Path. exotiq.*, 1910.

climatérique typique de la région inguinale, et qui dut subir l'extirpation chirurgicale de la glande lymphatique atteinte. Ce ganglion se montrait macroscopiquement entouré d'une coque conjonctive densifiée et présentait des îlots ramollis, fusiformes, mais non franchement abcédés.

Au point de vue microscopique, cette étude magistrale se divise en deux parties : 1o étude histopathologique des régions ganglionnaires non ramollies ; 2o examen des îlots en voie de suppuration.

1o **Régions non suppuratives.** — Ce qui frappe tout d'abord à l'examen des coupes de ces régions, disent les auteurs, c'est une dislocation, une désorganisation extraordinaire des follicules lymphatiques conglomérés, qui semblent s'être confondus en vastes placards de tissu réticulé en désordre. Dans les intervalles de ces îlots désordonnés, on peut voir quelques follicules encore reconnaissables à leurs centres germinatifs clairs, riches en éléments cellulaires en voie de division, à la couronne de lymphocytes abondants qui les enserrent et à leurs sinus périfolliculaires remplis de leucocytes. Dans les îlots désorganisés, la structure folliculaire est devenue méconnaissable, et ce qui domine en ces points, c'est une proportion excessive de Plasmazellen, que distinguent le noyau excentrique, la disposition méthodique de la chromatine et l'aspect homogène du protoplasma cellulaire. De nombreux lymphocytes se trouvent intercalés entre les Plasmazellen. D'accord avec tous les auteurs qui s'étaient antérieurement occupés de la question, les auteurs considèrent l'abondance de ces derniers éléments cellulaires comme tout à fait caractéristique du Bubon climatérique.

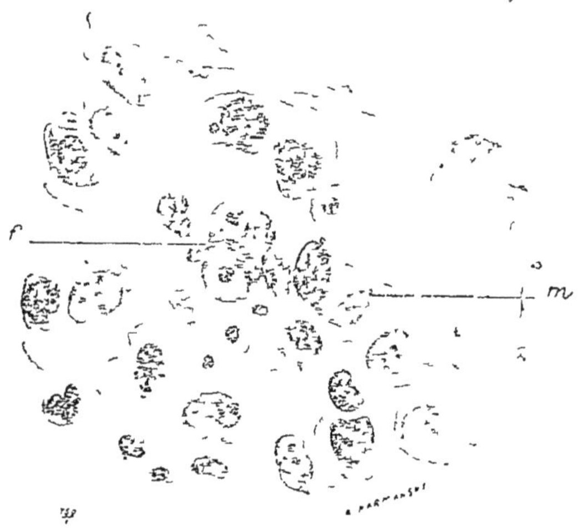

Fig. 73 — Bubon climatérique. Un îlot de phagocytes (*f*) au niveau desquels une cellule contient un des éléments anormaux considérés comme peut-être parasitaires (*m*) (d'après Nattan-Larrier et Letulle).

Les vaisseaux sanguins et lymphatiques sont distendus ; leurs endothéliums sont épaissis et la couche connective est plus massive qu'à l'état normal ; autour de ces vaisseaux sont groupés de nombreux leucocytes, qui s'infiltrent également dans les parois et remplissent même les lumières vasculaires.

Une autre lésion très nette, qui caractérise ces placards d'inflammation diffuse du tissu réticulé, consiste dans la formation d'*îlots de nécrose* de la pulpe ganglionnaire, qu'il convient de distinguer des foyers suppuratifs, et qui se caractérisent par une transformation vitreuse ou épithélioïde des éléments cellulaires.

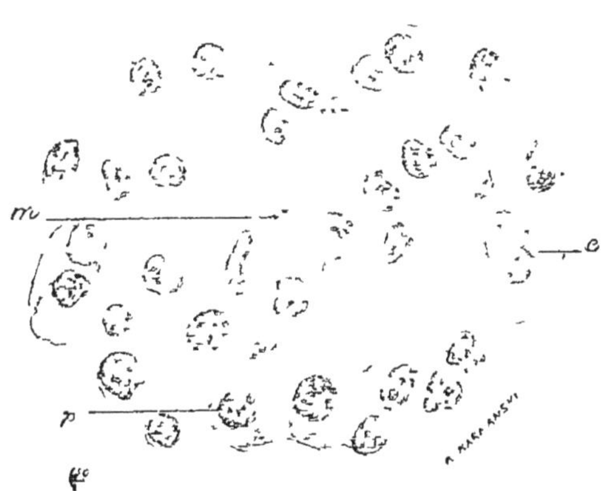

Fig. 74. — Bubon climatérique, un capillaire avec, inclu dans sa paroi, un des mêmes éléments anormaux (*m*) nombreux plasmazellen (*p*) et cellules fixes (*e*) (d'après Nattan-Larrier et Letulle).

2° **Régions suppuratives.** — Les foyers de suppuration, quand ils existent, représentent de véritables petits nodules infectieux, surdistendus par de nombreux polynucléaires, dont le plus grand nombre, bien que gorgés de granulations graisseuses, ont conservé leurs noyaux colorables. Entre ces amas leucocytaires, le tissu réticulé est disloqué, rompu, le plus souvent méconnaissable. On y remarque encore des points hémorragiques marqués par des granulations pigmentaires, sidérosiques.

En résumé, d'après Letulle et Nattan-Larrier, les caractéristiques histopathologiques du ganglion qu'ils ont examiné sont les suivantes :

1° *Dislocation du tissu ganglionnaire ;*

2° *Plasmazellose diffuse ;*

3° *Nécrose insulaire du tissu réticulé.*

Ces lésions paraissent bien spéciales à cette forme d'adénites et diffèrent radicalement de toutes les adénopathies connues, en particulier de celles de la syphilis, de la tuberculose et de la peste ganglionnaire. Nous avons vu plus haut qu'un certain nombre d'auteurs ont voulu faire du Bubon climatérique une forme atténuée de peste. Or l'anatomie pathologique sépare nettement ces deux affections ; le bubon pesteux, en effet, se caractérise histologiquement par la présence de nombreuses cellules rétractiles de Recklinghausen, et par l'*absence ou l'extrême rareté des Plasmazellen ;* c'est tout le contraire que l'on trouve dans le Bubon climatérique.

Letulle et Nattan-Larrier n'ont constaté dans les coupes aucune forme microbienne précise, mais leur attention a été attirée par la présence de granulations particulières dans les protoplasmas cellulaires, de petits éléments réfringents de forme ovoïde, mesurant de 4 à 5 μ de long sur 3 μ de large et contenant deux grains de chromatine de volume inégal, et disposés en ligne, suivant le grand diamètre de l'élément.

Peut-être ne s'agit-il, ajoutent les auteurs, que de débris nucléaires phagocytés; cependant, la constance de leurs dimensions, le groupement de deux grains de chromatine inégaux, la réfringence, la forme régulière de ces corps, constituent des arguments d'attente en faveur d'éléments parasitaires. La question mérite une étude méthodique, car on connaît des affections à protozoaires, comme la trypanosomiase, susceptibles de produire des adénopathies.

DIAGNOSTIC. — En présence d'une adénite de la région inguino-crurale, siège ordinaire du Bubon climatérique, il faut tout d'abord s'assurer, par un examen méthodique, qu il n'existe aucune ulcération vénérienne en cours ou déjà cicatrisée. aucune érosion des parties génito-anales, aucune excoriation de la peau des membres inférieurs.

L'adéno-lymphocèle présente, au toucher, une mollesse de caoutchouc, que l'on ne retrouve pas dans le Bubon climatérique; en outre, cette manifestation de la Filariose est rarement isolée et s'accompagne le plus souvent d'autres lésions spécifiques, varices lymphatiques, lympho-scrotum, hydrocèle chyleuse, etc., qui trahissent rapidement la nature de la maladie.

C'est avec le Bubon pesteux que le diagnostic présente la plus grande importance; la distinction s'établira par l'évolution toute différente de l'adénite pesteuse, par les symptômes généraux, par l'épidémiologie et surtout par l'examen microscopique d'une goutte de sérosité retirée par ponction aseptique d'un ganglion non ouvert.

TRAITEMENT. — Aucune médication interne, y compris l'iodure de potassium, n'a paru avoir une action quelconque sur l'évolution du Bubon climatérique. La quinine se montre inefficace contre la fièvre. On conseillera simplement, pendant la période aiguë, le repos et des pansements humides chauds; si le Bubon est particulièrement douloureux, on fera des applications de pommade belladonnée.

Lorsque la réaction aiguë a disparu, on aidera à la régression de l'adénite par des pansements compressifs et élastiques, par des topiques résolutifs tels que les pommades à l'iodure de potassium ou à l'iodure de plomb.

Quand la fluctuation s'établit, on incise aseptiquement; s'il se forme des fistules et que la guérison tarde à se faire, on aura recours à la méthode radicale, c'est-à-dire à l'énucléation chirurgicale du ou des ganglions malades.

TACHE BLEUE CONGÉNITALE MONGOLIQUE

SYNONYMIE. — *Tache sacrée, Tache bleue congénitale, Tache mongolique.*

En 1765, Sigen Kagawa signalait que, chez 90 p. 100 des nouveau-nés de race jaune, on observait, à la naissance, une ou plusieurs taches étranges, de couleur bleuâtre ou ardoisée, qui avaient pour siège de prédilection la région sacrée. Cette dyschromie, actuellement connue sous le nom de Tache bleue mongolique, fut, dans la suite, l'objet de nombreuses observations de la part des médecins japonais, et, jusqu'à l'époque anatomo-pathologique, elle reçut les explications les plus fantaisistes; les uns y voyaient le résultat d'une pression exercée sur le fœtus par le placenta, les autres la considéraient comme un dépôt de sang « gâté », enfin les fanatiques faisaient intervenir la malice du Dieu de la naissance ou des génies domestiques.

Balz (1), qui, le premier, en fit l'étude histologique, montra que cette anomalie congénitale était simplement due à une pigmentation particulière du derme, et qu'elle existait déjà dès le cinquième mois de la vie fœtale.

Kozanci (2) fit, en 1894, cette intéressante remarque : que si la Tache bleue congénitale est à peu près constante chez les enfants japonais, elle n'existe pas chez les Aïnos, peuplade autochtone de race indo-européenne que les jaunes envahisseurs ont refoulée dans les îles septentrionales de Yéso et Sakhaline.

Un peu plus tard, Grimm constata que cette tache se retrouve chez les métis de Japonais et d'Aïnos ; c'est un fait d'ailleurs constant que, dans les métissages des deux races européenne et mongolique, les caractères ethniques de la seconde l'emportent toujours sur la première.

En 1890 (3), Matignon signale que la tache bleue congénitale est connue des médecins chinois depuis un temps immémorial, et qu'en Chine elle est si fréquente qu'elle fait à peine défaut dans 2 ou 3 o/o des naissances.

Chemin (4), en 1899, la retrouve chez les Annamites, les Chinois et les Siamois; Ashmead (5) l'observe chez les Chinois, les Annamites, les Coréens, les Hawaïens et chez les métis Euro-Japonais et Euro-Annamites.

(1) *Mitth. des deutschen Ges. f. Natur u. Valkeskunde Ostsien*, 1885.
(2) *Mitth. d. med. Facult. d. Kais. Univ. zu Tokio*, 1893.
(3) *Bullet. Soc. d'anthropologie de Paris*, 1896.
(4) *Bullet Soc. d'anthropologie de Paris*, 1899.
(5) *Journal of cutan. and vener. diseases*, 1905.

La Tache bleue congénitale a encore été signalée chez les Malais, les Hovas de Madagascar (Fontoynont), les Tagals des Philippines (Collignon), parmi les négritos de l'île Formose, de l'Indo-Chine et des îles Marquises, chez les Maoris de la Nouvelle-Zélande, toutes races fortement apparentées par croisements à la race jaune (races malayo-polynésiennes).

On l'a bien signalée parmi les populations noires des îles Fidji, des Nouvelles-Hébrides, de Samoa, de Nouvelle-Calédonie, mais ces peuplades océaniennes sont issues d'un mélange de nègres papous originaires, semble-t-il, de la Nouvelle-Guinée avec les Malayo-Polynésiens des îles voisines, elles-mêmes fortement métissées de jaune, en sorte que c'est, en définitive, à l'atavisme mongolique que se rattache cette anomalie pigmentaire. Le fait est suffisamment confirmé par cette constatation bien établie que la tache bleue ne s'observe ni chez les « négritos » purs qui persistent encore dans quelques îles de l'Océanie, ni dans les races noires africaines.

Hansen l'a retrouvée chez les Esquimaux du Groënland Oriental, Herman dans quelques tribus indiennes de Vancouver, de la Colombie Britannique, de Californie, du Mexique, Rivet dans la République Argentine, au Pérou, au Brésil, Lehmann et Nietzsche chez les Araucans de Patagonie. On sait aujourd'hui que tous ces indigènes sont de souche jaune.

Il paraît donc ressortir de ces multiples observations que la Tache bleue est l'apanage exclusif de la race jaune ou de ses dérivés. Dans la race mongolique pure, sa fréquence est de 90 à 98 o/o chez les enfants nouveau-nés; Matignon donne 98 o/o pour les Chinois, Chemin 89 o/o pour les Annamites, Grimm 90 o/o pour les Japonais, et Baumgarten également 90 o/o pour les Tagals des Philippines.

Cependant, des observateurs modernes ont retrouvé la Tache bleue congénitale chez des enfants européens. Adachi et Fusijawa, Epstain, Menabuon, Consiglio, Spark, Watoff, Apert, etc., l'ont signalée en Allemagne, en Bohême, en Italie, en Suède, en Autriche, en Bulgarie et en France. Fonquernie en a observé un cas très net chez un enfant métis d'un père européen et d'une négresse de la Côte d'Ivoire. Nous verrons plus loin l'interprétation qu'il convient de donner à ces faits.

DESCRIPTION. — La Tache bleue mongolique apparaît, d'une manière générale, dans les premiers jours qui suivent la naissance. Elle a pour siège de prédilection les régions sacrée, sacro-lombaire ou sacro-coccygienne. Ses dimensions varient depuis 2 millimètres jusqu'à 5 centimètres de diamètre et au delà, la forme, essentiellement variable, peut être ovalaire, oblongue, allongée, mais le plus souvent elle est arrondie. Chemin et Apert ont signalé, comme assez fréquente, la « forme en raquette », la partie la plus effilée, qui représente le manche de la raquette, s'enfonçant dans le sillon interfessier, tandis que la partie large s'étale au niveau de la région sacro-lombaire.

Elle ne forme aucun relief, et la peau ne présente aucun trouble de sensibilité ; elle ne porte jamais de poils et ne disparaît pas à la pression.

La couleur est bleuâtre ou gris ardoisé, et l'on ne saurait mieux la comparer qu'à la teinte des tatouages. Suivant les races, on trouve quelques nuances chromatiques ; c'est ainsi qu'elle est franchement bleu foncé et presque ecchymotique chez les Japonais, ardoisée chez les Chinois, gris-noirâtre chez les Polynésiens, bleu pâle chez les enfants européens, verdâtre chez les Indiens et les métis de l'Amérique du Sud, où elle est connue sous le nom de *Medalla signi* (médaille des fesses). Chez les Annamites de Cochinchine et du Tonkin, la couleur, d'après Chemin, est bleuâtre ou ardoisée ; « il n'est pas rare, dit l'auteur, de voir une tache foncée, à bords nets, incluse dans une tache beaucoup plus grande mais beaucoup plus pâle. D'autres fois, la tache foncée se dégrade, du centre à la périphérie ; la partie la plus foncée, piriforme, a sa petite extrémité teintée en bleu-noir, cachée dans la partie supérieure du fessier, tandis que la grosse extrémité, d'un bleu clair, se trouve à la région lombaire.

Ordinairement unique, la Tache bleue congénitale peut être multiple et s'observer en nombre variable sur le même sujet. En dehors de la région sacrée, on peut rencontrer des taches analogues aux fesses, à la face postérieure de l'épaule, à la racine des cuisses, à la nuque, sur l'abdomen, au bras, etc. Apert (1) a signalé une disposition des plus curieuses de ces taches qui, au niveau du dos, peuvent se disposer en traînées symétriques et régulières, de chaque côté de la colonne vertébrale où elles rappellent les dispositions des rayures de la peau des zèbres (métamères).

Castor (2), qui a examiné, à ce point de vue, 3.000 enfants birmans, a noté, comme distributions des taches, six régions principales. Sur un total de 1.720 cas positifs, les taches s'observaient 815 fois à la région sacrée, 247 fois au niveau de la ceinture, 137 fois aux membres supérieurs, 82 fois aux membres inférieurs, 63 fois aux épaules, 40 fois à la tête, à la face ou au cou. Il n'était pas rare de trouver cinq ou six taches sur le même enfant, et l'auteur a pu en compter, dans un cas, jusqu'à quinze.

La tache sacrée tend à pâlir à mesure que l'enfant grandit, et

(1) *Presse medicale*, 1910.
(2) *Journal of trop. med. and hyg.*, 1912.

toujours avant l'âge de sept ou huit ans, elle se fond, par atténuation progressive, avec la teinte normale de la peau et disparaît définitivement.

Les médecins japonais ont fait cette intéressante constatation que, contrairement à la tache sacrée, qui disparaît au cours de l'enfance, les taches pigmentaires congénitales, qui se montrent en d'autres régions du corps, offrent une tendance à peu près constante à persister dans l'âge adulte.

ETUDE HISTOLOGIQUE. — C'est à Balz que l'on doit les premières notions étiologiques et histologiques sur cette dyschromie congénitale. Il montre, comme nous l'avons vu plus haut, que la Tache bleue est purement due à une pigmentation atypique de la peau. Au lieu d'être distribué dans l'épiderme, comme dans la peau normale, et d'être plus particulièrement concentré dans les assises profondes du corps muqueux de Malpighi, le pigment se trouve ici localisé dans *les couches les plus profondes du derme*, contenu dans des cellules spéciales, fusiformes ou étoilées, de 25 à 50 μ dans leur plus grand diamètre. Ces cellules sont ordinairement disposées sur le trajet des capillaires, à qui elles forment, en certains endroits, une véritable gaîne. Le pigment est réparti assez régulièrement dans leur cytoplasme, sous forme de fines granulations mélaniques, qui ne paraissent pas différer des granulations pigmentaires de la peau normale. Le pigment n'est pas bleu, mais en réalité noir, et s'il nous paraît avoir une teinte bleuâtre, c'est que, profondément situé dans le derme, il est vu, par transparence, à travers toute l'épaisseur de l'épiderme qui, pour nos yeux, en altère la couleur véritable.

ORIGINE ET SIGNIFICATION ETHNOLOGIQUE DE LA TACHE BLEUE CONGÉNITALE. — Pour la plupart des auteurs, cette dyschromie congénitale serait spéciale à certaines races colorées, dérivant directement ou indirectement de la race jaune, et, vis-à-vis de cette dernière, elle aurait la même valeur ethnique que la teinte safranée de la peau, la bride interne de l'œil et la mégasémie orbitaire.

Bloch (1) a cru pouvoir tirer de cette anomalie pigmentaire des déductions tout au moins curieuses sur l'origine de la race jaune. « Cette tache, dit-il, est une sorte d'organe rudimentaire, qui nous renseigne sur la couleur primitive de la peau chez les ancêtres de la race jaune. Les ancêtres n'avaient pas la peau bleuâtre, mais noire, car le pigment devait être, comme il l'est chez les nègres actuels, accumulé dans la couche de Malpighi. »

Les ancêtres des jaunes actuels devaient donc, suivant cette théorie, être des « négritos », et la Tache sacrée représenterait

(1) *Bulletin de la Soc. d'anthropol. de Paris*, 1901.

une localisation dernière et un peu atypique, par sa distribution anatomique, qui devait autrefois être généralisée à toute la surface du corps. D'ailleurs, d'autres signes, encore persistants chez beaucoup de représentants de la race jaune actuelle, plaident en faveur d'une descendance négroïde; ce sont les taches pigmentaires conjonctivales, comparables à celles des nègres, la pigmentation des lèvres, des organes génitaux, des fesses, de la ligne blanche de l'abdomen, etc., véritables stigmates d'ordre atavique à peu près démontrés.

Mais deux questions assez délicates se posent, sans avoir encore reçu une solution définitive : pourquoi la tache bleue, dite mongolique, se localise-t-elle de préférence à la région sacrée, et quelle est sa signification quand on la rencontre dans la race blanche?

En ce qui concerne le premier point, certains auteurs ne veulent y voir qu'un phénomène d'ordre tératologique, qu'une simple manifestation pathologique au cours du développement de l'embryon, telle qu'un accident dans la soudure du tube médullaire. Cette hypothèse n'est pas soutenable, car il est impossible d'admettre qu'un fait purement exceptionnel puisse devenir un phénomène normal dans toute une race.

Cette disposition du pigment dermique dans la région sacro-coccygienne de l'homme se retrouve chez les animaux ; c'est elle qui produit la coloration bleue du museau des mandrills, de la peau des fesses et du scrotum de certains singes. On retrouve cette dyschromie physiologique dans des espèces animales très éloignées les unes des autres, chez des mammifères, chez des oiseaux (tête de la pintade), parmi les poissons et les reptiles (Apert).

Quant à la raison de la localisation de cette pigmentation au niveau de la région sacro-coccygienne, Deniker croit en trouver l'explication dans le fait que cette région du corps humain représente un organe rudimentaire, incomplètement développé, susceptible, par conséquent, de devenir le siège d'une dyschromie ancestrale.

Pour le second point, l'apparition de la Tache bleue chez des enfants de souche européenne, beaucoup d'auteurs l'attribuent à un croisement lointain avec des représentants de la race jaune ; ils font remarquer que des Mongols (Huns, Magyars, etc.) ont envahi l'Europe à plusieurs reprises et qu'ils ont forcément opéré des croisements avec les races européennes vaincues.

Carnot (1) combat cette opinion, en affirmant que de pareils croisements n'ont pu aboutir qu'à former des hybrides à fécondité très limitée, n'ayant pu permettre à leurs descendants de se

(1) These de Paris, 1909.

perpétuer jusqu'à nos jours. Les habitants du type mongoloïde, que l'on rencontre même de nos jours dans certaines provinces de la France, ne seraient pas, d'après G. Hervé (1), des descendants des envahisseurs de l'Orient. Dans ces régions primitivement habitées par des Celtes, il y a eu, à une époque lointaine, mélange des autochtones avec les Kymris de Belgique, d'où est sortie la race Celto ou Rhéto-ligure dont nous descendons. Or, l'on sait aujourd'hui que les Kymris avaient une origine asiatique : « Ainsi s'explique, concluait Hervé, par le seul fait de l'atavisme, la survivance, en quelque sorte sporadique, de l'élément mongoloïde parmi les populations dérivées des Celto-Ligures. »

Apert (2) ne voit dans cette apparition accidentelle de la Tache bleue chez des enfants européens qu'une anomalie, ou plus exactement une *mutation*. Le caractère des anomalies congénitales, fait-il observer, est de reproduire le plus souvent une disposition qui est normale dans un genre, une espèce ou une variété voisine. Il n'y a donc rien d'étonnant à ce qu'une disposition, qui est constante dans la race jaune, puisse exceptionnellement apparaître dans la race européenne. Un autre argument, qui plaide encore, d'après l'auteur, en faveur d'un simple phénomène de mutation, c'est que, lorsque la tache apparaît dans une famille européenne, elle marque presque toujours plusieurs enfants, issus des mêmes parents. Ce phénomène est connu sous le nom, que lui a donné Féré, d'*anomalies fraternelles*. Apert a observé un enfant de race blanche, porteur à la fois de la Tache bleue sacrée et d'un nævus variqueux linéaire à disposition métamérique, anomalie excessivement rare. Or, dit-il, c'est une constatation fréquente que cette association de deux ou de plusieurs anomalies congénitales chez un même sujet, dans les familles en processus de mutation.

Quoi qu'il en soit, il est un fait d'observation, digne de retenir l'attention, c'est que, lorsque la Tache sacrée se montre chez un enfant de souche européenne, le sujet est toujours *brun*, de couleur foncée, et jamais cette anomalie n'a été observée chez des enfants blonds ou roux.

Dans le même ordre d'idées, Fonquernie (3) a observé un cas de dyschromie congénitale de la région sacrée chez un enfant de trois mois, issu d'un père français et d'une négresse de la Côte d'Ivoire. Pareille anomalie, inconnue dans la race noire, ne peut être imputée à l'hérédité maternelle ; il faut donc l'attribuer à l'atavisme paternel. Or, l'auteur insiste sur ce point que le père était *très brun*.

(1) *Revue de l'Ecole d'anthropol. de Paris*, 1907.
(2) *Loc. cit.*
(3) *Annal. d'hyg. et de med. coloniales*, 1910.

Tache bleue congénitale et idiotie mongoloïde. — On sait que certains enfants Européens peuvent présenter une idiotie congénitale que l'on a qualifiée de mongoloïde, en raison de l'aspect « Kalmouk » que prend le faciès dans les cas de ce genre. La face, en effet, présente un aplatissement très prononcé; les yeux sont petits, la fente palpébrale étroite, à direction oblique en bas et en dedans ; on constate, en outre, à l'angle interne de l'œil, l'existence d'une bride cutanée, qui recouvre plus ou moins la caroncule, c'est la reproduction exacte du faciès des Chinois et des Japonais.

Mlle Lutrovnieck (1), qui a fait de cette question le sujet de sa thèse inaugurale, ne croit pas que l'idiotie mongoloïde soit sous la dépendance d'une hérédité mongole, et que le faciès, si caractéristique pourtant de la race jaune, que l'on observe dans cette malformation congénitale, soit, comme on a voulu l'établir, l'indice d'une régression vers un type ancestral. Il n'y aurait là qu'une impression d'esthétique ! Mais, pour entraîner la conviction, il eût fallu une démonstration plus serrée, plus documentée que celle que nous apporte l'auteur.

En définitive, on ne sait rien de précis sur les causes premières et sur la signification ethnologique de cette curieuse dyschromie. On ne peut que constater qu'elle constitue un phénomène à peu près constant dans certaines races humaines comme chez certaines espèces animales; là s'arrête actuellement l'état de nos connaissances.

Cette étude, toute théorique, a cependant un côté pratique ; ainsi prévenu, le praticien ne tombera pas dans l'erreur, trop souvent commise, de comparer la Tache bleue mongolique avec une simple ecchymose, erreur qui serait peu flatteuse pour sa science et sa réputation, surtout aux yeux des familles européennes.

LES MYCÉTOMES

PAR

LE Dr G. BOUFFARD

—

La majorité des auteurs désignent aujourd'hui sous le nom de *Mycétomes*, déjà employé par Carter en 1862, certaines tumeurs fort répandues dans l'Inde, tout particulièrement à Madura, et autrefois décrites dans la plupart des classiques sous le nom de « Pied de Madura ».

Il n'y avait en effet aucune raison de conserver cette dernière expression pour dénommer une affection, nullement particulière à l'Inde et susceptible d'une localisation à la main, au genou, à la paroi thoracique. Le terme « mycétome » indique nettement que les agents pathogènes de ces tumeurs sont toujours des champignons saprophytes, accidentellement adaptés au parasitisme humain.

DÉFINITION. — Brumpt, dans sa thèse de doctorat en médecine, en 1906, définit les mycétomes : « Des mycoses inflammatoires, produisant des grains exclusivement formés par un feutrage mycélien et devant être éliminés, à l'extérieur par des fistules plus ou moins développées. » Si cette définition s'applique parfaitement à la grande majorité des cas étudiés et publiés au cours de ces 20 dernières années, elle ne peut cependant englober tous les mycétomes. Chez certains, le processus scléreux domine ; il y a absence de suppuration, l'inflammation est nulle ; nous en avons décrit plusieurs cas et Brault vient d'en signaler deux nouveaux exemples où la tumeur du pied était vierge de toute communication avec l'extérieur. La suppuration et la fistulisation des tissus envahis ne peuvent donc pas être considérées comme des caractères pathognomoniques de l'affection ; ce ne sont que les conséquences banales de l'entrée en jeu de bactéries pyogènes venant vivre en symbiose avec le parasite végétal.

Aussi, en éliminant du cadre de cette étude, non seulement les mycoses superficielles et profondes ne donnant pas lieu à l'élimination des grains, mais aussi l'actinomycose, définirons nous mycétomes : *des tumeurs mycéliennes, à processus scléreux, parsemées de loges et cavités kystiques, avec inclusion à sec ou dans un liquide aseptique de granulations mycosiques, tumeurs que des bactéries pyogènes transforment le plus souvent en tissu inflammatoire, sillonné de trajets fistuleux drainant au milieu d'une sécrétion purulente abondante les grains spécifiques.*

DISTRIBUTION GÉOGRAPHIQUE. — Le domaine géographique des mycétomes est assez étendu ; il s'est particulièrement accru depuis que les recherches étiologiques ont permis de les reconnaître sous leurs aspects les plus divers. Sous le syndrome pied de Madura, il est cliniquement facilement reconnaissable ; il a été signalé dans beaucoup de régions africaines nouvellement conquises.

Jusqu'en 1883, les médecins anglais nous le font connaître comme une affection du pied, endémique dans un certain nombre de districts de l'Inde, particulièrement dans celui de Madura, qui devait lui donner son nom. Il cesse ensuite d'être une affection particulière à l'Inde et nos médecins de la marine le sortent de la péninsule indienne pour lui faire élire domicile dans quelques-unes de nos colonies. Collas en observe un cas à la Réunion ; Grall et Grand Moursel le rencontrent en Guyane, Chedan à Saïgon. Il quitte la zone torride avec Libouroux, qui le signale à Constantinople, avec Bassini, qui en opère un à Padoue, et tout dernièrement avec Brumpt, qui en a étudié un cas dans un hôpital parisien chez un malade n'ayant jamais quitté la France.

Il est indiscutablement plus fréquent sous les tropiques, et les observations publiées dans ces 20 dernières années donnent raison à Béranger-Féraud qui écrivait que « le pied de Madura doit se rencontrer dans tout le continent africain, des bords de l'Atlantique à la mer Rouge ».

Il existe dans nos possessions de l'Afrique du nord, Tunisie (Nicolle), Algérie (Vincent, Brault), Maroc (Remlinger). En Afrique occidentale, on l'y retrouve avec ses trois variétés, blanche, rouge et noire ; le grain noir y domine ; le Sénégal est encore la seule colonie où l'on ait observé le grain rouge (Pelletier et Thiroux).

A la Côte des Somalis, il semble assez répandu (Lowitz, Brumpt, Chabaneix, Bouffard) ; Bruas et Fontoynont le retrouvent à Madagascar sous ses variétés noire et blanche.

Enfin la maladie s'étendrait dans le nouveau continent, au, Brésil (Liendenberg), en Argentine, aux Etats-Unis, en Amérique centrale, aux Antilles.

Nos connaissances actuelles sur l'étiologie des mycétomes (introduction accidentelle de spores de champignons) laissent supposer que leur domaine géographique doit être fort étendu, pour ne pas dire mondial.

Il n'y a pas d'immunité de race, et si l'affection est plus souvent observée sous les tropiques, c'est tout simplement parce que l'indigène, marchant, pieds nus ou insuffisamment chaussé, sur un sol couvert d'épines, s'inocule facilement et fréquemment des spores de parasites végétaux beaucoup plus répandus en pays chaud qu'en Europe.

Cette inoculation en d'autres points du corps, tout en demeurant exceptionnelle, restera encore longtemps l'apanage des peuplades exotiques, si peu vêtues.

ÉTUDE CLINIQUE. — On doit reconnaître aujourd'hui 3 variétés de mycétomes. Cette classification des mycoses hypertrophiques sera probablement peu goûtée de quelques spécialistes en la matière; elle se justifie cependant, pour faciliter la compréhension du sujet, et trouve sa raison d'être dans ce fait qu'à chaque variété correspond une mycose ancienne, arrivée sans nul doute à son complet développement, et appelée à conserver pendant toute la durée de son évolution l'aspect clinique que nous allons décrire. Il nous a paru impossible de grouper les mycétomes d'après les champignons en cause, *Nocardia*, *Madurella*, *Indiella*, *Aspergillus*.

Nous décrirons donc tout d'abord les *mycétomes suppurés ;* chez eux, le parasite végétal, incapable de produire seul le flot de pus qui draîne vers l'extérieur les granulations spécifiques, vit en symbiose avec une ou plusieurs bactéries pyogènes. Nous étudierons ensuite les *mycétomes scléreux*, où le champignon, seul en jeu, diffuse aisément en détruisant les éléments nobles, substituant à leur place un tissu fibreux, parsemé de logettes contenant les grains qui ne peuvent être éliminés. Enfin, nous verrons qu'il peut exister des *mycétomes kystiques*, implantés sur un ou plusieurs tissus, vivant en bon voisinage avec eux, se développant sans les détruire et sans amener de troubles graves dans la région atteinte.

Mycétomes suppurés. — Ce sont de beaucoup les plus répandus; leur évolution est lente et dure plusieurs années.

Dans la majorité des cas décrits, la tumeur siégeait au pied; elle débute indifféremment par la face dorsale ou la face plantaire. On cite des localisations à la main et à l'avant-bras ; quelquefois le mycétome se limite à un seul doigt; il peut évoluer à la jambe (Liendenberg, Thiroux), au genou (Pelletier), à la paroi thoracique avec envahissement du poumon (Pelletier et Thiroux).

On n'a pas encore publié d'observation authentique d'une double localisation sur un même sujet.

L'affection, insidieuse à ses débuts, laisse indifférent l'indigène qui ne consulte le médecin que lorsque l'extrémité du membre est devenue tout à fait impropre à son usage. Aussi est-il difficile d'assister au début de la maladie, et ne faut-il pas s'étonner de trouver les classiques muets sur la description du mycétome dans les premiers mois de son évolution. D'après ceux qui l'ont étudié peu de temps après ses premières manifestations, la mycose débuterait par une ou plusieurs petites tumeurs mobiles, dures, non douloureuses, siégeant dans le tissu cellulaire sous-cutané ; après quelques semaines ces nodosités s'ouvriraient, laissant s'échapper un liquide sanguinolent, véhiculant le plus souvent les éléments cryptogamiques, grains blancs, noirs ou rouges.

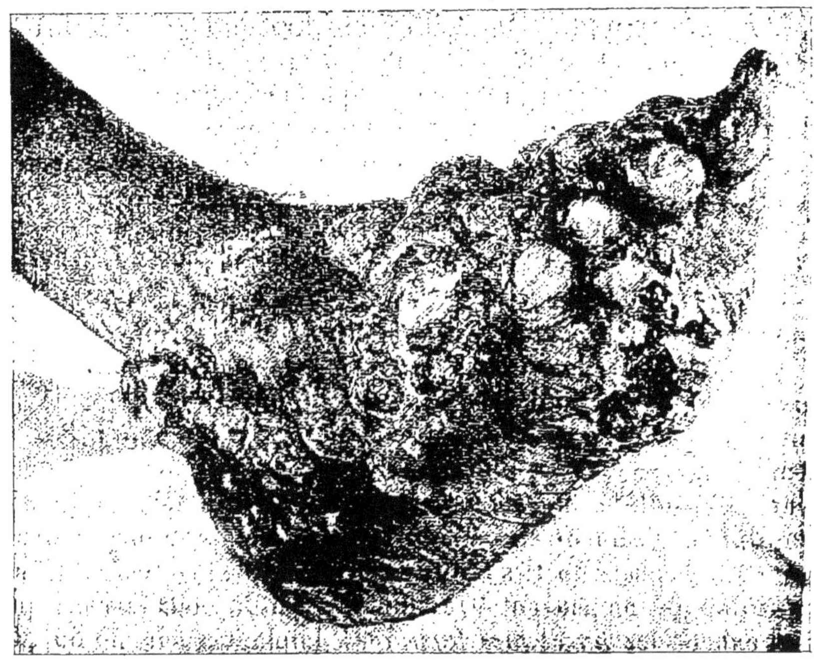

Fig. 75. — Mycétome suppuré à *Nocardia somaliensis*.

Le praticien se trouvera généralement en présence d'un individu très amaigri, porteur d'une volumineuse tumeur déformant le pied qui, triplé de volume, pend à l'extrémité d'une jambe atrophiée. En interrogeant le malade, il apprendra que l'affection a débuté il y a plusieurs années, qu'elle a laissé le patient, s'appuyant dans la marche sur la partie du pied restée saine, vaquer à ses occupations pendant environ un an. Mais le développement de la tumeur et la douleur à la pression devaient fatalement entraîner une impotence fonctionnelle qui survient généralement au cours de la deuxième année. Il peut se faire que l'affection, à marche extrêmement lente, reste parfois limitée à la partie antérieure du pied ; on voit alors arriver le patient à la consultation, marchant sur le talon, en s'appuyant solidement sur un bâton.

Quand ce pied a été, par un bain chaud ou par un simple lavage à l'eau tiède, débarrassé des ingrédients prescrits par le marabout ou le sorcier du village, il apparaît globuleux, complètement déformé ; il est devenu ovoïde, a acquis un volume énorme et a perdu sa configuration primitive ; les bords sont arrondis, les repères osseux sont complètement effacés ; la surface plantaire

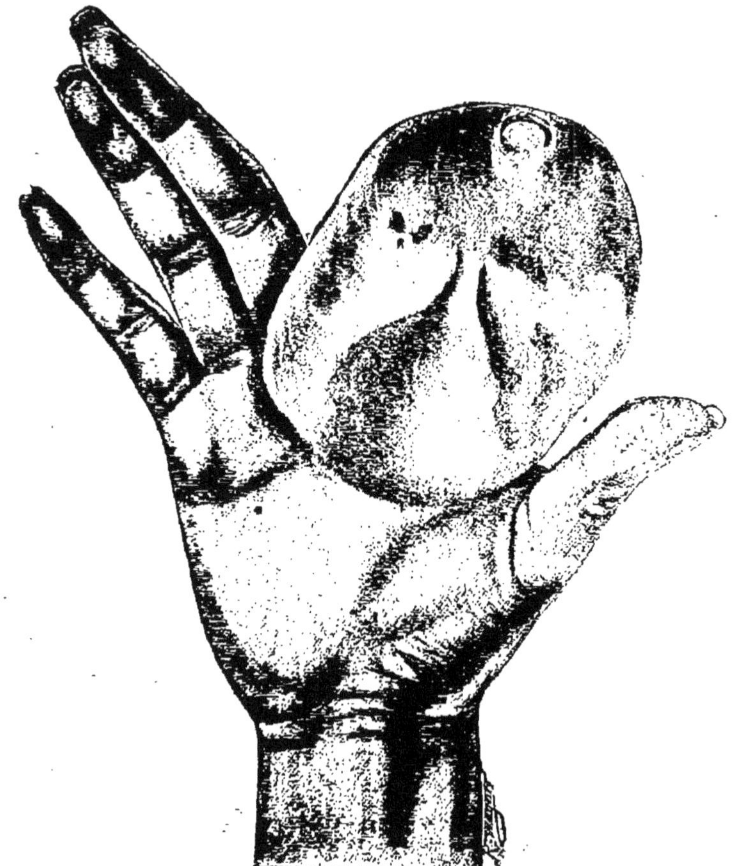

Fig. 76. — Mycétome suppuré de l'index à *Nocardia maduræ* (face palmaire).

est devenue convexe et les orteils, écartés les uns des autres, se dressent verticalement.

La surface tégumentaire est parfois lisse, tendue ; elle est le plus souvent bosselée, parsemée de nodosités hémisphériques dont la grosseur varie du volume d'un pois à celle d'une noix ; quelques-unes sont recouvertes d'une peau saine, d'autres sont ulcérées, et au centre d'un bourrelet charnu, rougeâtre, apparaît l'orifice d'un pertuis.

Au toucher, le pied malade apparaît plus chaud que le sain, il est dur, ne conserve pas l'empreinte du doigt, mais la pression digitale est souvent douloureuse; les douleurs spontanées sont très rares.

Une compression légère de la tumeur fait sourdre par de multiples pertuis quelques gouttes de pus. Le stylet, introduit dans ces orifices fistuleux, pénètre profondément dans le pied, ou bien, si la lésion est jeune, il est arrêté à un ou deux centimètres par une paroi fibreuse très résistante. Comme on a le plus souvent affaire à une tumeur ancienne ayant complètement désorganisé le pied, le stylet traverse les tissus sans rencontrer d'arrêt, et

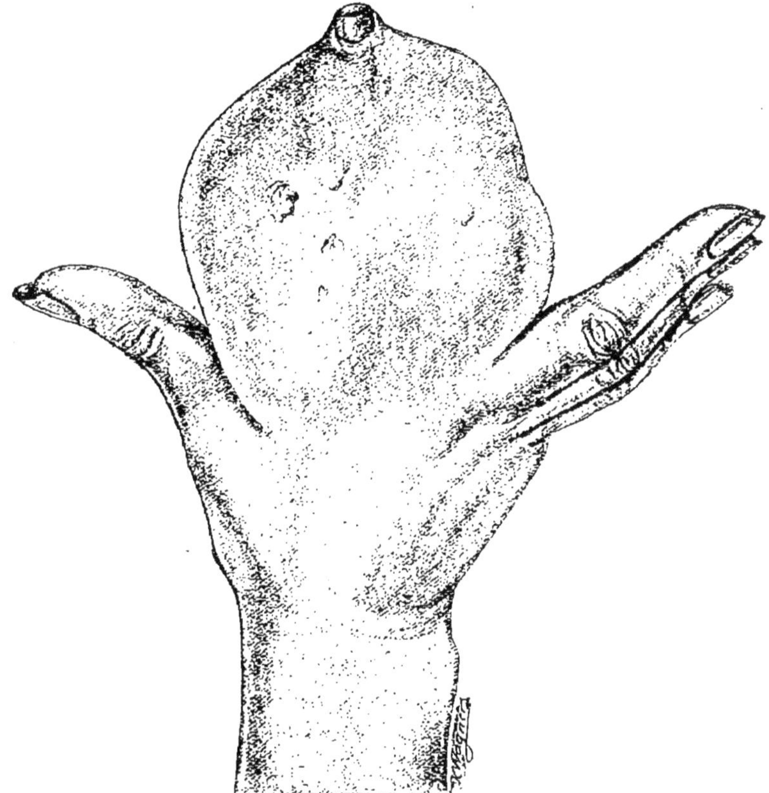

Fig. 77. — Mycétome suppuré de l'index à *Nocardia maduræ* (face dorsale).

chemine à travers une masse de consistance gélatineuse. Dans certains cas, il pénètre dans une vaste cavité kystique remplie de sclérotes durs et heurte les grains noirs comme s'il sondait un sac rempli de billes à jouer; dans d'autres, il suit un trajet fistuleux à paroi scléreuse, est arrêté par un os carié encore résistant, ou bien pénètre dans un tissu osseux friable, ramolli, qui se laisse traverser.

L'orifice de ces trajets fistuleux est généralement béant, donnant issue à une sécrétion assez spéciale, d'aspect et de consistance variables. Tantôt c'est un liquide séreux, mélangé de sang, [illegible], tantôt un pus épais, fétide, blanc sale, jaunâtre ou [illegible], tantôt une sécrétion d'apparence huileuse. Cette suppuration entraîne toujours à l'extérieur l'agent étiologique de l'affection qui s'élimine sous forme de grains spécifiques, noirs, blancs ou rouges, de dimensions variables. Nous nous étendrons plus longuement sur les caractères de ces grains au chapitre bactériologie.

L'affection n'éveille aucune réaction générale, les ganglions inguinaux sont ordinairement indemnes. La santé peut rester parfaite pendant plusieurs années ; l'amaigrissement est plutôt le fait de la misère physiologique chez un individu incapable de tout travail et qui doit vivre de mendicité. La preuve en est dans l'atrophie musculaire limitée au membre atteint, quand le malade trouve chez lui une bonne alimentation.

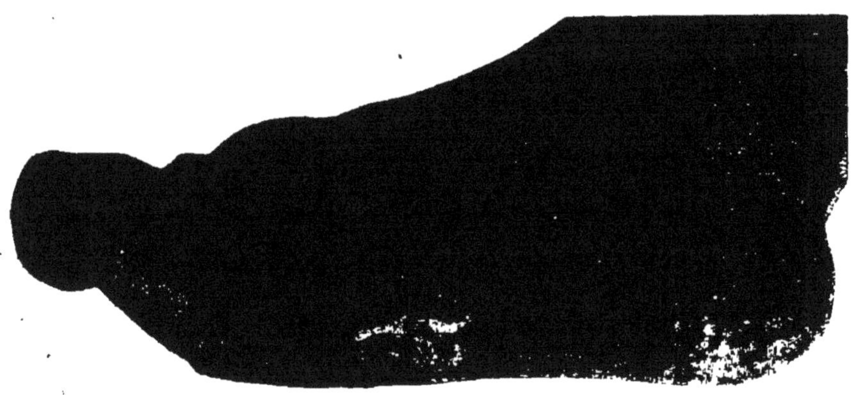

Fig. 78. — Mycétome suppuré à *Madurella Mycetomi*.

Le mycétome rouge, quand il siège au pied, est généralement suppuré et sa symptomatologie est identique à celle que nous venons de décrire ; mais il peut se localiser en d'autres points du corps. Pelletier a publié, en 1906, dans les *Annales d'hygiène coloniale*, l'observation d'un malade porteur d'une volumineuse tumeur mycosique du genou gauche ; la peau était percée de nombreux orifices fistuleux à bords arrondis, surélevés et très enflammés, par où s'éliminaient, au milieu d'un pus grisâtre et [illegible], de nombreux grains rouges minuscules, mesurant à peine [un] millimètre de diamètre. Le stylet pénétrait très facilement et s'enfonçait très profondément. La cuisse et la jambe étaient peu [illegible], et dans le triangle de Scarpa on trouvait un gros [illegible] indolore. L'état général était mauvais, l'amaigrissement [illegible]. L'amputation de la cuisse à la région moyenne fut [illegible] la guérison.

[illegible] pathologie exotique, Pelletier et Thiroux donnent une description fort intéressante d'un mycétome à grains rouges de la paroi thoracique droite. La tumeur, de forme ovale, adhère au plan superficiel et au plan profond; elle est percée de nombreux cratères, par où s'écoule un liquide purulent, sanieux, tenant en suspension de nombreux grains extrêmement fins, gros comme une tête d'épingle et rouge rubis. Les signes stéthoscopiques, toux, râles humides, frottements pleuraux, la présence dans les crachats de fins grains rouges semblables à ceux éliminés par les trajets fistuleux, ne laissent aucun doute sur l'envahissement de la plèvre et d'une partie du poumon droit par la mycose. Le malade quitta l'hôpital après un séjour de 3 mois, sans que son état se fût amélioré.

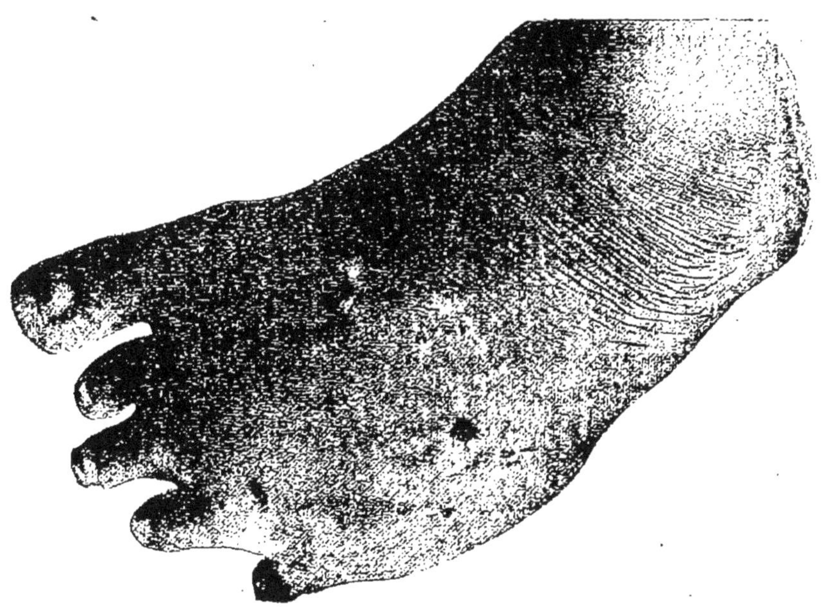

Fig. 79. — Mycétome scléreux à *Nocardia Somaliensis*.

Mycétomes scléreux. — Comment se caractérisent les mycoses quand elles évoluent sans aucune infection surajoutée? Lorsque le parasite végétal se trouve seul en cause, il est, à notre avis, incapable de produire par lui-même une suppuration abondante; l'appel leucocytaire, s'il existe, se traduira par une mince couche de pus blanchâtre enrobant le grain ou tapissant la coque fibreuse de la loge. Le pus liquide et abondant fait défaut; l'absence de bactéries pyogènes en est l'unique raison. Il est certain que les nodosités parasitaires développées dans l'épaisseur du derme arriveront parfois à tendre la peau, à l'amincir au point de lui enlever son rôle de barrière aux germes qui vivent à la surface de notre épiderme. Il se produira alors une infection inévitable du kyste mycélien, infection qui sera suivie naturellement de l'élimination des grains; mais cette inflammation demeurera limitée à ces logettes intra-dermiques, et la tumeur, qui aura généralement envahi le pied dans toute son épaisseur, restera strictement mycosique.

Ces mycétomes, qui peuvent revendiquer comme agents étiologiques aussi bien des NOCARDIA que des ASPERGILLUS ou des MADURELLA, se présentent sous l'aspect d'une tumeur de volume variable, tantôt déformant complètement le pied (*Nocardia somaliensis*, *Nocardia maduræ*), tantôt lui conservant sa physionomie normale (*Aspergillus Bouffardi*). C'est ainsi que nous voyons, par exemple, un malade, infecté par un NOCARDIA, porteur d'un pied doublé ou triplé de volume, informe, couvert sur toute sa surface de nodosités hémisphériques dont les dimensions varient de la grosseur d'une noisette à celle d'une petite pomme d'api. Ces nodosités sont recouvertes d'une peau saine, ne présentant aucune solution de continuité; il n'existe point de communication avec l'extérieur et cependant l'affection remonte à neuf ans. Les tubérosités ne sont point ulcérées; il n'y a pas trace de trajets fistuleux, ni de cratères. Les grains parasitaires, de couleur blanchâtre, demeurent inclus dans la tumeur.

Dans un autre mycétome à *Nocardia Somaliensis*, l'aspect clinique diffère : le pied globuleux est doublé de volume; la peau lisse, d'aspect normal, *sans nodosités*, ne conserve point l'empreinte digitale; elle est percée, à la face dorsale du pied, d'une douzaine de pertuis étroits que le stylet ne franchit qu'avec difficulté. Situés au fond d'une petite dépression de l'épiderme, ces orifices fistuleux ne sont le siège d'aucune réaction inflammatoire. Par une forte pression, assez douloureuse, des faces latérales de la tumeur, on fait sourdre par ces pertuis quelques gouttes de pus contenant les grains blancs pathognomoniques. En explorant ces trajets fistuleux, le stylet est rapidement arrêté par une barrière fibreuse très résistante ; il ne pénètre qu'à un centimètre en profondeur et latéralement ne peut rencontrer de tunnel, faisant communiquer ensemble plusieurs cavités kystiques. Tous ces pertuis ne sont donc que les ouvertures de quelques nodosités parasitaires superficielles, développées dans le derme ; la tumeur qui a désorganisé tout le pied, détruit tous les tissus envahis, muscles, os, tendons, reste en réalité *sans aucune communication avec l'extérieur*. La suppuration, limitée à ces nodosités mycosiques intradermiques, était d'ailleurs si minime que le malade n'avait jamais eu besoin de panser son pied. Il ne souffrait point, n'était pas amaigri; son état général restait excellent; l'amputation de la jambe au lieu d'élection fut toutefois nécessaire pour obtenir la guérison de cette mycose grave, ayant détruit tous les éléments du pied.

Nous voici maintenant en présence d'une mycose plus bénigne. Le début de la maladie remonte à 4 ans ; l'état général demeure parfait, l'embonpoint est conservé. La tumeur siège à la partie antérieure du pied qui, globuleux à ce niveau, est normal dans son tiers postérieur. Dans la marche, le talon seul appuie sur le sol. Sur les faces plantaire et dorsale se voient une quinzaine de petites tumeurs dures, ovoïdes, grosses comme des petits pois ; à leur niveau la peau est très tendue, amincie ; elle se déchire par légère pression du stylet, qui énuclée facilement un grain noir, inclus à sec dans une petite loge à paroi fibreuse. *Il n'existe aucune trace de trajet fistuleux.* Ces petites nodosités périphériques sont indépendantes les unes des autres. L'état globuleux du pied, dont la circonférence mesure dans le tiers antérieur 8 cent. et demi de plus que celle du pied sain, indique évidemment que la mycose n'est point limitée au derme. L'incision exploratrice découvre en effet de nombreux grains noirs enkystés dans un tissu fibreux qui s'est substitué au tissu cellulaire sous-cutané, totalement disparu. L'extirpation de cette tumeur est nécessaire ; elle va imposer une fine dissection du pied qui est envahi dans toute son épaisseur ; elle montre que le champignon cheminant à travers le tissu adipeux l'a totalement résorbé, épargnant les muscles, tendons, vaisseaux, os qui sont sains. Un tissu fibreux, criblé de logettes contenant chacune un grain noir, a pris la place du tissu adipeux. L'enkystement du parasite est ici parfaitement aseptique ; à l'ouverture des cavités parasitaires, on ne trouve pas trace de pus.

L'intervention chirurgicale ne fut pas suivie de guérison définitive ; nous avons vu récidiver la mycose dans le voisinage de la cicatrice, sous forme de petits nodules indurés, parfaitement identiques à ceux que nous avions extirpés et renfermant des sclérotes inclus à sec dans leur loge fibreuse. Leur ablation fut facile et le malade, suivi pendant deux ans, ne présenta plus de signes de son affection mycélienne, qui paraissait définitivement guérie. Le pied avait repris sa souplesse et son volume normal.

Voilà des observations qui semblent établir nettement que le *mycétome peut être une mycose scléreuse, absolument fermée, quel que soit son âge, évoluant lentement vers la destruction des tissus, sans jamais arriver à la suppuration.*

Un pus fétide, abondant, dénote toujours une association bactérienne, venant compliquer la mycose.

Mycétomes kystiques. — On en a publié récemment quelques observations intéressantes : Brault en observe un cas en Algérie (1907), simulant un fibro-sarcome de la grosseur du poing ; la tumeur, située à la face dorsale du pied, présente à sa surface des cicatrices de trajets fistuleux fermés et quelques pertuis par où s'écoule un peu de liquide muco-purulent sans grains. De consistance solide en certains points, molle en d'autres, cette tumeur indolente ne retentit point sur la chaîne ganglionnaire de l'aîne. Le malade n'a pas de fièvre, son état général est bon. L'intervention chirurgicale montra que ce néoplasme était une tumeur mycosique remplie de cavités kystiques contenant de nombreux grains blancs, qui donnèrent une culture de NOCARDIA *maduræ*.

Nous avons opéré un mycétome à grains blancs de la main également localisé au derme avec intégrité des tissus sous-jacents. La tumeur, de la grosseur d'une noix, était une poche kystique contenant une douzaine de grains blancs.

Dans les *Annales de dermatologie*, 1912, Brault décrit un cas de mycétome très limité, n'atteignant que les parties molles, malgré l'ancienneté du processus (11 ans). Entre le 1er et le 2e orteil du pied gauche s'est développée une sorte de tumeur liquide, du volume d'une grosse noix, à contenu d'apparence hématique, et demeurant sans communication avec l'extérieur; elle a fortement tendu la peau qui, en certains points, est très amincie. A l'ouverture s'écoule un liquide brunâtre contenant de nombreux grains noirs à aspérités, sclérotes d'un champignon qui a pu être isolé et cultivé, et qui est le *Madurella mycetomi* Laveran.

On voit, par ces observations, que, pour des raisons encore ignorées, le champignon peut n'avoir aucun pouvoir de pénétration. Il ne diffuse pas; il reste localisé au tissu qui le supporte sans en souffrir sérieusement. Il enkyste de nombreux sclérotes dans une unique cavité. La mycose se présente ici sous sa forme la plus simplifiée.

ANATOMIE PATHOLOGIQUE. — La maladie n'est pas toujours identique dans ses manifestations et les lésions sont loin de revêtir dans tous les cas un type uniforme. Le processus pathologique varie avec les parasites en cause; le terrain et l'âge de l'affection semblent jouer un rôle secondaire. Il est aujourd'hui hors de doute que le processus qui caractérise ces différentes mycoses est le *processus scléreux;* il est plus ou moins étendu, il peut n'intéresser que le tissu adipeux, ou bien envahir tous les éléments du pied, les résorbant pour substituer à leur place une masse fibreuse englobant les grains caractéristiques de l'affection.

Quand des bactéries pyogènes viendront compliquer la mycose, elles entraîneront une modification complète des lésions anatomiques, le processus inflammatoire dominera et ce sera le mycétome à trajets fistuleux et à tunnels. Ces tumeurs suppurées, de beaucoup les plus fréquentes, ne doivent pas cependant nous laisser passer sous silence les mycoses scléreuses. L'étude anatomopathologique des mycétomes doit donc englober les formes les plus variées de l'affection.

Dans le **mycétome kystique**, le champignon n'a aucune tendance à diffuser ; il s'implante en tissu mou, s'y développe, sans pénétrer en profondeur, et la tumeur, malgré son ancienneté, reste limitée et peu volumineuse. C'est parfois une simple poche kystique à paroi fibreuse (1) contenant de nombreux grains noirs (*Madurella mycetomi*) baignant dans un liquide hématique ou bien une tumeur très localisée, simulant un fibro-sarcome, remplie de cavités kystiques avec nombreux grains blancs (*Nocardia Maduræ*).

Dans les **Mycoses scléreuses**, nous pouvons rencontrer un parasite dont le pouvoir de diffusion est très minime, mais suffisant cependant pour envahir le pied dans toute son épaisseur ; il n'attaque alors qu'un seul tissu, le tissu adipeux. La peau restée saine est parsemée de petites tumeurs dures, ovoïdes, qui ont en leur point culminant suffisamment aminci l'épiderme pour qu'il se laisse facilement déchirer par le stylet. On ne voit aucune trace de trajets fistuleux ; l'ouverture de ces nodosités superficielles donne issue à un ou deux grains noirs inclus dans leurs logettes comme une noisette dans sa coque ; les tumeurs sont indépendantes les unes des autres ; les plus voisines sont séparées par un pont fibreux qui ne se laisse pas pénétrer par le stylet. Le processus scléreux a fait disparaître tout le tissu adipeux du pied ; le parasite, sous forme d'un grain noir dont la grosseur varie de la tête d'une épingle à celle d'une lentille, est enkysté dans du tissu fibreux. Le grain est mobile dans sa loge et une légère pression suffit pour l'en chasser.

Une coupe fine passant par les grains les montre au microscope toujours isolés dans leur nodule inflammatoire ; du grain à la périphérie de la logette, on rencontre tous les stades de formation de tissu fibreux, depuis les cellules embryonnaires, le tissu conjonctif à mailles très larges contenant de rares macrophages, le tissu conjonctif à mailles serrées, jusqu'au tissu fibreux proprement dit. Ces faisceaux de fibres conjonctives cheminent entre les muscles, les tendons et les os sans les pénétrer ; le champignon suivra la voie facile du tissu adipeux, passant de la face plantaire à la face dorsale, évoluant aseptiquement dans ce tissu lâche, le transformant lentement en une masse scléreuse, criblée d'un nombre considérable de petites logettes indépendantes renfermant un ou plusieurs grains noirs.

Ce processus scléreux n'intéressant que le tissu adipeux est exceptionnel ; on n'en a encore signalé qu'un cas. Ce même processus, étendu à tous les éléments du pied, résorbant muscles, aponévroses, tendons, os, a été plus souvent observé. Cette des-

(1) Brault, Mycétomes à grains noirs (*Annales de dermatologie*, 1912).

truction totale d'une région entière, de tout un segment du membre inférieur, par un parasite végétal qui substitue aux éléments anatomiques une énorme masse fibreuse englobant aseptiquement les sclérotes caractériserait certains mycétomes à grains blancs, surtout ceux causés par *Nocardia somaliensis*. La peau est lisse, un peu épaissie, recouverte parfois de nodosités, le plus souvent percée de nombreux pertuis. En sectionnant au bistouri plusieurs de ces pertuis, on ouvre des trajets fistuleux, très courts, qui aboutissent à de petites cavités kystiques renfermant un ou deux grains, enrobés dans un pus épais. La suppuration ne s'étend pas en profondeur; elle se limite aux nodules parasitaires intradermiques. Une section complète du pied traverse une masse blanche criant sous le scalpel. Le tissu fibreux, blanchâtre, dur, est parsemé d'îlôts brunâtres de consistance molle, contenant en leur centre un ou deux grains blancs ; ces îlots ne communiquent pas entre eux; ils sont séparés par une épaisse cloison fibreuse.

Les muscles et les tendons ont été complètement résorbés. Les os ont mieux résisté au voisinage de la tumeur : ils ont subi la dégénérescence graisseuse, sont devenus mous, friables, spongieux; ils s'écrasent facilement entre les mors d'une pince à pansement, laissant couler un liquide jaunâtre, huileux; leur section ne découvre aucun élément parasitaire. Ceux qui ont été envahis par le champignon sont hypertrophiés, parsemés d'îlots grisâtres semblables à ceux qui sont disséminés dans la tumeur fibreuse; ces îlots contiennent en leur centre un ou plusieurs grains jaunes.

Chez d'autres mycétomes scléreux, la section au bistouri met à jour de nombreuses cavités kystiques atteignant quelquefois le volume d'une noisette et remplies de grains agglomérés rappelant le frai de poissons.

Dans toutes ces mycoses, le nodule parasitaire présente une structure anatomique identique, que nous décrirons plus loin.

Les **mycétomes suppurés**, si répandus, tiennent leurs caractères anatomo-pathologiques de la vie en symbiose des champignons avec un ou plusieurs microbes pyogènes. Cette association vient complètement modifier le processus anatomique; la réaction inflammatoire domine; la masse fibreuse est réduite à quelques travées cloisonnant les loges kystiques où les grains sont inclus; ces cavités communiquent entre elles par des tunnels qui aboutissent à des trajets fistuleux s'ouvrant à l'extérieur; par ces conduits s'éliminent au milieu d'un liquide purulent, fétide, les grains spécifiques. Les téguments sont souvent épaissis. A leur surface se voient de petites nodosités ou tubercules de toutes dimensions, depuis le grain de mil jusqu'à la noisette; les uns n'ont fait que soulever une peau saine; chez d'autres, la peau, très amincie au point culminant, montre qu'ils sont en imminence de perforation; d'autres enfin sont ulcérés, percés d'une ou plusieurs fistules à bords mousses.

Quelques mycétomes se laissent couper en tous sens, sans que le bistouri rencontre la moindre résistance. Il n'y a plus de charpente osseuse; la tumeur sectionnée apparaît spongieuse, gélatineuse, laissant parfois suinter à la section un liquide huileux provenant sans aucun doute d'une dégénérescence graisseuse des tissus. Les principaux éléments du pied, muscles, graisse, aponévroses, ont été détruits, probablement résorbés ; on peut parfois reconnaître quelques débris de tendons qui offrent plus de résistance à la destruction. Au milieu de cette masse informe, sans caractères anatomiques, constituée microscopiquement par des cellules embryonnaires et de nombreux globules de pus, se voit une matière d'apparence caséeuse, jaunâtre ou brunâtre, formée d'une multitude de corpuscules de formes irrégulières qui sont les grains. Ces granulations parasitaires sont éliminées par des trajets fistuleux qui viennent s'ouvrir à la surface de la peau, au niveau des tubérosités ; ces trajets sillonnent parfois la tumeur dans tous les sens, traversant des poches kystiques pleines de pus dans lequel baignent des grains blancs ou noirs. Certains os ont entièrement disparu ; quelques-uns ont été envahis par le champignon qui a creusé dans leur substance des excavations multiples ; d'autres se sont cariés, sont devenus friables, se sont ramollis par perte de leurs sels calcaires. Ceux qui se trouvaient dans le voisinage se sont hypertrophiés sans se laisser pénétrer par les filaments mycéliens; quand on les sectionne, on ne trouve ni alvéoles, ni tunnels ; mais la moelle est souvent liquide, et l'os présente tous les signes d'une ostéite raréfiante ou d'une périostite chronique avec épaississement de la substance corticale.

Les lésions sont moins étendues, quand le champignon n'envahit que certains éléments, laissant indemnes les tendons et les os. Les tissus atteints sont parcourus par des faisceaux de sclérose, délimitant des poches kystiques contenant des grains de grosseur variable. Certaines de ces loges sont isolées ; la majorité est en communication avec l'extérieur par des trajets fistuleux. Le nodule mycosique est constitué par du tissu inflammatoire où prédominent les polynucléaires; les cellules du tissu conjonctif sont hypertrophiées; on y voit des cellules géantes et de nombreux vaisseaux dilatés.

Un même champignon peut, dans son parasitisme humain, se présenter chez le même individu sous deux aspects nettement différents. Chez un malade, nous trouvons à côté d'une poche suppurée, remplie de grains noirs et traversant la région antérieure du pied dans toute son épaisseur, un énorme sclérote de la taille et de la couleur d'une truffe. Il est logé dans la voûte plantaire formée par les deux rangées du tarse; il a détruit tout le cuboïde; les têtes du calcanéum et de l'astragale sont cariées. Ce grain géant, fusiforme, mesurait 5 centimètres de long sur 4 centimètres de large (fig. 79).

ÉTUDE HISTOLOGIQUE ET BACTÉRIOLOGIQUE. — Grains. — Les productions mycosiques qui caractérisent la maladie, et, par leur présence constante, en rendent le diagnostic facile, sont des grains différenciés d'après leur couleur, en BLANCS, NOIRS et ROUGES. Les premiers sont généralement les plus répandus ; les seconds sont fréquemment observés dans l'Inde et dans certaines de nos colonies, Djibouti, Afrique Occidentale française ; quant aux rouges, ils sont considérés comme extrêmement rares.

Les parasites en cause sont multiples; l'absence de cultures sur milieux artificiels, ou de formes de fructification dans les tissus, rend actuellement impossible l'identification botanique de la majeure partie d'entre eux. Aussi conserverons-nous dans l'étude bactériologique qui va suivre la classification basée sur la couleur des grains et admise par la plupart des auteurs.

Grains blancs. — Ces granulations sont le plus souvent très petites, comparables à des grains de semoule ; elles ne deviennen volumineuses et n'atteignent la grosseur d'une noisette qu'en s'agglomérant entre elles. Elles sont le plus souvent, au moment de leur élimination, d'un blanc laiteux, mais elles jaunissent très rapidement au contact de l'air. On les trouve enduites d'une mince couche de pus, peu adhérente, qui se détache facilement quand on les lave. Elles présentent généralement des formes extrêmement irrégulières, une surface anguleuse, polyédrique, qui, exceptionnellement, peut être lisse. Leur consistance est le plus souvent caséeuse ; elles s'écrasent très facilement entre lame et lamelle; parfois, elles sont dures et ne se ramollissent qu'après avoir été traitées par une solution de potasse caustique à chaud ou par l'eau de Javel. Elles sont solubles dans l'acide nitrique à chaud, qui reste incolore, dans l'acide chlorhydrique qui, dans certains cas, peut se colorer en jaune doré ; elles sont insolubles dans la potasse et l'acide acétique.

Pour entreprendre une étude histologique de ces grains, on a généralement recours à leur écrasement entre lame et lamelle. C'est une technique un peu brutale ; il vaut mieux employer la dissociation avec deux aiguilles dans une solution de lactophénol. Ces procédés décèlent rapidement la nature du germe en cause, mais ils ne permettent pas de se rendre compte de la disposition du parasite dans le grain. Par la méthode des coupes, on obtiendra un meilleur résultat.

Le grain blanc se présente dans tous les cas étudiés, sous trois aspects microscopiques nettement différents : tantôt apparaît dans toute l'épaisseur du grain un feutrage très dense de filaments mycéliens renflés en certains endroits, généralement très ténus, de 1 μ environ de large, s'entrecroisant, se ramifiant dans tous les sens; tantôt se voit une couronne périphérique de filaments radiés, bien colorés, formant contraste avec une zone centrale informe; tantôt il y a absence complète de tout élément parasitaire, et le grain tout entier, quels que soient sa taille et son âge, est formé d'une substance amorphe se colorant mal, masquant sans aucun doute des éléments parasitaires vivants, dont on peut obtenir la culture dans les milieux appropriés.

Coloré au bleu coton ou à l'hématéine-éosine, le grain, isolé ou inclus dans les tissus, apparaît constitué par une portion centrale amorphe se teintant faiblement et une zone périphérique radiée, nettement colorée, où les filaments mycéliens, ramifiés, s'enchevêtrent pour former un feutrage très serré. Ces filaments prennent le Gram; le protaplasma fixe irrégulièrement la couleur, leur donnant l'aspect d'une chaînette de bâtonnets. Leur disposition rayonnée rappelle la structure du grain actinomycosique, mais on ne rencontre jamais de terminaison en crosse ou en massue.

Le NODULE PARASITAIRE est constitué au centre par le grain entouré d'un amas énorme de leucocytes et de cellules embryonnaires; quelques-unes, volumineuses, ont plusieurs noyaux et sont probablement des cellules géantes. A ces cellules embryonnaires fait suite un tissu conjonctif à fibres très lâches, à larges mailles, renfermant des éléments cellulaires, puis un tissu à mailles plus serrées avec des capillaires de néoformation, enfin du tissu scléreux formant la coque.

Les cellules géantes présentent parfois des dimensions considérables; elles sont rondes ou ovalaires, remplies de noyaux qui se colorent bien et peuvent contenir dans leur protoplasma des filaments mycéliens. Ces cellules géantes parasitées ont été signalées par Brumpt dans un cas de mycétome à *Nocardia somaliensis* et par Lindenberg, au Brésil, chez un malade atteint d'une tumeur du genou, due, d'après cet auteur, à un nouveau discomyces qu'il dénomme *Discomyces brasiliensis*.

Dans quelques nodules, la zone inflammatoire, constituée par un tissu conjonctif lâche infiltré de cellules embryonnaires et parsemé de vaisseaux sanguins, est assez étendue alors que, chez d'autres, elle est à peine esquissée. Certains auteurs, Vincent en particulier, trouvent dans la structure embryonnaire des vaisseaux, la raison de leur facile rupture; il en résulterait un épanchement sanguin ramollissant les nodosités et facilitant l'élimination à l'extérieur des granulations parasitaires. Nous ne pensons pas qu'il en soit toujours ainsi et chez un malade, dont les débuts de l'affection remontaient à 9 ans, le nodule mycosique, à zone congestive très étendue, n'avait provoqué ni hémorragie, ni exsudation séro-sanguinolente ou séreuse. Si l'épanchement intra-nodulaire se produit, il sera très probablement résorbé; persisterait-il, qu'il lui serait impossible de franchir la paroi fibreuse à moins que la voie ne lui soit ouverte par des bactéries pyogènes.

L'examen histologique du grain et l'étude par la méthode des coupes de sa structure ont permis de reconnaître que les parasites filamenteux, très ténus, *non cloisonnés*, présentant les caractères de coloration des bactéries et prenant le Gram, que Vincent a découverts et que Pinoy appelle *Nocardia*, s'ils sont les plus communs, ne sont cependant pas les seuls agents patho-

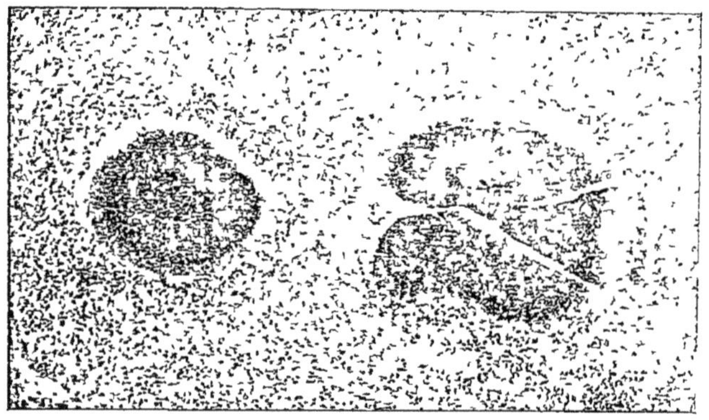

Fig. 80 — Deux aspects différents du grain blanc à *Nocardia somaliensis* (Thèse Brumpt, 1906).

gènes des mycétomes blancs. Il en existe, en effet, d'autres qui se présentent sous la forme de *filaments mycéliens cloisonnés*, ramifiés, montrant sur leur trajet et à leur extrémité, des chlamydospores. Ils ont été signalés par Brumpt en 1906 (Thèse sur les mycétomes) qui créa pour eux un genre nouveau, le genre *Indiella*, dont il donne la définition suivante :

Genre *Indiella* n. g. Brumpt, 1906 — « Mucédinées à thalle blanc, vivant en parasite dans divers tissus animaux (os, muscles, tissu conjonctif), possédant dans leur vie végétative des filaments de dimensions variant de 1 μ, et même moins, à 5 et 10 μ. Ces filaments sont cloisonnés et se ramifient de temps à autre latéralement ; ils ne sécrètent jamais de matière pigmentaire. Ces filaments forment toujours en se réunissant des grains, comparables quelquefois à des sclérotes, qui caractérisent les différentes espèces du genre. Dans ces grains se rencontrent, en nombre plus ou moins considérable, des chlamydospores, le plus souvent terminales. »

Brumpt en distingue trois espèces qu'il appelle *Indiella Mansoni*, *Indiella Reynieri*, *Indiella somaliensis*. La première a été trouvée dans un pied de Madura provenant de l'Inde ; la seconde a été observée à Paris chez un malade n'ayant jamais quitté son pays ; la troisième parasitait deux indigènes de la Côte des Somalis. Dans ces deux derniers cas, l'ensemencement des grains sur pomme de terre nous avait bien donné une culture d'un NOCARDIA très voisin de celui de Vincent ; mais Brumpt croyait à une symbiose d'un *Nocardia* avec un *Indiella*. Il est revenu récemment sur cette impression ; il eut l'occasion d'examiner des préparations qui lui avaient été envoyées par Fullborn et qui provenaient d'un cas identique de mycétome à grains blancs. Il a retrouvé ces éléments ramifiés, qu'il avait pris pour des filaments d'un *Indiella* de petite taille, alors qu'en réalité ce ne sont que des moulages de filaments disparus dans les lésions anciennes et ne se retrouvant avec la structure caractéristique des NOCARDIA qu'à la périphérie du grain ou dans les cellules géantes. Contrairement à tous les discomyces, parasites de l'homme, ce champignon sécréterait ou produirait aux dépens des cellules parasitées une substance très dure. Cette particularité pourrait faire songer à créer pour ce parasite un genre nouveau ; cette nécessité ne s'impose point et *Indiella somaliensis* devient une variété de *Nocardia Maduræ* que l'on dénommera *Nocardia somaliensis* (Brumpt, 1906).

Les *Indiella* forment un groupe d'attente, qui trouvera sa place dans la classification botanique, quand on aura réussi à les cultiver.

Nicolle et Pinoy (1) ont décrit des grains blancs, formés d'une masse centrale amorphe, assez petite, mesurant 120 μ de diamètre, d'où partaient, en rayonnant, de gros filaments mycéliens *cloisonnés*, mesurant de 4 à 5 μ de large. Ces filaments présentaient parfois l'aspect moniliforme et portaient des chlamydospores terminales ou intercalaires. Dans ces grains, Pinoy et Nicolle ont trouvé, non seulement des spores sphériques ou ovoïdes de 2 à 1 μ 5 de diamètre, isolées ou en chapelet, mais des amas de conidies, en tête D'ASPERGILLUS ; ils étaient les premiers à signaler le développement de FORMES DE FRUCTIFICATION DANS L'INTIMITÉ DES TISSUS ; ils confirmèrent l'exactitude de leur observation histologique en obtenant, par l'ensemencement des grains, des cultures D'ASPERGILLUS.

En l'absence de cultures difficiles à obtenir sous les tropiques, où le matériel de laboratoire nécessaire à ces recherches fait le plus souvent défaut, on a pu, dans la majorité des cas, retrou-

(1) *Archives de parasitologie*, 1906.

ver, à l'examen microscopique de grains conservés dans l'alcool, les caractères fondamentaux des *Nocardia* et les distinguer des champignons filamenteux cloisonnés. Mais, pour donner à ces parasites la place exacte qui leur revient dans la nomenclature botanique, il était nécessaire d'obtenir, en milieux appropriés, les cultures qui fixent les caractères des organes de fructification.

C'est Vincent qui réussit le premier à cultiver le parasite du grain blanc, mou ; il obtint un *Nocardia* typique, aérobie, se développant bien à 37°, donnant une culture médiocre en bouillon ordinaire, très riche en infusions végétales acides. Dans ce milieu de choix, les colonies se développent en 2 ou 3 jours sous forme de petits amas sphériques, blanchâtres, floconneux, qui prennent une teinte rose en vieillissant. Ces petites boules adhèrent aux parois du tube ou tombent au fond ; le milieu reste limpide.

Sur la gélose sucrée de Sabouraud le parasite se développe très bien, produisant des disques blancs, surélevés, acuminés, durs et adhérents au milieu ; en vieillissant, les colonies deviennent rouge à leur base.

Ce champignon cultive sur gélatine sans la liquéfier. Sur pomme de terre, il pousse assez rapidement ; les colonies se présentent sous la forme de petites masses sphériques, grisâtres, devenant rapidement roses, parfois rouge vif ; le substratum conserve sa coloration naturelle.

La culture de ces *Nocardia* a été obtenue assez fréquemment, en Afrique, dans l'Inde et en Europe. La technique généralement recommandée est la suivante : on lave dans l'eau distillée les granulations parasitaires, recueillies au milieu du pus, sur la ouate du pansement, ou bien prélevées dans un nodule suppuré ou en imminence de suppuration. Les grains tombent au fond du tube, on les recueille et on les dispose à un centimètre environ les uns des autres sur les milieux de culture solides, que l'on place à l'étuve à 37° ou à la température ordinaire. C'est vers le 4e ou le 5e jour qu'apparaissent les premières colonies.

Brault préconise la gélose au foin ; il aurait isolé facilement sur ce milieu un *Nocardia* qui s'y développait très rapidement, donnant des colonies d'abord roses à leur base pour prendre ensuite une très belle teinte rouge vif. Il n'obtenait pas de culture sur gélose lactosée ou glycérinée ; le parasite poussait très bien sur pomme de terre.

La plupart de ces champignons cultivent mieux sur pomme de terre ; deux fois nous avons rencontré des *Nocardia* qui donnaient très rapidement sur ce milieu une culture blanche, dure, plissée, jaunissant vers le 5e ou le 6e jour, alors que les bouillons de foin restaient stériles. Lindenberg, au Brésil, trouve également un *Nocardia* qui pousse très abondamment sur ce tubercule et très mal dans les milieux au foin. Aussi considérons-nous la pomme de terre comme le milieu de choix pour l'isolement de ces parasites.

L'examen microscopique des colonies, prélevées sur les différents milieux, permet de constater une identité parfaite du germe cultivé avec les filaments observés dans les coupes ou frottis de grains. Dans les vieilles cultures (1 à 2 mois), se voient de nombreux amas de spores.

Les inoculations expérimentales ont le plus souvent échoué. Que l'on parte de la granulation mycosique ou des colonies, jeunes ou sporulées, l'injection sous-cutanée ou intra-musculaire au cobaye, au pigeon, reste généralement sans effet.

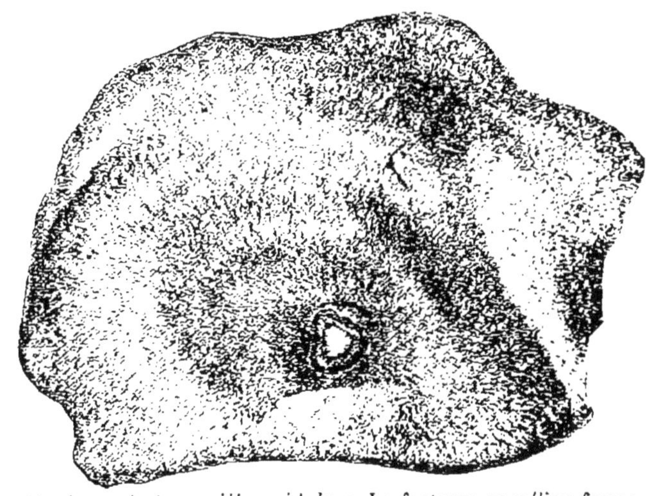

Fig. 81. — Mycétome à *Aspergillus nidulans*. Le feutrage mycélien forme des zones concentriques autour du point de départ de la culture parasitaire (Thèse Brumpt, 1906), grossi 11 fois.

Quelques auteurs ont voulu différencier les *Nocardia* qu'ils ont isolés de celui de Vincent; Pinoy croit à des variétés d'un même germe et le *Nocardia maduræ* Vincent demeurerait pour lui l'agent étiologique le plus fréquent des mycétomes à grains blancs. Il n'est pas le seul, et Brumpt, Nicolle et Pinoy apportent une preuve indiscutable du rôle joué par certains champignons cloisonnés dans l'étiologie de ces tumeurs.

Nicolle et Pinoy ont pu cultiver l'un de ces parasites; ils avaient trouvé dans les grains des hyphes fertiles portant des conidies, qui étaient des têtes D'ASPERGILLUS. Ils ensemencèrent ces granulations sur de la gélose glucosée et obtinrent une culture pure d'un ASPERGILLUS qui serait une variété de l'*Aspergillus nidulans*, Eidame, 1883. Ils reproduisirent la maladie chez l'animal; l'insertion de fragments de roseau, souillés de spores, sous la peau de la patte d'un rat fut suivie de la formation de quelques granulations de la grosseur d'un grain de millet. Ces grains renfermaient des filaments mycéliens morphologiquement identiques à ceux rencontrés chez l'homme.

Grains rouges.— Ces granulations extrêmement fines, de la grosseur d'un grain de poudre de chasse, sont généralement sphériques, quelquefois dentelées, ou en croissant; elles sont d'un beau rouge rubis, perdent leur coloration dans l'alcool absolu, qui se teinte en rose. Elles s'écrasent facilement et, à l'examen direct, avec ou sans coloration, ne laissent voir aucune trace de mycélium.

Laveran étudia en 1906 un volumineux mycétome du genou, opéré par Pelletier à l'hôpital de Saint-Louis (Sénégal); sur des coupes histologiques très fines, il découvrit des microcoques en zooglées, prenant le Gram et mesurant 0 μ 7 environ de diamètre et, dans l'intervalle de ces microcoques, une espèce de gangue qui se teintait uniformément en violet; il n'a pu voir de mycélium.

Pelletier et Thiroux, en 1912, ensemencent, sur milieu Sabouraud, des grains rouges débarrassés par lavage dans l'eau physiologique stérile des grumeaux de pus auxquels ils adhèrent. Il se développe, à la température du laboratoire, 25°, une culture rouge rubis qui entoure le grain et ressemble à du frai de grenouille. En vieillissant, cette culture se couvre d'une efflorescence blanche et se dessèche. Elle ne se développe qu'en surface et ne pénètre jamais dans la gélose. L'examen microscopique d'une colonie montre un feutrage mycélien formé de filaments fins et ramifiés reposant sur un fond amorphe, se colorant mal. Ces filaments se teintent beaucoup mieux par la méthode de Gram que par les couleurs d'aniline. On retrouve dans leur voisinage des grappes et des chapelets de granulations prenant le Gram paraissant identiques à celles que Laveran rencontra dans les tissus malades. Ces granulations seraient, pour Thiroux et Pelletier, les spores d'une moisissure banale, devenue pathogène; ils la classent dans le genre *Oospora* et proposent de l'appeler *Oospora Pelletieri* Laveran, la différenciant de *Nocardia maduræ* Vincent par la coloration rouge rubis de la culture, les conditions strictes de développement du parasite en milieu de Sabouraud, et l'impossibilité de trouver des filaments ramifiés à l'examen microscopique d'un grain.

Ces caractères différentiels seraient moins tranchés que ne le pense Thiroux. Pinoy a pu parfaitement faire pousser ce champignon dans les milieux glycérinés et l'adapter aux infusions végétales, à la carotte et à la pomme de terre; il se refuse à classer ce parasite parmi le groupe des *Oospora*, qui sont des champignons au thalle cloisonné, il le fait entrer dans le genre *Nocardia* et propose de l'appeler *Nocardia Pelletieri* Laveran. Il le considère comme très voisin du parasite de Vincent et croit à une variété culturale de *Nocardia maduræ*. La souche serait un *Nocardia* blanc, devenu rouge dans son parasitisme humain, sous l'influence de certaines réactions inconnues de l'organisme. Cette mutation en colonies rouges serait une adaptation définitive et le parasite conserverait sa couleur dans sa vie saprophytique à la surface du sol.

Les éléments parasitaires, qui constituent le grain, peuvent rester vivants pendant très longtemps en dehors de l'organisme, et en voici une preuve intéressante et toute récente. L'aide-major Jamot, en service à Abecher (Afrique Centrale), observe en 1912 un cas de mycétome rouge du pied chez un Ouadaïen. Il recueille quelques grains dans un tube et les envoie à l'Institut Pasteur de Paris ; 4 mois après, Mesnil les remet à Pinoy qui les ensemence sur gélose Sabouraud et obtient une culture superbe de *Nocardia Pelletieri*. N'est-ce pas là un fait qu'il importait de signaler ; il incitera les praticiens des tropiques à imiter leur confrère et à adresser aux laboratoires de la métropole ces productions parasitaires, quelle que soit leur couleur, placées à sec au fond d'un tube propre, aseptisé par la simple ébullition et séché au soleil.

Grains noirs. — Ce sont des productions parasitaires, *toujours dues à des champignons cloisonnés ;* et présentant tous les caractères des sclérotes. Les plus répandus sont ceux de *Madurella mycetomi;* ils sont durs et cassants, hérissés d'aspérités, muriformes ; leur grosseur varie de celle d'un grain de poudre à celle d'une chevrotine ; ils peuvent parfois atteindre le volume d'un pois, mais sont alors formés de plusieurs grains réunis ensemble. Exceptionnellement le sclérote peut se présenter sous la forme d'une volumineuse tumeur lisse, fusiforme, de la grosseur d'une petite orange : il apparaît couleur rouge brique, quand le bistouri le découvre au cours de l'opération, et noircit très rapidement au contact de l'air, probablement sous l'influence d'un ferment qui serait la tyrosinase. Il présente histologiquement la même structure que le grain noir (fig. 82).

Ce grain est insoluble dans la potasse et l'acide chlorhydrique, soluble dans l'acide nitrique à chaud qu'il colore en jaune orangé.

Pour en faire l'étude microscopique, on peut le dissocier dans quelques gouttes d'une solution chaude de potasse ou dans du lacto-phénol. Très dur, il se laisse très difficilement entamer, et nous avions recours, pour bien mettre en évidence les éléments parasitaires, à son écrasement entre deux lames, après ébullition dans une solution de potasse caustique à 40 o/o.

...champignon, vu par Carter en 1860, ... Chabaneix et nous en 1901, et que ... mycetomi. Nous en avons fait en ... le parasite en cause est un champignon ... Streptothrix; il doit prendre le nom de *Madu-* ... proposé par Brumpt.

... les filaments mycéliens, cloisonnés et rami- ... sont inclus dans une masse informe jaune bru- ... apparaissent en blanc sur un fond ocre, ils sont formés ... variable d'articles mesurant 6 à 8 µ de large sur ... de longueur; leur extrémité libre est arrondie, un peu

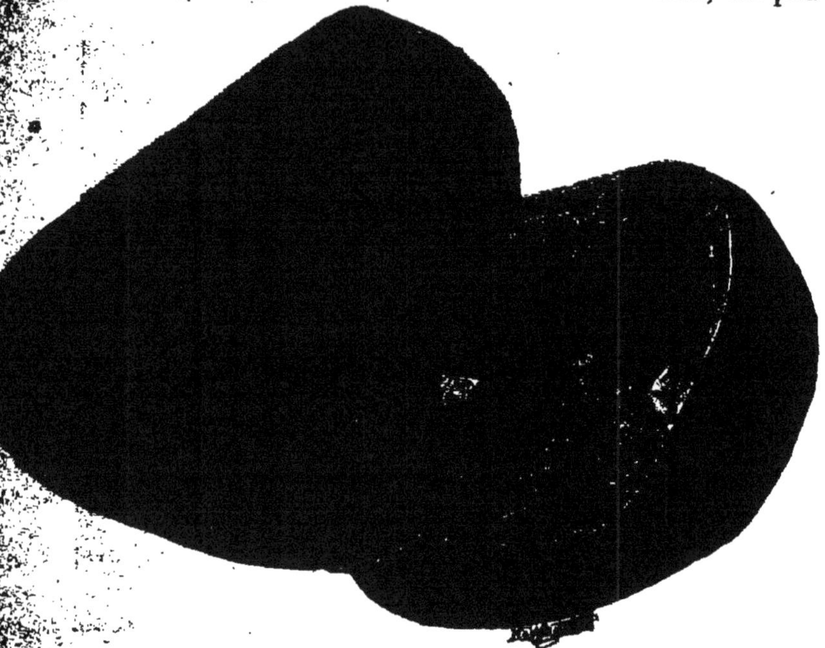

... — Mycétome à *Madurella mycetomi*. On voit une masse fungique de la grosseur ... mandarine reposant sur la face plantaire de la voûte osseuse formée par les os ... Au centre de la masse noire on aperçoit une surface blanche qui est un ... de tendon.

... certains éléments s'hypertrophient, deviennent ... arrondis de 8 à 30 µ de diamètre et qui sont vrai... des chlamydospores. On sait que les Chlamydos- ... kystes à membrane épaisse et à protoplasma ... des formes de résistance de champignons qui nais- ... cellule préexistante.

... substance brunâtre, qui unit les filaments entre ... facilement, sans coloration, le cham- ... pour mieux l'étudier, à la ...

distillée, et, comme la périphérie reste dure et cassante, on prélèvera une parcelle du centre du sclérote que l'on déposera sur une lame ; on l'immergera dans une goutte de solution de bleu coton et on l'étalera par pression avec une lamelle ; le mycélium apparaît alors très nettement différencié au milieu d'une gangue jaunâtre qui le met en relief.

Les caractères morphologiques, que nous venons de décrire, sont ceux que présente le parasite dans son sclérote : s'ils sont suffisamment différenciés pour permettre à Brumpt de créer le genre *Madurella*, ils ne peuvent toutefois autoriser une identification botanique précise. On sait en effet que, pour classer un

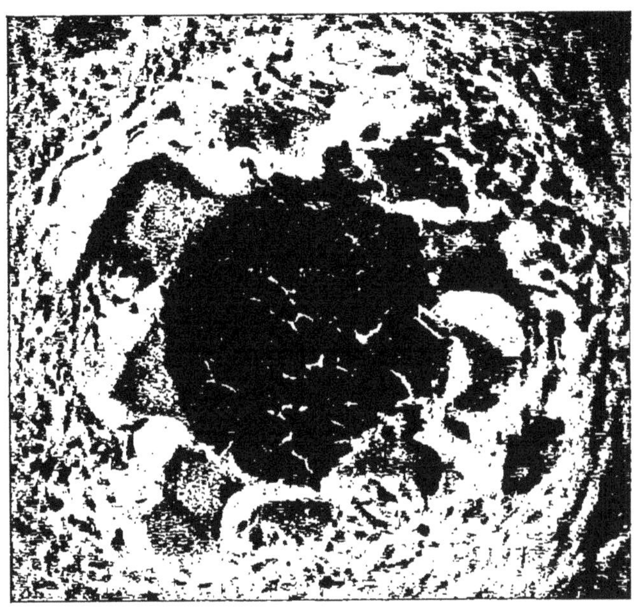

Fig. 83. — Mycétome à *Madurella mycetomi*. Grain jeune entouré de cellules géantes (thèse Brumpt, 1906) grossissement 165.

champignon, il faut avoir recours à ses organes de fructification. Pinoy et Brumpt ont bien apporté des preuves indiscutables de la sporulation de ces champignons dans l'intérieur des tissus ; mais ces spores, disséminées dans le sclérote, n'offrent pas de caractères aussi distinctifs que ceux qu'elles présentent dans les cultures en milieux artificiels. Il fallait donc obtenir ces cultures indispensables pour donner au parasite la place qui lui revient dans la nomenclature.

Elles ont été tentées par bien des auteurs. Wright serait parvenu à cultiver un champignon cloisonné blanc qui donnerait des sclérotes noirs en culture vieillie ; il n'a pas poussé plus loin l'identification.

Nous-même, après échec en bouillon de foin, de paille, de viande, avons obtenu sur tige de dourah, graminée du pays somali, et sur banane le développement d'une moisissure rouge brique, produisant des spores de 3 à 4 μ de diamètre, de couleur jaunâtre. Mais les inoculations expérimentales sont restées négatives ; probablement avions-nous cultivé une moisissure banale dont les spores pullulent dans les poussières de l'atmosphère.

Nicolle et Pinoy ont été plus heureux. Dans un cas de mycétome du pied, observé en Tunisie, ils ont pu obtenir des cultures en partant de grains noirs, dont l'aspect microscopique rappelait en tous points la structure du sclérote de *Madurella mycetomi*. Une de ces granulations, extirpée aseptiquement d'un nodule fermé, et broyée dans un verre stérile, a été ensemencée sur divers milieux (agar maltosé, pomme de terre glycérinée, carotte) ; les tubes ont été portés à 23° et 35°. Sur ces derniers s'est développé un champignon cloisonné, dont les caractères morphologiques étaient identiques à ceux du mycélium trouvé dans les grains.

Les inoculations expérimentales ont échoué chez le lapin, le cobaye et le singe ; *chez le pigeon*, elles ont été suivies au lieu d'inoculation, la patte, du développement d'une tumeur, détruisant le tissu musculaire et les cartilages articulaires, et remplie de grains noirs. Cette mycose se rapprocherait beaucoup par son aspect clinique et la structure de ses granulations parasitaires du mycétome à *Madurella mycetomi*; elle s'en éloigne cependant pour certains caractères de culture de son parasite, qui ont permis à Nicolle et Pinoy, tout en la faisant entrer dans le genre Madurella, de lui conserver son individualité et de l'appeler *Madurella Tozeuri*.

Brault a eu récemment l'occasion d'observer un mycétome à grains noirs, constitué par une tumeur fluctuante, n'ayant jamais été en communication avec l'extérieur. Il a pu faire des ensemencements en milieux artificiels dans de parfaites conditions; les grains noirs et le liquide hématique dans lequel ils baignaient lui ont donné, en bouillon ordinaire, infusions végétales sur pomme de terre, carotte, gélose de Sabouraud (milieu de choix) des cultures pures d'un champignon à filaments cloisonnés. D'après Pinoy, ce parasite ne posséderait pas d'organes de fructification et se reproduirait par morcellement du thalle. Le filament mycélien se couperait en articles plus ou moins longs qui, par étranglement, donneraient deux oïdies. Ce champignon se distingue de *Madurella Tozeuri* par le développement A L'INTÉRIEUR DE LA GÉLOSE DE *sclérotes* noirs d'un demi à un millimètre de diamètre dont la structure est parfaitement identique à celle des grains noirs des lésions humaines.

Pinoy, qui a pu reproduire l'affection chez le pigeon, maintient le genre *Madurella* créé par Brumpt et appelle ce parasite *Madurella Mycetomi* Laveran. Il définit le genre *Madurella* Brumpt : « Champignon stérile, à filaments cloisonnés se reproduisant uniquement par fragmentation du thalle. Les oïdies sont produites secondairement par division en deux des articles des filaments qui se sont fragmentés. Ces champignons produisent chez l'homme des mycétomes à grains noirs. Ils se développent bien à 37°. »

Il en distingue deux variétés : *Madurella Mycetomi* Laveran et *Madurella Tozeuri* Ch. Nicolle et Pinoy.

Ces champignons parasités, qui produisent chez leurs hôtes de

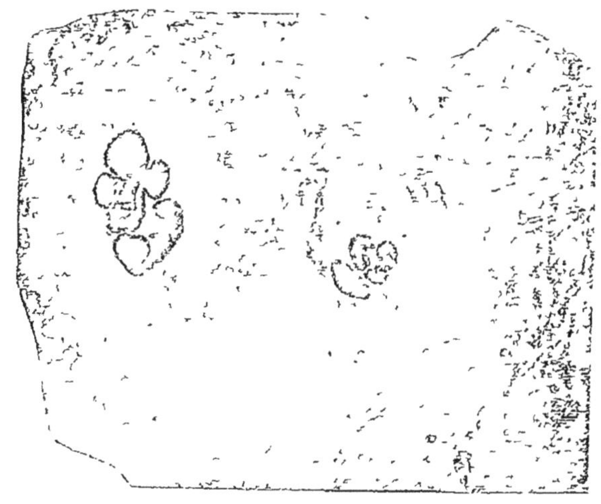

Fig. 84. — Mycétome à *Aspergillus Bouffardi*. On aperçoit deux grains isolés dans leur loge fibreuse. Le pigment noir ne se trouve qu'à la périphérie (grossi 11 fois d'après Brumpt).

véritables sclérotes noirs, couverts d'aspérités, sont donc définitivement identifiés ; ils occupent maintenant leur place naturelle dans la classification botanique.

En dehors de ces mycétomes noirs très répandus, dus à des *Madurella*, il peut en exister revendiquant des *Aspergillus* comme agent étiologique. Nous en avons publié un cas en 1904.

Le grain aspergillaire est un sclérote *mou*, à *surface lisse*, très facile à couper et à dissocier. Le pigment noir n'existe qu'à la périphérie sur une minime épaisseur ; la substance interstitielle brunâtre du sclérote des Madurella fait ici totalement défaut. La majeure partie du grain, macroscopiquement d'un blanc nacré, est formée d'un amas touffu de longs filaments mycéliens ramifiés, cloisonnés, incolores, dont le feutrage, très serré à la périphérie, devient très lâche au centre. La largeur moyenne du mycélium est de 2 μ ; la longueur des articles varie de 8 à 40 μ. Certains filaments montrent, surtout à la périphérie du grain, des segments renflés, ovoïdes, mesurant jusqu'à 20 μ de diamètre et qui sont des chlamydospores. On observe dans cette zone à chlamydospores des granulations mal définies, toujours extra-mycéliennes, que Brumpt considère comme des conidies. Il a d'ailleurs trouvé dans les grains des têtes d'aspergillus qui avaient échappé à notre examen et qui lui ont fait donner à ce champignon pathogène le nom d'*Aspergillus Bouffardi*.

Cette propriété, qu'ont certains champignons saprophytes de présenter dans leur parasitisme humain la faculté de fructifier normalement à l'intérieur des tissus, est donc commune aux *Madurella* et aux *Aspergillus*.

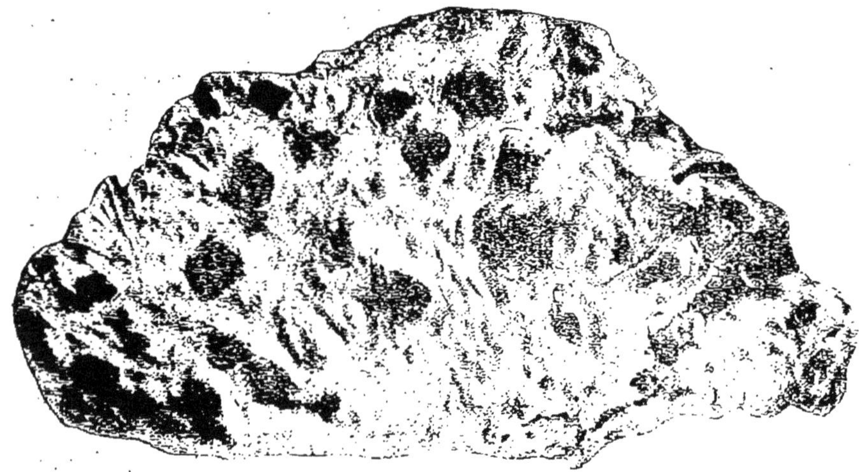

Fig. 85. — Mycétome à *Aspergillus Bouffardi* (grossi 3 fois). Grains noirs dans leur loge fibreuse.

ÉTIOLOGIE. — Dès 1860, Carter, en trouvant dans les grains noirs un champignon cloisonné, apportait une preuve qui semblait irréfutable de l'étiologie cryptogamique de certains mycétomes. De nombreux observateurs lui objectèrent que le développement des parasites végétaux dans les tissus n'était qu'un épiphénomène accidentel. Il n'était pas constant et manquait dans les pieds de Madura, à type clinique identique, mais à granulations blanches. Carter, convaincu de la nature parasitaire de l'affection, défendit énergiquement sa théorie ; à Colebrook, qui attribuait aux épines des mimosées des terres à *colon soil* une vénénosité capable d'engendrer le mycétome, il répondait que les épines n'étaient que les véhicules de formes cryptogamiques capables de se développer dans les tissus. Mais il ne pouvait asseoir définitivement sa théorie en identifiant morphologiquement grains blancs et grains noirs. Dans ceux-là il ne retrouvait point d'éléments mycéliens, et on devait rester longtemps indécis sur leur nature.

Il faut arriver à Vincent (1894) pour avoir une description précise de la structure des grains blancs. Leur examen histologique et les cultures obtenues par leur ensemencement sur les milieux artificiels permettent à cet auteur de caractériser ces fins filaments mycéliens, ramifiés, non cloisonnés et de les rattacher au groupe des streptothrix, les *Nocardia* de Pinoy.

En 1912 Pelletier et Thiroux, en 1913 Pinoy isolent des grains rouges des *Nocardia* qui se cultivent bien dans les milieux sucrés. Ces intéressantes recherches jointes à celles entreprises sur les agents pathogènes des MYCÉTOMES NOIRS par Brumpt, Chabaneix, Pinoy, Nicolle, Brault, etc... ont mis un peu de clarté dans l'étiologie si confuse de ces mycoses. La multiplicité des parasites est hors de doute; ils appartiennent tous à la classe des champignons. Les mycétomes entrent définitivement dans le cadre des mycoses.

Les plus répandus parmi ces végétaux, qui ont quitté accidentellement la vie saprophytique pour s'adapter au milieu humain, sont les *Nocardia* et les *Madurella* Les *Aspergillus* ne sont que rarement en cause; quant aux *Indiella*, ils n'ont pu encore être cultivés, et doivent pour le moment être maintenus dans la classe des *Fungi imperfecti.* A leur sujet, insistons sur l'intérêt qu'il y a de tenter, chaque fois que l'occasion s'en présente, la culture des champignons pathogènes. Leurs procédés de fructification sont indispensables à connaître pour déterminer leur nature botanique exacte. Les généralités de l'examen microscopique direct sont toujours insuffisantes.

La contagion des mycétomes paraît exclusivement végétale; on ne connaît pas d'exemple de transmission d'homme à homme.

Tous ces parasites sont des saprophytes vivants dans la nature aux dépens des matières mortes, débris de végétaux, bois, feuilles, ou bien se fixant sur certaines espèces ligneuses vivantes, comme les mimosées, ou sur les tiges de graminées.

On a trouvé dans l'air et à la surface du sol certaines espèces de *Nocardia*, qui donneraient des réactions culturales voisines de *Nocardia Maduræ;* ces champignons sont donc, comme les *Madurella*, des saprophytes capables de se développer dans l'organisme humain; ils y sont introduits accidentellement à la faveur d'une excoriation cutanée, ou d'une piqûre par écharde ou épine.

Les épines de Mimosées paraissent être les supports préférés des MADURELLA. On sait que les mimosas abondent dans certaines de nos colonies où les mycétomes noirs ne sont pas rares. Dans ces régions l'individu est piqué le plus souvent sans y prendre garde ; aussi est-il tout naturel que le malade ne conserve point le souvenir d'un traumatisme si léger. Ce sont les epines, les échardes de bois, les tiges de graminées, qui inoculent sous la peau les formes cryptogamiques capables d'un développement dans les tissus. Il est certain que le parasite ne peut traverser une peau saine; une excoriation banale, une plaie sont des lésions probablement insuffisantes pour que le dépôt du champignon à leur surface soit infectant.

Quelles peuvent être les formes végétatives du parasite capables de s'adapter au milieu humain? Eliminons de suite le mycélium, qui est incapable de reproduire la maladie et est rapidement résorbé. Les conidies seraient-elles en jeu? Ces formes de fructification sont très nombreuses chez les végétaux inférieurs, et leur inoculation accidentelle est fatalement fréquente. On peut donc douter de leur virulence, quand on songe au petit nombre de mycétomes observés dans des régions où les indigènes, insuffisamment vêtus, vivent dans des conditions communes. Il est probable que les spores sont incapables de germer dans les tissus ou détruites par la phagocytose. Quelques-unes, dira-t-on, pourraient échapper à la destruction phagocytaire et devenir pathogènes, bénéficiant d'un fléchissement de la résistance de l'organisme; c'est peu probable, et si une diminution du pouvoir phagocytaire devait entraîner l'infection, il est certain que, chez ces indigènes, où les tares, les débilités, les gens en état de misère physiologique et de moindre résistance sont nombreux, les mycétomes devraient être fort répandus. Or il n'en est pas ainsi, et la rareté de l'affection, malgré des conditions qui paraissent favorables au développement de la spore introduite dans l'organisme, semblerait faire croire que ce n'est point sous la forme conidie que le parasite végétal est capable de devenir pathogène. Les expériences de Pinoy, qui, avec des échardes ou des épines souillées de spores d'un champignon isolé de grains blancs ou noirs, n'infecte qu'un pigeon sur vingt inoculés, plaident également pour l'innocuité des conidies. D'après ce savant, les champignons à thalle cloisonné ne pourraient devenir pathogènes que s'ils sont introduits dans les tissus sous une forme spéciale, qui serait la chlamydospore. Si, expérimentalement, on n'a jamais pu reproduire la maladie avec les grains, souvent riches en chlamydospores, c'est probablement parce que ces formations cryptogamiques doivent s'y trouver à l'état de vie ralentie, et incapables de donner lieu à une transmission directe. Ce ne serait qu'au cours de leur vie saprophytique qu'elles se trouveraient dans des conditions parfaites de végétabilité en milieu humain.

Cette conception de la nécessité de la chlamydospore, pour transmettre ces mycoses, expliquerait les fréquents échecs dans les tentatives d'infection expérimentale avec les spores. S'il y a eu parfois réussite, c'est que quelques chlamydospores ont été inoculées avec les conidies.

L'étiologie des mycétomes à champignons filamenteux non cloisonnés du type *Nocardia* est tout aussi hypothétique. Les nombreux essais de transmission à l'animal par inoculation de spores ou de mycélium n'ont réussi qu'une fois. Il est très possible qu'il existe également chez ces parasites certaine formes de reproduction encore mal connues, nécessaires pour leur développement chez l'homme.

Il est d'observation courante que la femme, l'enfant et le vieillard sont rarement atteints, alors que la main d'œuvre agricole est la plus fréquemment parasitée. Il est certain que les conditions d'infection sont exceptionnelles chez les premiers, alors que les seconds sont exposés dans la brousse épineuse à de fréquentes inoculations. Les sédentaires ne sont pas à l'abri de l'infection. Les parasites pénètrent au logis avec les bois morts, les graminées, les produits de la terre indispensables aux besoins de la vie courante. On devine avec quelle facilité ils peuvent se transmettre chez tous ces indigènes, peu ou mal vêtus, souvent couverts de haillons déchiquetés, les extrémités inférieures toujours nues.

Les races africaines ne sont nullement hostiles aux vêtements; le premier gain se traduit toujours chez elles par l'achat de quelques étoffes. On peut donc espérer voir l'essor économique de ces pays entraîner quelques améliorations dans les coutumes locales; une des premières sera certainement le port de vêtements et de chaussures. Le nègre y gagnera, à l'égard des mycétomes, cette immunité du blanc qui n'est, au fond, qu'apparente et qui relève d'une protection parfaite des téguments extérieurs.

DIAGNOSTIC. — L'ancienneté de la lésion, qui remonte souvent à plusieurs années, et son peu de retentissement sur l'état général permettent d'éliminer d'emblée les tumeurs malignes.

L'amaigrissement excessif n'est point d'origine toxique; il est la conséquence d'une misère physiologique, inévitable chez un impotent, qui se traîne misérablement, vivant de mendicité et, souvent, mourant de faim, est finalement recueilli, un jour, au coin d'une rue par des agents de police.

Les ganglions de l'aine sont généralement indemnes; ils s'enflamment parfois dans les mycétomes à suppuration abondante. Leur envahissement par des produits mycéliens reste une grande rareté pathologique.

Les téguments ne sont qu'exceptionnellement ulcérés et la multiplicité des trajets fistuleux frappe immédiatement l'observateur. Les orifices donnent issue au pus, chassant les grains spécifiques. *Ces granulations ne manquent jamais*; il suffit d'explorer un cratère à la sonde, de comprimer légèrement la tumeur pour en faire sourdre ces productions parasitaires qui affirment le diagnostic. Si la fistulisation fait défaut, on trouvera toujours, à la surface de la tumeur, des petites nodosités, dont l'incision libérera quelques grains pathognomoniques. Ces nodosités seraient-elles absentes que le volume et l'âge de la tumeur, sa consistance ligneuse, l'état général satisfaisant du malade feront songer au mycétome.

On peut parfois se trouver en présence d'une lésion mycosique ulcérée qui pourrait en imposer pour une lésion tuberculeuse ou syphilitique ; la présence des grains dans le pus du pansement mettra sur la voie du diagnostic. Si leur apparition est très précoce, leur élimination peut parfois être intermittente, et leur absence, pendant plusieurs jours consécutifs, pourrait tromper le praticien. Si l'ulcération a évolué très lentement, si elle repose sur un fond très induré, marquant le centre d'une tumeur très dure, 3 ou 4 fois plus étendue que la surface ulcérée, on se trouve certainement en présence d'une ulcération mycosique.

Il est bon de rappeler que la grosseur du grain est très variable; il peut parfois être très petit et échapper à l'examen quand il est évacué au milieu d'un pus épais et crémeux. Aussi devra-t-on, si le diagnostic est douteux, examiner minutieusement la première couche de gaz ou de coton en contact avec la tumeur. Généralement les grains les plus petits se détachent toujours très nettement à la surface de ces matériaux de pansement. S'ils sont colorés, l'hésitation n'est plus permise, car on ne connaît aucune autre production pathologique se teintant en noir ou en rouge rubis.

Le grain, blanc ou jaunâtre, pourrait, à première vue et à la suite d'un examen trop rapide, être pris pour un de ces produits organiques, à magma caséeux plus ou moins grumeleux, que l'on trouve dans quelques suppurations chroniques. C'est ainsi que, dans certaines lymphangiectasies tuberculeuses du pied, à galeries analogues à celles des mycétomes, s'écoule une sérosité chargée de grumeaux caséeux. Il suffira d'une légère pression du stylet pour réduire en bouillie ces faux grains ; s'il y avait doute, un examen microscopique extemporané le dissiperait immédiatement.

Il paraît fort difficile de différencier cliniquement l'actinomycose des mycétomes blancs. D'ailleurs Brumpt et plusieurs autres classiques font entrer l'actinomycose dans les mycétomes. On trouvera dans l'aspect des grains un élément de diagnostic qui n'est point négligeable; le grain actinomycosique est généralement plus petit que la granulation mycétomique, qui est le plus souvent assez volumineuse et très visible à la sortie des cratères. Si le doute persistait dans l'esprit de l'observateur, l'examen microscopique jugerait en dernier ressort. Il mettrait en évidence certains caractères morphologiques qui différencient les parasites, principalement les crosses radiées et les renflements piriformes, que l'on ne rencontre que dans l'actinomycose.

On a décrit sous le nom de botryomycose une affection caractérisée par la production à la surface des téguments de petites tumeurs, généralement pédiculées, bourgeonnantes, exemptes de fistulisation et renfermant en leur intérieur des grains blancs. Ces nodosités peuvent devenir des foyers de suppuration chronique avec élimination des grains. On pourrait donc confondre cette maladie avec certains mycétomes à sclérose hyperplasique avec ou sans fistulisation. Les auteurs sont loin de s'accorder sur l'étiologie de la botryomycose. Labbé et Letulle en font une amibiase cutanée; Archibald a trouvé et isolé plusieurs fois des streptothrix dans des cas cliniquement identiques à ceux décrits sous le nom de botryomycose; il croit que cette maladie doit être considérée comme une streptothricose. L'affection n'est donc pas encore nettement individualisée; son étiologie reste hypothétique; peut-être la classera-t-on prochainement parmi les mycoses hypertrophiques.

Puisque l'actinomycose pourrait, à la rigueur, entrer dans le cadre des mycétomes, et que les granulations blastomycosiques sont peut-être dues à des *Nocardia*, il en résulte que le diagnostic clinique trouvera presque toujours dans la présence des grains un précieux élément d'exactitude.

L'absence certaine de ces granulations permettra d'éliminer le mycétome. C'est ainsi que, dans un cas de sporotrichose généralisée, publié récemment dans le *Bulletin de la Société médicale des hôpitaux*, décembre 1912, de Beurmann décrit une localisation au pied revêtant un aspect madurique typique; mais on ne trouvait pas trace de grains, et les recherches bactériologiques mirent en évidence le rôle étiologique du sporotrichum.

Le CONTRÔLE MICROSCOPIQUE, dans bien des circonstances, sera fort utile pour préciser le diagnostic. Il exige une technique un peu spéciale, mais très facile. Les grains durs, s'ils sont noirs, seront examinés directement dans une goutte de lactophénol, après chauffage dans la potasse; s'ils sont blancs, ils seront ramollis par la même méthode et colorés au bleu coton. Les grains blancs, dont la consistance molle facilite les frottis sur lame, seront traités par la méthode de Gram, qui colore parfaitement le *Nocardia*.

PRONOSTIC. — Il est sévère dans les mycoses anciennes, ayant entraîné de sérieux désordes et des troubles graves dans les fonctions physiologiques des régions atteintes. Cette gravité est trop souvent la règle chez ces peuples primitifs, qui attendent l'impotence fonctionnelle du membre malade pour venir consulter le médecin.

L'affection serait, dans les premiers mois de son évolution, très facilement curable, si le chirurgien était appelé à intervenir. Il n'en est malheureusement pas ainsi, et la mycose, livrée à elle-même, désorganise tous les tissus, entraînant lentement un épuisement complet de l'organisme. La durée de cette évolution peut être parfois d'une dizaine d'années; elle est souvent raccourcie par l'entrée en jeu des bactéries pyogènes qui détermineront une suppuration abondante; la résistance de l'organisme sera rapidement épuisée et le mycétome entraînera la mort en deux ou trois ans.

Le pronostic, assombri par l'ancienneté de la lésion, perd de sa gravité quand la localisation de la mycose à un membre en permet l'ablation facile par l'amputation du segment parasité. Dans ce cas, la guérison est toujours la règle.

TRAITEMENT. — Il est nettement établi, aujourd'hui, que la plupart des mycoses sont favorablement influencées par les iodiques; les mycétomes ne paraissent pas justiciables de ces médicaments. On les a, en effet, essayés sans succès à toutes les périodes de la maladie. L'iodure de potassium, à la dose de 3 à 4 grammes par jour, n'a pas eu la moindre action entre nos mains chez une dizaine de porteurs de mycétomes blancs ou noirs. Dans un cas de mycose aspergillaire à grains noirs, l'iodure, administré pendant un mois à la dose quotidienne de 3 grammes, considérée comme efficace dans les mycoses sensibles à ce médicament, n'a pu faire disparaître deux jeunes nodules.

C'est à l'intervention chirurgicale qu'il faudra recourir le plus souvent pour guérir. Dans les cas peu avancés, dans ceux où le champignon n'a encore déterminé que quelques troubles peu apparents, quand le pied a conservé son volume normal, quand la tumeur, au lieu de diffuser, s'est localisée au derme ou au tissu cellulaire sous-cutané, cette intervention donnera d'excellents résultats. Elle devra énucléer totalement la tumeur, l'extirper jusque dans les prolongements fibreux les plus profonds, disséquer finement la région envahie, et cautériser au chlorure de zinc ou à la teinture d'iode les coins suspects, susceptibles de renfermer un jeune élément parasitaire, invisible pour l'opérateur.

Il est bon de surveiller les suites opératoires quand l'intervention conservatrice s'est limitée à l'extirpation de la tumeur sans l'ablation du membre atteint. On conseillera au malade de revenir à la consultation une fois par mois pendant un semestre.

Chez un de nos opérés, nous avons enlevé deux nodules parasitaires, 6 mois après une opération qui paraissait devoir être radicale.

Quand les lésions sont trop étendues, quand les muscles et les os sont atteints, et qu'une suppuration abondante épuise le malade, si la localisation isole la tumeur sur un segment de membre, l'amputation s'impose. Elle se fera bien au-dessus du siège de la mycose, et, pour un mycétome du pied, à la jambe au lieu d'élection.

Les suites opératoires sont le plus souvent excellentes ; la guérison est définitive. La mutilation en est évidemment la rançon ; le vulgaire pilon permet au patient, qui recouvre toujours un parfait état général, de retrouver une activité perdue depuis plusieurs années, et de gagner sa vie.

BOUTON D'ORIENT (1)

LEISHMANIOSE CUTANÉE PAPULO-ULCÉREUSE ENDÉMIQUE

PAR

LE Dr A. BUSSIÈRE

SYNONYMIE. — Oriental ou tropical sore (Angl.), Oriental-Beulen (Allem.), Bottone d'Oriente (Ital.), Salek (Persan), Areng-Zeba (Hindoustanie), Bouton ou clou de Biskra, d'Alep, de Gafsa, de Laghouat, du Sahara, du Liban, du Nil, du Caire, des Zibans, du Yémen, de Bouchir, d'Ispahan, de Bagdad, de Bombay, de Delhi, du Penjab, du Turkestan, etc., bouton d'un an, mal des dattes, etc.

Ces dénominations diverses, tirées de la distribution géographique, de la durée de la maladie ou de la saison ordinaire de son apparition, avaient été judicieusement remplacées, vers le milieu du siècle dernier, par le terme plus compréhensif et bientôt adopté par tous de *Bouton d'Orient*, qui fut, pour la première fois, employé par Villemin. Un long usage l'a consacré ainsi que de nombreuses publications faites depuis lors sur ce sujet. En le conservant provisoirement, il est logique de lui adjoindre, en sous-titre, celui de *leishmaniose cutanée papulo-ulcéreuse endémique*, un peu plus complexe, mais qui a l'avantage d'être par lui-même une définition, et de rappeler la cause, le siège anatomique, l'évolution et les formes cliniques, enfin, le caractère endémique de cette maladie parasitaire exotique.

HISTORIQUE. — Le Bouton d'Orient a été connu depuis fort longtemps des praticiens arabes et persans et la médecine populaire employait contre ce mal des remèdes dont une excellente étude a été faite par Schlimmer dans sa *Terminologie médico-pharmaceutique franco-persane* (Téhéran, 1874).

La science occidentale a été précédée, dans la description de cette affection, par les missionnaires Carmes déchaussés de Mésopotamie et par les voyageurs européens. Russel (1756), Volney

(1) Les autres Leishmanioses de la peau et des muqueuses sont traitées par le docteur Salanoue-Ipin.

(1778) et quelques autres signalent le Bouton d'Alep. Les médecins de l'expédition française d'Egypte l'ont sans doute rencontré, mais c'est Alibert qui, en 1829, en donne la première étude, faite sur un malade venu d'Alep à Paris. Son élève Guillon va l'étudier sur place, et en fait le sujet de sa thèse inaugurale en 1833.

A partir de cette date, les observations se multiplient, dans l'Afrique du Nord, l'Asie Antérieure et l'Inde, d'ulcères à dénomination locale ayant la plus grande ressemblance avec le Bouton d'Alep. En Algérie, les médecins du corps expéditionnaire décrivent les clous de Biskra, de Gafsa, et l'un d'eux, Paggioli, (Thèse inaugurale, 1847), défend leur dualité vis-à-vis du Bouton d'Alep. A la même période, des travaux anglais, un peu plus tard, des travaux russes signalent les divers boutons indiens et afghans, ceux du Turkestan et du Caucase, la maladie des Sartes.

C'est à Villemin (1854) que revient le mérite d'avoir donné corps à l'opinion qui se manifestait partout, que ces dermatoses variées avaient une même cause et constituaient une maladie unique. Il crée la dénomination de *Bouton d'Orient*, et l'accord ne tarde pas à se faire, sur le terrain clinique, entre les observateurs, sur l'identité des lésions qu'ils avaient rencontrées. Cette opinion se confirme par les travaux d'Alix, Armand, Baraillier, Hamel, Tholozan, Schlimmer, Moty, Duclaux, Chantemesse, pour ne citer que des Français. Elle reçoit l'appui de travaux exécutés en France même avec des cas importés : Boinet et Depéret signalent, au camp de Sathoney, des clous de Gafsa originaires d'Algérie, et même un cas autochtone par contage direct. A Paris, les Maîtres de l'hôpital Saint-Louis, Brocq, Vidal, Fournier, publient d'intéressants mémoires. En Perse, Tholozan et, après lui, Schlimmer, soutiennent l'idée mise en avant par Virchow de la nature parasitaire de ce mal singulier. Enfin, l'école pasteurienne, avec Laveran, Duclaux et Heydenreich, Leloir, Chantemesse, Poncet (de Cluny), Riehl (de Vienne), Auché et Le Dantec, Nicolle et Noury-Bey, s'efforce de découvrir l'agent infectieux.

Il était réservé à James H. Wright, concurremment avec Martinowsky et Bogrov, de trouver, en 1903, que la cause du Bouton d'Orient, entrevue seulement par Cunningham (1885), Riehl, Firth (1891), est un protozoaire.

Sur cette base nouvelle, un lien indiscutable a unifié des lésions jusqu'alors considérées comme distinctes. L'aire géographique de la dermatose s'est élargie, non seulement en Asie, mais dans tout le bassin méditerranéen, et dans le centre Africain. En Amérique du Sud, il existe aussi une leishmaniose cutanée, mais dont les complications affectant les muqueuses font de cette maladie une entité distincte.

Ch. Nicolle (de Tunis) et ses élèves commencent, en 1907,

l'étude expérimentale des Leishmanioses, et réalisent, en 1908, la première culture « in vitro » du parasite de Wright. Des travaux identiques viennent bientôt les confirmer, auxquels sont attachés les noms de Row, Markhaus, Carter (Inde Anglaise), etc.

Ainsi le Bouton d'Orient est devenu, depuis une dizaine d'années, un des sujets les plus intéressants de la pathologie exotique, et cet intérêt s'est accru des relations du parasite en cause avec un groupe de protistes dont l'importance pathogénique croît de jour en jour.

DISTRIBUTION GÉOGRAPHIQUE. — Confiné autrefois à l'Asie Antérieure et au rivage méditerranéen de l'Afrique et des îles voisines, le Bouton d'Orient a été signalé ensuite en Perse, dans l'Inde, l'Arabie et l'Afghanistan. Récemment, à la faveur de la connaissance de l'agent infectieux, l'aire de sa dissémination s'est étendue d'une manière surprenante : Martinowsky le signale dans l'Asie Centrale et le Caucase, Corta en Calabre, Cardamatis et Melissidis en Crète, Reinhardt à Constantinople, Stévenel à Agadès, et Zinder prouve son identité avec le *Craw-Craw* local ; Benoît-Gonin, Wagon le signalent à l'ouest et au sud de ces mêmes parages, Gaucher au Gabon et au Congo.

Pour les régions où sa découverte est de date récente, la question de savoir s'il s'agit, à l'origine, de cas autochtones ou de cas importés n'est pas toujours résolue. Il reste acquis que les investigations nouvelles, basées sur la recherche du parasite, étendront peut-être encore l'aire géographique de cette maladie.

CAUSES PRÉDISPOSANTES. — Le Bouton d'Orient, dans les régions où il est endémique, est d'observation très fréquente. On peut dire qu'à peu près tous les indigènes sont destinés à le contracter. Mais aucune *race* ne peut se vanter d'en être exempte. Si les Européens semblent y échapper plus fréquemment, c'est sans doute grâce à une hygiène meilleure, celle-ci ayant sur l'extension de la maladie qui nous occupe une influence prophylactique certaine. Toutefois, on a vu, dans les cas où la leishmaniose cutanée revêt des allures épidémiques, les Européens lui payer un très lourd tribut. La race sémite passe pour être particulièrement sensible à ses atteintes.

Le *sexe* semble indifférent. Si certaines statistiques ont paru accuser une fréquence plus grande chez les mâles, cela résulte vraisemblablement de ce que, en Orient, et même ailleurs, le médecin étranger est moins souvent consulté par les femmes.

En ce qui concerne l'influence de l'*âge*, la maladie paraît plus fréquente chez les enfants. Dans les régions où elle règne, c'est surtout dans la première enfance, ou tout au moins avant l'âge viril que sont frappés les indigènes. Les gens plus âgés jouissent d'une immunité apparente qui pourrait bien n'être que le résultat d'inoculations antérieures ayant évolué avec le minimum de lésions, et sans laisser de cicatrices visibles.

La *condition sociale* semble indifférente; peut-être les basses classes de la société sont-elles plus fréquemment atteintes.

Le Bouton d'Orient ne se manifeste pas avec une égale fréquence aux différentes *époques de l'année.* Dans la zone subtropicale, c'est au début de l'automne qu'il fait son apparition, pour devenir très rare à partir de janvier. Cette saison, en Egypte, se trouve être celle des dattes, d'où le nom de *mal des dattes* qu'il y a reçu.

SIÈGE DU BOUTON. — C'est très nettement sur les parties découvertes du corps que la leishmaniose cutanée localise ses manifestations, exception faite toutefois de la paume de la main, de la plante des pieds et du cuir chevelu. Par ordre de fréquence, on constate le Bouton d'Orient à la face, aux extrémités des membres, jambes et avant-bras, plus rarement au tronc. Les diverses statistiques qui ont été publiées à ce sujet varient nécessairement avec le climat et avec les races : rappelons que, sous les tropiques, les enfants vont absolument nus, et que les adultes se découvrent très largement en raison de la chaleur. Quoi qu'il en soit, aucune partie du tégument externe n'en est à l'abri, et nous l'avons observé jusque sur le prépuce. Il n'y a d'exception que pour les régions indiquées ci-dessus.

L'ulcère cutanéo-muqueux est loin d'être une rareté en Perse et au Golfe Persique.

DESCRIPTION. — L'évolution du Bouton d'Orient localisé à la peau comprend plusieurs phases que nous allons successivement étudier :

1° Période d'incubation. — La durée de l'incubation paraît être des plus variables : quelques jours, quelques mois, un an, et même davantage. Il peut apparaître quelques jours après l'arrivée dans le foyer endémique, et on a cité des cas où il ne s'est manifesté que deux ans après le retour dans des pays où il est inconnu. Les chiffres indiqués par les différents auteurs : 18 jours (Vidal), 2 semaines (Heydenreich), 5 mois (Manson), etc... ne présentent donc qu'un intérêt relatif. Nous verrons plus loin que les expériences d'inoculation ne sauraient, pas plus que la simple observation, fixer d'une façon précise la durée de cette incubation.

Il ne semble pas d'observation courante que des phénomènes généraux marquent cette période. Toutefois, les expériences d'inoculation de Martinowsky, de Neumann, l'auto-observation de Stévenel et un cas de Manson semblent prouver qu'elle peut parfois s'accompagner de malaises généraux et d'accès fébriles qui, dans certains cas, se prolongent plusieurs semaines avec ascensions thermiques accusées sur lesquelles la quinine demeure sans action.

2° **Période papulo-squameuse.** — La lésion de début est une petite saillie du derme de la grosseur d'un grain de chènevis, rosée, assez dure, reposant sur une base œdémateuse de peu d'étendue et à peine prurigineuse.

Cette papule ressemble à toutes celles qu'on a pu décrire : piqûre de moustique, urticaire, etc. On l'a comparée à un petit furoncle au début, mais il y a moins de rougeur diffuse et la douleur est nulle, l'induration est plus marquée.

L'acné rosacée, l'acné furonculeuse ont aussi servi de comparaison, avec cette différence capitale que le Bouton d'Orient au début m'a toujours paru manquer presque totalement de réaction inflammatoire. Naturellement l'évolution de la maladie diffère beaucoup et la comparaison n'est vraie que pour une courte période.

Cette papule reste souvent isolée, comme l'on peut, au contraire, en rencontrer plusieurs les unes à côté des autres, et toute l'affection se limiter là. Ce sont ces cas que l'on dit *abortifs*. Mais, d'habitude, il n'en est pas ainsi : la petite lésion augmente, ses dimensions atteignent 2, 3, 4 centimètres. Une hyperhémie plus marquée se manifeste à son niveau, et bientôt c'est, sur une base saillante, œdématiée, rouge, un petit tubercule conique induré. En somme, la similitude avec un furoncle se précise. L'affection est alors indolore, peu prurigineuse, elle peut, exceptionnellement, l'être à un haut degré. Bientôt, à son niveau, on voit l'épiderme se desquamer en petites lamelles minces, d'abord sèches et blanchâtres, puis elles épaississent à mesure que la lésion entame davantage la couche cornée, tandis qu'une sérosité claire, que la pression fait sourdre, les imbibe et les ramollit; elle contient des leishmania en culture pure.

A ce stade encore, et particulièrement dans le cas de boutons multiples, on peut voir la dermatose s'arrêter dans son évolution : c'est le *bouton femelle* des Orientaux.

3° **Période ulcéro-croûteuse.** — Ce n'est qu'après un temps variable, mais assez long, quinze à vingt jours ou plusieurs mois, que l'on voit le sommet du tubercule se transformer en une vésico-pustule jaunâtre qui donne alors au bouton l'aspect d'acné ou d'ecthyma. Le contenu de cette pustule forme des croûtes stratifiées, humides, de couleur jaune ou brunâtre, quand du sang s'est épanché dans l'intervalle des nappes épidermiques. Cette croûte est très adhérente, surtout au niveau des bords; vient-elle à tomber, soit spontanément, soit détachée par le grattage, on trouve une ulcération au-dessous d'elle. Cette ulcération laisse suinter un liquide séro-purulent, souvent sanguinolent, qui très rapidement se solidifie en une croûte nouvelle; d'après certains auteurs, elle dégagerait une odeur caractéristique. Son aspect est le suivant : c'est au centre d'une zone indurée, sorte de « gâteau » rougeâtre entouré d'une aire érythémateuse et œdématiée, une perte de substance ronde ou ovalaire de la dimension d'une pièce de cinquante centimes ou un franc, à bords calleux, irrégulièrement décollés le plus souvent, et dont le fond, grisâtre, inégal, tomenteux, sanieux, présente des bourgeons charnus séparés pas des sillons de profondeur et d'étendue variables. Elle est spontanément indolore, peu douloureuse au toucher.

Sous la croûte, sans cesse reformée si on vient à l'arracher, plus ou moins épaisse, rupioïde, ostréacée, il arrive que cet ulcère guérisse spontanément par une sorte de cicatrisation sous-crustacée, analogue à celle qui s'observe chez les animaux supérieurs : c'est *la forme croûteuse* ou *forme sèche*.

Parfois, au contraire, la croûte tombée ne se reproduit plus; et l'on assiste alors au développement de la forme *ulcéreuse* proprement dite : la perte de substance gagne en surface et en profondeur. En *surface*, dans le cas de bouton unique, elle ne dépasse guère 5 centimètres. Mais elle peut prendre de l'extension en rejoignant des ulcérations voisines de même nature provenant de pustules filles. L'ensemble forme un placard ulcéreux occupant parfois toute une région anatomique, la joue par exemple. La cicatrisation est toujours tardive dans ces formes géantes. En *profondeur*, les deux premières couches du derme sont atteintes et disparaissent par nécrose partielle ou fonte cellulaire; le fascia superficiel ou hypoderme est plus rarement touché; les aponévroses sous-jacentes, les muscles sont toujours respectés. Sur les muqueuses, le bouton s'étale plus facilement, mais ne creuse pas autant que sur la peau.

Les bords, le fond, le socle d'œdème dur qui supportent l'ulcère ont été décrits plus haut. L'ensemble est toujours mobile sur le fascia superficiel et n'adhère pas à l'aponévrose. La saillie maximum vers les bords ne dépasse pas 2 centimètres et peut n'être que très peu marquée, à la face par exemple; sur les muqueuses, la saillie est presque nulle. L'inflammation de voisinage, le retentissement ganglionnaire sont très généralement nuls; s'ils surviennent parfois, c'est que le Bouton d'Orient a changé de nature et qu'une infection banale surajoutée vient lui donner l'aspect d'une plaie ordinaire susceptible des complications habituelles aux plaies. A la période papulo-croûteuse, il n'y a jamais d'adénite secondaire. Le Bouton est une lésion strictement locale et sans tendance à se répandre dans l'organisme tant que la flore microbienne des plaies ouvertes n'a pas surajouté son action à celle du piroplasme de Wright-Firth.

4° Période de cicatrisation. — Au bout d'un temps fort variable, deux ou plusieurs mois, un an même, la sécrétion séro-purulente et l'œdème diminuent progressivement. Les bords font une saillie moindre, l'ensemble du Bouton s'aplatit jusqu'à être au niveau de la peau environnante. L'ulcère a déjà cessé de s'étendre. Alors commence la cicatrisation, souvent interrompue par des rechutes; il arrive quelquefois même que celle-ci progresse au centre tandis que l'ulcère s'étend au niveau de ses bords.

Cette cicatrisation se fait par l'apparition, au fond de la plaie, de bourgeons charnus qui lui donnent l'aspect papillomateux. La cicatrice, d'abord rouge violacé, devient ensuite jaunâtre. Parfois blanche au centre, elle est pigmentée à sa périphérie en dehors du siège de l'ulcère. Au bout de quelque temps, elle revêt un aspect indélébile assez caractéristique : c'est une surface glabre, irrégulièrement arrondie ou ovale, de couleur foncée durant les premiers mois, au niveau de laquelle apparaissent çà et là des points achromiques, vestiges des dépressions qui siégeaient au niveau de l'ulcère.

Vers la fin du premier semestre ou de la première année, elle revêt un aspect définitif : déprimée ou plate, achromique ou pigmentée, elle a un aspect vernissé, uni, sans sillons ou rides, qui ne la distingue guère d'une cicatrice de brûlure banale. Les poils ne repoussent jamais à son niveau. La sueur y est supprimée, ainsi que le sébum.

En somme, affection d'ordinaire bénigne quoique tenace, mais toute locale, indolore lorsqu'il échappe à l'inflammation par infection secondaire, le Bouton d'Orient, développé au niveau de la peau, est un simple tubercule parasitaire évoluant sans symptômes généraux, sauf peut-être, exceptionnellement, durant la période d'incubation.

Sa durée totale, de deux mois au moins, de six en moyenne, souvent d'une année, peut quelquefois être considérablement augmentée.

NOMBRE. — Rien n'est plus variable que le nombre des éléments qui peuvent successivement apparaître chez un même sujet. Il peut n'exister qu'un seul bouton ou qu'un seul groupe de boutons à différents stades de leur évolution, mais le plus souvent la lésion est multiple : on en observe communément de deux à six. Toutefois on en a vu dix à vingt et bien davantage. Un même individu a pu en montrer *soixante-dix-sept*.

Il est possible que l'auto-inoculation par grattage ait, en cette occurrence, joué un rôle important. Cependant, dans la majorité des cas de boutons multiples, l'inoculation successive par des insectes véhicules-germes semble l'explication la plus plausible à donner.

FORMES CLINIQUES. — Nous avons déjà vu, en décrivant le Bouton d'Orient, que son évolution n'est pas toujours identique ; on peut donc différencier plusieurs formes cliniques :

1° Forme abortive. — On l'observe, assez fréquemment, soit comme lésion unique, soit chez les sujets atteints de boutons multiples. Les papules, de consistance ferme, rougeâtres, coniques

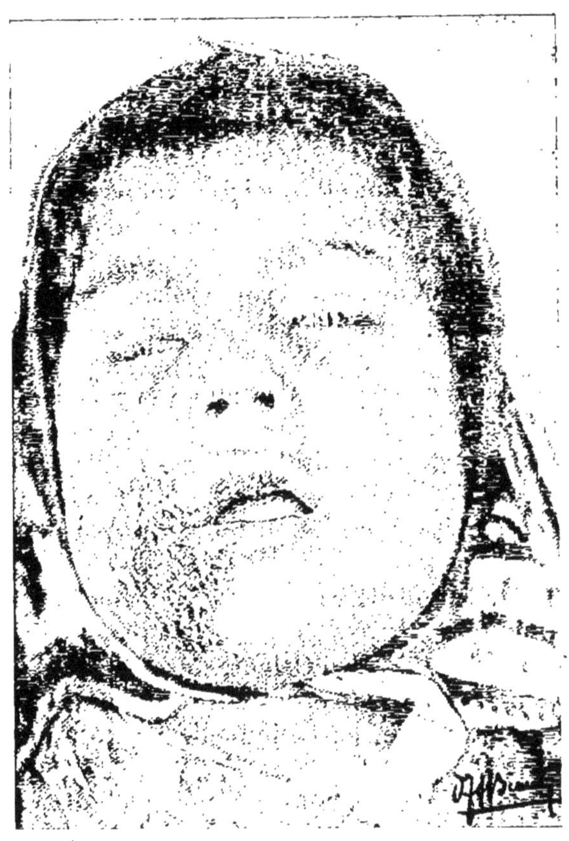

Fig. 86. — Bouton d'Orient (Bouchir, 1906). Original.
Forme sèche, diffuse, desquamante et mixte cutanéo-muqueuse de la joue droite et de la commissure des lèvres.

et atteignant les dimensions d'une lentille ou un peu plus, se recouvrent de fines squames sèches. Elles disparaissent sans cicatrice au bout de un à trois mois.

2° Forme sèche, desquamante. — Elle est caractérisée par l'exfoliation de l'épiderme de la papule qui est, en général, moins saillante, plus étendue, à limites diffuses, et qui ne s'ulcère pas. L'induration typique du Bouton d'Orient manque ou est très peu marquée. C'est une lésion torpide dont la guérison est lente, mais s'effectue sans laisser de cicatrice appréciable.

3° Forme croûteuse. — Cette variété répond plutôt à un stade de l'évolution du Bouton d'Orient qu'à une forme clinique véritable. Sur certains ulcères pouvant atteindre trois à quatre centimètres de diamètre, se forme une carapace bosselée, dure, brune ou grisâtre, sèche, dissimulant l'ulcération aux bords de laquelle elle adhère fortement. Cette croûte se continue insensi-

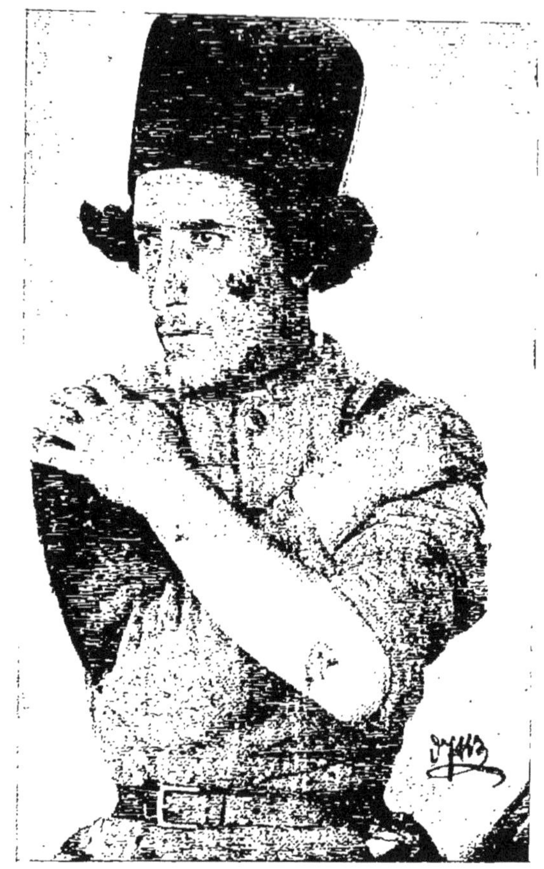

Fig. 87. — Bouton d'Orient (Bouchir, 1904). Original.
Forme sèche, desquamante aux avant-bras. — *Forme banale*, à la période d'ulcération à la pommette de la joue gauche. — *Forme croûteuse* vers l'angle du maxillaire inférieur du même côté.

blement avec la peau environnante; sous elle, un ulcère de type banal se répare lentement, sans pus ni sérosité, par un processus de cicatrisation sous-crustacée. L'exsudation d'une fibrine, à pouvoir de coagulation très marqué, est le fait anatomique distinctif de cette forme; on n'y rencontre que des microbes saprophytes et les piroplasmes n'y sont pas très abondants.

4° **Forme confluente.** — Elle est constituée par la réunion de deux ou plusieurs boutons voisins. En Perse, on la nomme

Kopeh armeni. Il semble que ce soit là plutôt une complication.

Les variétés connues sous le nom de *formes cutanées atypiques, muqueuses, nodulaires*, sont étudiées plus loin et à part, avec les leishmanioses cutanées.

COMPLICATIONS. — Elles peuvent relever de quatre causes :

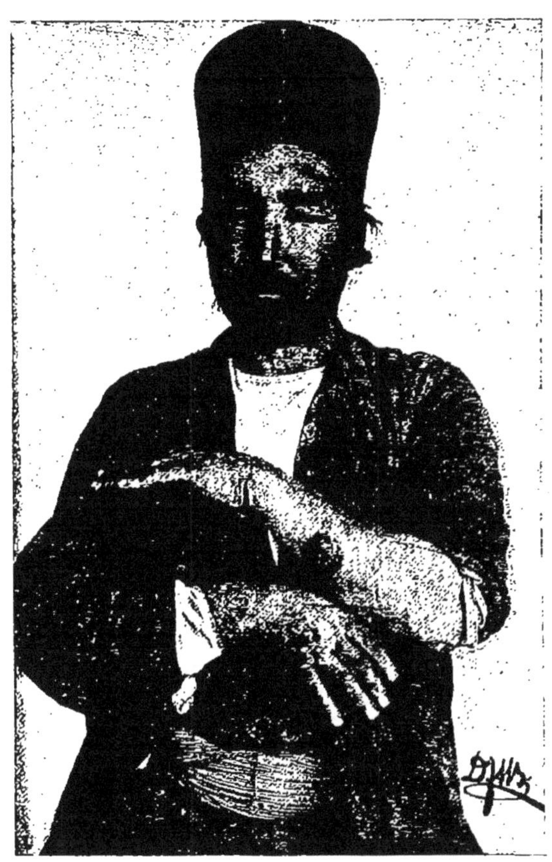

Fig. 88. — Bouton d'Orient (Bouchir, 1904). Original. Forme croûteuse à l'avant-bras gauche. Forme sèche desquamante au dos de la main droite et à la région fronto-orbitaire gauche.

le siège de la lésion, son étendue, les infections locales surajoutées, les maladies générales concomitantes.

Au *siège*, se rattachent les cicatrices vicieuses et celles de la face en particulier. On signale la destruction du pavillon de l'oreille, de l'aile du nez, le rétrécissement de l'orifice buccal et surtout l'ectropion, que nous avons constaté plusieurs fois à Bouchir. Schlimmer mentionne encore l'épiphora dû à l'obstruction du canal lacrymal par sténose fibreuse.

L'*étendue* de l'ulcération est un facteur de gravité. La suppuration et le suintement incessants affaiblissent le malade. En outre, elle a des conséquences esthétiques fâcheuses et elle expose aux rétractions, aux brides cicatricielles.

Les ***infections secondaires*** peuvent être banales et déterminer simplement de la lymphangite diffuse et de l'adénite. Cela s'observe peu souvent, de même que l'érysipèle et le phagédénisme. C'est bien à tort que, pour certains auteurs, l'adénite est un symptôme constant du Bouton d'Orient.

Les ***maladies générales concomitantes, les intoxications***

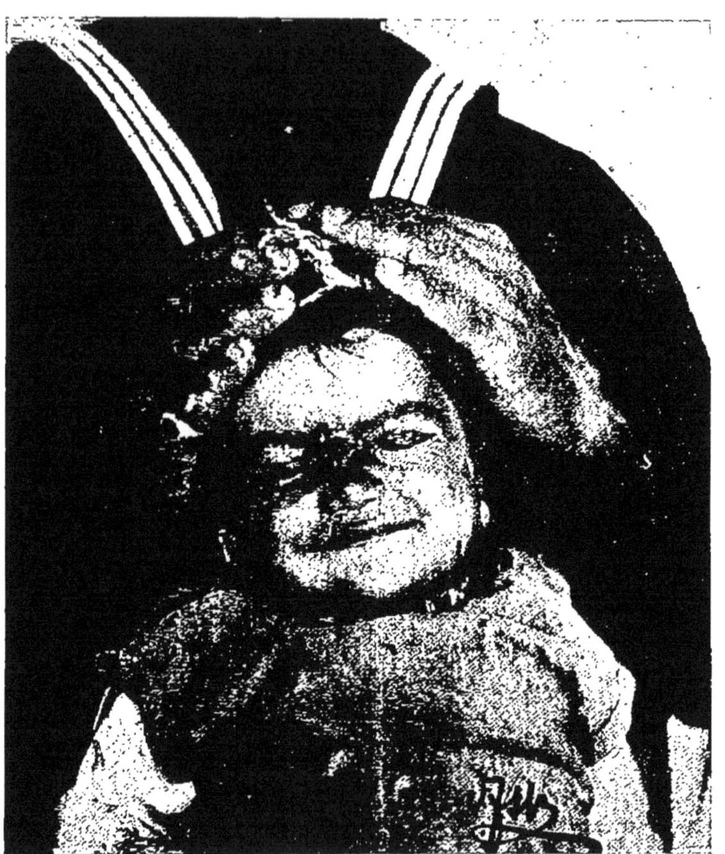

Fig. 89. — Bouton d'Orient (Bouchir, 1908). Original. Forme mixte ulcérée.

contribuent, comme il est logique de le prévoir, à retarder la guérison et à favoriser l'extension de l'ulcère.

Il faut ajouter à cette énumération les complications que provoque parfois un traitement intempestif ou mal dirigé ou l'absence de traitement nécessaire. Schlimmer signalait, il y a quarante ans, les méfaits des médecins indigènes persans soit par leur intervention injustifiée, soit par une abstention systématique.

IMMUNITÉ. — Aucune race humaine n'est réfractaire au Bouton d'Orient. Aucun individu ne paraît naturellement inapte à le contracter. Il existe peu d'animaux réceptifs : le singe, *Macacus sinicus*, et le chien sont les seuls connus (Charles Nicolle). Tholozan et Schlimmer, Schneider, Coppin, Combault ont signalé qu'à Téhéran tous les jeunes chiens au-dessous d'un an ont eu le Bouton sur le nez ou aux lèvres ; mais la preuve microbiologique qu'il s'agit bien d'une leishmaniose n'a été apportée que récemment par Neligan. Le singe peut être inoculé expérimentalement. Les animaux de laboratoire, cobaye, lapin, souris, etc.,

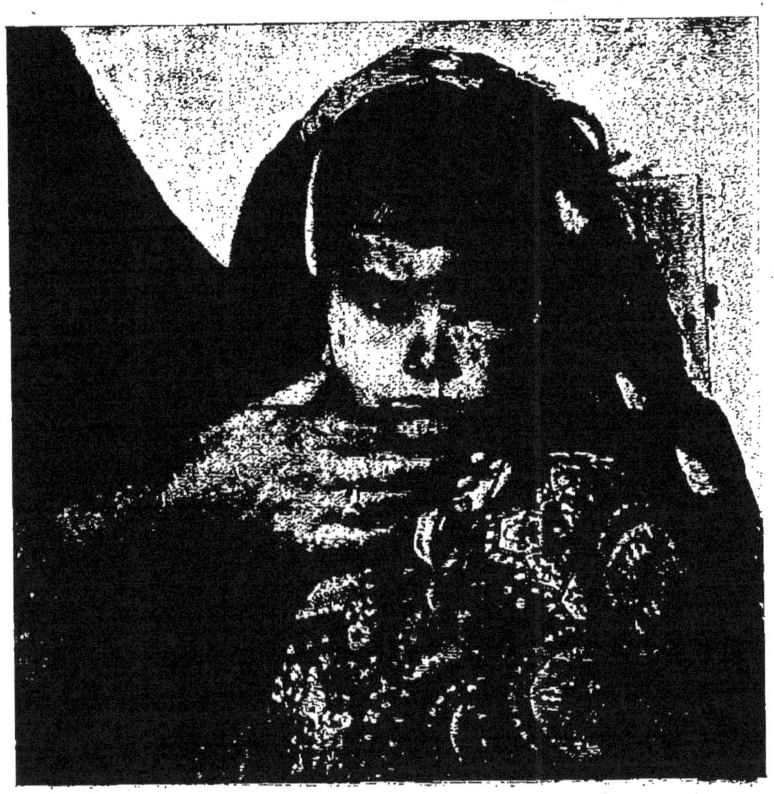

Fig. 90. — Bouton d'Orient (Bouchir, 1905). Original.
Boutons multiples de la face dont l'un, cutanéo-muqueux, a envahi le cul-de-sac lacrymal.

ne sont pas réceptifs en général. Pourtant des infections généralisées de la souris ont été obtenues récemment par Gouder, puis par Row. Dans les cas de Gouder, l'infection généralisée s'accompagnait de graves lésions cutanées qui peuvent aller jusqu'à la nécrose et l'amputation spontanée des membres.

ANATOMIE PATHOLOGIQUE. — Les lésions déterminées par le parasite portent uniquement sur les éléments anatomiques de la peau.

De la période dite *d'incubation*, qui correspond à l'introduction du parasite dans l'épaisseur du derme par piqûre ou plaie accidentelle, on ne sait encore rien et des expériences précises sont à faire sur ce sujet.

Quand la papule se montre, le piroplasme a provoqué une réaction des tissus. C'est tout d'abord une infiltration séreuse plus ou moins abondante, un œdème intracellulaire dans le corps muqueux de Malpighi, une prolifération croissante des cellules du stratum granulosum et un épaississement des couches superficielles de l'épiderme qui voient s'accélérer leur processus normal de kératinisation. A un stade plus avancé, l'épiderme, le corps réticulaire et le chorion proprement dit sont farcis de globules blancs qui se transforment en globules de pus ; les mastzelles et plasmzelles libres du derme sont très abondants. Alors le dernier revêtement corné tombe et l'ulcération est constituée, les couches profondes de l'épiderme disparaissent au centre de l'ulcération pour laisser à nu le corps réticulaire du derme. Il est à supposer que c'est dans cette couche anatomique et dans le chorion que le parasite se fixe tout d'abord et que la formation de la papule, du granulome, correspond précisément à sa multiplication sur place et à la réaction de défense de l'organisme contre cette invasion des tissus par une exsudation plus ou moins abondante de fibrine. Il a été dit plus haut que la maladie pouvait s'arrêter à cette période et que la disparition graduelle du Bouton traduisait l'inaptitude du parasite à se multiplier plus longtemps, ainsi que sa résorption par phagocytose ou autolyse « in situ ». Les microbes banals manquent toujours dans ces cas-là.

L'ulcération. — Elle est mieux connue et des travaux assez nombreux ont fixé les altérations anatomiques correspondant à cette phase de la maladie.

Dans la zone sous-épidermique, on constate la présence de petits îlots de nécrose que Riehl a même trouvés très étendus. Ils sont constitués par des éléments conjonctifs en voie de dégénérescence mélangés à un exsudat fibrineux, par des globules rouges et par des leucocytes. Au milieu de ces foyers ainsi qu'à leur périphérie, s'observent des macrophages qui sont bourrés de piroplasmes en quantités variables, parfois très nombreux. Autour de ces foyers, les mailles du tissu conjonctif sont remplies par une infiltration plasmatique discrète qui lui donne un aspect réticulé : Unna y a tr uvé de la fibrine en abondance. Elles contiennent quelques hématies et leucocytes libres ainsi que des piroplasmes extracellulaires. L'appareil vasculaire, au niveau de cette même zone, est profondément modifié : les capillaires lymphatiques sont le siège d'une énorme dilatation. L'endothélium des uns et des autres est tuméfié : il fait, dans la lumière du vaisseau, une saillie telle qu'il arrive à l'oblitérer ; c'est la capillarité oblitérante signalée par Nattan-Larrier.

On n'a pas trouvé de parasites libres ou intracellulaires dans la lumière des vaisseaux au voisinage de la lésion. Ils sont confinés dans les macrophages des espaces intercellulaires du derme, ou libres dans ces espaces.

Le derme, en beaucoup de points dans le voisinage des nodi inflammatoires, conserve sa structure normale. C'est par ces zones de moindre altération que débute, à la période de réparation cicatricielle, le processus qui amène normalement cet ulcère à la cicatrisation.

Les poils ont été trouvés par Kuhn amincis ou au contraire augmentés de volume, dégénérés, d'aspect granuleux ou fibrilaire ; les tuniques de leur racine subissent une dégénérescence cornée et ils sont définitivement détruits, de même que les glandes sébacées annexes et les glandes sudoripares.

On voit que la distribution des parasites dans les couches de la peau, pour la première fois mise en lumière par Nattan-Larrier sur un Bouton de Bouchir, permet de comprendre les échecs des traitements ordinaires. Le piroplasme ne peut être atteint que par des agents médicamenteux qui se diffusent au loin ou qui sont capables de détruire jusqu'à une certaine profondeur la zone au niveau de laquelle ils sont portés. Cela explique aussi pourquoi, dans certains cas, l'excision complète, large, peut être un traitement de choix, et radical.

L'examen du sang. — Cet examen démontre très généralement l'absence du parasite dans le sang circulant hors dé la zone du Bouton. Neumann, puis Patton, ont signalé le parasite dans le torrent circulatoire. Ces constatations restent isolées. Il résulte de nos recherches personnelles qu'à une faible distance, hors de la zone inflammatoire, le parasite ne peut être trouvé dans le sang. Cardamitis, Billet, Thomson et Balfour aboutissent à la même conclusion. Mais il peut être rencontré dans cette zone et dans celle de la cicatrice jusqu'à six mois après la guérison (Neumann).

MICROBIOLOGIE. — Les microbes décrits avant 1903 comme agents pathogènes du Bouton d'Orient n'ont plus qu'un intérêt historique : les microcoques de Duclaux, Chantemesse, Poncet, Heydenreich et autres; les streptocoques de Le Dantec et Auché, de Nicolle et Noury-Bey ne jouent vraisemblablement qu'un rôle épisodique dans l'apparition et l'évolution de la maladie.

Le véritable agent a peut-être été vu pour la première fois, en 1885, par Cunningham; Firth, en 1891, le nomma *Sporozoa furunculosa*. Mais c'est à J. H. Wright (décembre 1903) que revient le mérite d'en avoir donné une bonne description d'après des frottis de fragments excisés ; il nomme l'organisme *Helcosoma tropicum*. En même temps, Martinowsky et Bogrov l'observaient et le nommaient *Ovoplasma orientale*. Cette découverte fut bientôt généralisée à tous les pays où existe le Bouton d'Orient. L'analogie, on peut même dire l'identité de structure avec le parasite du Kala-Azar apparut rapidement : découvert par Leishman et Donovan, ce parasite venait d'être décrit (novembre 1903) par Laveran et Mesnil, puis par R. Ross qui créa le genre *Leishmania*. On a reconnu ultérieurement qu'en culture le parasite du Bouton d'Orient, comme celui du Kala-Azar, devient flagellé.

C'est donc un flagellé adapté à la vie parasitaire endoglobulaire. Son flagelle disparaît à ce stade de son existence ; il conserve des rudiments anatomiques de cet appendice (Mesnil, Nicolle et Remlinger) : le blépharoplaste sur lequel il s'insère, et le rhizoplaste, trace du trajet que suit le flagelle dans le protoplasma. Il convient de le distinguer, ainsi que le font la plupart des auteurs qui l'ont observé, du parasite du Kala-Azar indien et de celui du Kala-Azar infantile méditerranéen, bien qu'ils paraissent identiques morphologiquement. Nous lui donnerons, à l'exemple de Brumpt, le nom de *Leishmania furunculosa* (Firth 1891). Il est souvent appelé aussi *L. tropica* (Wright 1903).

DESCRIPTION. — *L. Furunculosa* se présente sous l'aspect d'un organisme ovoïde ou piriforme, rarement arrondi, mesurant, sur les frottis ou les coupes, de 2 à 4 μ de long en moyenne, bien qu'il y ait des individus atteignant 5 à 6 μ. La largeur est constante, mais la longueur varie du simple au double. Hors des cellules, il serait doué d'un faible degré de mobilité. On le trouve libre dans les espaces conjonctifs du derme, ou, le plus souvent, inclus dans les cellules fixes du tissu conjonctif et surtout dans les grandes cellules migratrices (macrophages). Ces dernières en sont bourrées : elles en contiennent fréquemment 50 par cellule. Ch. Nicolle en a relevé 88 et même 100 ; on voit aussi les piroplasmes en amas dans une gangue protoplasmique (Ch. Nicolle) ; mais il s'agit là d'artifices de préparation : cellule brisée par le frottement. On ne le rencontre jamais dans les globules rouges. Il a été trouvé dans l'endothélium des capillaires sanguins.

L'identité morphologique avec les autres piroplasmes des Kala-Azar indien et méditerranéen nous dispense d'entrer dans les détails de structure, de coloration et de culture du parasite du Bouton d'Orient. Il est toutefois peu vraisemblable qu'il y ait identité absolue entre eux, car les premiers se généralisent rapidement dans les organes profonds donnant une maladie grave, tandis que celui-là reste étroitement localisé à la peau et sa lésion évolue naturellement vers la guérison.

Charles Nicolle qui, avec ses élèves de l'Institut Pasteur de Tunis, en a fait l'étude la plus systématique et qui l'a cultivé, inoculé au singe et au chien, donne les caractères différentiels suivants d'avec *L. donovani* et *L. infantum*. Ce sont aussi ceux que Row admet à la suite de travaux intéressants sur les piroplasmes indiens.

1° *L. furunculosa* est à peine plus volumineuse;

2° La division de son flagelle dans les cultures se produit d'une façon un peu plus précoce;

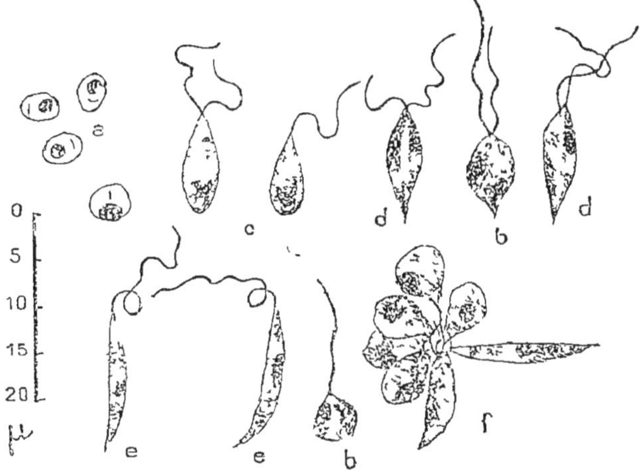

Fig. 91. — *Leishmania furunculosa*, d'après Ch. Nicolle : *a*, formes libres de la vie parasitaire, *b*, *e*, formes flagellées trapues sans les cultures, fl. simple ou double; *d*, formes intermédiaires en voie d'allongement; *c*, formes de flagelle type; *f*, formes vieillies, agglutinées en rosace.

3° Son cil est un peu plus long et plus flexueux;

4° Elle est capable de cultiver, c'est-à-dire qu'elle garde sa vitalité trois jours après avoir été enlevée à l'organisme qui l'héberge, tandis que *L. infantum* meurt au bout de 24 heures;

5° La contamination de *L. furunculosa* en culture par des microbes quelconques n'empêche pas le développement de la culture ce qui est au contraire observé avec *L. infantum;*

6° Le développement en culture est deux fois plus rapide pour *L. furunculosa;*

7° *L. furunculosa* pousse mieux sur sérum humain et moins bien sur sang de rate citraté. C'est le contraire pour *L. infantum*;

8° La température optima est de 25° à 30° pour *L. furunculosa* et de 22° pour *L. infantum*.

Reproduction expérimentale du Bouton d'Orient. — L'inoculation du Bouton d'Orient a depuis longtemps été obtenue, mais avec des résultats très inconstants. C'est par Weber et

Murray, après insertion sous la peau de la croûte du Bouton de Dehli et de Biskra, puis par Depéret et Boisnet, qui inoculèrent sous l'épiderme la sérosité du clou de Gafsa, que furent enregistrés les premiers succès. Plus récemment, Martinowsky s'est donné le Bouton d'Orient en appliquant le produit du râclage de cette lésion sur une brûlure artificielle pratiquée à la main. En dehors des faits de laboratoire, il y a l'exemple déjà cité des Juifs de Bagdad, et les auto-inoculations, dues peut-être au grattage, dans les cas de boutons multiples. Les expériences de Nicolle à Tunis ont démontré que seuls l'homme, le singe et le chien étaient sensibles à la leishmaniose cutanée. Celle-ci peut être reproduite sur ces animaux aussi bien par l'inoculation de cultures que par celle du virus, surtout de celui provenant d'éléments jeunes. On peut réaliser, en nombre limité, des passages de chien à chien, de singe à singe. La virulence des cultures s'observe au moins pendant trois générations.

La **durée d'incubation** est variable. Cette incubation est silencieuse. Dans les trois cas, les lésions, identiques au début, varient dans leur évolution : chez l'homme, c'est le Bouton typique décrit ici; chez le singe, une ulcération peut ou non en résulter et même des tubercules secondaires, mais la guérison totale est toujours obtenue au bout de quatre-vingt-dix jours. Chez le chien, le Bouton ne s'ulcère pas et guérit avec la plus grande rapidité.

La condition du succès de ces inoculations, c'est qu'elles soient faites au bon endroit, c'est-à-dire dans certaine couche du derme. L'injection dans la cavité péritonéale d'une culture de *L. furunculosa* n'est suivie d'aucun résultat.

Expériences relatives à l'immunité. — C'est à Ch. Nicolle que sont dues les plus concluantes des expériences sur ce point :

1° Une première atteinte de Bouton d'Orient guérie confère l'immunité contre *L. furunculosa* à la condition que cette guérison soit obtenue depuis un temps suffisant. Au cas contraire, il y a une sensibilisation du sujet, qui se traduit par le raccourcissement de la période d'incubation pour les inoculations suivantes.

Une inoculation chez le chien de *L. furunculosa* dans la cavité péritonéale ne confère à cet animal aucune immunité contre le même parasite injecté sous la peau.

2° Une première atteinte guérie, ou en évolution, de Kala-Azar vaccine le chien contre le Bouton d'Orient (immunité croisée). Mais une atteinte de Bouton d'Orient ne confère pas d'immunité contre le Kala-Azar. C'est tout au plus si, chez le singe, on constate qu'elle engendre un certain degré de résistance contre *L. infantum*.

L'injection préalable intrapéritonéale de *L. furunculosa* est sans aucune action sur l'injection de *L. infantum* dans cette cavité.

Unité du germe du Bouton d'Orient ou multiplicité. — On a vu que le Bouton d'Orient se montre en des points très variés du globe et qu'il revêt des aspects cliniques quelquefois très différents les uns des autres. Carter a émis l'hypothèse, non vérifiée d'ailleurs, qu'à des types différents répondait un parasite d'une espèce différente. Row, expérimentant à Bombay, dans l'Inde, conclut que le parasite étudié par lui présente avec celui de Nicolle assez de différences pour ne pouvoir lui être complètement identifié. Ceci demande confirmation. Il est difficile de conclure sans de plus amples recherches.

Voie de pénétration du piroplasme. — Il n'y a rien à retenir du rôle pathogénique de l'eau de boisson dans la production du Bouton. Schlimmer, en 1870, a très judicieusement combattu cette croyance populaire en Orient. Mais une commission anglaise de Delhi a avancé récemment que le germe pouvait être contenu dans l'eau utilisée pour les ablutions rituelles communes aux Brahmaniques et aux Musulmans : elle se base sur ce fait que l'épidémie de Bouton d'Orient qui avait provoqué sa réunion s'est éteinte après le nettoyage et la réfection de citernes fournissant l'eau des ablutions.

Tous les observateurs, en tête desquels il faut citer Laveran comme ayant bien démontré divers faits de la pathogénie de cette maladie, s'accordent pour déclarer que c'est par la peau que *L. furunculosa* pénètre dans l'organisme. Il n'y a divergence que dans l'explication du mécanisme de pénétration.

La similitude du Bouton d'Orient à son stade initial, avec les piqûres d'insectes, a donné corps, il y a très longtemps, à l'hypothèse d'un *insecte piqueur* inoculant le parasite. Elle explique facilement l'apparition du Bouton à certaines époques, dans certains foyers, sa circonscription à certaines villes, quartiers ou maisons. (Nattan-Larrier).

Le *moustique* a été incriminé. Une observation de Bader cite un clou de Gafsa qui semble avoir manifestement succédé, après quinze jours d'observation, à des piqûres de moustiques. Langeron, sans preuves décisives, met en avant le *Stegomya Calopus*-(*fasciata*). Wenyon, se servant de *Culex fatigans*, a toujours abouti à des résultats négatifs. *Stegomyia fasciata* pourrait-il inoculer le piroplasme? On retrouve dans son tube digestif les parasites que l'insecte absorbe sur l'ulcère, cependant Wenyon ne peut obtenir d'inoculation en se faisant piquer au bras. En Egypte, il est d'opinion courante parmi les Fellahs que *Phlebotomus pappatacii* est la cause du Bouton : Pressat, les frères Sergent en Algérie admettent la possibilité de ce rôle. Leur opinion est partagée par Wenyon, Thomson et Balfour, mais ils échouent dans leurs tentatives d'inoculations expérimentales avec cet insecte ainsi qu'avec *Grahamia subtilis*. Billet, étudiant la distribution géographique dans le Nord de l'Afrique de l'*Anopheles Chaudoyei*, fait remarquer qu'elle coïncide avec celle du Bouton d'Orient, et fonde sur une très intéressante observation, sa conviction du rôle du moustique dans la propagation du Bouton. Il est vrai qu'il rapporte également celle d'un homme qui piqué durant la nuit, à la face, par une punaise prise sur le fait, vit plus tard un Bouton se développer exactement à ce niveau.

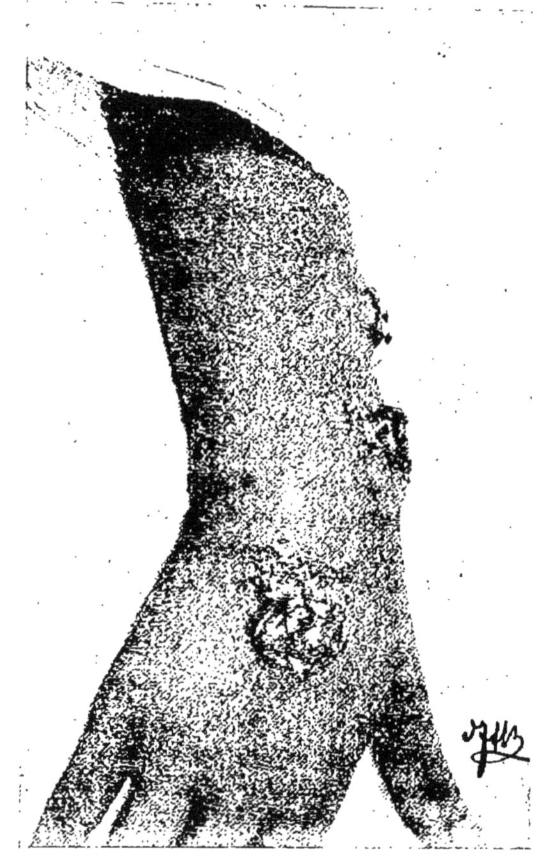

Fig. 92. — Boutons d'Orient à la période d'ulcération. Original. Bouchir, 1907. Mouches communes à la surface des ulcères. Les deux boutons supérieurs ont été enlevés chirurgicalement : guérison « per primam ». Le bouton du dos de la main a été traité par le permanganate de potasse en poudre et le bleu de méthylène. Guérison en cinq semaines.

Mais Wenyon, à Bagdad, n'a pu arriver à reproduire le Bouton par des piqûres de *punaises des lits*. Il fait remarquer qu'elles s'attaquent moins souvent aux parties découvertes du corps et sont très rares en Mésopotamie, où la piroplasmose cutanée est extrêmement répandue.

Sériziat et Tscherykine (1875-1876) admettent que la mouche

domestique transmet la maladie. Ce dernier fait remarquer qu'au Tashkent le Bouton annuel s'appelle *Pascha-churdj*, c'est-à-dire *piqûre de mouche*. Laveran est d'avis que l'insecte transporte le piroplasme sur ses pattes. Row constate que des mouches s'étant nourries sur un Bouton d'Orient, leurs excréments peuvent, trois heures après, infester le singe au niveau d'une plaie. Carter et Wenyon confirment ce fait. Row admet que le parasite ne peut pas se développer dans l'intestin : il ne fait qu'y passer sans subir de métamorphose. Ainsi que ces auteurs nous avons observé constamment la coïncidence saisonnière des ulcères à piroplasmes et des mouches communes et nous produisons ici une photographie saisissante où ces insectes sont pris sur le fait, se nourrissant avidement de sérosité dans laquelle l'examen microscopique démontre la présence de parasites. Nos observations portent sur une campagne de près de six années dans le Golfe Persique et la basse Mésopotamie. Elles démontrent avec la dernière évidence, parmi les ouvriers arabes, que par milliers, le très actif mouvement commercial de la cueillette et de la manipulation des dattes amène chaque année à Bassorah, la fréquence extrême du Bouton aux jambes et aux avant-bras, c'est-à-dire sur les parties du corps non couvertes qui sont inévitablement le siège de plaies minimes ne recevant aucun soin et sur lesquelles les mouches pullulent librement.

Il est de notion courante, dans ces pays, que les Boutons annuels succèdent très souvent aux lésions cutanées. Alors le Bouton s'ulcère rapidement, il peut ne pas y avoir de stade-papulo-croûteux et l'ulcère spécifique si caractéristique s'installe sans transition sur la plaie banale, déjà souillée d'une flore microbienne nombreuse et variée.

Quoi qu'il en soit, le problème du mode de pénétration du virus n'est pas entièrement résolu. Les notions positives qui semblent dès maintenant acquises sont les suivantes :

1° La leishmanie du Bouton d'Orient se transmet par une lésion cutanée ;

2° Cette lésion peut être une simple plaie accidentelle souillée par un insecte véhicule-germe comme la mouche commune, ou une piqûre d'insecte quelconque (moustiques, phlébotomes, punaises, etc...) et peut-être aussi plus simplement par le grattage (auto-inoculation) ;

3° Il ne semble pas nécessaire que la leishmanie subisse une métamorphose quelconque chez un hôte intermédiaire, à la façon des trypanosomes ou des hémamibes.

CAUSES DE L'ENDÉMICITÉ. RÉSERVOIRS A VIRUS. — Ce sont des questions encore pleines d'obscurité ; un certain nombre d'hypothèses ingénieuses ont été émises à ce sujet. D'où vient le parasite ? Manson pense que l'hôte normal de *L. furunculosa* est le chameau; Reynaud appuie cette supposition d'un exemple assez curieux : un homme s'étant piqué avec la pointe de ciseaux ayant servi à couper une « *mouche à chameau* » voit au point piqué se développer un Bouton d'Orient. Le fait est que, pour une grande partie, la zone d'endémicité de la maladie correspond exactement avec celle de pays où le chameau est élevé en domesticité. On pourrait en dire autant du chien, ubiquitaire lui, et qui de plus est porteur de lésions spécifiques. On trouve donc de ce côté des réservoirs à virus jouant très vraisemblablement un rôle dans l'endémicité de la maladie. Mais il faut bien conclure que le principal réservoir à virus c'est l'homme lui-même : la longue durée de la lésion, sa bénignité et l'absence habituelle de toute protection de l'ulcère répandant libéralement le germe dans le monde extérieur, la persistance, même après cicatrisation, du germe dans les tissus, sont autant de facteurs d'importance capitale favorisant la contagion d'homme à homme et même d'homme à animal. Il faut y ajouter la promiscuité et le manque d'hygiène individuelle dans les pays de haute endémicité.

Chatton, qui étudie le Bouton d'Orient dans le Sud Tunisien, insiste sur la concordance de répartition avec les zones où le sol a un facies rupestre. Il croit à un réservoir de virus vertébré.

DIAGNOSTIC. — Le diagnostic clinique du Bouton d'Orient ne présente d'habitude aucune difficulté : la notion de l'endémicité, l'évolution, joints aux signes cliniques, permettent de l'établir facilement. Toutefois, quelques affections sont susceptibles de présenter avec la dermatose qui nous occupe des analogies assez frappantes.

Les *ulcères à leishmania* de la Guyane ou du Brésil ont la plus grande ressemblance avec le Bouton d'Orient et certains auteurs les confondent aujourd'hui dans une même description. Le diagnostic entre ces deux affections reste à peu près impossible, sauf dans les cas où le nombre des ulcérations cutanées se trouve très élevé, ce qui est en faveur de la leishmaniose américaine.

Le *furoncle* simule volontiers le Bouton d'Orient à son début, mais il est plus inflammatoire, son siège est plus profond. Le doute n'est possible que pour quelques jours.

Le *chancre mou* est une ulcération dont les bords sont taillés à pic; mais il repose sur une base dépourvue d'induration et non saillante. Le siège habituel des deux ulcérations diffère entièrement.

La *gomme syphilitique* ouverte de la peau présente un fond uni et des anamnestiques qui manquent au Bouton d'Orient. Les réactions de Noguchi, de Wassermann et les recherches microscopiques trancheraient au besoin la difficulté.

Le *lupus vulgaire* se différencie entre autres signes par la présence des nodules très caractéristiques qui entourent la lésion principale, par le siège, l'aspect et l'évolution.

La *gomme tuberculeuse* de la peau offre parfois avec la leishmaniose cutanée une similitude, au premier abord, frappante. On la distinguera parce que les bords, plus déchiquetés, sont décollés sur une certaine étendue, et son fond est parsemé de tubercules jaunâtres; enfin elle survient chez des bacillaires profondément cachectisés, si bien que l'erreur ne peut que rarement être commise.

Le *lupus scléreux de Vidal* n'est pas prurigineux; la croûte qui le recouvre est plâtreuse et ne se reforme que lentement. La zone érythémateuse qui entoure le Bouton d'Orient manque, comme aussi les pustules filles.

L'*ulcère phagédénique des pays chauds* sous ses différentes formes et dénominations peut être plus facilement confondu avec l'ulcère à leishmania. Souvent le microscope peut lever la difficulté et c'est toujours à lui qu'en cas de doute il convient de recourir.

Les *léprômes* s'accompagnent d'insensibilité cutanée et leur évolution est bien plus lente, sans parler des autres symptômes de la bacillose de Hansen.

Le *pian*, dans sa forme villeuse, peut prêter à la confusion, mais ses manifestations sont moins discrètes et l'évolution s'accompagne de phénomènes généraux. Il est absolument indolore au toucher, et se localise volontiers autour de la bouche et de la région ano-génitale.

Il importe encore de signaler une affection blastomycosique fort grave,décrite au Brésil, par Splendore, et qu'il faut savoir, le cas échéant, distinguer des manifestations bucco-pharyngées du Bouton d'Orient.

En cas de doute, celui-ci sera levé par le diagnostic microscopique auquel, suivant Nicolle, on procédera de la façon suivante : si l'élément n'est pas ulcéré, le piquer, après le badigeonnage à la teinture d'iode, avec un vaccinostyle stérilisé. Il en sourd un liquide qu'on étend sur une lame; on fixe à l'alcool absolu ou à l'alcool-éther et on colore au Giemsa. Les parasites seront reconnus à l'aspect qui a été précédemment décrit, isolés ou intracellulaires, ou dans des gangues protoplasmiques. Si le Bouton d'Orient est ulcéré et infecté secondairement, c'est à la périphérie, dans les parties non atteintes par la suppuration, qu'il faut pratiquer la ponction. Plusieurs examens pourront, dans ce cas, être nécessaires pour déceler le parasite.

On peut aussi laver soigneusement et à fond la surface de l'ulcère avec un liquide antiseptique faible, ou mieux avec de l'eau bouillie, puis avec la lancette ou le vaccinostyle gratter en un point quelconque, recueillir la sérosité sur lame et procéder ensuite comme ci-dessus.

Traitement. — La multiplicité des traitements employés autrefois ferait une liste fastidieuse et qu'il est inutile de donner ici. Parmi ces innombrables lotions, liniments et pansements, quelques-uns ont une légère action sur l'atténuation du mal ou sur sa durée et beaucoup n'en ont pas du tout. Cela justifie jusqu'à un certain point le scepticisme total de quelques auteurs. Laveran, entre autres, se montre résolument *abstentionniste* : il estime que le Bouton d'Orient guérit spontanément, mieux et plus régulièrement qu'avec une médication quelconque. La cicatrice est aussi moins étendue. Un simple pansement protecteur pour garantir la plaie contre les infections et les traumatismes suffit : moins on y touche, mieux cela vaut. Cette manière de voir n'est pas sans un fondement sérieux de faits bien observés. Les Persans estiment que le Bouton doit inévitablement parcourir les « quatre saisons ». Il est des cas où un Bouton unique de petites dimensions, placé dans une région où il n'est ni gênant, ni inesthétique, ni exposé aux souillures, évoluera sans aucun retentissement vers la guérison et il est inutile en effet d'y toucher. Mais il faudrait, à notre avis, ne pas généraliser. Il est des formes cliniques très variées depuis le simple granulome qui disparaîtra en quelques mois sans cicatrice, jusqu'au bouton confluent, d'aspect phagédénique et à celui mi-partie sur la peau et les muqueuses, si longs à se cicatriser. Peut-être ne doit-on pas considérer en bloc tous les Boutons d'Orient comme des *noli me tangere* et concéder qu'il en est, probablement davantage en certains pays que dans d'autres, qui nécessitent des soins actifs.

Le traitement sera donc prophylactique, palliatif, curatif ou chirurgical et variera selon que l'on aura affaire à la papule, au Bouton ou à l'ulcère constitué.

Traitement prophylactique. — Il consiste à prêter une attention suffisante aux piqûres et aux plaies banales dans tous les pays d'endémicité reconnue et à diriger contre les insectes piqueurs les mesures de protection et de destruction bien connues et sur lesquelles il n'y a pas lieu d'insister.

D'une manière systématique, le médecin doit conseiller l'emploi de la teinture d'iode à 1/10, 1/15 ou 1/20, suivant les épidermes, pour toutes les piqûres d'insectes quelles qu'elles soient, et le lavage des petites plaies accidentelles à l'alcool fort ou à la solution alcoolique de Billet, iodée à 1/2.000, suivi de pansement jusqu'à guérison. A Bouchir, cette méthode s'est montrée parfaitement efficace, et sur une population européenne d'environ 25 personnes de tout âge et de tout sexe qui se sont servies de teinture d'iode, il n'y a pas eu un seul cas de Bouton d'Orient en six années, alors que les domestiques, les gardiens, les indigènes en général, vivant sous le même toit, étaient porteurs de « saleks » nombreux et à toute période d'évolution.

Traitement palliatif. — Il s'applique aux formes simples, aux Boutons en voie de guérison et à tous les cas où le clinicien ne peut ou ne veut pas essayer de méthodes curatives. En général les bandages sont mal tolérés ou inutiles. On aura recours aux emplâtres adhésifs, dont l'emplâtre à l'oxyde de zinc est le meilleur type, ou aux pansements collodionés. Le lavage de la zone du Bouton à l'alcool fort ou à la solution de Billet sera d'un grand secours pour éviter les infections secondaires. De temps à autre, la croûte de l'ulcération sera enlevée après ramollissement par un bain ou un cataplasme aseptique, et un simple lavage à l'eau bouillie en détergera le fond. Ceci constitue en réalité la thérapeutique minima des abstentionnistes.

Traitement curatif. — Il a donné des résultats qui paraissent varier considérablement : il faut bien constater l'inefficacité fréquente des médicaments employés par d'autres que par leurs auteurs.

Tous les *antiseptiques* qui ne sont pas en même temps des *caustiques*, ou ne sont pas employés à *dose caustique*, échouent toujours, dans tous les cas. Ceux qui paraissent avoir donné des résultats sont énumérés ci-après avec la technique nécessaire. Un temps préliminaire commun doit être décrit : il consiste à décaper de sa croûte de fibrine desséchée l'ulcération à traiter. Dans quelques cas, pour les Boutons, il a paru nécessaire de faire précéder la cautérisation d'une transfixion qui permet l'action directe et profonde de l'agent chimique. Le décapage s'obtient par l'emploi de pansements humides, de cataplasmes émollients, de bains à la vapeur locaux ou généraux. Un nettoyage minutieux est de règle : il faut s'armer de patience, car il est souvent assez pénible de détacher la croûte adhérente aux bords de la lésion. Le fond est soigneusement gratté et asséché avant l'application de l'agent modificateur. Il n'est pas sans intérêt d'anesthésier localement avec des solutions fortes de cocaïne, stovaïne ou novocaïne-suprarénine. Les injections profondes intradermiques de solutions plus faibles au pourtour de l'ulcération sont très recommandables et nous y avons eu souvent recours pour diminuer la douleur très vive du caustique.

Il ne semble pas qu'on ait essayé de rachianesthésier avant la cautérisation dans les cas de Boutons siégeant au membre inférieur.

Voici quels sont les topiques les plus employés.

L'acide azotique, le *nitrate d'argent* solide ou en solution concentrée, le *sulfate de cuivre* sont mentionnés par Schlimmer et lui ont donné, ainsi qu'à d'autres médecins européens en Perse, des résultats satisfaisants. Dans tous les cas où ils ont été appliqués, la douleur a été très vive, surtout avec le premier. Il faut répéter l'action tant que le fond de l'ulcère ne s'est pas modifié, et maintenir le caustique assez longtemps en contact avec les tissus. L'*acide phénique* et le *formol*, purs ou en solutions fortes, paraissent être moins en faveur à cause de la lenteur de la réparation de l'escarre qui suit l'action du caustique et de la douleur qu'il occasionne. Mais leur pouvoir de pénétration paraît supérieur à celui des autres médicaments et leur action à distance plus marquée.

L'*onguent vésicatoire vétérinaire* préconisé par Coppin et par quelques médecins russes, compte à son actif de beaux succès entre des mains habiles. Mais il faut avoir un produit actif, bien préparé. Il serait peut-être préférable de se servir de teinture de cantharides ou de solutions de cantharidine, moins sujettes à altération que l'onguent (1).

Le *salicylate de méthyle*, pur sur les boutons, ou en pommade sur les ulcères, mélangé avec des poudres inertes, a donné à Gueyat d'excellents résultats : aucun ulcère n'a résisté plus de trois semaines à l'application de ce topique. L'essentiel est de parfaitement nettoyer l'ulcère au préalable. L'*acide carbonique neigeux*, entre les mains de Broome sur lui-même et dans dix autres cas, surtout à l'état de boutons, s'est montré très efficace. Il convient de presser fortement et de laisser en contact 40 secondes au centre du Bouton et 25 secondes sur les bords.

Le *bleu de méthylène* a été essayé par Cardamitis et Melissidis, qui employaient une pommade à parties égales avec de la lanoline et de la vaseline. Châtelain s'en est servi en solution alcoolique au dixième, concurremment avec un traitement à la *lumière rouge*. C'est un agent moins douloureux que les précédents et qui convient surtout aux ulcères déjà traités par un caustique plus énergique tel que le permanganate de potasse (A. Billet) et pour être continué jusqu'à complète cicatrisation. La cicatrice obtenue par ce moyen est peu profonde ; elle a une légère couleur rose. Nous préconisons la solution alcoolique à 1/10 plutôt que la solution aqueuse pour les premières applications : elle est bien plus pénétrante.

Le *permanganate de potasse* est utilisé en pommade ou en poudre. Sous la première de ces formes (Medini), il donne des résultats appréciables, mais un peu lents à se manifester. Ce même médicament, employé suivant la méthode imaginée par Benoît (de Gafsa) semble avoir, actuellement, rallié tous les suffrages.

(1) On trouvera la technique de cette méthode dans les *Annales d'Hygiène et de Médecine Coloniales* (1905, p. 221).

Après nettoyage parfait de la plaie et protection des parties environnantes au moyen de vaseline, on applique sur l'ulcère une épaisse couche de permanganate finement pulvérisé, et l'on recouvre d'un pansement à la gaze. Une vive douleur succède à cette application : elle dure de six à huit heures. Au bout de 8 à 10 jours, on découvre, sous le pansement, une escarre qui se détache en laissant une plaie de bonne nature. Au bout de trois applications, les ulcères les plus larges subissent cette transformation. Il est bon, suivant la pratique de Billet, de badigeonner ensuite la plaie et jusqu'à guérison avec une solution de bleu de méthylène au dixième. C'est là un traitement de choix. On ne compte plus les succès rapides obtenus par ce moyen.

Le *protargol* a la faveur de Castellani qui l'emploie en solution à 5 o/o ou en pommade à 20 o/o.

Faut-il mentionner le remède peu étudié et de composition quasi inconnue dont parlent Aviss et Lincoln sous le nom de *rausath* et employé dans le Nord de l'Inde par les natifs ?

Les *agents physiques* ont été essayés avec des succès très divers.

Il ne semble pas que le *cautère actuel* soit très employé par les praticiens et il a été bien peu utilisé, sauf pour les granulomes limités et qu'il est possible de faire disparaître par la carbonisation, sans créer de trop larges pertes de substance. L'exérèse par le bistouri paraîtrait préférable sans doute dans ces cas-là.

La *radiothérapie* utilisée par Cambouliu avec un plein succès, lui a donné la guérison avec cicatrice presque invisible et sans pigmentation brunâtre au bout d'un traitement de trois mois. Herxheimer et Bornemann ont eu aussi des résultats encourageants.

Peterson s'est servi une fois de la *lumière solaire* avec l'appareil de Finsen.

Splendore, qui a essayé le *radium*, lui reconnaît des qualités curatrices, mais il est sans action sur les lésions des muqueuses.

Enfin, Oudronsminsky préconise la *méthode de Bier*.

Traitement chirurgical. — Il n'est pas moins discuté.

Le *curettage*, pour être efficace, doit être énergiquement mené et dépasser les limites de l'ulcère. Il est douloureux et les cicatrices qu'il laisse sont pigmentées. On ne peut guère l'admettre que très prudemment et discrètement, comme temps préliminaire de l'application d'un caustique

L'*excision* est repoussée par Benoît (de Gafsa), Laveran, etc... Elle exposerait aux récidives : l'ulcère qui réapparaîtrait dans ces conditions serait plus large et la cicatrice plus étendue. Cependant on connaît des cas bien nets où une exérèse rationnellement exécutée a été suivie de réunion par première intention sans aucune récidive. Nous en avons personnellement réuni trois cas,dont un de Bouton du prépuce, parfaitement guéri « *per primam* » après opération de la circoncision. L'intervention est permise quand le chirurgien est assuré de pouvoir enlever largement la lésion, en comprenant tout le socle œdématié plus une zone de sécurité de deux centimètres au moins. Il faut pouvoir ensuite réunir les lèvres de la plaie sans trop de tiraillements. Cela dépend de la région à opérer et du volume du Bouton. Dans ces conditions nous n'avons pas vu de récidive survenir : mais avant d'opérer il sera bon d'avoir à l'esprit la possibilité d'une telle complication, sans en exagérer l'importance. L'antisepsie ou l'asepsie doivent être rigoureuses. Il vaut mieux s'abstenir si toutes les conditions voulues pour une opération bien réglée et des soins ultérieurs convenables ne peuvent être réunies.

Traitement spécifique. — Il est encore à l'état d'ébauche,mais il semble avoir un bel avenir. En tête vient l'injection intra-veineuse ou intramusculaire d'*arsénobenzol*. Nicolle et Manceaux ont eu des guérisons en quelques jours à la suite de l'emploi de ce produit en injection intramusculaire. L'*hectine*, l'*atoxyl* et surtout le *néosalvarsan* ainsi que les autres dérivés organiques de l'arsenic en faveur maintenant dans le traitement des maladies à protistes et dont les différents modes d'emploi sont devenus familiers à tout praticien, ont été essayés, et les résultats,encore peu nombreux,sont très encourageants. C'est probablement de ce côté-là qu'on trouvera le traitement rationnel de la dermatose leishmanienne.

LÈPRE

PAR

LE Dr MARCHOUX
Chef de service à l'Institut Pasteur

DÉFINITION

La lèpre n'est pas une affection de la peau, mais une maladie infectieuse causée par la multiplication dans l'organisme d'un germe spécifique, le bacille de Hansen.

Cet agent microbien, parasite des cellules mésodermiques, provoque dans les endroits où il pullule une hyperplasie particulière du tissu conjonctif qu'on désigne sous le nom de léprome.

HISTORIQUE

Dans l'antiquité. — La lèpre est une des affections les plus anciennement connues.

D'après quelques auteurs, parmi lesquels se distingue particulièrement Zambaco Pacha, elle aurait existé dans l'Inde, berceau de toutes les races humaines, aux époques préhistoriques.

Elle aurait suivi les anciens Egyptiens, dans leur émigration de l'Asie centrale vers l'Afrique. Zambaco Pacha a reconnu sur des momies des cicatrices étoilées dont il attribue, sans hésitation, l'origine à la lèpre.

Pendant les 430 ans que les Hébreux ont vécu sous le joug des Pharaons la lèpre ravageait l'Egypte. « On lit dans le papyrus si antique de Brugsh Pacha, déposé au Musée de Berlin : Pharaon Thomsès II ayant demandé aux voyants comment il devait s'y prendre pour invoquer l'apparition d'Amon que ses prédécesseurs avaient vu en personne, les devins répondirent qu il devait d'abord purger son empire *des lépreux et des impurs*, et alors, par ordre supérieur, ceux-ci furent ramassés au nombre de 80.000 et relégués d'abord aux carrières de Tourah à Sinaï, et plus tard, par faveur du souverain, ils obtinrent l'autorisation d'habiter la ville Avaris, située au Nord-Est du Delta. C'est de cet endroit que les Hébreux sortirent nuitamment pour se rendre dans le désert fuyant les mauvais traitements des Egyptiens (1). »

Après la prise de Jérusalem par Titus (70 ans après J. C.) et la dispersion des Juifs ordonnée par Adrien en l'an 135, ces malheureux exilés furent obligés d'émigrer tant en Occident qu'en Orient, jusqu'en Chine, dans les Indes et l'Afghanistan. Ils s'étaient surtout répandus dans les pays musulmans et avaient constitué une colonie importante dans la péninsule ibérique. Ayant conservé la lèpre, *Zaraath*, qui veut dire insensibilité, ils l'ont partout colportée.

Il en fut de même des Phéniciens. Partis du pays de Koush, en Bactriane (Turkestan et Perse actuels), ils s'étaient fixés, dès la plus haute antiquité, sur les rives méridionales du golfe Persique. Ces Koushites, ancêtres des Phéniciens, avaient contracté la lèpre dans leur commerce étroit avec les peuples de l'Inde. Avant qu'ils vinssent s'établir sur les côtes de Syrie, les anciens Egyptiens les appelaient Poun, Paeni, Puni. Selon Müller, l'étymologie du mot phénicien serait Feu-hu, qui signifie, en ancien égyptien, pirate, voleur. Cette appellation avait été méritée aux fils des koushites par le commerce d'échange qu'ils pratiquaient sur une si grande échelle. 2.000 avant J.-C., ils connaissaient la pourpre, battaient monnaie, construisaient des horloges, fabriquaient des ustensiles en verre et en terre cuite. Ils promenaient leurs marchandises tout autour de la Méditerranée ; ils découvraient l'Afrique de l'Ouest et même l'Amérique ; ils fondaient des colonies en Afrique, à Marseille, dans la péninsule ibérique; devenaient la souche des Cantabres et des Basques ; allaient s'établir en Bretagne et dans les îles Britanniques. Partout, avec eux, ils emportaient la lèpre, *morbus phenicus*, qui était presque une maladie nationale. Ils contaminèrent la Grèce et l'Italie. D'après Zambaco Pacha, il n'est pas douteux que la *Leuce* d'Hippocrate doive être identifiée à la lèpre.

D'autres auteurs contestent cette interprétation et considèrent que la lèpre aurait fait son apparition en Grèce seulement vers l'an 400 avant J. C. Aristote aurait été le premier à la désigner sous les noms de Satyriasis, Leontiasis, maladie qu'Arétée a décrite avec les symptômes de la lèpre tuberculeuse.

D'après Pline et Plutarque, elle aurait été ramenée d'Egypte et de l'Asie Mineure à Rome par les légions de Pompée et de la capitale se serait peu à peu répandue dans toute l'Italie et l'empire Romain. L'empereur Constantin était lépreux.

En France. — Elle sévissait déjà dans la Gaule quand les Sarrasins ont envahi l'Ibérie et le midi de la France, régions où ils

(1) Zambaco Pacha, La lèpre à travers les siècles et les contrées, Paris, Masson et Cie, 1914.

ont contribué à la disséminer. Elle était connue dans la région des Pyrénées sous le vocable de *mal arabe.*

Les actes des conciles d'Orléans (549) et de Lyon (583) plaçaient les lépreux sous la protection des évêques. Le concile de Compiègne prescrivit le divorce en cas de lèpre et permit au conjoint sain de contracter un nouveau mariage. Charlemagne (789) exigeait le consentement des deux époux.

Dès 460, il existait en France des asiles pour les lépreux. Le nombre s'en multiplie à partir des VIIe et VIIIe siècles. L'époque des croisades coïncida avec une recrudescence de la lèpre et un nouvel essor de l'assistance ecclésiastique à l'égard des lépreux. Au XIIIe siècle, il y avait environ 19.000 léproseries réparties dans toute la chrétienté et près de 2.000 en France (1) seulement. L'ordre des religieux de saint Lazare, dont le chef a toujours été lépreux jusqu'en 1253, fut fondé par le pape Damase II en 1048 et se consacra au traitement des malades.

L'individu soupçonné de lèpre était soumis à un examen dont Ambroise Paré a donné les règles. Après certificat des chirurgiens, il était prononcé un arrêt *absolutif* pour ceux qui étaient sains, *séquestratif* pour ceux qui étaient reconnus malades et *admonitif* pour ceux qui semblaient suspects. L'isolement était précédé d'un cérémonial qui ne différait guère d'une cérémonie funéraire. Conduit à sa *borde*, le lépreux recevait du curé des instructions écrites auxquelles il était tenu, sous diverses peines, de se soumettre strictement. Les internés n'étaient pas absolument cloîtrés, ils pouvaient sortir, vêtus d'une robe noire, la bouche couverte d'un voile de même couleur et munis d'une cliquette ou tartarelle pour annoncer de loin leur passage. Le régime des lépreux n'était cependant pas très pénible et l'internement était généralement volontaire. Il fallait même se défendre des simulateurs qui cherchaient à se faire admettre comme lépreux.

Une léproserie se composait d'un certain nombre de cabanes ou *bordes* réunies dans une enceinte. Le directeur en était ordinairement un prêtre, mais parfois un lépreux élu par les autres.

Ces mesures d'isolement ont peu à peu fait disparaître la lèpre de notre territoire.

Un édit de 1693 transforme les léproseries en établissements hospitaliers (2).

(1) D'après Mathieu Pâris (1244) *in* JEANSELME et MARC-SÉE, Pratique dermatologique, article Lèpre, Paris, 1902, — Voir aussi : GEORGE PERNET, A note on the mumber of Leper-houses in Europa in Medieval times (*Lepra*, t. III page 143 et la note d'Ehlers qui lui fait suite)

(2) JEANSELME, La lèpre, *in* Leçons de dermatologie exotique, Paris, 1904.

DISTRIBUTION GEOGRAPHIQUE

La lèpre en France. — Il semblerait que depuis cette époque, au moins en France, la lèpre ne dût plus relever que de l'histoire.

Il n'en est rien. Elle y est rare sans doute, mais il persiste encore quelques petits foyers mal éteints en Bretagne (1), où une quinzaine de malades ont été trouvés aux environs de Guingamp, en Provence (2), dans les Alpes-Maritimes (3), où l'on compte une soixantaine de lépreux avérés et en Auvergne (4) où Milian et Fernet ont découvert quelques lépreux autochtones, sans qu'il ait été bien facile de retrouver l'origine de leur maladie.

On a signalé quelques cas sporadiques dont la filiation n'a pu être établie dans la Gironde (5), l'Ardèche, le Dauphiné, à Marseille, à Lyon, à Vichy, dans les Vosges.

Dans le reste de l'Europe. — S'il y a encore quelques cas de lèpre en France, il en existe bien davantage dans d'autres pays de l'Europe (6). En Espagne, cette hideuse maladie est très répandue et s'étend encore tous les jours. Trois hôpitaux spéciaux à Malaga, à Grenade, à Séville, reçoivent les malades. Il en faudrait bien plus pour contenir tous ceux qu'on rencontre

(1) ZAMBACO PACHA, Voyages chez les lépreux. Paris, 1891.
— Les lépreux en Bretagne en 1892 (*Bull. de l'Ac. de méd.*, 23 août 1892. t. XXVIII. 2e série, p. 309.
— Des rapports de la maladie de Morvan, de la syringomyélie et de la lèpre (*Lepra conferenz*. Berlin, 1897, t. I, 3e section, p. 21).
MAGITOT, Sur une variété de cagots des Pyrénées (*Bull. de l'Ac. de méd.*, 25 et 31 août 1892, t. XXVIII, 3e série, p. 589).
THÉOPHILE ROUSSEL, Les cagots, leur origine, leur postérité et la lèpre (*Bull. de l'Ac. de méd.* 29 nov. 1893, t, XXVIII, 3e série, p 753).
HALLOPEAU et ROY, Sur un foyer lépreux des environs de Guingamp (*Soc. française de dermatologie*, 5 avril 1906).
(2) L. VALENTIN, De la lepre a Vitrolles (Bouches-du-Rhône) (*Statistique du départ. des Bouches-du-Rhone*, 1812, p. 912).
BOINET, Etude clinique basée sur 80 observations inédites de lepre (*Jour. des mal. cut. et syph.*, décembre 1892).
— La lèpre en Provence (*Gaz. méd. de Paris*, 5 janvier 1901).
(3) CHANTEMESSE et MORIEZ, *Bull. de l'Ac. de méd*, 19 juin 1888.
BOINET et EHLERS, Un vieux foyer italien de lepre dans les Alpes-Maritimes (*Lepra*, t. II, 1902).
MARCHOUX et BOURRET, Enquête étiologique dans un foyer de lèpre (*Bull. de la Soc. de path. exot*, t. I, 1908, p. 188).
(4) MILIAN et FERNET, Un cas de lèpre autochtone (*Soc. méd. des hôp.*, 9 oct. 1908, t. XXVI, 3e série, p. 280)
MILIAN, Pseudo-pelade et lepre autochtone (*Soc. méd. des hôp*, 23 avril 1909, t. XXVI. 3e série, p. 743 et *Bull, de la Soc. de Dermatologie*, mars 1909, no 3, p. 86 in com. de *De Beurmann*)
MILIAN, Lèpre du Cantal à forme de syringomyélie spasmodique (*Soc. méd. des hôp.*, 18 juin 1903, t. XXVII 3e série, p. 1304)
MILIAN, La lepre dans le Midi de la France (*Paris médical*, 1er mars 1913).
(5) PITRES, La lepre dans la Gironde a notre époque (*Soc. de méd et chir. de Bordeaux*, 19 déc. 1902).
(6) Consulter EHLERS et VERDIER, Géographie de la lèpre (*IIe conf. de la lèpre*, premier volume).

dans les villes et dans beaucoup de villages, notamment dans les 3 foyers Galicien, Valencien et Andaloux ; un asile a été fondé à Valence par initiative privée.

Les docteurs Olavide et Mendoza évaluent à 1500 le nombre des lépreux connus en Espagne. Mais ils sont d'avis que beaucoup d'autres échappent aux investigations médicales (1). Les statistiques officielles, très erronées, ne relataient en 1904 que 522 cas (2).

Au Portugal, on n'a pas dénombré les lépreux qui vivent un

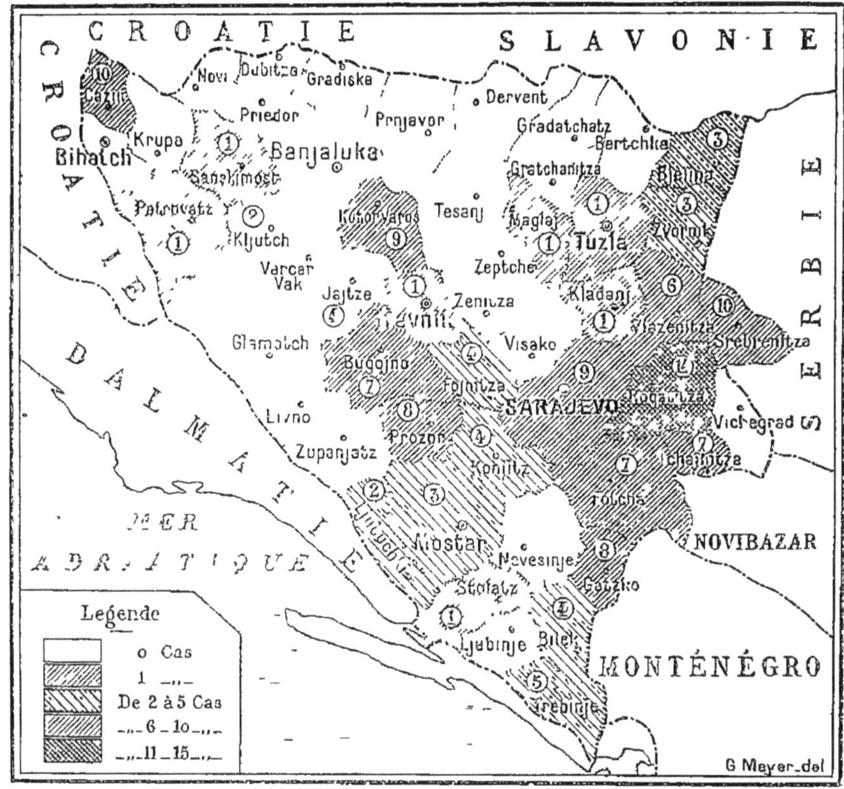

Fig 93. — Distribution des cas de lèpre en Bosnie-Herzégovine (1909), d'après Kobler.

peu partout dans l'étendue de la République et que ne peuvent recevoir les deux seuls hôpitaux de Lisbonne et de Coïmbra ; on en a évalué le nombre à plus de 1000.

Le mal de Saint-Lazare forme en Italie plus de foyers qu'en France. On en connaît en Sardaigne, où Colombini et Serra (3),

(1) *Congrès int. de med. de Madrid*, 1903.

(2) F. Tello, La lèpre en Espagne (*IIe conf. de la lèpre*, Bergen, 1909, t. IIe p, 171).

(3) Colombini et Serra, L'état actuel de la lepre en Sardaigne (*IIe conf. de la lepre*, Bergen, 1909, t. II, p. 170).

dernièrement, ont trouvé plus de personnes atteintes, qu'on ne le pensait ; en Sicile, où existent encore un assez grand nombre de cas (100 environ), en Piémont, dans la Ligurie, la Vénétie, l'Emilie, la Toscane, les Marches et l'Apulée. D'après Bordoni Uffreduzzi, il faudrait compter plus de 150 cas dans l'Italie continentale (1).

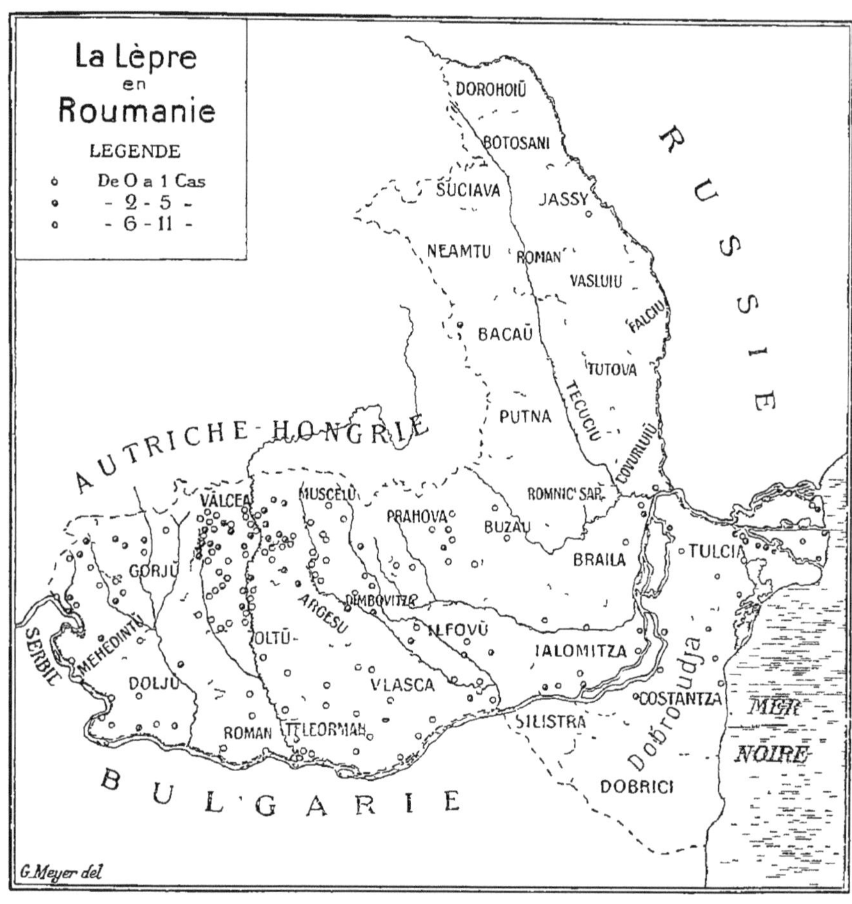

Fig. 94. — Répartition des cas de lèpre en Roumanie (1913). Carte établie par le Dr STEFANESCO.

Jadassohn et Bayard (2) ont découvert un petit foyer en Suisse dans les montagnes du Valais.

Des cas sporadiques ont été signalés en Autriche-Hongrie, dans le Tyrol, la Galicie, la Dalmatie, à Budapesth.

(1) BORDONI-UFFREDUZZI, Diffusion et distribution de la lèpre en Italie (*IIe conf. de la lèpre*, Bergen, 1909, IIe vol., page 142).

(2) JADASSOHN et BAYARD, Ueber die Lepra in Kanton Wallis nebst Bemerkungen über exotische Leprafalle in der Schweiz (*Lepra, 1907, t. VIII*).

Un vieux foyer persiste en Bosnie-Herzégovine (1), qui, en 1909, renfermait 393 malades (fig. 93).

Au Monténégro on connaît une centaine de lépreux.

D'après les renseignements qui m'ont été obligeamment communiqués par M. le Dr Stefanesco, directeur du laboratoire de Sulina, le service de la statistique a enregistré en 1913 l'existence de 553 lépreux en Roumanie. La carte de la figure 94 en indique la répartition.

En Serbie, on n'a signalé que quelques cas.

On en a découvert une dizaine en Bulgarie (2).

De nombreux malades sont répandus dans toute la Turquie et vivent sans soins, sans précautions; plus de 400 circulent à Constantinople.

Il y en a une cinquantaine à Samos, autant à Mitylène et au Mont Athos.

Certaines statistiques signalent une centaine de malades en Grèce, mais elles restent au dessous de la réalité. D'après Spiridion Gavala (3), il y en avait en 1907 plus de 200 dispersés en Arcadie, à Négrepont, à Volo, à Céphalonie, à Corfou, au Pirée et à Athènes (plus de 25).

Ehlers et Cahnheim ont vu 378 lépreux en Crète (4).

On connaît en Russie plusieurs centres importants, l'un dans le Caucase et le long de la mer Noire, s'étendant sur les rives de la Volga et jusqu'à la mer Caspienne; un autre dans l'Oural; un 3e dans le voisinage de Saint-Pétersbourg (70 à 80 malades) (5), et un autre enfin, le plus important, dans les provinces Baltiques, en particulier dans la Livonie, où on compterait un lépreux par 1000 habitants.

Un petit foyer a été découvert en Allemagne (6) dans le district de Memel où a été établie une léproserie, qui doit recevoir tous les malades signalés dans l'Empire.

On ne voit plus que des cas d'importation en Angleterre, en Belgique et au Danemark. Le gouvernement de ce dernier pays a pris des mesures pour isoler les lépreux d'Islande qui, d'apres Ehlers, étaient au nombre de 114 en 1906. Il en restait 98 en 1907 (7).

(1) G Kobler, Ueber das Vorkommen und die Bekampfung der Lepra in Bosnien und der Herzegovina (*IIe conf. de la lèpre*, t II p 36).

(2) Bugamil Beron, Die Lepra in Bulgarien (*IIe conf. de la lèpre*, t. II, p. 62).

(3) Cité par Zambaco-Pacha, La lèpre a travers les siecles et les contrées, Paris, 1914.

(4) Ehlers et Cahnheim, La lèpre en Crete (*Lepra*, t. II, pp. 29 et 126).

(5) von Petersen, Bericht uber die Leprakolonie Krutija Rietschji im Gouvernement Saint-Pétersbourg wahrend der Jahre 1894-1908 (*IIe conf. de la lepre*, t. II, p. 158).

(6) Pendikowski, Mittheilung uber eine in Deutschland bestehende Lepraendemie (*Deut. med. Woch.*, 1893, n° 40).

(7) S. Bjarnhjedinsson, The leprosy in Iceland (*IIe conf. de la lèpre*, t. I, p. 105).

D'après Fagerlund (1), il y avait encore en Finlande 87 lépreux en 1908.

Enfin, un dernier foyer existe en Europe, dans la péninsule scandinave. Il est moins important par le nombre des malades [438 en Norvège (2), 89 en Suède en 1907 (3)] qui décroît constamment (fig. 95 et 96), que par les remarquables travaux qu'il a suscités.

La lèpre n'a donc point disparu de l'Europe, puisque nous l'y trouvons presque en tous pays, mais elle y est apparemment en voie de régression. On peut espérer qu'elle finira par en disparaître, si toutefois les nombreux cas d'origine étrangère qui y affluent de plus en plus, ne viennent pas raviver les foyers qui s'éteignent et en allumer de nouveaux.

Pitres, Dubreuilh et d'autres ont observé trente cas de lèpre à Bordeaux, depuis 20 ans; Boinet et Perrin en ont vu plus encore à Marseille. On estime à 200 les lépreux qui vivent à Paris; il y en a peut-être autant à Londres; il en débarque plusieurs chaque année à Hambourg.

En dehors de l'Europe. — Hors d'Europe, la lèpre devient une maladie très commune. Elle est répandue dans toute l'Asie. Elle a été signalée en Sibérie; elle est fréquente en Turquie d'Asie et en Palestine (400 malades au moins), à Chypre, à Chio, en Arabie, en Perse.

On estime à 100.000 le nombre des lépreux de l'Inde anglaise; encore dans ce nombre, dit Jeanselme, ne sont pas compris tous les cas légers ou à diagnostic difficile qui en doubleraient le nombre.

Jeanselme pense qu'il existe environ 25.000 lépreux dans la presqu'île indo-chinoise (4).

Ils sont nombreux dans la presqu'île de Malacca et dans les îles de la Sonde. Il y en a plus de 10.000 dans les Indes Néerlandaises. Les Américains ont relevé la présence de 2370 lépreux dans les Philippines (5).

On connaissait en 1906 près de 24.000 lépreux au Japon, chiffre qui, d'après Kitasato (6), établit une proportion de 1 malade par 2000 habitants.

(1) L. W. Fagerlund, Die Lepra in Finnland (*IIe conf. de la lèpre*, t. I, p. 140).
(2) G. Armauer Hansen et H. P. Lie, Die geschichte der Lepra in Norwegen (*IIe conf. de la lèpre*, t. I, p 52).
(3) S. Sederholm, History of Leprosy in Sweden (*Ibid.*, p. 79).
(4) E. Jeanselme, Etude sur la lèpre dans la presqu'île indo-chinoise et au Yunnam. (*Press méd.*, 1900).
(5) W. R. Brinckerhoff, Leprosy in the United States of America in 1909 (*IIe conf. de la lèpre*, t. II, p. 1).
(6) Kitasato, Die Lepra in Japan (*IIe conf. de la lèpre*, t. II, p. 144).

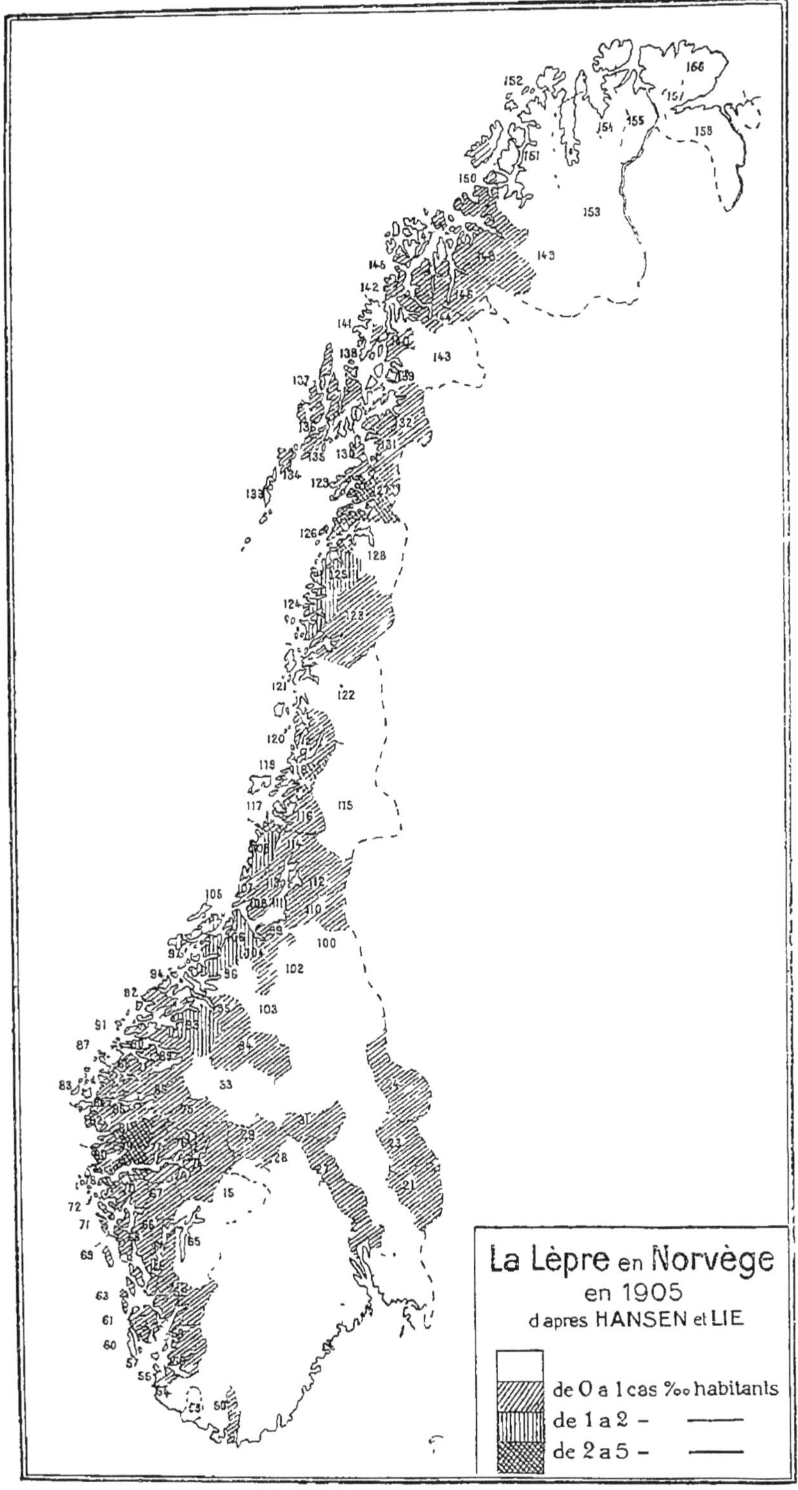

Fig. 95. — Distribution de la lèpre en Norvège en 1905.

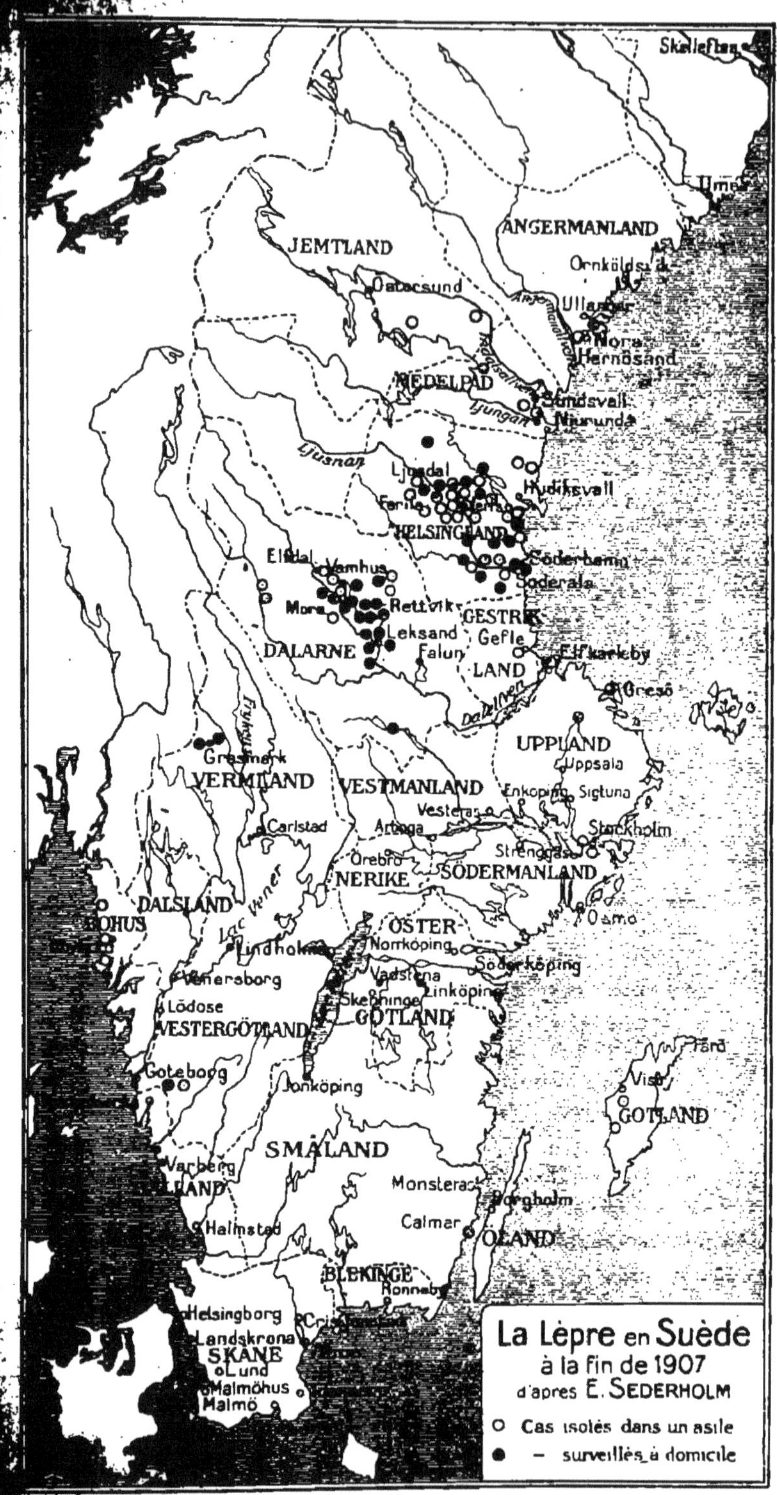

Fig. [illegible]. — Distribution de la lèpre en Suède en 1907.

Le nombre de ceux qui sont répandus dans toute l'étendue de la Chine est ignoré; mais on sait qu'il est très considérable. La Corée et Formose sont très infectées.

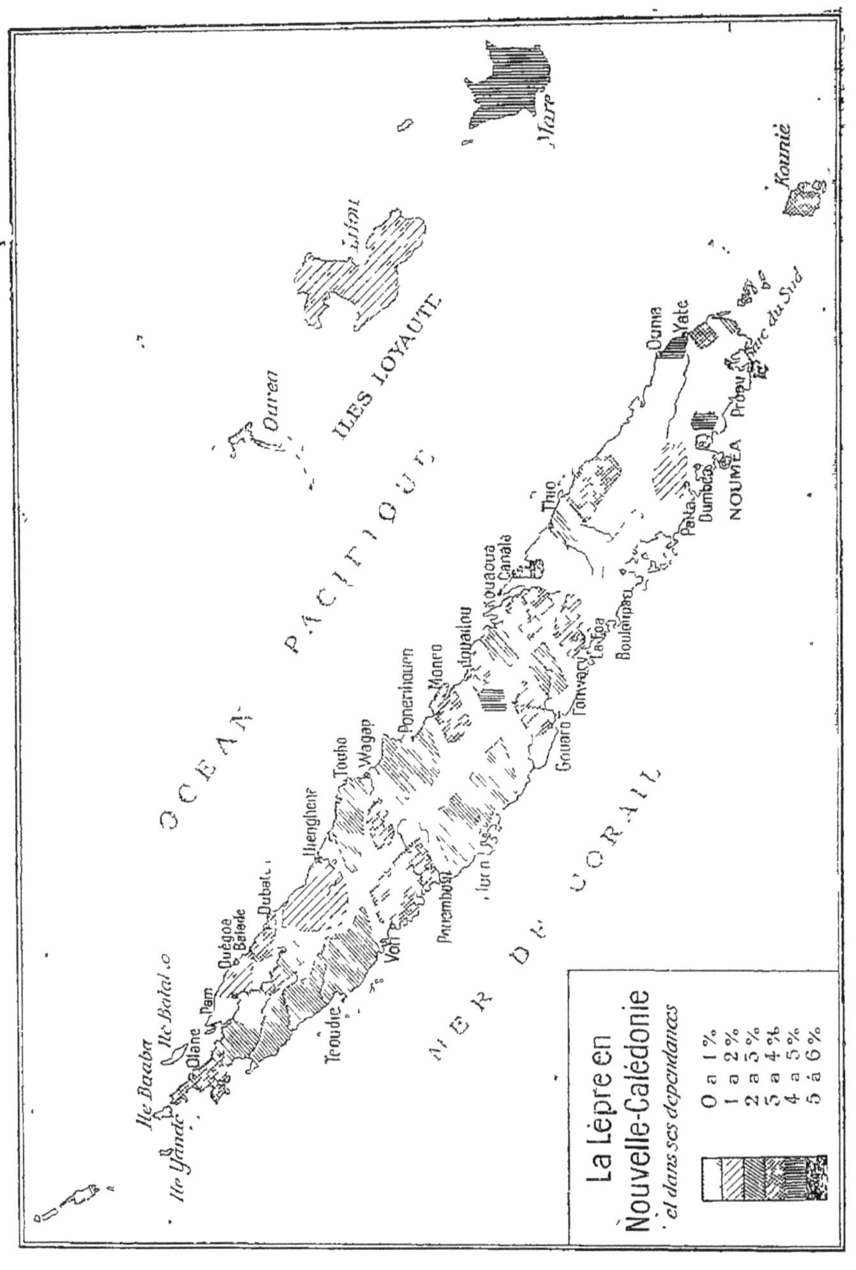

Fig. 97. — Distribution de la lèpre en Nouvelle-Calédonie (1913). Carte dressée par le Dr Leboeuf, d'après ses documents personnels.

La lèpre existe dans toute l'Afrique. Les statistiques manquent pour la plupart des régions et, là où elles existent, elles donnent des chiffres insuffisants. C'est ainsi qu'on compte 3.000 lépreux en Egypte (Engel Bey), 100 en Tunisie (Nicolle), 109 en Algérie (Raynaud), 3 à 4.000 dans l'Est africain allemand (1) (O. Peiper), 1.000 dans l'Afrique du Sud. Madagascar renferme un très grand nombre de malades (4.000 environ) et plusieurs léproseries gouvernementales ou privées.

En Amérique, la lèpre n'est pas rare. On en trouve encore au Canada une vingtaine de cas; aux Etats-Unis 146 cas, d'après Brinckerhoff. Elle est commune au Mexique, aux Antilles et dans l'Amérique centrale. L'Amérique du Sud en renferme un très grand nombre, notamment en Colombie (4350) (2), dans l'Equateur, le Vénézuela, les Guyanes (3) et le Brésil. La Bolivie, le Pérou et le Chili sont un peu plus épargnés. Baldomero Sommer a relevé 600 cas dans l'Argentine (4). Le nombre des malades est en progression rapide au Paraguay (5).

La lèpre est devenue un fléau terrible en Océanie. A part l'Australie et la Nouvelle-Zélande, qui se défendent énergiquement, toutes les autres îles sont ravagées par la maladie de Hansen qui y fait des progrès constants. D'après les statistiques américaines, il y a 764 lépreux aux îles Hawaï. En Nouvelle-Calédonie et dépendances, Lebœuf a établi une statistique très soigneuse et absolument complète des cas diagnostiquables (fig. 97). Il nous a fait connaître qu'il existe actuellement, tant en Nouvelle-Calédonie qu'aux Loyalty, 715 lépreux indigènes et 212 européens (décembre 1913) (6).

LE BACILLE DE HANSEN

Premières recherches. — Cellules lépreuses. — Les premières recherches microscopiques sur la lèpre datent de la 2e moitié du XIXe siècle. Deux savants norvégiens, Danielssen et Boeck (7), ont donné de cette maladie une nouvelle et remarquable description clinique ; ils en ont amorcé l'étude histologique. Ils ont reconnu, dans les tissus lépreux, la présence de nombreuses cellules atteintes de dégénérescence graisseuse. Ces cellules ont

(1) O. PEIPER, Die Bekampfung der Lepra in Deutsch-Ost-Afrika auf grund amtlichen materials bearbeitet (*Arch. f. Schiffs-und Trop. Hyg.*, t. XVII, 1913, suppl.).

(2) CENON SOLANO, La Lèpre en Colombie (*IIe conf. de la lèpre*, t. II, p. 63).

(3) GRALL, La Lèpre dans les Colonies françaises (*IIe conf. de la lèpre*, t. II, p. 104), 300 dans la Guyane française.

(4) BALDOMERO SOMMER, La Lèpre dans la République Argentine (*IIe conf. de la lèpre* t. II, p. 16).

(5) J. W. LINDSAY, The contagionsness of leprosy (*British med. Journ.*, 21 sept. 1912, p. 682).

(6) A. LEBŒUF et E. SALOMON, La Lèpre en Nouvelle-Calédonie (*Bull. Soc. de path. exot.*, mars 1914, p. 218).

(7) DANIELSSEN et BOECK, Traité de la Spedalsked, Paris, 1848.

été décrites, quelques années plus tard, par Virchow (1), sous le nom de cellules lépreuses. Ce sont de grands éléments polymorphes ayant quatre à cinq fois les dimensions d'un leucocyte avec un ou plusieurs noyaux pâles souvent rejetés à la périphérie et un protoplasma vacuolaire peu colorable. Les vacuoles intraprotoplasmiques sont remplies par une masse réfringente que le savant histologiste considérait comme constituée par une gouttelette de graisse.

Découverte du bacille spécifique. — Un élève de Danielssen, Armauer Hansen, en étudiant ces cellules à l'état frais, arriva à se convaincre qu'elles n'étaient point atteintes de dégénérescence graisseuse. Dans ces prétendues gouttelettes, à l'aide de l'acide acétique et de la potasse, il parvint à reconnaître la présence de corps en bâtonnet qui se détachaient en brun lorsqu'ils étaient impressionnés par l'acide osmique. Ceci se passait en 1868. Le monde scientifique était tout agité des travaux de Pasteur sur les fermentations et de Davaine sur le charbon. Hansen, convaincu, par l'enquête soigneuse qu'il avait faite en Norvège, que la lèpre était une maladie contagieuse, ne tarda guère à se persuader que les bâtonnets découverts par lui dans les cellules lépreuses étaient des ferments et qu'ils représentaient le véritable agent étiologique de la maladie. Il fit part à plusieurs reprises de ses idées à la Société médicale de Christiania (2), et en 1874, il publia un rapport où il les exposait très nettement. Cette grande découverte arrivait avant son heure, les esprits n'étaient pas préparés à l'accepter. Aussi fut-elle accueillie avec scepticisme et même avec indifférence. Il fallut attendre jusqu'en 1879 le moment où Neisser (3) et lui (4), appliquant à ce germe les méthodes de coloration par les teintures d'aniline, purent imposer la réalité et de son existence et de son rôle dans la lèpre.

Le bacille et la globie. — Le bacille de Hansen, *Mycobacterium lepræ* de la classification de Lehmann et Neumann, comme le bacille de la tuberculose, appartient à la grande famille des acido-résistants. Recouvert d'une coque cireuse, il prend difficilement les matières colorantes, mais, ensuite, il les retient éner-

(1) R. VIRCHOW, Die Krankhaften Geschwulste, t. II, Berlin, 1864-65.
(2) A. HANSEN, Bidrag und Fortsalte. Bidrag til spedalskendens Karakteristik (*Nord med. arch*, t. I, n° 3, 1868)
— , *Archiv fur Dermatologie und Syphilis*, 1871.
— , *Bericht an die mediz. Gesellschaft*, Christiania, 1872.
— Leproses diseases of the eye, Christiania, 1873.
— , *Norsk magazin for Lægevidenskeb*, 1874, n° 9.
(3) A. NEISSER, Zur Ætiologie des Aussatzes (*Breslauer artzlich. Zeitsch.*, 1879, n°s 20, 24).
(4) A. HANSEN, Bacillus lepræ (*Virch. Arch.*, t. LXXIX, 1880).

giquement. C'est un fin bâtonnet qui possède à peu près les dimensions du bacille de Koch (1/2 μ de large sur 3-6 μ de longueur). Il est cependant plus fin, plus rigide et possède en général des extrémités plus effilées. On trouve parfois des éléments plus longs que les autres, légèrement arqués ou même coudés, renflés à une ou aux deux extrémités, comme boutonnés. Ces boutons ne sont pas des spores. Le bacille de Hansen n en forme pas plus que le bacille de Koch.

On peut rencontrer aussi, comme dans la tuberculose, des bacilles bifurqués, ramifiés.

Ce qui caractérise le mieux le bacille de la lèpre, c'est l'ex-

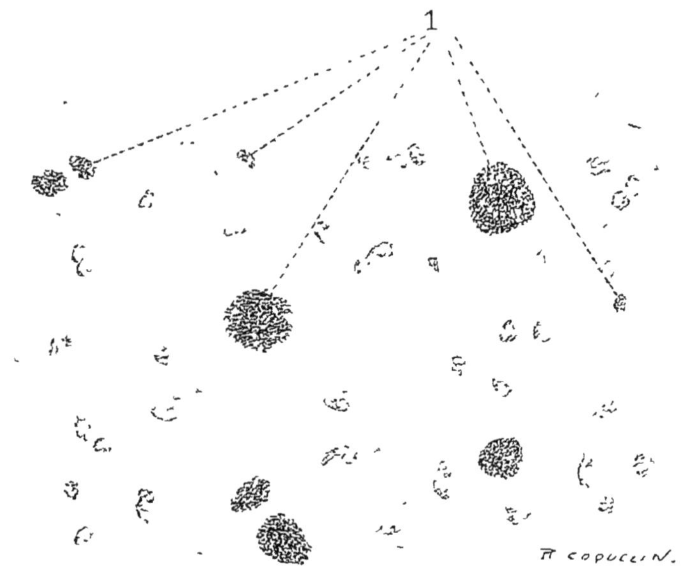

Fig. 98. — Bacilles de Hansen rangés en globies. Ces amas, contenus dans un frottis de mucus nasal, n'ont pas été dissociés par les manœuvres d'étalement qui ont détruit les cellules-hôtes. Ce sont de véritables individualités zoogléiques, 1.

traordinaire abondance avec laquelle on le trouve souvent dans les tissus et la disposition qu'il y affecte le plus généralement. Les bacilles ne sont pas isolés, mais réunis en groupes plus ou moins compacts, rangés côte à côte comme des brindilles de bois dans un fagot ou, plus exactement, suivant l'expression pittoresque de Hansen, comme des cigares dans un paquet. Ils sont entourés d'une masse glutineuse, transparente, incolorable et très résistante. Dans un frottis où les cellules sont déchirées, les masses microbiennes demeurent intactes, formant un tout qui ne se désagrège pas. Les acides, les alcalis, la digestion trypsique n'attaquent cette glée que faiblement ou pas du tout.

Nous avons donné à ces amas de bacilles entourés de leur glée le nom de *globies* (fig. 98), parce qu'ils constituent une formation caractéristique et spéciale à la lèpre. Une seule globie suffit à permettre de porter un diagnostic. Il ne faut pas confondre ce que nous appelons *globie* avec cet énorme amas bacillaire décrit par Neisser sous le nom de *globus* et qui est constitué par une accumulation de cellules lépreuses remplies de bacilles et juxtaposées (1). Le *globus* de Neisser est une figure histologique représentant un état particulier du tubercule lépreux. La *globie* est une masse zoogléique, spécifique de la lèpre.

Coloration des germes. — Le produit consistant qui entoure les bacilles ne les empêche pas de se colorer, mais lui-même ne prend pas la couleur. Si, sur une lame, on dépose un frottis de mucosités ou de tissus lépreux, on met facilement en évidence les germes et les groupes de germes. On emploie, en général, la méthode de coloration d'Ehrlich pour le bacille tuberculeux.

Après avoir fixé le frottis par passage rapide, à trois reprises, sur une flamme de Bunsen, on recouvre la lame d'une solution de fuchsine telle que la suivante :

Fuchsine rubine en solution saturée dans l'alcool absolu...	10 gr.
Eau phéniquée à 2 0/0............................	90 gr.

On porte cette lame au-dessus d'une flamme de veilleuse jusqu'à production de vapeurs. Lavage à l'eau. Décoloration dans une solution aqueuse d'acide azotique à 10 0/0. Lavage soigneux Coloration du fond par la solution suivante :

Bleu de méthylène.........................	3 gr.
Eau distillee....	98 gr.
Formol du commerce.........................	2 gr.

Laver, sécher et examiner à l'immersion. Les bacilles se détachent en rouge vermillon sur fond bleu.

Au lieu de l'acide azotique au 10e, on peut employer le même acide au tiers ou l'acide sulfurique au quart, mais, avec ces solutions fortes, on décolore toujours un certain nombre de bacilles. Un bon procédé consiste à opérer la décoloration par l'alcool chlorhydrique :

Alcool absolu..............................	100 gr.
Acide chlorhydrique.........................	3 —

L'action simultanée de l'acide et de l'alcool donne des préparations très nettes, très propres et élimine les acido-résistants qui se décolorent par l'alcool.

On peut remplacer la solution acide par une solution aqueuse

(1) A. Neisser, *Virch. Arch.*, t. LXXXIV, p. 517 à 520 ; t. CIII, p. 362 à 364.

d'aniline chlorhydrique à 2 o/o qu'on laisse agir pendant quelques minutes. Un lavage ultérieur à l'alcool absolu enlève toute la matière colorante du fond et ne laisse subsister que la coloration des bacilles. Ce procédé est toutefois moins sûr que la décoloration par l'acide azotique au 10e. Poussé un peu loin, il décolore souvent des bacilles insuffisamment imprégnés.

La glée qui entoure le bacille se laisse facilement traverser par les solutions colorantes. Mais elle oppose sûrement une barrière à la pénétration des acides et de l'alcool. En effet, l'alcool chlorhydrique qui ne décolore pas le bacille de Hansen dans les conditions ordinaires, lui enlève sa coloration, si on a pris soin de détruire préalablement la glée par broyage du matériel lépreux dans un mortier.

Différenciation avec le bacille tuberculeux. — C'est là un caractère qui permet de différencier le bacille de la lèpre de celui de la tuberculose. Il y en a d'autres. La disposition des bacilles dans les tissus et leur abondance constituent déjà un critérium très sûr. Les bacilles tuberculeux sont généralement rares dans les préparations. Celles qui sont très riches en renferment au plus quelques unités par champ de microscope. Au contraire, les frottis de tissus provenant de lépreux tuberculeux contiennent des masses énormes de germes. Dans certains cas, le champ en est littéralement comme pavé.

Il ne faudrait cependant pas toujours s'attendre à trouver les bacilles lépreux en quantité aussi grande. Dans certaines macules ou dans de vieux lépromes, les germes sont quelquefois rares. La description que nous venons de donner est surtout exacte dans la lèpre tubéreuse floride.

D'autre part, le bacille de la lèpre se colore beaucoup plus facilement que le bacille de Koch. Les matières colorantes ordinaires le teignent parfaitement, si on les fait agir assez longtemps. C'est même par les procédés courants que Neisser et Hansen sont parvenus à le colorer pour la première fois. Baumgarten (1) a fondé sur cette propriété une méthode de diagnostic différentiel. En colorant un frottis lépreux pendant 5 minutes dans une solution rosée de fuchsine hydroalcoolique, on met en évidence les bacilles de Hansen alors que les bacilles tuberculeux n'ont pas le temps de s'imprégner. La décoloration ultérieure par l'alcool azotique au tiers et la coloration du fond par le bleu de méthylène complètent le traitement des préparations dans lesquelles ne sont colorés que les bacilles lépreux.

(1) P. Baumgarten, Ueber die Farbungsunterschied zwischen Lepra und Tuberke Bacillen (*Cent. of Bakt*, t. I et II, 1887).

Wesener (1) a constaté qu'une solution alcaline de bleu de méthylène, le bleu de Lœffler par exemple, teint le bacille de Koch plus vite que celui de Hansen.

Bien maniés, ces procédés peuvent donner des indications, mais leur emploi est délicat et il ne faudrait pas dans tous les cas leur accorder une trop grande valeur. En général, d'ailleurs, comme nous le disons plus haut, la question ne se pose guère. Le diagnostic différentiel est généralement facile. Un seul cas peut être embarrassant, c'est quand il s'agit de reconnaître une association des deux germes. Mais alors, il ne faut jamais s'en rapporter aux procédés de diagnostic par teinture; l'inoculation au cobaye seule permet de trancher la question et de décider s'il y a des bacilles tuberculeux.

Bacilles altérés. — Les réactions colorantes ne sont démonstratives, comme l'a fait ressortir E. Weil (2), qu'avec des bacilles jeunes. Quand on se sert de tissus lépreux provenant d'un tubercule ancien ou conservés depuis longtemps, on observe qu'à côté des germes teints en rouge par la fuchsine, il y en a d'autres qui prennent le bleu. Il arrive même que le nombre en paraisse très faible à côté de celui qu'on comptait trouver; beaucoup d'entre eux restant incolorables. D'autres fois, au lieu d'être franchement colorés en rouge, les bacilles sont représentés par des traînées de fines granulations, disposition que Lutz (3) et Unna (4) ont voulu considérer comme une phase du développement du bacille de la lèpre et à laquelle ils ont attribué le nom de *coccothrix*. Ce sont là des formes de dégénérescence peut-être identiques à celles qui ont été décrites par Much (5) pour le bacille de la tuberculose. En tous cas, on peut les mettre en évidence par le même procédé.

Much est arrivé à colorer des bacilles de Koch dans de vieux foyers de tuberculose, tels que les abcès froids qu'on caractérisait jusqu'à lui par inoculation au cobaye. Utilisant l'aptitude de ces germes à prendre le Gram, il les colore pendant 48 heures dans une solution de violet de gentiane aniliné, les traite par l'iode et décolore par l'alcool et l'essence de girofle.

(1) F. Weslner, Zur Farbung der Lepra und Tuberkel-Bacillen (*Cent. f. Bakt.*, t. II, n°s 5 et 15, 1887).

(2) P.-E. Weil, Les réactions colorantes du bacille de la lèpre (*Soc. de biol.*, 10 juin 1905).

(3) A. Lutz, Zur Morphologie des Microorganismus der Lepra (*Derm. Stud.*, n° 1, 1886).

(4) P. Unna, Zur Histologie und Therapie der Lepra (*Ve Cong. fur inn. Med. zu Wiesbaden*, p. 227, 1886).

(5) H. Much, Die nach Ziehl nicht darstellbaren Formen des Tuberkel-bacillus (*Berl. klin. Woch.*, 6 avril 1908).

Arning et Lewandowsky (1) ont constaté que cette méthode permettait de colorer des bacilles de Hansen dans des tissus où l'on ne pouvait en voir autrement. Le bacille de Hansen prend le Gram, en effet, comme le bacille de la tuberculose.

Quelle est la vitalité de germes qu'on a tant de peine à colorer? Nous n'avons aucun moyen de le savoir. Unna (2) a bien indiqué des procédés de coloration, d'ailleurs très compliqués, qui, d'après lui, permettraient de distinguer les bacilles morts des bacilles vivants. Mais quelle confiance pouvons-nous accorder à des observations que l'expérience ne permet pas de vérifier?

Examen des coupes. — Si la méthode de Much peut rendre de grands services, quand il s'agit de vérifier la nature des vieilles lésions lépreuses, en général, il n'est pas nécessaire d'y recourir. La méthode ordinaire de coloration suffit. Les bacilles sont souvent si nombreux dans les tissus qu'on n'a pas de peine à les y rencontrer. Les fragments prélevés soit sur le cadavre, soit par biopsie sur un lépreux sont immédiatement plongés dans un liquide fixateur, sublimé saturé :

Solution aqueuse saturée de sublimé.............	1000
Acide acétique..................................	50

ou mieux liquide de Bouin.

Solution aqueuse saturée d'acide picrique........	75	cmc.
Formol..	20	—
Acide acétique..................................	5	—

Si l'on emploie le sublimé, il convient de n'y laisser les fragments que le temps précis, nécessaire, parce qu'il se forme ensuite des cristaux dans les tissus et que d'autre part il se produit un phénomène de rétraction cellulaire très intense. On admet que le temps de fixation est de 1 heure par mm. d'épaisseur du fragment.

Le Bouin que nous recommandons spécialement n'a pas cet inconvénient. Il fixe plus lentement et n'altère pas les tissus. Il convient de laisser les fragments plongés dans 20 fois leur volume de liquide pendant 3 ou 4 jours. Après fixation, les tissus sont plongés dans l'alcool à 70 (24 h.), puis à 90, puis absolu — passés au xylol et à la paraffine.

La fixation peut encore être faite au formol à 2 0/0, mais jamais à l'alcool.

(1) E. Arning et Lewandowsky, Ueber den Nachweis nach Ziehl nicht färbbarer Leprabazillen durch Anwendung der prolongierten Gramfärbung nach Much (*Deut. med. Woch.*, 15 juillet 1909).

(2) P. G. Unna, Die Unterscheidung lebender und toter Leprabazillen durch Doppelfarbung (*Med. Klin.*, n° 31, 1909).

Les morceaux inclus sont coupés et les coupes fixées sur lame par les procédés ordinaires à l'albumine. Il est bon, si elles ont été traitées par le liquide de Bouin, de les laver à l'eau jusqu'à disparition de la couleur jaune ; si elles ont été fixées au sublimé, de les traiter par l'alcool iodé pour enlever les cristaux.

La coloration des coupes est obtenue en plongeant les lames qui les portent dans des flacons remplis d'une solution de fuchsine identique à celle dont nous avons plus haut donné la formule. Il convient de les y laisser de 18 à 20 heures.

Après coloration, on les traite soit par les acides dilués, par l'alcool chlorhydrique, ou encore par le chlorhydrate d'aniline et l'alcool.

On est surpris parfois de voir la décoloration marcher lentement et les tissus rester rouges. Un examen microscopique rapide a vite fait d'éclairer l'observateur non prévenu. La coupe reste rouge parce que les bacilles y sont si nombreux que leur masse se voit à l'œil nu. Ils sont là en quantité formidable, en gros paquets qui parfois tiennent tout un champ du microscope, en masses disposées côte à côte, comme dans une véritable culture.

Il ne faut donc pas, sans précaution, vouloir pousser la décoloration jusqu'à disparition complète de toute teinte rouge. On surveille, par des examens microscopiques, la marche de la décoloration pour l'arrêter au point voulu. On colore ensuite les noyaux des cellules par le glyc'hémalun.

Hématéine	0 gr. 4
Glycérine	quelques gouttes

Triturer dans un mortier jusqu'à dissolution et ajouter :

Alun	5 gr.
Glycérine	30 —
Eau distillée	70 —

La coloration n'est pas purement nucléaire mais le devient après lavage par une solution d'alun ou un acide faible. La solution se conserve bien.

Les coupes restent de 10 à 20 minutes dans le colorant, puis elles sont traitées par la solution alunée et lavées à l'eau.

Un colorant de fond, l'orange G, en solution aqueuse faible, établit un contraste.

Un autre procédé de coloration des coupes, qui est aussi très bon, consiste, après action de la fuchsine, à colorer par le picro-indigo-carmin :

Solution aqueuse saturée d'acide picrique.
Solution aqueuse foncée de carmin d'indigo.

Mélanger les deux solutions en versant l'acide picrique dans le bleu jusqu'à production d'une teinte verte franche.

On laisse agir la solution pendant 1-5 minutes et on lave rapidement à l'eau. Ce lavage rapide doit être bien fait; trop prolongé il enlève l'indigo, insuffisant il laisse des dépôts. Il suffit de plonger la lame dans un seau d'eau claire et de la retirer. La traiter *immédiatement* par l'alcool, qui insolubilise l'indigo. On peut achever la décoloration de la fuchsine par l'essence de girofle jusqu'au point qu'on juge convenable.

Ce procédé donne un joli contraste de rouge sur fond vert.

On chasse l'excès d'essence de girofle par le xylol et on monte au baume.

ESSAIS DE CULTURE

Le bacille de Hansen qui existe en si grande abondance dans l'organisme de certains malades ne peut être cultivé. Ce n'est pas qu'on n'en ait annoncé bien des fois la culture. Le nombre est maintenant bien grand des savants qui ont cru avoir isolé le bacille de Hansen. Il est même trop grand.

Essai de classification des germes isolés des tissus lépreux. — Tous les germes qui ont été, par ceux qui les ont découverts, considérés comme identiques au bacille de Hansen, sont loin de se ressembler. On peut les partager en trois groupes.

Les uns ne sont pas acido-résistants dans les cultures. Dans cette catégorie on peut ranger le bacille cultivé par Hansen (1), ceux de Beaven Rake (2), de Kanthack et Barclay (3), de Campana (4), de Ducrey (5), de Levy (6), de Spronck (7), de Babes (8), de Barannikow (9), de Carrasquilla (10), de Van Houtum (11), de Zenoni (12), de Gjubert (13), de Rost (14), de Serra (15).

Les uns sont aérobies, les autres anaérobies. D'après les auteurs, le fait qu'ils ne sont pas acido-résistants dans les cultures ne constituerait pas une raison de les considérer comme des germes étrangers à la lèpre. Non acido-résistants dans les cultures, ils prendraient dans les tissus les qualités du bacille de Hansen et ne seraient plus décolorables par les acides. Les expé-

(1) Hansen, *Virch. Arch.*, t. XC, p. 542.
(2) Beaven Rake, *Brit. med. Journ*, 4 août 1888.
(3) Kanthack et Barclay, *Brit. med. Journ*, 6 juin et 29 août 1891.
(4) R Campana, *Rif. med.*, n° 14, 1891.
(5) A. Ducrey, *Giorn. ital. del mal. ven e. del. pel.*, 1892.
(6) E Levy, *Cent f Bakt.*, t. XXIV, 1898.
(7) Spronck, *Nederl. Tydsch v Geneesk.*, t. II, 1898, p. 522.
(8) V. Babes, *Cent. f. Bakt*, t. XXV, 1899, p. 125
(9) Barannikow, *Cent. f Bakt.*, t. XXVI 1899, p. 113
(10) J. de Dios Carrasquilla, *Ac. nat. de med de Bogota*, 25 février 1899.
(11) Van Houtum, *Journ. of. Path. and Bact.*, t. VIII, 1902, p. 260.
(12) Zenoni, *Gaz. med. ital.*, t LIII, 1902.
(13) Gjubert, *Journ. russe des mal. cut. et syph.*, t. VI, 1903.
(14) E Rost, *Ind. med. gaz.*, mai 1904.
(15) Serra, *Giorn. ital. delle mal. ven.*, t. LI, 1910, p. 312.

riences d'inoculation faites avec ces germes ne confirment pas cette opinion.

Les bacilles cultivés par Bordoni-Uffreduzzi (1), Gianturco (2), Czaplewski (3) pourraient être aussi rangés dans cette catégorie. Ils seraient partiellement acido-résistants.

Dans un deuxième groupe peuvent être placés des germes si pléomorphes qu'on doit se demander s'ils appartiennent à une seule espèce. Ce sont ceux qui ont été cultivés par Teich (4), Kedrowski (5), Reenstierna (6).

Dans le 3e groupe, constitué par des streptothrix capables de donner des éléments acido-résistants, seraient rangés les organismes décrits par Kedrowski, Bayon (7), Rost (8), Williams (9) Wolbach et Honeij (10).

Bayon. — Pour Bayon, le bacille de la lèpre serait un bacille incapable de se reproduire; il cultiverait en streptothrix et ne serait inoculable que sous cette forme.

Le microbe isolé par Bayon a été obtenu en cultures sur gélose au bouillon de poisson. Le savant anglais l'a retiré des tubercules lépreux. C'est, d'après lui, un streptothrix qu'il considère comme identique à celui qui a été cultivé par Kedrowski. Ce microbe, que nous possédons, grâce à l'obligeance de M. Bayon, pousse sur tous les milieux de laboratoire, mais ne se développe qu'à la température de 37°. Les cultures se reproduisent non pas sous forme de streptothrix, mais de colonies constituées par un bacille nettement acido-résistant qui est pathogène pour les animaux et paraît être un paratuberculeux.

Il serait évidemment mieux placé dans la quatrième catégorie, où nous rangeons les bacilles cultivés par Clegg (11), par Currie, Brinckerhoff et Hollmann (12), par Duval (13), par Marchoux (14) et par Twort (15). Ceux là sont vraiment acido-résistants ; nous allons les passer en revue.

Bacille de Clegg. — Clegg, partant de cette idée que le bacille

(1) Bordoni-Uffreduzzi, *Zeit. f Hyg.*, t. III, 1887.
(2) Gianturco, *Com. alla associat dei naturalisti e medici*, 25 juin 1899.
(3) Czaplewski, *Cent. f. Bakt*, t XXIII, 1898.
(4) M Teich, *Cent f Bakt.*, t. XXV, 1899.
(5) Kedrowski, *Arch. russes de path*, nov. 1900.
(6) Reenstierna, Ueber die Kultivierbarkeit des Lepraerregers und die Uebertragung der Lepra auf Affen (*Deut. med. Woch.*, n° 38, 19 2).
(7) Bayon, *Brit. med. Journ*, 24 févr. 1912
(8) E R Rost, *Sc mem. by off. of the gov of India*, n° 42, 1911.
(9) T S R Williams, *Ibid.*
(10) S.-B. Wolbach et J.-A Honeij, The diphteroid bacillus from leprosy lesions (*Journ. of med. research.* t. XXX, mars 1914).
(11) Clegg, *Philippine journ. of sc.* t. IV, 1909.
(12) D Currie, Brinckerhoff et Hollmann, *U. S. Publ. health rep.*, 26 août 1910.
(13) Duval, *Journ. of exp med.*, t. XII, 1910.
(14) Marchoux, *Bull. Soc. Path. Exot.*, 1911.
(15) Twort, *Proc. Roy. Soc*, t. LXXXIII, 1910, p 156.

de Hansen mène toute son existence à l'intérieur des cellules, a eu l'idée de tenter la culture avec des amibes en culture pure mixte, c'est-à-dire cultivées sur milieu artificiel en présence d'une seule espèce microbienne qui sert à les nourrir. En répandant, sur de riches cultures d'amibes, de la pulpe de tissus lépreux, Clegg a isolé de petites colonies non incluses dans les amibes, mais vivant à côté d'elles, constituées par un court bâtonnet nettement acido et alcoolo-résistant. Les extraits de ces microbes n'éveillent aucune réaction chez les malades. Le séro-diagnostic est positif quand on emploie ces cultures comme antigène. Mais ce n'est pas là un phénomène spécifique; on obtient des réactions positives avec le bacille de la lèpre des rats et avec la plupart des bacilles acido-résistants, pathogènes ou non. Le fait que le bacille de Clegg a été isolé de nombreux cas de lèpre est intéressant, mais ne suffit pas à nous convaincre de sa spécificité. Les germes acido-résistants sont légion dans la nature. On en trouve facilement sur la peau saine, *a fortiori* sur une peau malade.

D. Currie, Brinckerhoff et Hollmann. — Celui de Currie, Brinckerhoff et Hollmann, et celui de Duval, d'après ces auteurs, devaient être identifiés au bacille de Clegg.

Duval. — Le bacille de Duval, que nous possédons dans notre collection, n'a pas donné entre nos mains les lésions caractéristiques que le savant américain a provoquées par inoculations répétées au singe. Il pousse facilement sur tous les milieux en formant des colonies crémeuses, jaune orangé. C'est un coccobacille court, avec un espace clair central.

Dans ces derniers temps, Duval (1) est un peu revenu sur ses premières recherches. Il estime maintenant que les tubercules lépreux renferment souvent deux germes : le bacille chromogène de Clegg et un autre, non chromogène, ne cultivant que sur les milieux aux acides aminés et, partant, plus intéressant. Les réactions biologiques n'ont pas été plus concluantes pour celui-ci que pour celui-là et la confiance de Duval dans la spécificité de ces germes paraît désormais un peu ébranlée.

Marchoux. — En inoculant sous la peau du rat du mucus nasal de lépreux, nous avons vu se développer au milieu d'une infinité de germes étrangers un bacille acido-résistant qui, dans des préparations faites à des dates différentes après l'inoculation, paraissait provenir de globies augmentant de volume et s'allon-

(1) Ch. W. Duval et C. Wellman, A new efficient method of cultivating bacillus leprae from the tissues (*Journ. am. med. assoc.*, t. LVIII, n° 19 11 mai 1912). — A critical study of the organisms cultivated from the lesions of human leprosy, with a consideration of their etiological significance (*Journ. of. inf. dis.*, t. XI, n° 1, juillet 1912).

geant en longues tresses. Ce bacille a été cultivé *in vitro* sur des fragments d'organes stérilisés à 115°. Nous ne l'avons jamais obtenu pur. Il n'est pas alcoolo-résistant. Nous sommes loin de garantir qu'il ait quelque rapport avec le bacille de Hansen.

Twort. — Twort pense avoir cultivé le bacille de la lèpre sur des milieux contenant des bacilles tuberculeux tués et broyés. Les recherches de Twort n'ont fait l'objet que d'une note préliminaire qui n'a pas été suivie d'un mémoire plus étendu. Il y a donc lieu d'attendre de nouvelles informations plus circonstanciées pour se faire une opinion.

Ebauches de culture. — Un certain nombre de savants ont constaté un développement des bacilles de Hansen dans des fragments de lépromes déposés sur divers milieux. Mais la multiplication des germes s'est arrêtée aux limites du fragment et ne s'est jamais étendue à la surface du milieu artificiel. Aucun repiquage n'a réussi. Ces débuts de culture montrent à tout le moins que les bacilles acido-résistants, contrairement à ce que pense Bayon, sont des germes vivants.

Neisser — Neisser (1), le premier, ayant introduit une particule de tissu lépreux dans un œuf de poule cuit, a constaté que les germes acido-résistants s'étaient multipliés au point de former un volume double de celui du matériel ensemencé. Il n'a pu obtenir une régénération de cette culture.

Bezançon, Griffon et Leredde. — Bezançon, Griffon et Leredde (2), en ensemençant sur gélose au sang des fragments de lépromes, virent se développer à la surface du milieu quelques petites colonies blanches, opaques, uniquement composées de bacilles acido-résistants présentant tous les caractères morphologiques du bacille de Hansen. Cette première culture n'a pu être repiquée.

Emile-Weil. — Emile-Weil (3) a aussi obtenu un premier développement dans les œufs. Après avoir été ensemencés dans le jaune avec de la lymphe extraite d'un tubercule jeune, les œufs étaient placés à l'étuve à 37-39°. Deux fois sur 26, au centre du jaune coagulé, il s'était développé une colonie étoilée qui était entièrement formée de bacilles acido-résistants. Le repiquage n'a pas réussi.

(1) A. Neisser, Histologische und bakteriologische Lepra Untersuchungen (*Virch. Arch.*, t. CIII, 1886, p. 365).

(2) Bezançon, Griffon et Leredde, *XIII° congrès inter. de méd.*, Paris, 1900, p. 60.

(3) Emile-Weil, Essai de culture du bacille lépreux (*Ann. de l'Inst. Past.*, déc. 1905).

Ch. Nicolle. — Entre les mains de Ch. Nicolle (1), du liquide de broyage de lépromes jeunes a donné aussi un commencement de culture dans le culot de condensation des tubes de gélose au sang (milieu de Novy-Mac Neal). Mais toutes les tentatives pour obtenir une 2e génération ont échoué.

Nature des germes cultivés. — En somme, dans ces derniers essais, le bacille de Hansen semble s'être multiplié à la faveur du tissu lépreux qui constituait le matériel d'ensemencement. Cet aliment spécial épuisé, la culture s'est arrêtée et n'a pu être régénérée, même sur un fragment neuf de tissu de même nature.

Qu'il s'agisse en ces cas de vrais bacilles de Hansen, la chose est probable, étant donné le nombre des observateurs qui ont publié des résultats identiques. Mais il convient d'être beaucoup plus réservé en ce qui concerne les cultures en série. Le nombre et la diversité des germes obtenus, la facilité de leur culture et leurs différences morphologique ou réactionnelle avec le bacille de Hansen font concevoir sur leur spécificité des doutes légitimes. C'est aussi l'opinion de Fraser et Fletcher (2) qui, après avoir vainement essayé d'obtenir une multiplication du bacille de Hansen par les divers procédés décrits, en arrivent à se demander si, vraiment, personne l'a jamais cultivé.

En tout cas, personne jusqu'ici n'a fourni une preuve décisive. On n'a pas encore réussi à inoculer la lèpre aux animaux et les résultats obtenus par les auteurs sus-nommés, avec leurs germes de culture, plaideraient plutôt contre la valeur de leur découverte.

ESSAIS D'INOCULATION

Tous les animaux de laboratoire ont été mis à contribution.

Lapin et chien. — Neisser (3) a cru avoir obtenu une multiplication *in situ* des bacilles en inoculant sous la peau du chien des fragments de lépromes qui dégénèrent sous la peau du lapin.

Chat. — Damsch (4) aurait vu se produire un développement dans le péritoine du chat. Mais il s'agit sans doute de dissémination et de conservation des germes dans les cellules phagocytaires de l'animal inoculé.

(1) Ch. Nicolle, Recherches sur la lèpre (*Ann. de l'Inst. Past.*, 1906 p. 389).
(2) H. Fraser et W Fletcher, The bacillus lepræ has it been cultivated ? (*Lancet*, 27 sept. 1913).
(3) A. Neisser, Weitere Beiträge zur Ætiologie der Lepra (*Virch. Arch.*, t. LXXXIV, 1881 p. 514).
(4) Damsch, *Virch. Arch.*, t. XCII, 1883, p. 120.

Cobaye. — Iwanow (1) a aussi introduit des fragments de lépromes dans le péritoine du cobaye. S'il n'a pas constaté de multiplication des bacilles spécifiques, il en a du moins observé la conservation pendant huit mois.

Lapin. — Damsch, Vossius (2), Melcher et Orthmann (3) ont inoculé des lapins dans la chambre antérieure et ont vu se produire des lésions qu'ils ont pensé être dues à la prolifération des bacilles de Hansen.

Campana (4) et Leloir (5) ont montré qu'il était facile de produire les mêmes accidents en inoculant des bacilles morts. Les lésions signalées sont donc dues à des phénomènes réactionnels.

Beaucoup d'autres savants ont cependant depuis cette époque recommencé l'expérience de Melcher et Orthmann avec les mêmes résultats et les mêmes interprétations.

Melcher et Orthmann (6) ont aussi vu se développer chez des lapins des hypertrophies ganglionnaires que Fraenkel (7) attribue à l'action de bacilles tuberculeux inoculés en même temps que le matériel lépreux.

Singe. — Le singe a été inoculé sans succès par Köbner (8), Hansen (9), Thin (10), Tedeschi (11). Ch. Nicolle (12) en inoculant à plusieurs reprises des lépromes jeunes broyés dans un mortier, a vu qu'il se faisait une sensibilisation des tissus ou mieux des leucocytes du singe. Au point d'inoculation se produit une petite tumeur qui se forme à une époque d'autant plus précoce et qui dure d'autant plus longtemps que l'animal a été plus fréquemment inoculé. Cette tumeur est évidemment due à l'accumulation des phagocytes.

En collaboration avec le Dr Bourret (13), nous avons inséré sous la peau de l'oreille d'un chimpanzé un fragment de léprome recueilli aseptiquement. Il s'est formé un petit nodule au point

(1) W Iwanow, Sur le sort des bacilles de la lepre dans l'organisme des animaux (*Ann. de l'Inst. Past*, t XVI, 1902).
(2) Vossius, *Bericht an d. XVI Ver. der Opht. Ges*, Heidelberg, 1884.
(3) Melcher et Orthmann, Uebertragung von Lepra auf Kaninchen (*Berl. klin. Woch.*, 1885, n° 13).
(4) R. Campana, Ancore della trapiantazione della lepra negli animali bruti (*Bollet. del. reale Accad. med d. Genova*, 1886, n° 7).
(5) Leloir, Essai d'inoculation de la lèpre aux animaux (*Ann. de derm. et de syph.*, 2e série, 1887, p. 625).
(6) Melcher et Orthmann, Experimentelle Darm — und Lymphdrusen Lepra beim Kaninchen (*Berl. klin. Woch*, 1886, n° 9).
(7) K. Fraenkel, Grundris der Bakterienkunde, 1887.
(8) Kobner, *Virch. Arch.*, t. LXXXVIII, 1882.
(9) Hansen, *Virch. Arch.*, t. XC, p. 542.
(10) G. Thin, Impfung mit Lepragewebe auf Thiere (*Vierteljahresbericht f. Derm. und Syph.*, 1886, p. 337).
(11) Tedeschi, *Cent. f. Bakt.*, t. XIV, 1893.
(12) Ch. Nicolle, Recherches expérimentales sur la lèpre (*Ann. Inst. Past.*, t. XX, 1906).
(13) Marchoux et Bourret, *Bull. Soc. Path. Exot*, 1888, t. I, p. 416.

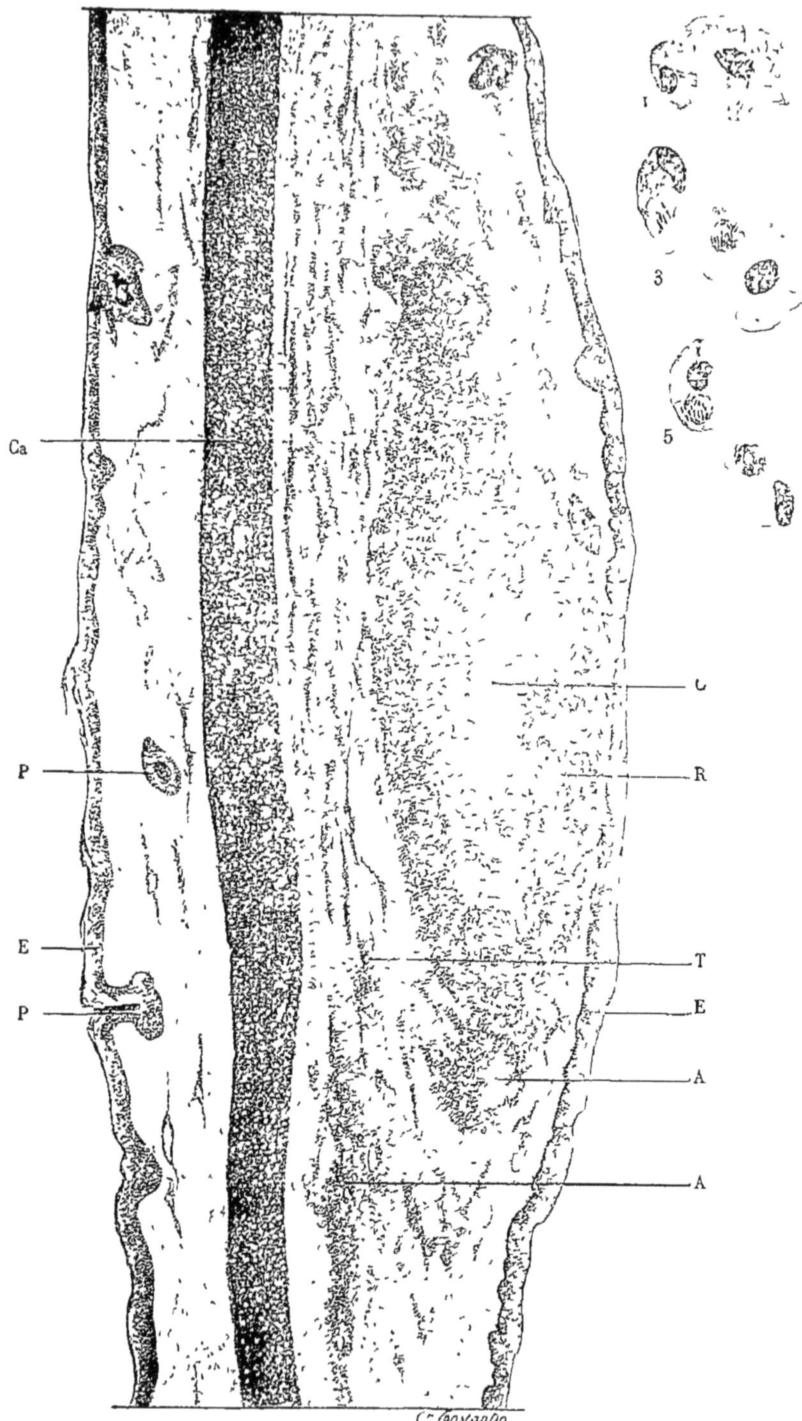

Fig. 99. — Coupe pratiquée au milieu d'un nodule qui s'était développé dans l'oreille d'un chimpanzé après insertion sous la peau d'un fragment de tubercule lépreux, — d'après Marchoux et Bourret. — E, épiderme ; Ca, cartilage ; P, poils ; C, partie centrale, tissu humain dégénéré ; R, zone inflammatoire, composée de lymphocytes et de mononucléaires dans lesquels on trouve des bacilles de Hansen ; A, extravasation leucocytaire ; T, traînées leucocytaires.

d'inoculation. Dans les coupes (fig. 99), nous avons pu constater que les bacilles avaient été phagocytés par les leucocytes du chimpanzé, mais nous n'avons pas observé de multiplication certaine. Une observation a été cependant faite qui a sa valeur, c'est que l'apport leucocytaire portait sur les mononucléaires qui seuls avaient absorbé des germes. Ceci vient à l'encontre de ce qui se passe quand on inocule au singe le bacille de Duval. Dans ce cas, il se forme au point d'inoculation un abcès dans lequel on ne rencontre pour ainsi dire que des polynucléaires chargés de microbes acido-résistants. La réaction diffère donc beaucoup de celle que provoque le bacille de Hansen inoculé purement. Le bacille de Duval est un microbe pyogène.

Inoculations à l'homme. — Si l'inoculation ne réussit pas chez les animaux, elle n'a pas donné non plus de résultats chez l'homme dans la plupart des cas.

Danielssen s'est inoculé le bacille de la lèpre et l'a inoculé à 9 de ses élèves. Profeta, Bargelli ont aussi fait de nombreuses inoculations (1). Aucun des sujets qui se sont soumis à cette dangereuse expérience n'a contracté la lèpre.

D'après Ashmead (2), au Japon, on s'est servi sans précautions d'enfants lépreux comme porte-vaccin. La vaccination de sujets sains n'aurait jamais entraîné chez eux le développement de la lèpre.

Gairdner (3) rapporte cependant l'histoire suivante d'un médecin anglais qui, par mégarde, avait vacciné son fils et une autre personne avec de la lymphe prélevée dans une pustule siégeant sur le bras d'un enfant lépreux. Son fils a eu une lèpre heureusement légère, l'autre personne est morte de lèpre quelques années plus tard.

Arning (4), aux îles Samoa, a obtenu la grâce d'un criminel condamné à mort, qui avait consenti à être inoculé de la lèpre. Cet indigène, du nom de Keanu, a acquis de ce fait une célébrité dans le monde des léprologues. Après une enquête qui, Arning le croyait du moins, avait permis de vérifier l'absence de tout lépreux dans la famille ou les fréquentations de Keanu, l'inoculation fut faite de la façon suivante. Le 30 septembre 1884, du pus d'ulcère lépreux fut introduit dans une bulle de vésicatoire à l'avant-bras droit et servit à beurrer des scarifications pratiquées au lobule de l'oreille gauche. Un lépromе fraîchement extrait fut enfin inséré profondément dans les muscles de l'avant-

(1) HANSEN, Uebertragung der Lepra von Mensch zu Mensch (*I conf. de la lèpre* Berlin, 1897, t. I, 2e partie, p. 1)
(2) ASHMEAD, Leprosy in Japon (*Journ. of cut. and gen. ur. dis.*, 1890).
(3) GAIRDNER, *Brit. med. journ.*, 1er juin 1887.
(4) ARNING, Eine Lepra-Impfung beim Menschen (*Deut. Derm. Cong.*, 10-12 juin, 1889, Vienne).

bras gauche. Après quelques phénomènes de réaction locale, toute trace disparut des deux premières inoculations. L'avant-bras gauche s'enflamma, il se fit un phlegmon qui suppura longtemps, puis finit par guérir au bout de trois mois. Mais trois autres mois plus tard, en mars 1885, Keanu portait au point d'inoculation un nodule dans lequel furent trouvés des bacilles de Hansen. Au mois de novembre 1887, il était officiellement déclaré lépreux et mourait en 1889.

Swift (1), reprenant l'enquête d'Arning, trouva sans peine des lépreux dans la tribu, dans l'entourage et même dans la famille de Keanu. De sorte que cette expérience qui avait paru si démonstrative fut vivement attaquée et tout fut remis en question.

ACTION PATHOGÈNE DU BACILLE DE HANSEN

Le bacille de Hansen est un parasite des macrophages. — Les bacilles de la lèpre ne sont pas libres dans l'organisme. Ils sont toujours intracellulaires, mais les cellules qui les contiennent ne sont parfois représentées que par leur noyau rejeté à la périphérie et un stroma à peine perceptible. Ce sont les cellules lépreuses de Virchow dont tous les caractères ont disparu, parce que la colonie microbienne qui les remplit occupe tout le protoplasma. Neisser (2) a depuis longtemps montré que ces grandes cellules polymorphes constituent une déformation pathologique des leucocytes mononucléaires, des macrophages de Metchnikoff. Le bacille lépreux est un parasite spécial des macrophages. On peut s'en rendre compte aisément. Il suffit de piquer un nodule et d'en retirer par pression une goutelette de sang qu'on étale sur lame. Après coloration, on découvre sans peine, à la périphérie du frottis, là où siègent les leucocytes, des mononucléaires renfermant des bacilles et des globies (fig. 100). On en trouve de toutes tailles depuis le lymphocyte jusqu'au mononucléaire géant dont le noyau et le protoplasma ont pris les caractères de la cellule de Virchow. Il est exceptionnel qu'on voie des germes dans des polynucléaires. Défendus par leur gaîne cireuse, les bacilles résistent au pouvoir digestif des cellules phagocytaires et se multiplient dans leur protoplasma. Cette cuirasse présente parfois un défaut par où la cellule peut atteindre son parasite, ainsi qu'en témoignent les améliorations qui se produisent dans la lèpre, l'affaissement des tubercules et la disparition des bacilles.

(1) Swift, Keanu (*Occ. med. Times*, 1890).
(2) A. Neisser, Weitere Beitrage zur Ætiologie der Lepra (*Virch. Arch.*, t. LXXXIV, 1881, p. 514).

Réaction de la cellule au parasitisme. — Mais, tant que les conditions restent favorables à leur développement, les bacilles se multiplient et la cellule parasitée grossit pour les contenir. Elle ne semble pas souffrir beaucoup de leur présence, pas plus, en tout cas, que si elle servait d'hôte à un protozoaire. Les bacilles ne se nourrissent évidemment pas à leurs dépens, mais des mêmes substances qu'elle. Il s'établit une sorte de symbiose. Cette insensibilité de la cellule permet un développement excessif des germes qui envahissent tout le protoplasma et parfois même se logent dans le noyau lui-même. Ils peuvent constituer plusieurs globies séparées les unes des autres ou bien se réunir en une seule masse. L'amas bacillaire remplit souvent toute la cellule et repousse le noyau qui s'aplatit contre la paroi.

Migration des bacilles. — Quand les macrophages sont à ce point remplis, ils cessent d'être mobilisables et, distendus, ils finissent par se rompre. Les germes libérés sont immédiatement englobés par de nouvelles cellules, les cellules jeunes qui entourent les éléments parasités. Ces cellules restent en place ou se dispersent. Quand les macrophages ne renferment qu'un très petit nombre de germes, ils peuvent se déplacer et leurs voyages disséminent la maladie dans tout l'organisme (1). Il s'ensuit que toutes les affections qui mettent les mononucléaires en mouvement sont particulièrement à redouter des lépreux.

Toxine lépreuse et tubercules lépreux. — Si les macrophages supportent un parasitisme aussi copieux, c'est parce qu'ils ne sont pas tués par le bacille de la lèpre, comme ils le sont par celui de la tuberculose. Les cellules ne subissent pas la fonte caséeuse.

Il semblerait, d'après ces observations. que le bacille de Hansen ne fabrique pas de toxine, contrairement à son congénère qui, au contraire, élabore un poison nécrosant très actif. Bien que jusqu'à présent on n'ait pas pu mettre une toxine lépreuse en évidence, il serait cependant très aventureux de nier son existence. Il nous paraît plus exact d'admettre une résistance particulière des cellules phagocytaires à cette toxine, résistance qui se marque par la survie de la cellule, mais qui ne lui évite pas cependant certains troubles.

L'augmentation pathologique du volume des cellules parasitées et même peut-être aussi de cellules qui, tout en ne renfermant pas de germes, sont cependant influencées par voisinage (voyez

(1) E. Marchoux, Les migrations du bacille de la lèpre (*IIe conf. de la lèpre*, t. III, p. 57).

fig. 100, 1, 2, 4, 5, 6), constitue, à notre avis, un premier témoignage de l'existence d'une toxine.

Quand, sous l'influence d'un produit bactérien, comme la toxine d'un germe associé ou comme la nastine, sorte de toxine microbienne sur laquelle nous reviendrons plus tard, ou encore sous l'influence d'un produit chimique, comme l'iode, les cellules lépreuses sont détruites, la toxine qu'elles renferment est mise en liberté et nous voyons se produire une réaction thermique parfois intense. Le thermomètre chez certains malades peut s'é-

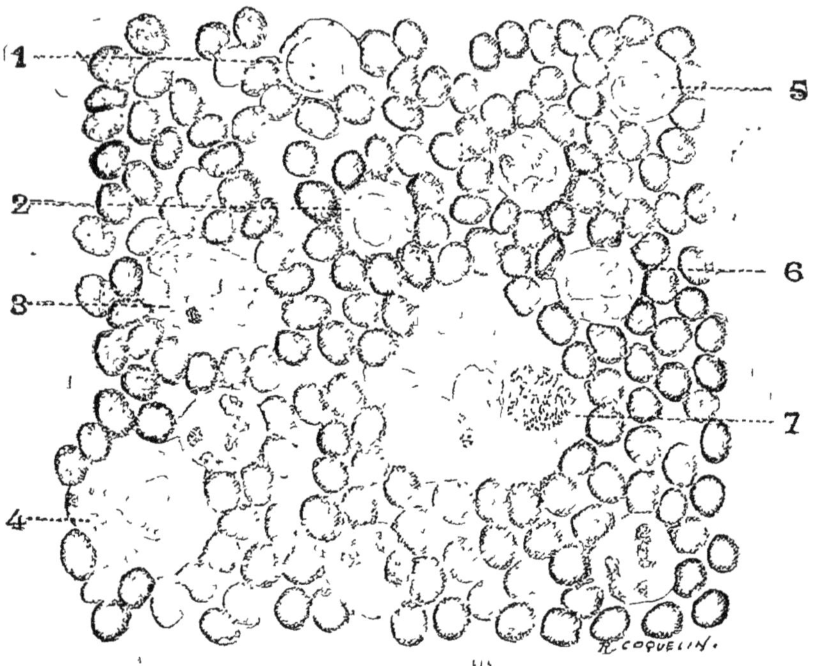

Fig. 100 — *Cellules lépreuse.* — Frottis de sang retiré d'un nodule lépreux. 1, 2, 5, 6, mononucléaires à protoplasma vacuolaire et noyau peu colorable, transformation due, soit à l'impression de bacilles digérés, soit à une influence de voisinage avec une cellule infectée ; en 4, la transformation vers la cellule lépreuse est plus accentuée ; en 3, cellule lépreuse à noyau dissocié avec une globie ; en 7, cellule lepreuse type, avec globies dans le protoplasma et même le noyau.

lever jusqu'à 40° et plus. C'est bien là un signe évident de présence d'une toxine.

Mais les macrophages possèdent pour ce poison un pouvoir d'absorption très remarquable. Ils ne le laissent pas fuser autour d'eux, tant qu'ils ne sont pas rompus. Aussi ne voyons-nous pas se produire de phénomènes inflammatoires autour des amas de cellules lépreuses. Le tubercule de la lèpre n'est point constitué par une triple ligne de défense, cellule géante, cellules épithélioïdes et ceinture de polynucléaires, comme le tubercule à bacilles de Koch. Il est formé d'une accumulation de véritables cellules épithélioïdes, toutes chargées de bacilles, entourées de cellules jeunes mononucléaires ou lymphocytes. Ces cellules épithélioïdes arrivent parfois à fondre leur protoplasma et à se fusionner en une seule cellule géante (1), cellule de Virchow à plusieurs noyaux. C'est là un phénomène qui est loin d'être aussi constant que dans la tuberculose. Hansen conteste la réalité de l'existence des cellules géantes dans la lèpre. Il pense que ce sont plusieurs cellules accolées qui donnent cette apparence, parce qu'on n'en distingue plus les contours.

Unna s'élève aussi contre l'affirmation qu'il existe des cellules géantes dans les tubercules lépreux, mais pour une autre raison. Par une méthode histologique défectueuse, la dessiccation des coupes, il serait arrivé à se convaincre que les bacilles de la lèpre vivent en zooglées, libres dans les lymphatiques. Les prétendues cellules géantes ne seraient que des cellules endothéliales d'un vaisseau lymphatique, aplaties par la colonie microbienne qui en remplit la lumière. En somme, Unna conteste la localisation intracellulaire du bacille de la lèpre (2). Leloir a soutenu également cette opinion (3).

Neisser (4) et surtout Hansen (5) ont protesté contre cette interprétation. La méthode sèche a été condamnée comme altérant les cellules et devenant incapable de fournir des renseignements histologiques.

Touton (6) a donné de l'hypothèse de Unna et de Leloir une réfutation dont le contrôle est à la portée de tout le monde. Si l'on traite par la méthode du pinceau une coupe de tissu lépreux fixé dans le liquide de Müller, on en détache toutes les cellules lymphoïdes qui y sont contenues. En les recueillant dans l'eau et en les colorant, on constate sans peine que, sauf les cas dans lesquels la cellule a été coupée ou s'est rompue, les bacilles sont toujours inclus dans les macrophages.

Influence de la localisation des bacilles sur les manifestations lépreuses. — Parasite des macrophages, le bacille de la lèpre peut se trouver partout où se rencontrent ces cellules et, en effet, c'est dans les tissus lymphoïdes et dans le tissu con-

(1) Boinet et Borrel, Sur l'existence et l'interprétation des cellules géantes dans la lèpre (*Compt. rend. Soc de biol*. 1890, p. 38).

(2) P. Unna, Leprastudien. Zur Histologie der leprosen Haut (*Monatschrift f. prakt. Derm.*, 1885).

— Wo liegen die Leprabacillen ? (*Deut. med. Woch.*, 1886, n° 8).

— Die Bacillen-klumpen in der Haut sind keine Zellen (*Virch. Arch.*, t. CIII, 1886).

— Die Leprabacillen in ihrem Verhaltniss zum Hautgewebe (*Derm. Studien* 1er fasc. Hambourg, 1886).

(3) Leloir, La lèpre en Norvège (*Soc. de Biol.*, juillet 1885).

(4) A. Neisser, *Virch. Arch.*, t CIII, p 355.

(5) A Hansen, Die Lage der Leprabacillen (*Virch. Arch.*, t. CIII, p. 388).

(6) Touton, Wo liegen die Leprabacillen ? (*Fortsch. der Med.*, 1886, n° 2 ; *Deut. med. Woch.*, 1886, n° 13).

Touton, Zur topographie der Bacillen in der Leprahaut (*Virch. Arch.*, t. CIV, 1886).

jonctif qu'il se loge. Comme le tissu conjonctif est répandu dans tout l'organisme, c'est tout l'organisme qui peut être envahi.

Mais on comprend que cet envahissement général doit être très lent. Avant qu'une cellule parasitée gonfle, éclate et contamine ses voisines, il s'écoule un certain temps, même sans tenir compte des réactions de l'organisme, qui peuvent encore retarder ou faire rétrocéder la lésion. Les nouvelles cellules parasitées se comportent comme la cellule mère et un foyer se forme en un point du corps. Ce foyer s'étend en tache d'huile ou se répand au loin par migration cellulaire. Les nouveaux foyers qui s'allument aux endroits où vont se fixer les cellules migratrices revenues au repos demandent aussi une période de temps assez longue pour se développer. C'est ainsi que, lentement et insidieusement, l'infection s'étend avant de devenir manifeste.

Ces accumulations de cellules parasitées constituent les tubercules lépreux. Les tubercules peuvent naturellement siéger dans les organes lymphoïdes ou dans le tissu conjonctif. Augmentant de volume, ils entraînent, par compression, des lésions dans les organes voisins, lésions d'autant plus vite perçues que les organes sont plus délicats. Si les cellules parasitées s'accumulent dans le derme, on verra se développer une tache, puis une tumeur saillante au point où le tubercule se développe. Si, elles émigrent dans le tissu conjonctif interfasciculaire des nerfs, leur présence en ce point sera indiquée par des troubles dus à la compression des faisceaux nerveux. On comprend aisément qu'en ce cas il suffira d'une lésion peu importante pour provoquer des troubles, alors qu'il faudra une accumulation énorme de bacilles et de cellules pour amener du côté de la peau l'apparition d'accidents cliniquement perceptibles. Suivant que les lésions seront localisées dans la peau ou dans les nerfs, on aura le tableau clinique de la lèpre tuberculeuse ou celui de la lèpre nerveuse. La lèpre mixte ou mieux complète, comme l'a appelée Leloir, sera le signe d'une extension des germes plus grande, atteignant le système nerveux, comme le tissu conjonctif. Il est évident également que, théoriquement tout au moins, on doit admettre l'existence de foyers lépreux qui ne traduisent leur présence par aucun symptôme clinique. Si le système nerveux est épargné, l'infection bacillaire pourra même être très étendue avant de signaler sa présence. Nous aurons l'occasion de montrer que ces formes frustes existent. Elles sont même sans doute les formes les plus communes, car la lèpre tuberculeuse est le signe d'une infection massive, monstrueuse, comparable, si l'on veut, à la tuberculose caséeuse.

DESCRIPTION CLINIQUE DE LA LÈPRE

SYMPTOMATOLOGIE

Classification. — Ce que nous venons de dire du mode de diffusion des bacilles de Hansen et de leurs différentes localisations nous conduirait à admettre cinq formes de lèpre. La *lèpre latente*, la *lèpre fruste*, la *lèpre tubéreuse*, la *lèpre anesthésique*, la *lèpre mixte* ou *complète*. Mais, comme la lèpre latente, dans le sens que nous lui donnons, ne se manifeste par aucun signe extérieur, elle n'exige aucune description. Elle est toujours ignorée ou n'est décelée qu'accidentellement.

La lèpre fruste est, à proprement parler, une lèpre au début qui ne se marque encore que par quelques légers symptômes, sans qu'on puisse dire sous quelle forme elle évoluera plus tard. Parfois même, elle tourne court et guérit spontanément. Ces symptômes sont d'ailleurs l'un quelconque de ceux qu'on observe dans la lèpre classique.

Nous nous bornerons donc à exposer la symptomatologie qui caractérise chacune des trois formes de lèpre, qui ont pris depuis longtemps place dans la nomenclature médicale. Nous nous contenterons de faire remarquer tout ce qu'a d'artificiel cette différenciation entre trois états d'une seule et même maladie, états qui peuvent n'être que temporaires et subir dans la suite les plus radicales transformations. Cette division a l'avantage de permettre une exposition plus commode et plus claire. Nous nous conformerons donc aux règles établies, mais en modifiant un peu l'ordre habituel, et nous décrirons une lèpre nerveuse ou anesthésique, une lèpre tuberculeuse ou mieux tubéreuse, une lèpre mixte ou complète. Il nous semble plus naturel de traiter d'abord de la lèpre nerveuse, qui marque généralement un état d'infection moins avancé et même parfois une forme atténuée.

Avant de prendre un caractère déterminé qui puisse permettre très certainement de la ranger dans l'une des catégories précédentes, la lèpre passe par différents stades dont nous allons nous occuper tout d'abord.

Ce sont la période d'incubation, la période prodromique et la période d'éruption primaire ou indifférente.

INCUBATION

L'incubation de la lèpre est toujours très longue. Danielssen et Boeck (1) ont établi que la lèpre pouvait se déclarer chez

(1) DANIELSSEN et BOECK, Traité de la Spedalsked, Paris, 1848.

des personnes qui depuis très longtemps avaient quitté un foyer d'endémicité et vivaient constamment depuis dans une région indemne. Des causes tout à fait banales devenaient chez elles le point de départ d'une véritable explosion du mal.

Leloir rapporte le cas d'un soldat français qui présenta les premiers stigmates de la maladie, en 1880, 15 ans après être revenu de la guerre du Mexique (1).

Hœgh a publié l'observation d'un lépreux chez lequel la maladie s'est déclarée 27 ans après qu'il eut quitté le foyer lépreux norvégien dans lequel il s'était contaminé.

Hallopeau (2) a soigné un malade qui est devenu lépreux en France, 32 ans après avoir abandonné la Martinique, où il avait pris les germes de son affection.

En regard de cette période de latence si longue, on a cité des cas dans lesquels l'incubation aurait été très courte.

Daubler aurait vu la lèpre éclater très peu de temps après une infection produite au cours de la vaccine. Une femme de 36 ans serait devenue lépreuse en six mois et une jeune fille en trois mois. Blanc rapporte le cas d'un infirmier qui se serait infecté avec un rasoir et chez lequel les premiers symptômes de la maladie se seraient montrés une semaine plus tard.

Il convient d'accueillir ces affirmations avec le plus grand scepticisme. Les relations de cause à effet que cherchent à établir les auteurs précités, ne s'imposent pas et dénotent plutôt une insuffisance d'observation. Tout au plus pouvons-nous admettre que ces causes occasionnelles aient rendu évidente une infection plus ancienne qui, jusqu'alors, ne s'était manifestée par aucun signe clinique.

La lèpre est une maladie essentiellement chronique. Il s'écoule toujours un temps très long entre le moment où les germes s'introduisent dans l'organisme et celui où ils provoquent des accidents cliniquement perceptibles.

Le cas rapporté par Arning, dans lequel la lèpre a pu être diagnostiquée chez un sujet habitant un pays lépreux depuis 8 mois seulement, et quelle que soit l'autorité du savant qui en a fait l'étude, ne nous inspire pas une entière confiance.

Presque tous les léprologues sont d'accord à reconnaître qu'il faut attribuer à la lèpre une incubation de deux à cinq ans.

PRODROMES

Au cours de cette longue période d'attente, se manifestent un

(1) Leloir, Traité théorique et pratique de la lèpre, Paris, 1886, p. 268.
(2) Hallopeau, *Soc. franç. de derm. et de syph.*, 1892.

certain nombre de troubles qui ont été déjà signalés par Arétée, Guy de Chauliac et reconnus par tous les léprologues.

Particulièrement bien mis en relief par Leloir (1) et considérés comme des signes prodromiques des manifestations cliniques de la lèpre, ils sont caractérisés par des phénomènes morbides assez divers, qui tous n'existent pas chez le même individu, mais peuvent être rencontrés soit isolés, soit plus ou moins groupés chez tous les malades. Dans la recherche de ces commémoratifs, on éprouve sans doute quelque peine à démêler la vérité et les interrogatoires n'ont une grande valeur que quand ils s'adressent à des personnes intelligentes et instruites qui ont l'habitude de s'observer et savent traduire nettement leurs sensations.

Dans ce cas, on apprendra que les premiers symptômes de la maladie ont été précédés de troubles généraux ou locaux.

C'est ainsi qu'on constate des fièvres intermittentes, souvent attribuées par les malades à du paludisme. Ces fièvres prennent parfois le caractère hectique, la température s'élevant tous les soirs, pour revenir à la normale le lendemain matin. Elles peuvent être fugitives et bénignes au point d'échapper au malade, qui n'accuse que de la courbature. D'autres fois elles éclatent avec fracas et peuvent être prises pour l'indice d'une affection grave.

Elles sont accompagnées souvent de sueurs profuses survenant la nuit pendant le sommeil ou dans la journée pendant le travail. Ces sueurs peuvent être localisées soit aux extrémités, soit à la face et au tronc. Leloir dit qu'il a vu la sueur se supprimer sur certains territoires du tégument qui demeurent secs, alors que la transpiration est abondante partout ailleurs.

Lebœuf a connu en Nouvelle-Calédonie un ouvrier, employé aux mines de chrome, qui a été averti des troubles de la transpiration qui se produisaient chez lui, par l'absence de fixation des poussières en différents points du corps. Au cours du travail, les particules solides en suspension dans l'air étaient retenues par la sueur et teignaient fortement la peau. Certaines zones restaient au contraire absolument nettes et tranchaient sur la teinte artificielle et générale.

D'autres fois, ce sont des troubles digestifs que l'on observe, de l'inappétence, des phénomènes dyspeptiques, des maux d'estomac avec nausées, éructations, vomissements.

Il se montre aussi des vertiges, des céphalées légères ou persistantes, violentes, paroxystiques avec exagération vespérale, de la tendance au sommeil après le repas et dans la journée avec sensation de pesanteur, d'abattement ; des névralgies parfois très violentes des membres ou de la face ; des douleurs rhumatoïdes

(1) Leloir, Traité théorique et pratique de la lèpre, Paris, 1886.

avec sensation de pesanteur dans les jambes, des courbatures, du lumbago persistant ; du prurit du côté des membres et surtout des membres inférieurs, accompagné ou précédé de fourmillements, de picotements du côté de la peau.

On voit aussi se produire un phénomène sur la fréquence duquel insiste Leloir : c'est la sécheresse du nez et les épistaxis.

Les malades présentent quelquefois une anémie plus ou moins prononcée.

Les troubles de la menstruation ont été également signalés. Les règles se suppriment souvent chez les adultes ; elles n'apparaissent pas ou sont considérablement retardées chez les jeunes filles, en même temps que se manifestent souvent des signes de chlorose.

Nous avons rangé tous ces troubles dans un ordre qui en fait ressortir la similitude avec ceux qu'on observe chez les prétuberculeux. En effet, les symptômes prémonitoires ne diffèrent guère dans l'une et l'autre affection. Si c'est la première fois que nous avons l'occasion d'appeler l'attention sur les caractères de parenté de deux maladies causées par des germes de la même famille, ce ne sera pas la seule. Au cours de cet article, nous nous efforcerons de montrer que les rapports sont beaucoup plus étroits qu'on n'a coutume de l'admettre.

PÉRIODE D'ÉRUPTION

Macules. — Après cette période de malaises indéterminés, parfois à la suite d'une crise aiguë de fièvre ou de douleurs rhumatoïdes plus accentuées, ou bien sans aucun changement notable dans la santé, apparaissent sur la peau des macules, sortes de taches érythémateuses ou pigmentaires. Si, pour plus de commodité, nous décrivons séparément ces deux espèces de taches, nous rappelons qu'elles ne présentent pas entre elles de différences essentielles et que les taches hyperémiques peuvent devenir pigmentaires et achromiques. Cependant, les taches hyperémiques annoncent une infection de la peau plus prononcée ; elles apparaissent d'ordinaire au début d'une lèpre tuberculeuse. Les taches pigmentaires indiquent souvent une infection plus discrète et font plutôt pressentir une évolution de la maladie vers le système nerveux.

Taches hyperémiques. — Les taches hyperémiques varient beaucoup d'aspect suivant leur âge, suivant aussi la couleur de la peau du sujet qui les porte. Rouges chez les blancs et en particulier chez les blonds, elles se distinguent par une couleur plus foncée, livide, chez les sujets à peau brune ou chez les mulâtres.

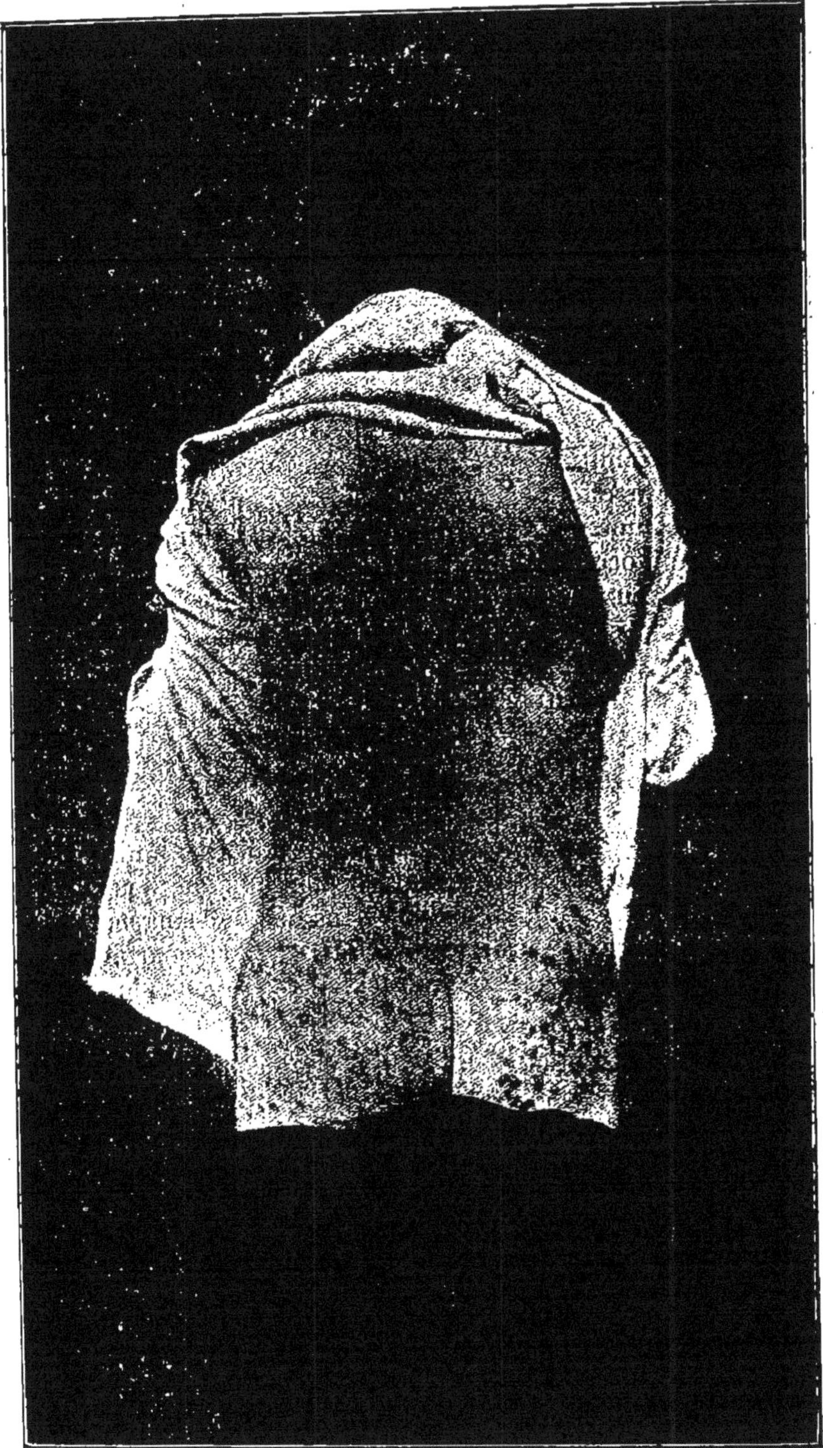

Fig. 101. — Taches érythémateuses de dimensions variées, apparues simultanément, rosées, légèrement bombées. Photographie du Dr Louis Martin.

Chez les nègres, il n'y a naturellement pas de taches hyperémiques, ce sont des macules hyperpigmentaires qui en tiennent la place.

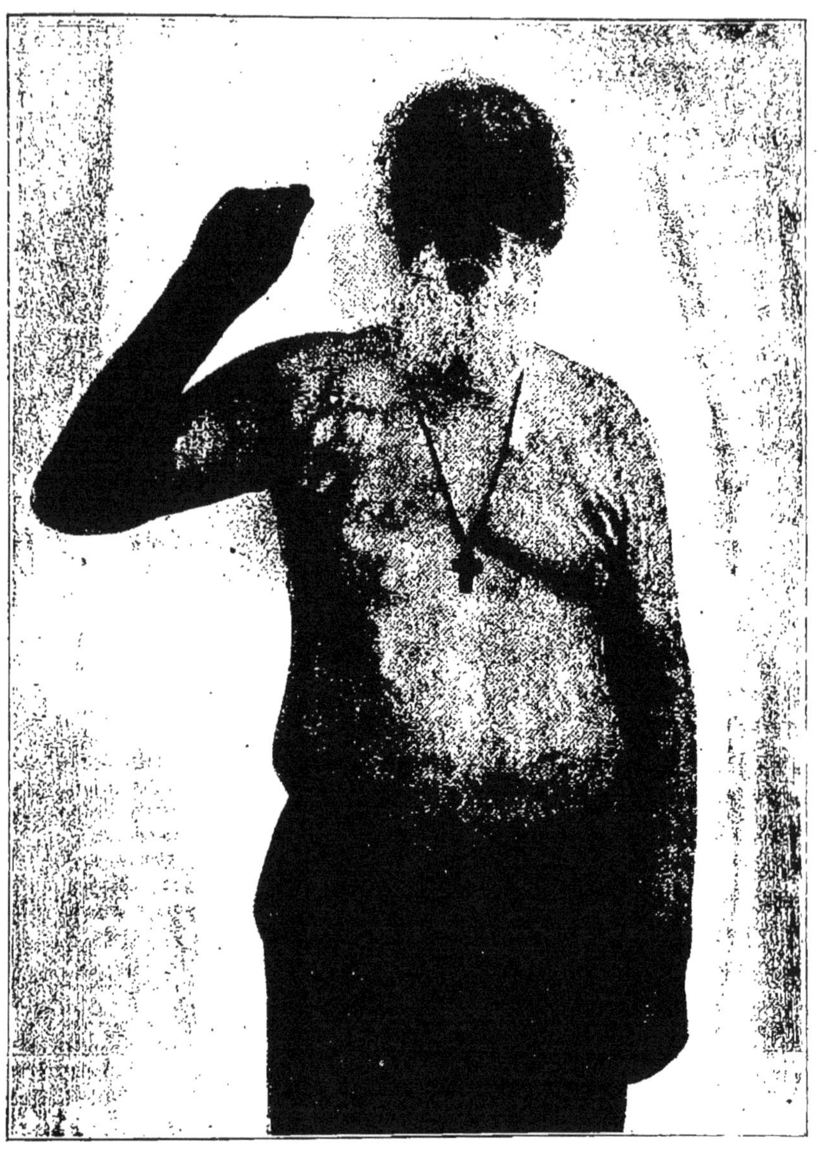

Fig. 102. — Taches érythémateuses atypiques, légèrement papuleuses, de couleur jambonnée. Photographie due à l'obligeance du Professeur Cantacuzène (de Bucarest).

Rouge pâle au début, elles se foncent petit à petit et deviennent rouge vineux, violacées. Elles sont plus colorées au centre qu'à la périphérie. Une pression exercée avec le doigt les fait disparaître, mais la zone plus colorée du centre s'efface plus lentement que la périphérie. La surface est lisse, unie, brillante comme vernissée. Elle est graissée par une hypersécrétion des glandes sébacées, à laquelle, au moyen-âge, on attachait une grande importance. Un des moyens de diagnostic, couramment

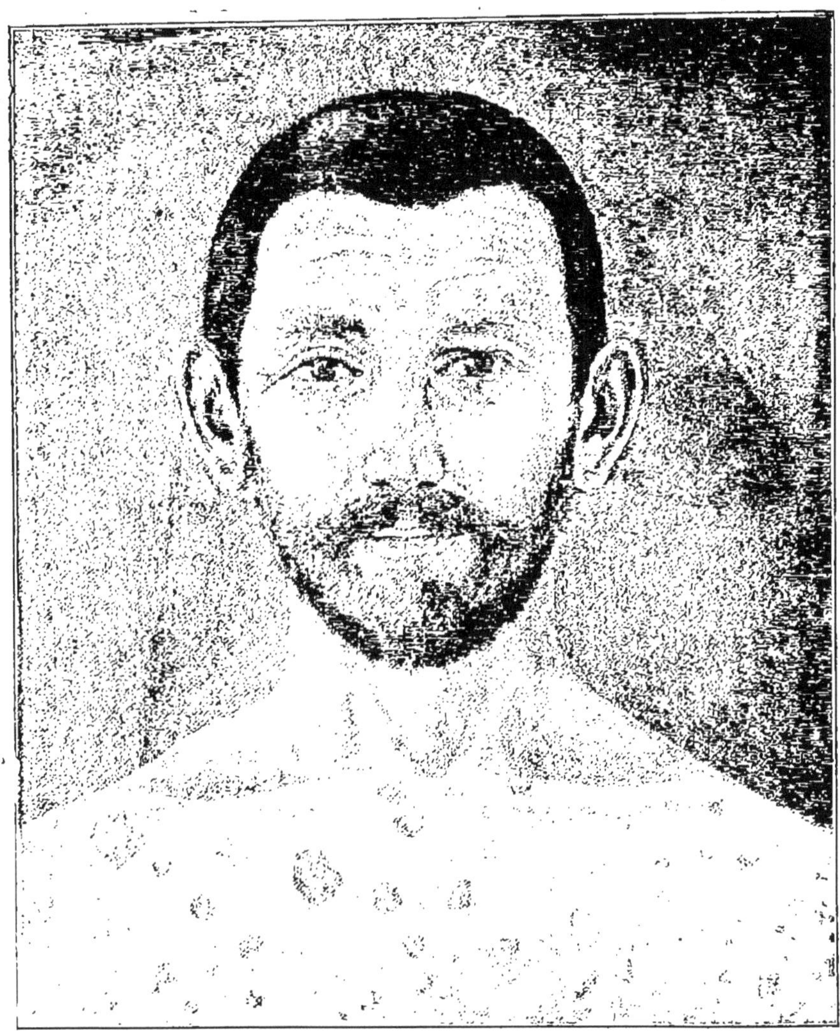

Fig. 103. — Macules érythémateuses ayant envahi la plus grande partie de la face. D'après une aquarelle faite à Nouméa et rapportée par M. le Dr LEBŒUF.

employé, consistait à vérifier si la peau était ou non mouillée par l'eau qu'on projetait sur le malade.

Tantôt les macules restent absolument planes, imperceptibles au toucher, marquées simplement par une différence de coloration de la peau. Le plus souvent l'éruption s'accompagne d'une légère infiltration de la peau qui au toucher semble plus épaisse ; le centre de la tache est bombé et donne à la main la sensation

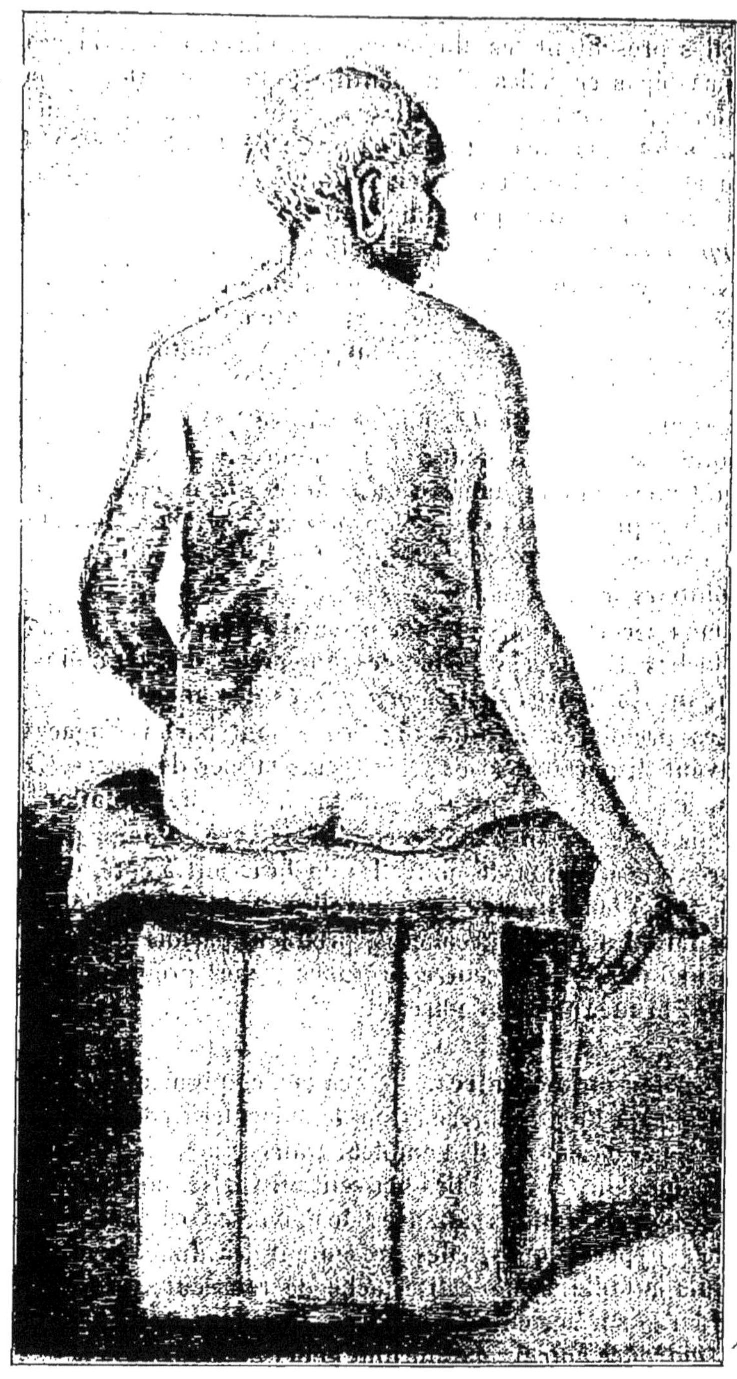

Fig. 104. — Larges taches érythémateuses survenues chez un lépreux porteur de taches bronzées. Aquarelle de Nouméa (Dr Lebœuf).

d'une faible saillie (fig. 101). Parfois les bords mêmes en sont délimités et légèrement surélevés.

Elles présentent les dimensions les plus variées. Elles peuvent ne pas dépasser celles d'une lentille ; elles sont alors rondes ou ovalaires, à bords précis. Elles peuvent atteindre la grandeur de la main et plus encore ; elles se présentent comme une rougeur diffuse, mal délimitée ou même comme une plaque érythémateuse qui peut en imposer pour une manifestation d'érythème solaire, *morphée rouge* des anciens (fig. 103 à 105).

Nous avons vu une éruption maculeuse envahir d'emblée toute la face comme un érysipèle : les téguments étaient gonflés, les paupières boursouflées et les limites de l'éruption marquées par un bourrelet.

Les macules s'agrandissent peu à peu à la manière des taches d'huile. Le centre demeure plus sombre ou bien se déprime et prend une couleur jaunâtre ou cendrée, tranchant sur la partie périphérique plus récente et plus rouge (fig. 102). En s'étendant, les macules peuvent se rejoindre et constituer de grandes taches à contours irréguliers.

Dans certains cas, notamment sur le corps et sur les membres les taches se disposent en bandes, en cercles plus ou moins grands donnant les figures de la *lepra girata* des anciens.

Les premières macules (fig. 101) sont parfois fugaces ; elles peuvent disparaître assez vite et sans laisser de traces. D'autres fois, leur place est marquée par une légère pigmentation.

Puis il se produit, dans certains cas avec accompagnement de fièvre, une éruption de nouvelles taches, soit à côté des anciennes, soit à leur niveau. Ces nouvelles macules, plus étendues et plus durables que les premières, prennent parfois des proportions considérables. Leur centre se fonce ; elles prennent une teinte fauve, brune, presque noire.

Macules pigmentaires. — Les taches pigmentaires sont souvent dues à une transformation des macules hyperémiques, mais elles apparaissent aussi d'emblée. Dans ce cas, leur début est généralement insidieux. Elles peuvent être prises pour des éphélides ou des pigmentations cutanées de diverses origines. Comme les taches hyperémiques, elles présentent des dimensions variables depuis la taille d'une petite tache de rousseur, jusqu'à envahir une large surface cutanée. Fauves, bronzées ou d'un brun noirâtre (*morphée noire*), elles ne font généralement sur la peau aucune saillie (fig. 102). A mesure qu'elles s'étendent, le centre pâlit, devient blanc et se déprime. Ces taches achromiques (fig. 104 et 105), entourées d'une zone hyperchromique, ont été décrites sous

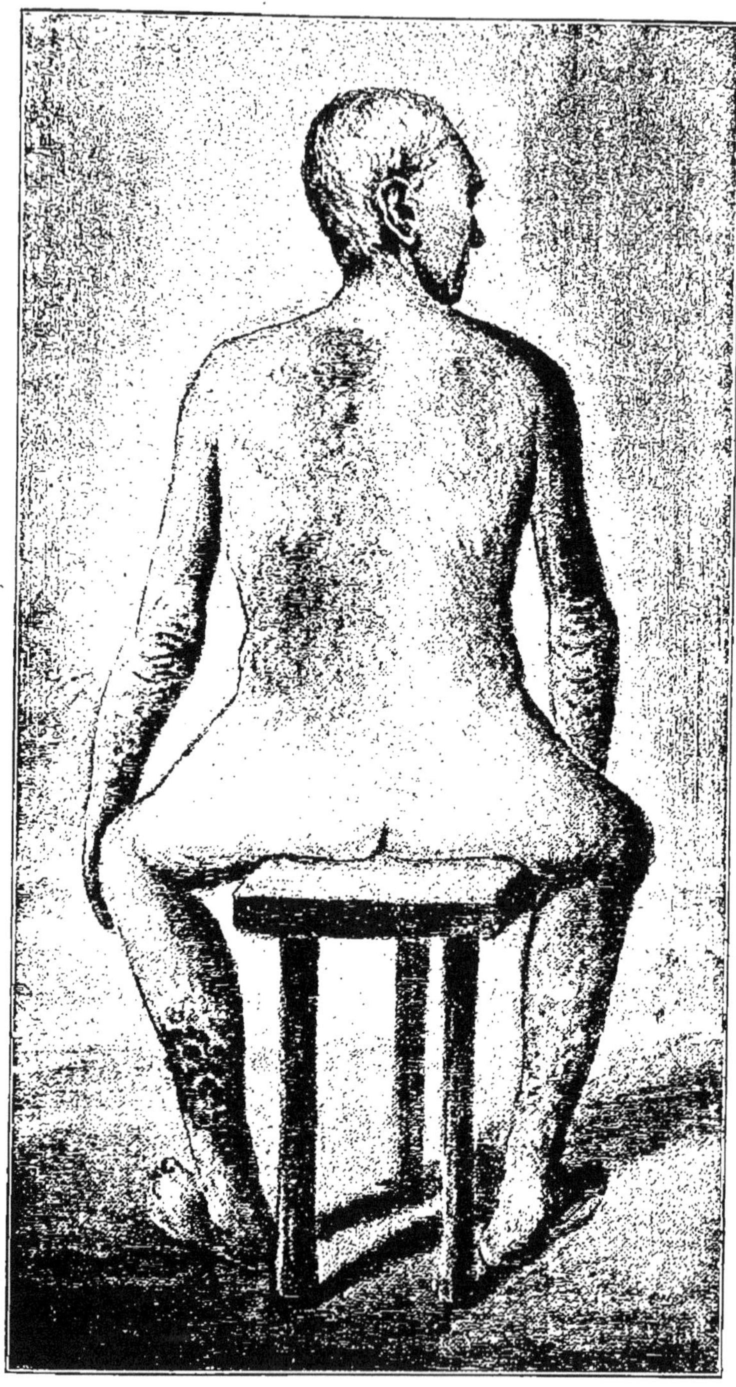

Fig. 105. — Taches érythémateuses très étendues de la région dorsale ; taches pigmentaires bronzées, brunes, aux membres. Celles-ci sont délimitées par des zones achromiques. Aquarelle de Nouméa (Dr Lebœuf).

les noms de *morphea alba* ou de *vitiligo gravior*. Dans certains cas les taches sont achromiques d'emblée ; les poils qui y sont implantés blanchissent avant de tomber.

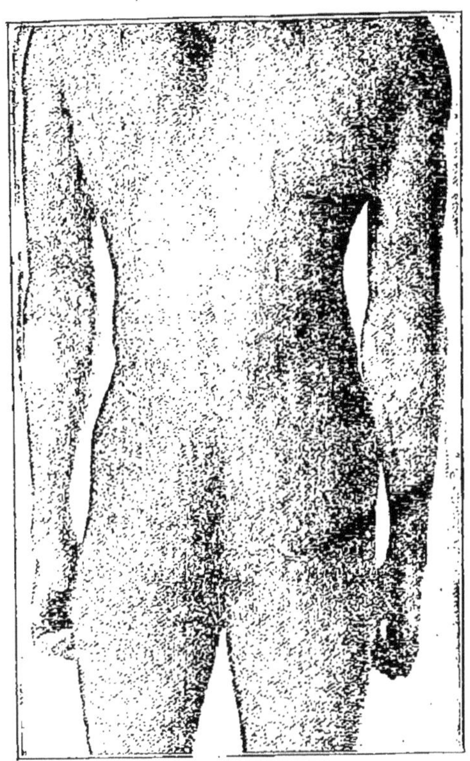

Fig. 106. — Macules achromiques. Photographie de M. le Professeur SAMBON (école de médecine tropicale de Londres).

Les macules pigmentaires recouvrent une peau soit totalement insensible, soit douée seulement d'une sensibilité atténuée ou dissociée.

La dissociation est marquée par la disparition de la sensibilité à la température, à un toucher léger, et la persistance de la sensibilité à la douleur ou vice versa. Parfois, le centre est insensible alors que le bourrelet périphérique est le siège d'une hyperesthésie manifeste.

Les taches pigmentaires sont durables ; elles évoluent, mais ne disparaissent pas. Elles peuvent persister sans changement pendant 18 à 20 ans.

Siège des taches. — Les macules sont fréquentes à la face, surtout au front et à la région sourcilière, aux joues et aux oreilles (fig. 106 et 108) ; on les trouve souvent aussi sur les mem-

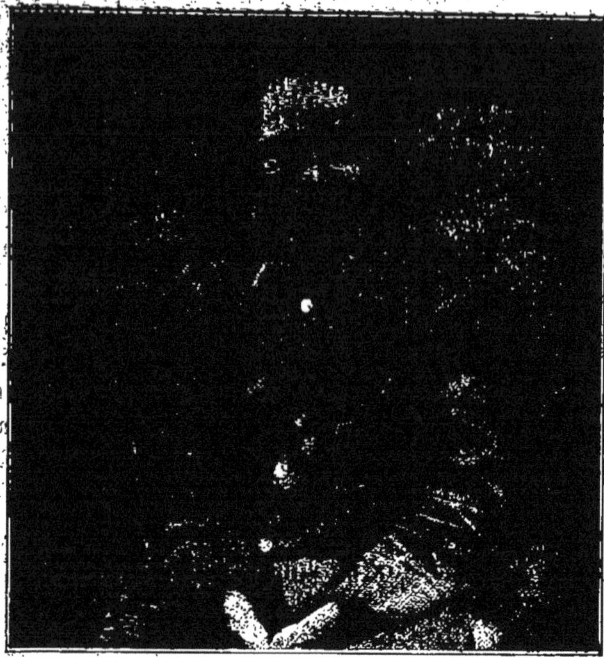

Fig. 107. — Alopécie sourcilière, photographie de M. le Dr LEBŒUF.

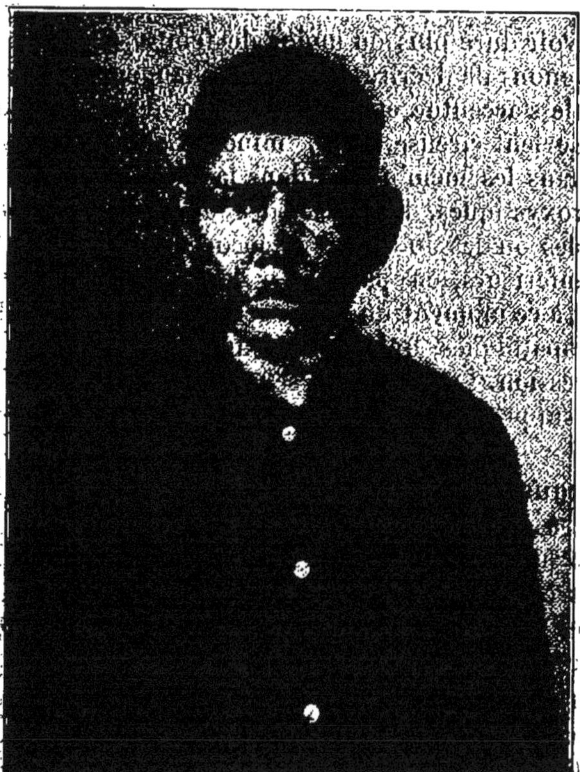

108. — Macules de la face et alopécie sourcilière chez un enfant. Photographie de M. le Dr LEBŒUF.

bres du côté des extenseurs, sur la face dorsale des mains, sur le cou-de-pied et aux malléoles, sur le dos et à la région fessière. Ce sont là des zones de prédilection, mais on peut en voir ailleurs. Il n'y a guère de points du tégument où on n'en ait signalé. Elles sont toutefois très rares aux régions palmaire et plantaire, de même que sur le gland. Le cuir chevelu paraît toujours épargné.

Elles sont parfois symétriques, surtout les taches anesthésiques et pigmentaires.

Plaques d'alopécie. — L'apparition des macules s'accompagne d'une chute des poils qui ne repoussent pas ou qui repoussent plus grêles, rugueux et cassants. L'alopécie commence avec les taches et les accompagne partout où elles se montrent (fig. 107 et 108).

Quand la lèpre survient chez un enfant, le corps et la figure restent glabres. Les cheveux ne sont jamais atteints.

LÈPRE ANESTHÉSIQUE

Après avoir duré plus ou moins de temps avec les caractères que nous venons de décrire, les taches changent d'aspect, l'achromie centrale s'accentue et s'accompagne d'une atrophie de la peau qui devient cireuse, lisse, mince. Le malade se plaint de ressentir dans les membres et dans la face des douleurs névralgiques paroxystiques. Il accuse des douleurs rhumatoïdes des plus pénibles ou des douleurs ostéocopes dans les os longs des membres inférieurs, en particulier les tibias. Il n'est pas rare d'observer à ce moment un engorgement parfois notable des ganglions lympathiques, qui deviennent douloureux spontanément ou à la pression. La sécrétion sébacée cesse d'être exagérée et même se supprime.

Pemphigus lépreux. — Sur la peau, soit au niveau des macules, soit à côté, se développe un érythème bulleux. Il siège de préférence sur le dos des mains ou des pieds, à la partie postérieure des coudes ou, en avant, aux genoux; mais il peut aussi se montrer sur tous les points de la surface du corps. Leloir a même constaté qu'il pouvait naître sur les muqueuses.

Il apparaît, soit à la suite d'un choc ou d'un refroidissement, soit sans cause appréciable.

L'éruption revêt la forme d'une vésicule ou d'une bulle dont

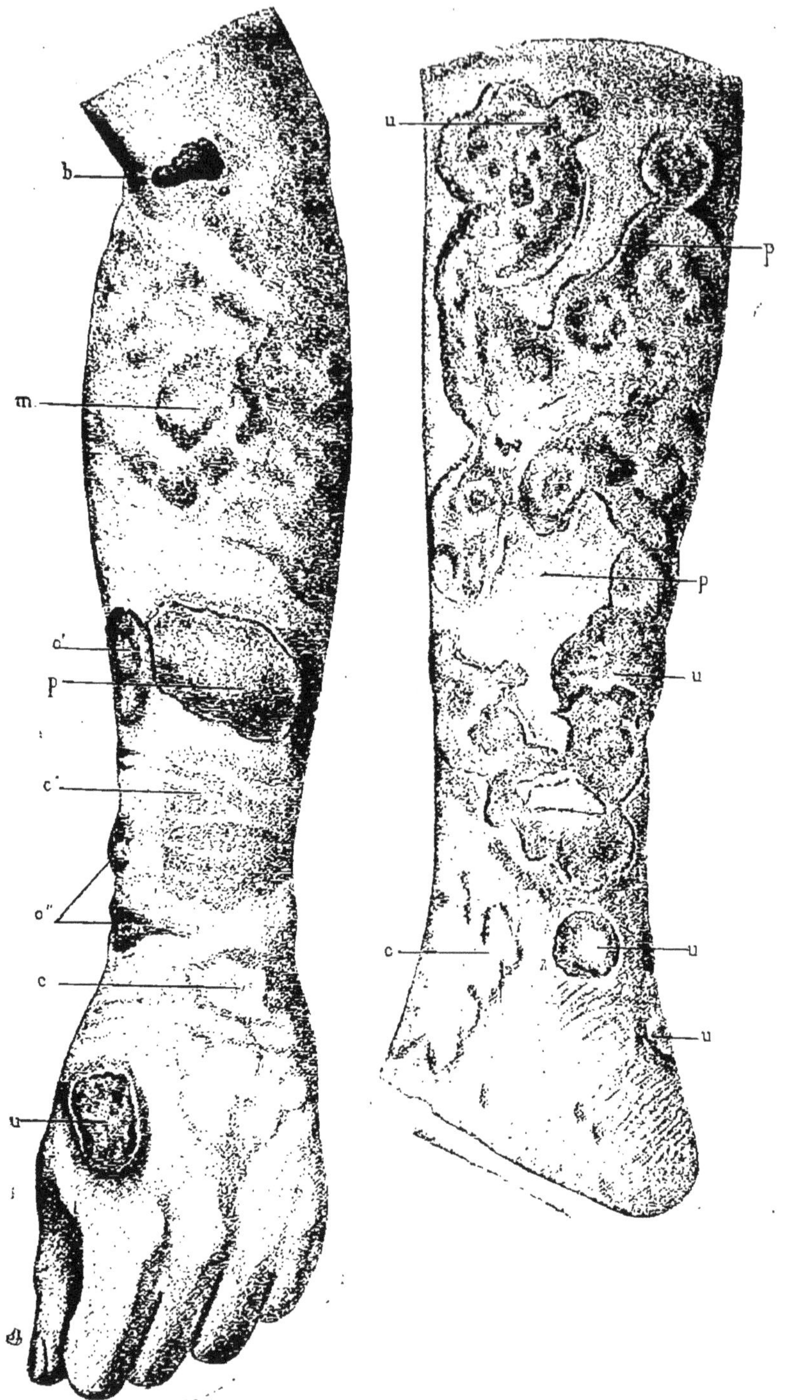

Fig. 109. — *A droite.* — Ulcérations de pemphigus lépreux : *u*, *u*, ulcérations rondes ou à contours polycycliques par suite de leur confluence; *p.*, espaces et languettes de peau saine entre les ulcérations : *c*, cicatrices.

A gauche. — Erythème polymorphe lépreux escarrotique, *p.* escarre d'aspect parcheminé avec fines arborisations vasculaires; *u*, ulcération consécutive à la chute d'un escarre; *m.* cicatrices rougeâtres ; *c*, *c'*, cicatrices chéloïdiennes un peu anciennes ; *o' o''* cicatrices chéloïdiennes plus récentes (D'après Leloir).

les dimensions peuvent varier du volume d'un haricot à celui du poing d'un adulte. Cette bulle est d'abord remplie d'un liquide citrin, transparent, qui se trouble en quelques heures et devient purulent en quelques jours.

Peu de temps après son apparition, la bulle est entourée d'une aréole rouge d'inflammation qui l'encercle très exactement. Elle grandit peu à peu, de telle sorte qu'en une semaine elle double de volume.

Alors la bulle se rompt, la peau se dessèche, il se forme des squames qui tombent et laissent par-dessous un tache rougeâtre ou violacée. Celle-ci se transforme dans la suite en une macule pigmentaire ou achromique. Quelquefois, le derme se nécrose; il se forme une escarre au-dessous de laquelle la guérison se produit. D'autres fois, l'escarre tombe et il se creuse des ulcères persistants à bords taillés à pic, à contours polycycliques qui rappellent certaines syphilides (fig. 109). Quand ces ulcères guérissent, leur place reste marquée par une cicatrice vitiligineuse, nacrée, bordée d'un liseré brunâtre. La surface de cette cicatrice est souvent anesthésique, mais la sensibilité peut s'y conserver normale ou même y être exagérée.

Cette période d'éruption bulleuse peut se prolonger plusieurs années. Certains auteurs comme Lucio et Alvaredo, Poncet de Cluny, ont même voulu en faire une forme spéciale de lèpre à laquelle ils ont donné le nom de *lèpre lazarine*. En général elle précède et annonce l'envahissement du système nerveux.

Période d'hyperesthésie. — Le commencement de la lésion nerveuse se traduit par des phénomènes d'hyperesthésie. Il y a des cas dans lesquels ces accidents marquent le début de la lèpre qui n'a été annoncée ni par des taches, ni par du pemphygus, mais ils sont rares. Les névralgies qui avaient été ressenties déjà en certains points s'accusent; la surface cutanée prend une sensibilité excessive. Toute pression, même légère, un simple frôlement peuvent être douloureux. Souvent limitée, cette hyperesthésie ne cause au malade qu'une certaine gêne et des mouvements instinctifs de défense pour protéger les parties atteintes.

D'autres fois, l'hypersensibilité est étendue à une notable partie du corps et devient un véritable supplice. Elle débute ordinairement par les membres et reste localisée aux doigts et aux orteils. Certains malades ressentent dans ces régions des douleurs si intolérables qu'ils gardent le lit. Ils ne peuvent plus marcher, et sont incapables de se servir de leurs mains même pour prendre leurs aliments Souvent leur situation devient plus pénible encore, la douleur persiste en dehors de toute action extérieure;

elle est spontanée et tellement insupportable qu'elle imprime à leur physionomie un masque de tristesse persistante.

Au lieu de ces phénomènes de névralgie si intenses, c'est parfois une sensation de fourmillement qui se produit; les malades se réveillent la nuit parce qu'un ou plusieurs de leurs membres sont engourdis.

D'autres se plaignent de sensations de chaleur localisée que quelques-uns traduisent en disant qu'ils ressentent sous la peau comme un jet de vapeur ou de froid intense. Il se produit aussi des douleurs fulgurantes le long des nerfs, dans les membres et même dans la face.

Tous ces phénomènes d'hyperesthésie ne sont heureusement pas continus; ils obéissent à des paroxysmes qui se produisent en général la nuit et qui privent les malades de sommeil. Ils sont le résultat de lésions névritiques, dont beaucoup sont accessibles à l'exploration. Les nerfs s'épaississent, forment des renflements noueux et peuvent être perçus par la palpation comme des cordons durs, parfois volumineux, fuselés ou moniliformes.

Dans certains cas et sur une certaine étendue, un nerf, le cubital par exemple, peut atteindre le volume du doigt. Après avoir provoqué le relâchement des masses musculaires en faisant placer l'avant-bras en demi-flexion, on perçoit, dans la gouttière olécranienne et au-dessus, un cordon dur qui est le nerf cubital. Il faut, dit Jeanselme (1), avec la pulpe des quatre derniers doigts réunis, pratiquer l'exploration doucement; la sensibilité tactile serait atténuée par une forte pression. Une autre raison d'ailleurs commande la délicatesse, c'est que, pendant le stade hyperesthésique, la palpation des nerfs provoque de vives douleurs.

Voici, d'après Laehr (2), l'ordre de fréquence dans lequel on trouvera les nerfs hypertrophiés : le cubital, la branche auriculaire du plexus cervical, le tibial en arrière de la malléole, le sus-orbitaire, le péronier au niveau de la tête de l'os, la branche sous-cutanée du plexus cervical, le tibial dans le creux poplité, le médian, le brachial cutané interne, le grand saphène.

En même temps que se produisent ces accidents douloureux, peuvent commencer à se montrer les troubles trophiques qui sont surtout marqués à la période suivante.

Période d'anesthésie. — Après un temps plus ou moins long de souffrances, les douleurs se calment et le malade éprouve une amélioration qui lui fait croire à une rétrocession de la maladie. C'est l'anesthésie qui s'installe. Elle occupe en général les territoires qui ont été touchés dans les stades précédents. Mais

(1) Jeanselme, *Lepra conferenz*, Berlin, 1897 t III, p 388.
(2) Max Laehr, *Archiv. f. Psychiatrie*, t. XVIII, 1896, et *Lepra*, 1899.

elle peut s'établir d'emblée et d'une façon tellement insidieuse que le malade la découvre dans une circonstance fortuite. Il n'a pas perçu un choc, une blessure ou il s'est brûlé sans s'en apercevoir. Dans d'autres cas, il a été averti parce qu'il ne sentait plus le sol en marchant ou qu'il ne percevait aucune sensation en touchant un objet avec la main.

Comme l'hyperesthésie, elle débute, le plus souvent, par les extrémités et elle s'étend vers la racine des membres. Les deux côtés de la face peuvent être atteints symétriquement; la plupart

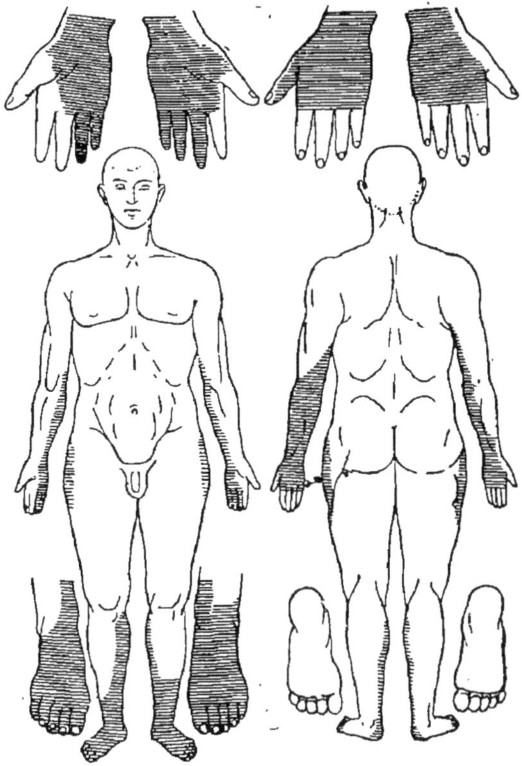

Fig. 110. — Anesthésie rubanée symétrique au début d'un cas de lèpre anesthésique (BABÈS).

du temps ils le sont inégalement. L'anesthésie s'y propage vers la partie inférieure et descend sur le cou.

Les lésions sont fréquemment symétriques, mais elles ne correspondent pas exactement au territoire de distribution d'un nerf cutané ; elles envahissent souvent le domaine de plusieurs rameaux nerveux.

D'après Jeanselme, l'anesthésie serait toujours primitivement rubanée, c'est-à-dire, par exemple, que, commençant par le petit doigt, elle s'étendrait le long du bord interne de la main, de l'avant-bras et même du bras, jusqu'à l'aisselle (fig. 110). De même à la jambe elle débuterait par le petit orteil et remonterait peu à peu jusqu'au niveau du trochanter.

Elle n'occupe pas toujours un territoire aussi étendu, mais, quelle que soit la hauteur à laquelle elle s'élève, elle affecte toujours cette disposition en bande. Plus tard, l'anesthésie prend un caractère segmentaire, la bande s'élargit en avant et en arrière et forme autour du membre soit une gouttière ouverte en avant, soit un véritable manchon (fig. 111). Les limites supérieures de la zone d'anesthésie ne sont pas nettes. On ne passe pas brusque-

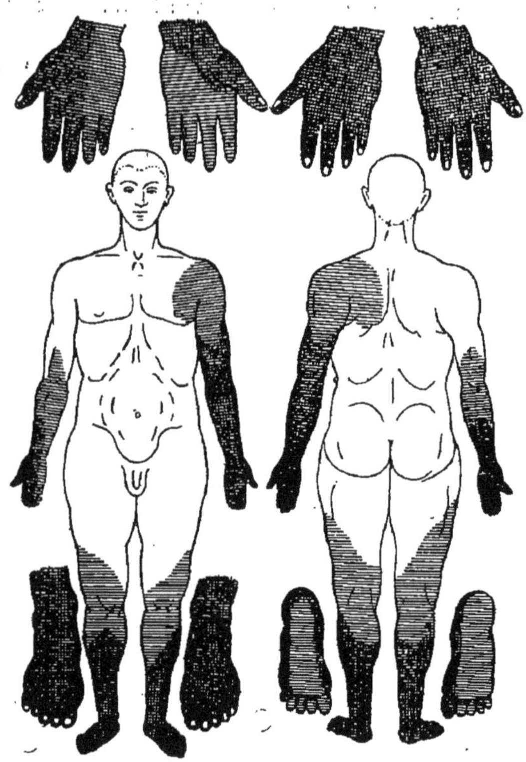

Fig. 111. — Anesthésie en botte et en gant avec zone intermédiaire où la sensibilité thermique et la sensibilité tactile n'existent plus (Babès).

ment d'une région insensible à une autre complètement saine ; il existe une manchette, comme dit Jeanselme, où la sensibilité est atténuée.

La sensibilité ne disparaît pas d'ailleurs brusquement et complètement. On observe toujours des phénomènes de dissociation. Les sensibilités thermiques et douloureuses semblent être les premières qui soient altérées. Elles disparaissent plus vite que la sensibilité tactile et surtout que la sensibilité à la pression, la dernière à s'effacer.

Pour rechercher ces divers degrés de la sensibilité, il convient

d'opérer avec soin. La sensation du tact sera recherchée avec un pinceau qu'on promène doucement à la surface de la peau. Cette précaution évitera d'éveiller la sensibilité à la pression. Pour la même raison, on doit employer une aiguille acérée, qui pénètre sans effort dans les tissus. La sensibilité au froid et à la chaleur sera perçue en employant des corps métalliques dont l'un est porté à 50 degrés. Une température trop basse ou trop élevée des instruments d'essais donnent des impressions de même ordre et gênent l'exploration.

Neisser a fait remarquer que souvent les transmissions des

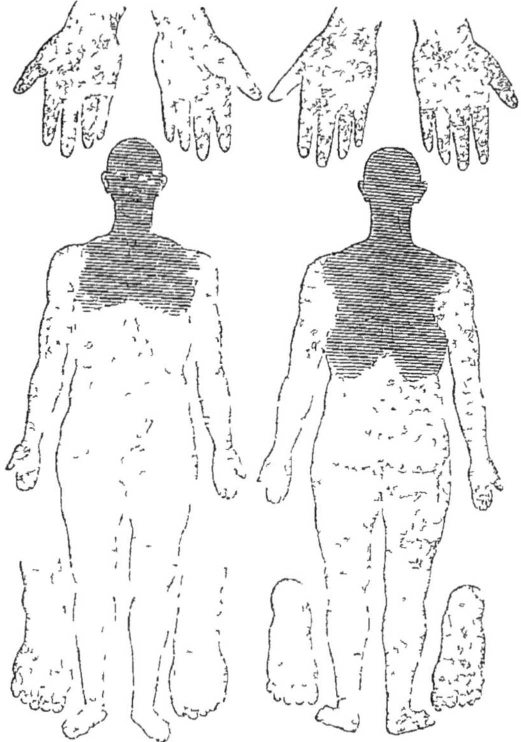

Fig. 112. — Anesthésie presque complète chez un vieux lépreux. La tête, le cou et la région thoracique sont les seules parties du tégument épargnées, d'ailleurs incomplètement, car il y a de l'analgésie et de l'insensibilité thermique (Babes).

sensations subissent un certain retard, qu'on peut diminuer en répétant fréquemment l'excitation ou en frictionnant un peu la peau dans la région qu'on explore.

L'anesthésie est d'abord superficielle; elle peut s'étendre à tout le tégument (fig. 112); elle gagne graduellement en profondeur. Au commencement, les malades ne sentent pas les piqûres, plus tard on peut les brûler profondément sans qu'ils manifestent aucune douleur. Cette insensibilité s'accuse parfois tellement qu'on a vu certains lépreux s'amputer un doigt qui les gênait avec les instruments les plus primitifs et avec autant de calme que s'ils taillaient un corps étranger.

Muqueuses. — L'anesthésie n'est pas limitée à la surface cutanée, elle s'étend aussi aux muqueuses. Le goût est affaibli; les lépreux aiment les aliments forts; l'odorat est altéré; les fonctions digestives s'accomplissent mal. L'ouïe, à part quelques bourdonnements, est rarement atteinte.

Atrophies concomitantes. — Les lésions des filets nerveux s'accompagnent non seulement de troubles sensitifs, mais aussi de troubles trophiques qui, à l'inverse des autres, s'étendent souvent de la profondeur vers la surface.

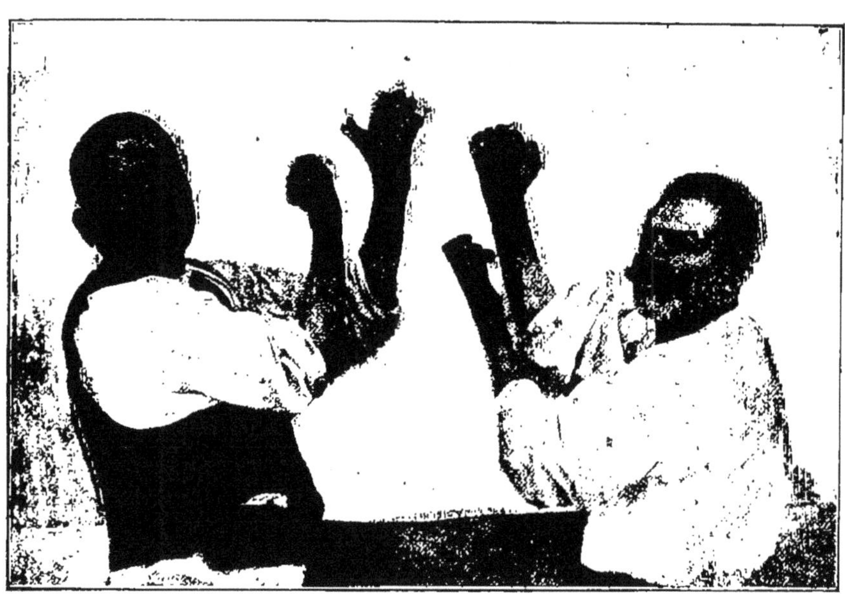

Fig. 113. — Mains en griffes. Photographie du Pr CANTACUZÈNE.

Membres. — L'atrophie commence presque toujours par les muscles de l'éminence thénar, par ceux de l'éminence hypothénar et par les interosseux (fig. 113); les extenseurs sont pris plus tard, puis les fléchisseurs. La main maigrit, se rétrécit, devient plate et même se creuse en bateau à la partie dorsale. Puis les doigts se fléchissent, la dernière phalange restant en extension forcée sur la 2e et se disposant, comme disent les auteurs norvégiens, en griffes d'ours (fig. 113 et 114). Ils sont plus ou moins fléchis et ne sont pas toujours atteints simultanément. Le phénomène débute en général par le petit doigt. Brassac (1) a insisté sur un caractère qu'il a observé dans certains cas : c'est la déviation

(1) BRASSAC, *Archives de méd.*, nov. 1886.

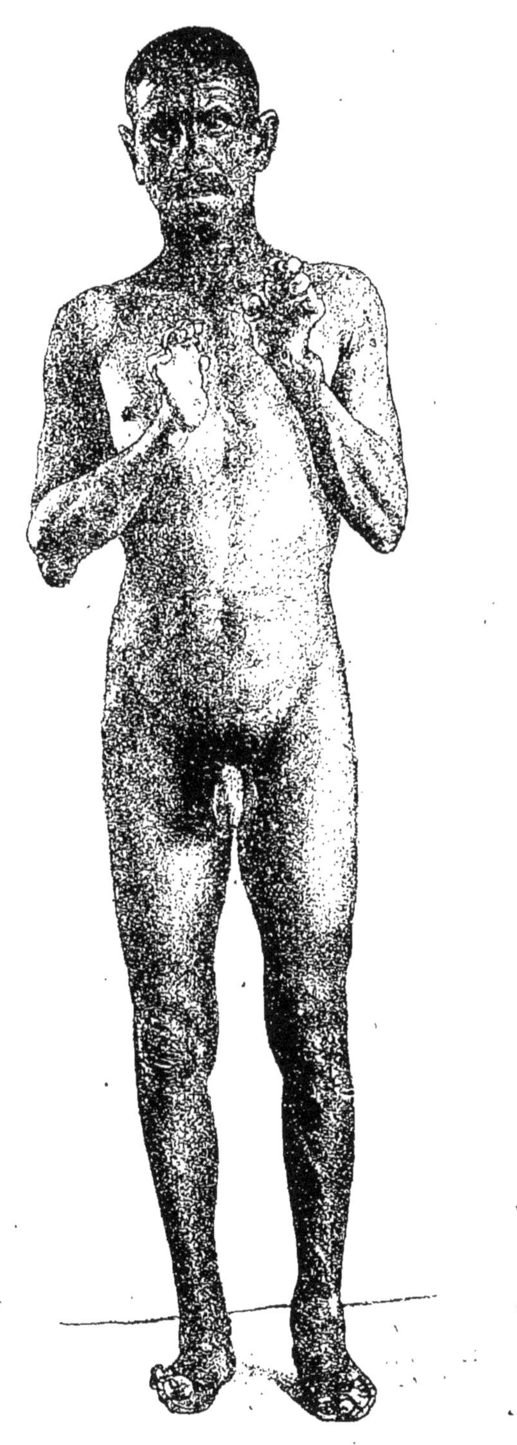

Fig. 114. — Déformation des mains et des orteils (GLUCK).

latérale due à la prédominance des fléchisseurs sur les extenseurs. Les doigts sont non seulement déformés en griffes, mais ils se chevauchent et s'inclinent tous en coup de vent. Ces phénomènes de déformation s'étendent parfois à l'articulation du poignet et à celle du coude, le poignet étant fléchi sur l'avant-bras et l'avant-

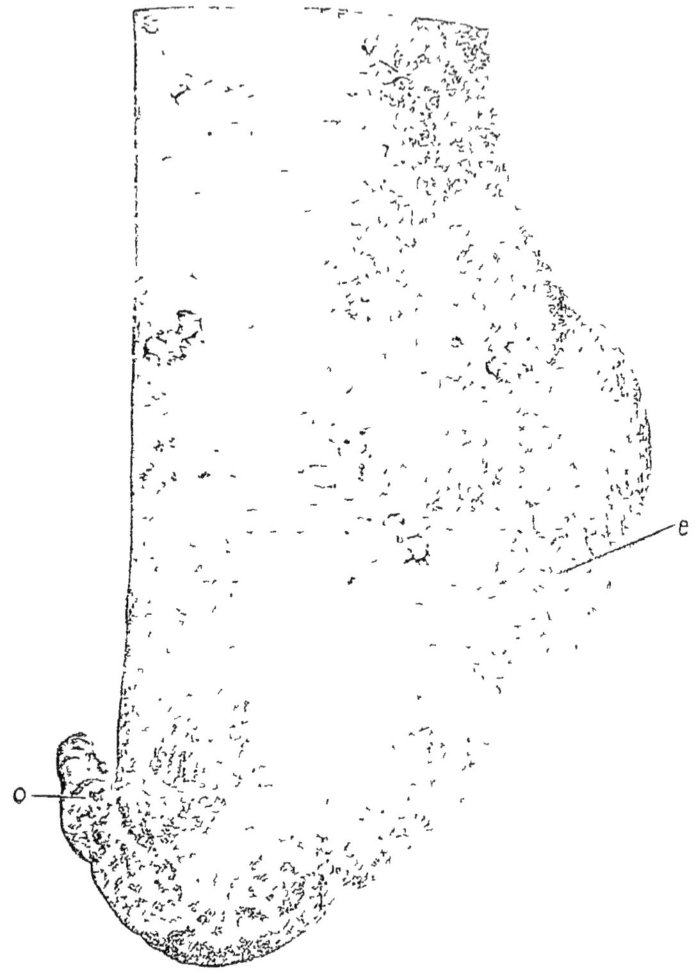

Fig. 115. — Altération prononcée des orteils (o) sur un pied en pilon hyperkératinisé (e). (D'après LELOIR).

bras sur le bras. Les deltoïdes et les pectoraux peuvent être intéressés.

Du côté du membre inférieur, il se passe les mêmes phénomènes (fig. 114 et 115) ; on y voit se produire une atrophie des muscles plantaires, puis des extenseurs, des péroniers et des fléchisseurs. Les orteils s'infléchissent, les pieds s'incurvent en varus équin. La marche est sinon impossible du moins très gênée. Dans certains cas, l'atrophie s'étend aux muscles de la cuisse et aux fessiers (fig. 116).

Cette dégénérescence des muscles ne s'accompagne pas de contractures. Le nombre des fibres diminue, sans qu'aucune soit frappée de paralysie. Plus tard il se fait des adhérences fibreuses qui fixent les déformations ; mais au début il est toujours facile de redresser les doigts et les orteils. A cette période, on peut essayer de remédier par des chaussures appropriées à la déformation des pieds. Mais on n'obtient qu'un avantage médiocre. La marche reste difficile. Le malade traîne la pointe du pied ou laisse tomber la plante à plat et tout d'un coup ; il steppe.

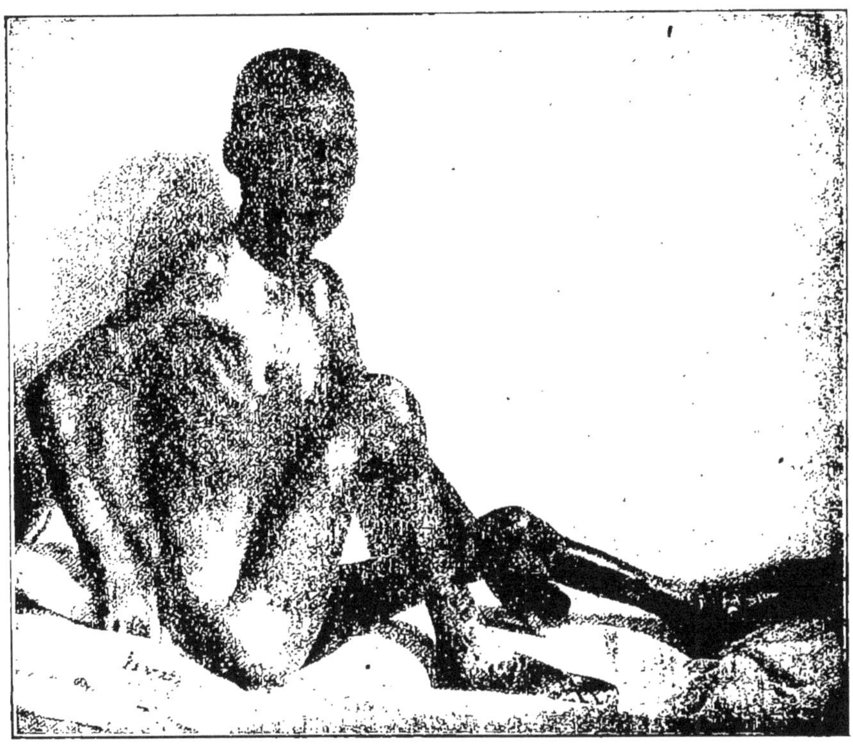

Fig. 116. — Lépreux âgé de 31 ans. Atrophie de la plupart des groupes musculaires. Musculature des membres inférieurs presque complètement disparue, peau sèche, écailleuse. Photographie du Pr CANTACUZÈNE.

Les réactions de dégénérescence donnent des résultats inconstants. Elles ont été d'ailleurs, jusqu'ici, insuffisamment étudiées. On observe parfois des tremblements fibrillaires.

Face. — L'amyotrophie atteint aussi la face. Elle se montre dans les régions qui avaient été frappées d'anesthésie. Là n'est pas la seule altération qu'on observe. Il s'y joint de la paralysie, indiquant que le facial est lésé comme le trijumeau. Les accidents sont ordinairement asymétriques, mais bilatéraux. Cette disposition des lésions donne à la physionomie un caractère grimaçant.

Ce sont les muscles superficiels qui, presque exclusivement, sont malades. Le muscle frontal ne se contracte plus. Un des premiers pris est l'orbiculaire des paupières. L'œil ne se ferme pas ; la paupière inférieure tombe, se retourne en ectropion (fig. 117) ; les larmes se tarissent, le point lacrymal disparaît. Il s'établit une irritation chronique de l'œil avec trouble du côté de la cornée et phénomènes de photophobie. Les muscles moteurs de l'œil ne sont pas toujours indemnes, mais le nerf optique est épargné, la vue est conservée. L'iritis est exceptionnel ; on a pu constater parfois une décoloration de l'iris.

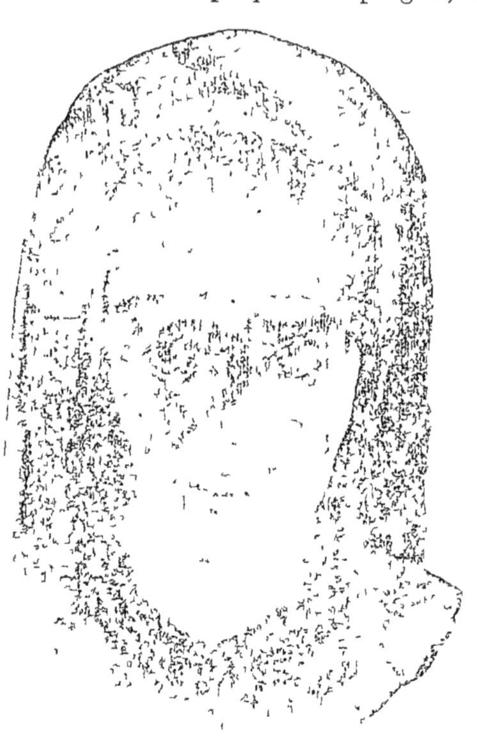

Fig 117. — Ectropion. Paralysie faciale (d'après BABES).

Les buccinateurs se paralysent, les joues, flasques, se gonflent à chaque aspiration.

L'orbiculaire des lèvres est souvent frappé d'impotence ; le malade ne peut siffler. La prononciation est très difficile.

Lésions trophiques des muqueuses. — Parmi les lésions de l'œil dont nous venons de parler, il y en a un certain nombre qui doivent être considérées comme des troubles trophiques.

Les fosses nasales présentent souvent une sécheresse caractéristique et une rougeur spéciale qui est à la longue suivie d'ulcérations. La cloison est le siège de ces ulcérations qui peuvent être suivies de perforation complète et d'affaissement du nez.

Les gencives sont pâles et s'atrophient au point que les dents se déchaussent et tombent. Leloir cite l'observation d'une femme qui, en peu de temps, a vu le bord alvéolaire de ses deux mâchoires se démunir de toutes ses dents.

Lésions de la peau. — Peu à peu la peau s'atrophie, s'amincit, se plisse, se sèche (fig. 116). Certaines régions prennent un aspect sénile, qui tranche sur les territoires cutanés environnants. Les poils tombent, la peau se décolore, les ongles s'exfolient et se réduisent à un crochet rudimentaire.

Lésions du squelette. — Les troubles trophiques entraînent des mutilations des extrémités. Ces mutilations se produisent suivant plusieurs modes différents.

1° Les parties molles sous-jacentes se fondent et disparaissent, si bien qu'au niveau des extrémités supérieures et inférieures la peau directement appliquée sur les os est distendue et semble trop petite pour contenir la masse osseuse, surtout au niveau des phalanges, du poignet, de l'articulation tibio-tarsienne, parfois des coudes et des genoux. Elle se fend et se creuse de crevasses qui persistent et finissent par plonger dans les articulations.

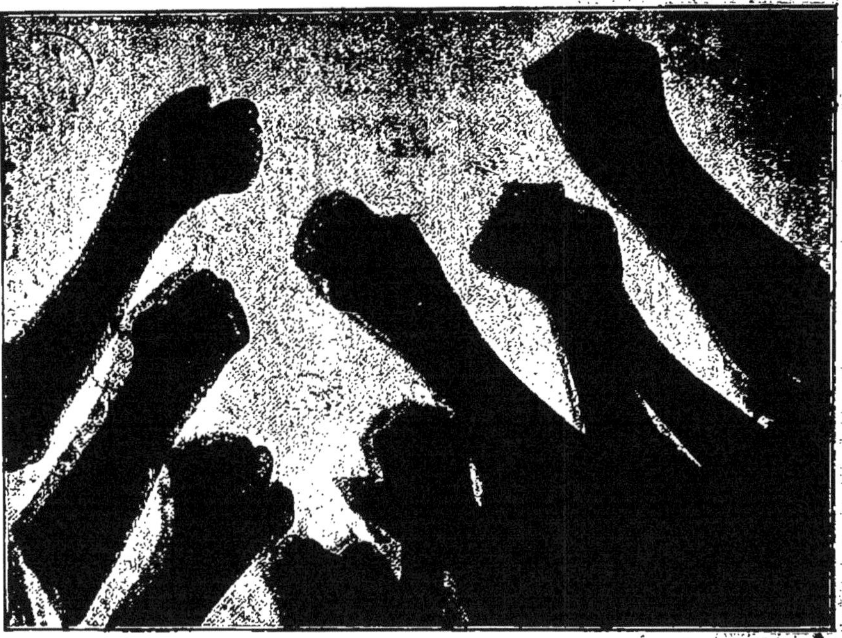

Fig. 118. — Toute une série de mains mutilées par la lèpre, réunies dans une photographie prise par M. le Professeur Sambon.

2° Parfois, en un point du tégument anesthésié, surtout à la plante du pied ou à un doigt, une tuméfaction bleuâtre, fluctuante apparaît. Tantôt elle s'installe sans douleur, tantôt au contraire elle est précédée de troubles locaux très pénibles et s'accompagne de fièvre, de céphalalgie, de gonflement lymphatique. Puis la tumeur crève, il s'en écoule un liquide visqueux, sanguinolent. La peau reste décollée, corrodée, les muscles dénudés. L'ulcération s'étend, devient plus profonde. Les os sont atteints ; ils s'exfolient et s'éliminent. La cicatrisation arrive ensuite plus facilement qu'on ne pourrait le croire. Ainsi l'on voit, après destruction d'une phalange moyenne, se souder l'une à l'autre la première et la troisième.

3° La mutilation peut encore résulter de gangrène sèche des

extrémités. Une ou plusieurs phalanges, la main entière ou le pied peuvent se détacher sans douleur (fig. 118).

4° Les maux perforants plantaires (fig. 119) et quelquefois palmaires deviennent également une cause de mutilation. A la tête des métatarsiens, aux talons, aux éminences thénars et hypothénars, à la face palmaire des doigts, il se forme des sortes de

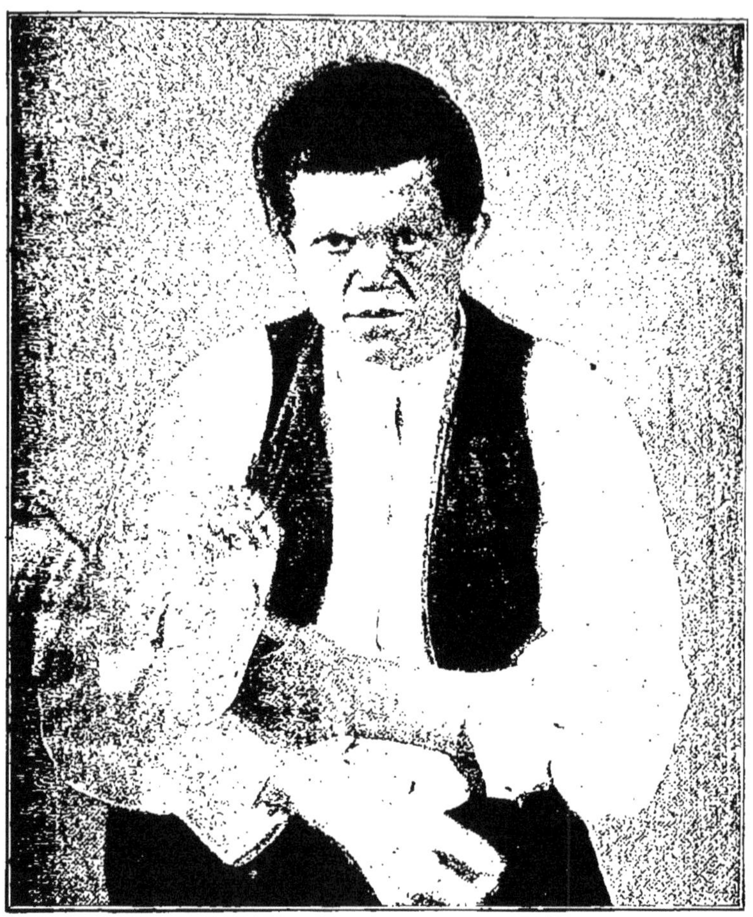

Fig. 119. — Un lépreux porteur de lésions manifestes de la face (infiltration de la peau, taches, alopécie sourcilière, ectropion) de macules chromiques et achromiques (main gauche), présente le pied d'un autre malade atteint de mal perforant plantaire. Photographie du Pr CANTACUZÈNE.

durillons par développement excessif de l'épiderme corné. Après s'être progressivement accrue, cette tumeur épidermique se creuse en son milieu, soit après apparition d'une phlyctène, soit lentement et progressivement. Il se fait une excavation en entonnoir qui finit par dénuder l'os. Parfois, ces maux perforants prennent l'allure de crevasses et amènent des destructions osseuses encore plus étendues.

5° Les troubles trophiques peuvent entraîner des mutilations qui se produisent sans nécrose, par résorption osseuse (fig. 115). Les phalanges se fondent, s'amenuisent. Les doigts sont flexibles, comme dans l'ostéomalacie. Ces lésions se produisent d'une façon très irrégulière, elles peuvent frapper une phalange moyenne et épargner les deux autres.

6° Une autre cause de mutilation peut résulter indirectement des troubles trophiques qui amènent un véritable refroidissement des extrémités. Ce refroidissement est vivement ressenti par certains malades qui, en voulant se réchauffer, se brûlent atrocement. Ces brûlures sont le point de départ d'ulcères qui entraînent parfois l'élimination d'un ou plusieurs os.

Troubles trophiques généraux. — La lèpre produit chez les enfants des arrêts de développement. Dans le sexe féminin, quand elle débute dans le jeune âge, les règles ne s'établissent pas : chez les femmes adultes, elles se suppriment souvent ou se montrent irrégulièrement.

MARCHE

La lèpre nerveuse ne débute pas toujours par des macules. On voit parfois l'anesthésie s'établir d'un coup sans avoir été annoncée autrement que par les troubles prodromiques habituels. Dans d'autres cas, ce sont les ganglions inguinaux qui deviennent volumineux. Les jambes enflent. Il se produit un œdème dur, élastique qui ne se laisse pas déprimer et rappelle l'éléphantiasis au début. Mais il s'accompagne d'anesthésie de la peau. Nous avons vu un cas dans lequel la lèpre n'a présenté pendant deux ans que ce seul caractère. Mais, en règle générale, ce sont les macules rosées et rapidement pigmentaires ou pigmentaires d'emblée ou encore achromiques qui ouvrent la scène. Il y a des cas dans lesquels une seule petite macule se montre et reste unique pendant longtemps. Quelquefois asymétrique au début, l'éruption est d'ordinaire bilatérale et devient d'une symétrie parfaite.

L'éruption bulleuse ne se rencontre pas dans tous les cas, mais elle est fréquente. On peut la voir persister seule pendant des années.

L'hyperesthésie est aussi de règle, mais elle peut manquer et l'anesthésie s'établir sans douleurs névralgiques prémonitoires.

En tous cas, la lèpre nerveuse aboutit finalement aux troubles anesthésiques et trophiques.

Telle est la succession ordinaire, mais non point régulière, des phénomènes. Toutes les phases peuvent être avancées ou retardées dans leur évolution ; si elles se suivent, elles ne se cèdent pas mutuellement la place. On voit, au contraire, les accidents se chevaucher tellement que les derniers peuvent se montrer avant que les premiers venus aient disparu.

Les troubles peuvent rétrocéder, sembler guérir et reparaître plus tard.

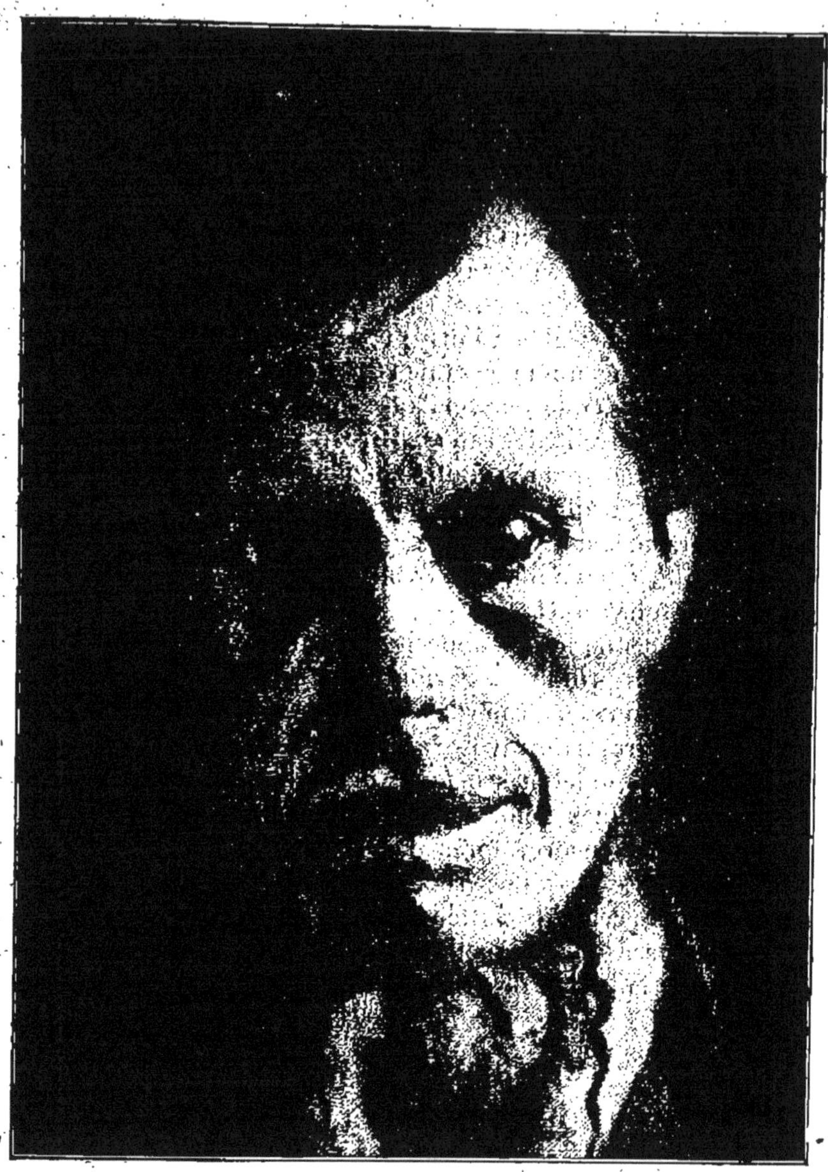

Fig. 120. — Lèpre anesthésique, phase terminale, *masque Antonin* (d'après LELOIR). Paralysie faciale double, le front sans rides, marmoréen, les joues flasques, la lèvre inférieure est pendante, laisse à nu les dents, une salive visqueuse s'écoule constamment, les yeux restent grands ouverts et ne peuvent se fermer; les cornées sont sèches, blanchâtres, dépolies; le goût et la sensibilité cutanée de la face ont disparu; l'ouïe est diminuée; l'appétit est peu prononcé; le malade est cachectique.

DURÉE

La lèpre anesthésique est essentiellement chronique. Elle dure 18, 20, 30 et même 60 ans. Chacune des phases peut se prolonger pendant des années. Les améliorations et les guérisons apparentes persistent pendant parfois si longtemps qu'elles font naître chez les malades des espérances, qu'un nouvel accès vient jeter à bas.

TERMINAISON

Leloir trace du lépreux nerveux parvenu à la période ultime de sa maladie un portrait émouvant. L'anesthésie occupe le corps tout entier; le masque facial est immobilisé; les yeux grands ouverts restent fixes, sans éclat; le malade est aveugle. La salive s'écoule le long des lèvres paralysées. Le nez est difforme; l'odorat disparu (*masque antonin*) (fig. 120). Les mains et les pieds mutilés portent des ulcérations qui dénudent les os et sécrètent constamment une humeur sanieuse. Privé d'appétit, en proie à une soif intarissable, le malade souffre de douleurs névralgiques qui le privent de repos. Il reste couché. Il faut le faire manger, le porter quand il doit se déplacer. Son intelligence, qui s'est conservée jusque-là, finit par décliner et la mort survient dans le marasme, si le patient n'est pas enlevé par une maladie intercurrente, pneumonie, pleurésie, infection purulente, rarement par la tuberculose.

La lèpre anesthésique n'aboutit pas toujours à une misère physiologique aussi profonde. Parfois elle s'arrête à l'un des stades de son évolution. On voit des vieillards, lépreux depuis longtemps, s'éteindre, sans avoir présenté d'autres accidents que quelques taches, quelques plaques d'anesthésie, un peu d'amyotrophie ou quelques déformations des doigts.

D'autres fois encore, après des accidents graves, la maladie tourne court. Le malade se rétablit un peu, l'état général devient meilleur. Les accidents s'atténuent par endroits, mais la plupart des impotences fonctionnelles persistent. La lèpre, guérie ou contenue, ne fait plus de progrès.

LÈPRE TUBÉREUSE

LÉSIONS CUTANÉES

Quand la lèpre prend le caractère tubéreux, les taches hyperémiques se transforment peu à peu. Elles deviennent plus épaisses, plus saillantes et finissent par constituer un tubercule (fig. 121). Pendant ce temps, de nouvelles macules peuvent apparaître, si bien que, pendant longtemps, on voit évoluer simultanément les macules et les tubercules.

Tubercules sous-cutanés. — L'évolution de la lèpre vers la forme nodulaire se fait parfois insidieusement et les progrès qu'elle fait dans cette voie, au début tout au moins, peuvent passer inaperçus. Comme nous y insisterons plus tard, l'infection s'étend sourdement et nous ne voyons que les éclats d'un foyer qui couve et mine sous la cendre. Avant de faire saillie à l'extérieur, les lésions se produisent toujours dans le tissu sous-cutané. Elles peuvent se manifester d'une façon concrète sur certains points où se développent des nodules profonds sans adhérence avec le derme. On ne les voit pas toujours, on les sent en promenant la main sur la peau. La tuméfaction qu'on perçoit est plus ou moins bien délimitée. Tantôt ce sont des sortes de *plaques*, en général allon-

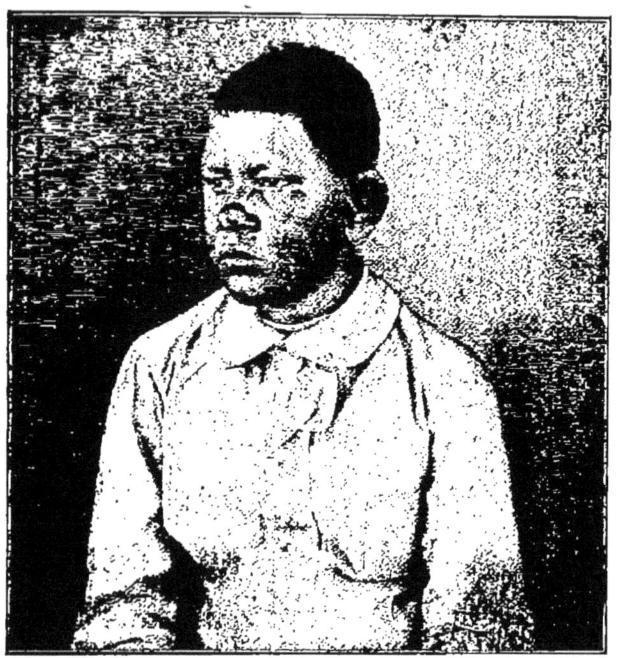

Fig. 121. — Lèpre nodulaire au début. Infiltration et épaississement de la peau de la face, chute des sourcils (LEBŒUF).

gées, d'étendue variable, mais qui peuvent atteindre 4 à 8 centimètres. Ces plaques n'ont pas de limites précises. Bosselées au centre, elles se fondent, sur leur pourtour, dans les tissus environnants.

Tantôt, au contraire, ce sont de véritables *nodosités* qui donnent la sensation d'un corps étranger inclus dans le tissu conjonctif. Les plus petites ne sont perçues que là où une peau mince repose sur un plan résistant. A l'oreille, on peut en découvrir qui ont le volume d'un grain de plomb. En général, leur taille varie de celle d'un haricot à celle d'une noix. Parfois plusieurs nodules se juxtaposent et se fondent plus ou moins l'un dans l'autre pour constituer une masse irrégulière et bosselée.

La *consistance* de ces nodules diffère assez souvent au cours de leur évolution. Durs, résistants, élastiques au début, ils se ramollissent un peu dans la suite ou plutôt se flétrissent et deviennent comme lipomateux. Ils peuvent se résorber et disparaître ou s'étendre et contracter des adhérences avec le derme. *Douloureux* dans la première période, ils sont indolents plus

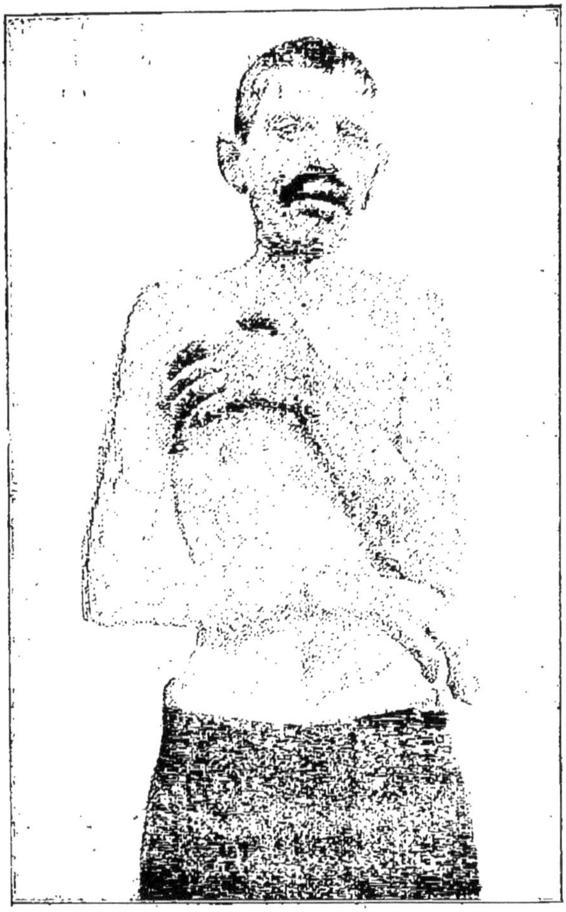

ig. 122. — Lépromes en nappe des avant-bras et des mains chez un lépreux ancien. Les lésions sont fortement pigmentées (Photographie du Pr CANTACUZÈNE).

tard. La peau au-dessus d'eux peut être frappée d'anesthésie, même sur une étendue plus grande que ne semblerait le faire prévoir l'induration sous-jacente.

Les tubercules hypodermiques se reconnaissent plutôt à la face, aux oreilles, à la région fessière et sur les membres, c'est-à-dire là où l'exploration est plus facile. Mais plus ou moins accusés, ils peuvent se rencontrer dans toute la zone conjonctive, même dans le tissu conjonctif intermusculaire. Hernando a observé un cas dans lequel on trouvait des noyaux durs entre les muscles de l'avant-bras.

Tubercules cutanés. — Lorsque l'infection a envahi le derme,

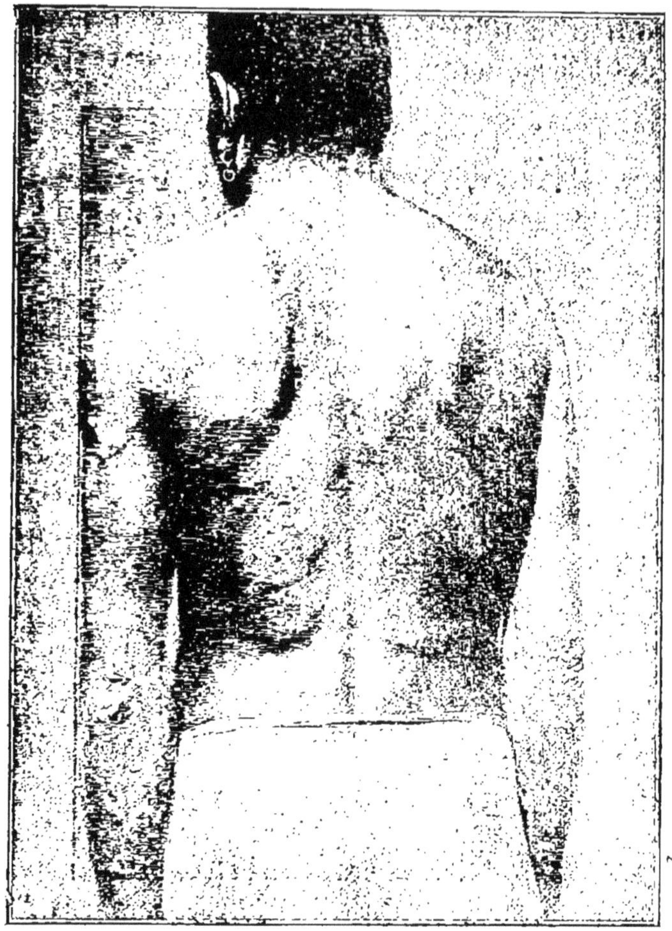

Fig. 123. — Lépromc en nappe de la région dorsale (Lebœuf).

ce qui arrive de bonne heure puisque les macules en sont la manifestation première, elle s'y étend soit lentement, progressivement et sans trouble grave de la santé, soit capricieusement, par bonds, par accès successifs au cours desquels s'épanouit, en divers points du corps, une véritable efflorescence de tubercules. Ces accès sont accompagnés de fièvre, de céphalalgie, d'érysipèle ou de gonflement œdémateux.

Les tubercules qui ne sont en somme causés que par une concentration plus ou moins grande des éléments parasitaires, varient de forme dans d'assez notables proportions. En les rangeant pour la description en deux catégories, nous faisons une œuvre toute artificielle. Si les manifestations extrêmes sont nettement dissemblables, les formes se rejoignent par gradations insensibles et il ne manque pas de types intermédiaires qu'on peut être embarrassé pour classer dans l'une ou l'autre catégorie.

Lépromes en nappe. — Suivant les cas et suivant aussi le siège des lésions, on voit les macules s'étendre, s'épaissir sans

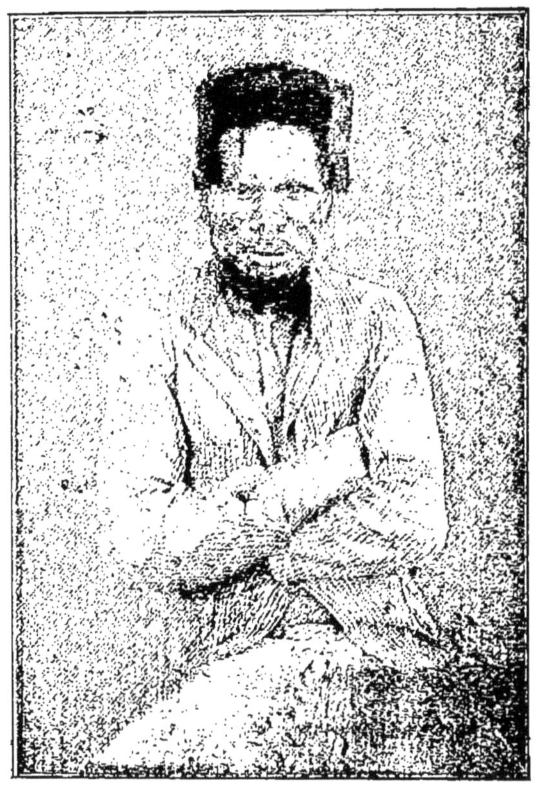

Fig. 124. — Lèpre nodulaire; — éruption assez discrète de tubercules hémisphériques (Lebœuf).

bomber sur la peau ou en ne faisant au-dessus du plan épidermique qu'une légère saillie. C'est ce qui se passe souvent aux membres et à la face (fig. 122).

Les macules ont conservé leur coloration caractéristique, mais ce ne sont plus des taches, ce sont des néoplasmes étalés. En les saisissant entre les doigts, on éprouve la sensation de tenir un corps rigide, comme une lame de carton qui serait interposée dans la peau (fig. 123).

Au lieu de bomber vers l'extérieur ces lépromes en nappe plongent souvent dans la profondeur et vont se confondre avec un œdème dur du tissu conjonctif.

Comme étendue, ils varient beaucoup, autant que les macules dont ils proviennent; ils vont de la dimension d'une pièce de 2 fr. jusqu'à recouvrir une surface plus grande que la paume de la main, envahissant la joue entière ou presque tout un membre.

On les trouve tantôt lisses, tantôt bosselés, comme s'ils étaient parsemés de grains de plomb, tantôt encore ils se renflent par endroits et donnent l'impression de tubercules réunis par leur base. D'autres fois, la plaque se congestionne, devient œdémateuse et la lésion prend le caractère de l'érythème noueux.

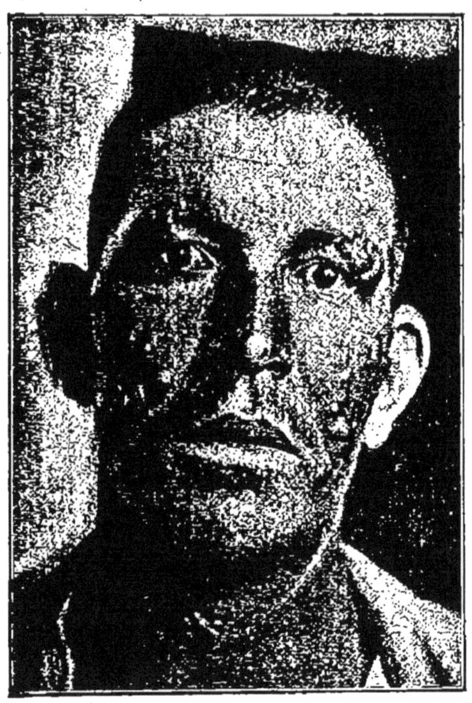

Fig. 125. — Lépromes tuberculeux en touffes de la face et de la partie antérieure du cou (J. Brault).

Léprome nodulaire. — Au lieu de s'étendre en surface, l'infection se rassemble et prend le caractère d'un nodule plus ou moins saillant. Tantôt, encore un peu étalés, les tubercules sont représentés par une bosselure dont les bords se fondent dans la peau apparemment saine; tantôt ils forment une nodosité hémisphérique qui repose par son grand cercle sur le plan cutané (fig. 124). D'autres fois, l'éruption commence par l'apparition de petites tumeurs saillantes qui se réunissent petit à petit. A côté de celles-là, s'en élèvent d'autres qui se joignent aux premières parues. En somme, les tubercules peuvent affecter les formes les plus variées, morulaires, arrondies, ovalaires, coniques. Ils s'accroissent progressivement et deviennent d'autant plus volumineux qu'ils sont plus âgés. Leur taille peut, au début, ne pas dépasser celle d'un grain de plomb. C'est ainsi qu'on les trouve fréquemment sur le pavillon de l'oreille, sur le front, sur le nez ou sur les lèvres. Souvent ils atteignent les proportions d'une noix ou même d'un œuf.

Ils reposent généralement sur une surface indurée qui dépasse les limites de leur base, d'autres fois ils s'élèvent à la surface d'une peau d'apparence normale et forment une tumeur arrondie sessile ou presque pédiculée (fig. 125). La saillie qu'on voit

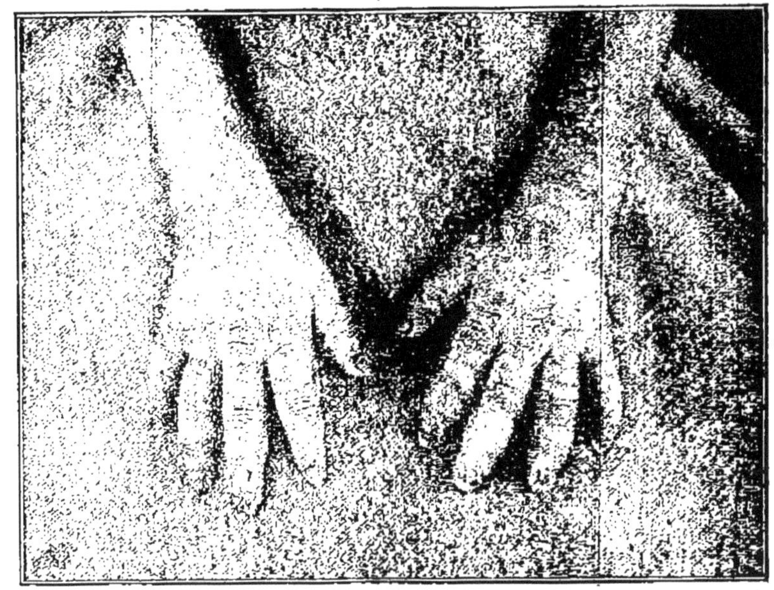

Fig. 126.— Doigts en rave. Infiltration caractéristique de la lèpre aux mains (Lebœuf).

faire, au-dessus de l'épiderme, à certains nodules peut être considérable. Leloir en a rencontré qui atteignaient 3 centimètres.

Les nodules constituent des tumeurs dures, rénitentes, élastiques, donnant la sensation du caoutchouc. Quelquefois cependant la consistance en est plus molle, surtout quand ils siègent sur le tronc.

La teinte de la peau suit toutes les variations de celles de la région sur laquelle ces tubercules sont situés. Elle est d'autant plus foncée que le sujet l'est davantage. Cependant, au début, les tubercules présentent une coloration rosée, rouge ou légèrement violacée, plus tard ils foncent et virent rouge cuivre, violet bistre ou couleur de teinture d'iode. Au tronc, ils deviennent fréquemment plus bruns. Parfois, surtout quand ils sont saillants et semipédiculés, ils prennent une couleur jaunâtre ou rose jaunâtre, comme gélatineuse.

... — Au début, les nodules peuvent être rares, mais ils se multiplient dans la suite et, dans certains cas, deviennent très

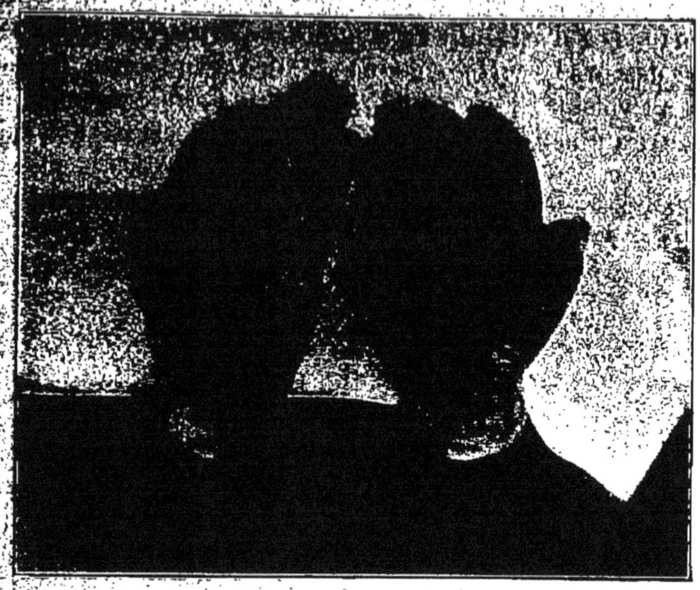

Fig. 127. — Macules palmaires et nodules siégeant à la face antérieure des premières phalanges, dans la paume, surtout à droite, et sur les éminences thénar (ulcération à droite) (d'après BJARNHJEDINSSON, *Lepra*, t. V, p. 147).

nombreux. Comme les macules, ils ont des sièges de prédilection

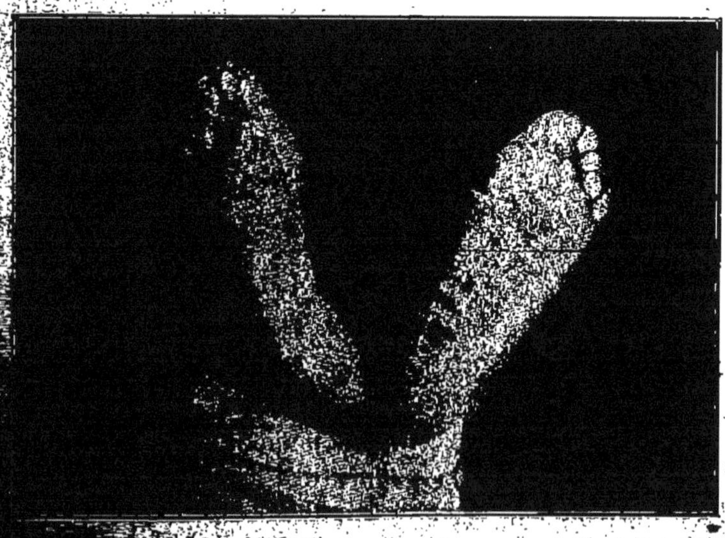

Fig. 128. — Nodules plantaires (d'après BJARNHJEDINSSON).

... extrêmes. Quel que soit l'endroit où ils aient ... apparition, ils finissent par se développer surtout aux membres du côté de l'extension et à la face (fig. 122, 124 et 125).

Membres. — Aux membres, ils sont plus généralement étalés en nappes qui siègent : au membre supérieur, du côté postéro-externe des bras, surtout au coude, des avant-bras, particulièrement au voisinage du poignet, et sur la face dorsale des mains (fig. 122); au membre inférieur, à la face antérieure des cuisses,

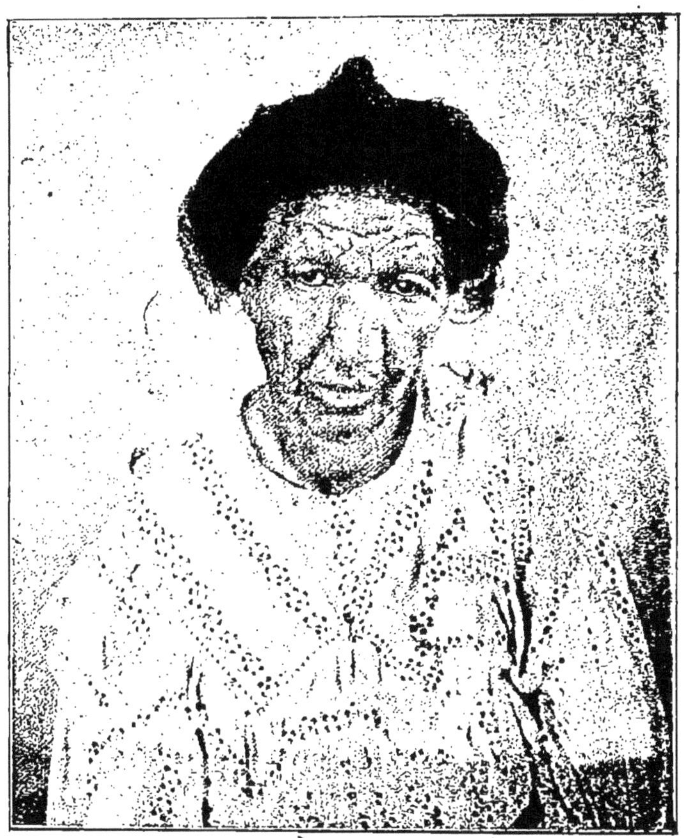

Fig. 129. — Lèpre nodulaire de la face. *Facies léonin* à forme banale (Lebœuf).

en particulier au niveau des aînes, sur la face antérieure des genoux, sur la région antéro-externe des jambes, aux malléoles et sur le cou-de-pied. Exceptionnellement, les éruptions nodulaires se manifestent à la paume des mains et à la plante des pieds ; Bjarhjedinsson (1) en a publié des exemples (fig. 127 et 128).

(1) S. Bjarnhjedinsson, Contribution à la question des localisations dites rares de la lèpre tubéreuse (*Lepra*, t. V, pp. 144, 1905).

Lorsque les doigts sont atteints, c'est pour ainsi dire toujours sur leur face dorso-latérale. Au début les première et deuxième phalanges sont seules atteintes et les phalangettes respectées (doigts en raves) (fig. 126). Les ongles sont rarement lésés. Ils peuvent être soulevés par des productions néoplasiques qui se produisent au niveau de la matrice ou à leur pourtour. Ils se déforment et s'exfolient. Rarement ils tombent.

Les lésions sont de même ordre du côté des pieds. Les orteils

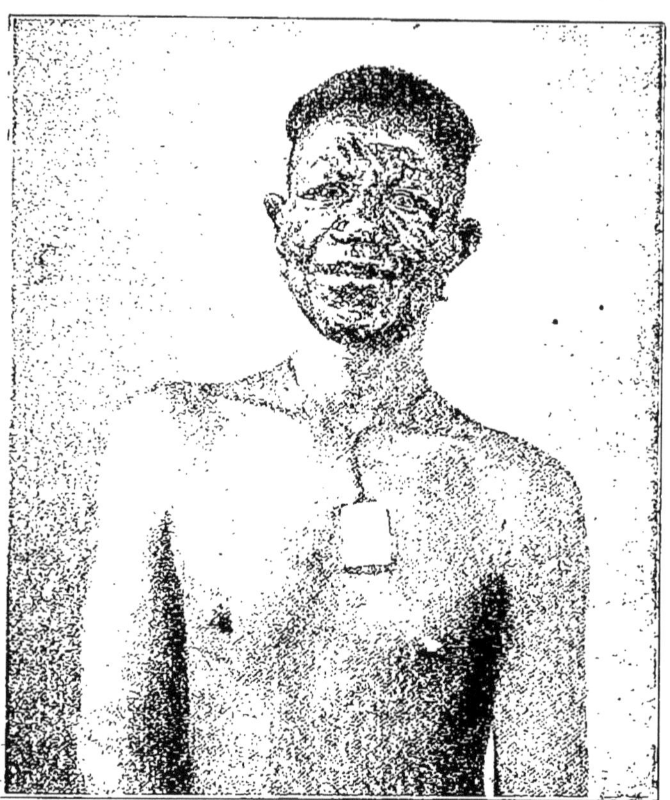

Fig. 130. — Infiltration nodulaire massive de la peau de la face où les stigmates se trouvent presque exclusivement limités. La figure du malade paraît recouverte d'un masque horrifique du théâtre chinois (Lebœuf).

sont rouges, gonflés, renflés en massue et généralement indolents.

Face. — C'est à la face que se présentent les tubercules les plus caractéristiques. Le front, les oreilles, le nez et la face antérieure des joues, le pourtour de la bouche et le menton, le masque facial en un mot, sont les régions les plus particulièrement envahies. Les tubérosités y prennent un développement excessif et changent totalement l'expression du visage. Elles composent le *facies léonin* caractéristique de la lèpre tubéreuse (fig. 129 à 132).

La face est bouffie, tomenteuse et creusée de sillons profonds, elle a pris une couleur fauve, brune et même noire. Tous les poils sont tombés ou il n'en reste que quelques-uns, malades et lanugineux. La peau du front est épaissie et traversée de sillons notablement exagérés. Les régions sourcilières, infiltrées de tuber-

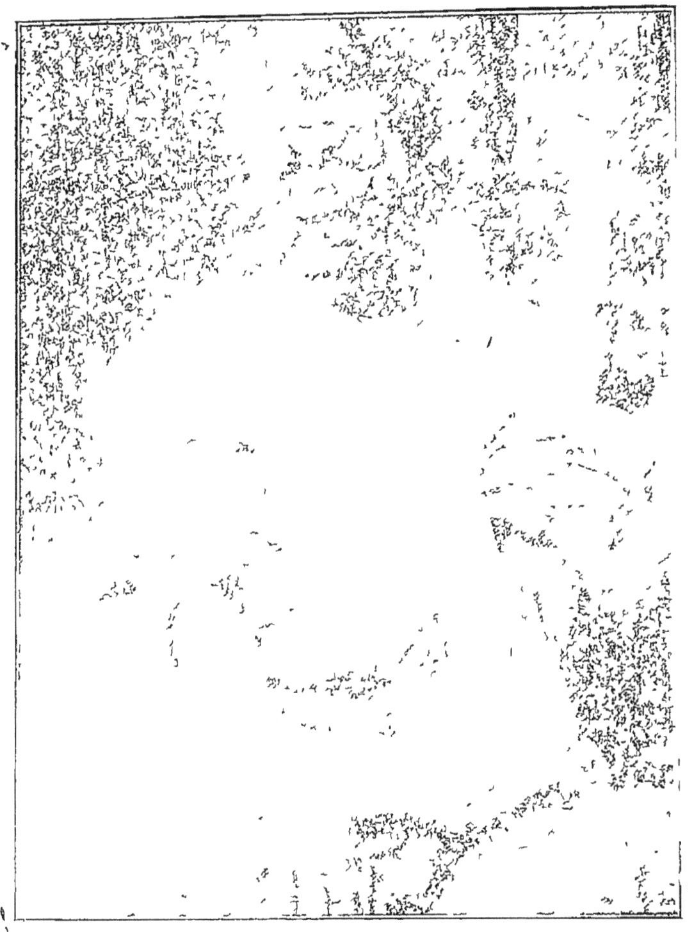

Fig. 13. — Lèpre tubéreuse excessive de la face Facies déformé d'une manière exceptionnelle (Photographie du Pr Sambon)

cules, barrées de plis verticaux dominent les yeux et impriment à la figure le masque de la colère. Les paupières, surtout les supérieures, alourdies et rendues rigides par les tubercules qui les recouvrent, restent pendantes. Le nez, volumineux, bosselé, écrasé, épaté, paraît celui d'un nègre. Les ailes du nez et les narines sont boursouflées. Les joues sont infiltrées, les lèvres tuméfiées, proéminentes, le menton élargi, carré, couvert de tubercules isolés ou réunis en plaques. L'oreille, allongée, inégale, pend hypertrophiée, bourrée de nodosités. La figure, monstrueuse, est

... remaniée. Le cuir chevelu et une mince bande bor... ordinairement épargnés. Le cou est rarement envahi. ... certains cas, pourtant, l'infiltration lépreuse gagne la nuque ... zones pilaires voisines. Il s'établit une véritable calvitie ... (fig. 132).

... — Sur le corps, on trouve aussi des tubercules, qui ... d'ailleurs généralement plus petits ou étalés. Ils siègent plus

... 131. — Envahissement exceptionnel du cuir chevelu, développement progressif des nodules, ayant amené la chute des cheveux dans une aire assez étendue (S. ...).

... particulièrement sur la poitrine à la partie moyenne, sur le dos ... lombaire, sur le ventre le long des flancs. La région ... un lieu de prédilection et devient assez fréquemment ... développement des tubercules.

... sensibilité. — Les tubercules sont parfois dou... pression exercée à leur surface est vivement ressentie par le malade. D'autres fois la sensibilité y persiste presque normale. Mais bien plus souvent elle est fortement diminuée ou même totalement abolie. La biopsie est supportée sans douleur. Les patients sentent cependant quelquefois passer le bistouri. Comme dans la lèpre nerveuse, la sensibilité est dissociée et généralement dans le sens qu'a indiqué Jeanselme.

L'anesthésie peut n'être pas constante et subir des variations, paraissant plus accentuée à certains moments, moins à d'autres.

Troubles trophiques. — Comme sur les macules dont les tubérosités ne sont, en somme, qu'une exagération, il se produit une déchéance pilaire de même ordre et des troubles sécrétoires identiques. La sueur se tarit, alors que les glandes sébacées jouissent d'une suractivité, à la vérité souvent temporaire. Les tubercules apparaissent d'abord gros, huileux, vernissés.

Les glandes sébacées sont remplies comme des comédons ; une pression des doigts en fait gicler des filaments vermicelliformes.

Plus tard, au contraire, la peau se dessèche, se fend et il s'établit, au niveau des tubercules et des plaques, une desquamation pityriasiforme. Sur les membres inférieurs la peau se détache en grandes lames, la desquamation est parfois tellement accentuée qu'elle simule l'ichtyose et même l'ichtyose à larges écailles, l'ichtyose crocodilienne (fig. 116).

LÉSIONS DES MUQUEUSES

Les muqueuses ne sont pas épargnées dans la lèpre tubéreuse ; elles sont au contraire le siège souvent précoce de lésions étendues, graves et persistantes.

Nez. — La muqueuse pituitaire est atteinte souvent de très bonne heure. On peut y observer la présence de tubercules circonscrits, mais elle est presque toujours envahie par une infiltration lépromateuse en nappe.

C'est en particulier au niveau du segment inférieur de la cloison qu'on voit se produire une infiltration molle qui s'ulcère assez vite.

Ces ulcérations boursouflées, grisâtres, saignent facilement et donnent lieu à des épistaxis abondantes. Elles sont généralement recouvertes de mucosités et de croûtes épaisses, car la muqueuse du nez et des sinus sécrète beaucoup.

Il y a une rhinite chronique dont l'existence pouvait être antérieure aux premières lésions ou qui s'est montrée en même temps qu'elles. Souvent, surtout quand les lésions sont plus accentuées, cette rhinite se transforme en ozène.

Après avoir duré plus ou moins longtemps, après être passées par des périodes de guérison apparente, les ulcérations du septum deviennent permanentes, se creusent, amènent une perforation et plus tard une destruction complète de la cloison. Le nez se déforme, s'affaisse, s'effondre. Chose curieuse, l'odorat est conservé. Les vibrisses qui garnissent le vestibule des narines ont disparu.

La muqueuse de la cloison est ordinairement frappée d'insensibilité du haut en bas.

Bouche. — Ces lésions des premières voies aériennes s'étendent au pharynx dont l'épithélium est recouvert de mucosités desséchées ou gluantes. Au-dessous d'elles on trouve la muqueuse bourgeonnante, mamelonnée, grisâtre. L'infiltration lépreuse se recouvre par places de petits tubercules arrondis.

L'état de la gorge et l'obstruction tubaire qui l'accompagne expliquent les bourdonnements et les troubles légers de l'audition qu'on observe chez les malades.

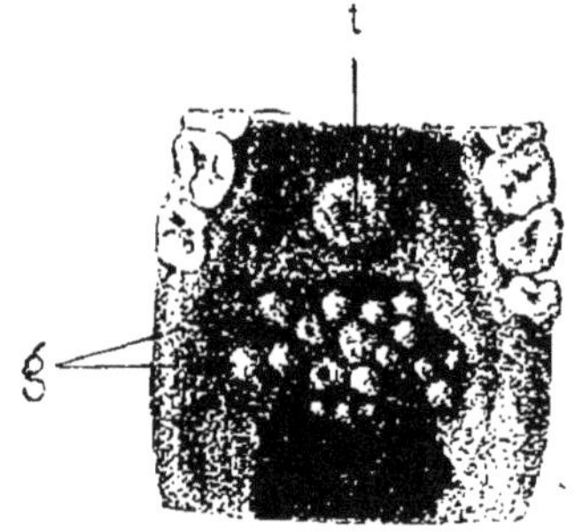

Fig. 133. — Tubercule de la voûte palatine. t, tubérosités piriformes s'étendant sur la luette (d'après Leloir).

La voûte palatine, les piliers du voile du palais et la luette sont parsemés de papules plus ou moins saillantes, souvent plates, de la dimension d'une lentille à celle d'une pièce de cinquante centimes. Elles sont molles, rouges, violacées ou, au contraire, dures, grisâtres, lisses ou végétantes (fig. 133).

Souvent elles reposent sur une infiltration en nappe de la muqueuse épaissie. Les lésions sont analogues sur la face interne des joues et sur les gencives qui sont boursouflées et souvent érodées.

Ce sont la face supérieure et les bords de la langue qui portent les accidents les plus prononcés. Marqués parfois par un simple hérissement et une teinte grisâtre des papilles, ils sont généralement constitués par une masse de tubercules de nuance opaline, de consistance élastique, séparés les uns des autres par des sillons profonds. La langue est devenue raide, épaisse au point de doubler de volume. Elle gêne l'émission de la parole et devient parfois douloureuse pendant la mastication, mais est généralement indolente (fig. 134 et 148). Les tubercules s'ulcèrent ou se crevassent et laissent écouler un liquide sanguinolent qui teinte la salive.

Le goût persiste plus ou moins altéré. La bouche répand une odeur fade, qui devient fétide lorsqu'il y a de l'ozène lépreux.

Larynx. — L'envahissement du larynx est dénoncé par des troubles de la voix, qui, d'abord enrouée, devient rauque, sibi-

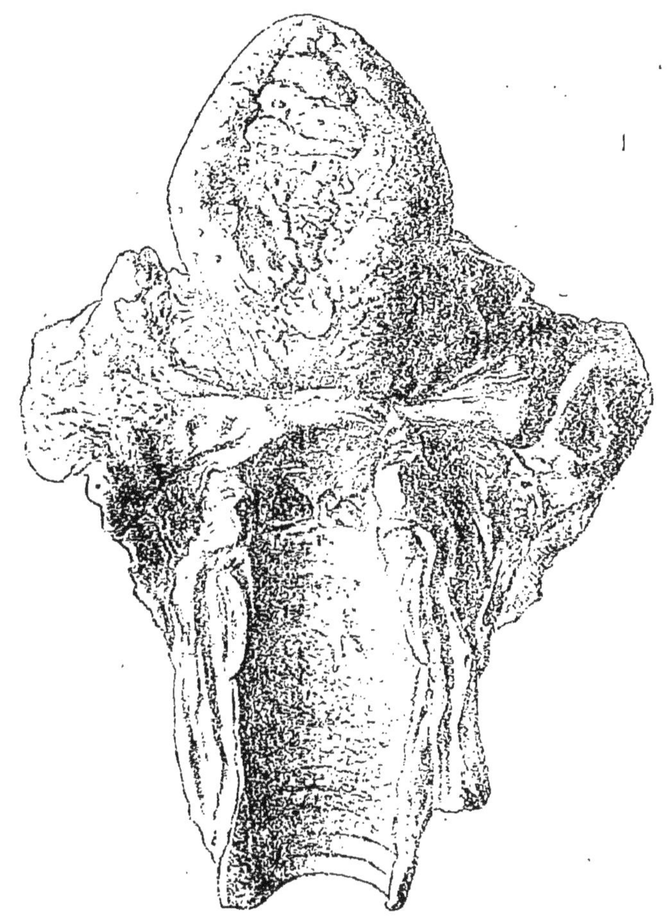

Fig. 134. — Lèpre de la langue et des premières voies aériennes. La langue est dure, bosselée, traversée de crevasses ; l'épiglotte épaissie, ulcérée jusqu'au cartilage qui est mis à nu ; atrésie très marquée de l'entrée du larynx par infiltration du pli ary-épiglottique ; cordes vocales aplaties, disparues ; nodules et cicatrices sur la muqueuse laryngée ; infiltration de la muqueuse de la trachée (L. Glück).

lante, faible. Finalement, le malade est aphone. La respiration est peu à peu gênée, puis elle devient difficile. On voit survenir, dans certaines circonstances, des crises de dyspnée, qui peuvent aller jusqu'à la suffocation.

Le laryngoscope permet de constater la présence de taches blafardes, de papules, de rougeur diffuse sur l'épiglotte qui s'épaissit, devient rigide et s'ulcère. L'opercule rétracté, déformé est plus ou moins replié sur l'ouverture du larynx.

Les replis aryténo-épiglottiques œdémateux, raccourcis, contribuent encore à réduire l'ouverture des voies aériennes (fig. 134).

Parfois toute la muqueuse prend un aspect pachydermoïde ; on y observe des tubercules et des ulcérations qui entraînent la destruction des cartilages.

Les cordes vocales, souvent indemnes alors que les fausses cordes vocales sont au contraire fréquemment infiltrées, peuvent être frappées de paralysie, sans doute par névrite du nerf récurrent (1).

Œil. — Les altérations de l'œil sont fréquentes et précoces. Les trois quarts des lépreux en sont atteints. Elles débutent par une infiltration de la conjonctive palpébrale et bulbaire, une véritable conjonctivite. La muqueuse se vascularise comme dans la conjonctivite phlycténulaire, en forme de plaques triangulaires ; il y a du larmoiement et de la photophobie. En un point de la région lésée se développe une petite élevure grisâtre, un tubercule miliaire, dont les racines dépassent la muqueuse et s'insèrent dans l'épisclère. L'infiltration du segment antérieur de la sclérotique et du tissu épiscléral a en effet précédé la lésion conjonctivale.

Une fois formé, le tubercule s'accroît, s'étale et prend l'aspect d'un bourrelet qui entoure plus ou moins la cornée et la recouvre. La lésion s'étend à la membrane cornéenne elle-même (fig. 135). Elle débute par un léger trouble causé par des petites nodosités microscopiques. Ce trouble peut disparaître, mais il récidive et s'étend. Il augmente, entraîne la vascularisation de la cornée, c'est le *panus leprosus*. La membrane devient partiellement, puis complètement opaque. Quelquefois, le tubercule ainsi formé se ramollit et la cornée se perfore.

L'iris est fréquemment atteint, il s'y développe une iritis qui ne diffère guère cliniquement d'une iritis séreuse et qui laisse des synéchies postérieures. D'autres fois il est parsemé de nodules miliaires qui lui donnent une teinte gris sale.

Puis le tubercule s'étend, gagne la chambre antérieure, la remplit et il se développe une tumeur staphylomateuse antérieure qui bombe et empêche les paupières de se fermer.

Le corps ciliaire paraît être envahi d'une façon précoce sans qu'on en puisse observer cliniquement les lésions. Celles de la choroïde et de la rétine sont toujours masquées. L'opacité de la

(1) Jeanselme et Laurens, Des localisations de la lèpre sur le nez, la gorge et le larynx (1re *Lepraconferenz*, Berlin, 1897., t. I, 2e partie, p. 18).

cornée et les excédents pupillaires rendent impossible tout examen ophtalmoscopique.

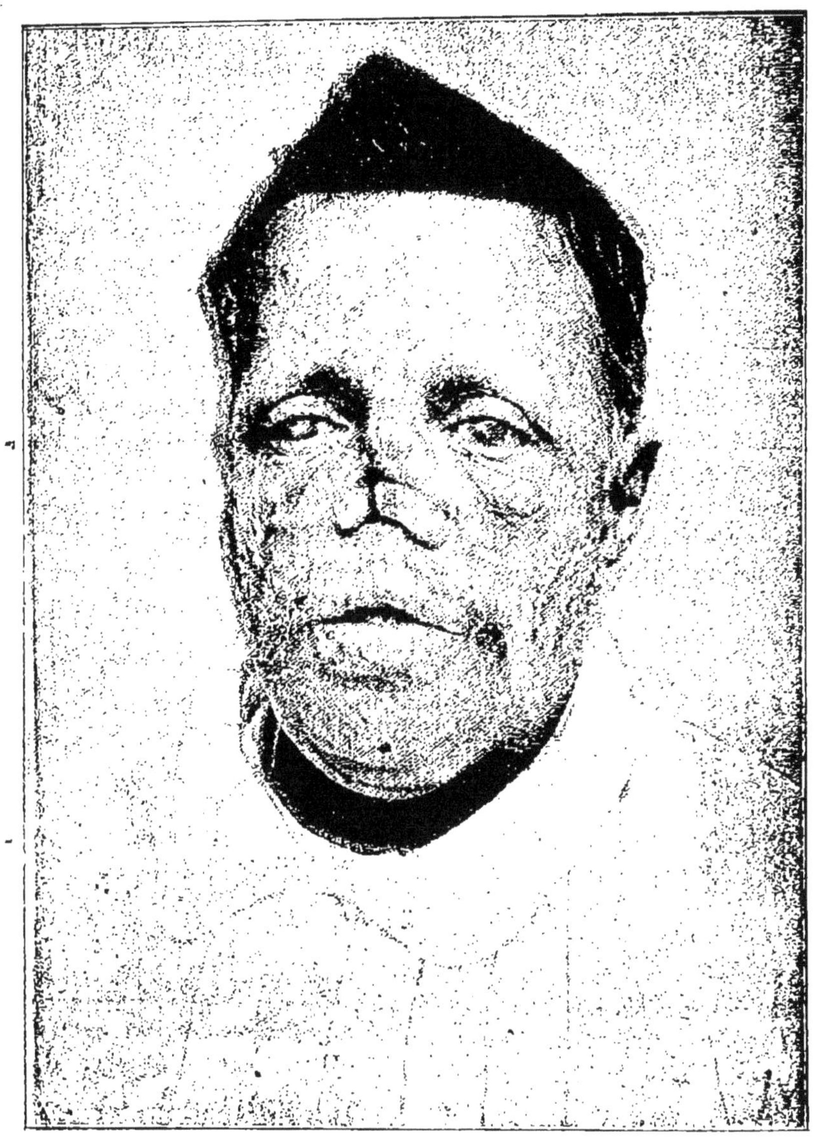

Fig. 135. — Infiltration des cornées, qui sont devenues opaques (*panus leprosus*).

Organes génitaux. — La muqueuse des organes génitaux n'est pas épargnée.

On trouve des tubercules sur le prépuce le long de son bord libre et sur le gland au pourtour du méat.

En 1902, Jeanselme (1) signalait l'existence chez ces malades

(1) E. Jeanselme et Marcel Sée, La Pratique dermatologique, t. III, art. Lèpre, 1902, p. 95.

d'une urétrite dans le pus de laquelle on trouvait de nombreux bacilles de Hansen (fig. 136).

D'après Jadassohn (1), Hallopeau et Grandcamp auraient rencontré une lésion du même genre.

Thiroux (2) rapporte l'histoire d'un Malgache qui présentait une suppuration hansénienne du canal de l'urètre.

Jeanselme (3) est revenu récemment sur cette urétrite lépreuse dont il fait ressortir les dangers.

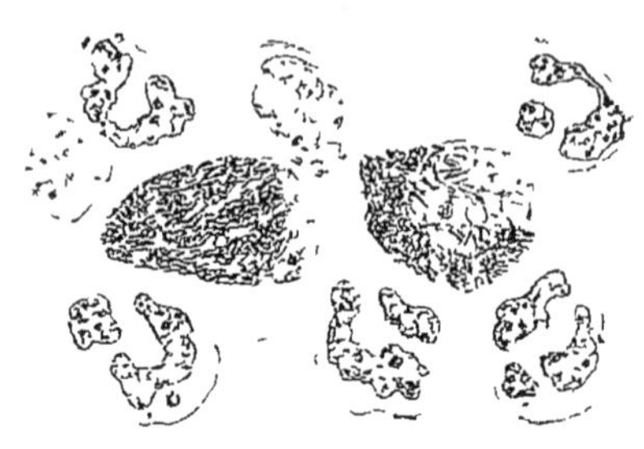

Fig 136. — Deux cellules lépreuses dans du pus urétral

La vulve porte des plaques d'infiltration ou des formations nodulaires. La muqueuse du vagin peut être rouge, infiltrée en nappe, rarement recouverte de tubercules. Les sécrétions vaginales renferment parfois de nombreux germes spécifiques.

La muqueuse anale est aussi fréquemment marquée par la lèpre.

LÉSIONS VISCÉRALES

Maladie infectieuse, et non pas maladie de la peau, la lèpre s'étend progressivement à tous les organes. Certains viscères sont épargnés pendant longtemps, d'autres au contraire sont atteints dès le début.

Vaisseaux. — Lymphatiques. — Cheminant par la voie lymphatique, le virus commence à se multiplier dans les ganglions qui sont toujours engorgés lors des premiers accidents et même avant l'apparition de tout stigmate, comme l'ont, sur nos indications, vérifié Lebœuf (4), Sorel (5), et Couvy (6).

Les ganglions inguinaux sont hypertrophiés de bonne heure

(1) J. Jadassohn, *Lepra*, in Kolle-Wassermann, 1913.

(2) Thiroux, Contribution à l'étude de la contagion et de la pathogénie de la lepre. (*Ann. d'hyg. et de méd. coloniales*, 1903).

(3) E. Jeanselme, De l'urétrite lépreuse (*Bull. Soc. path. exot*, juillet 1914).

(4) A. Lebœuf, Dans la lèpre chez l'homme, comme chez le rat, on peut trouver des bacilles spécifiques dans les ganglions superficiels (*Bull. Soc. Path. exot.*, 1912, p. 569).

A. Lebœuf et E. Javelly, Sur la présence de bacilles de Hansen dans les ganglions superficiels de sujets sains en apparence (*Bull. Soc. Path. exot.*, 1913, p. 607).

(5) F. Sorel, Recherche du bacille de Hansen dans les ganglions de personnes saines vivant dans l'entourage des lépreux (*Bull. Soc. Path. exot.*, 1912, p. 698).

(6) Couvy, Bacilles de Hansen dans les ganglions de personnes apparemment saines (*Bull. soc. Path. exot.*, 1914, p. 365).

et chaque poussée les influence. On perçoit, en général, moins facilement les ganglions axillaires ou cervicaux; cependant le cas représenté (fig. 137) montre que les ganglions axillaires peuvent prendre un sérieux développement. Le ganglion épitrochléen est fréquemment engorgé. Indolents, ces ganglions ne sont pas nettement indurés ; ils conservent indéfiniment une consistance ferme et élastique.

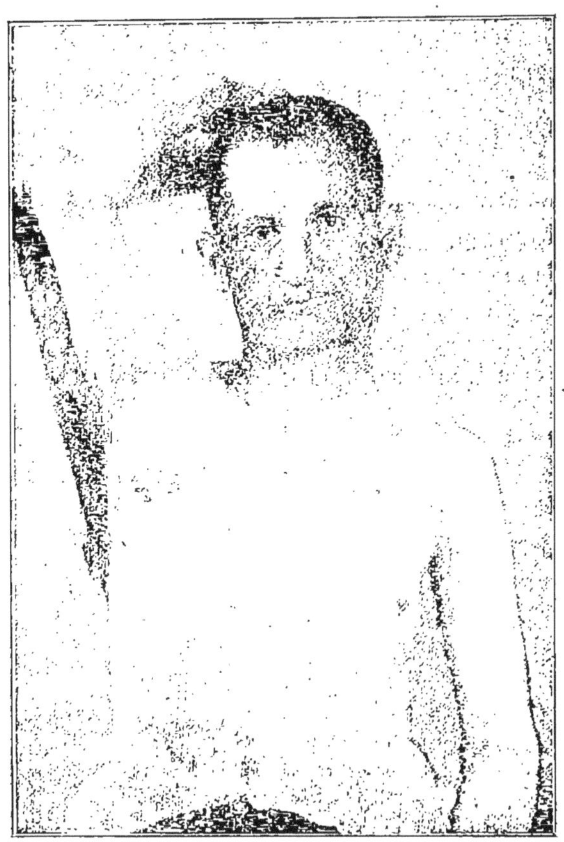

Fig. 137. — Ganglions axillaires avec infiltration de la peau, qui est adhérente et ulcérée (Photographie du Pr CANTACUZÈNE).

Vaisseaux sanguins. — Les artères et les veines sont le siège de formations nodulaires qu'on perçoit nettement à la palpation dans certains cas. Les veines des membres ainsi envahies donnent l'impression d'un cordon dur, moniliforme.

Poumon. — A une période avancée de la lèpre, la toux et l'expectoration qui l'accompagne, les suffocations, la dyspnée indiquent que le poumon n'est pas indemne. On peut, à l'auscultation, percevoir des râles et des souffles caverneux, car la lèpre se termine souvent par la tuberculose. Mais bon nombre de troubles respiratoires doivent être mis sur le compte de lésions à bacilles de Hansen que nous aurons l'occasion de décrire en parlant de l'anatomie pathologique.

Appareil digestif. — Les troubles digestifs sont de tous les instants dans la lèpre. Ils se produisent chaque fois qu'un accès va éclater, qu'une éruption va naître. A la fin, les désordres s'accentuent. L'appétit disparaît; une diarrhée continuelle donne issue à des selles décolorées et fétides et conduit rapidement les malades à l'épuisement.

On constate une augmentation de volume du foie et de la rate et souvent l'existence d'un gâteau induré, d'un véritable *carreau lépreux*, constitué par l'épiploon et les ganglions mésentériques.

Rein. — La néphrite se produit au cours et surtout à la fin de la maladie. On trouve dans les urines de l'albumine et des cylindres et aussi, comme nous le verrons plus tard, des bacilles.

Organes génitaux. — Les troubles de la menstruation sont fréquents et cela dans certains cas dès le début de la lèpre. Les règles deviennent irrégulières et se suppriment.

L'orchite lépreuse, trouvée par Jeanselme chez le quart des malades qu'il a examinés en Extrême-Orient, s'établit à la suite d'un accès ou insidieusement. L'épididyme et le testicule sont touchés à la fois, le cordon spermatique reste indemne. On trouve le testicule et l'épididyme réduits de volume, indurés, composant une masse sans relief ou au contraire bosselée de tubercules. La stérilité est la conséquence de cette dégénérescence de la glande génitale. Elle ne s'établit qu'à la longue, mais l'excitation génitale, qu'on a voulu regarder comme une conséquence de l'infection lépreuse, doit être considérée comme une pure légende. La lèpre s'accompagne, plus qu'aucune autre maladie, de phénomènes de castration parasitaire.

Les règles ne se montrent plus quand la lèpre a débuté avant qu'elles n'apparaissent. Chez les garçons non pubères, l'infection du testicule précoce et complète est suivie de dégénérescence de l'organe.

Les signes de la puberté n'apparaissent jamais. Les malades ne se développent pas et gardent des signes d'infantilisme qui en font souvent des nains mal venus.

ÉVOLUTION ET MARCHE

Coryza chronique. — Parfois les premiers symptômes de la lèpre tuberculeuse sont des épistaxis à répétition, une rhinite, un coryza chronique. A l'examen rhinoscopique, on ne trouve qu'une lésion inflammatoire de la cloison ou une petite ulcération. Le mucus nasal renferme des bacilles de Hansen. La lèpre est déclarée et cependant rien à la peau ne la signale. Jeanselme et Laurens (1) ont décrit depuis longtemps ces lésions précoces; Sticker (2) y a insisté à nouveau à la conférence de Berlin. L'auteur allemand a même soutenu que le premier accident siégeait toujours sur la muqueuse nasale. Le fait est que Falcâo (3) a parlé, en 1906, au congrès international de médecine de Lisbonne et à la conférence de Bergen, de 20 cas dans lesquels il a observé une ulcération primitive du septum. Kitasato (4) a fait la même observation chez trois personnes vivant au contact de lépreux.

Macules. — La période maculeuse dure plus ou moins longtemps, mais elle est généralement plus courte que dans la lèpre nerveuse. L'éruption se manifeste toujours au début par des plaques érythémateuses, hyperémiques. Ces taches foncent dans la suite et deviennent pigmentaires. En même temps peuvent apparaître aussi des macules chromiques, mais les macules rosées ne font jamais défaut.

Les taches disparaissent, reparaissent à la place qu'occupaient les premières ou ailleurs. Puis elles épaississent progressivement.

Développement des tubercules. — La période tubéreuse commence, mais l'éruption des macules n'est pas terminée; elle se continuera parfois autant que la maladie. Le développement des nodules est généralement lent et progressif. A côté d'un tubercule, il s'en élève d'autres et la maladie s'étend en tache d'huile. Dans d'autres cas, l'éruption nodulaire procède par poussées successives, accompagnées de fièvre au cours de laquelle le thermomètre s'élève jusqu'à 39, 40 et 41°, et de phénomènes généraux qui rappellent ceux de la période prodromique.

Les nodosités peuvent se résorber, fondre et disparaître, mais un autre accès ne tarde pas à se montrer. Une éruption nouvelle se fait jour, plus étendue que la précédente.

Parfois les tubercules anciens se flétrissent et s'affaissent, alors que d'autres se montrent et s'élèvent. D'autres fois, les nodules, au contraire, se gonflent, rougissent et deviennent douloureux. Rougeur et gonflement envahissent des territoires cutanés importants et font croire à un érysipèle. Puis la tuméfaction

(1) Jeanselme et Laurens, Des localisations de la lèpre sur le nez, la gorge et le larynx (*Soc. méd. des Hôpitaux*, 23 juillet 1897).

(2) Sticker, Mittheilungen uber Lepra nach Erfahrungen in Indien und Ægypten (*Munch. med. Woch*, nos 39-40, oct. 1897).

(3) Z. Falcao, Sur les lésions initiales de la lepre (*IIe conf. de la lèpre*, Bergen, t. III, p. 98).

(4) S. Kitasato, Die Lepra in Japan (*IIe conf. de la lèpre*, Bergen, t. II, p. 144).

en nappe se déprime, pâlit, la fièvre disparaît et l'état général s'améliore.

On constate cependant que les tubercules sont devenus plus volumineux et plus indurés. De semblables poussées érysipélatoïdes amènent un épaississement du derme et une infiltration sous-cutanée.

Les membres inférieurs sont le siège d'accidents qui rappellent l'éléphantiasis.

Ulcération et fonte purulente des lépromes. — Les nodules s'ulcèrent souvent. Il est assez ordinaire sur un même malade, à côté de lépromes jeunes, d'en voir d'autres qui se sont creusés d'une petite cupule sur le sommet. Ces érosions sont souvent le résultat du grattage ou d'un autre traumatisme. Mais elles se produisent aussi spontanément. La suppuration est d'ailleurs peu abondante et la perte de substance se recouvre d'une croûte noire, formée en majeure partie de sang coagulé (fig. 138).

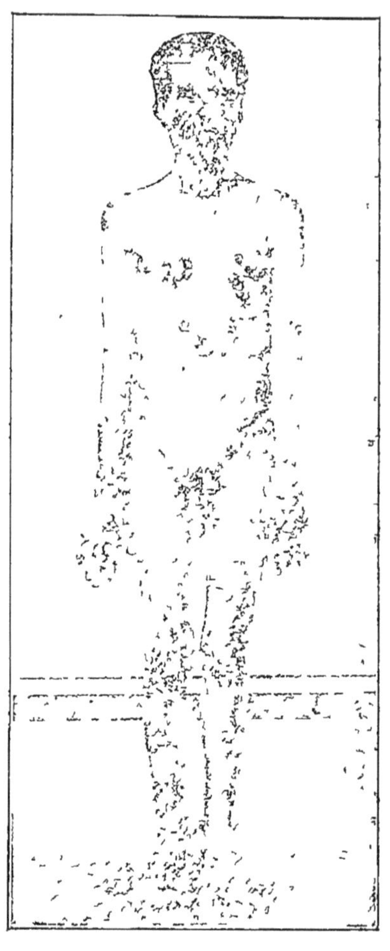

Fig 138 — Lepre cutanée avec de nombreuses lésions ouvertes (J. Brault).

A une période plus avancée de la lèpre, la nécrose des tubercules est plus fréquente. Elle peut commencer aussi par une abrasion lente du sommet, mais l'ulcération continue, plonge, creuse sous la peau, provoque l'émission d'un pus mal lié et parvient à éliminer le nodule tout entier. D'autres fois, la fonte purulente d'un tubercule se fait par ramollissement progressif. L'évacuation du pus se produit tout d'un coup, à la manière d'un abcès qui se vide.

On voit aussi cette suppuration s'étendre, après un accès de fièvre, à tous les lépromes qui disparaissent soit pour être remplacés par de nouveaux, soit pour faire place à des lésions nerveuses.

Les lépromes en nappe sont aussi le siège d'ulcérations persistantes qui obligent le malade à garder le lit. Ces ulcères rappellent beaucoup les ulcères variqueux. Le fond en est bourgeonnant, parsemé de granulations jaunâtres; il saigne facilement. De semblables ulcères guérissent d'ailleurs par un traitement approprié.

Ces suppurations et ces ulcères s'accompagnent de phénomènes lymphangitiques et de gonflements ganglionnaires.

Induration. — Un léprome ne dure pas indéfiniment. Il est de règle qu'il finisse par disparaître. Cet affaissement peut se produire par induration. Le nodule devient plus dur, mais en même temps plus petit. Au bout d'un certain temps, il s'est réduit à un petit noyau qui fait corps avec la peau et qui, plus ou moins volumineux, persiste indéfiniment. Cette transformation fibreuse se produit aussi pour les lépromes en nappe.

Résorption. — Plus fréquemment les lépromes se flétrissent, se ramollissent et se résorbent. A la place qu'ils occupaient persiste une tache plus foncée qui est souvent le siège d'une desquamation plus ou moins accentuée. Le même phénomène peut se passer du côté des plaques lépromateuses qui se fanent, desquament et sont remplacées par une cicatrice brune. Les tubercules sous-cutanés disparaissent aussi par fonte et résorption.

Ces phénomènes succèdent en général à une poussée fébrile et érysipélatiforme.

DURÉE

Lèpre galopante. — Parfois, mais très rarement, tous les phénomènes qui caractérisent la lèpre tuberculeuse se précipitent. Danielssen et Boeck ont décrit en détail cette lèpre galopante. Le malade, en proie à une fièvre intense, accompagnée de délire et d'état typhique, est en quelques jours couvert de macules, puis de tubercules qui s'abcèdent. Il y a de la diarrhée ou de la constipation. Le malade s'affaiblit rapidement. Il peut être emporté en quelques semaines.

Lèpre chronique. — Presque toujours la lèpre tubéreuse affecte une allure chronique. Elle dure de 8 à 12 ans; dans quelques cas rares, elle s'est prolongée plus de 20 ans. Lebœuf a rencontré en Nouvelle-Calédonie plusieurs cas de lèpre tubéreuse datant de plus de 20 ans. Golschmidt, de Madère, d'après Leloir, a vu cette forme de lèpre évoluer chez un malade pendant 25 ans.

TERMINAISON

A la période terminale, le lépreux tubéreux devient affreux à voir, plus encore que le lépreux nerveux.

La face léontiasique, couverte de tubercules ulcérés, les yeux vides, le nez réduit à un moignon duquel s'écoule un liquide sanieux, la bouche mutilée, la muqueuse buccale ulcérée et saignante, la voix éteinte, le malade qui répand autour de lui une odeur fétide, s'alimente avec peine et a perdu l'usage de tous les sens. L'ouïe seule est conservée. Le tact lui-même a disparu par complication anesthésique de la lèpre tubéreuse. A la suite des ulcérations cutanées, la peau est devenue pachydermique. Les extrémités éléphantiasiques restent immobilisées par des lésions articulaires.

Les ganglions inguinaux et cervicaux, à cette période presque toujours abcédés, laissent couler un pus séro-sanguinolent. L'appétit est faible et irrégulier. L'estomac est fermé par des crises de gastralgie. L'intestin se vide continuellement de matières fétides et non digérées. La poitrine est déchirée par les crises de toux que provoquent les lésions de broncho-pneumonie. La fièvre a pris le caractère intermittent. La cachexie est complète. Le malade meurt épuisé.

Mais ils sont bien rares ceux qui atteignent à cette déchéance. En général, les lépreux tubéreux sont enlevés par une maladie intercurrente, pneumonie ou tuberculose, ou par une complication, suffocation, infection purulente, érysipèle, diarrhée colliquative.

La lèpre tubéreuse peut devenir nerveuse. — La lèpre tubéreuse ne se termine pas toujours d'une manière aussi sombre. Il n'est pas rare, sur la fin, de la voir évoluer vers la forme nerveuse; c'est-à-dire vers une forme atténuée.

Les phénomènes anesthésiques sont de règle dans des territoires localisés, comme nous l'avons vu. Les lésions nerveuses, qui sont déjà manifestes, s'étendent. Il se produit des phénomènes d'hyperesthésie. Les nerfs grossissent et deviennent perceptibles à la palpation. Les muscles s'atrophient. Le tissu conjonctif et les tubercules qui en sont une transformation pathologique, se résorbent. Petit à petit le type de la lèpre anesthésique se trouve établi. On peut dire, en ce cas, avec Leloir, que la période d'éruption a pris le caractère tuberculeux, au lieu de rester simplement maculeuse.

Cette disposition des nodules n'est pas toujours progressive; elle est quelquefois brusque. Les tubercules s'effacent, la peau est nette, le malade se croit guéri et la lèpre nerveuse se montre. Hansen considère comme un mode de guérison cette transformation de la lèpre. C'est sans doute souvent le cas. Mais on ne peut jamais se prononcer avec certitude, car la lèpre nous habitue à de longues périodes de rémission suivies de retours offensifs.

LÈPRE MIXTE OU COMPLÈTE.

Le qualificatif de complète, que Leloir a proposé de substituer à celui de mixte, est en effet celui qui convient le mieux à ces formes de lèpres qui réunissent à la fois les accidents nerveux et les tubercules cutanés. Ce sont celles qui dénotent l'envahissement de tout l'organisme. C'est l'expression de l'infection complète.

Les cas de lèpre mixte sont les plus communs ; il est bien rare, en effet, de ne pas trouver sur un lépreux tuberculeux des accidents anesthésiques ou trophiques. Il n'est pas exceptionnel de voir une lèpre tubéreuse devenir nerveuse progressivement. On rencontre aussi un assez grand nombre de cas de lèpre nerveuse qui virent vers la forme tégumentaire.

En tous cas, les accidents qui se montrent chez les malades atteints de lèpre complète ne diffèrent pas de ceux qu'on rencontre dans l'une ou l'autre des deux formes déjà exposées et il n'y a pas lieu d'en recommencer ici une nouvelle description.

COMPLICATIONS

La lèpre n'évite aux malheureux qui en sont atteints aucune des maladies infectieuses. Toutes peuvent donc compliquer la lèpre dans des circonstances déterminées. Néanmoins, il y en a quelques-unes qui, se rencontrant avec fréquence, méritent qu'on les signale. La complication la plus commune de la lèpre est certainement la tuberculose. Les raisons qui en favorisent le développement, les troubles des fonctions de la nutrition en particulier, étant les mêmes qui aident aussi à l'évolution de la lèpre. Nous avons vu que la tuberculose clôturait, en général, la scène et mettait un terme à la déchéance physique des lépreux.

La syphilis n'est pas rare chez les hanséniens, peut-être parce que les milieux où se prend la syphilis sont les mêmes que ceux où se contracte la lèpre; peut-être aussi parce que les érosions causées par le bacille de Hansen ouvrent la porte au spirochète pâle.

Il faut rappeler que les solutions de continuité des téguments et des muqueuses sont souvent le point de départ de lésions érysipélateuses qui compliquent la lèpre, lui donnent un coup de fouet et parfois emportent le malade.

L'infection purulente est, dans certains cas, la conséquence des ulcérations.

PRONOSTIC

La ressemblance de la lèpre et de la tuberculose s'affirme encore dans le pronostic. Autant on doit être réservé devant un malade qui présente des signes évidents de tuberculose, autant il est hasardeux de se prononcer sur l'issue d'un cas de lèpre confirmée. De même que, dans les infections à bacilles de Koch latentes ou discrètes, il est permis de concevoir des espérances de guérison, de même, dans les formes latentes et discrètes de lèpre, le pronostic peut être plus favorable. Si nous n'avons pas encore de renseignements sur l'évolution de lèpres latentes, telles que celles qui ont été diagnostiquées par Lebœuf, Sorel et Couvy, nous en possédons déjà sur les formes frustes et bénignes, formes extra-cliniques observées par Auché en Nouvelle-Calédonie. Lebœuf nous a appris qu'un des malades qui en étaient porteurs a été retrouvé par lui complètement guéri. Nous aurons occasion de revenir sur l'histoire de ce lépreux, quand nous traiterons de l'étiologie.

Arning (1) a observé un certain nombre de malades qui depuis 20-25 ans n'avaient présenté qu'un symptôme, amyotrophie ou analgésie.

De même Ehlers (2) en Islande a signalé des cas dans lesquels les symptômes s'étaient réduits à un point d'anesthésie locale, à quelques troubles trophiques ou moteurs.

Nous-même (3) avons eu l'occasion d'examiner, avec Bourret, une femme lépreuse depuis très longtemps, ayant une fille atteinte de lèpre tubéreuse et ne présentant que des signes d'infection ancienne et légère : amputation de la phalangette de l'index droit, les deux annulaires fléchis et un peu d'anesthésie à la piqûre et à la chaleur.

Kaurin, à Molde, a vu la lèpre guérir sous ses yeux. Parmi les deux observations qu'il a envoyées à Leloir et qui sont consignées dans le Traité de la lèpre, l'une est celle d'un enfant qui présenta de la lèpre tubéreuse bénigne en 1872 et sortit de la léproserie guéri en 1884.

(1) E. Arning, Appendix to the report on leprosy to the president of the health. Honolulu, 1886.

(2) E. Ehlers, Sur les formes frustes ou abortives de la lepre (*Assoc. de Dermatologie*, 1896).

(3) Marchoux et Bourret, Une enquête étiologique dans un foyer de lèpre (*Bull. Soc. Path. exot.*, 1908).

Arning (1), après avoir enlevé un tubercule primaire à une petite fille, n'observa plus aucun symptôme dans les années qui suivirent.

Babes et Kalindero (2) rapportent l'histoire d'un enfant, fils d'un lépreux, chez lequel ils virent la lèpre évoluer et guérir. Après avoir causé une éruption de tubercules de la face, la maladie rétrocéda et disparut.

Zambaco pacha a signalé la guérison d'un jeune enfant, fils d'une lépreuse, après destruction au thermocautère des tubercules qu'il présentait à l'avant-bras et à la face. Quinze ans plus tard il était encore bien portant.

Lebœuf (3), en Nouvelle-Calédonie, a rencontré six malades chez lesquels la lèpre qui s'était montrée sous des dehors bénins avait rétrocédé. Il considère ces individus comme guéris.

Enfin nous avons eu occasion de dire que des lèpres confirmées nerveuses et même tubéreuses ou mixtes peuvent guérir, ou, du moins, rester en état de repos jusqu'à la mort des individus qui en sont porteurs.

Danielssen et Boeck ont observé trois cas dans lesquels la lèpre tuberculeuse avait guéri après élimination des tubercules par ramollissement et ulcération. Leloir a fait, à plusieurs reprises, des constatations identiques.

La deuxième des observations de Kaurin renferme l'histoire d'un homme déjà âgé qui guérit après avoir présenté des signes de lèpre mixte. A sa mort, survenue à l'âge de 95 ans, l'autopsie ne révéla aucune lésion des téguments et des viscères.

Hallopeau et Jeanselme (4) ont soigné un jeune Haïtien chez lequel la lèpre a évolué avec des symptômes graves et a guéri. Lors de l'autopsie, l'enfant ayant succombé de tuberculose aiguë, aucun bacille de Hansen ne put être retrouvé.

Guillier, Jeanselme et Mauclaire (5) rapportent toute l'histoire d'une femme qui, ayant présenté les premiers accidents de lèpre à 14 ans 1/2, fit une lèpre nerveuse. Après avoir entraîné de nombreuses déformations, la maladie s'arrêta. A 51 ans, cette femme demanda à être débarrassée d'un pied bot lépreux qui gênait considérablement la marche. Le pied amputé fut examiné avec soin. On n'y trouva pas trace de germes.

La lèpre peut donc guérir; mais il faut reconnaître que, dans la grande majorité des cas, la lèpre confirmée est incurable et

(1) Arning, *Arch. Virchow*, t. XCVII.

(2) Babes et Kalindero, *in* Babes, Die Lepra, Vienne, 1907 (*Collection Nothnagel*).

(3) Lebœuf, La curabilité et les rémissions de la Lèpre en Nouvelle-Calédonie (*Bull. Soc Path. exot.*, t. V, 1912).

(4) Hallopeau et Jeanselme, *Presse médicale*, 15 déc. 1900.

(5) Guillier, Jeanselme et Mauclaire, La lèpre est-elle toujours incurable ? (*Bull. Soc. Path. exot.*, t. V, 1912, p. 196).

qu'elle évolue, après de longues séries de souffrance, vers la mort inéluctable.

PATHOLOGIE COMPARÉE

Les lésions anatomo-pathologiques de la lèpre n'ont jamais été observées à leur début. La lenteur d'évolution de la maladie a condamné les histologistes à n'examiner que des lésions avancées ou même en voie de régression. Ce sont ces conditions défectueuses qui ont été l'origine des interprétations si différentes qu'ont données les auteurs. Aussi croyons-nous utile, avant de parler de l'histopathologie de la lèpre, de décrire une maladie du rat, si semblable à la lèpre qu'on l'a appelée, sans exagération de langage, lèpre des rats.

Cette affection, inoculable, peut être suivie à tous ses stades et permet de comprendre l'évolution des phénomènes qui conduisent chez l'homme à des formations néoplasiques identiques. Cette exposition facilitera notre tâche en ce qui concerne la description anatomo-pathologique des lépromes et permettra au lecteur d'en saisir plus commodément le développement.

LEPRE DES RATS

Un médecin d'Odessa, Stefansky, chargé de la prophylaxie de la peste et obligé, de ce fait, d'examiner chaque jour un grand nombre de murins, découvrit en 1903, chez le rat d'égout, une affection nouvelle, causée par un bacille acido-résistant qui s'était multiplié avec une extrême abondance dans les ganglions lymphatiques et sous la peau de ces animaux. La maladie, presque spéciale au surmulot, *Mus norvegicus*, est aussi répandue que ce rongeur. On l'a trouvée dans le monde entier, en Russie, en Allemagne, en Angleterre, en Roumanie, en Amérique, en Australie, en Nouvelle-Calédonie, dans l'Inde, au Japon. Elle existe sur les rats des égouts de Paris (1).

La maladie. — Elle se présente sous deux formes, l'une purement ganglionnaire, l'autre musculo-cutanée, celle-ci n'étant qu'un stade plus avancé de la première.

La forme ganglionnaire, la plus fréquente, ne se manifeste extérieurement par aucun signe et n'est qu'une découverte d'autopsie. Les ganglions sont souvent augmentés de volume, durs, blanchâtres et peuvent atteindre des dimensions considérables. Mais ce n'est point là un symptôme caractéristique; on trouve des rats infectés avec des ganglions relativement petits et, inver-

(1) Pour la bibliographie, se reporter à notre mémoire des *Annales de l'Institut Pasteur*, août 1912.

sement, de gros ganglions chez des rats indemnes. Cette observation tendrait à faire croire que l'hypertrophie est due à une cause étrangère plutôt qu'à la lèpre elle-même. Tous les groupes ganglionnaires peuvent être atteints ou seulement quelques-uns.

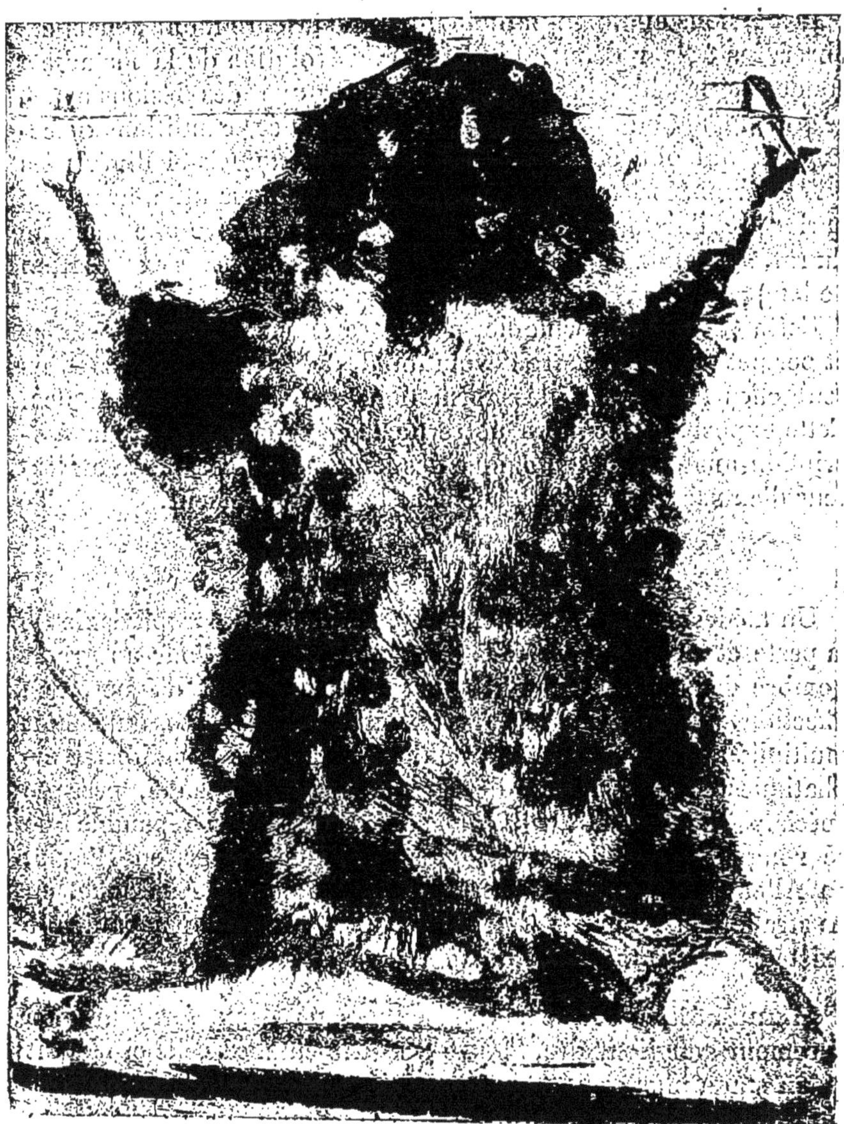

Fig. 139. — Peau d'un rat lépreux étalée et vue par transparence. Les taches noires représentent des nodules (MARCHOUX et SOREL).

La forme musculo-cutanée est plus rare. Les animaux, cachectiques, se meuvent difficilement et peuvent quelquefois être pris à la main. La peau est épaisse, bosselée, très adhérente aux tissus sous-jacents. On y remarque de vrais nodules qui peuvent atteindre les dimensions d'une amande et même d'un œuf de pigeon. Ces tubercules sont localisés plus spécialement à la tête, à la face externe des membres et sur les flancs (fig. 139). Ils n'ont pas de tendance à la suppuration. En outre de ces formations néoplasiques, la peau est parsemée de plaques alopéciques plus ou moins étendues. Le tégument, souvent altéré, est le siège d'ulcères persistants. Quand ils se produisent à l'extrémité des pattes, ces ulcères peuvent entraîner la perte d'un ou plusieurs doigts; mais ils deviennent généralement le point de départ de septicémies diverses qui emportent l'animal. Les muqueuses ne sont pas indemnes; on trouve des infiltrations de la pituitaire et de la muqueuse buccale. Quelques rats deviennent aveugles. Dans les organes profonds, on n'observe pas de lésions macroscopi-

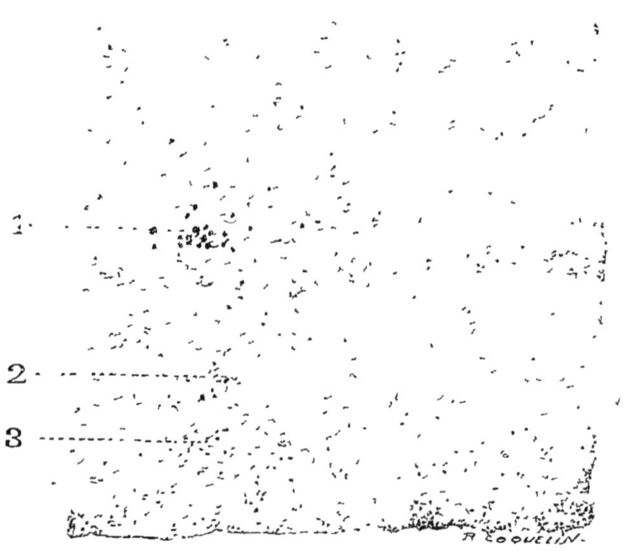

Fig. 140. — Infiltration ganglionnaire au début. Groupe de cellules infectées en 1, — en 2 et 3, des cellules isolées et remplies de bacilles. Lèpre du rat.

ques bien marquées; c'est tout au plus si, quelquefois, de petites nodosités blanchâtres se rencontrent sur le péritoine, dans le foie et dans la rate.

Inoculation. — Évolution. — La lèpre des rats est très facilement inoculable. Une particule de tissu conjonctif contaminé introduite sous la peau, un peu de liquide provenant du broyage d'un tubercule provoquent sûrement la maladie. Le virus possède même, pour les leucocytes dont il est un parasite, un pouvoir d'attraction considérable. Il suffit de le déposer sur une scarification de l'épiderme ou même sur la peau fraîchement épilée. Une contamination légère infecte les rats aussi bien qu'une inoculation profonde.

Comme la lèpre, cette affection suit une marche essentiellement chronique. Il faut au moins quatre mois pour qu'apparaissent les premières manifestations, microscopiquement appréciables ; il faut des années pour qu'elle devienne cliniquement reconnaissable.

Anatomie pathologique. — Le bacille de la lèpre du rat, comme celui de la lèpre humaine, est un parasite spécial des cellules mésodermiques, des cellules migratrices, des macrophages

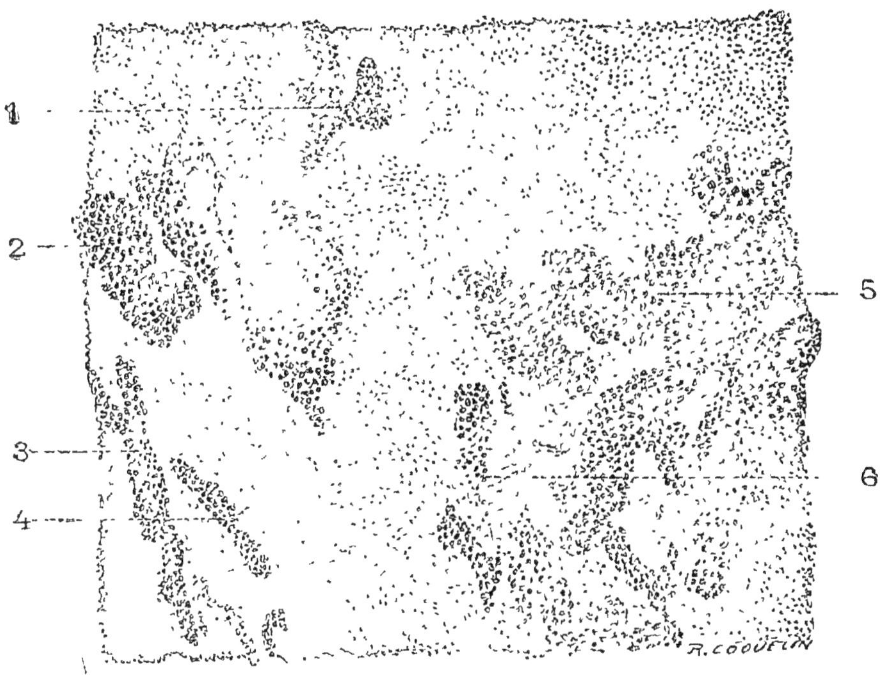

Fig. 141. — Infiltration ganglionnaire en foyers nettement délimités 1, 2, 3, 4, 5, 6. Lepre du rat.

de Metchnikoff dans lesquels il forme de véritables colonies. Il semble gêner la cellule-hôte par encombrement plutôt que de l'altérer par une sécrétion toxique. Aussi la cellule augmente de volume pour contenir la masse des germes que protège leur coque cireuse. Distendue à l'extrême, elle finit par se rompre et les bacilles se répandent au dehors, vite englobés par les cellules voisines qui servent de nouveaux milieux de culture aux microbes et permettent à l'infection de s'étendre. D'autres fois, elle s'unit à ses voisines et contribue à la formation d'une cellule géante. Le tubercule primitif est constitué par la réunion des cellules parasitées et des cellules saines de remplacement.

Du point d'inoculation, le virus chemine par la voie lymphatique et atteint rapidement les ganglions où les bacilles prolifèrent (fig. 140 et 141). Avant même d'avoir provoqué la formation d'un nodule volumineux, les germes dépassent les limites du ganglion. Les cellules parasitées pénètrent dans les mailles du tissu conjonctif périphérique et y constituent des petits amas qui essaiment autour d'eux. On a finalement une plaque d'infiltration dont les limites s'étendent dans tous les sens en tache d'huile. Dans les glandes mammaires, voisines des groupes ganglionnaires atteints, les éléments glandulaires comprimés par les cellules parasitées s'atrophient et disparaissent. Le même phénomène se passe du côté des muscles peauciers et superficiels où les fibres s'écartent et dégénèrent par développement excessif du tissu néoformé. Les leucocytes mononucléaires, parasités, encombrent le tissu conjonctif sous-cutané et les mailles du derme, notamment dans ces régions plus irriguées qui entourent les glandes sébacées et les poils. Ils asphyxient les follicules pileux et provoquent l'apparition des plaques alopéciques caractéristiques de la maladie ; s'infiltrant dans le tissu conjonctif interfasciculaire des nerfs, ils entraînent une compression et finalement une segmentation des filets nerveux. Remontant vers les racines, ils arrivent à pénétrer jusque dans les centres nerveux, où on les retrouve. Ce sont ces cellules migratrices chargées de leurs parasites qu'il faut regarder comme la cause indirecte des lésions trophiques qu'on observe du côté de la peau et des extrémités, des troubles moteurs qui se manifestent du côté des membres.

ANATOMIE PATHOLOGIQUE

Le bacille de Hansen est toujours intracellulaire. — Où siège le bacille de la lèpre dans l'organisme ? Telle est la question qui a été bien des fois posée et résolue très différemment suivant les histologistes. Hansen, Neisser et Touton soutiennent qu'il est toujours intra-cellulaire. Unna et ses élèves prétendent qu'il forme des colonies dans les lymphatiques et qu'il se trouve toujours en dehors des cellules. La majorité des léprologues admettent que les bacilles se rencontrent aussi bien dedans qu'en dehors des cellules. Nous avons eu l'occasion de dire que le bacille de Hansen est un parasite du macrophage, de la cellule mésodermique. Il se loge toujours dans la cellule et tous les histologistes qui ont observé des lésions de début reconnaissent que, dans ce cas, le parasite est toujours inclus dans le protoplasme de la cellule de Virchow. Plus tard, dans les lésions avancées, la topographie relative des éléments cellulaires et microbiens, devient bien plus difficile à saisir. La cellule lépreuse est particulièrement fragile. C'est là un caractère dont la plupart des observateurs n'ont pas tenu compte. Comme il n'y a pas de fixateur qui ne lèse quelques éléments cellulaires, il va de soi que les moins résistants sont les premiers atteints. Bien des cellules de Virchow distendues sont ainsi dissoutes et leur contenu répandu autour d'elles.

Il faut encore faire la part du rasoir et des manipulations qui préludent à la coloration. Ce sont là de nouveaux éléments de dispersion des bacilles dans les tissus environnants.

En somme, bien qu'on puisse dans les coupes trouver des bacilles en dehors des cellules, il est tellement certain que cette situation est tout artificielle que les observateurs n'enregistrent jamais d'inflammation ou d'afflux leucocytaire autour des bacilles

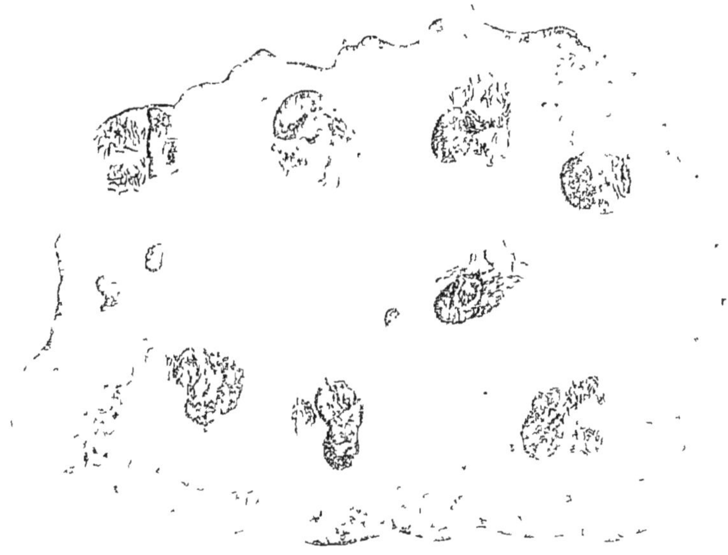

Fig. 142. — Cellules lépreuses Celles-ci proviennent des mucosités nasales d'un lépreux. Les caractères sont les mêmes que pour la cellule 7 de la fig. 100 (d'après Schaefer).

isolés. Ce qui prouve bien qu'ils sont venus occuper la place où on les trouve, après la mort du sujet qui en était porteur. Nous ne pouvons pas en effet concevoir aujourd'hui comment, dans une maladie chronique, des germes pourraient rester libres dans des lymphatiques sans provoquer autour d'eux le développement d'un foyer inflammatoire.

Les bacilles de la lèpre sont donc toujours contenus dans une cellule (fig. 100 et 142).

Cette cellule est généralement un leucocyte, la cellule de Virchow n'étant qu'un leucocyte mononucléaire plus ou moins modifié. Mais on trouve aussi des bacilles dans beaucoup d'autres cellules.

Cellules fixes du tissu conjonctif. — Les cellules fixes du tissu conjonctif en renferment souvent. Mais il n'y a pas de différence essentielle entre les cellules fixes, les cellules plasmatiques et les leucocytes mononucléaires. Tous ont la même origine et les mêmes fonctions.

Dans le paludisme nous savons qu'après la déhiscence des shizontes à mérozoïtes, des rosaces, les granulations pigmentaires qui y sont contenues deviennent la proie des leucocytes mononucléaires. Or où les retrouve-t-on à l'autopsie des paludéens morts d'accès pernicieux ? Dans le tissu conjonctif, dans les cellules fixes où elles sont réunies en concrétions volumineuses. Faut-il admettre que ces mononucléaires sont allés se fixer ou qu'ils ont cédé les produits dont ils étaient chargés, aux cellules fixes? Quelle que soit l'hypothèse qu'on choisisse, il faut bien reconnaître que ce qui est à un moment contenu dans un mononucléaire, passe ultérieurement dans une cellule fixe. Il y a entre elles échange de fonction ou de contenu.

Nous ne devons donc pas être surpris de voir dans une cellule conjonctive des bacilles de la lèpre.

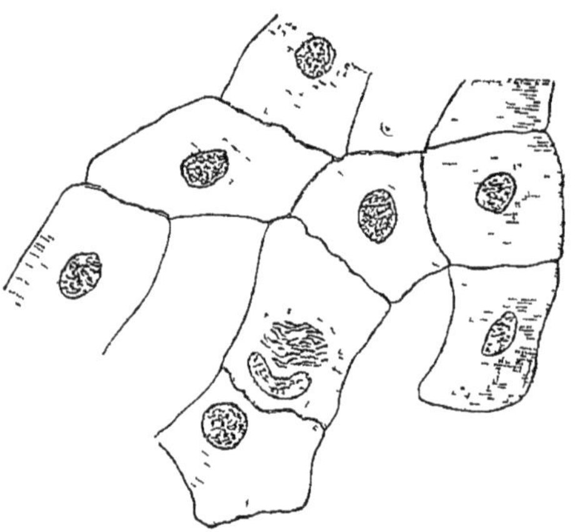

Fig. 143 — Figure très schématique de Muschold, montrant la présence d'une globie dans une cellule hépatique. En général, le phénomène est moins net et il est toujours difficile de déterminer si la cellule infectée est une cellule hépatique déformée ou une cellule migratrice qui a repoussé une cellule hépatique.

Autres cellules. — Les cellules migratrices portent les germes bien ailleurs : c'est ainsi qu'on peut en voir dans des cellules épidermiques de la couche de Malpighi, dans des cellules du foie (fig. 143) ou dans des cellules nerveuses. Les cellules migratrices peuvent pénétrer partout, même dans le protoplasma d'autres cellules, et sans doute y laisser un peu de leur contenu. Mais ces cellules accidentellement infectées ne résistent pas aussi bien que les macrophages. Elles dégénèrent et disparaissent vite. On n'y voit jamais qu'un petit nombre de bacilles, d'ailleurs en très bon état et ayant l'air absolument vivants. Ils y forment de petits amas, mais ne remplissent jamais le protoplasma à l'égal de celui des leucocytes. Il nous paraît logique d'admettre que leur développement est limité par la durée d'existence de la cellule.

Cellule lépreuse. — En définitive, la cellule dans laquelle vit et se développe le bacille de Hansen est, à de rares exceptions près, toujours de la même espèce. C'est une cellule mésodermique qui, sous l'influence du parasitisme, prend les caractères attribués par Virchow à la cellule lépreuse.

Il s'ensuit que la lèpre est une maladie du tissu conjonctif qui prolifère, s'épaissit, étouffe les éléments nobles. C'est une sclérose parasitaire dont nous allons maintenant étudier la marche et l'évolution.

MACULES. — Les macules ont été longtemps considérées comme produites par une réaction inflammatoire ou pigmentaire. Parmi les histologistes, les uns, comme von Reissner (1), von Bergmann (2), Gerlach et Hodara (3), O. Woit (4) n'ont jamais trouvé de bacilles dans les macules des lépreux nerveux, d'autres comme Looft (5) Hansen et Looft (6), Pollitzer (7), Quinquaud (8), Beaven Rake (9), Samgin (10), en ont rencontré quelquefois. Pour Babès (11), Petrini (12), Philippson (13), Laehr (14) l'infection bacillaire est fréquente. Darier (15) a démontré que dans les macules on voyait toujours, autour des capillaires, se développer des manchons cellulaires. La présence de nombreux bacilles de la lèpre dans cette agglomération cellulaire, est presque constante. Woit prétend que les macules riches en germes spécifiques trahissent l'existence d'une lèpre tubéreuse méconnue et diagnostiquée à tort comme lèpre anesthésique.

Néanmoins la constatation de Darier s'est trouvée maintes fois confirmée.

Qu'au début d'une éruption maculeuse certaines taches se produisent sous l'influence de troubles trophiques de la peau, cela n'a rien qui doive nous surprendre. Il peut se produire, chez un lépreux comme chez tout autre individu, des accidents éruptifs divers, érythèmes, eczéma, etc. De fait, il nous est arrivé de pratiquer des coupes dans des macules récemment écloses,

(1) v. REISSNER, cité par O. WOIT, *Lepra*, t. I, p. 51.
(2) v. BERGMANN, Die Lepra (*Deut. Chirurg.*, 1897).
(3) GERLACH et HODARA, *Virchow's Jahresbericht*, 1898, p. 554, cités par O. WOIT, *Lepra*, I. p. 51.
(4) O. WOIT, Das Rückenmark, die peripheren Nerven und die Hautflecken bei der Lepra maculo-anesthetica (*Lepra*, t. I, p. 50).
(5) C. LOOFT, Livre jubilaire de Danielssen, 1891, et *Baumgarten Jahresber.*, 1891, p. 278.
(6) HANSEN et LOOFT, Die Lepra vom klin. und pathol. anat. Handpunkt (*Bibl. medica*, 1894).
(7) POLLITZER, *Monatshefte f. prakt. Dermat.*, 1899.
(8) QUINQUAUD, Cité par PETRINI, voyez plus loin.
(9) BEAVEN RAKE, *Monatshefte f. prakt. Dermat.*, 1887.
(10) SAMGIN, *Deut. med. Woch.*, 1898.
(11) BABÈS, *Lepraconf.*, Berlin. 1897, t. I, p. 152.
(12) PETRINI, *Ann. de Derm.*, 1894.
(13) PHILIPPSON, Intorne agli eritemi lebbrosi e alla flebite lebbrosa (*Giorn. ital. del. mal. ven. e del pelle*, 1899.
(14) LAEHR, Die nervosen Krankheitserscheinungen der Lepra, Berlin, 1899.
(15) J. DARIER, Recherches anatomo-pathologiques et bactériologiques sur les taches érythémato-pigmentées dans la lèpre (*Lepraconf.*, t. III, p. 396).

sans y trouver le moindre germe. On n'y reconnaissait qu'une inflammation locale, avec nombreux mononucléaires *in situ* et diapédèse de ces cellules au travers des parois vasculaires. Nous savons que les leucocytes peu parasités se déplacent comme les autres. Il ne faut donc pas s'étonner d'en voir arriver, avec le flot montant de la mononucléose, quelques-uns, qui vont devenir des centres d'infection. C'est sans doute par ce mécanisme que se fait à distance la contamination de la peau. Le déplacement bacillaire est évidemment d'autant plus commun que l'affection est plus avancée.

Tôt ou tard les macules deviennent des lieux d'élection pour le développement des germes. On y trouve la cellule lépreuse grande, mono ou polynucléée, chargée de bacilles, entourée d'autres cellules épithélioïdes saines ou parasitées et de lymphocytes. L'épiderme n'est pas altéré, les couches les plus profondes des cellules de Malpighi sont fortement chargées de granulations pigmentaires. Au-dessous de l'épiderme il existe presque toujours une zone tout à fait intacte. C'est plus bas que se produisent les accidents. Sorties des vaisseaux les cellules vont s'accumuler entre les mailles du réseau fibreux et particulièrement, comme chez le rat, dans le tissu conjonctif lâche et bien irrigué qui entoure les glandes et les follicules pileux. C'est là que s'observent les phénomènes d'endartérite et d'embolies bacillaires que Philippson a décrits.

La quasi-constance avec laquelle Darier a rencontré cette infection des macules lui a fait rejeter l'opinion de Unna qui met toutes les neuro-léprides sur le compte de troubles trophiques, produits par des lésions névritiques. Nous admettons pourtant, comme nous l'avons dit plus haut, que des troubles trophiques quelconques, étrangers même à toute infection lépreuse, soient souvent la cause déterminante de l'éruption maculeuse. Ce qui n'empêche point, pour les raisons que nous avons données, ces macules de devenir ultérieurement des foyers de multiplication bacillaire.

Dans la suite, deux phénomènes peuvent se produire : ou une régression de l'infection avec atrophie concomitante qui est sous la dépendance de la lèpre nerveuse et sur laquelle nous reviendrons plus loin, ou bien une extension de l'infection, comme il arrive ordinairement dans la lèpre tubéreuse et même au début de la lèpre nerveuse.

Infiltration nodulaire. — Le foyer grandit, s'étend. Au lieu d'un semis de cellules lépreuses, c'est une véritable nappe d'infiltration parasitaire (conf. fig. 140 et 141). C'est la plaque, la lépride érythémateuse ; puis l'infiltration grandissant toujours, c'est le léprome qui apparaît et continue à croître. L'organisation infectieuse se poursuit toujours identique; les mêmes phénomènes se surajoutent et voilà tout. Les mailles du tissu fibreux sont distendues par l'apport continu de nouvelles cellules et l'accroissement de volume de celles qui s'y sont fixées. Les glandes et les follicules pileux sont comprimés (fig. 144). Les glandes sudoripares se tarissent, les poils se flétrissent et s'atrophient, les glandes sébacées, toujours intactes, continuent à déverser leur sécrétion sur l'épiderme qui devient luisant et comme vernissé.

Les couches profondes de l'épiderme sont animées d'une excitation de voisinage; les prolongements interpapillaires s'hypertrophient et plongent dans le derme infecté.

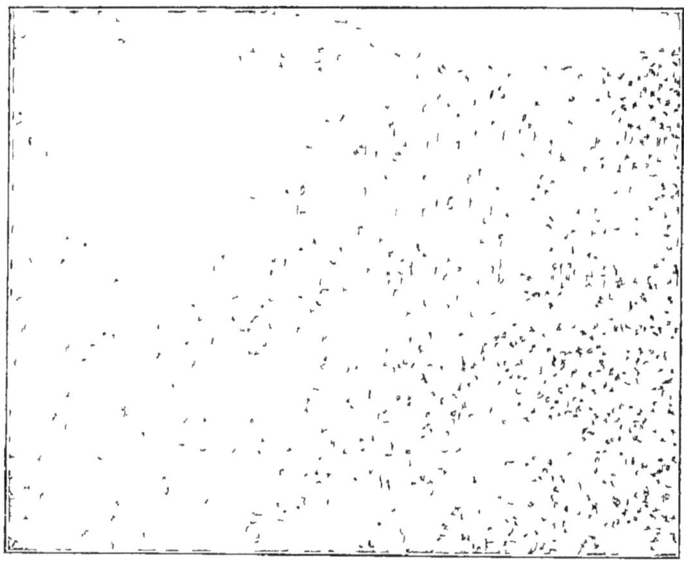

Fig. 144. — Coupe d'un nodule de la peau du nez. Envahissement de la région papillaire par des cellules lépreuses, macrophages chargés de bacilles et des cellules encore saines mononucléaires. Toutes cellules épithélioïdes les unes contaminées, les autres saines ou à protoplasma déjà vacuolaires, placées sans ordre et côte à côte.

Puis, sous la poussée de l'infection grandissante et de la tuméfaction nodulaire, les plis interpapillaires se réduisent au contraire et s'effacent; l'épiderme s'étale, se distend, s'amincit. Les cellules migratrices entraînent des germes entre les cellules folliculaires des poils, entre les cellules des glandes sudoripares, dans la couche préépidermique du derme jusque-là presque indemne et aussi entre les cellules de la couche de Malpighi. Souvent même les cellules épineuses se trouvent infectées. Un amas bacillaire, une globie, se forme dans la zone périnucléaire. Mais la cellule épidermique infectée vit mal, elle dégénère, meurt et tombe; une ulcération se forme qui s'étend peu à peu ou gagne en profondeur.

NODULE. — En définitive, un nodule est l'exagération d'une tache hyperémique. Les cellules lépreuses se tassent dans le derme, refoulent l'épiderme et constituent finalement une nodosité saillante.

D'autres fois, au lieu de se développer vers l'extérieur, l'infiltration plonge dans le tissu sous-cutané et va constituer ces tumeurs lépromateuses qu'en certains cas la palpation permet de reconnaître sous la peau. Les cellules parasitées ne sont en ce cas nullement modifiées dans leur disposition. Elles s'accumulent dans les mailles du tissu conjonctif qui se distend et prend la consistance d'un tissu lymphoïde infiltré.

A la coupe, le nodule est jaune rougeâtre, plus ou moins blanchâtre au centre; il est de consistance plutôt ferme que dure.

Une coupe colorée montre, qu'il est rempli de bacilles de Hansen. Le nombre des germes spécifiques croît avec le développement de la tumeur. Il arrive un moment où les cellules sont tellement remplies d'éléments parasitaires pressés les uns contre les autres que les contours cellulaires disparaissent. On ne reconnaît au microscope qu'une masse compacte de bacilles, un *globus*, suivant l'expression de Neisser. Ce globus remplit parfois tout un champ et plus. On a dit que ces bacilles étaient libres et c'est l'opinion de Neisser lui-même. Nous prétendons avec Hansen, qu'il n'y a là qu'une simple apparence. Il nous est arrivé maintes fois, en coupant un léprome du rat de nous trouver en présence de figures absolument identiques. En colorant les mêmes coupes par l'hématoxyline-éosine, on ne voyait plus à la place qu'occupaient les bacilles qu'un tapis parfaitement homogène de grandes cellules nucléées, disposées côte à côte.

L'infiltration dépasse les limites du nodule et s'étend en formant une plaque d'épaisseur progressivement décroissante, circulaire, le plus généralement ovale. Tout autour et se prolongeant assez loin dans le tissu sain, existent des cordons infiltrés, des traînées cellulaires, composés de cellules lépreuses chargées de bacilles. Le tissu graisseux se fond et disparaît. Parfois, quand la graisse persiste, elle ne se présente plus sous la forme de gouttelettes, mais de petites masses jaunes qui possèdent les réactions de la lécithine.

Certains lépromes ont été décrits par Babes (1) sous le nom de lépromes calleux ou verruqueux. L'épiderme, au lieu d'être aminci s'y trouve au contraire hypertrophié. Au-dessous de la couche cornée d'épaisseur exagérée, se forment des bourgeons épithéliaux énormes qui plongent dans le derme et s'y terminent sans limites précises. Ces bourgeons malpighiens renferment des amas

(1) BABES, Lepra *in* coll. de NOTHNAGEL, Vienne, 1901.

bacillaires et aussi des globes épidermiques. Les glandes sudoripares sont œdémateuses, parsemées de cellules migratrices chargées de bacilles.

Dans les vieux lépromes en voie de régression, on constate que, dans la masse bacillaire, des modifications se sont produites. Au centre des globies, les bacilles sont devenus granuleux, alors qu'à la périphérie les germes restent intacts. Plus tard, la masse s'est réduite, on reconnaît les cellules et la glée qu'elles renferment. Cette glée a pris les apparences d'une vacuole au centre de laquelle les bacilles ont disparu, laissant une place vide ou seulement occupée par quelques granulations jaunâtres. Cette vacuole est bordée par une couronne de germes encore parfaitement colorables. La destruction bacillaire progresse du centre vers la périphérie, sans doute pour cette raison qu'en a donnée Neisser, que les bacilles du centre sont plus mal nourris que ceux de la périphérie.

Dans ces vieux lépromes, les cellules épidermiques sont plus fortement pigmentées et les cellules fixes du tissu conjonctif renferment des granulations basophiles ou des grains de pigment.

Suppuration des tubercules. — Sous certaines influences, par exemple après absorption d'iodure de potassium par le malade ou à la suite d'une injection de nastine, il se produit une réaction générale. Les nodules et les plaques d'infiltration se marquent par une rougeur de l'épiderme. Le tissu s'enflamme et suppure. L'examen microscopique nous renseigne sur ce qui s'est produit. Les grandes cellules parasitées sont détruites. Les bacilles sont libres dans un pus rempli de polynucléaires dont la plupart renferment des germes spécifiques.

Cette observation vient à l'appui de ce que nous disions plus haut au sujet de l'existence intracellulaire exclusive des bacilles de la lèpre. Un poison qui agit sur les cellules de Virchow et les fait entrer en histolyse change totalement les conditions habituelles et supprime cette torpidité si marquée du nodule. Les bacilles devenus libres se comportent comme des corps étrangers. Un phénomène inflammatoire attire une énorme diapédèse de leucocytes polynucléaires. Il se fait un abcès.

Quand la suppuration des lépromes se produit en dehors de causes de cet ordre, on constate toujours au milieu du pus la présence de microbes étrangers, *cocci* en général, microbes de la suppuration qui sont les vrais agents de la diapédèse polynucléaire et de la fonte des tubercules.

Ulcérations. — Pour ce qui est de l'ulcération des tubercules, elle se produit sous différentes influences.

Tantôt, comme nous l'avons dit plus haut, c'est par envahissement des cellules de Malpighi par les bacilles que l'épiderme dégénère. Tantôt il s'agit de troubles trophiques. Les extrémités nerveuses sont envahies par les germes. Soudakevitch a décrit l'infection des corpuscules de Pacini (1). Les vaisseaux, très altérés, souvent obturés, sont réduits à de simples cordons infectés. La nutrition ne se fait plus. La connexion des cellules avec les filets nerveux disparaît. Les tissus se nécrosent et une ulcération s'ouvre.

LÈPRE NERVEUSE. — Dans les macules pigmentaires, et surtout achromiques, les cellules parasitées sont plus rares que dans les macules hyperémiques. Dans les taches très anciennes, les bacilles ont même fini par disparaître. Il ne reste plus qu'une pigmentation plus accentuée des cellules de Malpighi. Les macules achromiques sont marquées par une zone d'atrophie. L'épiderme, dépigmenté et aminci, repose sur une couche dermique très réduite.

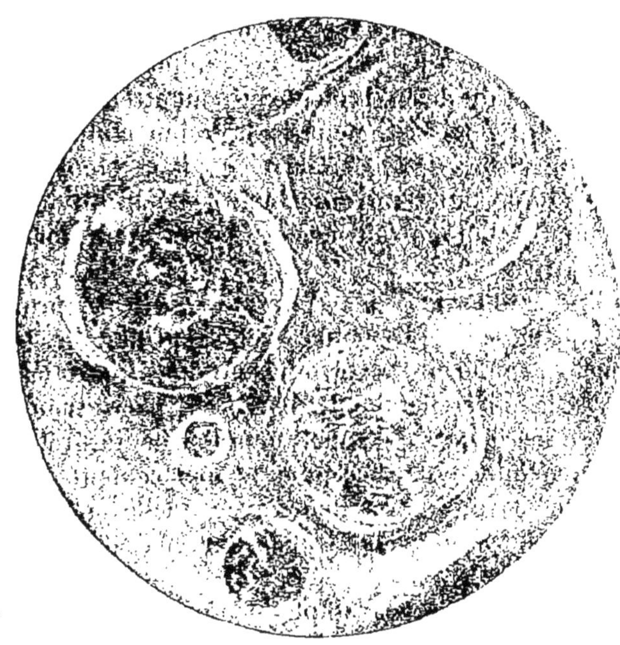

Fig. 145. — Névrite lépreuse, d'après JEANSELME. — Sclérose extra et intra-fasciculaire ; gaines lamelleuses dissociées ; — faisceaux nerveux nettement séparés. Les ponctuations noires (acide osmique) représentent les manchons de myéline qui n'ont pas été détruits par la compression scléreuse.

Nerfs. — L'envahissement des nerfs se fait soit de la périphérie vers le centre, soit en partant des gros troncs nerveux pour gagner les extrémités. Les cellules lépreuses se logent dans le

(1) SOUDAKEVITCH, *Beiträge zur Path. Anat.* de ZIEGLER et BAUWERK, t. II, p. 339.

tissu conjonctif interfasciculaire, pénètrent dans les faisceaux, dissocient les fibres, compriment la gaine de myéline et finissent par sectionner le cylindraxe (fig. 145). Ainsi se trouve interrompue la transmission de l'influx nerveux et constituée la lésion qui entraîne les troubles sensitifs et trophiques qu'on observe du côté de la peau. Au voisinage d'une plaque d'infiltration ou d'un groupe ganglionnaire, en particulier pour le cubital dans la région épitrochléenne, la gaine conjonctive du nerf est pénétrée par les cellules migratrices convoyeuses de bacilles de Hansen. Leur multiplication entraîne en ce point la formation d'un renflement fusiforme pouvant remonter à 8 ou 10 centimètres au-dessus du coude, parfois même envahir tout le nerf et donner l'impression d'une corde tendue du coude à l'aisselle. Sous l'influence de cette infiltration, le diamètre du nerf augmente et peut atteindre les dimensions d'un doigt. L'épaississement de la gaine conjonctive n'est pas toujours uniforme. De place en place, il se dépose des amas cellulaires plus importants qui entraînent la constitution de nodules proéminents et donnent au nerf cet aspect moniliforme qu'on observe souvent.

Lorsque l'infection vient des extrémités, elle se produit par continuité dans la peau. Les cellules pénètrent dans les terminaisons nerveuses comme elles s'introduisent dans toutes les régions du derme. De là elles cheminent dans les espaces lymphatiques et remontent dans le nerf qui constitue une voie naturelle de propagation, un chemin tout tracé pour le déplacement des cellules lépreuses. Nous savons par ailleurs avec quelle facilité les bactéries se propagent le long des trajets nerveux, dans la rage, la poliomyélite.

Levaditi a montré que des staphylocoques déposés à l'extrémité d'un tronc nerveux se trouvaient finalement transportés jusque dans les centres céphaliques ou rachidiens (1). Aussi ne nous faut-il pas croire que les cellules lépreuses s'arrêtent en chemin.

Ganglions nerveux. — La découverte de Soudakevitch (2) ne peut nous étonner. Qu'il y ait des foyers bacillaires dans les ganglions, la marche centripète des cellules migratrices nous l'explique très bien. Les bacilles s'y trouvent contenus, comme dans les nerfs, non pas seulement dans les cellules de Virchow, mais aussi dans les cellules du névrilemme.

Soudakevitch a montré le premier que la cellule nerveuse n'était pas épargnée. Les cellules dendritiques du ganglion de

(1) C. Levaditi, V. Danulesco et L. Arzt, Méningite par injection de microbes pyogenes dans les nerfs périphériques (*Ann. de l'Inst. Past.*, t. XXVIII, n° 4, avril 1914).

(2) Soudakevitch, Beiträge zur pathologische Anatomie der Lepra. Beiträge de Ziegler et Bauwerk, t. II, p. 129.

Gasser et des ganglions spinaux renferment parfois un grand nombre de bacilles. Le noyau est plus ou moins altéré. Les germes sont souvent contenus dans des vacuoles protoplasmiques. Comment s'est faite cette contamination? Le savant russe serait disposé à reconnaître aux cellules dendritiques un certain pouvoir phagocytaire. Mais il nous décrit la lésion d'une manière qui nous permet de l'interpréter tout autrement. « Des leucocytes en grand nombre, dit-il, sont réunis autour de la cellule. Quelques uns ont entamé son contour et se trouvent parfois profondément enfoncés dans le protoplasma, comme dans une sorte de grotte. » Il se passe dans la lèpre, en somme, ce que nous voyons se produire dans la rage. Les leucocytes pénètrent dans la cellule nerveuse. Mais beaucoup de ces leucocytes sont parasités, ils transmettent donc l'infection à la cellule dans laquelle ils sont allés mourir ou se vider.

Moelle.— L'infection dépasse d'ailleurs les ganglions spinaux. Danielssen et Boeck (p. 283) ont décrit des altérations de la moelle, particulièrement marquées dans les régions cervicales et lombaires et d'autant plus accentuées que la maladie était plus avancée. Ils ont signalé la présence d'un exsudat albumineux accompagné d'hyperémie, une décoloration de la substance grise et une exagération de la consistance des tissus.

Chassiotis (1) a constaté la multiplication des bacilles de Hansen dans la moelle. Looft (2), dans deux cas de lèpre nerveuse, s'il n'a pas vu de bacilles, a observé la marche de l'infiltration dans le système nerveux. Il y avait hypertrophie du tissu conjonctif des nerfs, des ganglions spinaux et des cordons postérieurs de la moelle.

De même Tschiriew a constaté un épaississement de la gaine des racines postérieures (3).

Babès (4), en 1889, a trouvé des bacilles dans le cerveau et dans la moelle au voisinage ou à l'intérieur des cellules nerveuses des cornes antérieures (fig. 146). Lui aussi parle de la présence de corpuscules chromatiques ou peut-être de cellules, ajoute-t-il, munies d'un noyau avec un nucléole, dans la cellule nerveuse et l'espace lymphatique péricellulaire (5).

Dans les cellules, les bacilles siégeaient justement au milieu des éléments chromatiques, près du noyau ou dans les dendrites. La cellule nerveuse était altérée ou paraissait normale.

(1) CHASSIOTIS, *Monatshefte fur praktische Dermatol.*, t. VI, n° 23.
(2) LOOFT, *Virchow's Arch.*, t. CVIII, 1892.
(3) TSCHIRIEW, *Arch. de Physiologie*, t. XIX.
(4) BABES, *Ann. de l'Inst de Bucarest*, 1889.
(5) BABES, *Lèpre*, coll. NOTHNAGEL.

Il signale [illegible] de la moelle, [illegible]

Jeanselme (1) a observé [illegible] cellulaires des cornes antérieures, [illegible]

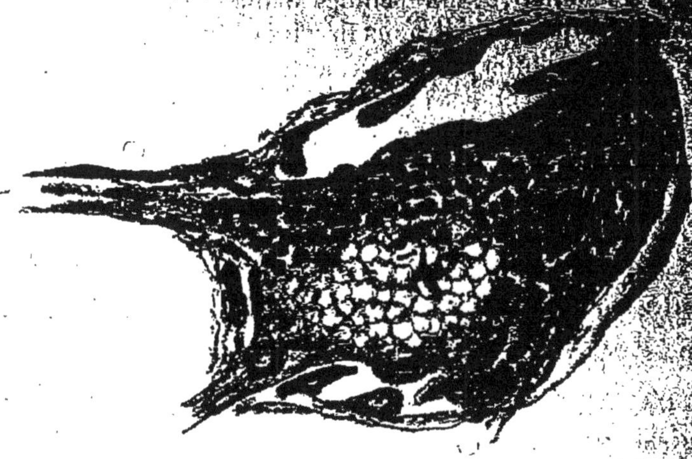

Fig. 146. — Cellule nerveuse très dégénérée contenant des bacilles. C'est une cellule de la corne antérieure d'un jeune lépreux ne présentant aucun accident nerveux frappant. En haut et à gauche, boules métachromatiques d'origine pigmentaire. En bas et à gauche, grains de pigment transformés en un tissu vacuolaire renfermant des bacilles. Le noyau a disparu. Éléments chromatiques en partie déhiscents. Prolongements cellulaires bien conservés. La partie droite de la cellule renferme des éléments qui contiennent des granulations chromatiques (*peut-être des cellules ?*). Figure et texte de Babes. Ces éléments d'apparence cellulaire sont vraisemblablement des neuronophages.

des faisceaux blancs de la moelle. Les cordons postérieurs étaient

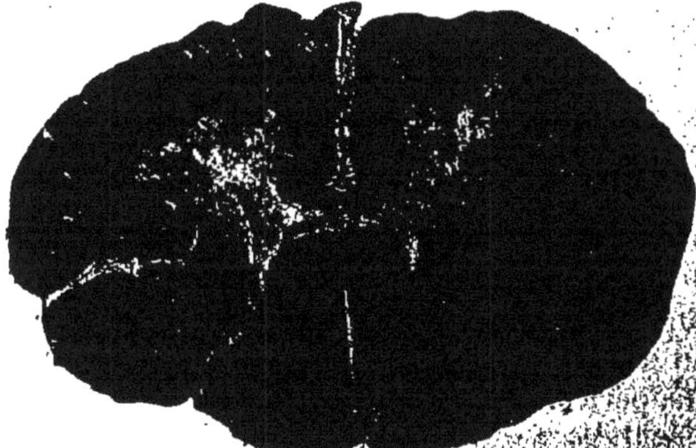

Fig. 147. — Moelle cervicale d'un lépreux avec dégénération [illegible] des cordons postérieurs (d'après Jeanselme).

sclérosés (fig. 147) ; le cordon de Goll, la zone radiculaire [illegible] interne et la zone cornu-commissurale étaient [illegible]

(1) Jeanselme, *Lepra confer.*, Berlin, [illegible] p. 375.

ceau de Burdach n'est pas toujours indemne (1). Les lésions des racines postérieures étaient presque nulles, le réticulum de Clarke était indemne, contrairement à ce qui se passe chez les tabétiques où il disparaît presque entièrement.

Ces phénomènes d'envahissement des centres nerveux par les bacilles de Hansen nous éclairent sur la cause des lésions symétriques qu'on observe dans la lèpre nerveuse. Il faudrait donc considérer les macules symétriques comme des neuro-léprides, éruptions dues à l'infection des centres nerveux. Ces neuro-léprides se contaminent sans doute suivant le mode que nous avons exposé plus haut.

La moindre extension de l'infection lépreuse dans la lèpre nerveuse est peut-être sous la dépendance de ces lésions centrales qui entraînent des troubles trophiques, une raréfaction du tissu conjonctif et des éléments qu'il renferme. Il s'ensuit que les bacilles trouvent devant eux un champ d'extension plus réduit et, par suite, se multiplient moins activement. Peut-être aussi les cellules sont-elles altérées dans leur métabolisme et forment-elles un milieu de culture moins favorable.

LESIONS DES MUQUEUSES. — Le léprome des muqueuses ne diffère pas essentiellement de celui de la peau. L'infiltration s'y fait plus en nappe qu'en saillie, mais la quantité des bacilles y est aussi considérable, souvent plus. Dans certains cas, les cellules migratrices sont tellement remplies de bacilles et tellement juxtaposées les unes aux autres qu'on ne distingue qu'un vaste amas bacillaire sans apparence de cellules. Logées dans un tissu conjonctif plus serré, les cellules lépreuses gagnent en profondeur.

Nez. — Dans le nez, elles dissocient le périchondre et pénètrent même dans le cartilage de la cloison. C'est là qu'elles produisent les dégâts les plus apparents, mais elles tapissent toute la sous-muqueuse.

Pharynx. — Les bacilles se répandent en nappe dans la sous-muqueuse du pharynx. Ils pénètrent dans la couche musculaire, qu'ils dissocient et atrophient. Ils soulèvent l'épithélium, font par places de petits nodules et même envahissent les cellules épithéliales, qui dégénèrent et tombent.

Bouche. — Les piliers du voile du palais sont profondément infiltrés, de même que la luette. Les nodules qui se forment sous et dans la muqueuse produisent des déformations de la paroi et une atrésie de l'ouverture pharyngienne. Les bacilles constituent des amas volumineux dans les amygdales. A la voûte pa-

(1) Jeanselme et P. Marie, Sur les lésions des cordons postérieurs de la moelle des lépreux (*Revue neurologique*, 1898, p. 751).

latine l'infiltration s'étend en surface et ne donne guère naissance qu'à des petits modules aplatis. Cependant, comme dans la figure 133, on peut voir se développer un essaim de petits tubercules hémisphériques. Il est rare que l'os soit atteint de destruction, quoique le périoste soit envahi. On ne voit guère de perforation d'origine lépreuse.

L'organe le plus atteint est la langue (fig. 148). C'est là que l'infiltration prend le plus d'extension. La langue est pénétrée à l'égal de la peau. Les lépromes peuvent lui donner un développement qui en double l'épaisseur. Ils gagnent en profondeur, dissocient les muscles, étouffent les glandes. Les bacilles gagnent les

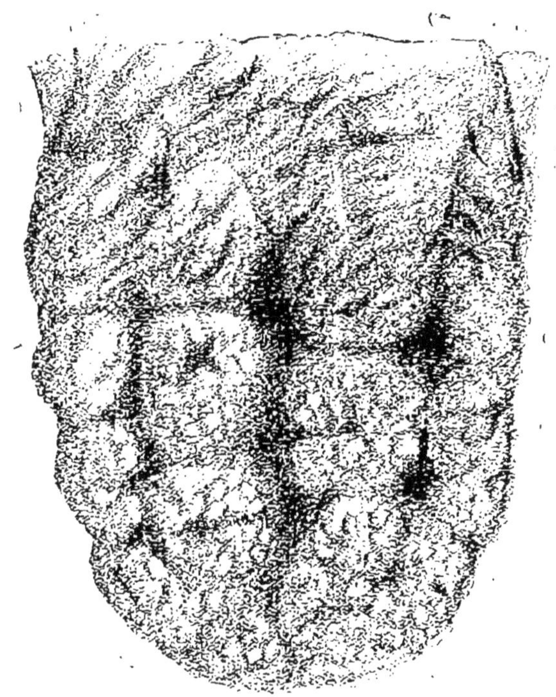

Fig. 148. — Langue. Cas ancien de lèpre tubéreuse avec glossite hypertrophique. L'organe est coupé de profonds sillons, les parties saillantes sont couvertes de petits nodules blanchâtres, légèrement surélevés.

cellules épithéliales et la desquamation des cellules de la muqueuse est la règle. La salive en général renferme un très grand nombre de germes.

Cette glossite hypertrophique est suivie plus tard de sclérose qui déforme la langue et en altère tellement la structure musculaire que les fonctions de l'organe se trouvent sérieusement modifiées.

Œil. — L'œil est atteint chez 80 o/o des lépreux. D'après

Jeanselme et Morax (1), l'infiltration des cellules lépreuses est surtout marquées dans les couches superficielles de la sclérotique. La conjonctive n'est prise que secondairement et au voisinage du limbe de la cornée. C'est au niveau du point de pénétration des vaisseaux ciliaires antérieurs que l'infection est particulièrement prononcée. La même observation a été faite par Doutrelepont et Wolters (2). Les vaisseaux ciliaires semblent servir de conducteurs aux cellules parasitées. L'observation de Franke le montre clairement. Franke (3) a eu l'occasion d'examiner l'œil d'un jeune lépreux qui n'avait aucune lésion macroscopique de l'œil. Il n'a trouvé de bacilles de Hansen qu'au voisinage de la racine de l'iris, autour des vaisseaux ciliaires.

En tous cas c'est surtout dans l'épisclère que les germes se multiplient. Peu à peu les cellules viennent se rassembler autour

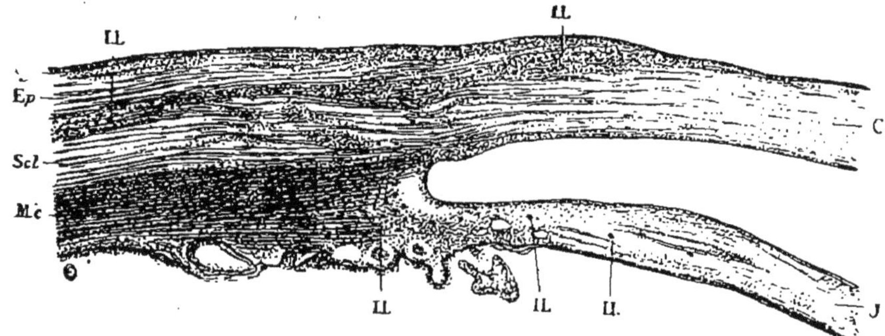

Fig. 149. — Coupe de l'angle irido-cornéen et de la région ciliaire. Les foyers d'infiltration lépreuse qui, à ce faible grossissement sur les coupes colorées par l'hématoxyline et la fuchsine phéniquée, se reconnaissaient à une coloration rouge traduisant la présence de nombreux bacilles colorés, ont été représentés par des taches noires. On voit que les amas bacillaires (IL) siègent surtout au niveau du limbe, de l'épisclère et du muscle ciliaire. Il existe en outre une infiltration cellulaire diffuse où les bacilles sont moins abondants : sous la conjonctive, au voisinage du limbe, dans l'épaisseur de la sclérotique, au niveau de la région ciliaire, dans le corps ciliaire et la base de l'iris.

C, cornée; I, iris; Cj, conjonctive ; Ep, épisclère ; Scl, sclérotique ; MC, muscle ciliaire (D'après Jeanselme et Morax).

du limbe cornéen, envahissent la conjonctive d'une part et pénètrent d'autre part entre les lames de la cornée, qu'elles dissocient (fig. 149 à 151).

Ce sont d'abord ces petits amas microscopiques dont nous avons parlé plus haut, qu'elles composent. Cette sorte de piqueté jaunâtre peut rétrocéder et disparaître, mais il se reforme plus tard ; les nodules miliaires se multiplient, s'étendent et se

(1) E. Jeanselme et V. Morax, Des manifestations oculaires de la lèpre (*Ann. d'oculistique*, nov. 1898).

(2) Doutrelepont et Wolters, Beiträge über die Visceral-Lepra (*Arch. f. Derm. und Syph.*, t, XXXIV, p. 55, 1896).

(3) Franke, Demonstration von Augenlepra (*Deut. opht. Gesellsch.*, août 1901, et *Lepra*, t. III, p. 177).

rejoignent. La cornée devient finalement tout à fait opaque. Un réseau vasculaire se développe dans la couche superficielle de la membrane ainsi modifiée, constituant le *panus leprosus*.

Le léprome cornéen peut s'ulcérer superficiellement. D'autres fois, la cornée se ramollit et se perfore. L'œil se vide (1).

La sclérotique renferme toujours de nombreuses cellules de Virchow.

Au-dessous de la sclérotique, l'infection s'étend au globe

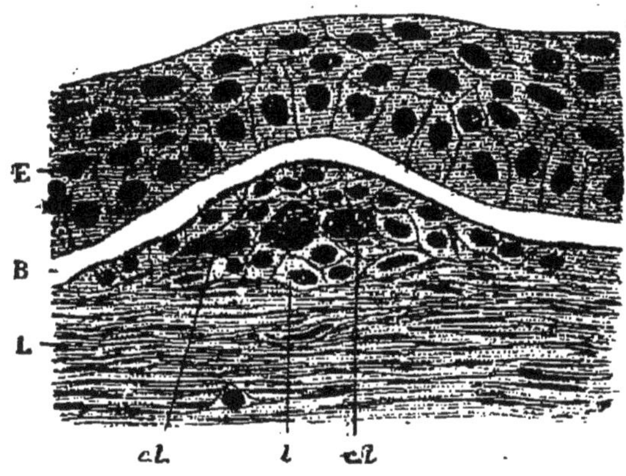

Fig. 150. — Infiltration nodulaire superficielle de la cornée. E, épithélium ; B, membrane de Bowman ; L, lame de la cornée ; Cl, cellules lépreuses ; C, leucocytes. (D'après JEANSELME et MORAX).

oculaire, mais elle est généralement limitée à l'hémisphère anté-

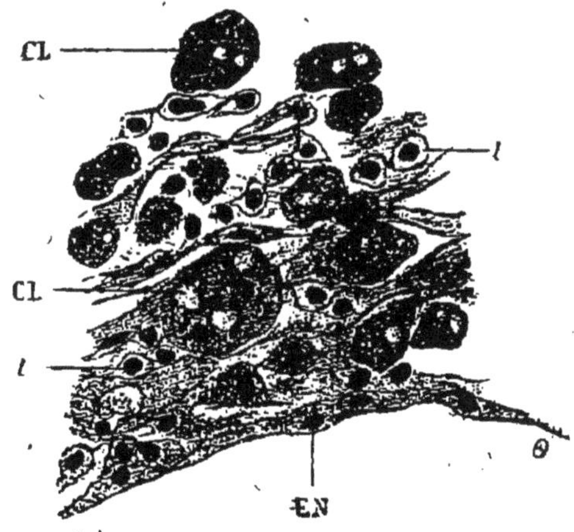

Fig. 151. — Cellules lépreuses au niveau de la racine de l'iris. CL. cellules lépreuses ; EN, endothélium ; l, lencocytes (D'après JEANSELME et MORAX).

rieur. Le corps ciliaire et les racines d'iris sont atteints de façon précoce. De là, l'infiltration s'étend à l'iris, qui contracte des adhérences soit antérieures, soit postérieures. Le léprome iridien

(1) E. JEANSELME et V. MORAX, Des manifestations oculaires de la lèpre (*Ann. d'oculistique*, nov. 1898).

envahit la chambre antérieure et s'y unit au léprome cornéen (1). En arrière, il s'étend à la surface du cristallin.

Parfois cette évolution prend une marche aiguë et on voit se produire une panophtalmie. Mais rapide ou lente, la lèpre oculaire aboutit toujours à la cécité.

LÉSIONS VISCÉRALES. — **Système lymphatique. Ganglions.** — Les ganglions renferment ordinairement des bacilles et cela d'une façon précoce, puisque Sorel, Lebœuf et Javelly, Couvy (2) ont pu en retirer par ponction de ces organes chez des individus qui ne présentaient aucun stigmate de lèpre, Sorel a de plus montré que, durant la vie, chez les lépreux, en ponctionnant les ganglions, on pouvait y trouver des signes d'infection lépreuse. Ils ne sont pas tous pénétrés par les germes ou du moins ils ne le sont pas tous assez copieusement pour qu'il soit possible d'en déceler la présence à coup sûr. Sorel a pu faire des ponctions blanches dans certains ganglions, alors que chez le même malade un autre groupe ganglionnaire fournissait un résultat positif.

Les groupes les plus fréquemment atteints sont ceux de l'aine, du cou, de l'aisselle. On trouve aussi une infiltration et une augmentation de volume des ganglions mésentériques.

On peut arriver à les sentir au travers de l'abdomen. Ils constituent en certains cas, avec l'épiploon aussi infecté qu'eux, un vrai *carreau lépreux*.

Dans les ganglions médiastinaux, les bacilles de Hansen se réunissent souvent en grande quantité, ainsi que le prouvent un certain nombre d'examens nécropsiques.

Ces ganglions malades sont plus ou moins gros, un peu mous, rougeâtres, parsemés à la périphérie de granulations à teinte jaune. La coupe présente un aspect bigarré qui la fait ressembler à une coupe de capsule surrénale. A la longue, l'infection rétrocède, disparaît et fait place à une sclérose qui diminue le volume du ganglion et transforme le tissu lymphoïde en une masse fibreuse où se rencontrent encore quelques cellules parasitées.

Il est évident que les ganglions les plus infectés sont ceux qui servent de confluents aux lymphatiques des régions infectées, ceux qui siègent au voisinage de lépromes. A la coupe, on y remarque des amas de grandes cellules de Virchow qui forment les petits nodules jaunâtres de la périphérie. Elles s'y trouvent assemblées en grand nombre avec quelques cellules géantes et aussi

(1) Hansen et Bull, The leprous diseases of the eye, Christiania, 1875.

(2) Kaurin, Om Oienlidelser hos de Spedalske (*Tidskrift for praktisk medicin*, 1885).

des lymphocytes infectés. La lésion siège dans la pulpe autour des glomérules de Malpighi et aussi dans la capsule. Un fort grossissement permet de reconnaître de nombreux foyers moins importants. On n'a généralement pas de peine à voir dans les ganglions que les bacilles sont tous intracellulaires. Ils y subissent une dégénérescence qui tend à les faire disparaître. Dans les lésions anciennes se trouvent beaucoup de globies vides. Au centre, les bacilles ne sont plus représentés que par quelques grains de pigment; à la périphérie, il en reste encore un certain nombre disposés en couronne autour de la globie représentée par une sorte de vacuole.

Vaisseaux lymphatiques. — C'est par les vaisseaux lymphatiques qu'en grande partie la maladie se répand. Neisser est même d'avis que les vaisseaux sanguins ne jouent qu'un rôle secondaire. L'infection suit leur trajet parce que l'adventice est très riche en vaisseaux lymphatiques. C'est, en tous cas, dans les espaces lymphatiques du tissu conjonctif que les cellules s'amassent pour former les lépromes. Mais, nous le répétons, les bacilles n'y sont jamais libres. Les cellules de Virchow ou les cellules fixes du tissu conjonctif les tiennent enfermés dans leur protoplasma.

Rate. — Les lésions de la rate sont de même ordre que cel-

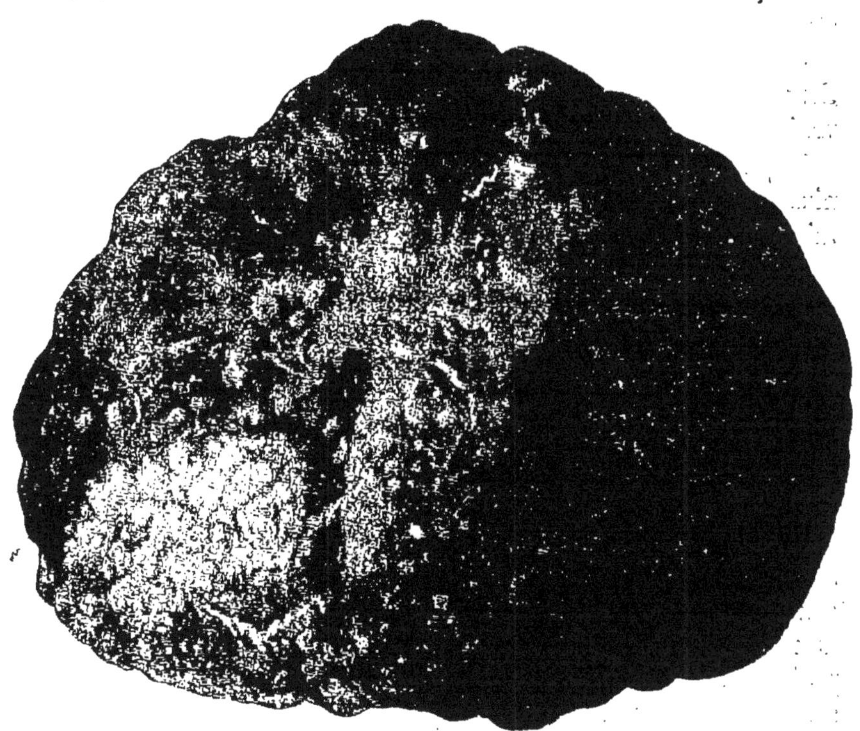

Fig. 152. — Rate lépreuse (D'après Arning).

les des ganglions. L'organe est souvent augmenté de volume,

quelquefois beaucoup, et boursouflé de petits tubercules (fig. 152 et 153). Dans le tissu splénique, de nombreux nodules sont formés par des amas de cellules de Virchow, de cellules géantes, de leucocytes et de grandes cellules de la rate parasitées. La lésion

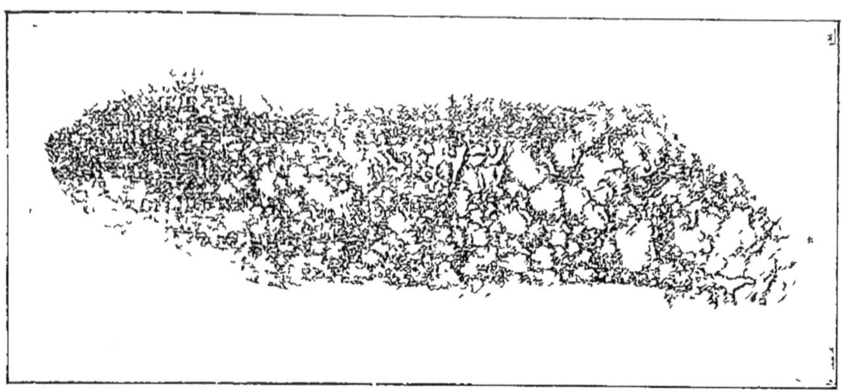

Fig. 153. — Rate de rat lépreux inoculé par voie intra-péritonéale. La similitude est complète entre la déformation pathologique de cette rate et celle qui a été observée chez l'homme à Honolulu, par Arning, et qui est reproduite dans la figure précédente.

siège dans le tissu lacunaire, autour des follicules qui petit à petit diminuent d'étendue et se déforment.

La capsule et les travées fibreuses sont épaissies et renferment aussi de nombreuses cellules lépreuses.

La sclérose de la rate fait tardivement suite à l'infection nodulaire. L'organe est réduit de volume et le tissu propre subit la dégénérescence amyloïde.

Système Sanguin. — Cœur. — Campana a décrit de petits lépromes dans les parois des vaisseaux du cœur. Mais le muscle cardiaque n'a jusqu'ici été, à ce que nous sachions, l'objet d'aucune étude spéciale.

Veines et artères. — Danielssen et Boeck avaient déjà signalé des modifications pathologiques du côté du système veineux. Parfois, ils avaient rencontré les veines représentées par des cordons durs, volumineux et roulant sous le doigt. La céphalique, la basilique et la saphène, plus accessibles, pouvaient être perçues comme des cordons résistants, de la grosseur du doigt.

L. Glück (1) a étudié avec soin les lésions veineuses dans la lèpre. Chez les lépreux tubéreux avancés, les veines sont toujours malades : c'est un phénomène courant déjà signalé par Neisser. On les sent souvent sous le doigt comme des tuyaux de plume, couvertes de renflements nodulaires en chapelet. C'est en effet, sur les

(1) Leo. Gluck, Ueber die Lepra der grosseren Hautvenen (*Lepra conf.*, Berlin, 1897, I, 3e partie, p. 81).

vaines du pli du coude, particulièrement perceptibles, que cette infiltration peut être facilement reconnue. Mais on peut aussi la trouver, quoique un peu moins marquée, sur les veines du poignet et du dos de la main. La saphène au membre inférieur présente parfois des renflements nodulaires volumineux.

A la coupe, on constate une augmentation considérable de l'épaisseur de l'adventice, qui est fortement infiltrée. Dans la tunique moyenne, les fibres musculaires ont souvent disparu, étouffées sous un amas considérable de cellules parasitées. Quant à la tunique interne, on la trouve épaissie, plissée, étranglant la lumière du vaisseau, ne laissant qu'un fin pertuis filiforme ou triangulaire. Elle est infiltrée de cellules lépreuses et atteinte de dégénérescence hyaline. L'endothélium est tombé par places et remplacé par du tissu néoformé. A ce niveau, généralement, il existe un thrombus. D'après Thin (1), Babes (2), Touton (3), Neisser (4), il y aurait des bacilles dans les cellules endothéliales.

Dans les lépromes guéris, les vaisseaux sont presque tous oblitérés, même des vaisseaux de 4 mm. de diamètre.

Les artères, moins atteintes que les veines, subissent cependant des transformations parallèles, mais à peine accusées, sauf sur la tunique interne.

Système respiratoire. — Larynx. — L'infiltration lépreuse venue du pharynx n'épargne pas les voies respiratoires. Les cellules lépreuses s'accumulent dans les plis ary-épiglottiques, pénètrent dans la muqueuse de l'épiglotte et en provoquent le soulèvement en petits noyaux nodulaires. La membrane épiglottique est altérée dans sa forme. Les cellules épithéliales subissent une déchéance plus ou moins étendue ; des ulcérations s'ouvrent qui s'étendent jusqu'au cartilage.

Si les cordes vocales sont souvent épargnées, toutes les autres régions du larynx peuvent être atteintes aussi profondément que l'épiglotte. Il s'établit des ulcérations, des suppurations, des éliminations partielles des cartilages de soutien, des cicatrices vicieuses et, en tous cas, des boursouflements de la muqueuse qui amènent une atrésie des voies respiratoires et des accidents de suffocation.

Bronches. — La trachée et les grosses bronches peuvent être aussi malades que le larynx. Danielssen et Boeck décrivent des

(1) G. Thin, On the bacillus of leprosy (*Med. chir. transact*, t. LXVI, 1883).
— Report on leprous infiltration of the epiglottis and its dependance of the bacillus lepræ (*Brit. med. journ.*, II, 1884).

(2) Babes, Observations sur la topographie des bacilles de la lèpre dans les tissus (*Arch. de physiologie*, 1883).

(3) Touton, Wo liegen die Leprabacillen ? (*Fortsch. d. Med.*, 1885).
— Zur Topographie der Bacillen in der Leprahaut (*Virch. Arch.*, t. CIV, 1886).

(4) Neisser, Histologische und bakteriologische Lepra-Untersuchungen (*Virch. Arch.* t. CIII, 1886, p. 362).

formations nodulaires sur la muqueuse et en donnent dans leur atlas, une figure remarquable.

Poumon. — On a cru pendant longtemps que le poumon, souvent frappé de tuberculose au cours de la lèpre, résistait à la multiplication du bacille de Hansen. Le fait est, nous l'avons constaté dans la maladie du rat, que le poumon jouit d'une immunité relative pendant un certain temps. Les cellules migratrices parasitées qui y sont transportées par la circulation sanguine ou lymphatique, sont éliminées vers les ganglions médiastinaux, qui, eux, sont contaminés de bonne heure. Plus tard, devant l'infection grandissante, les tissus du poumon sont envahis à leur tour.

Ils peuvent l'être primitivement, comme nous l'avons vu, quand l'infection provient de l'intestin (1).

Il est évident qu'au moment où les muqueuses sont ulcérées, les lépreux ingurgitent de nombreux bacilles qui peuvent emprunter la voie du canal thoracique pour se rendre au poumon. Mais il n'est généralement pas besoin d'un pareil concours de circonstances pour que le poumon soit atteint. Il l'est à l'égal des autres organes quand il y a saturation des organes de défense, des ganglions et des vaisseaux lymphatiques.

Bonome (2) a décrit des lésions de bronchopneumonie lépreuse.

Il se développe des foyers comparables à ceux de la broncho-pneumonie tuberculeuse ; mais le microscope permet d'y reconnaître la présence si caractéristique des globies lépreuses, des bacilles en paquets de cigares.

Il faut attacher moins de valeur à l'inoculation au cobaye, car, au milieu de ces lésions à bacilles de Hansen, il peut s'être glissé des bacilles tuberculeux.

Ces foyers de broncho-pneumonie siègent tantôt dans des tissus alvéolaires encore perméables, tantôt au milieu d'une zone indurée. Les renflements nodulaires varient du volume d'un pois à celui d'une noisette. On en rencontre de plus petits dans les fines bronchioles. Contrairement aux tubercules à bacilles de Koch, ceux-ci ne manifestent aucune tendance à la caséification.

Système digestif. — Tube digestif — Nous avons vu que les premières voies du tube digestif étaient, dans certains cas, le siège d'une infiltration considérable. Il semblerait que le reste des voies digestives, au moins si l'on s'en rapporte à l'opinion de quelques auteurs, Arning (3), Hansen et Looft (4), fût épargné

(1) Voir Marchoux et Sorel, La Lèpre du rat (*Ann. de l'Institut Pasteur*, 1912).
(2) A. Bonome, Ueber die Lungenlepra (*Virch. Arch.*, t., CXI, p. 114).
(3) Arning, Zur Frage der viscerösen Lepra (*Verhandl. der Deutsch. dermatol. Gesellschaft IV congress*, 1894).
(4) Hansen et Looft, *Bibliot. méd.*, D II.

par l'infection lépreuse. Non pas qu'on ne trouve sur l'intestin des lésions, mais ils en attribuent l'origine, soit à la tuberculose, soit à quelque autre affection.

Telle n'est point l'opinion de Danielssen et Boeck, de Schwimmer (1), de Reisner (2) et de Babes (3) et c'est bien celle-ci qui est la plus conforme à la réalité. La présence de bacilles de Koch dans les lésions intestinales n'est pas de nature à faire porter le diagnostic exclusif de tuberculose. La sensibilité du cobaye per-

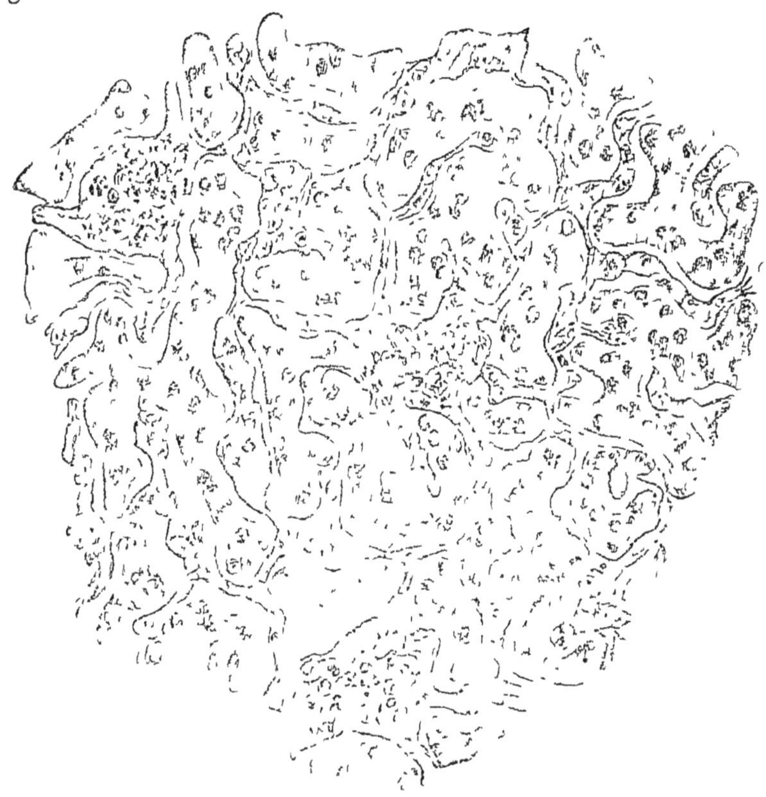

Fig. 154. — Coupe de foie lepreux (SCHÆFFER).

met d'en révéler des quantités infinitésimales, alors que, pour le bacille de Hansen, nous ne possédons pas de réactif. Mais la disposition des germes et surtout leur abondance ont permis, dans plus d'un cas, de porter hardiment le diagnostic de lésion lépreuse. Si, effectivement, le tube digestif est longtemps épargné parce qu'il est admirablement défendu par l'épiploon et la chaîne ganglionnaire mésentérique, il arrive un moment où la capacité de

(1) SCHWIMMER, Ueber das Vorkommen der Lepra in Ungarn (*Pester med. chir. Presse*, 1880).
(2) REISNER, *Monatshefte fur praktische Dermat.*, 1896, n° 5.
(3) BABES, *Lepra*, coll. NOTHNAGEL.

ces organes à retenir les germes est débordée. Les cellules migratrices en franchissent les barrières et vont porter l'infection dans les tuniques intestinales. Or nous savons à quel point, dans certains cas, le système lymphatique abdominal peut être infecté, puisqu'on a décrit un véritable carreau lépreux. Il ne faut donc pas s'étonner qu'on ait trouvé des lésions lépreuses de l'intestin.

Les glandes annexes sont toujours fortement touchées.

Foie. — Le foie est particulièrement atteint. Les cellules lépreuses s'accumulent dans le tissu conjonctif des espaces portes

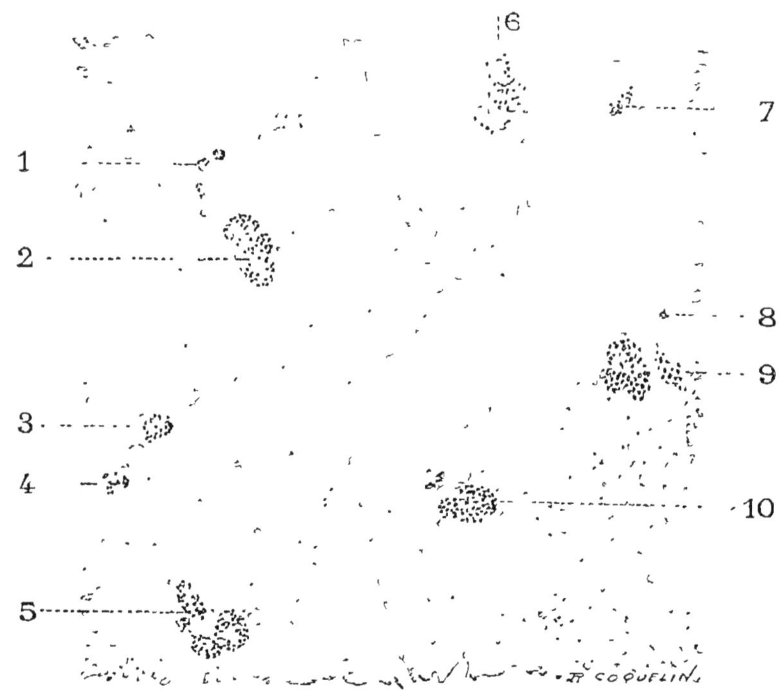

Fig. 155. — Coupe de foie de rat lépreux : 1, 2, 6, 7, 8, 9, amas de cellules lépreuses (macrophages) dans les espaces portes; 3, 4, 5, 10, amas de cellules migratrices infectées (cellules de Kupffer) au voisinage des veines sushépatiques. Cette coupe est tout à fait comparable à la précédente.

et arrivent à former des nodules parfois assez volumineux pour étouffer plusieurs lobules.

Les cellules de Kupffer, ardents macrophages, sont aussi rapidement le siège d'une abondante multiplication bacillaire. Il se développe ainsi dans les capillaires sanguins, en dehors même des espaces interlobulaires, des amas cellulaires, cellules de Kupffer parasitées et juxtaposées, qui finissent par constituer de petits nodules lépreux. Finalement, l'organe est parsemé de noyaux qui étouffent le tissu noble. C'est une cirrhose hypertrophique infectieuse (fig. 154 et 155).

Comme la cellule nerveuse, la cellule hépatique peut être contaminée. C'est là du moins l'opinion de certains auteurs parmi lesquels celui dont nous avons publié (fig. 152) le dessin bien schématique. En réalité, il est bien difficile de se prononcer avec certitude. Lorsque les cellules sont déformées par le parasitisme, on ne peut guère décider si l'on se trouve en présence d'une cellule du foie ou bien d'une cellule conjonctive qui a pris la place d'une cellule hépatique détruite par compression.

La dégénérescence amyloïde de l'organe, déjà signalée par Hansen, a été décrite par Babes en 1883 (1), et par un grand nombre d'autres auteurs qui ont étudié avec soin les lésions hépatiques de la lèpre et parmi lesquels il faut citer Cornil (2), Neisser et Rickli (3).

Pancréas. — Les lésions du pancréas ont été moins étudiées que celles du foie, mais cette glande n'échappe pas à l'infection lépreuse. Babes y a trouvé de nombreuses cellules lépreuses. Cependant, il semble qu'elle soit en général peu sérieusement atteinte.

Glandes à sécrétion interne. — Babes, qui a fait porter ses recherches sur l'hypophyse, la glande thyroïde et les capsules surrénales, a trouvé dans chacun de ces organes des traces de l'infection lépreuse.

Système génito-urinaire. — **Rein.** — Le rein est un organe qui, en général, est assez épargné ; néanmoins, on y trouve dans le parenchyme des amas microbiens, contenus dans des cellules conjonctives. Hedenius (4), Babes, Nonne (5), Beaven Rake (6) signalent des infections de ce genre, en particulier dans les glomérules. En tous cas, les germes n'y sont jamais très nombreux, ce qui explique que certains histologiques n'en aient pas rencontré.

La dégénérescence amyloïde du rein est, au contraire, assez commune dans les formes trophoneurotiques. La vie des lépreux est assez fréquemment abrégée par une néphrite chronique, à la suite de laquelle l'autopsie révèle les lésions du gros rein blanc.

Vessie, prostate. — Babes a trouvé des petits nodules dans la vessie et dans la prostate.

Testicule. — Le testicule est un siège de prédilection pour les bacilles. Chez l'homme, comme chez le rat, quand la lèpre dé-

(1) Babes, Observations sur la topographie des bacilles de la lèpre dans les tissus (*Arch de physiologie*, 1883, 5, p. 41).

(2) Cornil et Suchard, Note sur le siege des parasites de la lèpre (*Ann. de derm.*, 1881). Cornil, 2e note sur le siège des parasites de la lepre (*Union médicale*, 1881).

(3) Aug. Rickli, Beitrage zur pathologischen Anatomie der Lepra (*Virch. Arch.* t. CXXIX, p. 110).

(4) Hedenius (L.), *Med. chir Rundschau*, 1885, p. 628.

(5) Nonne, Klinische und anatomische Untersuchung eines Falles von generalisirter tuberoser Lepra, mit besonderer Berucksichtigung des Nervensystems (*Jahrbucher der Hamburger Saatskrankenanstalten* 1894 t. III).

(6) Beaven Rake, Report on leprosy and the Trinidad lepra asylum for the year 1892, Trinidad, 1893.

bute dans l'enfance, la glande génitale est atrophiée, les canaux séminaux ont disparu et le testicule est remplacé par une masse conjonctive sans organisation propre. Cette transformation du testicule et l'atrophie de la glande interstitielle interviennent sans doute pour une large part dans les phénomènes d'infantilisme, qu'on observe chez les sujets atteints dans le jeune âge.

Même quand la maladie débute chez l'adulte, la glande génitale est rapidement envahie. Sous l'albuginée, on trouve une masse de cellules tellement remplies de bacilles qu'on n'en perçoit que des amas compacts (1). Les canaux séminaux comprimés par le développement de l'infiltration dans le tissu conjonctif péricanaliculaire, présentent à la coupe une section semi-lunaire ou ovalaire très aplatie ? Plus tard ce tissu conjonctif se sclérose; il n'y reste plus que quelques amas de cellules lépreuses, mais les lésions canaliculaires persistent. L'épithélium est détruit, desquamé; parfois les cellules épithéliales renferment des amas bacillaires. En tous cas, dans la lumière du canal, on trouve de nombreuses cellules, en plus ou moins bon état, renfermant des masses de bacilles (2). Il s'y rencontre aussi une grande quantité de pigment (Neisser, Hansen) (3). Souvent la spermatogénèse est abolie, parfois elle est conservée.

Ces lésions des testicules contrastent avec l'intégrité généralement assez grande de l'épididyme, où on trouve parfois quelques nodules, et du canal spermatique.

Glande mammaire. — Outre des nodules du mamelon que souvent on rencontre chez des lépreuses avec tubercules, il existe une véritable infiltration de la glande, siégeant autour des canaux galactophores et pénétrant même jusque dans l'intérieur de ces canaux. Babes dit avoir rencontré des bacilles à l'intérieur de cellules épithéliales. En tous cas, on trouve des bacilles dans le lait (Babes, Sugaï) (4).

Ovaire — L'ovaire est moins atteint que le testicule; cependant l'infiltration lépreuse peut y être assez intense. Elle se continue par une sclérose de l'organe qui s'hypertrophie et devient raboteux. Babes a trouvé des bacilles dans les canaux de Pflüger et dans les follicules de Graaf. En tous cas, les fonctions de l'ovaire ne sont jamais abolies.

(1) JEANSELME et MARCEL SÉE, Lèpre *in* Pratique dermatologique, Paris, Masson, 1902.
(2) DOUTRELEPONT et WOLTERS, Beitrag zur visceralen Lepra (*Arch. fur Derm. und Syph.*, 1896).
NEISSER, *loc. cit.*, p 427.
WYNNE, On the distribution of the Leprosy bacillus (*Lancet*, 4 janv. 1890).
RICKLI, *loc. cit* ,p. 430.
HANSEN et LOOFT, *loc cit.*, p 428
SUGAI, Ueber die viscerale Lepra (*Cent. fur Bakt* , Orig., t LXVII, 11 déc. 1892).
(3) HANSEN, Ueber leprose Testikel *Festschrift fur* DANIELSSEN, 1893.
(4) T. SUGAI, Die Leprabacillen in der Milch von Leprakranken (*Cent. f. Bak.*, orig., t. LVII, 11 déc. 1912).

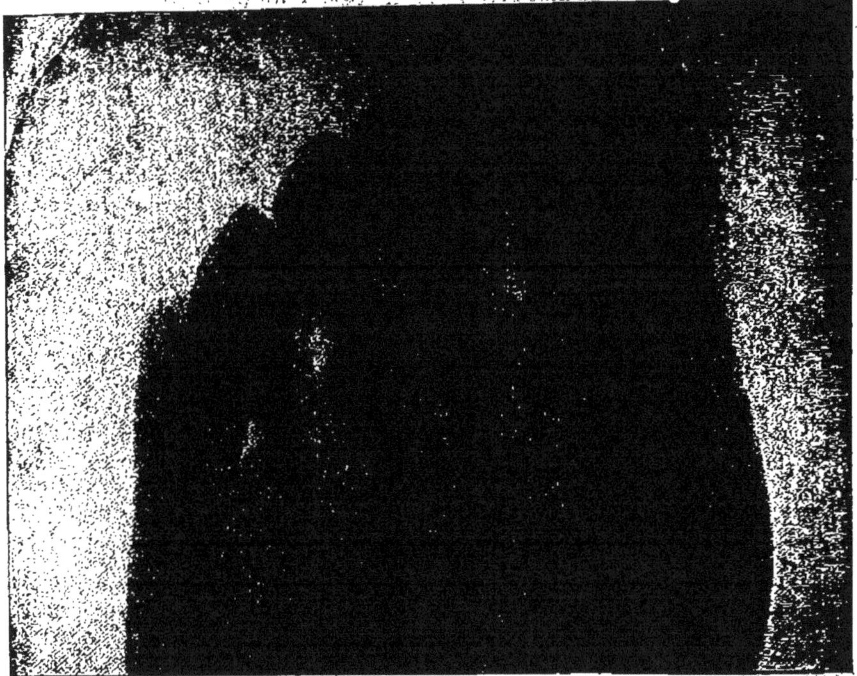

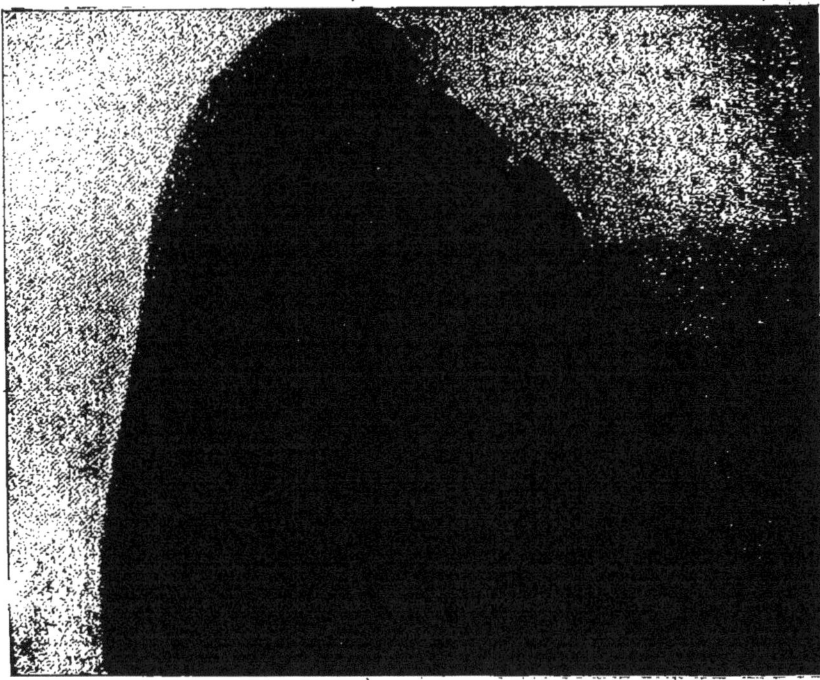

Fig. 156. — Lésions osseuses constatées par la radiographie, d'après Colombier. Les orteils malades sont le 1er, le 2e et le 5e à gauche, le 2e et le 5e à droite. Les phalangettes, au lieu d'être, comme à l'état normal, terminées en bouton, sont nettement coupées en biseau.

On trouve aussi des bacilles, dans les trompes, dans l'utérus et dans le vagin. Le mucus vaginal en contient souvent.

Sugaï a trouvé des bacilles de Hansen dans les divers feuillets du placenta (1).

Système osseux. — La moelle prend une couleur plus ou moins grisâtre ; elle renferme de nombreuses cellules remplies de bacilles et le tissu graisseux a presque entièrement disparu.

Quand l os est mis à nu, par les processus d'ulcération superficielle, il se produit au voisinage du périoste des phénomènes inflammatoires, avec formation d'ostéophytes. Mais dans tous les cas, le périoste ne présente aucune modification macroscopique. La zone corticale de l'os est atteinte de lésions d'ostéoporose. La zone spongieuse contient des petits nodules de volume variant depuis la taille d'une graine de moutarde jusqu'à celle d'un pois (1). Ces néoformations augmentent de nombre à mesure qu'on approche de la région médullaire.

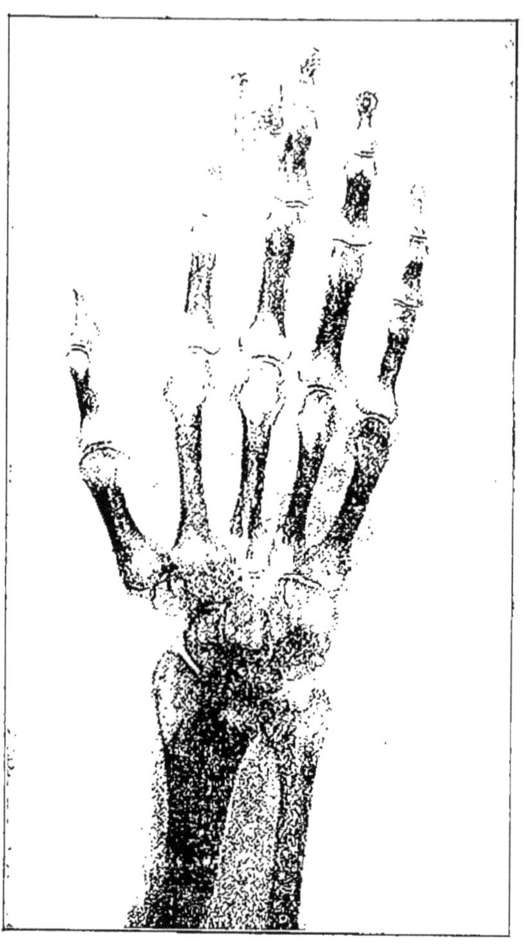

Fig. 157. — Radiographie d'une main droite publiée par NONNE dans *Lepra* et montrant jusqu'à quel point le squelette peut être modifié à la suite d'une forte contusion. Ici il y a résorption des éléments minéraux de l'os. Dans la fig. 156, c'est une atrophie générale qu'on constate, une résorption des éléments de soutènement contemporaine de la disparition des sels minéraux.

Au microscope, on constate que les premiers phénomènes d'infection se marquent par l'apparition dans la moelle d'éléments lymphoïdes parasités. Ces cellules, en se rompant, produisent autour d'elles un appel de cellules épithélioïdes. Celles-ci se trans-

(1) SUGAI, Ueber histologische Befunde in der Placenta Tuberkulose und Leprakranker (*Cent. f Bakt.*, orig. t. LXII, 11 déc. 1912).

(2) J. SAWTCHENKO, Ueber Osteomyelitis leprosa (*Cent. f. Bakt.*, 1889, t. V, p. 604).

forment fréquemment en cellules géantes. Un nodule est constitué et à son voisinage se produisent dans le tissu osseux des réactions inflammatoires avec résorption. Les canaux de Havers s'élargissent; les cellules lépreuses y pénètrent et y forment de nouveaux nodules. La résorption osseuse est sous la dépendance des ostéoclastes et des cellules lépreuses (fig. 156). Sawtchenko a vu des bacilles dans les cellules osseuses; mais on peut se demander si ce n'est pas à la suite d'un artifice de préparation.

Le périoste est envahi par l'infiltration cellulaire et l'os manifeste à ce niveau les mêmes réactions que du côté médullaire.

Coup d'œil d'ensemble. — Par l'exposé que nous venons de faire des lésions anatomo-pathologiques de la lèpre, le lecteur a pu se rendre compte que peu ou prou tous les tissus de l'organisme sont atteints. Partout où s'étend le tissu conjonctif, pénètrent aussi les cellules migratrices chargées de bacilles qui peuvent, par contact ou érosion, contaminer des cellules nobles. Les divergences qui se manifestent dans les descriptions des lésions faites par les divers histologistes tiennent à ce que chacun d'eux n'a examiné qu'un petit nombre de cas. Tous ces malades étaient à divers stades de la lèpre. Les uns présentaient en certains points des troubles récents, alors que chez d'autres on n'en trouvait pas encore de trace ou on rencontrait seulement la marque laissée par d'anciennes lésions. Chacun a enregistré ce qu'il a vu.

Si l'on veut se reporter à ce que nous avons dit pour la maladie du rat, on verra que, loin de se contredire, ces diverses descriptions se complètent. Lorsqu'on voit évoluer chez l'animal la lèpre à tous ses stades, il devient évident qu'elle doit être regardée comme une affection spécifique des macrophages et par suite du tissu conjonctif.

Au total, l'anatomie pathologique de la lèpre est celle d'une tuberculose causée par un bacille non toxique pour la cellule qui le renferme.

DIAGNOSTIC BACTÉRIOSCOPIQUE

Très facile dans certains cas, le diagnostic de la lèpre est parfois impossible à porter. Aussi autrefois confondait-on avec elle plusieurs affections, entre autres le lupus et quelques manifestations de la syphilis. La découverte de Hansen a singulièrement facilité la clinique. Il suffit en effet de rencontrer le bacille spécifique dans les tissus pour se prononcer avec sécurité.

Nous savons combien sont abondants les germes dans certaines lésions de la lèpre tubéreuse. Aussi est-ce dans cette forme de la maladie que le bactériologiste rencontrera le moins de difficulté.

Une simple ponction avec une aiguille dans un léprome ou à son voisinage suffit souvent.

Une gouttelette de sang étalée sur lame soit avec une baguette, soit avec la tranche d'une autre lame permet de trouver des cellules lépreuses et des globies bacillaires. La piqûre ne donne pas immédiatement lieu à la sortie du sang. Il faut presser le tubercule, le traire légèrement. Au bout d'un certain temps le sang se montre et continue à couler à chaque pression. On peut toujours, avec une seule piqûre, étaler trois ou quatre préparations. Il n'en est pas besoin de davantage.

Après dessication du sang qui doit former une couche très mince, comme pour la recherche de l'hématozoaire du paludisme, on ré-

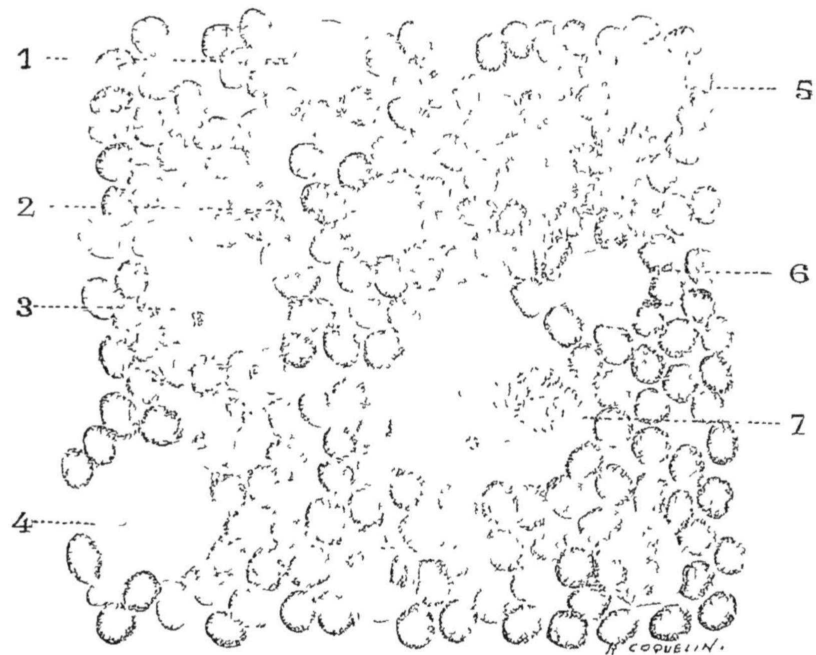

Fig. 158. — Cellules lépreuses. — Frottis de sang retiré d'un nodule lépreux : 1, 2. 5, 6, mononucléaires à protoplasma vacuolaire et noyau peu colorable, transformation due, soit à l'impression de bacilles digérés, soit à une influence de voisinage avec une cellule infectée ; en 4, la transformation vers la cellule lépreuse est plus accentuée ; en 3, cellule lépreuse à noyau dissocié avec une globie ; en 7, cellule lépreuse type, avec globies dans le protoplasma et même le noyau.

pand sur la lame quelques gouttes d'alcool absolu. On fait écouler l'excès et on allume à une flamme ce qui reste. L'alcool brûle ; le sang est fixé. On dépose sur la couche hématique un peu de fuchsine en solution dans de l'eau phéniquée à 2 o/o ; un titre supérieur altérerait les globules. La lame est maintenue au-dessus de la flamme d'une veilleuse jusqu'à production de vapeur, puis lavée à l'eau et colorée pendant une minute dans une solution aqueuse de bleu de méthylène à 3 o/o. Les globules sont teints en rouge, les noyaux des globules blancs en bleu. Dans la région où s'accumulent les leucocytes, c'est-à-dire aux bords de la préparation, on en trouvera toujours quelques-uns qui auront pris tous les caractères de la cellule lépreuse et qui contiendront des globies bacillaires.

On obtiendra encore un résultat plus rapide, en plongeant dans le léprome une pointe de tube effilé. La pointe capillaire agit comme un emporte-pièce et permet de retirer un certain nombre de cellules qui, étalées sur lame et colorées suivant la méthode ci-dessus décrite, permettra de faire rapidement un diagnostic. Parmi elles, il s'en trouve toujours au moins quelques-unes qui renferment des germes.

Enfin, l'insensibilité de la peau du malade permet, sans provoquer aucune douleur, d'extraire par biopsie un fragment de léprome. Avec une pince à griffes un peu forte, on fixe la peau et, au-dessous du pli, on fait passer la lame d'un bistouri bien affuté. Le fragment excisé est partagé en deux. Un morceau est fixé, l'autre sert à faire des frottis sur lame.

Fraser et Fletcher conseillent d'enfiler la peau au-dessus du léprome. En tirant sur le fil, on incise un des côtés du nodule, laissant adhérente, par un bon lambeau, la couche superficielle qu'on soulève comme un volet. En dessous, on détache une mince tranche de tissus, puis on rabat le volet et on le fixe par un point de suture. Cette méthode, applicable chez les malades qui ne sont pas pusillanimes, présente certains avantages. La portion de tissu extraite est plus riche en cellules lépreuses. D'autre part, l'opération saigne peu et ne laisse pas de cicatrice. Cette dernière considération n'est pas sans valeur. Il est assez curieux de voir combien craignent d'être défigurés et se refusent à tout examen, quelques-uns de ces malades auxquels la maladie ne laisse plus figure humaine.

Mucus nasal. — En dehors de ces recherches pratiquées sur la peau, plusieurs autres procédés de diagnostic peuvent être employés et, en cas de doute, ne doivent jamais être négligés.

Le mucus nasal renferme, nous l'avons dit, très fréquemment de nombreux bacilles spécifiques. Jeanselme et Laurens, Sticker ont insisté sur le soin que le bactériologiste doit apporter à l'examiner (voir page 475).

Leredde et Pautrier (1) ont conseillé, dans les cas où un premier examen se montre négatif, d'utiliser la réaction de la muqueuse pituitaire à l'iodure de potassium. En administrant pendant quelques jours 2 à 4 grammes de ce remède, on provoque

(1) Leredde et Pautrier, Le diagnostic de la lepre et du lupus tuberculeux du nez par l'examen bactériologique du mucus nasal apres ingestion d'iodure de potassium (*Revue pratique des mal. cut.*, 1903).

un écoulement nasal. Dans le liquide recueilli sur lame et coloré, on trouve généralement des bacilles de Hansen; ces germes permettent de se prononcer sur la nature de certains cas de lèpre qui laissent place au doute.

Le procédé de Leredde et Pautrier qui donne, en effet, de bons résultats dans certains cas, s'est montré impuissant à fournir un éclaircissement dans d'autres cas où le diagnostic de lèpre a été confirmé dans la suite. D'autre part, l'administration d'une si forte dose d'iodure de potassium n'est pas sans danger chez certains lépreux qui réagissent très vivement avec des doses beau-

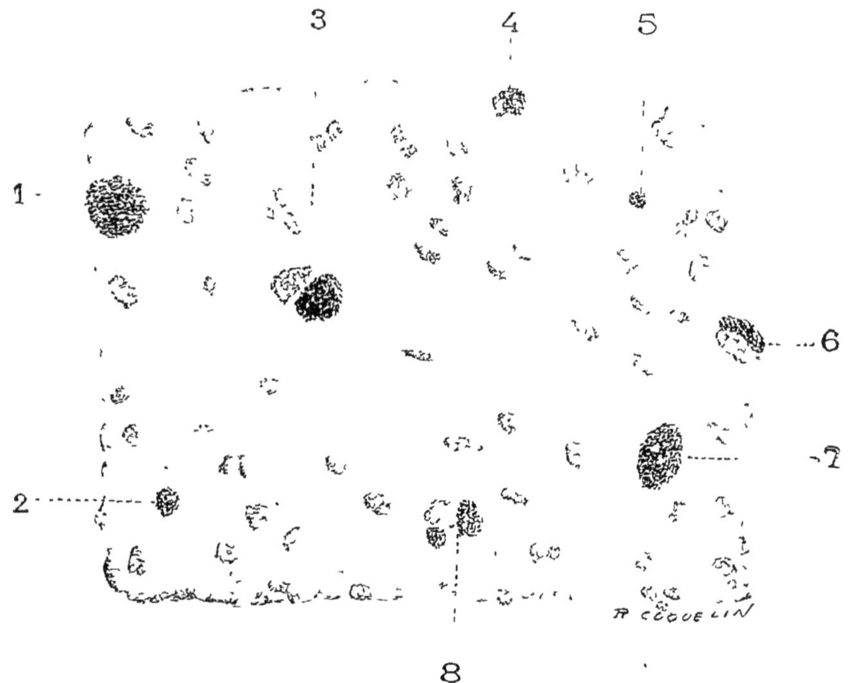

Fig. 159 — Frottis de mucus nasal du lépreux. Au milieu de filaments de fibrine et de cellules conservées ou détruites et généralement en ce cas représentées par leur noyau on remarque des masses vivement colorées en rouge vermillon par la fuchsine. Ces masses sont formées de bacilles agglomérés en globies. En 1, 2, 5, 7, globies isolées: en 3, 4, 6, 8 globies intracellulaires le contour de la cellule est détruit, mais le voisinage du noyau indique la situation des éléments parasitaires.

coup moindres. Un gramme par jour suffit en certains cas à provoquer une élévation de température de 40° et plus avec une réaction locale assez intense pour amener l'apparition de taches et de nodules sur une peau intacte et même pour faire suppurer beaucoup de ces lépromes.

Si donc ce procédé de diagnostic est recommandable, il ne faut l'employer qu'après avoir tâté la sensibilité du malade. Le mucus nasal est recueilli en passant dans le nez un tampon de coton qu'il faut toujours frotter un peu énergiquement sur la muqueuse de la cloison. L'insensibilité de la région favorise d'ailleurs souvent cette manœuvre. Le tampon de coton est ensuite essuyé sur une lame, mais de façon à concentrer le matériel sur une surface assez petite pour être examinée en entier. On colore par le procédé ordinaire à la fuchsine et au bleu (fig. 159).

Souvent les lépreux présentent de la rhinite chronique. Ils émettent une grande quantité de mucosités plus ou moins sanguinolentes au milieu desquelles il est facile, avec une pince, de prélever un petit fragment qui est écrasé et étendu sur lame.

D'autres fois, ces mucosités sont émises avec difficulté, la muqueuse insensible ne réagissant pas à leur présence. Elles se sèchent dans la narine et forment des croûtes qu'on doit extraire par des lavages. Dans ces croûtes délayées avec un peu d'eau physiologique, on trouvera généralement des bacilles spécifiques.

Crachats. — Dans certains cas de laryngite qui peuvent en imposer pour de la laryngite tuberculeuse, il y a intérêt à examiner les crachats. S'il s'agit de lésions lépreuses, on n'aura pas de peine à en reconnaître la nature. Les bacilles spécifiques y seront très nombreux et surtout disposés en globies. Mais, comme l'association tuberculeuse est fréquente et qu'elle aggrave considérablement le pronostic, l'inoculation au cobaye s'imposera, comme contrôle complémentaire.

Urines. — De Beurmann et Gougerot (1) ont observé de la bacillurie chez un malade qui avait de fréquentes hématuries.

Lagane (2) a signalé la présence de bacilles spécifiques dans l'urine de malades en état de fièvre ou soumis à une médication active (salvarsan). Quelques-uns de ces malades ne portaient que des lésions peu importantes. L'examen des urines dans certaines conditions peut donc présenter un intérêt.

Les bacilles sont séparés par centrifugation et recherchés par les méthodes ordinaires. La disposition en globie doit être manifeste pour permettre avec sécurité de porter le diagnostic de lèpre.

Fèces. — En 1884, dans son rapport aux autorités sanitaires des îles Hawaï, Arning (3) signalait dans les selles de quelques lépreux la présence de bacilles de Hansen. A la 2e conférence de la lèpre, C. Boeck (4) a fait ressortir que les germes pouvaient être parfois extraordinairement abondants dans les matières fécales. Une lépreuse tuberculeuse qui était dans son service, émettait

(1) De Beurmann et Gougerot, Bacillurie et bacillémie hanséuienne. Le rein lépreux (*Lepra*, t. XIV, 1913, p. 73).

(2) Lagane, Bacillurie lépreuse (*Soc. Biol.*, 1913, p. 16). — Bacillurie provoquée dans la lèpre (*Soc. path. exot.*, 1912, p. 784).

(3) Arning, *Report to the president of the board of health*, 1884.

(4) C. Boeck, 2e *conf. de la lèpre*, Bergen 1909, t. III, p. 75.

chaque jour par cette voie une quantité colossale de germes qui se trouvaient non seulement à la surface, mais au milieu même des matières. Cette disposition indique assez nettement que ces bacilles ne provenaient pas uniquement de lésions intestinales.

Nous savons combien s'en échappent des lépromes ulcérés siégeant dans les premières voies digestives. Or, la majeure partie de ces acido-résistants traversent sans altération l'estomac et l'intestin. La présence de bacilles spécifiques dans les matières fécales n'est donc ni surprenante, ni exceptionnelle et il serait erroné de toujours considérer leur présence comme un signe de lèpre intestinale.

Un des moyens les plus commodes de rechercher les bacilles dans les fèces consiste à en dissoudre un fragment dans une solution d'antiformine et à examiner ensuite le culot de centrifugation. Ce procédé, indiqué par Uhlenhuth et Steffenhagen (1) pour l'examen des crachats convient surtout bien dans ce cas particulier.

A une petite quantité de matières, on ajoute un poids égal d'une solution d'antiformine (mélange breveté d'eau de javelle et de potasse à 10 ou 20 o/o). On délaye très intimement et on laisse en contact jusqu'à dissolution. Par centrifugation, on sépare un culot qui est lavé deux fois à la centrifuge. Ce qui reste est étalé sur lames. La plupart des matières organiques et des bactéries ont été dissoutes. Les bacilles acido-résistants, préservés par leur coque cireuse, ont résisté à l'action de l'antiformine et restent enfermés dans leur globie spécifique.

On procède de même, soit avec des crachats, soit avec du mucus nasal, soit encore avec de la pulpe obtenue par broyage d'un léprôme. Uhlenhuth et Steffenhagen ont recommandé cette méthode pour isoler les bacilles de Hansen, en grande quantité, et préparer une sorte de léprine analogue à la tuberculine.

Ganglions. — Nous avons dit que, dans la lèpre du rat, l'infection débutait toujours par un ganglion : il en est vraisemblablement de même pour la lèpre humaine. Lebœuf, Sorel, Lebœuf-Javelly et Couvy ont montré qu'on trouvait des bacilles dans les ganglions des lépreux et qu'ils s'y rencontraient à une époque où leur recherche dans la peau ne devait donner aucun résultat.

Il nous paraît donc logique, en présence d'un cas douteux ou suspect, de faire la ponction d'un ganglion accessible, cervical, inguinal ou épitrochléen.

Après avoir immobilisé le ganglion entre les doigts de la main

(1) Uhlenhuth et K. Steffenhagen. Ueber die Vervendung des Antiformins als Anreicherungsmittel beim bakterioskopischen Nachweiss von Leprabacillen (*Lepra*, t. IX, 1909).

gauche, on y plonge une aiguille de seringue pas trop fine. On a avantage à se servir d'une aiguille en iridioplatine qu'un flambage stérilise et dessèche. On malaxe légèrement le ganglion pour faire monter la pulpe dans le conduit capillaire, puis on retire l'aiguille. Avec une seringue sèche, on souffle sur une lame le contenu de l'aiguille, qu'on étale et qu'on colore.

Sang. — Nous avons déjà plus haut exposé les raisons qui sont à la base de la bacillémie. Les bacilles sont parasites des globules blancs mononucléaires. Il en résulte qu'ils sont apportés dans la circulation par la cellule hôte chaque fois que celle-ci se mobilise. Cette éventualité se produit dans toutes les pyrexies. Aussi Gougerot (1) insiste-t-il avec raison sur la présence constante des bacilles de Hansen dans le sang circulant, quand le malade présente de la fièvre. C'est une observation que nous avons eu l'occasion de faire aussi (2).

La recherche du bacille dans le sang peut se faire de plusieurs façons, par exemple en laquant le sang avec de l'eau distillée qui dissout les globules et met l'hémoglobine en liberté. Après centrifugation, on trouve dans le culot des paquets bacillaires.

Gougerot retire à la veine du pli du coude 10 cc. de sang. Il en inocule 5 à un cobaye pour s'assurer qu'il n'a pas affaire au bacille de la tuberculose. Les 5 autres sont additionnés de 150 cc. d'alcool au tiers de Ranvier et centrifugés. Les culots étalés sur lames et colorés suivant la méthode habituelle. Les bacilles se trouvent disséminés dans le champ et parfois en extraordinaire abondance.

Un autre procédé, indiqué par Jousset (3), repose sur un principe analogue : c'est la méthode dite inoscopique. Après avoir laissé se coaguler les 5 à 10 cc. de sang recueillis, on retire le sérum et on le remplace par une solution de trypsine à 0 gr.50 0/0 stérilisée par filtration au travers d'une bougie de porcelaine. Le tube est placé à l'étuve. Au bout de 24 heures, le caillot est digéré. Le liquide est placé à la centrifuge et le culot examiné.

Souvent il suffit de retirer quelques gouttes de sang qu'on prend dans une veine superficielle pour éviter de ramener des germes localisés dans le derme. Ce sang, étalé sur lame suivant la méthode usuelle, fixé à l'alcool flambant et coloré par la fuchsine et le bleu, donne des préparations dans lesquelles on trouve, à la périphérie, des cellules lépreuses et des bacilles.

Causes d'erreur. — Lorsqu'on trouve des globies parfaitement

(1) GOUGEROT, Marche de l'infection lépreuse (*Lepra*, t. VII, p. 52).

(2) E. MARCHOUX, Les migrations du bacille de la lepre (*IIe Conf de la lèpre*, Bergen, 1909).

(3) JOUSSET, Nouvelle méthode pour isoler le bacille tuberculeux des tumeurs de l'organisme (*Sem. méd.*, 21 janvier 1903).

nettes, c'est-à-dire de ces amas bacillaires enfermés dans une substance glutineuse, le diagnostic s'impose à première vue. *La globie est caractéristique de la lèpre.*

Lorsque les bacilles sont isolés, chacun il est vrai entouré de cette glée qui lui constitue une capsule incolorable, l'hésitation est permise. Cependant, si les bacilles sont très nombreux on pourra hardiment porter le diagnostic de lèpre, même si l'inoculation au cobaye est positive.

Une cause d'erreur qui doit toujours être écartée dès le début des opérations est celle qui résulte de la confusion possible avec un autre acido-résistant. Le bacille de la tuberculose est toujours moins abondant dans les préparations que celui de la lèpre, sauf pourtant dans certaines lésions *osseuses* de l'oreille où nous avons vu parfois des quantités innombrables de bacilles de Koch.

Les acido-résistants non pathogènes ne se rencontrent en général qu'à l'état d'unités dans les divers matériaux de recherches.

Cependant, dans le mucus nasal et les crachats, on peut voir en grandes quantités, disposés en amas, des germes que nous avons étudiés avec Halphen (1) sous le nom de *Mycobacterium putricolens*. On les éliminera facilement, en lavant la préparation à l'alcool absolu avant de la colorer. Ces germes, après action de l'alcool, perdent la faculté acido-résistante.

Le bacille de Karlinski, si abondant dans le mucus nasal de certaines personnes, peut aussi, à des observateurs non prévenus, en imposer pour la bacille de Hansen. Il est plus gros, plus trapu, et, semble-t-il, ne doit guère entraîner de confusion.

Le bacille du smegma, qui est un acido-résistant, peut être entraîné avec l'urine et se rencontrer dans le culot de centrifugation. Aussi ne faut-il se prononcer sur la présence du bacille de la lèpre dans les urines ou le mucus vaginal que lorsqu'on a trouvé des globies spécifiques.

HÉMATOLOGIE

Les variations du nombre et de la qualité des leucocytes dans la circulation, la présence des cellules blanches dans certaines humeurs fournissent au clinicien des éléments de diagnostic fort utiles dans quelques maladies. Corroboré par d'autres, une constante cytologique dans les humeurs ne serait pas un symptôme négligeable. Malheureusement, la variation leucocytaire constitue une réaction d'une trop grande sensibilité. Lassablière et Ch. Ri-

(1) Marchoux et Halphen, Bacille acido-résistant trouvé dans diverses mucosités d'origine humaine (*C. R. Soc. de Biol.*, 27 juillet 1912).

chet (1) ont montré dernièrement qu'elle obéissait à des impulsions variées et très faibles.

Il ne faut pas demander à la formule hématologique, dans l'état actuel de la science, des indications trop précises et trop étendues. Elle ne s'impose pas comme une méthode de diagnostic applicable à toutes les maladies.

Nombre d'auteurs ont étudié à ce point de vue le sang des lépreux, mais leurs recherches sont loin d'être concordantes. Voici ce qu'écrivait, en 1909, Bourret (2):

« Alors que les uns signalent une éosinophilie, soit constante, soit très fréquente (Gaucher et Bensaude, Gastou, Leredde, Jolly, Bettmann, Migliorini, Sicard et Guillain, Moses, Bourret), d'autres limitent cette modification à la lèpre tubéreuse (Sabrazès et Mathis, Moreira), ou la déclarent beaucoup plus marquée dans cette forme (Mitsuda), d'autres encore la nient tout à fait (Cabral de Lima) ou insistent sur son caractère inconstant (Jeanselme, A. et M. Léger). Relativement à la proportion des éléments mononucléés (lymphocytes et grands mononucléaires), les divergences sont également très marquées. Cabral de Lima et Migliorini ont noté une augmentation constante ou presque de l'ensemble de ces éléments; Winiarsky, Jeanselme, Dominici, Moreira, A. et M. Léger, celle des grands mononucléaires; Bourret, celle des lymphocytes seuls; Moses l'abaissement du nombre des grands lymphocytes. »

Cette courte revue suffit à montrer que les résultats obtenus ne comportaient guère l'interprétation que les auteurs en avaient donnée. Bourret s'est assuré, par l'examen prolongé d'un malade, que la formule leucocytaire variait à chaque prise de sang et que, par conséquent, il ne fallait dans la lèpre lui reconnaître aucune valeur. Telle est d'ailleurs, quoique avec moins de netteté, l'opinion de Lagane et Colombier (3), qui plus récemment se sont occupés de la même question.

L'examen du liquide céphalo-rachidien, même en cas de méningite lépreuse (4), n'est pas plus indicateur. Jeanselme (5), Emile Weil et Tanon (6), Bourret (7), après centrifugation, n'y ont trouvé ni cellules, ni bacilles.

(1) P. Lassablière et Ch. Richet, De la leucocytose provoquée par les injections péritonéales (*C. R. Soc. de Biol.*, 23 novembre 1912) et plusieurs autres communications sur le même sujet (*Soc. de Biol.*, 1912 et 1913).

(2) Bourret, Sur la valeur séméiologique de la formule leucocytaire dans la lèpre (*Bull. Soc. Path. exot.*, t. II, 1909, p. 22).

(3) L. Lagane et P. Colombier, Formule sanguine de lépreux séjournant en France (*Bull. Soc. Path. exot.*, t. VI, 1913, p. 418).

(4) De Beurmann, Vaucher et Guy Laroche, Deux cas de bacillémie et de généralisation viscérale (*Lepra*, t. IX).

(5) E. Jeanselme, *Ve congrès internat. de Dermat.*, Berlin, 1904, t. II, 1re partie, p. 84 et *Congrès colonial français*, juin 1905.

(6) Emile Weil et Tanon, Le liquide céphalo-rachidien dans la lèpre (*Caducée*, 1er juillet 1905).

(7) G. Bourret, Recherches sur la lèpre (*Bull. Soc. path. exot.*, t. I, 1908, p. 56).

SÉRO-DIAGNOSTIC

La recherche du bacille spécifique, qui est un moyen commode et sûr de diagnostic quand il s'agit de lèpre maculeuse, tuberculeuse, lazarine ou ulcéreuse, devient très difficile, sinon impossible dans certaines formes de lèpre nerveuse. Aussi lorsque Eitner (1) annonça qu'il mettait en évidence dans le sérum des lépreux, des anticorps spécifiques, éveilla-t-il l'attention de tous les cliniciens.

La réaction d'Eitner est la réplique de celle de Wassermann pour la syphilis.

On sait que la réaction de Wassermann résulte de l'application au sérum des syphilitiques de la méthode imaginée par Bordet et Gengou pour rechercher dans le sérum des convalescents la présence d'anticorps spécifiques.

Travaux de Bordet et de Bordet-Gengou. — En inoculant à un animal du sang d'un animal d'une autre espèce, Bordet (2) a montré qu'on donnait au sérum du premier la propriété de dissoudre les globules rouges du second.

Ce sérum hémolytique, chauffé à 55-60 degrés pendant une heure, devient inactif pour les globules qu'il hémolysait, à condition que ces globules aient été préalablement lavés. Il suffit d'ajouter au mélange un peu de sérum normal pour lui rendre son pouvoir. Il faut donc, pour produire l'hémolyse, l'union de deux substances : l'une résistant à 58°, thermostabile, que Bordet a appelée *sensibilisatrice* et que les auteurs allemands ont fâcheusement débaptisée pour lui donner le nom de *fixateur*; l'autre, détruite par le chauffage, thermolabile, qui est *l'alexine* de Bordet, le *complément* des Allemands. Bordet a reconnu que l'alexine est libre dans le sérum normal de tous les animaux. La sensibilisatrice seule est spécifique ; mise au contact de globules semblables à ceux qui ont servi à la produire, elle se fixe sur eux très énergiquement. L'imprégnation est tellement forte qu après plusieurs lavages à l'eau physiologique, ces globules restent sensibilisés et se dissolvent quand on les place en présence d'alexine. Une fois combinée avec une sensibilisatrice, l'alexine n'en est plus séparable ; le fixateur a immobilisé le complément.

Ce qui est vrai pour le sérum hémolytique est également vrai pour tous les sérums spécifiques. C'est à la réunion de ces deux

(1) Eitner, Ueber die Nachweis von Antikorpern im eines Leprakranken mittels Komplementablenkung (*Wien. klin. Woch.*, n° 51, 1906).
Eitner, Zur Frage der Anwendung der Komplementbindungsreaktion auf Lepra (*Wien klin. Woch.*, n° 29, 1908),
(2) Bordet, *Annales de l'Inst. Past*, 1898, 1899 et 1900.

substances qu'est due leur action préventive et curative. Le sérum anticholérique, préparé par injection de vibrions à des cobayes, provoque, on le sait, la transformation en boules de ces mêmes vibrions si on les met en contact avec lui. C'est la réaction de Pfeiffer.

Bordet a montré qu'après avoir inactivé ce sérum, on pouvait le mélanger en toutes proportions avec des vibrions de Koch, sans amener aucun changement dans leur état. Mais ensuite, eût-on lavé à plusieurs reprises ces germes sensibilisés, il suffit d'ajouter au liquide dans lequel ils baignent un peu de sérum normal pour les voir se transformer en boules.

Bordet et Gengou (1) ont fait connaître qu'inversement il était possible de mettre en évidence la présence d'anticorps spécifiques dans le sérum des convalescents. Ils ont choisi, pour en donner la preuve, le sérum de personnes guéries de fièvre typhoïde, maladie qui donne une immunité solide et durable. A l'égal de la plupart des microbes, le bacille typhique ne dénonce pas, par un changement de forme, l'action sur lui d'un sérum spécifique. Bordet et Gengou ont tourné la difficulté en plaçant à côté de lui un indicateur colorimétrique. Cet indicateur n'est autre qu'un mélange de sérum hémolytique, inactivé par chauffage à 55-60°, et de globules homologues lavés.

S'il existe un anticorps spécifique dans le sérum en expérience inactivé, cet anticorps se fixe électivement sur l'*antigène* spécifique, les bacilles typhiques, qui sont mélangés avec lui. Un peu d'alexine ou complément, c'est-à-dire de sérum normal, ajouté à ce moment, en quantité dosée naturellement, se combine avec la sensibilisatrice fixée sur les bacilles typhiques. L'indicateur hémolytique additionné ensuite au mélange précédent ne trouve plus d'alexine libre et reste stable. Il n'y a pas hémolyse. Si les anticorps font défaut dans le sérum expérimenté, l'alexine ou complément reste libre et l'hémolyse se produit.

Wassermann. — Wassermann (2) a appliqué ce procédé d'examen au sérum des syphilitiques. La culture du spirochète n'ayant pas été faite encore, il a choisi, comme antigène, le foie d'enfant mort-né syphilitique qui est très riche en spirochètes. Cette méthode a donné au diagnostic de la syphilis l'assurance que l'on connaît. Mais la réaction à laquelle elle donne lieu diffère de celle de Bordet et Gengou, en ce sens qu'elle n'est pas spécifique. Elle se produit non seulement avec du foie syphilitique, mais avec du foie normal, du cœur de cobaye, des lipoïdes etc., etc.

(1) Bordet et Gengou, *Ann. Inst. Past.*, 1901.
(2) A. Wassermann, A. Neisser et C. Bruck, Eine serodiagnostische Reaktion bei Syphilis (*Deut. med. Woch.*, 10 mai 1906).

Eitner. — La réaction d'Eitner ne l'est pas davantage. Eitner s'est servi la première fois comme antigène d'un extrait aqueux de nodule lépreux ; de même Gaucher et Abrami (1), Slatineano et Danielopol (2), Pasini (3), de Haan (4), Akerberg, Almquist et Jundell (5), Babes (6), Meier (7), Biehler et Eliasberg (8), Thomsen et Bjarnhjedinsson (9), de Haan et Grijns (10).

D'autres auteurs ont utilisé l'extrait alcoolique, Recio (11), Frugone et Pisani (12), Wechselmann et Meier (13), Jundell, Almquist et Sandmann (14), Ledermann (15), Jeanselme et Joltrain (16). Babes et Busila (17), ont employé l'extrait éthéré de pièces anatomiques de lèpre conservées depuis longtemps dans l'alcool, Ledermann s'est servi de cet alcool lui-même. Les antigènes les plus divers ont donné des résultats : Nishiura (18) a choisi le foie lépreux ; Levaditi et Yamanouchi (19), Wechselmann et Meier, Slatineano et Danielopol, Pasini, Frugone et Pisani, Eliasberg, Akerberg, Almquist et Jundell, Jeanselme et Vernes (20), les produits d'hérédo-syphilitiques ; Eitner, Meier, Pasini, Ehlers et Bourret (21),

(1) GAUCHER et ABRAMI, Le sérodiagnostic des formes atypiques de la lèpre (*Soc. méd. des Hôp.*, t. XXV, p. 497)

(2) SLATINEANO et DANIELOPOL, Sur la présence d'anticorps spécifiques dans le sérum des lépreux (*Comptes rendus Soc. Biol.*, 17 octobre 1908, 24 octobre 1908). — Réaction de fixation dans la lèpre en employant la tuberculine comme antigène (*Ibid.*, 7 novembre 1908, et 18 juin 1909). — Présence de fixateur dans le liquide céphalo-rachidien de sujets atteints de lèpre (*ibid.*, 3 décembre 1908) — Fixation de l'alexine essayée avec le sérum et le liquide céphalo-rachidien des lépreux en présence de la lécithine comme antigène (*Ibid.*, 28 janvier 1909)

(3) A. PASINI, Sulla reazione della deviazione del complemento nella lepra (*l'Ospedale magg.*, t. IV, 1909).

(4) DE HAAN, Anticorps dans le sérum des lépreux (*Genees. Tijd. v. Nederl. Indie*, t. XLIX, 1909).

(5) H. AKERBERG, ALMQUIST et J. JUNDELL, Weitere Beobachtungen uber Wassermann's Serum Reaktion bei Lepra (*Lepra*, t. IX, 1910).

(6) V. BABES, Ueber spezifische Reaktionen bei Lepra (*Zeit. f. Imm.*, orig., t. VII, 13 octobre 1910).

(7) MEIER, Serologische Untersuchungen bei Lepra (*IIe conf. de la lèpre*, t. III, p. 334).

(8) R. BIEHLER et J. ELIASBERG, Komplementbindung bei Lepra mit leprosen Antigen (*Lepra*, t. IX, 1910)

(9) O. THOMSEN et S. BJARNHJEDINSSON, Untersuchungen uber Komplementbindung mit dem Serum Aussätziger (*Lepra*, t. IX, 1910).

(10) DE HAAN et GRIJNS, Réaction de Wassermann chez les lépreux (*Genees. Tijd. v. Nederl. Indie*, t. II, 1910).

(11) A. RECIO, La réaction de Wassermann dans la lèpre (*Sanidad y Beneficencia*, t. II, 1909).

(12) C. FRUGONE et S. PISANI, Vielfache Bindungseigenschaften des Komplementes einiger Sera (Leprakranker) und ihre Bedeutung (*Berl. klin. Woch.*, 16 août 1909).

(13) WECHSELMANN et MEIER, Wassermannsche Reaktion in einem Falle von Lepra (*Deut. med. Woch.*, 23 juillet 1908).

(14) JUNDELL, J. ALMQUIST F. SANDMANN, Wassermansche Syphilis-Reaktion bei Lepra (*Biol. Cent. f. inn. Med.*, n° 48, 1908).

(15) LEDERMANN, *IIe conf. de la lèpre*, Bergen, 1909, t. III, p. 373.

(16) JEANSELME et JOLTRAIN, *Presse méd.*, 27 juillet 1912.

(17) V. BABES et V. BUSILA, L'extrait éthéré de lepromes gardés depuis des années dans l'alcool, comme antigène lépreux (*C. R. Soc. de Biol.*, t. LXVII, 1909).

(18) NISHIURA, Ueber die Komplementbindungsreaktion bei Lepra (*Zeitsch. f. Imm.*, *Origin.*, t. VII, 26 octobre 1910).

(19) LEVADITI et YAMANOUCHI, Note du *Bulletin de l'Inst.*, *Past.*, 1908, p. 959.

(20) JEANSELME et VERNES, Cytologie et sérologie de la lèpre (*Presse méd.*, 27 juillet 1912).

(21) EHLERS et BOURRET, Réaction de Wassermann dans la lèpre (*Bull. Soc. Path. Exot.*, t. II, 10 novembre 1909).

le cœur de cobaye; Levaditi et Yamanouchi le foie normal; Much (1) l'émulsion de nastine; Meier (2), Frugone et Pisani, Slatineano et Danielopol, Babes et Busila la tuberculine; de Haan et Grijns (3), la peau normale; Frugone et Pisani l'extrait alcoolique de sarcome et de carcinome, Steffenhagen (4) des bacilles de la lèpre isolés par l'antiformine; Mezincescu (5) l'extrait de lépromes de rat; Frugone et Pisani, Babes, Much (6) des bacilles tuberculeux; Babes, Much des bacilles acido-résistants; Slatineano et Danielopol, Pasini de la lécithine; Frugone et Pisani du sérum antituberculeux de Hœchst.

La multiplicité des antigènes utilisés indique suffisamment l'indigence spécifique de la méthode. Aussi ne faut-il pas s'étonner qu'on l'ait accusée d'avoir fait quelque peu faillite.

Mathis et Beaujean (7) ont trouvé la réaction de Wassermann constamment négative sur 40 lépreux non syphilitiques.

Certes, les résultats expérimentaux ne sont pas aussi beaux que les premières recherches permettaient de l'espérer, mais ils ne sont pas aussi décevants que le déclarent Mathis et Beaujean. Tous les lépreux ne réagissent pas et ceux qui donnent une réaction positive sont surtout des lépreux tuberculeux ou mixtes (80 o/o, d'après les meilleures statistiques, portant sur un assez grand nombre de malades). Or, pour cette catégorie de sujets, le diagostic est souvent plus rapide et plus facile autrement.

Parmi les lépreux nerveux, 15 o/o seulement donneraient un sérodiagnostic positif. Il faut encore parmi ceux-là, faire la part des syphilitiques, car la tuberculine préconisée par Meier, l'extrait éthéré de bacilles tuberculeux conseillé par Babes, les bacilles lépreux isolés par Steffenhagen ne permettent pas de faire la part de la lèpre plus que les autres antigènes couramment employés.

Jeanselme et Vernes (8) ont vu que les syphilitiques réagissaient aussi aux antigènes lépreux. Il y a même des malades dont le sérum fixe l'alexine sans antigènes (Ranzi, Ehlers et Bourret, etc).

D'autre part, Ehlers et Bourret, Thomsen et Bjarnhjedinsson

(1) H. MUCH, *IIe conf. de la lèpre*, Bergen, 1909, t. III, p. 373.

(2) BAUER et MEIER, Zur Technik und klinischen Bedeutung der Wassermannschen Reaktion (*Wien. klin. Woch.*, 1908, pp. 1765-71).

(3) DE HAAN et GRIJNS, Fixation d'alexine avec l'extrait de peau humaine normale (*Genees. Tijd. Nederl. Indie.*, t. L, 1910).

(4) K. STEFFENHAGEN, Ueber Komplementbindungsreaktion bei Lepra (*Berl. klin. Woch.*, n° 29, 18 juillet 1910).

(5) D. MEZINCESCU, Maladie lépreuse du rat et ses relations avec la lèpre humaine (*C. R. Soc. de Biol.*, 5 mars 1908). — Maladie des rats et lèpre humaine (*Ibid.*, 16 décembre 1908).

(6) H. MUCH, Serological and experimental studies on leprozy (*Trans. of. Trop. Med.*, mars 1912).

(7) MATHIS et R. BEAUJEAN, La réaction de Wassermann dans la lèpre (*Bull. Soc. Path. Exot.*, 12 mai 1915).

(8) JEANSELME et VERNES, Réaction de Wassermann et réaction d'Eitner chez les syphilitiques et les lépreux (*Bull. Soc. Path. exot.*, 12 mai 1915).

ont constaté que le titre de la réaction était variable pour un même malade auquel on fait des saignées espacées.

D'après Jeanselme, le traitement approprié, qui fait disparaître la réaction de Wassermann chez les syphilitiques, la laisse intacte chez les lépreux et permettrait de distinguer ceux-ci de ceux-là.

En somme, la réaction d'Eitner ne diffère pas de celle de Wassermann et le sérodiagnostic ne permet pas de se prononcer entre la syphilis et la lèpre, sans le secours de la clinique. La proportion des lépreux dont le sérum fixe le complément est aussi fort que celles des syphititiques qui réagissent positivement.

Les lépreux nerveux sont souvent des lépreux guéris ou des malades dans l'organisme desquels il n'existe plus que quelques bacilles. Il n'est guère surprenant que, chez eux, la réaction sérique soit souvent négative.

Le sérodiagnostic reste très intéressant et doit toujours être pratiqué. S'il n'a pas simplifié la clinique, il permet néanmoins, dans quelques cas, de lever un doute.

Il est surtout très important, dans les cas de lèpre latente. Ces cas apparemment légers donnent cependant une séro-réaction fréquemment positive. Si la méthode de Jeanselme fournit le moyen d'éliminer les syphilitiques, on voit combien le sérodiagnostic devient précieux pour déceler des lépreux qu'aucun symptôme ne dénonce et qui cependant peuvent être plus dangereux que des lépreux nerveux.

Enfin, quand il s'agit de porter un diagnostic, aucun moyen d'information n'est négligeable. Cette raison seule suffirait à justifier le maintien dans la pratique de la séro-réaction d'Eitner (1).

DIAGNOSTIC

LÈPRE LATENTE

Nous appelons lèpre latente une infection profondément située et de ce fait ignorée, qui ne se marque par aucun symptôme et qui passe généralement inaperçue. C'est l'analogue de la forme ganglionnaire du rat. On ne peut la soupçonner que chez les personnes vivant au contact de lépreux depuis longtemps. Convaincu que cette infection ganglionnaire précoce devait exister, nous avons conseillé à MM. Lebœuf, qui se trouvait en Nouvelle-Calédonie, et Sorel, qui séjournait à la Côte d'Ivoire, de la rechercher. Par ponction des ganglions superficiels chez des sujets qui

(1) Ce serait nous éloigner beaucoup de notre sujet que de donner ici la technique du sérodiagnostic. Nous renvoyons le lecteur aux traités spéciaux et en particulier à l'excellent petit livre d'Armand Delille : Technique du diagnostic par la méthode de déviation du complément, Paris, Masson, 1911.

vivaient dans l'entourage de lépreux évidents, l'un et l'autre de ces deux observateurs ont retrouvé le bacille de Hansen dans quelques cas. La recherche est rendue difficile par ce fait que tous les groupes ganglionnaires ne sont pas atteints, ni tous les ganglions dans un même groupe. D'autre part les ganglions malades ne sont pas toujours volumineux et, de ce fait, ils ne sont pas accessibles à l'aiguille. Outre les deux cas signalés par Lebœuf et Javelly et par Sorel, le docteur Couvy à la Côte d'Ivoire en a découvert un nouveau.

Il semble donc bien que cette forme soit assez répandue, étant donnés la difficulté des examens et le petit nombre de recherches qui ont été faites. Si l'exploration ganglionnaire était pratiquée d'une façon régulière dans les pays lépreux, nous verrions sans doute monter le nombre des cas de lèpre latente, de lèpre ainsi diagnostiquée dans l'œuf pour ainsi dire.

LÈPRE FRUSTE

La lèpre fruste est, nous l'avons dit, caractérisée par un seul symptôme difficile à reconnaître pour les cliniciens qui ne sont pas rompus à l'examen des lépreux. Ici, c'est une petite macule qui simule une éphélide, comme dans le cas de Marcano et Wurtz; là, c'est un gonflement douloureux d'un nerf, le cubital généralement ou l'auriculaire ; ailleurs, c'est une zone d'insensibilité relative de la surface cutanée.

D'autres fois, comme dans les cas d'Auché, la lèpre fruste est reconnue par l'examen microscopique d'un fragment de peau chez une personne qui ne présente aucun signe extérieur de lèpre.

Là encore sans doute la ponction ganglionnaire donnerait la certitude que n'apporte pas toujours la clinique.

LÈPRE CONFIRMEE

Dans les pays à lèpre l'attention du clinicien est de suite éveillée par l'observation de troubles trophiques, d'amyotrophies, d'ulcères, de maux perforants, de mutilations ou de déformations persistantes.

Une éruption érythémateuse, surtout si elle est accompagnée d'anesthésie, une simple macule pigmentaire font soupçonner la lèpre. Mais dans les pays où cette affection est rare, une erreur de diagnostic est facile à faire. Aussi le médecin doit-il toujours songer à la maladie de Hansen lorsqu'il est consulté par un malade qui est porteur d'un ou de plusieurs de ces symptômes et ne pas perdre de vue que *toute insensibilité de la peau dont l'explication n'est pas facile à découvrir est essentiellement suspecte.*

A la période maculeuse, la lèpre peut être confondue avec les diverses manifestations de l'érythème polymorphe, avec l'érythème noueux, une roséole quelle qu'en puisse être l'origine, syphilitique ou médicamenteuse. Lorsque les macules hyperhémiques prennent un développement considérable, elles rappellent, nous l'avons signalé, l'érythème solaire, les brûlures superficielles, la pellagre. Quand l'éruption est accompagnée de fièvre, comme cela arrive parfois, on peut songer à une fièvre éruptive ou à une lymphangite.

Le pityriasis rosé, certaines syphilides, l'eczéma séborrhéique sec ou même le pityriasis versicolor peuvent être confondus avec certaines léprides maculeuses arrivées à cette période où elles prennent une teinte jaunâtre. Les troubles de la sensibilité cutanée, anesthésie ou dysesthésie, permettent de fixer le diagnostic.

Mais, quand la sensibilité est conservée, ce qui peut arriver, quoique rarement, le clinicien n'aura d'autres recours que l'examen bactérioscopique et l'observation prolongée.

Ch. White et O. Richardson (1) rapportent l'histoire d'une malade qui, examinée par de notables personnalités médicales, fut considérée comme syphilitique parce qu'elle ne présentait aucun trouble de la sensibilité. Le microscope permit cependant de reconnaître qu'elle était lépreuse.

Les macules hyperchromiques peuvent en imposer pour des syphilides pigmentaires, des taches addisoniennes. Lorsque la partie centrale est décolorée, elles rappellent très exactement le vitiligo vrai. C'est l'exploration de la sensibilité qui permettra de fixer le diagnostic, de même que pour la morphée vraie.

La lèpre tubéreuse a déjà des caractères beaucoup plus nets et prête beaucoup moins à confusion que la lèpre maculeuse. L'examen microscopique, d'ailleurs, dans ce cas, donne toujours des résultats décisifs. Il suffira d'y songer pour éliminer, de cette façon, certaines chéloïdes, le mycosis fongoïde ou certaines acnés hypertrophiques.

La lèpre nerveuse est parfois d'un diagnostic bien difficile, sinon impossible. S'il est assez commode de trancher entre une manifestation pemphygoïde et les divers pemphygus, le zona ou des brûlures, puisqu'on trouve des bacilles de Hansen dans les bulles et dans les ulcères qui leur font suite, il en est tout autrement quand on se trouve en présence de troubles nerveux ou trophiques qui peuvent reconnaître une autre origine que la lèpre. Le microscope demeure impuissant sauf dans quelques cas où,

(1) Charles J. White et Oscar Richardson, A deceptive case of leprosy (*Lepra*, t. VIII, p. 211).

au prix d'une opération, on est allé réséquer un tronçon nerveux hypertrophié. Le sérodiagnostic qui est le plus souvent positif dans la lèpre maculeuse ou la lèpre tubéreuse, reste au contraire en ce cas généralement muet.

Cette pénurie de symptômes caractéristiques rend bien dificile à délimiter le domaine pathologique de la lèpre. Aussi ne faut-il pas s'étonner qu'un clinicien de grand talent, Zambaco-pacha (1), ait voulu y faire entrer toute une série d'affections ; l'atrophie progressive d'Aran-Duchenne, la maladie de Raynaud, la sclérodermie, la syringomyélie, la maladie de Morvan, la morphée et l'aïnhum. Comme le fait si justement remarquer Jeanselme (2), il y a, rangés dans cette énumération, à la fois des maladies sur la nature desquelles on n'est pas encore fixé et aussi des syndrômes qui peuvent relever de causes diverses parmi lesquelles la lèpre.

« L'atrophie musculaire progressive d'Aran-Duchenne, dit Jeanselme (3), est aujourd'hui démembrée. La myophathie atrophique progressive, la sclérose latérale amyotrophique, la syringomyélie et les polynévrites se sont partagés ses dépouilles.

La maladie de Raynaud n'est pas une maladie, mais un syndrome relevant de causes diverses : il est certain que ce syndrome peut faire partie de la lèpre. L'aïnhum ne s'observe guère que chez les nègres ; il consiste dans la chute du petit orteil, étranglé progressivement par une bride fibreuse. L'étiologie de cette mutilation est fort obscure.

« Quant à la sclérodermie, on ignore sa nature intime. Il semble qu'on ait réuni sous ce vocable des affections assez disparates. Dans la forme lente et extensive, il existe des mutilations des mains qui rappellent de très près celles de la lèpre (sclérodactylie). Mais la sensibilité est en général conservée.

« C'est surtout sur la syringomyélie et la maladie de Morvan que porte le débat. Tout d'abord il faudrait s'entendre sur ces deux noms : désignent-ils une seule et même maladie ? En d'autres termes, toutes les observations de Morvan et les observations similaires doivent-elles être rapportées à une forme particulière de syringomyélie ? Sans trancher ici cette question, nous rappellerons que la syringomyélie peut réaliser de tous points le syndrome décrit par le médecin de Lannilis. Il est certain que ce syndrome appartient surtout, sinon exclusivement, à la syringomyélie ; à côté d'elle doivent peut-être se ranger, comme causes

(1) Zambaco-pacha, Des rapports qui existent entre la maladie de Morvan, la syringomyelie, la sclérodermie, la sclérodactylie, la maladie de Raynaud, la morphée des contemporains, l'aïnhum, l'atrophie musculaire progressive d'Aran-Duchenne et la léprose (*Lepra conf.*, Berlin, 1897, t. I., 3e partie, p. 21).
(2) Jeanselme, Leçons de Dermatologie exotique.
(3) Jeanselme et Marcel Sée, La Lèpre, *in* Pratique dermatologique.

de panaris analgésiques, quelques affections, notamment des névrites périphériques, et parmi celles-ci la lèpre. »

Qu'il puisse y avoir des cas de lèpre pris pour des cas de syringomyélie, le fait n'est pas niable. Thibierge (1), Chauffard (2) en ont cité. Pitres et Sabrazès (3) ont découvert, par biopsie d'un fragment du nerf musculo-cutané, des bacilles de Hansen chez un malade pour lequel le diagnostic de syringomyélie n'avait antérieurement pas fait de doute. De même, Camara Pestana et A. Bettencourt (4) ont trouvé, à l'autopsie, des bacilles de Hansen dans la moelle d'un homme qui, toute sa vie, avait été considéré comme un syringomyélique. Mais les auteurs s'accordent à soutenir qu'il n'en est pas toujours ainsi, que la syringomyélie et la maladie de Morvan relèvent généralement d'une autre origine, que l'aire de distribution de ces affections n'est pas celle de la lèpre, et que, dans les autopsies de syringomyéliques vrais qui ont été faites, le bacille de Hansen n'a pas été rencontré.

Toutes ces opinions sont soutenables, mais l'avenir n'y souscrira peut-être pas. Qu'on n'ait pas trouvé de bacilles de Hansen dans la moelle de tous les syringomyéliques ne nous semble pas une preuve inébranlable qu'ils n'étaient pas lépreux. Dans la lèpre nerveuse, les lésions survivent aux bacilles sans qu'on puisse nier que ceux-ci n'aient été l'origine de celles-là. En ce qui concerne l'absence de syringomyélie dans des foyers intenses de lèpre, on ne doit pas, nous semble-t-il, y voir une raison majeure de séparer ces deux affections. La lèpre nerveuse étant une forme atténuée de lèpre, une forme où, si les germes font de sérieux dégâts, ils sont au moins rares, il est naturel de la trouver moins fréquemment dans les foyers très actifs où la lèpre tubéreuse domine. Ainsi que Lebœuf l'a fait remarquer, au fur et à mesure que la lèpre perd du terrain en Nouvelle-Calédonie, la forme tubéreuse diminue et cède la place à la forme nerveuse. On commence à y voir de la syringomyélie et des panaris de Morvan.

Quant à l'aïnhum, Argaud et Brault (5), dans une communication récente, viennent de lui reconnaître des caractères histologiques qui ne permettent guère de le distinguer des accidents trophiques dus à la lèpre. La bride fibreuse décrite par certains auteurs comme la cause du sectionnement de l'orteil n'existe pas. On

(1) Thibierge, *Soc. méd des hôp.*, 1891.

(2) Chauffard, *ibid*, 1892.

(3) Pitres, De la valeur de l'examen bactériologique dans le diagnostic des formes frustes et anormales de la lèpre (*Bull. de l'Ac. de méd.*, 29 novembre 1892).

— Syringomyélie et lèpre (*Nouvelle iconographie de la Salpêtrière*, t. VI, 1893).

(4) Camara Pestana et A. Bettencourt, Ueber die Anwesenheit des Leprabacillus in der Medulla eines an Syringomyelites gestorbenen Individuums (*Cent f. Bakt.*, t. XIX, 1896).

(5) R. Argaud et J. Brault, Contribution à l'étude de l'anatomie pathologique et de la pathogénie de l'aïnhum (*Bull. Soc. Path. Exot.*, avril 1914, p. 371)

n'observe qu'une atrophie des tissus d'enveloppe et une raréfaction du tissu osseux.

ÉTIOLOGIE (1)

Le bacille de la lèpre n'est jusqu'ici, d'une façon démonstrative, ni cultivable, ni inoculable. Comment prend-on la maladie?

Hérédité. — Danielssen pensait qu'elle se transmettait héréditairement. Il est possible qu'il y ait des cas où le virus passe de la mère au fœtus. Si l'on en croit Rechetillo (2), 8 cas authentiques d'infection originelle auraient été signalés. Lui-même, à Jérusalem, où il exerce, il a assisté à l'accouchement de 29 lépreuses et, trois fois, il a vu des nouveau-nés porteurs de stigmates de lèpre. Il a même trouvé des bacilles de Hansen dans une bulle de pemphigus chez l'un d'eux.

Marcus Rabinowitch (3) en a trouvé dans le sang du cœur d'un fœtus à l'autopsie d'une lépreuse.

Sachant combien est répandu le bacille de Hansen dans l'organisme des malades, songeant qu'il est parfois véhiculé avec le sang dans les plus fins capillaires, nous pouvons admettre que, dans des circonstances que Sugaï (4) ne considère pas même comme exceptionnelles, il puisse traverser le placenta et infecter le fœtus. Mais ce mode de contamination est certainement rare; la règle est tout autre.

La lèpre n'éclate guère chez les enfants avant l'âge de 5 ans; elle est plus commune vers treize ou quatorze ans, d'après Sand (5) et elle augmente de fréquence après cet âge jusqu'à quarante ans. Il est douteux, dans ces conditions, qu'elle ait une origine ancestrale. D'ailleurs, pour vérifier l'hypothèse de Danielssen, A. Hansen (6) est allé faire une enquête en Amérique dans les familles de 160 lépreux norvégiens qui avaient émigré.

Parmi les descendants de ces malades, il n'y avait pas de lépreux. L'émigration avait donc suffi à supprimer l'influence héréditaire. A la vérité, ce qu'on hérite de ses parents, quand ils sont lépreux, c'est, comme pour la tuberculose, une aptitude plus grande à

(1) Pour l'étiologie, comme d'ailleurs pour la clinique, on consultera avec fruit l'excellent article de H. Hallopeau, Lepre *in* Traité de médecine et de thérapeutique de Gilbert et Thoinot. J. B. Baillière et fils 1911.

(2) Rechetillo, Plusieurs cas de lèpre chez les nouveau-nés et leur signification au point de vue de l'hérédité de la lèpre (*Journ. russe des mal. cut. et vén.*, t. V, n° 5, 1903).

(3) Marcus Rabinowitch, Leprabacillen im kreisenden Blute der Leprakranken und im Herzblute eines Leprafœtus (*Berl. klin. Woch.*, 10 février 1913, p. 152).

(4) Sugai, Ueber histologische Befunde in der Placenta Tuberkulose-und Leprakranken (*Cent. f. Bakt.*, Orig., t. LXVII, 11 décembre 1912).

(5) Sand, Geschicht die Ansteckung der Lepra durch unmittelbare Uebertragung (*IIe conf. de la lèpre*, t. III, p. 39).

(6) A. Hansen, Die Erblichkeit der Lepra (*Virch. Arch.*, t. CXIV, 1888, p. 560).

contracter la maladie, parce que le contact infectieux est continu.

Origine pisciaire. — Une autre hypothèse a été formulée par Hutchinson (1). Le léprologue anglais, ayant remarqué la fréquence plus grande de la lèpre parmi les populations riveraines de la mer et des fleuves, a soutenu que les germes de la maladie leur étaient transmis par les poissons. Le bacille de Hansen, parasite ordinaire de ces vertébrés, s'introduirait chez l'homme par le tube digestif. Les poissons mangés crus ou insuffisamment cuits seraient les véhicules de cette infection.

La théorie d'Hutchinson a trouvé récemment un défenseur tout à fait imprévu en Sticker (2), qui, ayant découvert un germe acido-résistant dans des poissons pêchés à Bergen, paraît tout prêt à admettre que le bacille de Hansen puisse emprunter une pareille voie de dissémination.

Des recherches comme celles de Sticker ont été faites ailleurs avec moins de succès. Ch. Nicolle, C. Comte et Catouillard (3) n'ont jamais vu chez les poissons tunisiens de bacilles acido-résistants qu'on puisse confondre avec le bacille de Hansen.

L'hypothèse d'Hutchinson ne cadre pas non plus avec ce qu'on sait sur la distribution géographique des centres lépreux. Toutes les populations lépreuses ne vivent pas au bord de la mer. On trouve des foyers de lèpre en voie d'extension sur des montagnes où la population pauvre et mal approvisionnée ne mange presque jamais de poisson, pas même des truites. D'autre part, si le poisson était l'agent de transmission de la maladie, on ne s'expliquerait pas l'action toute puissante des léproseries pour faire diminuer la lèpre dans les régions maritimes.

Contagion. — L'opinion que A. Hansen a soutenue depuis bien longtemps, avec une ténacité de convaincu est, de toutes celles qui ont été émises, la plus acceptable. La lèpre, maladie microbienne, est une maladie contagieuse. Les enfants la contractent au voisinage de leurs parents et voilà comment elle se perpétue dans une même famille. H. Hollman (4) a montré que les enfants avaient d'autant plus de chances de devenir lépreux qu'ils vivaient plus longtemps au contact de leurs parents. Le succès de l'isolement dans des léproseries, qui a sauvé l'Europe au Moyen âge et qui fait diminuer le nombre des malades partout où il existe, en est une preuve. Les Européens qui reviennent des colonies avec la lèpre ne l'ont pas acquise par hérédité. La liste des cas

(1) Hutchinson, Prophylaxis of Leprosy (*Arch. of Surg.*, t. I, 1889).
(2) Sticker, Fragen zur Ætiologie der Lepra (*IIe conf. de la lèpre*, t. III, p. 63).
(3) Ch. Nicolle, C. Comte et G. Catouillard, Recherches sur la lèpre (*Arch. de l'Inst. Past., de Tunis*, 1899, p. 104).
(4) H. T. Hollman, Heredity versus environnement in leprosy (*U. S. pub. Health. Bull.*, n° 3, 1910).

qu'on pourrait citer est trop étendue pour prendre place dans ce travail. Qu'il nous suffise de rappeler la communication de Cazeneuve (1) au sujet d'un soldat qui avait pris la lèpre en Nouvelle-Calédonie. Il nous serait facile, à cette observation, d'en ajouter 9 autres qui nous sont personnelles et qui prouvent la contagiosité de la lèpre.

Des cas de contamination de personnes n'ayant jamais quitté l'Europe et vivant en dehors de tout foyer lépreux ne sont même pas inconnus.

Benson (2), à Dublin, a été consulté par un de ses clients qui portait des stigmates de lèpre et qui avait contracté sa maladie dans l'Inde. Il est mort au bout d'un an et demi. Son frère, qui avait couché dans le même lit que lui et qui avait porté ses vêtements, venait, deux ans après, se montrer à son tour. Il était atteint de la même affection et n'avait cependant jamais quitté l'Irlande.

Wolff (3), à Strasbourg, a reçu dans son service un lépreux qui y est mort. Cet homme s'était infecté au Tonkin et avait vécu pendant trois mois seulement avec un neveu qui, deux ans plus tard, était atteint de lèpre.

Lande (4) rapporte le cas d'une femme qui a été contaminée par un enfant confié à ses soins.

Un Hollandais, n'ayant, de sa vie, quitté son pays qu'un jour pour aller en Allemagne, a été reconnu lépreux par S. Mendes da Costa (5). Il avait vécu quelques années avec son frère. Celui-ci, ancien infirmier de l'Armée des Indes, avait succombé à la lèpre après son retour dans son pays natal.

Perrin (6) a vu une femme qui, sans sortir de France, a pris la lèpre au contact de son mari. Celui-ci avait rapporté sa maladie du Tonkin.

Dehio (7) a relevé en Livonie tous les foyers locaux de lèpre, toutes les familles lépreuses et toutes les maisons où se sont produits des cas de lèpre. Il n'a pas eu de peine à constater que des personnes, de familles absolument saines depuis plusieurs générations, pouvaient contracter la maladie en restant au service de

(1) Cazeneuve, Un cas de lepre chez un soldat d'infanterie coloniale (*Bull. Soc Path. exot.*, 1910, p. 696).

(2) Benson, J. Hawtrey, Leprosy in Great-Britania (*Brit. med. journ.*, 13 avril 1889).

(3) Wolff, Ein Fall von Lepraansteckung (*V^e^ cong. intern. de Derm.*, t. I, p. 81).

(4) Lande, *Mem et Bull. de la Soc. de méd. et de chir. de Bordeaux*, 13 nov. 1885.

(5) S. Mendes da Costa, Een autochtoon geval van lepra in Nederland en een opmerking over de strijdcraag der aethiologie (*Nederlandsch Tijdschrift von geneeskunde* 1904, n° 18).

(6) L. Perrin, La Lèpre à Marseille (*IIe conf. de la lèpre*, t. III, p. 69).

(7) Dehio, Ueber die Verbreitungswege der Lepra (*IIe conf. de la lèpre*, t. III, p. 16)

lépreux. D'autre part, il a vu que, sur 112 malades résidant dans l'île d'Œsel, 49, c'est-à-dire 43, 7 o/o seulement, appartenaient à des familles où régnait la maladie de Lazare, tandis que 63 ou 56, 3 o/o étaient des membres de familles absolument saines.

Voies d'émission des bacilles, contagion directe. — La lèpre est une maladie transmissible, la preuve en est faite, et les chances de contagion ne manquent pas, car les malades répandent une grande quantité de bacilles autour d'eux par les suppurations et les ulcères dont ils sont si souvent porteurs.

En 1897, Jeanselme et Laurens (1), étudiant les lésions des muqueuses chez les lépreux, observèrent que la pituitaire était presque toujours atteinte et d'une façon précoce. Trouvant sur ces lépromes superficiels une grande quantité de bacilles spécifiques, ils émirent l'hypothèse que les germes pouvaient se transmettre par les mucosités nasales et que la pituitaire, particulièrement exposée, précocement frappée, pouvait être la voie d'absorption du virus.

Cette opinion est soutenue à nouveau à la conférence de Berlin par Sticker (2) qui, dans l'Inde et en Egypte, a eu l'occasion d'examiner avec Koch de nombreux malades. Sur la pituitaire de presque tous, il a observé des ulcérations peu profondes, mais sans tendance à la guérison. Il n'hésita pas à soutenir que les bacilles émis au dehors avec le mucus nasal pénétraient toujours chez les personnes saines par la pituitaire.

Z. Falcão (3) a rapporté à la conférence de Bergen 3 observation qui viendraient à l'appui de cette opinion. Il examinait systématiquement et périodiquement le mucus nasal de ces trois personnes qui vivaient au contact de lépreux. Les bacilles de Hansen ont été trouvés dans le nez de ces sujets avant l'apparition de tout autre accident. Une petite ulcération du septum, rencontrée chez l'un d'eux qui avait été suivi pendant 4 ans, a été cautérisée au galvanocautère. Aucun accident n'est survenu au cours des trois années qui ont suivi.

Mais la majorité des observateurs n'ont pas sur les lésions nasales les idées absolues de Sticker. On admet généralement que le bacille de Hansen ne se rencontre que chez 75 à 80 o/o des lépreux tuberculeux et chez 15 o/o seulement des lépreux nerveux (4).

(1) Jeanselme et Laurens, Des localisations de la lèpre sur le nez, la gorge et le larynx (*Soc. méd. des Hôp.*, 23 juillet 1897).

(2) Sticker, Mittheilungen uber Lepra nach Erfahrungen in Indien und in Ægypten (*Munch. med. Woch.*, sept.-oct. 1897, n°s 39-40).

(3) Z. Falcao, Sur les localisations initiales de la lèpre (*IIe conf. de la lèpre*, t. III, p. 98).

(4) W. Kolle, Mittheilungen uber Lepra nach Beobachtungen in Süd-Afrika (*Deut. med. Woch.*, n° 99, 1899).

Thiroux Contribution à l'étude de la contagion et de la pathologie de la lepre (*Ann. d'hyg. col.*, t. VI, 1903).

Brinckerhoff et W. Moore (1), recherchant les accidents primitifs du côté du nez, ne les ont point rencontrés. Ils n'ont trouvé de lésions de la pituitaire que chez les lépreux avérés.

S'il n'est pas évident que l'infection se fasse par le nez, il est incontestable que la voie d'émission des germes sur laquelle ont insisté Jeanselme et Laurens d'une part, Sticker d'autre part puisse être un sérieux danger.

Mais elle n'est pas la seule. Schäffer (2) a trouvé des bacilles dans les particules de salive que rejettent les lépreux en parlant. Lie (3), à Bergen, a d'ailleurs vérifié cette assertion, mais il n'a recueilli le bacille de la lèpre que lorsque les malades parlaient fort ou toussaient. Cette observation n'a pas lieu d'étonner quand on sait que les muqueuses de la bouche, du pharynx et du larynx sont si fréquemment le siège d'érosions spécifiques. Il s'ensuit que les crachats renferment souvent beaucoup de bacilles, bien qu'ils ne les tiennent généralement pas de leur origine bronchique ou pulmonaire.

La plupart des autres sécrétions peuvent devenir aussi bacillifères. Les larmes, le lait, l'urine, le sperme, la sécrétion vaginale et même les fèces en répandent parfois de grandes quantités.

Klingmüller (4) signale la présence des bacilles de la lèpre sur la peau saine de tous les lépreux. En grattant la surface de l'épiderme de lépreux tubéreux et en traitant les squames par la potasse à 10 o/o, il a trouvé, après centrifugation, de nombreux bacilles dans le culot.

Touton (5), qui a constaté la présence de nombreux bacilles dans l'épithélium et dans la lumière des glandes sudoripares, estime que la sueur devient de ce fait une voie d'émission des germes qui doit être rangée parmi les plus importantes.

Gravagna (6), en examinant des pièces de monnaie maniées par une lépreuse, y a trouvé des bacilles acido résistants. Mais quand on sait combien cette catégorie de germes est répandue dans la nature, on peut se demander si les microbes recueillis par Gravagna et même peut-être par Klingmüller étaient bien tous des bacilles de la lèpre. En admettant même leur authenti-

(1) W. R. BRINCKERHOFF et W. L. MOORE, Studies upon Leprosy, IV (*Pub. health. bull.*, 1909).

(2) SCHAEFFER, Ueber die Verbreitung der Leprabacillen von den oberen Luftwegen aus (*Arch. f. Derm. und Syph.*, t. XLIII, 1898).

(3) H. T. LIE, Berehning fra Plejestiftels en for Spedalske (*Norsk magazin for Lægerdenskaben*, oct. 1899, p. 1227 et *Lepra*, t. I, 1900, p. 62).

(4) KLINGMULLER, Ueber Veranderungen der Epidermis bei Lepra tuberosa und Auscheidung von Leprabacillen durch die Haut (*Lepra*, 1905, p. 13).

(5) TOUTON, Zur Topographie der Bacillen in der Leprahaut (*Virch. Arch.*, t. CIV, 1886, p. 362) (11e *conf. de la lèpre*, t. III, p. 76).

(6) GRAVAGNA, D'autres sources possibles de contagion de la lèpre (*Journ. des mal. cut. et syph.*, t. XIV).

cité, il reste peu de chances pour qu'ils soient bien dangereux. Le bacille de la lèpre est vraisemblablement un germe fragile qui ne résiste pas à la dessiccation. D'ailleurs, ceux qu'on recueille sur la peau se colorent mal et sont granuleux.

Même en excluant ces deux sources de bacilles, les chances de contagion ne manquent pas, aussi ne s'explique-t-on guère que la lèpre ne se répande pas plus facilement encore qu'elle ne le fait.

Transmission indirecte. — Certains auteurs, arguant de ce que la lèpre conjugale est rare, sont portés à admettre que la maladie se transmet par voie indirecte et non pas par simple contact. Nous aurons à revenir plus tard sur cette rareté de la lèpre conjugale. La contamination entre conjoints est, selon nous, loin d'être exceptionnelle.

Chancre lépreux. — En 1797, un médecin allemand qui exerçait en Russie, Plefferkorn (1) émit l'hypothèse que la lèpre débutait par une lésion de la peau unique et limitée à laquelle il donnait le nom de *chancre lépreux*.

Cette opinion a été exprimée à nouveau par Hansen, par Münch et par Leloir (2) qui dit avoir vu un cas avec lésion initiale unique.

En 1895, Marcano et Wurtz (3) furent consultés pour un enfant qui portait à la tempe une petite tache de 5 millimètres ressemblant à une éphélide. La biopsie leur permit de porter le diagnostic de lèpre. Convaincus que c'était là la porte d'entrée des germes et le nid qui les renfermait tous, ils décidèrent d'exciser toute la tache, espérant ainsi arrêter le développement de la lèpre.

Gougerot (4) donne aussi l'observation d'un cas dans lequel la lèpre était signée d'une seule macule, porte d'entrée du virus à son avis.

Il a même établi, d'après ses observations, toute une pathogénie de la lèpre qui, en définitive, ne paraît pas s'éloigner beaucoup de la vérité. L'infection débute au point d'inoculation par une lésion primitive de microbisme latent et d'incubation variable. De ce point il se fait une généralisation sans doute par l'intermédiaire des lymphatiques, constituant une 2e période d'incubation. La bacillémie se charge du reste.

Nous ne partageons pas l'opinion émise par les divers auteurs que nous venons de citer en ce qui concerne l'existence d'une première lésion longtemps unique et délimitée. Une tache de 5 millimètres représente déjà une infection ancienne, qui implique la présence de milliards de germes. Il serait vraiment sur-

(1) Plefferkorn, Ueber die norwegische Radesyge un Spedalsked, Altona, 1797.
(2) H. Leloir, Traité théorique et pratique de la lèpre.
(3) Marcano et Wurtz, Du diagnostic bactériologique précoce de la lèpre (*Arch. de méd. nav.*, 1895, p. 1).
(4) Gougerot, Marche de l'infection lépreuse (*Lepra*, t. VII, 1908).

prenant qu'un parasite des cellules migratrices fût resté cantonné en un point de la peau et s'y fût multiplié de telle façon sans essaimer ailleurs. Le sort ultérieur des trois opérés ne nous est pas connu.

Transmission par les insectes. — La plupart des malades qu'on interroge s'accordent à désigner comme siège de leur premier léprome une partie découverte. Une statistique qui s'appuie sur les renseignements fournis par 2437 lépreux a été établie par Cognacq et Mougeot (1). La voici :

526 fois, la lèpre s'est généralisée d'emblée ;
420 fois, la lésion initiale siégeait aux mains ;
371 fois, aux pieds et aux mains ;
337 fois, à la face ;
97 fois, à la face et aux membres ;
38 fois, aux jambes ;
29 fois, au bras ;
28 fois, au dos ;
17 fois, à l'abdomen ;
9 fois, aux dos et aux cuisses ;
4 fois, au cou ;
3 fois, aux épaules ;
3 fois, à l'abdomen et aux membres ;
2 fois, à la région fessière ;
1 fois, au flanc.

Cette statistique par renseignements présente le défaut capital de ne contenir que des observations faites par les malades et généralement erronées. Les lépreux sont surtout frappés par les lésions qui siègent aux parties découvertes. Ils ne s'inquiètent ordinairement guère de macules ou autres accidents, d'ailleurs parfois à peine reconnaissables même par un observateur exercé, s'ils sont dissimulés sous les vêtements. Telle qu'elle est présentée, cette statistique semblerait indiquer que la lèpre débute aux parties du corps qui sont toujours découvertes dans les pays chauds. Une localisation aux régions ainsi exposées à la piqûre des insectes pourrait faire croire que les arthropodes piqueurs jouent le rôle d'agents de transmission intermédiaire.

Moustiques. — Leloir (2), dès 1886, considérait les moustiques comme des agents possibles de transport des bacilles de Hansen.

Arning (3) remarque que la lèpre et les moustiques ont envahi les îles Hawaï à peu près à la même époque.

(1) Cognacq et Mougeot, La Lèpre en Cochinchine et dans la presqu'île Malaise (*Lepra*, t. III, 1902, p. 211).
(2) Leloir, Traité théorique et pratique de la lèpre, Paris 1886.
(3) Arning, *Arch. f. Derm. und Syph.*, 1891, n° 1. Congrès de Berlin.

R. Blanchard (1) fait ressortir que les pays à lèpre sont aussi des pays à moustiques.

Hallopeau (2) et Chantemesse (3) sont très favorables à l'hypothèse de la transmission de la maladie par les culicides.

Sommer (4), Scott (5), Joly (6) admettent que les diptères peuvent jouer un rôle important.

Noc (7), en Nouvelle-Calédonie, a trouvé dans le tube digestif de moustiques nourris sur des lépreux des bacilles acido-résistants.

Goodhue (8) a fait des observations analogues.

Punaises. — Goodhue n'a pas borné là ses recherches; il les a poursuivies sur les punaises dans lesquelles il a trouvé également des bacilles acido-résistants.

Long (9) rapporte aussi des expériences faites sur des punaises qui, après avoir piqué des lépreux, ont présenté des bacilles acido-résistants dans le tube digestif.

Lindsay-Sandes (10) a fait les mêmes expériences et les mêmes remarques. Dans un cas, une punaise, ayant fait, seize jours auparavant, un repas infectant, était remplie de bacilles acido-résistants qui avaient envahi non seulement le tube digestif, mais la cavité générale et les tissus de l'insecte.

Recherches de contrôle. — Ehlers, Bourret et With (11), qui s'étaient tracé comme programme de surprendre le passage des bacilles de la lèpre de l'homme aux insectes piqueurs et de suivre l'évolution des germes chez les arthropodes, ont fait de multiples expériences, de très nombreuses et très consciencieuses observations. Cependant ils n'ont jamais constaté, aux Antilles danoises comme en France, la moindre infection à bacilles acido-résistants chez les punaises et les autres insectes piqueurs.

Les recherches que Donald Currie (12) a faites à Honolulu avec *Culex cubensis* ne lui ont pas permis de retrouver le bacille de Hansen dans l'intestin de ces insectes. Il en conclut que si les

(1) R. Blanchard, *Bull. de l'Acad. de méd.*, 30 juillet 1901. — *Arch. de parasit.*, t. IV, 1901.

(2) Hallopeau, Leçons cliniques de l'hôpital Saint-Louis et *Bull. de l'acad. de méd.*, juillet 1901.

(3) Chantemesse, *Bull. de l'Acad. de med.*, 30 juillet 1901.

(4) Sommer, La Lèpre en République argentine (*Semana medica*, n°s 25 et 26, 1898)

(5) Scott, La Contagiosité de la lèpre (*Brit. med. journ.*, 1900).

(6) Joly, Les Insectes dans les maladies infectieuses (*Thèse de Bordeaux*, 1898).

(7) Noc, Fonctionnement du laboratoire de Nouméa (*Ann. d'hyg. col.*, t. VI, 1903).

(8) Goodhue, Spread of leprosy by insects (*Journ. of. trop. med.*, 1er juin et 15 sept. 1906).

(9) C. Long, A note on the transmission of leprosy (*Lepra*, t. XII, 1911).

(10) Lindsay Sandes, A note on the transmission of leprosy (*Lepra*, t. XII. 1911).

(11) Ehlers, Bourret et With, Recherches sur le mode de propagation et les procédés de diagnostic bactériologique de la lèpre (*Bull. Soc. Path. exot.*, t. IV, août 1911).

(12) Donald-Currie, Mosquitoes in relation to the transmission of leprosy (*U. S. Public health bull.*, n° 39, sept. 1910).

moustiques absorbent jamais des bacilles lépreux, ce qui semble leur arriver bien rarement, ils ne peuvent pas jouer un rôle important dans la transmission de la maladie.

Lebœuf (1), en Nouvelle-Calédonie, a repris l'étude de cette question avec le plus grand soin. Les expériences faites avec les moustiques, les punaises, les puces et les poux lui ont montré qu'il était impossible de considérer ces insectes comme des agents de transport des bacilles de Hansen.

Des observations identiques viennent d'être faites à Liverpool où David Thomson (2) n'a pu trouver un seul bacille dans 140 punaises (*Cimex lectularius* et *C. rotundatus*) qui s'étaient gorgées sur des lépreux.

Poux. — Mc Coy et Clegg (3) ont annoncé qu'ils avaient trouvé de nombreux bacilles acido-résistants dans des poux capturés sur la tête de lépreux. Mais cette observation n'est pas de nature à réformer notre opinion sur l'innocuité des insectes piqueurs, en ce qui concerne la lèpre. Nous savons, en effet, que les bacilles acido-résistants sont légion et qu'on peut en trouver très fréquemment chez les arthropodes les plus variés. S'ils ont la forme et les réactions colorantes du bacille de Hansen, ils n'en possèdent pas le pouvoir pathogène pour l'homme.

Nous en avons vu chez les Lœlaps qui, morphologiquement, ne différaient pas de ceux qui donnent la lèpre aux rats. Les expériences d'inoculation nous ont prouvé qu'ils ne devaient pas être confondus.

Cette démonstration n'est pas à notre portée en ce qui concerne la lèpre humaine, mais l'analogie est frappante.

Mouches. — Joly (4) attribue aux mouches le rôle d'agents de transport du virus lépreux. William Wherry (5), Donald Currie (6) et, plus récemment, Lebœuf (7) ont observé que des mouches nourries sur des ulcères lépreux absorbaient beaucoup de bacilles qu'on retrouve ensuite dans l'intestin de ces insectes et dans leurs excréments. Lebœuf, qui a cru voir un commencement de déve-

(1) LEBŒUF, Recherches expérimentales sur le rôle de certains insectes hématophages dans la lèpre (*Bull. Soc. Path. exot.*, t. V, 1912, p. 667).

(2) DAVID THOMSON, Attempts to find desease germs in the european bedbug after feeding experiments in various diseases : leprosy, lymphadenoma, carcinoma, etc. (*Ann. of trop. med and parasit.*, 21 avril 1914, p. 19).

(3) G. H. MC COY et M. T. CLEGG, Acid-fast bacilli in head-lice (*U. S. Publ. health bull*, 6 sept. 1912, t. XXVII, n° 36).

(4) JOLY, Mission hydrographique de la France (*Arch. de méd. navale*, t. LXXV, 1901, p. 460).

(5) W. B. WHERRY, Further notes on rat leprosy and on the fate of human and rat leprabacilli in flies (*Journ. of inf. dis.*, t. V, n° 5, 1908).

(6) Donald CURRIE, Flies in relation of the transmission of leprosy (*U. S. Pub. health bull.*, n° 39, sept. 1910).

(7) LEBŒUF, Dissémination du bacille de Hansen par les mouches domestiques (*Bull. Soc. Path. exot.*, 1912).

loppement des globies dans le tube digestif de ces diptères, pense que les germes peuvent être déposés vivants sur des érosions de la peau avec les excréments des muscides et contaminer ainsi des personnes saines.

Honeij et Parker (1) ont aussi reconnu que les mouches pouvaient absorber des bacilles de Hansen. Ils ont observé une fois la régurgitation.

Nous avons constaté que les mouches pouvaient être des agents très actifs de transport des germes (2).

Dans un même bocal ont été enfermés des mouches et des rats immobilisés auxquels une boutonnière avait été pratiquée dans la peau. De la pulpe obtenue par broyage de lépromes de rat était donnée comme nourriture aux insectes qui se sont précipités avidement sur cette pâtée. Quelques mouches seulement sont allées se promener sur la plaie des rats d'expérience. Ce simple contact de pattes souillées a suffi. Tous les animaux exposés sont devenus lépreux.

Les jours suivants, le matériel septique étant retiré, les insectes sont devenus inoffensifs. Cependant leur intestin reste rempli de bacilles vivants et virulents jusqu'au 4e jour. Mais il est sans doute exceptionnel qu'ils répandent des excréments là où ils vont butiner.

La mouche est donc un être non seulement insupportable, mais dangereux. Il faut s'en garer quand on se trouve au voisinage de lépreux suppurants ou porteurs de rhinites chroniques. Pour la lèpre comme pour la tuberculose, elle est un agent de contamination à distance.

Acares. — Les insectes dont nous venons de parler n'ont pas été les seuls arthropodes incriminés.

Joly a émis l'avis que la lèpre pouvait être transmise par les sarcoptes de la gale.

Pour Mugliston (3), la gale joue un rôle important, sinon le seul dans la contagion du mal de Lazare. Il fait la remarque que la régression de la lèpre en Norvège a coïncidé avec la disparition de cette gale croûteuse, particulière aux lépreux dont la peau insensible permet le développement intensif des sarcoptes.

Aussi rechercha-t-il sur ses malades de la léproserie de Penang les rapports qu'il y avait eus chez eux entre la gale et la lèpre. Soixante-dix-sept malades sont entrés à la léproserie du 1er jan-

(1) A. HONEIJ et R. R. PARKER, Leprosy Flies in relation to the transmission of the disease (*Journal of med. Research*, tome XXX, mai 1914).

(2) MARCHOUX, Transmission de la lepre des rats par les mouches (*Mém. pour le jubilé de* METCHNIKOFF, *Ann. Inst. Past.*, fév. 1916).

(3) MUGLISTON, *Journ. of trop. med.*, 15 juill. 1905.

vier au 31 mai 1905. Sur ce nombre, 44 étaient galeux, 11 l'avaient été, 22 ne pouvaient dire s'ils avaient eu la gale.

Ernst de Bassewitz (1) rapporte le cas d'un infirmier qui aurait contracté la gale et la lèpre en soignant un lépreux galeux. Ceci se passait à Juiz de Fora, au Brésil, pays dans lequel la lèpre est commune. Il pourrait se faire que l'infirmier de de Bassewitz se fût contaminé ailleurs que dans son service.

Que la gale ouvre des portes d'entrée aux germes infectieux, nous le croyons, mais nos expériences sur le rat nous ont prouvé que les acariens de la gale passaient d'un lépreux sur un animal bien portant sans véhiculer aucun bacille. Le mode d'évolution des sarcoptes ne permet guère ce transport.

La femelle pond dans les sillons sous-épidermiques qu'elle s'est creusés. Les larves nées de ces œufs percent la paroi et vivent sur l'épiderme où elles subissent trois ou quatre mues avant de se transformer en nymphes. Comme c'est à l'état de larve ou de nymphe que les sarcoptes changent d'hôtes, ils ne peuvent guère emporter de bacilles sur leur carapace.

Démodex. — Un autre acarien a été mis en cause par Borrel (2), le démodex. En coupant des tubercules lépreux, Borrel observa que de nombreux démodex avaient quitté la gaine du follicule pileux et avaient pénétré jusque dans les glandes sébacées. Une de ces glandes, effondrée, contenait des bacilles et les démodex qui s'y trouvaient enfermés en portaient sur le corps. Cette observation lui suggéra une hypothèse ingénieuse.

La lèpre est une maladie familiale à extension réduite. Le contact prolongé est nécessaire pour la contamination. Un pareil mode de dissémination s'explique si l'on admet le transport des germes par les démodex. Ces acariens parasites fixés dans les follicules pileux, doivent changer d'hôte difficilement et seulement par un contact intime. Encore toutes les peaux ne se prêtent-elles pas à les recevoir. Il faut, pour que l'infection se produise, un ensemble de circonstances rarement réalisé à une époque contemporaine et qui est le suivant ;

1° Une glande sébacée effondrée et remplie de bacilles ;

2° La présence de démodex dans cette glande ;

3° La possibilité pour les larves écloses de sortir contaminées de la cavité glandulaire ;

4° La proximité d'une peau apte à les héberger ;

5° La pénétration de cette larve infectée dans une glande du

(1) E. de Bassewitz, Spielen die Krätzmilben eine Rolle bei der Verbreitung der Lepra ? Ein kasuistischer Beitrag zur Lehre des Aussatzes (*Munch. med. Woch.*, t. XVII, 1905).

(2) A. Borrel, Acariens et lèpre (*Ann. Inst. Past.*, t. XXIII, 1909).

nouvel hôte, circonstance encore assez rare puisque les démodex vivent ordinairement dans les follicules pileux;

6° L'effraction du collet glandulaire par cette larve au moment où elle pénètre dans la glande, et le dépôt à cet endroit des bacilles qu'elle porte sur sa carapace. Cette lésion est habituelle sans doute, car l'étranglement du collet permet difficilement le passage d'un acarien aussi volumineux que le démodex.

Bertarelli et Paranhos (1) élèvent contre l'hypothèse de Borrel plusieurs arguments dont le plus sérieux nous paraît être que les nègres à peau glabre n'ont pas de démodex, alors qu'ils ont fréquemment la lèpre.

D'autre part nous ne connaissons pas l'évolution des démodex et nous ne savons pas si elle cadre avec l'hypothèse de Borrel.

Quoi qu'il en soit, il nous paraît certain que si les démodex peuvent porter des bacilles jusqu'à une lésion faite au collet d'une glande sébacée, ils peuvent jouer un rôle important dans la transmission de la maladie. Il suffit pour permettre la contagion d'un bacille bien placé.

Statistique de Sand. — La statistique de Sand (2) met en relief le faible pouvoir de diffusion de la lèpre sur lequel Borrel s'appuie pour soutenir sa thèse.

512 familles, un conjoint lépreux	= 17 fois l'autre est devenu lépreux		= 3 0/0
495 — —	= 1772 enfants,	117 lépreux	= 6 0/0
17 — 2	= 63 —	8 —	= 12 0/0

Les familles avec père lepreux ont eu 5 0/0 d'enfants lépreux
— avec mère lépreuse = 10 0/0 —

Aussi Sand est-il disposé à admettre une contamination indirecte. Nous verrons plus loin (page 495) ce qu'il faut penser de cette statistique.

Celle qui a été établie au Japon par Kitasato (3) fait ressortir une quantité sensiblement égale (4,6 et 9,3 o/o) de contaminations familiales.

ÉTIOLOGIE COMPARÉE

Les difficultés de l'étude de la lèpre. — Le nombre et la variété des hypothèses formulées sur le mode mystérieux dont se transmet la lèpre traduisent éloquemment l'ignorance dans laquelle nous vivons encore au sujet d'une maladie dont le germe a été le premier découvert des ennemis microscopiques de l'homme. Quoique Hansen en ait signalé l'existence dès 1871,

(1) E. Bertarelli et U. Paranhos, A proposito da diffusão da lepra pelos acaros (*Arch. da Soc. de med. e cir. de Sao Paulo*, t. I, n° 5, oct. 1910).
(2) Sand, Geschieht die Ansteckung der Lepra durch unmittelbare Uebertragung (*IIe. conf. de la lèpre*, t. III, p. 39).
(3) S. Kitasato, Die Lepra in Japan (*IIe conf de la lepre*, t. II, p 144).

bien moins heureux que pour beaucoup d'autres germes nous ne savons encore ni le cultiver, ni l'inoculer aux animaux. C'est cette impossibilité d'expérimentation qui entretient l'obscurité dont l'épidémiologie de la lèpre reste entourée.

Nous avons montré que la lèpre des rats ressemble presque trait pour trait à la lèpre humaine par les symptômes, la pathogénie, l'anatomie pathologique, la marche et nous pouvons même ajouter la terminaison, car les rats ne meurent généralement pas de lèpre, mais d'une affection intercurrente.

Pourquoi la ressemblance ne se poursuivrait-elle pas plus loin ? Pourquoi l'étiologie et, partant, la prophylaxie ne seraient-elles pas les mêmes dans deux affections qui ont entre elles autant de parenté que la tuberculose aviaire et la tuberculose humaine ? Voyons donc ce qui se passe chez le rat.

Transmission de la maladie. — Sur cet animal qu'on peut sacrifier et inoculer facilement, il devient relativement commode de rechercher comment se transmet la maladie.

Voies digestives. — Nous avons vu que, si quelquefois il était possible d'infecter certains rats en leur faisant absorber de grandes quantités de bacilles, ce mode de propagation devait être considéré comme exceptionnel. Les bacilles de Stefansky qui traversent le tube digestif se rendent directement au poumon. Or, il est rare de découvrir une infection spontanée siégeant primitivement au poumon.

Péritoine. — Une injection de matériel septique dans le péritoine provoque la formation de nodules dans l'épiploon, la rate, le foie, lésions qu'on n'observe pour ainsi dire jamais dans la maladie spontanée.

Peau. — La localisation première des germes dans les ganglions superficiels chez les rats qu'on capture, comme chez ceux qui expérimentalement ont reçu le bacille par la voie cutanée indique que la maladie s'introduit ordinairement par la peau.

La marche de l'infection, après inoculation superficielle par la voie épidermique, nous a montré que les bacilles cheminent dans les voies lymphatiques avec les cellules phagocytaires qui les ont emprisonnés et gagnent de suite les ganglions qui servent de confluents aux lymphatiques de la région. L'infection ganglionnaire se produit souvent sans laisser de trace à la porte d'entrée.

Marche insidieuse de l'infection. — Du ganglion soit doucement et en tache d'huile, soit par bonds successifs, les bacilles envahissent tout l'organisme et se retrouvent même dans les centres nerveux, non point dans les cellules dendritiques, mais autour des vaisseaux sanguins.

En somme, la lèpre entre insidieusement ; peu perceptible au début, elle n'est souvent qu'une découverte d'autopsie. Ce n'est qu'au moment où l'organisme est profondément infiltré de germes qu'elle devient cliniquement diagnostiquable.

De chancre d'inoculation, il ne peut être question ; les lésions cutanées qu'on observe sont des signes tardifs d'une infection très étendue.

Les germes ont pénétré longtemps auparavant à la faveur d'un contact septique par une de ces morsures que les rats se font entre eux si souvent que tous en portent quelques-unes. Ces contacts sont fréquents, étant données les mœurs de ces rongeurs qui, pour dormir ou se cacher, s'entassent les uns sur les autres.

Pas de transmission par les arthropodes piqueurs. — Les insectes parasites renferment souvent des bacilles acido-résistants, mais différents de celui qui nous occupe, comme en témoignent les inoculations infructueuses qui en ont été faites. Ils ne jouent donc aucun rôle dans la transmission de la lèpre.

Autres invertébrés. — Si la gale intervient comme cause favorisante, c'est en ouvrant dans la peau des portes d'entrée à l'infection.

Nous avons vu plus haut (p. 480) que les mouches et aussi les démodex peuvent avoir une action plus néfaste.

Contagion génitale possible. — Dans les expériences qui ont été faites, la maladie ne s'est pas communiquée d'un sexe à l'autre par les voies génitales, mais, déposés dans le fourreau du mâle sans lésion préalable de la muqueuse, des bacilles de Stefansky ont pénétré dans l'organisme et ont gagné les ganglions inguinaux.

Nous n'avons point observé de transmission héréditaire. La lèpre s'acquiert par contagion directe.

Rôle des infections secondaires. — Mais la maladie qu'on inocule, ce n'est pas la lèpre cliniquement diagnostiquable, la maladie rare qu'on trouve seulement chez 0, 60 o/o des rats parisiens. On donne cette lésion bénigne, si commune chez les rats de capture, dans laquelle les bacilles restent cantonnés dans les ganglions jusqu'à la mort de l'animal.

Pour produire une lèpre nodulaire, c'est-à-dire pour provoquer un envahissement de tout l'organisme, il faut employer un artifice. Au bacille de Stefansky qu'on inocule, il faut adjoindre un staphylocoque qui en favorise la multiplication et la dissémination. Il est indifférent que l'inoculation du coccus soit contemporaine de celle du bacille ou qu'elle le suive à plus ou moins brève échéance. Le résultat est le même.

Cette association microbienne expérimentalement réalisée n'est pas toujours artificielle. Elle se rencontre souvent dans la nature et les phénomènes morbides revêtent alors les mêmes apparences. Les rats cliniquement lépreux sont toujours porteurs d'infections secondaires dont le rôle est expliqué par nos expériences.

Guérison spontanée. — Les rats ne meurent pas de la lèpre; quand ils succombent, c'est à une affection intercurrente. Ils peuvent guérir.

Nous avons observé plusieurs cas de guérison spontanée dans nos cages. Des rats de capture, reconnus porteurs de bacilles par ponction ganglionnaire, ont été quelque temps plus tard trouvés indemnes à l'autopsie. Au lieu d'être amaigris, comme le sont les animaux profondément infectés, ils avaient notablement engraissé en captivité et se trouvaient, à l'époque où ils ont été sacrifiés, dans un état de santé bien plus florissant qu'au moment de leur capture. Ils avaient guéri sous l'influence d'une alimention saine et copieuse.

Conclusions. — En résumé de notre étude de la maladie des rats, il résulte que :

1° La lèpre murine est facilement inoculable. Elle s'introduit par une lésion de la peau. Il suffit, pour en provoquer la multiplication dans les cellules animales, de déposer le virus sur une scarification de l'épiderme ou même sur la peau fraîchement épilée. La peau saine est infranchissable aux germes.

2° Les insectes piqueurs et les acares de la gale ne jouent aucun rôle dans la transmission des germes. Les bacilles acido-résistants qu'on rencontre chez eux diffèrent de celui qui donnent la lèpre aux rats.

Les mouches, et peut-être les démodex, ne sont pas sans danger.

3° Le bacille ne se conserve pas dans le milieu extérieur parce que la dessiccation le détruit. Il est peu résistant à la chaleur. La température de 60° le tue sûrement en un quart d'heure.

4° Le contact immédiat ou indirect semble constituer l'unique mode de contagion et les morsures l'ordinaire porte d'entrée.

5° Des bacilles spécifiques peuvent traverser la muqueuse préputiale sans lésion préalable.

6° La lèpre cliniquement diagnostiquable est rare; on ne la trouve que chez 0,60 o/o des rats parisiens.

Mais il existe, avec une fréquence bien plus grande, une forme latente, ganglionnaire, qui ne se découvre qu'à l'autopsie à l'aide du microscope. Cinq pour 100 des rats vivants dans les égouts de Paris en sont porteurs.

7° Ces formes latentes peuvent persister jusqu'à la mort sans changer de caractère et même guérir spontanément.

8° Une alimentation abondante et une hygiène convenable aident à la guérison spontanée.

9° Au contraire, les déchéances organiques et les infections secondaires, en diminuant la résistance cellulaire, favorisent la multiplication des germes et l'extension de la maladie.

LÈPRE HUMAINE

Bien loin d'être en contradiction avec les observations faites jusqu'à ce jour sur la lèpre humaine, les conclusions que nous venons d'énumérer s'accordent avec elles. Elles établissent même entre les phénomènes décrits par les divers auteurs un lien qu'est venue tresser l'expérimentation chez le rat.

Facilité de Contagion. — Nous avons quotidiennement des preuves de la facilité avec laquelle la lèpre se transmet.

Pour la plupart, les lépreux qu'on interroge ne peuvent fournir d'éclaircissements sur les origines de leur maladie. Ils n'accusent aucun rapport avec des lépreux ou tout au moins n'avouent que des relations lointaines. Il faut, évidemment, faire la part de la discrétion naturelle de ces malheureux sur les tares de leurs proches, mais on est obligé de reconnaître que certains d'entre eux sont vraiment sincères.

Nous avons eu l'occasion de voir deux religieuses qui, maîtresses d'école aux colonies et n'ayant été en rapport qu'avec des enfants apparemment sains, sont cependant revenues en France avec la lèpre.

De Beurmann et Labourdette (1) ont cité un cas du même genre, pour lequel l'infection originelle n'a pas pu être retrouvée. Ils concluent, comme l'expérience conduit à le faire pour les rats, que la contagion, dans certains cas, doit être bien facile.

Mode de contagion. — Comment se fait cette contagion ? En raison de la similitude et du siège identique des lésions chez le rat et l'homme, il nous semble légitime de conclure que le virus pénètre par le tégument.

Les insectes. — Quant à la façon dont il s'introduit, si elle est indéterminée, on peut toujours affirmer que les insectes piqueurs n'y contribuent pas. Quelques observations isolées et qui n'ont pas subi, de la part de ceux qui les ont faites, le contrôle de l'expérience, ne gardent aucune valeur après les recherches systématiques qui ont été vainement poursuivies, pour les vé-

(1) DE BEURMANN et LABOURDETTE, Lèpre nerveuse contractée en Indo-Chine. Facilité de la contagion (*Soc. méd. des hôp.*, 19 déc 1912).

rifier. Nous avons donné ailleurs (1) des raisons qui, *a priori*, nous paraissent suffire à faire écarter la pure théorie de la transmission de la lèpre par les insectes piqueurs. Les affections qui nous viennent par un hôte intermédiaire sont des maladies beaucoup plus répandues que la lèpre.

Une place à part, nous le répétons, doit être faite aux mouches et aux démodex. Mais dans ce cas, comme dans celui d'un contact impur, le bacille est déposé sur une érosion et non pas inoculé. C'est un contact indirect.

Contact. — C'est en effet au contact, aussi bien pour l'homme que pour le rat, qu'il convient d'attribuer le rôle principal. Le bacille de la lèpre est sans doute fragile, comme son congénère murin.

Si la glée qui l'entoure en retarde la dessication, cette survie, par ce que nous connaissons de la contagion de la lèpre, ne doit pas être énorme. Il résiste certainement moins bien à l'action des agents atmosphériques que le bacille de la tuberculose. La transmission par les poussières ou par des objets anciennement souillés est donc peu à craindre.

Comme il ne pénètre ni par les voies aériennes, ni par le tube digestif, la dispersion de la lèpre se trouve de ce fait moins active que celle de la tuberculose.

C'est l'intimité et la répétition du contact, jusqu'à ce qu'une occasion propice amène des bacilles vivants sur une érosion du tégument, qui assure le passage du virus d'un être à l'autre. Les rapports d'une mère avec son enfant, d'un mari avec sa femme, d'un membre d'une famille avec ses parents malades, d'un serviteur avec ses maîtres multiplient les chances de contage et peuvent en imposer soit pour une transmission héréditaire, soit pour une contamination par la maison ou les ustensiles qu'elle renferme.

Chances actuelles de contagion. — C'est parce que la promiscuité est moins grande de nos jours qu'au moyen-âge, c'est parce qu'on échange moins facilement ses vêtements que la contagion est plus restreinte.

Nos expériences sur le rat nous ont enseigné qu'un rapprochement sexuel suspect n'est pas sans danger.

Les blanchisseuses qui, avec des mains professionnellement altérées, manient le linge fraîchement souillé des lépreux, sont encore très exposées. Le seul cas de contagion intérieur qui ait été observé à la léproserie de Bergen, s'est produit chez une blanchisseuse.

(1) MARCHOUX et BOURRET, Recherches sur la transmission de la lèpre (*Ann. de l'Inst. Past.*, juillet 1909, t. XXIII).

Les infirmiers et les médecins qui touchent et pansent les malades courent moins de risques qu'autrefois seulement parce qu'ils sont plus propres et que les lépreux sont moins nombreux.

Les conditions de contagion sont forcément étroites, puisque tous les malades n'émettent pas de germes, que les ulcères sont généralement couverts de pansements, que les mucosités bacillifères ne sont pas répandues à tous les vents comme des crachats, que l'érosion, porte d'entrée, ne se trouve pas toujours à portée de germes vivants. Mais il serait dangereux de croire que la lèpre a changé de nature et qu'elle a perdu la facilité de se transmettre.

D'après J.-W. Lindsay (1), la lèpre se répand actuellement au Paraguay plus vite que la tuberculose. Déposé au bon endroit, le bacille de Hansen pénètre dans les tissus. Comme celui de Stefansky, il doit être saisi promptement par des phagocytes qui le véhiculent ensuite jusqu'aux ganglions lymphatiques de la région.

Les expériences d'inoculation de la lèpre des rats nous portent à croire que l'infection se fait très facilement.

On se leurre peut-être quand on affirme qu'il n'y a pas de cas de contagion à Paris. Parce qu'on n'a pas vu s'allumer un foyer apparent de lèpre autour des malades que, depuis cinquante ans, recueille sans réel isolement l'hôpital Saint-Louis, il ne s'ensuit pas qu'on ait surpris tous les cas de contamination. Si la lèpre humaine est aussi facile à transmettre que la lèpre du rat, il a pu se produire quelques infections accidentelles.

Le début de la lèpre est toujours méconnu. La clinique et même le microscope ne fournissent encore, en ce qui concerne la lèpre, que des moyens de diagnostic grossiers. L'affection n'est reconnaissable que quand elle est déjà très avancée.

Il faut qu'il y ait des lésions organiques ou une culture assez abondante des bacilles spécifiques dans les tissus, pour qu'une biopsie devienne démonstrative.

Or, il en est sûrement de la lèpre comme de toutes les maladies; il y a des formes légères et des formes graves, des formes frustes et des formes monstrueuses. Maladie chronique, plus encore peut-être que la tuberculose, elle s'installe comme celle-ci, lentement, insidieusement. Les bacilles, n'ayant point les propriétés nécrosantes du bacille de Koch, ne révèlent leur présence que beaucoup plus tardivement.

Lèpre ganglionnaire latente. — Chez l'homme comme chez le rat, il y a des infections latentes, des foyers ganglionnaires qui peuvent rester ignorés et contenus pendant plus ou moins long-

(1) J.-W Lindsay, The contagiousnets of leprosy (*Brit. med. journ.*, 21 sept. 1912 p. 682).

temps, quelquefois pendant toute la vie du porteur de germes.

Les conditions d'existence, le confortable, l'alimentation suffisante sont des raisons qui restreignent puissamment l'infection. Mais elle n'en existe pas moins. Cette infection ganglionnaire primitive a été mise en évidence par des observations précises.

On savait depuis longtemps que le bacille de Hansen se multiplie dans les ganglions. Neisser l'a établi dans son mémoire de 1884.

Sugaï (1) a insisté récemment sur cette localisation et constaté qu'elle existait alors même que les ganglions étaient peu volumineux.

Les docteurs Lebœuf et Sorel, sur nos indications, ont été plus loin.

Lebœuf, qui a conduit avec succès une laborieuse enquête sur la lèpre en Nouvelle-Calédonie, a recherché systématiquement dans l'entourage de quelques lépreux les cas de lèpre ganglionnaire et a eu l'occasion d'en découvrir un premier cas sur six personnes examinées (2). A la vérité, le malade n'était pas indemne de tout signe clinique de lèpre. Il avait des douleurs depuis deux ans dans les membres inférieurs et on lui a trouvé un nerf cubital volumineux. Mais, alors que, dans des cas si légers, il est impossible de mettre le bacille de Hansen en évidence, Lebœuf l'a découvert dans un ganglion cervical.

A la Côte d'Ivoire, Sorel (3) a visité un certain nombre de lépreux et a fait porter son examen non seulement sur eux, mais sur des personnes vivant dans leur entourage. Par ponction ganglionnaire, il a constaté qu'on pouvait fréquemment, 8 fois sur 19, découvrir le bacille de Hansen chez des lépreux avérés ; mais il a vu aussi que tous les ganglions d'un même malade ne sont pas ponctionnés avec le même succès. D'autre part, dans l'entourage de 7 lépreux, 15 personnes ont été examinées. Parmi elles, deux femmes, la mère et la sœur d'une lépreuse évidente, portaient des germes dans leurs ganglions. Si, chez la mère de la lépreuse Aloua, l'examen clinique a fait découvrir la présence d'une plaque anesthésique dans le dos, pour la sœur, il est resté absolument muet. Cette femme était bien constituée et en très bonne santé apparente.

Lebœuf et Javelly (4), dans l'île de Lifou (archipel de la

(1) Sugai, Ueber die viscerale Lepra (*Cent. f. Bakt., Orig.*, t. LXVII, 11 décembre 1912).

(2) A. Lebœuf, Dans la lèpre chez l'homme comme chez le rat, on peut trouver des bacilles spécifiques dans les ganglions superficiels (*Bull. Soc Path. exot.*, 1912, p. 569).

(3) E. Sorel, Recherche du bacille de Hansen dans les ganglions de personnes saines vivant dans l'entourage des lépreux (*Bull. Soc. Path. exot.*, 1912, p 698)

(4) A. Lebœuf et E Javelly, Sur la présence de bacilles de Hansen dans les ganglions superficiels de sujets sains en apparence (*Bull. Soc. Path. exot*, 1913, p. 607).

Loyauté), ont ponctionné plusieurs groupes ganglionnaires chez 10 personnes ayant vécu au contact direct de lépreux. Ils ont obtenu un résultat positif chez l'une d'entre elles, une enfant de 10 ans, sœur de lépreux. Des ganglions inguinaux droit et gauche de cette enfant, ils ont retiré des bacilles de Hansen caractéristiques.

Tout récemment, le Dr Gouvy (1), à la Côte d'Ivoire, a examiné la femme d'un milicien atteint de lèpre ouverte. L'exploration des ganglions cervicaux, épitrochléens, inguinaux droits, inguinaux gauches (groupe inférieur) a été infructueuse. Il n'en a pas été de même du groupe génital des ganglions inguinaux gauches. Une ponction a permis d'extraire quelques cellules renfermant des bacilles de Hansen.

Ces quelques observations faites sur un petit groupe de gens (31) suffisent à montrer que les infections latentes ne sont pas exceptionnelles puisqu'elles ont été rencontrées 4 fois, soit dans 12,9 o/o des cas. Elles mériteraient donc d'être recherchées plus souvent.

L'expérience montre qu'un échec n'est même pas éliminatoire. On ne trouve pas de bacilles dans tous les ganglions d'un même groupe et sans doute pas non plus dans toutes les parties d'un même ganglion. Il est permis de dire que ce pourcentage de 12,9 est un taux minimum, susceptible de s'élever par la multiplication des examens.

La lèpre latente est donc une réalité que l'examen microscopique rend évidente, mais elle peut être soupçonnée d'une autre manière.

Nous avons dit plus haut que la réaction de Wassermann se montre aussi souvent positive dans la lèpre que dans la syphilis. Des cas de lèpre latente peuvent sans doute être décelés par ce procédé, plus facilement même peut-être que certains cas de lèpre nerveuse où il ne reste plus que des traces durables d'une affection disparue. Une séro-réaction positive peut permettre de dépister une forme de lèpre inaccessible à la clinique.

Photinos et Michaelides (2) rapportent le cas d'une femme qui, saine, a épousé successivement deux lépreux et a vécu avec eux dans la léproserie de Spinalonga (Crète). Cette femme, après de nombreuses années de cohabitation avec des malades, ne présentait aucun signe apparent de lèpre. Mais, quoique indemne de syphilis, son sérum examiné présentait une réaction de Wassermann positive. Il est regrettable qu'on n'ait pas cherché chez elle une infection ganglionnaire qu'on aurait peut-être reconnue.

(1) Gouvy, Lèpre ganglionnaire sans stigmates cliniques (*Bull. Soc. Path. exot.* mai 1914).

(2) Photinos et Michaelides, La Séro-réaction de Wassermann et la cuti-réaction de Pirquet dans la lèpre (*Lepra*, t. XII, 1913, n° 4)

A celle-ci nous pouvons ajouter une observation personnelle tout à fait comparable.

Une jeune fille parisienne s'est mariée avec un créole, dont elle a eu un enfant. Aujourd'hui cette femme est atteinte de lèpre maculo-anesthésique ; son fils porte une petite tache achromique à sensibilité atténuée au bras gauche. Le père est absolument indemne de toute manifestation. Chez tous les trois, la séro-réaction est positive.

Notre créole n'avait pas de gros ganglions ; d'autre part, un peu pusillanime, il a refusé de se soumettre à toute ponction. Mais nous considérons comme probable chez lui une infection discrète qu'aucun symptôme clinique ne trahit.

Il y a donc des lèpres latentes et nous n'avions guère besoin de démonstration expérimentale pour l'admettre. Ces longues incubations de 14, 20, 32 ans nous en fournissaient déjà une preuve suffisante.

Lèpre fruste. — Outre ces formes latentes, il se présente encore des cas de lèpre fruste que la clinique ne permet pas de reconnaître, mais que des examens microscopiques soignés mettent en évidence. Et ceux-là ne sont pas les moins inquiétants. Parmi de pareils malades il peut s'en trouver qui soient atteints de lèpre ouverte. Ces porteurs de germes deviennent d'autant plus dangereux qu'ils sèment la lèpre autour d'eux, sans que personne s'en méfie.

Falcâo (1), en 1906, au congrès international de médecine de Lisbonne, a signalé qu'il avait rencontré 17 cas d'ulcération primitive du septum avec émission de bacilles par le mucus nasal. Douze de ces cas ont été suivis. La lèpre s'est généralisée chez neuf d'entre eux.

A la IIe conférence de la lèpre (2), à Bergen, il a rapporté l'histoire de trois nouveaux cas dont nous avons déjà parlé plus haut (page 475) et chez lesquels il a pour ainsi dire assisté à l'éclosion des premiers accidents de la lèpre. Il s'agissait de personnes vivant au contact de lépreux.

Falcâo, averti par son expérience ancienne, les suivait de près et leur examinait périodiquement le mucus nasal.

Chez l'un, il a vu apparaître des bacilles après un rhume de cerveau. Les premiers accidents du côté de la peau se sont montrés trois mois plus tard.

Le 2e cas a été surveillé pendant onze mois avant qu'apparaissent les premiers bacilles de Hansen. Il s'agissait d'un enfant, fils de lépreux.

(1) Z. Falcao, La rhinite lépreuse (*Presse méd.*, 1906, p. 280, et *Lepra*, t. VII, p. 64.

(2) Z. Falcao, Sur les lesions initiales de la lepre (*IIe conf. de la lèpre*, t. III), p. 98).

Quant au 3e cas, il a été observé pendant 4 ans. En février 1907, Falcão surprit un léger suintement de la pituitaire et reconnut à ce moment la présence de bacilles spécifiques dans le mucus nasal.

Des observations analogues ont été faites par Kitasato (1). Le savant japonais a examiné 68 personnes ayant vécu de un à quarante ans au contact de lépreux.

Chez trois d'entre elles qui étaient apparemment saines, il a trouvé des bacilles lépreux typiques dans le mucus nasal. Il s'agissait de trois femmes. La première, de quarante-six ans, mariée à un homme atteint de lèpre nerveuse, ne portait aucune lésion ni à la peau, ni dans le nez. Elle n'émettait des germes que par intermittence, car un examen pratiqué cinq jours plus tard demeura infructueux.

La 2e, de vingt-sept ans, habitait avec une sœur lépreuse, qu'elle soignait et avait epousé un lépreux (forme mixte). Elle ne présentait aucun stigmate de lèpre, la muqueuse nasale était apparemment saine.

La 3e de trente-neuf ans, mariée avec un homme lépreux depuis dix ans, vivait aussi avec une sœur âgée de vingt et un ans, qui portait des traces de lèpre nerveuse insignifiantes. Elle paraissait absolument saine et cependant elle émettait constamment des bacilles avec son mucus nasal, comme des examens répétés l'ont établi.

Il y a donc, pour la lèpre comme pour la fièvre typhoïde, ajoute Kitasato, des porteurs de germes qu'aucun symptôme manifeste ne signale à l'attention des médecins.

Lèpres cutanées extra-cliniques. — En Nouvelle Calédonie, Auché (2), en 1898, constate que la lèpre a pu prendre un développement considérable chez certaines personnes vivant constamment avec des lépreux, sans qu'aucun signe clinique patent soit venu dénoncer chez eux l'envahissement du bacille de Hansen. Il est probable, ajoute-t-il, qu'un examen clinique un peu moins rapide et plus approfondi aurait permis de trouver des signes de lèpre frustre. En tous cas, le diagnostic ne s'imposait pas.

Sept fois sur 29 examens de peau apparemment saine prélevée chez des gens gras et bien portants, Auché a trouvé le bacille spécifique. Il peut donc y avoir une infection déjà très avancée sans que des taches des tubercules, ou une impotence fonctionnelle se soient montrées.

(1) KITASATO, Die Lepra in Japan (*IIe conf. de. la lèpre*, t. II, p. 148).
(2) AUCHE, La Lepre en Nouvelle-Calédonie (*Arch. de méd. nav.*, t. LXXVI, 1899, p. 189).

Guérison spontanée. — De ces malades insoupçonnés signalés par Auché, Lebœuf (1) a pu en retrouver cinq. Deux sont devenus lépreux évidents, deux sont morts, l'un en 1905, l'autre en 1911, sans présenter de signes extérieurs de lèpre, le dernier est en excellent état de santé et vit dans sa tribu.

Ce dernier cas prouve que la lèpre fruste peut disparaître et guérir sans traitement avant que la maladie ne se soit signalée à l'attention des médecins par des manifestations cutanées. Un pareil porteur de germes aura pu devenir contagieux à un moment de son existence et contaminer quelqu'un de son entourage d'autant plus facilement que rien d'apparent ne faisait redouter le commerce avec lui.

Cas erratiques. — C'est à des cas ignorés de lèpre fruste qu'il faut sans doute faire remonter la responsabilité d'une survivance de la maladie dans certains foyers, comme celui du Cantal, et l'apparition de cas erratiques sans filiation apparente, comme on en a rapporté plusieurs.

En 1899, Mac Mahon (2) a signalé un cas de lèpre avérée survenue chez un homme de 25 ans, qui habitait Londres et n'avait jamais quitté l'Angleterre. La source de la contagion n'a pu être retrouvée ; le malade appartenait à une famille absolument indemne de toute trace de lèpre et, à sa connaissance, n'avait jamais eu de rapports avec un lépreux.

Montgomery (3) qui, en 1892, avait observé chez un Américain un cas de lèpre contractée sur place soit en Californie, soit dans l'État de Nevada, sans qu'il ait été possible d'établir comment, donne, en 1900, l'histoire d'un autre cas qui est aussi troublant. Il s'agit cette fois d'une femme, Irlandaise de naissance, venue jeune en Amérique où elle a résidé constamment depuis, soit à New York, soit à San-Francisco, mariée à un compatriote décédé depuis sans avoir jamais présenté d'accidents imputables à la lèpre et mère de deux filles bien portantes. Cette femme, blanchisseuse de son métier, est devenue lépreuse nodulaire sans avoir jamais eu de commerce avec aucun lépreux.

Pitres (4) a vu à Bordeaux une femme, qui, de famille parfaitement saine, mariée à un homme bien portant, est devenue lépreuse sans avoir été à sa connaissance, en rapport avec aucune personne atteinte de cette maladie.

Dans la même communication Pitres signale que le Dr Lacayre,

(1) A. Lebœuf, La Lepre fruste en Nouvelle-Calédonie (*Bull. soc. path. exot.*, 1912, p. 578).

(2) J. R. Mac-Mahon, A case of leprosy in England (*Lancet*, 1899, IIe vol., p. 778).

(3) Douglas Montgomery, A white wooman who contracted Leprosy in San-Francisco (*Lepra*, t. I, p. 199).

(4) Pitres, La lepre en Gironde à notre époque (*Société de médecine et de chirurgie de Bordeaux*, 19 Déc. 1902).

de Nérigean, a eu à soigner un cas de lèpre autochtone et le Dr Ferré deux, l'un à Saint Macaire, l'autre dans le Haut-Barsac.

Statistique de Sand.—C'est la fréquence des formes latentes qui permet d'expliquer la statistique surprenante de Sand (1) page 483.

Les enfants de femmes lépreuses ont de multiples et fréquentes occasions d'être contaminés. Si Sand n'en voit que 10 o/o devenir lépreux, cela ne veut pas dire qu'un nombre bien plus considérable n'est pas infecté. L'exploration ganglionnaire eût sans doute considérablement relevé le pourcentage de sa statistique.

Évolution de la lèpre. — Tous les cas de lèpre dont nous venons de parler, reconnus à la suite d'examens qui ne sont pas de pratique courante, indiquent que, chez l'homme comme chez le rat, il existe une forme indiagnostiquable. Ils montrent que la lèpre évolue comme la tuberculose, que les bacilles peuvent sommeiller longtemps en un coin de l'organisme (ganglion) avant de donner lieu à des accidents perceptibles. L'évolution est longue. La période de latence peut sans doute durer autant que l'individu et l'infection disparaître sans avoir été reconnue. De même la maladie peut s'étendre et se manifester tardivement.

Dans la lèpre, plus encore que dans la tuberculose, le terrain joue un rôle prépondérant et peut-être aussi, nous n'en savons rien, mais nous n'avons pas le droit d'en faire abstraction plus que pour la tuberculose, la virulence des germes.

L'expérience nous a montré quel rôle important jouaient les infections secondaires dans la dissémination des germes chez le rat. Il est bien probable qu'elles ont la même action chez l'homme. Les affections à protozoaires, comme le paludisme, pour ne citer qu'un exemple, mettent en mouvement les leucocytes mononucléaires. Parmi ces cellules mobilisées, il y en a sans doute un certain nombre qui renferment des bactéries parasites et qui vont semer bien loin de leur point d'origine les germes pathogènes. Les causes de déchéance organique qui mettent le corps en état de moindre résistance sont bien plus communes sous les tropiques que dans nos climats. Sans doute interviennent-elles puissamment pour rendre la lèpre plus redoutable dans les pays chauds.

Comme dans la tuberculose, c'est sur l'hygiène et le rétablissement du bon état général qu'il faut le plus compter, pour lutter contre l'infection lépreuse.

(1) G. Sand, Geschieht die Ansteckung der Lepra durch unmittelbare Uebertragung ? (*IIe conf. de la lèpre*, t. III, p. 39).

PROPHYLAXIE

Il est certain qu'en Europe la lèpre a perdu de son pouvoir de diffusion. Mais on peut en dire autant de la peste et du choléra. Ce sont les conditions générales de l'existence qui ont changé. L'habitation est devenue plus saine, les soins du corps sont plus attentifs et l'alimentation est plus substantielle. La transformation, surtout sensible dans les villes, est moindre dans les campagnes. Aussi nous semble-t-il fort heureux que ce soient les villes, notamment les grandes cités, qui reçoivent la presque totalité des malades, étrangers ou déracinés.

Hansen a dit que le meilleur agent de prophylaxie contre la lèpre était le savon. Rien n'est plus exact en ce qui concerne la prophylaxie générale. Mais la prophylaxie individuelle exige plus de précautions.

De même que l'imperméabilisation des maisons qui a supprimé la peste à Marseille, n'a pas empêché de se produire des cas sporadiques de cette maladie, de même l'habitude des soins de propreté corporelle a fait diminuer les cas de lèpre dans la population sans empêcher toutefois qu'il ne se produise quelques cas de contamination.

Prophylaxie individuelle. — Il convient donc de se préoccuper de cette affection comme des autres et de prévenir la contagion par des mesures appropriées qui s'adressent les unes aux malades, les autres aux personnes qui les approchent.

Lépreux. — Tant qu'une personne est atteinte de lèpre fermée, c'est-à-dire qu'elle n'émet à l'extérieur aucun bacille et que les germes sont profondément enfouis dans le système conjonctif, aucune autre précaution n'est indispensable que la surveillance périodique exercée par un médecin compétent.

Toutes les lésions des muqueuses et de la peau doivent faire l'objet d'un sérieux examen. Il ne faut surtout pas perdre de vue que le mucus nasal, à l'occasion d'une inflammation catarrhale des plus banales, peut se charger de germes. Aussi le devoir d'un lépreux suspect est-il de signaler immédiatement tous les écoulements nasaux dont il peut être atteint. Les lésions de la bouche et du nez, l'urétrite lépreuse et, chez les femmes, les écoulements vaginaux attireront aussi l'attention du médecin.

Dès qu'un malade devient un propagateur de germes, certaines précautions s'imposent. Les ulcères seront recouverts de pansements qui les protégeront contre les infections secondaires et qui arrêteront les bacilles. Tous les linges souillés seront brûlés.

Le mucus nasal doit être de préférence recueilli dans du papier hygiénique et soumis ensuite à la destruction par le feu. Si le malade persiste à se servir de mouchoirs, la complication commence. Au fur et à mesure qu'ils sont salis, ces mouchoirs doivent être enfermés dans un sac *ad hoc*. Le lavage peut en être assuré par le malade lui-même. Quand il est confié à une autre personne, le sac et les linges qu'il renferme, doivent être, avant toute manipulation, plongés pendant 24 heures dans une solution antiseptique qui ne coagule pas les albumines, comme le lysol ou le crésyl à 5 o/o.

Les lésions de la bouche et du vagin doivent entraîner la proscription du baiser et des rapports sexuels.

Personnes du voisinage. — Les dangers de contamination sont particulièrement grands pour les enfants et d'autant plus qu'ils sont plus jeunes. On ne peut s'attendre de leur part à aucune précaution et leur sensibilité au virus est certainement plus accentuée. Aussi la législation danoise a-t-elle prévu qu'un lépreux ne peut être conservé dans une maison où il vit en communauté avec des enfants.

Leur âge ne met pas les adultes à l'abri. Aussi convient-il, chaque fois qu'on a pansé un malade ou qu'on a dû le manier, de se laver soigneusement les mains ; de ne pas faire chambre commune et surtout lit commun avec un lépreux ; de ne mélanger ni vêtements, ni linges avec les siens ; de lui donner des ustensiles de table particuliers et de les stériliser par ébullition après usage.

Prophylaxie générale. — Souvent les précautions indispensables sont difficiles ou gênantes à observer dans certaines familles, souvent elles sont négligées. Aussi la société a-t-elle à prendre des mesures qui garantissent ses membres contre les dangers de la contagion et mettent un frein à la propagation de la maladie.

Déclaration. — La première de ces mesures consiste évidemment à rechercher les malades pour exercer sur eux la surveillance qui convient. Aussi faut-il exiger la déclaration non seulement des cas avérés, mais aussi des cas suspects.

La déclaration imposée jusqu'ici au seul médecin présente parfois pour le praticien tant d'inconvénients qu'il ne s'y résout pas toujours. Il semblerait plus naturel d'astreindre à cette déclaration et solidairement avec le médecin, le chef de famille et le logeur.

Le personnage préposé pour la recevoir doit être astreint au secret professionnel et être médecin lui-même. Cette charge nous paraît incomber à l'inspecteur d'hygiène. Cette déclaration entraîne pour le malade des obligations qui éveillent chez lui des sentiments pénibles, sinon toujours respectables, aussi il nous paraît légitime de lui donner le droit de réclamer l'examen d'experts, spécialistes réputés, pour en appeler du diagnostic porté.

Surveillance. — Une fois connus, les malades doivent être surveillés et ne peuvent changer de domicile sans faire connaître leur nouvelle adresse. Des visites périodiques leur seront faites par le médecin de l'hygiène ou tout autre désigné à cet effet.

Mais ce médecin doit être à même de pratiquer chaque fois des examens microscopiques qui le renseignent sur la présence des bacilles spécifiques dans les humeurs du malade.

S'il s'agit d'une lèpre ouverte, il faut laisser au malade et à son entourage des instructions écrites qui indiquent toutes les précautions à prendre pour assurer un bon isolement domiciliaire et pour éviter la contagion. Cette instruction sera soigneusement expliquée par le médecin qui a le devoir de s'assurer qu'elle a été bien comprise. S'il constate, au cours de ses visites, que les prescriptions ne sont pas observées, il doit demander l'isolement du malade en dehors de la famille.

Professions des malades. — Un lépreux contagieux ne peut exercer une profession qui l'expose à transmettre les germes dont il est porteur. On a essayé de donner une liste de ces professions interdites, mais elle est forcément incomplète. Tel métier, qui *a priori* paraît inoffensif, peut devenir dangereux par la façon dont on l'exerce. Il n'y a que des cas d'espèces. Aussi convient-il dans chaque circonstance de choisir la détermination à prendre sans être bridé par un texte qu'il est toujours facile de tourner.

Isolement. — Ainsi on se trouvera souvent obligé de priver un lépreux de ses moyens d'existence. La société est dès lors tenue de le faire vivre.

Il faut donc prévoir des locaux spéciaux où pourront être logés et soignés les malades auxquels leur situation de fortune impose le travail ou qui vivent de la charité publique.

L'Etat au service duquel des fonctionnaires se sont contaminés ne peut se contenter de leur payer une indemnité ou une retraite. Il doit les admettre gratuitement dans des établissements qui leur permettent de s'isoler de leur famille, s'ils le désirent.

Sanatoria. — Les anciennes léproseries-prisons ont fait leur temps. Ce serait commettre un anachronisme que de vouloir les rétablir. Les lépreux doivent être soignés comme des tuberculeux dans des sanatoria où on leur donne une éducation hygiénique qui leur permette d'en sortir et même de vivre dans le monde sans être un danger pour personne.

Un sanatorium pour lépreux doit être un établissement qui

donne aux malades le bien-être et le confortable dont ils ont besoin, qui comporte non des dortoirs, mais des chambres isolées, des appareils d'hydrothérapie et des galeries de cure, analogues à celles qui servent aux tuberculeux. L'air doit circuler dans les chambres nuit et jour. Un jardin ou même un parc permettra des promenades sans fatigues. Certains établissements, sinon tous, comporteront des locaux isolés pour malades payants.

Un sanatorium pour lépreux ne doit pas être établi dans une île, comme le voudraient certains léprologues, mais dans un endroit facilement accessible où les malades puissent recevoir des visites. L'expérience a montré que l'isolement au sanatorium était facilement accepté quand les lépreux ne se sentaient pas exilés. Elle a permis de reconnaître qu'il était plus avantageux,pour cette même raison, de multiplier les asiles et de renoncer à une centralisation qui entraîne beaucoup de désertions.

En tous cas, les malades ne doivent pas se sentir proscrits, éloignés de tout le monde. Il n'y a pas de sérieux inconvénients à laisser s'établir entre le sanatorium et l'extérieur des relations surveillées. Des malades qui ont pris l'habitude de l'hygiène et qui observent soigneusement la règle de l'établissement peuvent même être autorisés à sortir pour se rendre dans leur famille ou chez des amis. Le directeur reste toujours maître, bien entendu, d'accorder ou de suspendre les sorties.

Il y a encore une autre raison très importante, dans les pays où la lèpre est rare, pour ne pas écarter de toute agglomération les sanatoria pour lépreux, pour les rapprocher au contraire des centres universitaires ; il faut bien que les étudiants et les médecins apprennent à connaître la maladie contre laquelle ils ont à lutter. Si on veut exiger d'eux la déclaration, il est indispensable de leur donner les moyens de faire le diagnostic.

Dans les colonies où la lèpre est fréquente, les villages de ségrégation et même parfois les maisons spéciales dans le village seront toujours préférables à des léproseries centrales.

Lebœuf, en Calédonie, a observé que les Canaques se soumettent volontiers à l'isolement si on ne les sépare pas de leur tribu. Aussi a-t-il préconisé la multiplication des villages de lépreux. Cet avis, adopté par l'administration, a amené ce résultat qu'on ne cache plus les malades.

Il n'y a évidemment pas lieu non plus d'exagérer dans ce sens et de doubler chaque village d'une léproserie. Sauf dans des circonstances particulières, quand les villages sont très éloignés et les lépreux peu nombreux, le nombre des établissements hospitaliers doit être assez réduit pour permettre de fréquentes visites médicales.

Lépreux étrangers. — Dans certains pays, on refuse l'entrée du territoire aux lépreux étrangers. Il est clair que l'application de cette règle n'est pas toujours facile. On ne peut songer à surveiller toutes les frontières et surtout à pratiquer un examen approfondi de tous les voyageurs. Il faudrait, à ce service, employer un personnel tellement considérable que la dépense ne serait pas justifiée par le danger. D'autre part, bien des malades ne présentent que des symptômes si légers qu'ils peuvent passer inaperçus même à un spécialiste exercé.

En somme, s'il est logique de ne pas mettre à la charge d'une société l'entretien d'un malade qui lui est étranger, il semble suffisant de déclarer que tout lépreux indigent et étranger sera expulsé. Mais c'est toujours sur la déclaration qu'il faut compter pour connaître les malades. Si les étrangers veulent se soumettre à la règle imposée aux nationaux et si leurs ressources leur permettent de vivre et de se soigner sans être une charge pour la société, leur présence doit être tolérée. Il est humain de permettre à n'importe qui d'aller chercher où il croit les trouver les soins éclairés qui peuvent adoucir son mal. Mais si un malade étranger refuse de se soumettre à l'isolement ou s'il ne peut supporter la charge de son traitement, il convient de le rapatrier.

Législation. — Il existe, dans beaucoup de pays, une législation contre la lèpre, parfois même si sévère qu'elle devient inapplicable. Tomber dans le même travers serait courir à un échec. L'exemple de la Norvège nous montre que la lutte est tout aussi efficace en restant humanitaire. Aussi cet enseignement a-t-il été suivi par le Danemark C'est en s'appuyant sur les mêmes principes qu'a été conçu le projet que nous avons soumis au Conseil supérieur d'Hygiène de France et qui a été adopté par cette assemblée (1).

Voici à titre d'exemple le projet de loi, tel qu'il devait être déposé au Parlement.

1° Toute personne atteinte ou suspecte de lèpre est l'objet de mesures de prophylaxie dans les conditions déterminées par la présente loi.

2° Sous réserve des recours définis par l'article 10, ces mesures sont, à l'égard de chaque malade, arrêtées par le ministre de l'Intérieur, sur la proposition d'une commission spéciale composée de trois membre désignés par le Conseil supérieur d'hygiène, trois membres désignés par l'Académie de médecine et du directeur de l'assistance et de l'hygiène publiques.

3° Dès qu'il est avisé qu'un cas de lèpre a été déclaré (conformément à l'article 5 de la loi du 15 février 1902) ou dès que, en dehors de toute déclaration, il est informé de la présence sur le

(1) E MARCHOUX, La Prophylaxie de la lèpre (*Ann. Hyg. pub. et méd. lég.*, février 1914).

territoire français d'une personne atteinte ou suspecte de lèpre, le ministre de l'Intérieur saisit la commission spéciale; il peut, sur la proposition de la dite commission, donner mandat à un médecin qu'il désigne sur une liste de médecins spécialistes dressée par elle, d'examiner le malade et son entourage immédiat et de proposer les mesures susceptibles d'être prises à leur égard.

4° Les mesures susceptibles d'être prises à l'égard d'un malade atteint de lèpre peuvent comporter, selon les cas :

a) La surveillance médicale;

b) L'isolement à domicile;

c) L'isolement dans un établissemement désigné à cet effet.

5° Tout malade soumis à la surveillance médicale est tenu de se soumettre aux visites et examens du médecin-inspecteur; il est tenu, en outre, de faire connaître au ministre de l'Intérieur ses changements de résidence.

6° Tout malade astreint à l'isolement à domicile, en outre des obligations définies à l'article précédent, est tenu d'observer les diverses prescriptions arrêtées en ce qui le concerne, en vue d'assurer son isolement et dont copie lui est remise.

7° Tout malade astreint à l'isolement dans un établissement est tenu de résider dans un établissement public ou privé, autorisé à cet effet. L'autorisation est donnée et le règlement intérieur de l'établissement approuvé par le ministre de l'Intérieur sur la proposition de la commission. En cas de violation du règlement de nature à compromettre la santé publique, l'autorisation peut être retirée dans les même formes.

Tout arrêté refusant ou retirant l'autorisation doit être motivé.

Tout ascendant, conjoint ou toute autre personne majeure désireuse de se consacrer aux soins d'un malade astreint à l'isolement prévuau présent article est admis, sur sa demande, à résider avec le malade, à la condition de se conformer aux dispositions du règlement intérieur de l'établissement visant spécialement ce cas; il peut librement quitter l'établissement. Il peut être soumis, même après sa sortie de l'établissement, à la surveillance médicale.

8° Tout malade peut exiger que les visites et examens prévus aux articles précédents soient effectués en présence d'un médecin de son choix.

9° Aucun malade ne peut être placé initialement sous l'un des régimes prévus à la présente loi, ni passer d'un de ces régimes à un autre plus rigoureux, avant d'avoir été appelé à présenter ses observations à la commission spéciale, soit par lui-même, soit par l'intermédiaire d'une personne à ce mandatée par lui.

10° La décision initiale et les décisions éventuelles subséquentes prévues à l'article 9 sont notifiées au malade ou, s'il y a lieu, à son représentant légal. Recours peut être formé dans les trente jours de la notification devant le tribunal de la résidence siégeant en Chambre du conseil. Ce recours est suspensif. Le jugement est exécutoire nonobstant appel.

11° Si le malade atteint de lèpre ouverte constitue un danger imminent pour la santé publique, le ministre peut sur avis conforme et motivé de la commission, ordonner l'isolement immédiat dans un des établissements visés à l'article 7. Le recours n'est pas suspensif.

12° Les frais d'entretien dans un établissement public ou privé du malade et, s'il y a lieu, de son conjoint ou ascendant, sont à la charge du malade ou des personnes tenues envers lui à la dette alimentaire conformément aux articles 205, 206, 207, 208, 212 du Code civil.

13° Les indigents, non admis dans un établissement privé, sont hospitalisés dans un établissement public; les frais de leur entretien, sauf recours contre les personnes visées à l'article précédent, sont supportés par la commune, le département et l'État, dans les conditions de domicile de secours et selon les barèmes définis par la loi du 14 juillet 1905 relative à l'assistance obligatoire aux vieillards, infirmes et incurables. Les dépenses sont obligatoires.

14° Les frais d'administration et notamment les frais des visites et examens médicaux sont à la charge de l'État.

15° Nul étranger atteint de lèpre ne peut entrer ni résider en France sans une autorisation spéciale. Cette autorisation est délivrée par le ministre, sur proposition de la commission, aux conditions spécifiées par l'arrêté d'autorisation.

Tout étranger atteint de lèpre, entrant ou résidant en France sans autorisation, ou qui contrevient aux prescriptions fixées dans l'arrêt d'autorisation, peut être reconduit immédiatement à la frontière ou être l'objet de la mesure d'urgence prévue à l'article 11. Toute personne mettant obstacle à l'examen médical ordonné en vertu de l'article 3 est passible d'une amende (de 50 à 500 francs) et conduite d'office, en vue dudit examen, dans un établissement spécial.

16° Tout malade astreint à l'obligation et négligeant de faire connaître son changement de résidence est passible d'une amende de 50 à 500 francs.

17° Tout malade soumis à l'isolement dans un des établissements visés à l'article 7 et qui refuse de s'y rendre dans le délai à lui imparti par la décision, y est conduit d'office.

18° La présente loi est applicable à l'Algérie, aux colonies, ainsi que dans les pays de protectorat.

19° Des règlements d'administration publique détermineront les mesures d'exécution de la présente loi.

TRAITEMENT

Leloir déclare que la lèpre est toujours incurable, que toutes les apparences de guérison attribuées à l'un quelconque des nombreux traitements qui ont été expérimentés ne doivent être considérées que comme des améliorations passagères, analogues à celles qu'on observe souvent dans l'évolution normale de cette maladie. Hansen est, au contraire, d'avis que la lèpre sous toutes ses formes est susceptible de guérir, mais qu'elle guérit spontanément. Aucun médicament n'est capable de provoquer une véritable rétrocession du mal, la nature seule en est responsable.

La vérité, comme toujours, se trouve entre ces deux opinions extrêmes. Il nous semble difficile de contester que bien des améliorations ne soient imputables à tel ou tel médicament. Mais, en réalité, pas plus pour la lèpre que pour la tuberculose, il n'existe de remède spécifique. Ce n'est pas sur le germe, mais sur le terrain que la médication agit. Les substances absorbées donnent à l'organisme un coup de fouet ou une résistance qui lui permettent de lutter plus activement contre l'envahissement microbien.

Il est non moins exact que cette réaction n'est pas toujours favorable. Bien des malades sont influencés d'une façon néfaste par certains remèdes qui, ayant donné chez d'autres de bons résultats, deviennent pour eux une cause d'aggravation. Parfois même un médicament devient nuisible à un malade qui précédemment en a retiré un bénéfice. Il convient donc d'être toujours circonspect dans l'emploi des produits les plus recommandables et de tâter la sensibilité du patient par l'administration de faibles doses avant d'entreprendre un traitement suivi.

Le clinicien a d'ailleurs le choix. Les médications ne manquent pas; elles sont tellement nombreuses que nous n'avons pas la prétention d'en donner une énumération complète. Les unes sont d'ordre pharmaceutique, les autres d'ordre biologique, les dernières d'ordre physique.

TRAITEMENT PAR LES PRODUITS PHARMACEUTIQUES

L'*arsenic* a été recommandé dans le traitement des accidents lépreux. Depuis le succès dans la syphilis et quelques autres affections des nouvelles préparations arsenicales, l'action du *Salvarsan* dans la lèpre a été vantée par plusieurs cliniciens.

Monte-Santo (1) prétend avoir obtenu une guérison sur quatre sujets traités.

(1) MONTE-SANTO, *Munch. med. Woch.*, 7 mars 1911.

F.-A. et F.-L. de Verteuil (1) ont noté un ramollissement et une diminution de volume des nodosités.

P. Rocamora (2) de Barcelone croit que le salvarsan modifie les manifestations humides de la lèpre, remonte l'état général et amène des changements dans la structure des bacilles.

Mais le bel espoir qu'on avait fait miroiter aux yeux des malades ne s'est pas maintenu après expérience.

Gioseffi, Ehlers, Isaac, Senator et Benda n'ont enregistré aucune amélioration à la suite des injections de 606.

Jeanselme (3), qui a soumis plusieurs patients à des injections intraveineuses de 40 à 50 centigrammes du médicament d'Ehrlich, n'a observé aucune influence heureuse ou malheureuse sur le

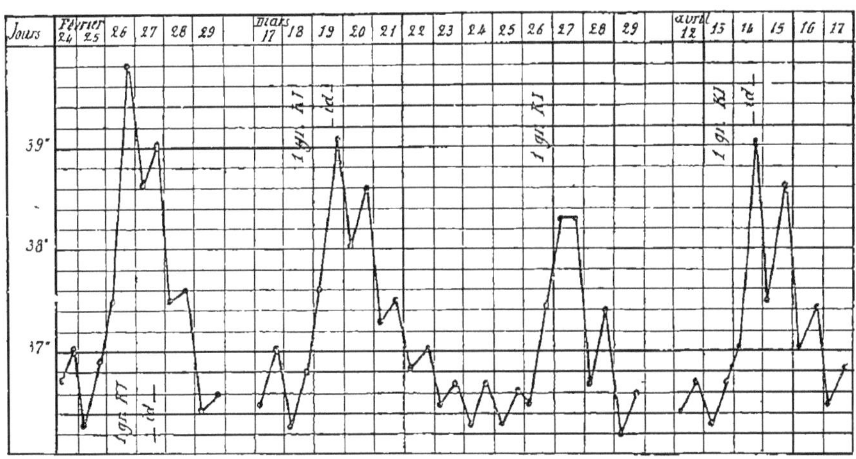

Fig. 160. — Réactions thermiques provoquées chez une jeune lépreuse par l'administration d'iodure de potassium. Une erreur s'est glissée dans la composition de cette courbe. C'est le 25 et le 26 février, et non le 26 et le 27, que la malade a pris 1 gr. de K I.

accidents dont les malades étaient porteurs. L'indifférence de la lèpre pour ce remède si actif contre les accidents syphilitiques serait complète. Le savant dermatologiste conseille de s'en servir dans les cas à diagnostic difficile, quand la séro-réaction donne un résultat positif. Il considère que la lèpre est probable quand le Wassermann n'est pas modifié après un traitement raisonnable.

Les observations de Veillon et Lagane (4) doivent cependant inspirer quelques appréhensions. Deux de leurs malades, après quelques injections, ont présenté des accidents auxquels celles-ci n'ont peut-être pas été étrangères.

(1) F.-A. et F.-L. de Verteuil, *Brit. med. Journ.*, 23 septembre 1911.

(2) Peyri Rocamora, *VIIe cong. intern. de derm et de syph*, Rome, avril 1912.

(3) Jeanselme, Les Nouvelles médications antilépreuses (*Presse méd.*, 2 décembre 1911).

(4) Veillon et Lagane, Action défavorable de l'arsénobenzol dans la lèpre (*Bull. Soc. de path. exot.*, 1913, p. 415).

Lagane (1) a constaté la présence de bacilles de Hansen dans les urines de certains malades après injection d'arsénobenzol.

L'*iode* a une action manifeste dans la lèpre. Il provoque chez certains malades une réaction très vive, accompagnée de fièvre élevée pouvant faire monter le thermomètre jusqu'à 40° et plus. L'apparition de troubles si accentués semble à beaucoup de cliniciens en contre-indiquer l'emploi.

Cependant, une observation que nous avons faite avec Bourret (2) nous porte plutôt à lui reconnaître une action favorable. Il s'agissait d'une malade qui, sous l'influence de doses relativement faibles d'*iodure de potassium*, faisait une ascension thermique avec poussée aiguë du côté de la peau et suppurations consécutives même dans des régions où l'infiltration lépreuse était masquée (fig. 160).

Dans le pus, on trouvait de nombreux bacilles, dont quelques-uns en bon état, mais pour la plupart altérés. Nous pensons que l'iode agit sur les cellules lépreuses qui, détruites, libèrent une toxine à laquelle est imputable la fièvre ; les polynucléaires, attirés en grande abondance, s'emparent des germes et les conduisent au dehors en s'éliminant avec le pus. Peut-être aussi jouissent-ils, vis-à-vis du bacille de Hansen, de propriétés digestives plus énergiques que les mononucléaires.

Siebert (3), avant nous, en 1905, avait signalé des améliorations manifestes après avoir soumis certains malades à l'administration prolongée d'iodure de potassium.

Montel (4) conclut aussi à une action favorable de ce médicament.

Lebœuf, (5) en Nouvelle-Calédonie, a pu, par l'usage prolongé de la médication iodée, acquérir une expérience particulière à leur sujet.

D'après lui, les malades peuvent, suivant leur sensibilité, se diviser en trois catégories. La première comprend des sujets atteints de lèpre fruste ou de lèpre nerveuse, qui ne réagissent pas, quelles que soient les doses d'iodure de potassium absorbées.

Dans la deuxième série sont rangés les malades qui supportent des doses faibles et réagissent à des doses fortes.

Les lépreux de la troisième catégorie réagissent à l'absorption des doses les plus faibles (1 à 2 centigrammes par jour). Ce sont,

(1) L. Lagane, Bacillurie provoquée dans la lèpre (*Bull. Soc. path. exot.*, 1912, p. 784).

(2) Marchoux et Bourret, L'iodure de potassium dans la lèpre (*Bull. soc. de path. exot.*, 1908, p. 347).

(3) C. Siebert, Beitrage zur Kenntniss der Iodreaktion der Leprösen (*Lepra*, t V, 1905).

(4) R. Montel, Notes de therapeutique sur la lèpre (*Bull. Soc. path. exot*, 1911, p. 48).

(5) A. Lebœuf, Observations relatives au traitement de la lepre et notamment à l'action très favorable exercée par l'huile de Chaulmoogra chez les Canaques de l'archipel calédonien (*Bull. Soc. path. exot.*, juin 1914).

en général, des malades très avancés chez lesquels l'élément nodulaire prédomine.

Si l'on peut continuer indéfiniment l'administration de l'iode à doses fortes ou faibles pour les malades des deux premiers groupes, il faut, au contraire, limiter la réaction dans son intensité et sa durée pour ceux du troisième. On ne peut même

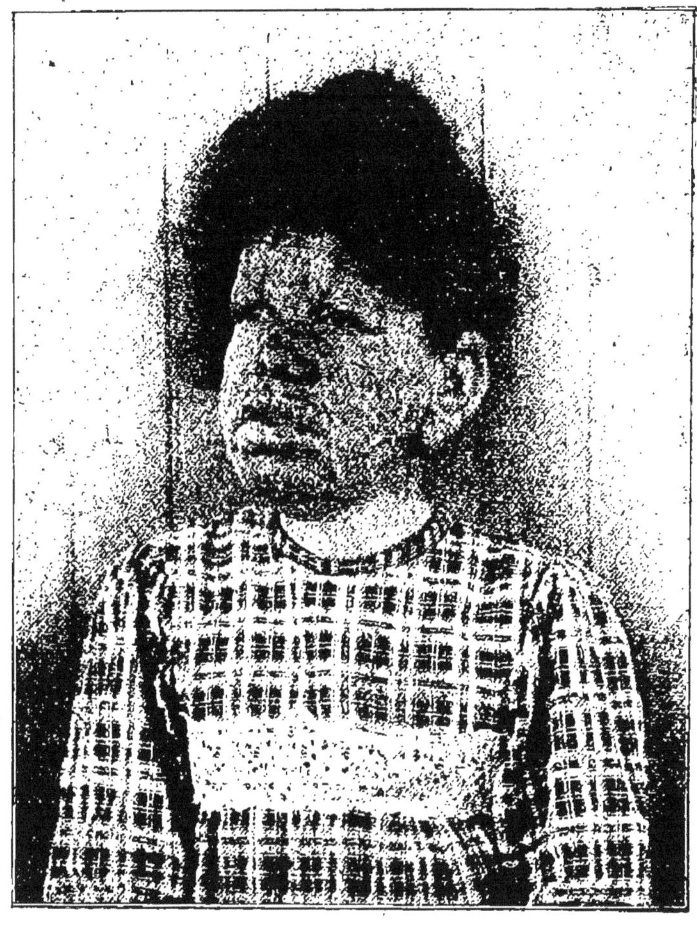

Fig. 161. — Fillette atteinte de léontiasis observée à Nouméa par M. le Dr Lebœuf.

songer à donner de l'iodure de potassium à un malade dont la température s'élève, sous cette influence, à plus de 40°. En tous cas, il faut être prudent, tâter le malade avec une dose de 20 centigrammes et suspendre l'administration du médicament au bout de 10 à 12 jours chez les sujets qui présentent de la fièvre.

Les bons effets de l'iode se font sentir lentement et progressivement quand le malade ne réagit pas ; dans le cas contraire, à la période fébrile, succède une amélioration des plus nettes (fig. 161 et 162).

L'*iodoforme* a été employé à l'intérieur et pour l'usage externe.

Diesing (1) et Montel (2) signalent les bons effets de ce médicament administré sous la peau en suspension dans l'huile.

La préparation est faite extemporanément. On fait bouillir l'huile avant d'y incorporer l'iodoforme. L'iodoforme qui se dissout d'abord se précipite par refroidissement. En agitant avec

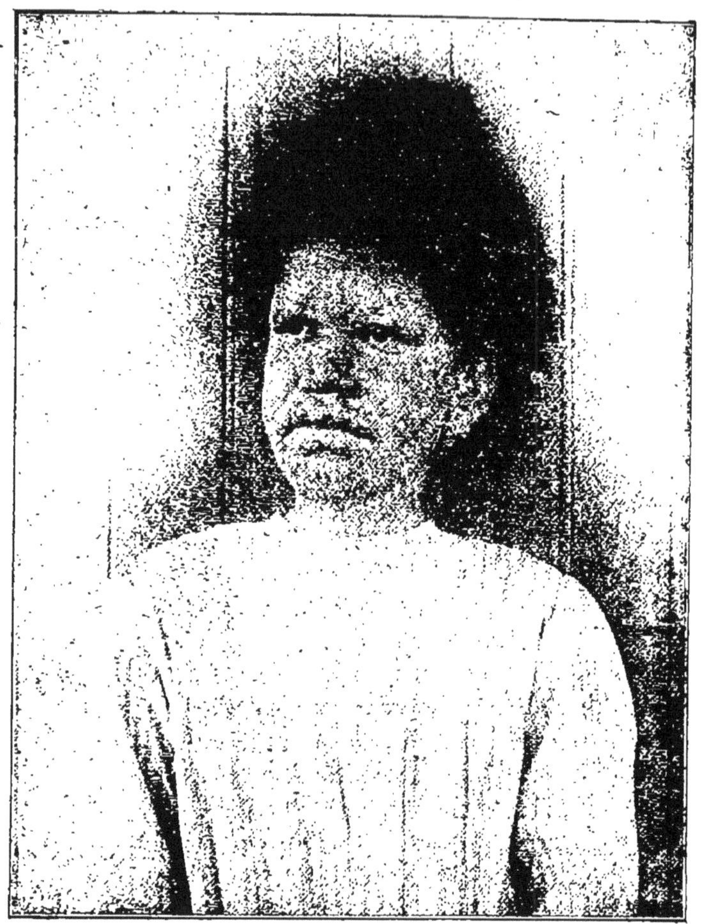

Fig. 162. — La même fillette après un traitement de trois mois par l'iodure de potassium.

une baguette de verre, la cristallisation se fait en très fines aiguilles qui passent facilement par la lumière de l'aiguille. On donne 1 à 2 cmc. par jour d'huile à 10 ou 20 0/0.

Lebœuf a observé sous l'influence de l'iodoforme les mêmes réactions qu'avec les autres préparations iodées. Dans certains cas, il a vu, par ce traitement, disparaître les névralgies, s'atténuer les macules et régresser les anesthésies.

(1) Diesing, Zur Behandlung der Lepra (*Arch. f. Schiffs und Trop. Hyg.*, 1904, p. 564).
(2) R. Montel, Notes de thérapeutique sur la lèpre (*Bull. Soc. path. exot.*, 1911).

Neisser incorpore l'iodoforme dans une pommade.

Fornara (1) a utilisé une autre préparation iodée, l'*airol*. Le malade est frotté le soir sur tout le corps avec une pommade à 10 0/0 qu'il garde toute la nuit. Le matin, il prend un bain et reçoit une injection de 1 cc. d'une suspension à 10 0/0 dans l'huile d'olive ou la glycérine.

Le *phosphore*, l'*antimoine*, le *bismuth* ont été employés sans avantages notables.

Le *fer*, le *nitrate d'argent* n'ont donné que des résultats très incertains.

Entre les mains d'Haslund, de R. Crocker et d'Ehlers, le *mercure* en frictions ou en injections aurait amené de sérieuses améliorations chez certains malades. Crocker se sert de sublimé, qu'il injecte à la dose de 0 gr. 01, une ou deux fois par semaine.

L'administration du mercure doit être soigneusement surveillée. D'après Leloir, les lépreux présenteraient facilement de la salivation.

L'action de médicaments tels que l'*alun*, le *chlorate de potasse* ne mérite pas qu'on s'y intéresse.

L'*acide phénique* a été recommandé par Bertarelli (3). Lebœuf l'a utilisé, en Nouvelle-Calédonie, en solution à 2 0/0 dans l'eau ordinaire stérile. Il a injecté deux fois par semaine de 1/2 à 6 cc. de cette solution.

Les malades réagissent à cette médication, non pas par des phénomènes fébriles, mais par de l'excitation ou de l'insomnie. Beaucoup d'entre eux en ont cependant retiré quelque bénéfice.

La *créosote*, si employée contre la tuberculose, a été utilisée aussi dans la lèpre, mais il ne semble pas qu'elle ait permis d'enregistrer des succès ni brillants, ni nombreux.

La créosote et l'*ichtyol* entrent dans la composition de certaines pommades.

Unna a employé ce dernier médicament à l'intérieur à doses croissantes. Il arrive, en augmentant chaque jour le nombre de gouttes, à donner quotidiennement jusqu'à 1 gramme et plus encore.

Il s'est aussi servi de l'*acide pyrogallique* qu'il a fait prendre par la bouche jusqu'à la dose de 2 gr. 50 par jour.

La *quinine* qui, peu ou prou, est prescrite dans toutes les pyrexies, devait fatalement entrer dans le traitement de la lèpre avec poussées fébriles. Il ne semble pas, ce qui était à prévoir d'ailleurs, qu'on ait retiré de cet emploi beaucoup d'avantages.

La *strychnine* associée avec le chlorate de potasse a été recom-

(1) Fornara, Curabilité et traitement de la lèpre (*Ie conf. de la lèpre*, Berlin, 1897, t. III, p. 517).

(2) Bertarelli, L'acide phénique dans le traitement de la lèpre (*Lepra*, 1912).

mandée. Il faudrait, pour obtenir de bons effets, l'employer à doses massives et arriver jusqu'à provoquer des symptômes d'intoxication.

Le *salicylate de soude*, déjà employé par Danielssen, peut être utile pour diminuer les douleurs intolérables qui torturent certains lépreux nerveux. Pour en obtenir de bons effets, il convient de rechercher les fortes doses, 4 à 8 gr. par jour.

Dans le même but, Leloir, à l'exemple de Vulpian, s'est servi avec avantage de *compresses chloroformées*.

L'*antipyrine*, la *phénacétine* et les autres *analgésiques* rendront aussi des services.

Le *pétrole brut*, d'après Kalindero, exercerait dans la lèpre une action utile. Le savant roumain l'a employé en pommade et même à l'intérieur, en capsules, jusqu'à la dose de 19 gr. par jour. Dans 24 cas traités de cette manière, les accidents ont rétrocédé. L'affaissement des lépromes, la cicatrisation des ulcères, la disparition de la fièvre hectique, le retour de la sensibilité ont été observés maintes fois.

Danielssen a expérimenté sans beaucoup de succès, semble-t-il, une *poudre composée* provenant de l'Inde, où elle est utilisée contre la lèpre. Elle est fournie par le mélange de poudre d'*Asclepias gigantea* et de *Caloptris gigantea*.

Les missionnaires du Tonkin et en particulier le père Etienne ont vanté les bons effets d'une strychnée, *Strychnos gaultheriana*. Le père Damien, qui l'employait couramment associée à l'alun et au realgar, est mort lépreux, ce qui ne semble pas justifier la valeur qu'il attribuait à ce remède.

Le *baume de Gurjun* retiré de plusieurs espèces de diptérocarpées (*D. lævis*, *tuberatus* et *trinervus*) s'administre en gouttes à l'intérieur. On commence par 1 goutte et on peut aller jusqu'à 200.

Avec le baume de Gurjun, on arrive aux huiles végétales qui sont, de tous les médicaments employés contre la lèpre, ceux qui ont donné les meilleurs résultats.

Parmi eux, il faut compter l'*huile d'olive* et l'*huile d'arachide* qui ont parfois été prescrites seules et qui aujourd'hui servent encore couramment d'excipients.

Dans l'Inde, on emploie en friction l'huile de Kanté provenant d'*Hydnocarpus ebrians*.

Mais de toutes ces huiles, c'est *l'huile de Chaulmoogra* qui paraît jusqu'ici être la plus intéressante. Tous ceux qui ont traité des lépreux en ont observé les bons effets dans certains cas.

L'huile de Chaulmoogra qu'on croyait provenir de *Gynocardia odorata* est retirée des graines de *Taraktogenos Kurzii* qui pousse dans les collines du Bengale, de la Birmanie et de l'Assam.

Contrairement à l'huile de Chaulmoogra authentique, le produit extrait de *Gynorcardia odorata* est liquide à toutes températures.

Il n'en est pas de même de l'huile extraite d'*Hydnocarpus Wigthiana* qui est concrète comme la véritable huile de Chaulmoogra et qui sert fréquemment à la falsifier.

La partie essentielle de l'huile de Chaulmoogra est l'acide gynocardique dont un éther éthylique a été récemment vendu sous le nom d'*antiléprol.*

Huile de Chaulmoogra et antiléprol possèdent à peu près les mêmes propriétés thérapeutiques, mais l'éther éthylique est mieux toléré que l'huile entière.

L'huile de Chaulmoogra est administrée par la bouche à doses croissantes. On débute par 5 ou 6 gouttes par jour et même moins pour atteindre rapidement 100 gouttes qui serait la dose utile pour beaucoup de thérapeutes. Lebœuf estime cependant qu'il n'est pas nécessaire de dépasser la dose quotidienne de 1 à 2 gr.

Mais certains malades manifestent pour cette drogue une véritable intolérance et n'en peuvent absorber même quelques gouttes, sans être pris de nausées et de vomissements. Cette intolérance peut se montrer d'emblée ou apparaître en cours de traitement chez des sujets qui ont supporté pendant un certain temps des doses élevées. Nous avons connu une malade dont la sensibilité était telle que deux gouttes en lavement suffisaient à provoquer des renvois et des vomissements.

On comprend qu'en ce cas on soit obligé d'abandonner le traitement. Mais en enrobant l'huile dans des capsules kératinisées qui ne s'ouvrent que dans l'intestin, on réussit parfois à faire tolérer le remède.

Un missionnaire protestant des îles Loyalty est arrivé à faire absorber des doses quotidiennes d'un gramme et plus d'huile de Chaulmoogra par jour en la dissolvant, à raison de 5 o/o, dans l'huile d'olive. Le fait est qu'en certains cas le remède se prend plus facilement sous cette forme, bien que ce mélange huileux ne soit pas sans inconvénient. Il empâte la bouche et gêne les digestions.

Lebœuf reconnaît que les Européens le tolèrent moins bien que les Canaques. Ces derniers non seulement l'absorbent sans répugnance et sans en être gênés, mais encore ils le réclament parce qu'ils en ont éprouvé les bons effets. Lebœuf recommande la formule suivante :

Huiles d'olives ou d'arachides..................	60 cc.
Huile de chaulmoogra	25 cc.
Soufre précipité......	15 gr.

Une à deux cuillerees par jour pour un adulte.

Cette médication doit être continuée longtemps avec de temps en temps des intervalles de repos. Elle amène en général de sérieuses améliorations et même des semblants de guérison.

Lebœuf conseille aussi de faire confectionner la salade avec de l'huile de chaulmoogra.

L'*antiléprol* s'administre en capsules de o gr. 5o. La tolérance des voies digestives est assez grande pour qu'on puisse, en une ou deux semaines, arriver à la dose efficace de 2 à 5 gr. par jour. Comme l'huile de chaulmoogra, l'antiléprol agit à la longue. C'est après un traitement de longue haleine, au bout de quelques mois, que se manifestent les améliorations.

L'*huile de Chaulmoogra iodée*, essayée en grand en Nouvelle-Calédonie, n'a pas paru à Lebœuf susceptible d'être employée couramment. La nécessité de continuer longtemps l'huile et d'interrompre au contraire le traitement iodé, crée entre ces deux médicaments, également bons, une sorte d'incompatibilité qui empêche de les associer.

La difficulté de faire accepter dans certains cas l'huile de Chaulmoogra et même son succédané, est tellement grande qu'on a cherché à employer la voie sous-cutanée ou intra-musculaire. En stérilisant à l'autoclave ou en filtrant l'huile sur bougies Chamberland, Jeanselme a pu la faire supporter pendant des semaines à la dose de 5 cc. par injection.

Mais la résorption du liquide se fait lentement. Il reste dans le tissu conjonctif des nodosités douloureuses qui persistent longtemps.

Depuis quelque temps, il a adopté une nouvelle formule qui lui donne toute satisfaction. Nous l'avons employée nous-même sans inconvénient chez un malade.

L'huile de Chaulmoogra est lavée à l'alcool, filtrée sur coton et stérilisée à 110° à l'autoclave, puis mélangée à parties égales avec une huile composée dont voici la formule :

Gaiacol		1 gr.
Camphre		0 gr. 50
Huile de vaseline. Vaseline	filtrées et stérilisées	20 gr.

On répartit en 10 ampoules et on injecte 2 ampoules par semaine.

L'*huile de foie de morue* est employée aussi avec autant d'avantages que dans la tuberculose.

Comme traitement local des lésions cutanées, tous les topiques usités en dermatologie ont été recommandés.

Les pommades à la *résorcine*, à l'*acide pyrogallique* ou à l'*acide chrysophanique* ne semblent pas avoir donné des résultats bien remarquables.

Lebœuf aurait cependant retiré quelque bénéfice de l'emploi d'une pommade composée de deux parties d'huile de Chaulmoogra pour une partie de savon noir. Quand il se produit une desquamation trop intense, comme il arrive quelquefois, on peut lui substituer l'huile de Chaulmoogra, pure ou mélangée de vaseline en frictions. Certaines macules disparaissent assez bien par ce traitement local.

Les ulcérations guérissent d'elles-mêmes, mais il est néanmoins nécessaire de les soigner. Les pansements antiseptiques ou aseptiques permettent d'éviter les infections secondaires, toujours si néfastes dans la lèpre.

TRAITEMENT PAR LES REMÈDES D'ORIGINE BIOCHIMIQUE

Toxines. — La *tuberculine*, qui provoque chez les tuberculeux une réaction spécifique, a été utilisée dans la lèpre. Joseph, Kaposi, Arning, Dehio, Goldschmidt, Strauss, etc., l'ont employée avec des résultats divers.

Babes et Kalindero ont observé que, chez les lépreux exempts de toute tare tuberculeuse, ce produit éveillait, comme chez les tuberculeux, une réaction locale et générale en quelque sorte spécifique.

Les lépreux supportent des doses plus considérables que les tuberculeux. La réaction générale est plus tardive que dans la tuberculose et se répète sans nouvelle injection. Il y a souvent plusieurs accès de fièvre du même type à intervalles variables. La réaction locale n'est pas contemporaine de l'accès fébrile, elle se manifeste plus tard par une tuméfaction douloureuse des régions infiltrées, tout comme après l'administration de l'iodure de potassium.

Le traitement par la tuberculine, à petites doses répétées, a été suivi d'améliorations manifestes, quoique d'ailleurs passagères.

Doutrelepont a varié le procédé en se servant d'une tuberculine fabriquée avec des bacilles de tuberculose aviaire. Les résultats qu'il a enregistrés sont analogues à ceux de Babes et Kalindero.

Une *léprine* a été préparée par Babes avec des produits retirés d'organes lépreux. Les malades ont réagi à l'injection de ce produit comme d'ailleurs ils réagissent à bien d'autres, par exemple à un filtrat de culture de microbes non pathogènes.

Un médecin anglais de l'armée des Indes, Rost, croyant avoir obtenu une culture du bacille de la lèpre dans un milieu préparé par distillation de bouillon de bœuf sans sel, a employé pour le traitement des malades sous le nom de *léproline* un extrait glycériné de cette culture. Quelques observateurs ont annoncé de véritables améliorations après l'administration de ce produit.

Cependant le colonel Sempel, délégué par le gouvernement des Indes pour vérifier les expériences de Rost, a constaté que le microbe contenu dans les prétendues cultures de lèpre n'était qu'un simple staphylocoque. On se demande alors ce que peut avoir de spécifique un traitement par la léproline.

Deycke pacha (1), en ensemençant de la pulpe de lépromesur divers milieux, cultiva un streptothrix auquel d'ailleurs il ne reconnut aucune parenté avec le bacille de Hansen. Mais en inoculant à des malades des cultures tirées de ce streptothrix, il constata chez eux des signes nets d'amélioration. Plus tard, il reconnut que la substance active contenue dans ces cultures était une matière grasse. Combinée avec un éther de la glycérine et additionnée de chlorure de benzoyle cette substance constitue la *nastine*. Il existe 3 préparations de nastine : les nastines 0, 1 et 2, différant entre elles par leur teneur en principe actif.

Ce produit a été employé avec des résultats inconstants par un grand nombre de médecins. Il semble résulter de ce qui a été publié que, dans certains cas, la nastine donne lieu à une réaction favorable, alors que, dans d'autres, on peut l'employer longtemps sans voir survenir aucune amélioration.

Dans un cas, nous avons vu se produire, 24 heures après l'injection, une réaction générale et une tuméfaction des tubercules suivie de suppuration. De nouvelles injections, faites ultérieurement chez le même sujet, n'ont plus amené aucune modification dans son état.

Dernièrement Rost et Williams (2) ont, chacun de leur côté, isolé un streptothrix qui semble être identique à celui de Deycke pacha.

C'est avec ces échantillons qu'a été préparée une nouvelle léproline qui, en fin de compte, n'est pas très différente de la nastine de Deycke.

Depuis quelques années le nombre des acido-résistants cultivés sous le nom de bacilles de Hansen est devenu très nombreux. Clegg n'a provoqué aucune réaction avec les produits extraits du bacille qu'il a isolé. Duval n'a pas été plus heureux.

En résumé, de toutes ces tentatives, il résulte que, si la tuberculine et la nastine semblent utiles dans certains cas, nous ne possédons pas encore un remède spécifique et vraiment actif contre la lèpre.

Faut-il rappeler qu'on a essayé l'action sur la lèpre du venin de serpent et du sérum antivenimeux (Dyer de la Nouvelle-Orléans) de la toxine du *Jequirity* (Cornil) ?

(1) DEYCKE PACHA et RESCHAD BEY, *Deut. med. Woch.*, 1905, nos 13 et 14 ; 1907, no 3. DEYCKE PACHA, *Lepra*, t. VII, p. 274.
(2) *Loc. cit.*, p. 355.

Sérums. — Le succès de la sérothérapie a entraîné Babes à employer le *sérum antidiphtérique* dans le traitement de la lèpre.

Carasquilla, un médecin colombien, fit mieux ; il chercha à préparer un *sérum spécifique*. Il l'obtenait en saignant des mulets auxquels il avait injecté à plusieurs reprises du sang de lépreux. Ce sérum employé par plusieurs médecins semble avoir donné quelques résultats.

Carasquilla attribue cette action bienfaisante à un anticorps spécifique. Metchnikoff et Besredka (1) interprètent différemment ces résultats et pensent qu'il faut en faire remonter la cause au pouvoir hémolytique d'un sérum ainsi préparé. Pour s'en rendre compte, ils ont injecté du sang humain à une chèvre et ils ont traité un certain nombre de malades avec de petites doses du sérum de cet animal. L'effet produit a été sensiblement le même que celui qui avait été enregistré à la suite des injections de sérum de Carasquilla.

Germes microbiens. — Dans un autre ordre d'idées, Campana, ayant cru voir se produire quelques améliorations chez des malades qui avaient été atteints d'érysipèle, essaya d'inoculer artificiellement cette maladie. Le résultat n'a pas été tout à fait celui qu'espérait le savant italien.

L'érysipèle se répandit si bien parmi ses malades qu'il fallut fermer les salles pour arrêter l'épidémie.

TRAITEMENT CHIRURGICAL

Nous avons dit que Marcano et Wurtz ayant observé chez un enfant une simple macule spécifique à la tempe sans autre signe de lèpre, avaient décidé d'extirper ce petit foyer qu'ils considéraient comme un accident primitif, un véritable chancre lépreux. La même opération a été pratiquée par Leloir (2) et par Gougerot (3) sur des malades qui présentaient une lésion cutanée unique. Nous n'avons malheureusement aucun renseignement sur ce qui est advenu de ces trois malades.

L'extirpation de certains lépromes volumineux ou mal placés peut être nécessaire dans certains cas.

Quand il se produit des phénomènes de suffocation, la trachéotomie est parfois indiquée.

Mais c'est la chirurgie oculaire qui rend les plus grands services, soit pour entraver le développement des lépromes oculai-

(1) Metchnikoff et Besredka, Recherches sur l'action de l'hémotoxine sur l'homme (*Ann. de l'Inst. Pasteur*, 1900, t. XIV, p. 402).
(2) Leloir, Traité technique et pratique de la lèpre.
(3) Gougerot, Marche de l'infection lépreuse (*Lepra*, t. VII, 1908, p. 52).

res, soit pour remédier à l'inocclusion des paupières. Dans le premier cas, on peut pratiquer la kératotomie (Kauris) ou la cautérisation de la cornée et de la conjonctive (Hansen et Danielssen); dans le 2e cas, la tarsorraphie au 1/3 interne, d'après la méthode de Kaurin, donne de bons résultats.

On a, à plusieurs reprises, essayé l'élongation des nerfs pour calmer les douleurs. Mais cette opération ne donne que des résultats temporaires. Il faut la renouveler plusieurs fois et même parfois dilacérer le faisceau nerveux.

Nombre d'indications spéciales résultent des accidents qui peuvent se produire au cours de la maladie, telles qu'ouvertures d'abcès, ablations de séquestres, amputations.

Dans les lèpres nerveuses au repos, le chirurgien doit aussi intervenir quand une opération simple peut permettre la marche ou certains mouvements indispensables.

TRAITEMENT PAR LES AGENTS PHYSIQUES

La destruction des lépromes par le galvano ou le thermocautère a été recommandée par la plupart des léprologues.

Dernièrement, dans le même but, on a employé à Honolulu les crayons de neige carbonique. Une application de 20 secondes plusieurs fois répétée amène une brûlure superficielle qui, petit à petit, est suivie de la disparition des tubercules. Suivant le Dr Wayson, ce traitement agirait non seulement *in loco*, mais aurait encore une influence sur la marche générale de la maladie. Les bacilles détruits provoqueraient dans l'organisme le développement d'anticorps qui exerceraient une action spécifique. Lebœuf (1) a vu, après une application de neige carbonique, s'effacer certaines macules et guérir des ulcères rebelles à tous les traitements.

Oudin, Bellot, Lassar, Siegfried, Urbanowitch, Beclère, etc. ont appliqué au traitement de la lèpre l'action des rayons X. Sous l'influence des irradiations, les lépromes s'affaissent, se sclérosent; les bacilles sont détruits dans les globies qui ne sont plus représentées que par des vacuoles claires, renfermant au centre quelques grains de pigment et à la périphérie une couronne de bacilles plus ou moins altérés. La peau se fonce, mais elle s'assouplit. En définitive, après un traitement assez long, on observe une véritable transformation du malade. Chez un sujet que nous avons suivi et qui était traité par Béclère, nous avons vu le masque léonin disparaître et la face reprendre ses proportions normales (fig.

(1) *Loc. cit.*, p. 483.

163 et 164). Mais la lèpre continua son évolution, sans provoquer toutefois d'infiltration nouvelle dans les endroits qui avaient été irradiés.

Dans le même but, de Beurmann et Degrais ont employé le radium. Dans ce cas, il ne s'est pas produit de pigmentation.

Les courants de haute fréquence ont parfois donné de bons

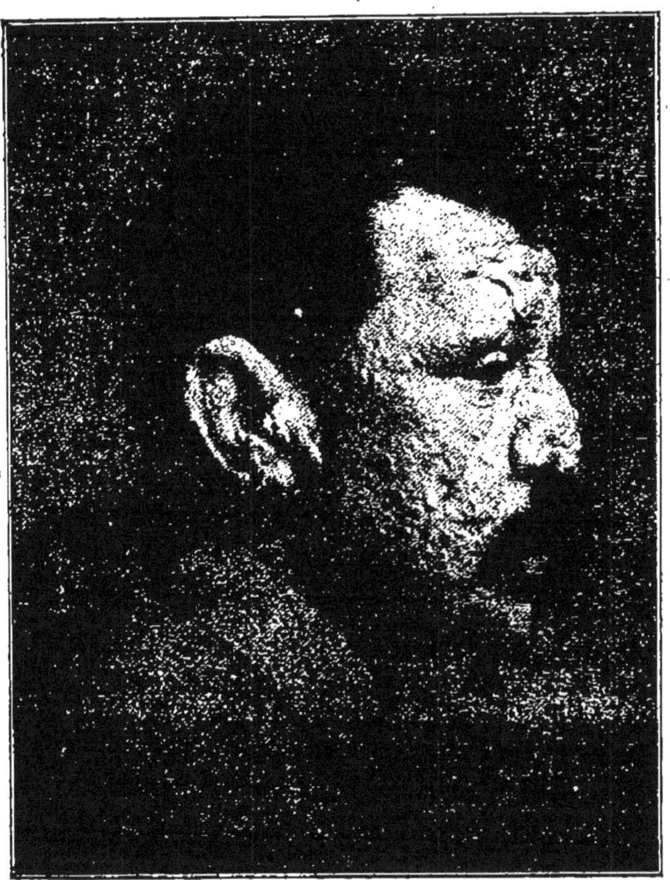

Fig. 163. — Photographie d'un lépreux reçu à l'hôpital Pasteur.

résultats. Jeanselme a vu les douleurs du début céder à 10 séances d'effluvation avec l'électrode à vide de Bissérié. Ils peuvent agir aussi dans l'atrophie musculaire progressive et pour la guérison des maux perforants.

L'excitation galvanique est parfois utile pour rééduquer des muscles atrophiés.

TRAITEMENT HYGIENIQUE

Tout ce riche arsenal thérapeutique dont nous venons de donner l'inventaire et où se distinguent l'iode et l'huile de Chaulmoogra, peut permettre au praticien de lutter contre les divers accidents de la lèpre, mais il ne faut guère compter sur lui pour amener la guérison des lépreux avancés.

La lèpre est comme la tuberculose. Ce qui réussit le mieux, c'est de mettre les malades en état de résister à l'envahissement microbien.

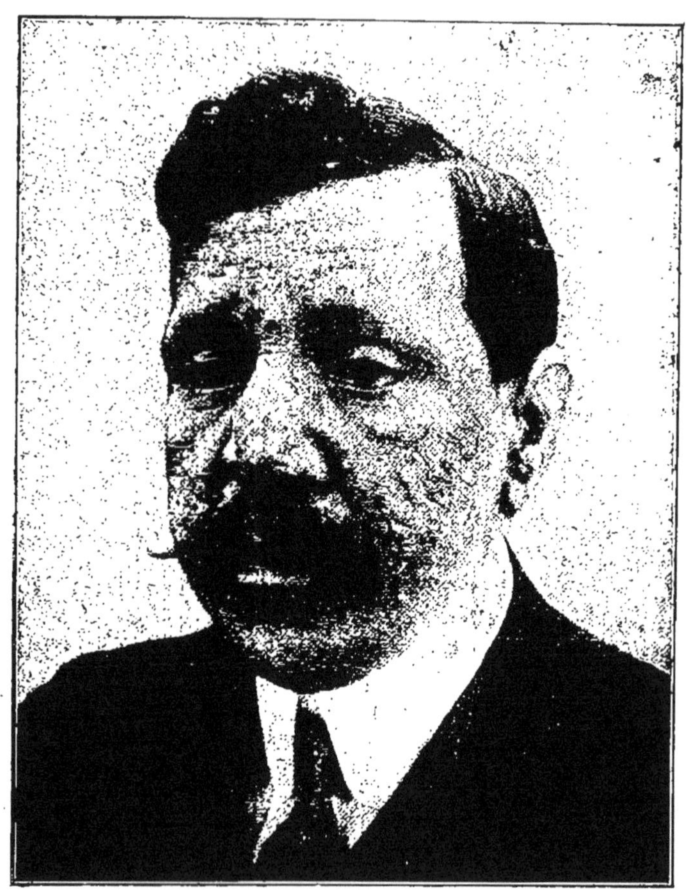

Fig. 164. — Le même malade exposé aux rayons X par le Dr Béclère, après 5 mois de traitement. La peau est devenue souple et foncée. La lèpre a continué à évoluer chez ce malheureux, qui a fini par mourir. Jusqu'à sa fin, il ne s'est développé aucun nouveau nodule sur les surfaces irradiées.

C'est le même malade qui est représenté fig. 135.

Comme le soutient Hansen, la lèpre guérit spontanément, mais la guérison ne se produit que chez les malades dont on entretient le bon état général.

Nous avons vu des rats manifestement lépreux, puisque des ponctions ganglionnaires nous avaient permis de trouver chez eux des bacilles spécifiques, guérir radicalement sous l'influence d'une bonne alimentation.

Toutes les mesures appliquées dans les sanatoria antituberculeux s'imposent pour le traitement de la lèpre.

Le maintien de l'intégrité du tube digestif, une alimentation substantielle, le repos au grand air, l'exercice sans fatigue, la vie dans un climat sec et reconstituant feront plus que tous les remèdes.

La propreté du corps et la balnéation fréquente s'imposent.

Comme pour la tuberculose, il convient de prendre des mesures efficaces pour éviter la propagation des germes. Le mucus nasal bacillifère sera recueilli non dans des mouchoirs, mais dans des compresses de coton ou mieux encore dans des papiers hygiéniques, qui seront brûlés, comme les linges avec lesquels on devra protéger toutes les ulcérations. L'isolement sera recommandé aux malades qui portent des lépromes de la bouche ou du larynx et qui projettent des germes en parlant ou en toussant. Les locaux d'habitation devront être garnis de toiles métalliques qui arrêtent les mouches.

SYPHILIS EXOTIQUE

PAR LE

Dr GAIDE

DÉFINITION. — Tout en étant une maladie polymorphe, la syphilis présente partout, on le sait, les mêmes traits fondamentaux. Elle ne rentre pas, par conséquent, dans le cadre d'une description schématique et il semble tout d'abord illogique de parler de syphilis exotique. Cette appellation mérite cependant d'être maintenue. Nous montrerons qu'elle est, en effet, très heureuse, très exacte, car elle a le mérite de s'appliquer non pas, bien entendu, à une forme spéciale de l'infection spirochétique, mais bien à une évolution et à des manifestations symptomatiques particulières tenant à la race, au climat, aux maladies endémiques, aux habitudes sociales, aux conditions d'existence, etc., etc., c'est-à-dire à un certain nombre de facteurs propres au milieu colonial.

DOMAINE GÉOGRAPHIQUE. — En dehors de quelques rares régions africaines et indo-chinoises encore préservées, parce que leurs habitants vivent isolés, sans aucun contact avec les Indigènes ainsi qu'avec les Européens du voisinage, on peut dire aujourd'hui que la syphilis existe sur presque toute l'étendue de nos possessions coloniales Mais, de toutes celles-ci, c'est l'Indo-Chine qui est actuellement le foyer le plus intense de cette affection. Viennent ensuite les Antilles, les établissements de l'Inde, Madagascar, l'Afrique Occidentale, le Maroc, la Nouvelle-Calédonie et l'Afrique Equatoriale.

Les points les plus contaminés sont, tout naturellement, les ports et les grands centres (villes et postes), à cause du grand nombre de voyageurs et de l'importance de l'élément militaire européen, ainsi que du mélange plus accusé de la population européenne et indigène et, par suite, du développement plus intense de la prostitution clandestine.

FRÉQUENCE. — La fréquence de la syphilis dans nos diverses colonies a été bien mise en évidence dans l'aperçu d'ensemble qui lui a été consacré par M. le médecin inspecteur général Kermorgant (1), ainsi que dans les rapports et dans les statistiques annuels des Directeurs du service de santé.

Plusieurs d'entre eux et, en particulier, Grall pour l'Annam-Tonkin, Hénaff pour la Cochinchine, Gouzien (2) pour l'Inde, etc. ont insisté avec beaucoup d'autorité sur les méfaits de cette maladie qui sévit si cruellement sur la population indigène et européenne de certaines villes. Mais, comme nous venons de le signaler, nulle part le péril vénérien n'est aussi grand qu'en Indo-Chine.

1° *Troupes Européennes.*

ANNÉES	EFFECTIF TOTAL moyen	MORBIDITÉ GÉNÉRALE		MORBIDITÉ SYPHILITIQUE		DÉCÈS
		Nombre total d'entrées dans l'année	Proportion d'entrées pour 1 000 hommes	Entrées	Proportion d'entrées pour 1.000 hommes	
1903	15 140	10 358	684,1	349	23,05	2
1904	17 304	10.764	622,0	426	24,62	
1905	14.895	9 416	632,1	375	25,10	
1906	15.587	10 193	653,9	534	34,26	
1907	11.108	5.680	511,3	460	41,41	
1908	11 281	6 733	599,5	361	32 13	
1909	11.930	7.407	620,9	306	25,65	
1910	12.032	7.797	648,0	442	36,73	
1911	11.098	7.501	675,9	669	60,28	1

2° *Troupes Indigènes.*

ANNÉES	EFFECTIF TOTAL moyen	MORBIDITÉ GÉNÉRALE		MORBIDITÉ SYPHILITIQUE		DÉCÈS
		Nombre total d'entrées dans l'année	Proportion d'entrées pour 1 000 hommes	Entrées	Proportion d'entrées pour 1.000 hommes	
1903	17.389	6.274	360,8	57	3,28	1
1904	20.531	6.830	332,6	84	4,09	
1905	19 448	4.656	239,4	64	3,29	
1906	18.881	5.506	329,1	85	4,50	
1907	14 686	4.358	296,7	89	6,06	1
1908	12.842	3.481	271,0	97	7,55	
1909	12.954	4 256	328,5	106	8,18	2
1910	13.107	3.560	271,6	79	6,03	
1911	13.293	3.719	279,8	100	7,52	1

(1) Dr Kermorgant, Aperçu sur les maladies vénériennes dans les colonies françaises (*Annales d'Hygiène et de Médecine coloniales*, 1903, n° 1).
(2) Dr P. Gouzien, Note sur la syphilis dans l'Inde (*Annales d'Hygiène et de Médecine coloniales*, 1904, n° 4).

Morbidité et mortalité hospitalières pour les troupes de l'Afrique occidentale.

1° *Troupes Européennes.*

ANNÉES	EFFECTIF TOTAL MOYEN	MORBIDITÉ GÉNÉRALE: Nombre total d'entrées dans l'année	MORBIDITÉ GÉNÉRALE: Proportion d'entrées pour mille hommes	MORBIDITÉ GÉNÉRALE: Nombre total de journées de traitement	MORBIDITÉ GÉNÉRALE: Proportion des journées pour mille hommes	MORBIDITÉ SYPHILITIQUE: ENTRÉES	MORBIDITÉ SYPHILITIQUE: Proportion d'entrées pour mille hommes d'effectif	MORBIDITÉ SYPHILITIQUE: Journées de traitement	MORBIDITÉ SYPHILITIQUE: Proportion de journées pour mille hommes d'effectif	DÉCÈS
1903	1.862	1.622	870,2	31.411	16.842	34	18,2	1.248	669	0
1904	1.776	1.879	1.056,3	»	»	27	15,2	»	»	»
1905	1.896	1.651	869,8	25.211	13.283	19	10,1	613	322	0
1906	1.653	1.713	1.036,2	25.531	15.445	18	10,8	448	271	0
1907	1.655	1.239	748,6	20.841	12.592	21	12,6	704	425	0
1908	1.571	1.766	1 124,1	31 450	20.019	29	18,4	906	576	0
1909	1.712	1 955	1.147,9	34 492	20.253	24	14,09	610	358	0
1910	1.650	1.576	950,5	26.690	16.097	37	22,3	1.313	791	0
1911	2.027	1.543	761,2	26.805	13.224	45	22,00	1.357	669	0

2° *Troupes Indigènes.*

ANNÉES	EFFECTIF TOTAL MOYEN	MORBIDITÉ GÉNÉRALE: Nombre total d'entrées dans l'année	MORBIDITÉ GÉNÉRALE: Proportion des entrées pour mille hommes	MORBIDITÉ GÉNÉRALE: Nombre total de journées de traitement	MORBIDITÉ GÉNÉRALE: Proportion des journées pour mille hommes	MORBIDITÉ SYPHILITIQUE: ENTRÉES	MORBIDITÉ SYPHILITIQUE: Proportion d'entrées pour mille hommes d'effectif	MORBIDITÉ SYPHILITIQUE: Journées de traitement	MORBIDITÉ SYPHILITIQUE: Proportion de journées de traitements pour mille hommes d'effectif	DÉCÈS
1903	5.138	516	100,4	11.232	2 186	14	2,72	549	106,8	0
1904	4.860	798	164,2	»	»	17	3,49	»	»	
1905	6.022	1.074	178,3	16 730	2 777	44	7,30	1 315	218,3	1
1906	6.487	1.041	160,5	19.074	2 943	34	5,23	1 166	179,7	1
1907	7.459	1.081	144,9	20.986	2.813	32	4,28	813	108,9	1
1908	5.389	1.714	311,4	34.163	6.208	43	7,81	2.034	369,6	1
1909	4.846	1.577	326,1	32.541	6 730	44	9,10	1 546	319,7	2
1910	6.678	1.652	247,3	30.979	4 636	40	5,98	1 122	167,9	0
1911	9.432	1.815	192,4	35.529	3.778	52	5,51	1 236	131,04	0

Les états ci-contre, bien que n'étant pas établis dans des conditions identiques, permettent de bien se rendre compte de la différence qui existe, à cet égard, entre cette dernière colonie et l'Afrique occidentale. On y constate, en outre, que, dans notre grande possession indo-chinoise, la syphilis occupe, après le paludisme, une des premières places dans la morbidité générale ; qu'elle occasionne un nombre considérable de journées de traitement, et qu'elle influence même la mortalité. Quant aux rapatriements, leur chiffre est loin d'être négligeable, comme on pourrait le croire. Nous en donnons comme preuve le relevé suivant, établi pour les malades évacués sur notre service, à leur débarquement à Marseille.

PROVENANCES	1911		1912	
	Sous officiers	Hommes	Sous-Officiers	Hommes
Indo-Chine	5	40	13	33
Madagascar	1	12	4	4
Maroc	»	13	»	12
A. O. F.	»	3	2	7
Chine	1	1	4	7
TOTAUX	7	69	23	63
TOTAL GÉNÉRAL	162			

Ces quelques indications témoignent suffisamment de l'importance de la syphilis aux colonies et justifient une étude d'ensemble sur les particularités cliniques de cette affection.

ETIOLOGIE. — Le mode de contagion ne présente rien de bien particulier dans la majorité des cas. Il convient cependant d'attirer l'attention, d'une part, surtout chez les Européens, sur la proportion assez élevée des chancres extra-génitaux; d'autre part, et plutôt chez les indigènes, du grand nombre de cas de syphilis provenant d'une cause étrangère à l'acte sexuel, nous voulons dire des cas de contagion indirecte par l'usage en commun des ustensiles d'alimentation, des objets de fumeur, des objets de toilette, d'hygiène, etc..., ainsi que par la fréquence des lésions de grattage consécutives aux dermatoses inflammatoires et parasitaires et par des piqûres de moustiques et autres insectes qui sont autant de portes d'entrée ouvertes à l'infection.

La contagion s'exerce souvent aussi par la variolisation, par les nourrices, par certaines pratiques médicales, par la promiscuité dans laquelle vivent les familles, par la non-réglementation de la prostitution dans beaucoup de localités, etc. Nous ajouterons à ces diverses causes l'insouciance très grande des militaires européens et l'indifférence et l'ignorance profondes des indigènes.

ÉTUDE CLINIQUE. — Il est incontestable que la syphilis exotique ne présente pas toujours les mêmes manifestations et la même évolution cliniques que la syphilis d'Europe.

Il convient donc d'en examiner rapidement les principaux caractères aux diverses périodes de la maladie.

Période primaire. — Chez les Européens, on constate habituellement une exagération des caractères objectifs du chancre, d'où la forte proportion des chancres *géants, ulcéreux et hypertrophiques*. Au point de vue de leur siège, nous signalerons le grand nombre des chancres du filet, du méat, du canal de l'urètre, de la fosse naviculaire et du fourreau de la verge. L'induration persiste souvent bien longtemps après la cicatrisation.

Les cas de chancres *pseudo-gommeux* ne sont pas rares ; nous en avons observé un cas tout à fait typique chez un sous-chef artificier, rentré de Cochinchine en mai 1911, et qui s'infecta en quittant Saïgon. Il présentait dans le sillon balano-préputial, sur la face dorsale, une petite ulcération déprimée, cratériforme, surmontée d'une tuméfaction piriforme, grosse comme un œuf de pigeon, de consistance ligneuse, mobile sur les plans profonds, mais adhérente à la peau qui était légèrement rouge et œdématiée. Réaction de Wassermann nettement positive.

Une mention particulière doit être réservée aux chancres *phagédéniques* à cause de la fréquence, de l'étendue et de la gravité de leurs lésions. Plusieurs d'entre eux détruisent, en effet, la plus grande partie du gland et même de la verge.

Aussi, les difformités et les cicatrices vicieuses consécutives sont-elles communes. Nous en dirons autant des fistules urétro-péniennes. L'un de nos malades, soldat de l'infanterie coloniale, rapatrié du Tonkin en mai 1911, avait un chancre phagédénique du méat et du canal qui avait déterminé une double fistule urétro-pénienne siégeant de chaque côté du filet.

Quant aux chancres extra-génitaux, ils sont plus fréquents qu'on ne le pense habituellement, surtout ceux de la région bucco-pharyngée (lèvres, amygdales, gencives, muqueuses des joues) et de la région anale (chancre rectal et péri-anal). Viennent ensuite les chancres du menton, du nez et des doigts. Nous n'avons observé qu'une fois un chancre du cuir chevelu.

En dehors du milieu militaire, le chancre est rarement observé chez les indigènes, parce qu'ils ont l'habitude de ne pas réclamer alors de soins médicaux. Les tirailleurs eux-mêmes ne se présentent souvent à la visite que lorsque surviennent des complications (inflammation lymphangitique, gangrène, phagédénisme).

Aux colonies, plus qu'ailleurs, la loi énoncée par Ricord est rigoureusement vraie pour le bubon qui est le compagnon fidèle et obligé du chancre infectant. Il est assez souvent caractérisé par une exagération de volume ; il prend aussi quelquefois le type inflammatoire ou se complique d'un bubon strumeux, principalement chez les individus anémiés présentant des lésions de grattage aux membres inférieurs ou atteints d'intertrigo, d'érythrasma, etc.

Période secondaire. — Les accidents secondaires de la syphilis exotique sont, en général, plus variés, plus précoces et plus graves que ceux de la syphilis d'Europe.

Manifestations cutanées. — Les syphilides érythémateuses ou maculeuses ne présentent rien de bien particulier. A noter cependant qu'elles sont moins apparentes, et moins développées chez les indigènes, tandis que chez les Européens. elles sont généralement bien accusées, en même temps que confluentes au point de tigrer la peau.La roséole ortiée nous a paru être assez fréquente; nous avons observé aussi des cas de roséole nummulaire, à grandes taches.

Les syphilides papuleuses forment le groupe le plus important des manifestations secondaires de la syphilis exotique.

Voici, très brièvement énumérées, les formes que l'on rencontre habituellement, soit parmi les syphilides papuleuses simples, soit parmi les syphilides avec altérations spéciales épidermiques.

Parmi les premières, nous indiquerons les syphilides lenticulaires, annulaires, les syphilides nummulaires où en nappe, les syphilides miliaires et les syphilides circinées, en cocarde, en corymbe.

Ces dernières ne sont point rares chez les Annamites.

Parmi les secondes, nous mentionnerons : les syphilides *papulo-squameuses* (à types icthyosique, psoriasiforme et pityriasiforme); les syphilides *papulo-érosives*, très communes et siégeant surtout dans la région ano-génitale chez l'homme et à la vulve chez la femme, dans les plis de la peau, aux aines, aux aisselles, où elles s'ulcèrent et s'accompagnent souvent de fissures, de rhagades, surtout chez les indigènes.

Chez les militaires européens revenant du Maroc et de Mauritanie, nous avons remarqué quelquefois la variété désignée sous le nom de syphilides papillomateuses ou *frambœsiformes*, tandis que ceux revenant d'Indo-Chine sont plutôt porteurs de syphilides *papulo-croûteuses*.

Les syphilides *papulo-vésiculeuses* à types acnéiforme et varioliforme.

Les syphilides *papulo-ulcéreuses*, très souvent dénaturées chez les indigènes par le fait d'infections secondaires. Les ulcérations se présentent alors sous la forme de croûtes jaunâtres ou brunâtres sous lesquelles se trouve une nappe de pus.

Les *syphilides pustulo-ulcéreuses*, à type ecthymatiforme et impétigineux. Ces pyosyphilides sont presque aussi communes chez les Européens que chez les indigènes.

Manifestations muqueuses. — Les syphilides secondaires des muqueuses, principalement celles de la région bucco-pharyngée, sont plus rares et moins accusées chez les indigènes, tandis qu'elles sont la règle chez les Européens. Par contre, on rencontre plus fréquemment chez les premiers des syphilides papulo-hypertrophiques et ulcéreuses des organes génitaux et de l'anus, où elles coïncident souvent avec des syphilides cutanées et où elles sont particulièrement florissantes.

Symptômes généraux ou constitutionnels. — Au lieu d'être habituellement latente, comme dans la syphilis européenne, la seconde incubation dans la syphilis exotique est toujours plus ou moins accusée par divers symptômes qui dénotent l'infection spirochétique. Ceux-ci se montrent ordinairement au début de la période secondaire. Ils coexistent avec la roséole et les poussées de syphilides papuleuses, quelquefois même ils les précèdent. Ils sont très variables comme durée et comme intensité : tandis que certains malades éprouvent à peine un peu de malaise général, de la courbature, de l'inappétence, etc..., d'autres, au contraire, et ce sont les plus nombreux, sont très touchés et tombent dans un véritable état de dépression physique et morale. Ils éprouvent alors de l'insomnie et des algies diverses, telles que de la céphalée, de la sternalgie, de la pleurodynie, de la myosalgie et de l'arthralgie. Ces phénomènes douloureux sont très communs et particulièrement intenses chez les sujets à système nerveux rritable.

Ils sont assez souvent diffus, siégeant dans toute une région, dans tout un membre ; quelquefois, ils sont continus, mais plus marqués le soir et pendant la nuit (paroxysmes vespéraux et nocturnes).

Chez les Européens, plus ou moins affaiblis par le climat ou par des atteintes antérieures et récentes de paludisme et de dysenterie, l'état d'anémie s'accentue encore sous l'influence de la syphilis. On note alors, assez fréquemment, de l'asthénie motrice circulatoire et respiratoire, des troubles dyspeptiques, des sueurs générales, une sensation de froid et même de la fièvre. Tel a été en particulier le cas de l'un de nos malades, dont l'observation mérite d'être résumée : Un soldat d'infanterie coloniale, âgé de 35 ans et ayant dix ans de services, dont 3 ans de Tonkin, où il a eu du paludisme et de la dysenterie, a contracté la syphilis au moment de son départ de la colonie. Pendant la traversée, apparition d'un chancre dans le sillon balano-préputial ; adénite inguinale suppurée à gauche ; fièvre élevée. Aucun traitement n'est institué à bord ; seul, le bubon est incisé. C'est pour celui-ci que le malade est évacué sur l'Hôpital de Marseille le 30 octobre 1911. A cette date, le chancre est tout à fait cicatrisé, sans induration appréciable, mais persistance dans l'aine gauche d'une fistule d'origine ganglionnaire. Quelques jours après, il présente sur la face, le cou, puis sur le thorax et sur les bras des syphilides pustulo-ulcéreuses à type ecthymatiforme. Presque en même temps apparaissent d'autres manifestations : une céphalée violente, des douleurs lombaires très vives, d'autres algies diffuses, des douleurs ostéocopes au niveau du tibia gauche et du cubitus droit, des douleurs aiguës au niveau du genou et du coude gauches. L'état général est plutôt mauvais, le malade est irritable, se plaint d'insomnie, a des sueurs abondantes, accuse de l'inappétence, une constipation opiniâtre et a une fièvre continue oscillant entre 38 et 39°.

Cet état de typhisme persiste pendant 3 semaines environ et ne cède qu'à des injections d'hectine et de biiodure de mercure.

Malgré un traitement intensif (injections de sels solubles et de calomel), l'éruption pustulo-ulcéreuse, surtout au niveau de la face et du cou, est très longue à disparaître ; elle est l'objet de nouvelles poussées et est remplacée finalement par de larges cicatrices blanchâtres comme gaufrées et déprimées à leur centre. Les douleurs articulaires et osseuses persistent pendant plus de trois mois, entretenues par des poussées d'arthrite du genou et du coude gauches et d'ostéopériostite du tibia, du cubitus et du radius droits qui empêchent le malade de se lever pendant de longues semaines et qui aboutissent à des déformations osseuses et articulaires. La guérison est, en outre, retardée par l'apparition de deux ulcérations tertiaires (syphilides tuberculo-ulcéreuses) au niveau de la cloison du nez et de la paupière supérieure gauche. Ce n'est que le 1er mai 1913, après 7 mois de présence à l'Hôpital, que le malade, blanchi mais non guéri de ses accidents, est mis exeat sur sa demande et à cause de sa libération.

L'infection générale se traduit encore, et plus souvent que dans la syphilis d'Europe, par des altérations des organes lymphoïdes. L'adénopathie, plus ou moins précoce, est plus ou moins généralisée (adénopathie cervicale, sous-occipitale, mastoïdienne, sous-maxillaire, sus-claviculaire, épitrochléenne, etc...). Elle est, en outre, fréquemment associée à des manifestations bacillaires (scrofulate de vérole de Ricord ou adénite syphilo-strumeuse ou syphilo-tuberculeuse des auteurs). Cette constatation ne doit pas surprendre, puisque les conditions de prédisposition sont particulièrement fréquentes aux colonies (lésions locales favorisant l'implantation du bacille de Koch et causes générales faisant le lit de la tuberculose). Ces adénites mixtes existent aussi bien chez les Européens que chez les indigènes ; elles sont assez souvent une cause de rapatriement, car elles sont particulièrement tenaces, le traitement spécifique seul n'ayant pas toujours une action bien marquée sur elles. L'association du traitement général nous a paru plus efficace, surtout lorsqu'elle est complétée par un séjour aux bords de la mer (dépôt de convalescents de Porquerolles), comme nous l'avons fait pour quelques-uns de ces malades.

Localisations profondes.— Un autre caractère de la syphilis exotique, c'est que les localisations profondes qui peuvent se produire pendant la période secondaire sont généralement plus nombreuses, plus graves et plus précoces que dans la syphilis d'Europe. Nous ne pouvons qu'énumérer ici les plus importantes : ce sont tout d'abord les affections du système locomoteur portant sur les os (ostéo-périostite, périostose), sur les articulations (hydarthrose, arthrite subaiguë pseudo-rhumatismale), sur les tendons (synovite), sur les muscles (myosites). Viennent ensuite les affections oculaires (iritis, irido-choroïdite), les lésions du larynx (laryngite érythémateuse et hypertrophique), des fosses nasales (exulcérations de la cloison, syphilides végétantes), de l'oreille (syphilides papulo-érosives et papulo-hypertrophiques du conduit auditif externe, otite moyenne). A noter, en outre, des accidents viscéraux (néphrite, endocardite, hépatite) ; des lésions veineuses (phlébite de la saphène interne) ; des affections du système nerveux périphérique (névralgies diverses des nerfs craniens, des intercostaux, du sciatique ; névrites du cubital et du sciatique ; polynévrites des membres inférieurs souvent confondues avec des polynévrites alcooliques ou palustres ; paralysies du facial) ; des radiculites et des troubles cérébro-médullaires précoces, etc..., parmi lesquels nous signalerons plus spécialement une hémiplégie plus ou moins accentuée, à laquelle participe le facial inférieur, des paralysies de la 3e et de la 6e paire, et une méningite rachidienne plus ou moins accusée.

Période tertiaire. — Cette période est surtout caractérisée dans la syphilis exotique par l'absence assez fréquente de la période latente plus ou moins longue existant normalement entre les manifestations secondaires et tertiaires, et par l'apparition d'accidents tertiaires précoces, désignés sous le nom de secondo-tertiaires.

Cette entrée en scène rapide du tertiarisme est causée, comme nous l'avons déjà signalé précédemment, d'une part, par l'absence ou par l'insuffisance du traitement dès le début de la maladie ou pendant l'évolution des accidents secondaires, d'autre part, par les divers facteurs de déchéance organique (alcoolisme, maladies endémiques, privations, surmenage) si fréquents aux colonies.

Comme pour la période secondaire, nous indiquerons succinctement quelles sont les manifestations tertiaires le plus souvent rencontrées :

Parmi les *syphilides tertiaires de la peau*, ce sont les *syphilides tuberculeuses sèches* avec leurs diverses variétés (syphilides tuberculeuses éparses, syphilides tuberculeuses groupées en coup de plomb, à forme cerclée et arciforme);

Les syphilides *tuberculo-ulcéreuses* typiques avec : 1 des croûtes épaisses, compactes, solides, incrustées dans la peau, adhérentes et stratifiées en écailles d'huîtres (croûtes ostréacées ou rupia des anciens), de coloration brun foncé ou noirâtre, avec un mélange de tons jaune ou vert foncé; 2° des ulcérations plus ou moins étendues, larges comme une pièce de cinq francs ou de deux francs au moins, de forme tantôt irrégulière, tantôt arrondie ou arciforme, avec des bords taillés à pic, comme faits à l'emporte-pièce, durs, adhérents, non décollés, et dont le fond tantôt grisâtre, tantôt blanchâtre ou blanc jaune, est ordinairement recouvert par un enduit crémeux ou jaunâtre

Au point de vue de leur évolution, nous avons remarqué qu'elle est plutôt torpide chez les Européens, tandis qu'elle est plus active, plus extensive chez les indigènes. C'est principalement chez ceux-ci que l'on observe de nombreux foyers ulcéro-tuberculeux, des ulcérations étendues et confluentes. « Ces placards, dit Jeanselme (1), ont une extension rapide; ils peuvent occuper un point quelconque des téguments, mais ils prédominent aux membres inférieurs; les irritations constantes et multiples, les traumatismes incessants déterminent cette localisation. »

Ces syphilides tuberculo-ulcéreuses prennent quelquefois, et plus particulièrement chez les indigènes, soit la forme gangréneuse, soit la forme hypertrophique. Celle-ci a une préférence marquée pour les organes génitaux et pour la face. Mais ce qu'il est plus commun d'observer chez eux, ce sont des ulcères syphilitiques des jambes qui succèdent à ces syphilides, et dont le diagnostic n'est pas toujours facile à faire à cause d'un processus inflammatoire chronique (infections secondaires) qui masque plus ou moins complètement les lésions primitives.

Viennent ensuite les *syphilides gommeuses* : elles sont en général moins précoces que les syphilides tuberculeuses, mais elles sont plus fréquentes aussi bien chez les Européens que chez les indigènes. Chez ces derniers, elles se présentent surtout en nappe. Jeanselme a bien décrit également « ces énormes nappes tuberculo-gommeuses, du type serpigineux ou térébrant, qui produisent parfois une décortication totale d'un segment de membre

(1) JEANSELME et RIST, Précis de Pathologie exotique, p. 462, Paris, 1909.

ou d'un membre tout entier, comme si la peau avait été scalpée. — Chez certains sujets la superficie tégumentaire ravagée par ces syphilides ulcéreuses est plus étendue que la portion restée saine. A la face, où les localisations sont moins fréquentes qu'aux membres, la syphilis tertiaire ronge parfois le nez, les lèvres, les paupières, le pavillon des oreilles. »

Ces syphilides gommeuses et tuberculo-ulcéreuses se compliquent assez fréquemment de *phagédénisme* qui peut se présenter alors sous toutes ses variétés (phagédénisme gangréneux, pultacé, extensif ou en surface et térébrant). Ces formes malignes s'observent surtout à la face, aux jambes, aux organes génitaux et au tronc. Les mutilations qui en résultent sont toujours plus ou moins étendues, et les réparations plus ou moins vicieuses et difformes. L'état général lui-même est souvent altéré.

On constate enfin chez les indigènes des ulcérations *atypiques* qui ont une apparence moins directement révélatrice de l'infection spécifique, mais qui peuvent cependant être identifiées par la netteté de leur contour polycyclique, l'induration de leur bourrelet et l'induration parcheminée de leur base.

Syphilides tertiaires des muqueuses. — Ces syphilides sont plus fréquentes que les syphilides tertiaires cutanées; elles sont surtout plus importantes à cause de leur gravité plus ou moins grande dépendant du siège qu'elles occupent, c'est-à-dire des pertes de substances plus ou moins étendues auxquelles elles donnent lieu.

Les lésions que l'on rencontre le plus habituellement sont les suivantes :

Au nez et dans les fosses nasales, des gommes des ailes du nez et du lobule nasal, des ulcérations gommeuses et des perforations de la cloison, perforations plus ou moins larges du cartilage quadrangulaire et quelquefois même du vomer. Nous avons constaté plusieurs fois, comme complications de ces lésions, une atrophie plus ou moins accusée des cornets.

Dans la cavité bucco-pharyngée, chez les Indigènes, le syphilome hypertrophique des lèvres et, chez les Européens, la glossite gommeuse et surtout scléro-gommeuse.

Mais ces manifestations sont relativement rares comparativement aux syphilides ulcéro-gommeuses de la voûte palatine, des amygdales, et du pharynx qui sont d'observation commune aussi bien chez les Européens que chez les Indigènes.

Chez l'un de nos malades, le sergent G..., la glossite scléro-gommeuse, dont il était atteint, avait fait son apparition en quittant Madagascar, où il avait contracté la syphilis cinq ans auparavant.

Au larynx, des ulcérations de l'épiglotte, des bandes ventriculaires et des cordes vocales.

Aux organes génitaux, chez l'homme, des gommes de la rainure balano-préputiale, de la muqueuse préputiale, du méat, le syphilome chancriforme ou pseudo-chancre tertiaire ; chez la femme, des syphilides ulcéreuses de la vulve, de l'urètre, du vagin et du col de l'utérus.

Cette syphilose génitale tertiaire est également fréquemment aggravée par le phagédénisme, surtout chez les Indigènes, à cause de leur incurie et de leur malpropreté. Il est vrai qu'à ce point de vue beaucoup de militaires européens se trouvent dans des conditions identiques.

A la région ano-rectale, des syphilides ulcéreuses anales et péri-anales. Le syphilome ano-rectal est assez rare ; on le rencontre plutôt chez les Indigènes que chez les Européens. Nous avons cependant eu l'occasion d'en constater un cas très net chez un sous-officier qui avait contracté la syphilis deux ans auparavant, pendant un séjour au Tonkin. Ce sous-officier présentait à la région péri-anale de gros condylomes ; au toucher, la muqueuse anale était irrégulière, rugueuse, mamelonnée, hypertrophiée et fissurée et ulcérée sur plusieurs points ; pas de rétrécissement bien marqué, mais écoulement muco-purulent constant, douleur et sensation de pesanteur permanentes, défécation pénible, suivie d'hémorragies, etc.

Localisations profondes. — Les localisations tertiaires profondes sont surtout caractérisées par leur précocité. Voici celles que nous avons rencontrées le plus souvent :

Du côté des organes génitaux, ce sont, chez les Européens, le sarcocèle scléreux et, chez les Indigènes, le fongus du testicule, qu'il n'est pas rare de prendre pour une localisation tuberculeuse.

Le sarcocèle est certainement d'un diagnostic plus facile, car il se présente presque toujours sous sa forme habituelle et évolue ordinairement d'une façon plutôt insidieuse.

Mais, si le processus affecte une modalité aiguë, on peut songer à l'orchite blennorragique ou paludéenne. Tel a été le cas d'un artilleur colonial, âgé de 40 ans, rapatrié du Sénégal le 22 mars 1912 pour fièvre et anémie palustres et pour orchite gauche. Ce militaire était entré une première fois à l'Hôpital de Dakar, en avril 1911, pour une ulcération de la verge qui aurait été traitée par l'excision et par la thermocautérisation.

La deuxième entrée eut lieu en février 1912 pour paludisme. C'est à cette époque qu'est survenue la tuméfaction du testicule gauche. D'après le malade, le diagnostic d'orchite paludéenne aurait été porté à ce moment-là et aucun autre traitement n'aurait été institué en dehors de la médication quinique. Pas de modifications malgré cette dernière. C'est dans ces conditions que le malade rapatrié rentre à l'hôpital de Marseille, où nous constatons, à la palpation, une tuméfaction dure et en masse du testicule gauche, du volume d'un œuf de dinde. Il est impossible de distinguer l'épididyme du testicule; on a l'impression d'un galet légèrement aplati dans le sens transversal et parfaitement régulier, sans bosselures. Aucune altération du côté du déférent, des vésicules et de la prostate. Pas de réaction de la vaginale, pas d'écoulement urétral. Du côté du testicule droit on perçoit un noyau induré du volume d'une noisette et légèrement douloureux.

L'épididyme est normal, de même que le cordon. La réaction de Wassermann, pratiquée le 27 mars, est nettement positive.

Le malade soumis à un traitement intensif (injections de calomel, frictions mercurielles, hautes doses d'iodure de potassium) sort guéri le 10 juin.

Du côté du tube digestif, la syphilis tertiaire hépatique mérite de retenir tout particulièrement l'attention, car elle est loin d'être rare, surtout chez les Indigènes qui n'ont pas été traités ou qui l'ont été insuffisamment. Il va sans dire que cette affection est assez souvent méconnue. Elle se présente ordinairement sous la forme d'hépatite interstitielle diffuse. Son début est plus ou moins insidieux. Ce sont les troubles digestifs (inappétence, nausées, tension hypogastrique douloureuse, constipation ou alternatives de constipation ou de diarrhée) et les troubles de l'état général (amaigrissement, perte de force, lassitude, etc.) qui apparaissent les premiers. Il n'y a alors ni ictère, ni ascite, ni véritable douleur hépatique.

Vient ensuite la période d'état qui est caractérisée par les modifications objectives du foie, par l'apparition d'une ascite plus ou moins abondante et récidivante, par de l'hypertrophie splénique, et par la coexistence de complications rénales (albuminurie).

C'est pour cette dernière complication qu'un préposé des Douanes de l'Indo-Chine, rapatrié en mai 1911, entrait dans notre service, à l'hôpital militaire de Marseille, le 13 février 1912 dans un état de fatigue extrême et sans avoir été amélioré par le repos au lit et par le régime lacté absolu, qui lui avaient été conseillés par le médecin de sa famille. L'observation de ce malade a été publiée dans les *Annales d'hygiène et de médecine coloniales*.

Parmi les manifestations tertiaires de l'appareil circulatoire, nous signalerons tout particulièrement l'aortite, qui est plus fréquente qu'on ne le croit, lorsque l'on soumet les malades à un examen minutieux. Cette affection, insuffisamment traitée au début, a causé, à notre connaissance, plusieurs décès chez des Européens habitant le Tonkin depuis de longues années. Nous en dirons de même des anévrysmes aortiques, dont Le Dantec (1) a rapporté deux cas intéressants observés dans son service à l'hôpital de Hanoï, chez deux militaires européens. Pareils faits ont été rencontrés par d'autres camarades et il nous a été donné de voir un cas absolument identique chez un agent de police de Hanoï, rapatrié en mai 1912 et évacué sur l'hôpital militaire de Marseille.

Quant à la syphilis tertiaire de l'appareil urinaire, nous n'avons eu que rarement l'occasion de rencontrer au Tonkin des cas de néphrite scléreuse et de dégénérescence amyloïde. Toutefois, nous pensons que ces affections sont plus répandues que ne l'indiquent les statistiques, surtout chez les indigènes atteints de cirrhose et de cachexie spécifiques.

La proportion des accidents oculaires est très élevée chez les Européens et chez les Indigènes. Ceux-ci sont plutôt sujets à l'iritis et à la kératite diffuse, tandis que les premiers présentent assez fréquemment de la rétino-choroïdite, de la rétinite, du décollement rétinien, de l'embolie de l'artère centrale, de la névrite et de l'atrophie optiques.

Avec Pichon, nous avons eu l'occasion, dans nos salles coloniales de l'hôpital de Marseille, d'observer la plupart de ces lésions chez des soldats rapatriés de nos colonies, et plus particulièrement de Chine et d'Indo-Chine.

Les lésions du système locomoteur (lésions osseuses, articulaires et musculaires) sont très communes et se rencontrent aussi bien chez les Européens que chez les Indigènes. Elles sont toutefois plus nombreuses chez ces derniers. Elles sont ordinairement plus profondes et plus circonscrites que celles de la période secondaire. Bien que très variées, elles doivent être toujours ramenées cliniquement aux formes habituelles : l'ostéopériostite simple, l'ostéopériostite gommeuse, l'arthrite d'origine péri-articulaire, l'arthropathie déformante, la myosite scléreuse et gommeuse.

Enfin les manifestations cérébro-médullaires méritent d'attirer plus spécialement l'attention, à cause de leur gravité, lorsqu'elles ne sont pas diagnostiquées et traitées énergiquement dès le début.

Rares chez les Indigènes à cause de leur genre de vie (absence habituelle de surmenage et d'alcoolisme), elles sont, au contraire, relativement très fréquentes chez les Européens, et cela dès les premières années de l'infection.

(1) Le Dantec, Deux cas d'anévrysme de l'aorte abdominale (*Bulletin de la Société médico-chirurgicale de l'Indo-Chine*, n° 6, 1910).

Toutes les formes sont observées, depuis la syphilis gommeuse et scléro-gommeuse cérébro-méningée avec ses accès épileptiformes, ses troubles paralytiques des nerfs craniens (moteur oculaire commun, moteur oculaire externe, facial, etc.),ses troubles hémiplégiques, jusqu'à l'artérite cérébro-méningée avec ses conséquences habituelles (attaque d'apoplexie, hémiplégie, aphasie) et à la méningo-encéphalite chronique diffuse. Cette dernière forme est loin d'être exceptionnelle ; nous avons eu l'occasion, en effet, pendant notre séjour au Tonkin, d'assister à l'évolution de la paralysie générale chez plusieurs Européens. Quelques-uns moururent dans la colonie ; les autres furent rapatriés et internés dès leur arrivée en France. Tous ces malades étaient de vieux coloniaux ayant fortement abusé de l'alcool et ayant contracté la syphilis dès leur arrivée dans la colonie.

L'évolution rapidement maligne est ordinairement la règle dans les formes de syphilis cérébrale et cette rapidité est quelquefois déconcertante.

Nous avons vu mourir, en 1904, à l'hôpital de Hanoï, un employé de commerce, de nationalité étrangère, qui avait été évacué 15 jours auparavant du poste de Lao-Kay pour crises épileptiformes. L'autopsie nous permit de confirmer le diagnostic de syphilis gommeuse cérébro-méningée. L'accident initial remontait à peine à 6 mois, mais le traitement n'avait été institué que dans la dernière quinzaine et par conséquent bien après l'apparition des premiers accidents cérébraux.

Nos camarades Bireaud et Clapier (1) ont publié une observation fort intéressante à ce point de vue ; il s'agit d'un légionnaire atteint de syphilis cérébrale maligne ayant entraîné la mort en moins de deux ans, malgré un traitement très sérieux.

Les manifestations médullaires sont relativement très rares comparativement aux précédentes. Chez les Européens, nous avons rencontré quelques cas de tabès à forme plus ou moins fruste, mais il s'agissait, comme pour la paralysie générale, de malades infectés depuis de nombreuses années ou ayant méconnu leur affection.

Quant à la myélite aiguë, elle est certainement exceptionnelle chez eux, car, pendant notre long séjour au Tonkin, nous ne l'avons rencontrée qu'une seule fois chez un fonctionnaire évacué du Laos. Elle existe, par contre, chez les Indigènes. Nous en avons observé un cas typique (myélite à forme chronique d'emblée) en 1902, à l'ambulance de Sontay, chez un jeune mandarin annamite.

(1) BIREAUD ET CLAPIER, Un cas de syphilis cérébrale (*Bulletin de la Société médico-chirurgicale de l'Indo-Chine*, 1912, n° 1).

Hostalrich (1) en a publié un cas identique, chez un lettré annamite, âgé de 37 ans, qui lui fut apporté à l'ambulance de Phantiet.

La conclusion qui s'impose à la fin de ces considérations cliniques est la suivante : pour la commodité de la description, nous avons maintenu la division classique en 3 périodes, mais, comme le disait Dieulafoy, « il faudrait en finir, une fois pour toutes, avec ces vieilles nomenclatures, et ne plus se cantonner à l'étroite classification des accidents secondaires et des accidents tertiaires. En fait d'accidents syphilitiques, le temps ne fait rien à l'affaire, puisqu'ils peuvent éclater, graves et redoutables, à une époque très voisine de l'infection (2) ». Cela est surtout vrai pour la syphilis exotique, dont l'évolution est souvent anormale, et caractérisée par l'éclosion, dès le début, de manifestations graves désignées sous la rubrique de tertiarisme précoce ou de formes malignes.

DIAGNOSTIC. — Le diagnostic de la syphilis, plus ou moins facile en temps ordinaire, est certainement plus délicat aux colonies, surtout chez les Indigènes, à cause de la proportion plus élevée des cas de syphilis latente, de syphilis héréditaire, de syphilis à début extra-génital et parce que certaines dermatoses spéciales y viennent encore augmenter la difficulté. Parmi ces dernières, nous citerons le pian, la lèpre, l'ulcère phagédénique, le pian-Bois, le granulome ulcéreux des organes génitaux, sans compter les diverses dermatoses parasitaires, les pyodermites et les épidermomycoses si fréquentes dans la population indigène.

Le *Pian*, qui existe dans plusieurs de nos possessions coloniales, est surtout commun en Indo-Chine et à Madagascar. Voici quelles sont les particularités du pian indo-chinois, d'après Degorce et Mouzels, qui lui ont consacré, l'an dernier, une étude intéressante : « Il se différencie de la syphilis par les caractères suivants : absence de chancre induré initial (l'accident primaire peut être légèrement infiltré à sa base, mais il n'est pas induré, comme le chancre syphilitique) ; localisation presque constamment extra-génitale de l'accident initial ; absence de roséole, début des lésions cutanées par des élevures coniques, rose clair, bien différentes des papules syphilitiques, qui sont plus étalées, d'un rouge plus sombre, et plus infiltrées ; apparition de papillomes framboisés chez un certain nombre de malades : éléments circinés à bords plus surélevés que ceux de la syphilis, à centre pigmenté ; aspect papillomateux et coloration blanche des lésions de la muqueuse buccale ; absence d'alopécie. La distribution des lésions diffère aussi de celle que l'on observe dans la syphilis. Dans le

(1) Hostalrich. Note sur un cas de myélite syphilitique à forme chronique d'emblée (*Bulletin médical de l'Indo-Chine française*, n° 16, 1907).

(2) Dieulafoy, Clinique médicale de l'Hôtel-Dieu de Paris, 1898-99, p. 363.

pian, les lésions apparaissent plus groupées dans la période de début. Autour d'une lésion principale, on rencontre un grand nombre d'éléments jeunes qui guériront spontanément ou viendront se fondre avec la lésion principale, en couvrant d'assez grandes surfaces cutanées.

S'il existe des différences entre le pian et la syphilis, ces deux maladies offrent cependant de grandes analogies. Toutes les deux débutent par un accident primitif au point d'inoculation, suivi, au bout d'un certain nombre de jours, d'accidents secondaires généralisés à la surface des téguments et sur certaines muqueuses. Certains de ces accidents secondaires ressemblent tout à fait aux accidents secondaires de la syphilis. Telles sont les lésions papuleuses de la paume des mains et de la plante des pieds, les lésions papulo-croûteuses du cuir chevelu, les lésions papulo-érosives du scrotum, du fourreau de la verge et de la vulve, certaines lésions de la marge de l'anus, des lésions à type séborrhéique de la face, certaines formes des lésions circinées ou arciformes (1). »

La *Lèpre* existe aussi dans la plupart de nos colonies, mais elle est surtout répandue en Indo-Chine, à la Nouvelle-Calédonie, à Tahiti, aux Iles Marquises et à Madagascar.

Plusieurs de ses manifestations peuvent être prises pour des accidents syphilitiques : « Les macules érythémateuses, dit Jeanselme (2), en imposent parfois pour une roséole, les taches achromiques pour une syphilide pigmentaire, les tubercules pour des éruptions spécifiques, papuleuses ou lichénoïdes. Les localisations sur les cavités nasale et buccale offrent une grande analogie dans les deux infections : les plaques opalines des commissures, les tubercules obtus de la langue, les lésions du voile du palais, de la luette et du larynx suggèrent, à notre esprit, l'idée de syphilis avant celle de lèpre. C'est à la vérole que nous rapportons, en Europe, le nez en lorgnette, mais il n'appartient pas en propre à cette infection ; il faut savoir qu'en pays exotique cette déformation nasale est le plus souvent le sceau de la lèpre. Il n'est pas jusqu'aux lésions génitales, fréquentes dans les deux maladies qui ne prêtent à l'erreur. Le phimosis et les tubercules du gland, l'orchite lépreuse ressemblent parfois, à s'y méprendre, aux localisations similaires de la syphilis. »

Mais, dans la pratique, c'est le contraire qui arrive le plus souvent ; nous voulons dire que ce sont des lésions syphilitiques, lésions secondaires principalement, qui sont attribuées à la lèpre. C'est ainsi qu'il n'est point rare de voir des médecins indigènes de l'Assistance confondre des syphilides papuleuses et tubercu-

(1) Degorce et Mouzels, Le pian chez les Annamites du Tonkin (*Bulletin de la Société Medico-chirurgicale de l'Indo-Chine*, 1912).

(2) Jeanselme, Dermatologie exotique, Masson et Cie, Paris, 1904, p. 96.

leuses à la face avec des manifestations lépreuses. Il est vrai que le diagnostic est quelquefois très difficile et ne peut être précisé que par l'existence, sur d'autres points du corps, des lésions nettement syphilitiques. Un malade de ce genre a été présenté par le Dr Degorce à la Société médico-chirurgicale de l'Indo-Chine, dans sa réunion du 8 septembre 1912. Il s'agissait d'un Annamite, dont le visage était couvert d'énormes papules rouge sombre, très infiltrées, qui présentaient, à s'y méprendre, l'aspect léontiasique de la lèpre. Fort heureusement, il avait d'autres accidents nettement spécifiques, un chancre induré de la verge et une plaque muqueuse de la face interne de la lèvre.

Dans les cas douteux, il sera donc toujours bon de rechercher systématiquement d'abord les signes principaux ou stigmates permanents des deux maladies, puis, si ceux-ci font défaut, de recourir à l'examen bactériologique.

Les diverses formes de l'*Ulcère phagédénique des pays chauds* sont aussi assez souvent confondues avec des lésions tertiaires cutanées. Leroy des Barres et Jeanselme (1) ont déjà attiré l'attention sur la proportion considérable des cas de syphilis qui, en Indo-Chine, se dissimulent sous l'aspect de l'ulcère annamite. — Fontoynont et Jourdran ont fait la même remarque en ce qui concerne Madagascar. Toutefois, ces erreurs de diagnostic ne peuvent être que de courte durée, car elles ne résistent pas à l'interrogatoire sérieux des lésions et, si besoin est, au traitement d'épreuve.

Nous en dirons tout autant pour le *Pian-Bois*, dont les nodosités sont quelquefois prises pour des gommes. D'ailleurs, cette dermatose, qui n'a été observée jusqu'ici qu'à la Guyane, est bien caractérisée par des nodules sous-cutanés siègeant sur les parties découvertes seulement et venant s'ouvrir à l'extérieur en ulcères à fond grumeleux, par des altérations des ganglions lymphatiques qui sont indurés, par son évolution lente et par sa guérison relativement rapide par des moyens simples.

On ne confondra pas non plus les syphilides tertiaires avec le granulome ulcéreux des organes génitaux. Cette affection est très rare dans nos colonies ; nous l'avons cependant rencontrée chez un Annamite de l'hôpital indigène de Sontay. Elle présente d'ailleurs des caractères bien distinctifs : par son siège, par l'extrême chronicité de la lésion, par l'intégrité du système lymphatique et par l'inefficacité du traitement mercuriel, elle se différencie très nettement des syphilides cutanées.

En dehors des dermatoses précédentes, il convient de rappeler l'extrême fréquence, chez les Indigènes, des dermatoses parasitaires, des diverses pyodermites et des épidermomycoses (tri-

(1) Leroy des Barres, Phagédénisme des plaies dans les pays chauds (*Bulletin médical de l'Indo-Chine française*, 1906, n° 1, p. 12).

chophyties, tokelau, pityriasis versicolor, érythrasma). Aussi le diagnostic est-il quelquefois assez délicat, soit à cause de la coexistence chez le même sujet de ces affections cutanées et de manifestations syphilitiques, soit parce que celles-ci ressemblent beaucoup à certaines mycoses érythémato-squameuses et eczémateuses.

Nous ferons la même remarque en ce qui concerne les dermatomycoses (actinomycose, blastomycoses, sporotrichose) et les tuberculoses cutanées (l'ulcère tuberculeux, les gommes, la tuberculose verruqueuse et frambœsiforme, le lupus serpigineux), dont l'existence chez les Indigènes, surtout chez les Indo-Chinois, est de moins en moins rare, comme on peut s'en rendre compte à la lecture des nombreuses observations qui ont été publiées dans le *Bulletin de la Société médico-chirurgicale de l'Indo-Chine* et dans le *Bulletin de la Société de pathologie exotique*. Certaines formes cliniques de ces affections peuvent être facilement confondues avec des manifestations de la syphilis et plus particulièrement avec les syphilides tertiaires tuberculeuses ou tuberculo-ulcéreuses. Comme l'indique Darier (1), « il est des syphilides à tel point lupoïdes, même à l'examen histologique, que la seule ressource pour sortir d'embarras réside dans l'inoculation au cobaye ».

Nous venons de le voir, le diagnostic de la syphilis exotique est souvent difficile, surtout chez les Indigènes.

Il est donc indispensable de ne jamais l'établir sur les seuls caractères objectifs d'une lésion, mais bien de grouper en faisceaux les divers signes. Afin de ne rien oublier, nous recommandons de procéder toujours d'une façon méthodique, c'est-à-dire: 1° d'examiner d'abord la lésion, en vétérinaire, selon l'expression de Berdal (2) ; 2° de faire ensuite l'examen complet du malade qui permet seul de rechercher les autres accidents ou les traces laissées par eux; 3e de l'interroger, en lui posant des questions bien nettes, auxquelles il devra répondre d'une façon précise. Cela suffira dans la majorité des cas.

Lorsqu'il y aura doute, on aura recours à la séro-réaction de Wassermann, si possible, ou à l'épreuve thérapeutique. Celle-ci est très importante dans la pratique et plus particulièrement dans les cas graves, dans le phagédénisme, par exemple, où il importe d'enrayer, le plus vite possible, l'évolution de la lésion, et de ne pas méconnaître la coexistence des deux maladies.

Nous terminerons cette question de diagnostic par les quelques considérations suivantes.

Nous avons indiqué précédemment quelle était, chez les coloniaux, la fréquence des syphilis malignes et nous avons attiré l'at-

(1) J. Darier, Précis de dermatologie, 1909, p. 544.
(2) H. Berdal, Traité pratique de la syphilis, 1902, p. 655.

tention sur la proportion assez élevée des accidents viscéraux chroniques. Les quelques faits personnels, que nous avons cités, montrent que *la syphilis doit être toujours recherchée, aux colonies, dans l'étiologie des maladies viscérales chroniques*, non seulement quand on constate des lésions du système nerveux : tabès, paralysie générale, hémorragie ou ramollissement cérébral, mais aussi dans les cas d'altérations chroniques des principaux organes, du cœur et surtout de l'aorte (aortites et insuffisances aortiques d'origine syphilitique), du foie (cirrhoses), des reins (néphrites chroniques à type hydropigène ou urémigène), de l'estomac (faux ulcères simples ou faux cancers) dus à la syphilis, etc... C'est surtout dans les troubles du système nerveux que l'on ne songe pas assez, en général, à l'infection spécifique. On a trop de tendance à les rattacher au paludisme, à l'insolation, à l'opiomanie, à la trypanosomiase, etc. Cela est surtout vrai pour certains états méningés, pour certaines méningo-encéphalites, et pour de nombreux cas de polynévrites, de névralgies, de paralysies et de radiculites. Aussi ne saurions-nous trop insister sur l'utilité, dans tous les cas douteux, de pratiquer une ponction lombaire et de rechercher la lymphocytose céphalo-rachidienne. Le diagnostic précoce de la méningite chronique syphilitique est, en effet, d'une importance capitale pour l'avenir de la plupart des malades. Seul, il permettra d'instituer un traitement approprié et intensif, et d'éviter l'évolution ou l'apparition plus ou moins tardive d'accidents graves (hémiplégies, paralysies de la 3ᵉ, de la 6ᵉ ou de la 8ᵉ paire, tabès, etc.).

En résumé, à cause de la *fréquence dans le milieu colonial européen des formes larvées médico-chirurgicales*, sur lesquelles le médecin-principal Toussaint (1) a plus spécialement attiré l'attention en ce qui concerne l'armée, nous répétons avec lui qu'il est de toute nécessité, aux colonies plus que partout ailleurs, de songer toujours à la syphilis et de s'ingénier de parti-pris à la dépister. Pour ce faire, il convient de ne pas s'en laisser imposer par la situation sociale du malade. Nous avons pu nous rendre compte, en effet, que la proportion des officiers et des fonctionnaires atteints d'avarie, au début de leur carrière coloniale, était beaucoup plus élevée qu'on ne le pense.

Enfin, il faut toujours aussi penser à l'*Hérédosyphilis tertiaire*, très fréquente chez les indigènes, et dont les lésions présentent une grande analogie avec les affections tuberculeuses. On peut éviter les erreurs de diagnostic par la recherche des antécédents pathologiques des ascendants et surtout par la constatation des

(1) H. Toussaint, Formes larvées médico-chirurgicales de la syphilis dans l'armée (*Journal des Praticiens*, n° 29, 29 juillet 1911).

tares dystrophiques et physiologiques présentées par le malade lui-même. Il n'est point nécessaire, dit Gaucher, de constater un grand nombre de lésions ou de tares; il suffit de trouver une seule dystrophie bien nettement caractérisée, comme la déformation tibiale, la dystrophie nasale, la kératite interstitielle, etc.

De toutes les manifestations de l'hérédo-syphilis tertiaire rencontrées chez les Indigènes, les ostéopathies (hyperostoses, exostoses, gommes osseuses et périostiques, ostéites suppurées, ostéites hyperostosantes des épiphyses), ainsi que les lésions oculaires et auriculaires, sont certainement les plus fréquentes.

Nous ne voulons point terminer ces quelques considérations relatives au diagnostic sans signaler l'*importance, dans la pratique, de la recherche microscopique du tréponème* dans tous les cas d'ulcération pouvant être un chancre syphilitique Les caractères objectifs de celui-ci sont si souvent modifiés qu'il est quelquefois bien délicat, bien difficile d'en affirmer la nature spécifique. Nous en avons maintes fois la preuve parmi nos malades coloniaux de l'Hôpital de Marseille qui nous arrivent, soit avec des ulcérations chancrelleuses plus ou moins modifiées par des cautérisations inopportunes et ressemblant alors à des chancres indurés, soit avec des chancres spécifiques mal traités pendant la traversée et présentant plutôt les caractères d'ulcérations simples plus ou moins phagédénisées. Les erreurs sont, par suite, fréquentes et, dans les deux cas, les conséquences peuvent en être regrettables, si l'on ne recherche pas le tréponème, puisque, dans le premier, on peut commencer à traiter un malade qui n'est pas infecté, et que, dans le second, au contraire, on peut négliger de soumettre au traitement spécifique un malade qui est syphilitique. C'est dire que la découverte du Spirochæta pallida s'impose dans toutes les formations sanitaires possédant un microscope, car, seule, elle a ce gros avantage de faire porter dès le début le diagnostic ferme de syphilis et de permettre l'application immédiate d'un traitement intensif, d'autant plus efficace et moins dangereux qu'il est plus précoce.

D'après Tribondeau (1), dont l'opinion est basée sur de très nombreuses recherches microscopiques, la méthode la plus pratique et la plus susceptible d'être généralisée est l'examen de frottis colorés par le procédé de Fontana amélioré. Ce dernier lui paraît mériter la préférence parce qu'il est facile, rapide et sûr. C'est également l'avis de Mouzels qui a bien voulu, sur notre demande, l'employer dans le service. Nous ne saurions

(1) Tribondeau, Coloration des tréponèmes du chancre syphilitique, son importance au point de vue du diagnostic et du traitement de l'avarie (*Archives de Médecine et de Pharmacie navales*, n° 2, février 1913). — Tribondeau, Technique d'examen bactériologique d'un chancre (*Paris médical*, n° 23, 8 juin 1918).

donc trop engager à expérimenter ce mode de recherche sur frottis et à utiliser ce procédé de coloration.

Nous préconisons, en outre, l'*examen ultramicroscopique* qui est plus rapide et plus simple encore, et nous émettons le vœu que les laboratoires de bactériologie clinique de nos grands hôpitaux coloniaux soient pourvus d'un ultramicroscope. Il importe, en effet, que les malades soient complètement fixés sur la nature spécifique de leur affection dès les premiers accidents ; leur avenir dépend de cette rapidité du diagnostic qui a pour corollaire la précocité d'un traitement vraiment actif. Ce n'est qu'en agissant ainsi que l'on évitera les deux inconvénients suivants, malheureusement encore trop fréquents dans la pratique, c'est-à-dire l'attente des manifestations secondaires pour commencer le traitement ou, au contraire, l'institution de ce dernier, sans être bien sûr que le malade a la syphilis.

PRONOSTIC. — Nous avons dit, au début de cette étude, que la syphilis exotique était caractérisée par une évolution et par des manifestations symptomatiques particulières tenant à un certain nombre de facteurs propres au milieu colonial. Parmi ceux-ci, nous indiquerons, de préférence, chez les Indigènes, la race, les habitudes sociales et les conditions d'existence défectueuses, la misère physiologique, l'absence de traitement, etc..., chez les Européens, le climat, les maladies endémiques, l'alcoolisme, les fatigues diverses, l'insuffisance du traitement, etc.

Ces divers facteurs donnent lieu non seulement à ces syphilis fortes à manifestations étendues, multiples, récidivantes et tenaces, mais encore et surtout ils occasionnent ces syphilis anormales et irrégulières désignées sous le nom de *tertiarisme malin.* Nous avons montré combien ces derniers cas étaient fréquents aussi bien chez les Européens que chez les Indigènes : à une période très rapprochée de l'accident primitif, la malignité de l'affection se manifeste, en effet, par une série de troubles bruyants et douloureux, rappelant quelquefois à s'y méprendre ceux observés dans certaines maladies infectieuses aiguës, ainsi que par des lésions ulcéreuses et destructives (syphilides tuberculo-ulcéreuses, ulcérations phagédéniques). En outre, nous l'avons vu, cette syphilis galopante ne limite pas seulement ses méfaits à la surface cutanée, mais nombreuses et variées sont ses déterminations profondes (lésions ostéo-articulaires, accidents viscéraux et troubles nerveux se manifestant par une réaction méningée plus ou moins nette). L'état général lui-même est, par suite, plus ou moins atteint, et il n'est point rare de voir certains malades tomber dans un état cachectique quelquefois mortel. Nous nous rappelons, en particulier, le cas d'un Annamite qui était en traitement, dans le service du Dr Leroy des Barres, à l'hôpital indigène de Hanoï, pour syphilis tertiaire précoce (vaste ulcération phagédénique de la face) et qui mourut, 6 mois après, dans un état de cachexie effroyable.

Parmi les facteurs de gravité, une place importante doit être réservée, principalement chez les Européens, au paludisme et à la dysenterie qui sont, de toutes les maladies endémiques, celles qui exercent le plus de ravages aux colonies. L'association de ces affections et de la syphilis comporte toujours un pronostic réservé et impose l'obligation d'instituer un double traitement. Chez un jeune soldat dont Audiau a publié l'observation (1), des désordres graves, attribuables à de la syphilis cérébrale tertiaire, furent observés moins de cinq ans après le début de l'infection, malgré un traitement spécifique régulièrement suivi ; ils ne disparurent qu'après une série d'injections de quinine. Aussi, comme le recommande Guillon (2), doit-on « bien se pénétrer de cette idée qu'un syphilitique, même ancien, sous l'influence d'accès palustres, peut voir renaître des accidents et des lésions irrémédiables se constituer en trois ou quatre jours » et qu' « il y a urgence absolue à agir avec énergie et rapidité et à se servir concurremment d'injections intra-musculaires mercurielles et quininées ».

L'aggravation de l'état général et secondairement des manifestation spécifiques est aussi souvent favorisée non seulement par l'insuffisance du traitement, mais encore par l'apparitition soudaine d'une stomatite ulcéreuse tellement intense qu'elle met les malades dans l'impossibilité presque absolue de s'alimenter pendant plusieurs semaines. Seuls, des soins assidus, minutieux et prolongés, permettent alors d'éviter une terminaison fatale, tellement ces malades se trouvent dans un état de cachexie lamentable.

On a laissé supposer que, si la syphilis exotique était assez fréquemment maligne, c'était parce qu'elle était de provenance indigène dans la grande majorité des cas. Nous ne croyons pas que la syphilis, transplantée d'une race sur une autre, soit en principe plus grave que la vérole européenne. Toutefois, nous tenons à signaler, contrairement à l'opinion émise par Le Dantec (3), que cette syphilis colorée est parfaitement capable de donner naissance à des accidents parasyphilitiques chez l'Européen. Nous en connaissons plusieurs cas. Nous ajouterons enfin que si, dans la pratique, les accidents de l'infection spirochétique sont plus sérieux, plus précoces et plus tenaces, c'est, nous le répétons, à cause des conditions particulières du milieu colonial,

(1) Audiau, Sur un cas de syphilis tertiaire associée au paludisme (*Bulletin de la Société médico-chirurgicale de l'Indo-Chine*, n° 1, 1910).
(2) Guillon, Manuel de thérapeutique clinique des maladies tropicales, p. 175.
(3) Le Dantec, Précis de pathologie exotique, 2e édition, p. 79.

c'est-à-dire de la fréquence plus grande de la déchéance de l'organisme ou de l'insuffisance de ses moyens de défense.

Quant à la gravité de certaines manifestations ou localisations, elle s'accroît, on le sait, en raison de leur ancienneté : le traitement arrive souvent trop tard et reste impuissant en présence des lésions bien constituées (sclérose, nécrose des tissus, etc...). Dans les formes ulcéreuses, phagédéniques, plus spécialement répandues chez les Indigènes, la mort survient par épuisement, dégénérescence amyloïde, ou par des complications infectieuses diverses (pneumonie, néphrite, etc...).

TRAITEMENT. — Etant donnée la fréquence des formes graves et précoces (formes malignes) dans la syphilis exotique, il est indispensable d'instituer un traitement intensif dès le début. C'est donc à la méthode des injections que l'on doit avoir recours dans la grande majorité des cas, car ici, comme dans le traitement du paludisme, *c'est elle qui est la plus sûre, la plus efficace et la plus rapide*. Les préparations employées seront, selon les circonstances, les *préparations solubles* et *insolubles* habituelles.

Parmi les premières, le biiodure et le benzoate de mercure nous paraissent préférables, mais ils doivent être injectés à la dose quotidienne de deux centigrammes qui, dans les cas urgents, pourra être portée à 3 et même 4 centigrammes.

On peut, avec avantage, les employer suivant les formules suivantes, de Gaucher pour le benzoate, et de Lévy-Bing, Barthélémy et Lafay pour le biiodure :

Benzoate de mercure	1 gr.
Chlorure de sodium	2 gr. 50
Eau distillée	100 cmc.
Saccharose	Q. S.

Biiodure de mercure	2 gr.
Chlorure de sodium	0 gr. 75
Iodure de sodium	2 gr.
Eau distillée	100 cmc.
Saccharose	Q. S.

L'addition d'iodure de sodium a pour but de rendre soluble le biiodure de mercure, celle de chlorure de sodium d'avoir une solution isotonique et celle de la saccharose de rendre cette injection moins douloureuse.

On fait une ou plusieurs séries d'injections selon la nature des accidents et la tolérance des malades. Chaque série doit comprendre au moins de 20 à 30 piqûres. Celles-ci sont toujours faites, bien entendu, intra-musculaires et, par conséquent, en pleine masse fessière.

Les seringues ordinaires conviennent parfaitement, à la condition d'y adapter une aiguille de 5 centimètres.

Ces injections sont généralement assez bien supportées. Il nous est arrivé cependant d'être obligé, chez des sujets nerveux et pusillanimes, de les remplacer par des injections d'hectargyre, d'hermophénil, d'énésol, etc..., qui sont, en général, moins douloureuses, mais qui nous ont paru peut-être moins actives.

Ce mode d'administration, qui exige une plus grande perte de temps, nous semble devoir être employé surtout dans les formations sanitaires (hôpitaux et ambulances), tandis que dans les infirmeries et salles de visite, on utilisera plutôt les *préparations insolubles*. Parmi ces dernières, la préférence est ordinairement donnée au calomel et à l'huile grise.

Cette préférence est justifiée, mais il convient de ne pas recourir d'emblée à des doses fortes, afin de mieux tâter la susceptibilité individuelle des malades et d'éviter l'apparition brusque de stomatites graves. On n'injectera donc qu'une dose moyenne, soit cinq centigrammes pour le calomel et sept à huit centigrammes pour l'huile grise, dose qui sera renouvelée hebdomadairement pendant 5 à 6 semaines pour le premier sel et pendant 7 à 8 pour l'autre préparation.

Le calomel, étant plus actif, sera plus spécialement utilisé dans les cas graves, pressants et contre les lésions rebelles, tandis que l'huile grise, qui représente une méthode moins rapide, mais plus soutenue, sera plus spécialement employée comme traitement de fond ou préventif dans les périodes latentes de la maladie.

La rareté des piqûres et l'intensité d'action constituent les deux principaux avantages de ces injections insolubles. Malheureusement, même lorsqu'elles sont fraîchement préparées ou lorsque l'on peut avoir certaines préparations spéciales, on n'est pas toujours certain d'éviter leurs inconvénients, c'est-à-dire une réaction locale et générale plus ou moins marquee (empâtement douloureux, nodosités, irradiations douloureuses dans le membre, mouvement fébrile, etc...). Aussi est-on souvent contraint, dans la pratique, à limiter leur emploi et à leur substituer les autres modes d'administration du mercure. Parmi ceux-ci, nous donnons la préférence aux injections intra-veineuses de cyanure; viennent ensuite les frictions et les préparations en solutions.

Les *injections intra-veineuses de cyanure de mercure*, préconisées par d'Abadie, constituent une méthode commode et non douloureuse, qui consiste dans l'injection dans les veines du bras de 1 ou 2 grammes d'une solution à 1 pour 100. L'injection est faite tous les jours ou tous les deux jours pendant 20 jours. On cesse pendant une quinzaine et on reprend la série des injections tout le temps qu'il est nécessaire. Ces injections sont très bien tolérées par les malades, sous la réserve, bien entendu, de faire une asepsie rigoureuse de la région et à condition que la solution ne renferme pas de particules solides. Mais il ne nous a pas semblé, dans les cas où nous l'avons employée, que cette méthode ait été plus active que celle des injections intra-musculaires de sels solubles.

Quant aux *frictions mercurielles*, après un moment de presque oubli, elles ont reconquis ces dernières années une véritable faveur, puisque des syphiligraphes autorisés comme Hallopeau et Fouquet (1), les considèrent comme étant « un des procédés les plus actifs et les plus satisfaisants ».

Elles trouvent, en tout cas, une indication précise toutes les fois que les voies digestives s'accommodent mal de l'ingestion mercurielle, ce qui est pour ainsi dire la règle chez les Européens aux colonies, ou lorsque les injections intra-musculaires sont impossibles ou refusées par les malades.

Des deux préparations anciennes usuelles, l'onguent gris et l'onguent napolitain, celle-ci est la plus recommandable. Parmi les nouvelles, le calomelol mérite la préférence ; il sera conseillé toutes les fois que la chose sera possible, car il a l'avantage d'être une pommade blanche à base de calomel colloïdal. Comme pour les préparations précédentes, on dose à 6 grammes la quantité employée pour chaque friction.

Comme lieux d'élection, toutes les régions de la surface cutanée peuvent convenir ; il faut éviter tout simplement, on le sait, les régions pilaires qui absorbent trop vite et font saliver de suite.

Le nombre des frictions est plus ou moins variable avec chaque malade, mais ordinairement, quand celui-ci n'offre pas une idiosyncrasie à l'égard du mercure, on peut les prolonger de 20 à 30 et même 40 jours, à la condition expresse de les cesser immédiatement à la moindre manifestation de stomatite.

Pour ce qui est des *préparations mercurielles en solutions*, les formules les plus courantes sont la liqueur de Van Swieten et le sirop biioduré qui sont généralement mal supportés par les voies digestives, mais cet inconvénient peut être sérieusement atténué, si l'on substitue à la méthode des doses massives (une ou deux cuillerées à soupe avant les repas du matin) la méthode des doses fractionnées de Brocq. Cette dernière consiste à répartir la dose totale quotidienne précédente en 4 ou 6 prises avant les repas et dans leur intervalle et à administrer simultanément, s'il y a lieu, quelques gouttes d'élixir parégorique. Nous avons adopté ce *modus faciendi* dans l'administration du sirop biioduré et nous avons obtenu le plus souvent des résultats satisfaisants, quelquefois

(1) HALLOPEAU et FOUQUET, Traité de la syphilis, 1911, p. 98.

aussi satisfaisants qu'avec les injections de composés insolubles.

Par contre, *nous déconseillons d'une façon formelle les diverses pilules* à cause des inconvénients sérieux qui caractérisent la forme pilulaire et qui sont : le dosage défectueux de la substance active, l'irrégularité de l'absorption, l'action irritante sur la muqueuse gastro-intestinale, d'où une infidélité de l'action médicamenteuse qui est particulièrement fâcheuse aux colonies, étant données la fréquence des formes graves dès le début et la nécessité d'un traitement intensif. Aussi serait-il vraiment à désirer que les pilules de protoiodure ou autres soient proscrites des formulaires des hôpitaux coloniaux et des demandes des divers postes ainsi que des infirmeries régimentaires ou de garnison.

Une excellente pratique consiste, à notre avis, surtout dans les formes malignes et tenaces de la syphilis exotique, *à varier de temps à autre le mode d'administration du mercure chez le même malade*. C'est ainsi qu'après une série de piqûres de biiodure, on se trouve bien de faire prendre du sirop biioduré et de compléter ensuite l'action curative par quelques injections de calomel ou d'huile grise. Nous ne saurions trop le répéter, un traitement intensif doit être institué dès les premières manifestations, puis poursuivi ensuite d'une façon régulière et méthodique, et, si possible, contrôlé par la réaction de Wassermann. Celle-ci devrait pouvoir être faite dans tous nos grands hôpitaux coloniaux.

Bien que la plupart des manifestations cutanées (chancre, syphilides, etc...) disparaissent sous l'influence seule du traitement spécifique précédent, nous croyons utile d'attirer l'attention sur le *traitement local* trop souvent négligé, nous semble-t-il, et qui a cependant une heureuse influence sur leur marche.

Ce n'est pas ici le lieu de donner des indications détaillées pour chacun des accidents, ces renseignements figurant dans tous les traités classiques. Qu'il nous suffise de rappeler les bons effets obtenus avec les pommades au calomel, à la résorcine, au peroxyde de zinc, au baume du Pérou ; avec les saupoudrages de dermatol, de calomel, d'aristol, d'iodol, etc..., avec les compresses ou les bains locaux de sublimé à 1 p. 2000, de permanganate de potasse à 1 pour 3 ou 4000, de liqueur de Labarraque au 1/3, avec la solution iodo-iodurée faible ; et par l'occlusion avec les divers emplâtres mercuriels. Nous ne faisons pas mention des cautérisations, parce qu'elles sont ordinairement plus nuisibles qu'utiles.

Cette médication locale doit être plus particulièrement employée dans les chancres et dans les ulcérations phagédéniques, dans les syphilides tuberculo-ulcéreuses et croûteuses plus ou moins étendues et tenaces, dans les gommes ulcérées, etc...

Pour ce qui est de *l'iodure de potassium*, nous pensons qu'il vaut mieux, selon la recommandation de Martinet (1), ne pas recourir à l'association ioduro-hydrargyrique qui constitue essentiellement le traitement mixte, mais plutôt administrer séparément l'iodure et le mercure. Ce dernier mode d'administration est, en effet, beaucoup mieux toléré par l'estomac et il permet l'absorption de doses plus considérables des deux médicaments. Ce sont là des avantages plus appréciables aux colonies que partout ailleurs, parce que nous devons toujours ménager autant que possible le tube digestif des malades, tout en les traitant d'une façon énergique. Une formule, que nous employons presque toujours, est la suivante :

Iodure de potassium..................	20 gr.
Eau distillée..........................	260 —
Sirop de menthe........................	40 —

Chaque cuillerée à soupe renferme 1 gr. d'iodure à prendre au moment des repas, dans un peu de bière, de tisane, ou, de préférence, de lait.

La dose quotidienne à prescrire varie, selon les cas, de 2 ou 4 gr. à 6, 8 et 10 gr. par jour.

Enfin, le *traitement de l'état général* présente une très grande importance ; il s'impose dans la grande majorité des cas, à cause de la fréquence, sous les tropiques, de l'anémie spécifique et de la déchéance organique provoquées par les maladies endémiques, par les fatigues du climat, par les privations, etc...

La médication tonique, fer, arsenic, phosphates, huile de foie de morue, sirop iodo-tannique, alimentation fortifiante, est donc prescrite suivant les indications spéciales à chaque cas. C'est ainsi que nous avons l'habitude de faire suivre à la plupart des syphilitiques un traitement arsénical (injections sous-cutanées de cacodylate de soude, d'hectine, potion à l'arséniate de soude, à l'arrhénal). L'arsenic est ainsi employé à titre d'adjuvant du mercure, dont il renforce l'action, comme l'antipyrine renforce l'action du salicylate de soude dans la cure du rhumatisme articulaire aigu. Il est donné pendant ou dans l'intervalle des cures mercurielles, doublant dans le premier cas, prolongeant dans le second l'action de la cure.

Plusieurs malades nous ayant dit avoir été traités par l'*atoxyl*, nous croyons bon de rappeler les effets toxiques de ce médicament et tout particulièrement les graves accidents d'amaurose auxquels il donne lieu. On doit donc le rejeter entièrement de la thérapeutique antisyphilitique. On le fera avec d'autant plus de raison que nous possédons actuellement le salvarsan (arsénobenzol).

(1) A. Martinet, Les Médicaments, Paris, 1903.

La *salvarsanothérapie* est déjà entrée suffisamment dans la pratique coloniale, pour que nous nous dispensions d'indiquer les détails de sa technique. Celle-ci était quelque peu complexe au début, puisqu'il fallait dissoudre le salvarsan à chaud, puis l'alcaliniser avec la soude ; enfin le diluer dans le sérum chloruré sodique. Mais il n'en est heureusement plus ainsi avec le néo-salvarsan, qui offre l'avantage d'être soluble dans l'eau distillée. Les injections intra-veineuses sont, par suite, des plus simples à effectuer. Il suffit d'avoir à sa disposition de l'eau distillée stérilisée, puis, soit un petit appareil à injection monté avec soufflerie de Richardson, soit tout simplement une seringue en verre de 10 à 20 c. Le contenu du tube de néo-salvarsan est vidé dans le flacon contenant l'eau distillée. La dissolution est presque instantanée.

Quand on se sert de la seringue, on peut vider directement la poudre de néo dans la seringue. On aspire ensuite avec l'aiguille qui joue le rôle de filtre, l'eau contenue dans le flacon. La dissolution est de même presque instantanée.

Ce manuel opératoire, si simple en pratique, ne donne pas le moindre accident ; de plus, les essais, poursuivis partout depuis de longs mois et publiés tout récemment, témoignent grandement de l'efficacité d'action de ce médicament. Il est incontestable, en effet, aujourd'hui que le salvarsan est plus rapidement actif que le mercure et qu'il possède une action cicatrisante et stérilisante supérieure à ce dernier. Il convient, en particulier, dans les cas de chancres géants, de chancres phagédéniques, de syphilides confluentes, de syphilides tuberculo-ulcéreuses et dans tous les cas de syphilis malignes secondo-tertiaires caractérisées par des placards psoriasiformes étendus, par des ulcérations des membres, par des localisations profondes, précoces, etc.

Avec Mouzels, nous avons utilisé le salvarsan et le néo-salvarsan chez plusieurs malades coloniaux de l'hôpital de Marseille. Nous n'avons jamais eu d'accidents et nous avons été le plus souvent très satisfaits des résultats obtenus. Dans deux cas, en particulier, de phagédénisme secondo-tertiaire (adénite inguinale droite suppurée phagédénique et ulcération phagédénique du fourreau de la verge), traités sans succès depuis de longs mois par des médications locales variées et par un traitement mercuriel intensif, nous avons été étonnés de la rapidité de l'amélioration.

Mais si la salvarsanothérapie est appelée à nous rendre de plus en plus de grands services aux colonies, il ne s'ensuit pas qu'elle doive être toujours préférée ou substituée au traitement mercuriel.

En dehors des indications précédentes et des cas graves, rebelles, où il faut agir vite et fortement, les diverses préparations mercurielles resteront, jusqu'à plus ample informé, le traitement de fond, le traitement classique de la syphilis exotique. Nous croyons devoir insister à ce sujet, car les malades, qui s'en rapportent trop naïvement aux réclames des journaux et de certains instituts sérothérapiques, ont une tendance de plus en plus marquée à ne plus avoir confiance au mercure. Cet état d'esprit mérite d'être signalé ; il doit être modifié et réformé, soit par des conseils, soit par des exemples appropriés. Aussi ne manquerons-nous jamais de dire à nos malades, en nous autorisant de l'opinion et de l'autorité de Leredde (1) « que la guérison des lésions apparentes ne permet de fixer à aucun degré l'efficacité réelle, l'action de l'agent thérapeutique sur l'infection ; « qu'un syphilitique blanchi n'est pas un syphilitique guéri » et « qu'un malade bien traité par le mercure sera toujours mieux guéri qu'un malade mal traité par le salvarsan ».

Deux autres recommandations importantes ne doivent pas être négligées. La première est relative à la direction et à la durée du traitement : il faut que nos malades sachent bien que la syphilis existe en dehors de ses manifestations, qu'elle doit être combattue en dehors de ses lésions apparentes, qu'un traitement de 4 années ne suffit pas dans la grande majorité des cas et que, en tout cas, une surveillance médicale s'impose toujours, surveillance qui sera contrôlée par une réaction de Wassermann toutes les fois que les malades seront admis dans les hôpitaux.

La deuxième vise les *prescriptions hygiéniques* habituelles : leur action favorable sur la marche de la maladie doit être bien mise en lumière et constamment rappelée. Il faut, en effet, que nos militaires coloniaux, dont l'insouciance naturelle est malheureusement trop grande, soient prévenus des effets funestes de l'alcoolisme, de l'opiomanie, de l'abus du tabac, des excès vénériens et de certaines pratiques, des fatigues de toute nature, etc...

Telles sont les principales indications du traitement de la syphilis exotique ; elles ne diffèrent en rien, bien entendu, de la syphilis d'Europe. Toutefois, en raison des accidents plus sévères et plus rebelles très souvent observés et des conditions toutes particulières de milieu, les malades, aussi bien les Indigènes que les Européens, seront soumis à un traitement plus précoce, plus intense et plus prolongé qu'en temps ordinaire.

PROPHYLAXIE. — Nous l'avons déjà dit, le péril syphilitique est très grand dans la plupart de nos colonies et plus particulièrement dans certaines villes, dans certaines garnisons. La maladie y est d'une fréquence désolante aussi bien dans les rangs de nos troupes que parmi les Indigènes. Sa prophylaxie est donc une question de toute première importance et qui doit solliciter constamment l'attention des autorités civiles et militaires. Malheu-

(1) LEREDDE, La stérilisation de la syphilis, 1912.

reusement, elle n'est pas toujours réalisable dans la pratique, parce qu'elle se heurte, d'une part, à l'insouciance des militaires européens, de l'autre, à l'indifférence totale des Indigènes qui ne consentent généralement à se soigner que quand ils y sont contraints par quelque complication grave. Néanmoins, nous pensons que des résultats appréciables peuvent être obtenus partout par une collaboration plus étroite de l'administration et du commandement ainsi que par un programme d'action à la fois médical et militaire. Celui-ci peut se résumer, en définitive, dans l'emploi simultané et persistant des divers moyens d'ordre éducatif et moral, d'ordre administratif, d'ordre médical et d'ordre coercitif, employés dans divers pays et sur lesquels insiste beaucoup le professeur Rhô (1), colonel médecin de la marine royale italienne.

Moyens d'ordre éducatif et moral. — Ils consistent, pour les troupes européennes : 1° dans l'organisation des distractions physiques (jeux, sports) et intellectuelles (lectures, causeries), dont l'attrait retienne les hommes dans leurs heures de loisirs et les détourne de la fréquentation des cabarets et des mauvais lieux. Aussi souhaitons-nous la création, dans les principales garnisons coloniales, de « maisons du soldat » analogues à celles qui ont été organisées, en France, dans plusieurs villes, sous le patronage de la société de prophylaxie sanitaire et morale; — 2° dans des conférences faites aux officiers sur le péril vénérien et sur les moyens de le combattre ; aux sous-officiers et aux soldats sur les risques inhérents à la prostitution surveillée et surtout à la prostitution clandestine ainsi que sur les dangers, prochains ou éloignés, tant pour l'individu que pour la famille, d'une syphilis méconnue ou insuffisamment traitée.

Cette prophylaxie par l'enseignement peut avoir une réelle influence : ce péril vénérien, il faut, selon la recommandation du professeur Rénon, « le faire connaître en le criant bien haut, et en parlant de ses méfaits sans aucune espèce de fausse honte. Il faut le montrer au grand jour tel qu'il est pour arriver à le combattre (2). »

Ces divers moyens d'ordre éducatif et moral sont déjà mis en œuvre dans nos possessions coloniales, plus spécialement dans l'élément européen. Étant donné les services qu'ils sont appelés à rendre, ils méritent de prendre un plus grand développement et d'être employés chez les troupes indigènes.

Moyens d'ordre administratif. — Ils consistent dans une réglementation plus sévère de la prostitution réglementée; dans une

(1) Rhô, Prophylaxie de la syphilis dans le milieu militaire (*Annali di medicine navale e coloniale*, fevrier 1912).
(2) Rénon, Les maladies populaires, 1905.

surveillance plus grande, plus effective de la prostitution clandestine et dans l'augmentation ainsi que dans la création de maisons de tolérance. En effet, celles-ci ne sont pas assez nombreuses et font même quelquefois défaut dans des garnisons importantes. Ce danger réel a été signalé par M. l'Inspecteur général Grall (1) pour l'Indo-Chine : « Le nombre de prostituées à la portée des casernements, dit-il, est relativement peu considérable ; on comprend qu'il puisse se créer de la sorte, par la faute de quelques individus, des foyers puissants et durables de dissémination de la maladie. »

De ces diverses mesures d'ordre administratif, la plus importante est, à notre avis, la lutte contre la prostitution clandestine, car c'est elle qui est la principale cause de diffusion de la syphilis chez les Européens.

Moyens d'ordre médical. — Ils doivent tenir la première place puisque l'action des médecins peut s'exercer constamment et d'une façon aussi variée qu'efficace aussi bien parmi la population indigène que chez les Européens.

En dehors des conférences sur la maladie, sur ses dangers, sur la protection familiale par le traitement de la mère pendant la grossesse, de l'enfant après la naissance, etc..., on multipliera les conseils individuels ou collectifs et des instructions pratiques seront affichées dans les chambrées, dans les salles de réunion, dans les écoles supérieures, etc.

Nous croyons, en outre, que la création de dispensaires vénérologiques dans les grands centres indigènes ainsi que l'installation d'un service spécial pour cette catégorie de malades dans les divers hôpitaux provinciaux, peuvent donner d'excellents résultats en favorisant un plus grand nombre d'hospitalisations. Les syphilitiques y seraient soumis de préférence à la salvarsanothérapie, qui nous semble mieux indiquée pour réaliser la prophylaxie de la maladie, à cause de l'effet rapide de cette médication, du nombre restreint d'injections et de l'absence de douleurs, toutes conditions qui la feront très bien accepter des indigènes toujours rebelles, on le sait, aux traitements et aux séjours prolongés dans les hôpitaux. De sérieuses espérances nous paraissent donc pouvoir être fondées sur cette mesure prophylactique qui est, d'ailleurs, préconisée avec raison, par de nombreux auteurs, et, en particulier, par Jeanselme (2) et Salmon (3).

Dans les corps de troupes, le service de santé doit continuer à

(1) Grall. Pathologie exotique. Etudes statistiques et cliniques, 1900.

(2) Jeanselme, De la prophylaxie de la syphilis réalisée par le salvarsan (*Bulletin de la Société de pathologie exotique*, 1913, n° 2).

(3) Salmon, Le 606 et la prophylaxie de la syphilis (*Revue d'hygiène et de police sanitaire*, 1911, p. 686)..

faire porter tous ses efforts sur la mise en pratique des mesures prescrites par la Circulaire ministérielle (Guerre) du 7 avril 1902. Parmi celles-ci, la visite de santé et la surveillance sanitaire des vénériens sont les plus utiles lorsqu'elles sont faites avec tout le soin voulu. En ce qui concerne la première, nous tenons à rappeler, avec M. l'Inspecteur général Grall, qu'elle doit être imposée également aux sous-officiers qui sont, aux colonies, les agents les plus puissants de diffusion de la maladie, parce qu'ils s'adressent de préférence à la prostitution clandestine et parce qu'ils s'abstiennent, le plus souvent, de se faire porter malades avant l'éclosion apparente des accidents secondaires. A signaler aussi la nécessité d'une visite médicale à l'arrivée et au départ de la colonie ainsi qu'à l'embarquement et au débarquement en France, de façon à diriger sur une formation sanitaire non seulement tous les malades suspects ou en puissance d'accidents, mais encore tous ceux qui n'ont pas été soumis à un traitement suffisamment prolongé et énergique, soit pendant la traversée, soit dans les corps de troupes.

Nous n'insisterons pas sur les avantages de la surveillance sanitaire des vénériens pendant toute la durée de leur service. Elle est assurée par leur contrôle nominatif au moyen d'un registre spécial et des fiches individuelles. Bien que réglementaires, celles-ci sont souvent négligées dans la pratique et ne présentent par suite qu'une utilité bien contestable. Aussi pensons-nous qu'elles n'auront plus leur raison d'être dans l'armée coloniale le jour où l'on adoptera le livret médical individuel actuellement en usage dans la Marine.

Quant à la prophylaxie individuelle prescrite par l'Instruction ministérielle (Guerre) du 23 septembre 1907, elle n'a pas non plus donné des résultats bien grands. Bien que rationnelle en principe, puisqu'elle a pour but de s'attaquer à l'infection dans le plus bref délai possible, cette méthode n'a pratiquement qu'une valeur relative, parce qu'elle se heurte à l'indifférence des hommes. Pour qu'elle puisse être vraiment efficace, il faudrait qu'elle soit toujours obligatoire.

Mais cette obligation nous paraissant à peu près impossible à imposer dans la grande majorité des cas, on ne peut compter en définitive que sur le bon vouloir des intéressés. C'est donc à ce dernier qu'il faut faire appel; pour cela, l'action médicale s'exercera constamment sous forme de causeries et de recommandations opportunes. Elle sera, en outre, soutenue par l'appui pour ainsi dire permanent des capitaines de compagnies ou des chefs de détachement.

Par leur contact quotidien avec les sous-officiers et les soldats, eux seuls peuvent avoir un ascendant moral suffisant pour les amener à prendre l'habitude de ce traitement prophylactique qui, sérieusement appliqué, peut être utile, comme l'expérience en a été faite dans plusieurs corps, dans plusieurs garnisons.

Dans la pommade au calomel réglementaire on incorporera avec utilité de l'argyrol ou du thymol, selon la formule des Américains.

Un autre moyen prophylactique excellent et vraiment pratique est l'usage du condon, que l'on ne saurait trop recommander aux colonies, en général, et plus particulièrement aux escales, pendant les voyages.

Moyens coercitifs. — Ils devront enfin être employés toutes les fois que l'on constatera une mauvaise volonté évidente ou une trop grande insouciance des hommes. Nous croyons, en effet, à l'efficacité d'une punition ou d'une suppression de gratification ou de permissions à tout militaire qui n'aura pas eu recours aux mesures de prophylaxie individuelle ou qui n'aura pas déclaré sa maladie en temps opportun.

Nous dirons, en résumé, qu'étant donnés la fréquence et les graves méfaits de la syphilis exotique, il est de notre devoir d'opposer à ce péril envahissant toutes les méthodes thérapeutiques et prophylactiques reconnues comme étant les plus efficaces.

VACCINE ET VACCINATIONS AUX COLONIES

PAR LES DOCTEURS

GUSTAVE MARTIN MARCEL LEGER

La *variole* était, pour nos populations coloniales, il y a une vingtaine d'années, le plus redoutable des fléaux; elle était un mal inévitable aux yeux des indigènes; l'enfant n'était qu'à « demi-né » (Grall) (1), il n'était pas inscrit sur les rôles de la population et ne prenait pas rang parmi les vivants « tant qu'il n'avait pas payé à la maladie le tribut nécessaire (Gouzien) (2) ». Elle régnait à l'état permanent et prenait annuellement la forme d'épidémies très prolongées et très meurtrières.

Les documents sont peu précis sur le chiffre des déchets, mais ils s'accordent sur leur importance.

Marchoux (3) signalait en 1893 que l'on ne rencontrait qu'exceptionnellement en Cochinchine des Annamites adultes non défigurés par les cicatrices de variole. « C'est un fait connu, écrit Simond en 1899, que, dans le pays annamite où la vaccination n'est pas régulièrement assurée, tous les enfants contractent la variole, et qu'elle occasionne plus des deux tiers de la mortalité (4). » Jeanselme (5) est aussi catégorique. « Le quart de la population des enfants, telle est la rançon prélevée par l'endémie. » En 1906, dans la province de Luang-Prabang au Laos, 95 pour 100 des indigènes portaient des stigmates de la maladie (Rouffiandis) (6).

A Amoy en Chine, la variole inspirait une telle frayeur qu'elle était déifiée et adorée (Jeanselme).

Dans la Haute Sangha, en Afrique équatoriale, Heckenroth comptait à Carnot, sur cent-vingt-cinq sujets pris au hasard, soixante-quinze marqués de la petite variole.

En terre malgache, nous dit Clarac (7), la maladie causait une

(1) Ch. GRALL, Traité d'Hygiène coloniale appliquée de l'Indo-Chine, p. 184.

(2) P. GOUZIEN, Les vaccinations au Tonkin (*Arch. Méd. navale*, 1891, p. 150).

(3) E. MARCHOUX, Sur la vaccination en Indo-Chine (*Revue d'Hygiène*, 1893, p. 417).

(4) P. SIMOND, Fondation de l'Institut Pasteur de Saigon et des services vaccinaux de l'Indo-Chine (*Ann. Hyg. et Méd. col.*, 1899, t. II, p. 446).

(5) E. JEANSELME, Les ravages de la variole dans l'Indo-Chine française (*Presse médicale*, 1902, p. 735).

(6) ROUFFIANDIS, Variole et vaccine au Laos de 1895 à 1906 (*Ann. Hyg. et Méd. col.*, 1907, t. X, p. 387)

(7) CLARAC, Prophylaxie de la variole à Madagascar sous les rois malgaches (*Ann Hyg. et Méd. col.*, 1904, t. IV, p. 20).

véritable terreur, et la crainte qu'elle inspirait faisait que le nom de variole n'était même pas prononcé. Sous le règne de certains rois, les variolés étaient enterrés vivants ; ils furent ensuite isolés dans des limites assignées rigoureusement. Il était permis de lapider ceux d'entre eux qui se refusaient à quitter le village. Les individus atteints étaient contraints de se parquer dans la forêt et de s'entourer de fossés profonds qu'ils ne devaient jamais franchir.

Les premiers médecins de la Marine et des Colonies ont tous relaté la violence des épidémies qui sévissaient aussi bien sur les côtes d'Annam que sur le littoral africain, et les médecins des Troupes Coloniales, en pénétrant dans l'hinterland, ont eu partout à lutter contre elles. Aujourd'hui, grâce à l'immense effort qu'ils ont fourni, grâce aux sacrifices consentis, la variole est partout en décroissance.

Certes, en l'immensité de nos territoires coloniaux, nombreux sont encore les villages qui se soucient fort peu des règles les plus élémentaires de l'hygiène et ne cherchent en aucune façon à se soustraire à la terrible atteinte. Les indigènes se courbent avec un fatalisme résigné sous les coups qui les fauchent. Leur incurie est bien connue et la négligence complète de toutes précautions favorise singulièrement la contagion et l'extension épidémique.

Mais la vaccination jennerienne pénètre peu à peu jusqu'aux localités les plus reculées. Ses bienfaits se font sentir. En Indo-Chine, la variole ne cause plus les ravages terribles signalés dans les premières années de la conquête. Des cas sporadiques, parfois de petites poussées épidémiques se produisent encore, mais n'entraînent pas une mortalité de beaucoup supérieure à celle constatée dans maints pays d'Europe. En Afrique occidentale, les derniers rapports d'inspection générale, en particulier ceux de Gallay (1) et de Delrieu (2), sont très rassurants ; dans les diverses colonies du groupe, la variole n'a fait que de courtes apparitions vite jugulées.

PROPHYLAXIE INDIGÈNE. — Deux pratiques résument toute la prophylaxie indigène : la *variolisation* et l'*isolement*.

Les indigènes musulmans s'adonnent en grand nombre à la *variolisation*. Celle-ci a pénétré aussi chez quelques peuplades fétichistes, que le négoce ou le voisinage a mises en relations avec les tribus musulmanes. Le commerce, tel qu'il se pratique en Afrique centrale par les caravanes de chameliers, d'âniers, ou par

(1) GALLAY, Trois années d'assistance médicale aux indigènes et de lutte contre la variole.

(2) M. DELRIEU, L'assistance médicale indigène en A. O. F. pendant l'année 1910. Campagne antivariolique.

les *dioulas*, apporte en même temps le virus contagieux et la recette pour l'atténuer (Houillon) (1). En ce dernier point, les habitudes diffèrent. Parfois la variolisation reste le monopole de certains individus : forgerons, griots, etc. « Souvent n'importe qui variolise ; le père variolise ses enfants; on se variolise entre amis, en prenant du virus sur le malade le plus proche sans souci de choisir une variole bénigne et discrète. » (Dupont) (2). Ici, on ne variolise que quelques enfants ou adolescents, là on inocule tout le monde. Ici ce soin est laissé à une vieille sorcière, là il devient la prérogative d'un grand marabout.

Le mode d'inoculation varie comme la matière inoculée (poudre, desquamation, exsudat).

En Abyssinie, Wurtz (3) a vu faire avec un canif, à la face antérieure du poignet, deux incisions parallèles de un centimètre de long suivant l'axe du membre, et introduire dans la plaie un fragment de croûte ou du pus prélevé dans une pustule.

En Afrique occidentale, chez les Maures, c'est avec une aiguille enduite de pus et au niveau des malléoles que se font les piqûres. Chez les Yoloffs, des plaies ou des scarifications déterminées au niveau du poignet sont recouvertes de débris de croûtes. Chez les gens du Foutah, les incisions sont pratiquées aux tempes. Dans le Saloum, c'est sur des plaies consécutives à des brûlures, produites à l'aide de l'amadou, que l'on sème des particules virulentes.

Au Dahomey, la variole est « fétiche » et ce sont les « féticheurs » qui ont la haute main sur la direction des opérations contre la variole. Lorsque le fléau est signalé dans un village voisin, des *tamtams* sont destinés à éloigner le mauvais sort. Sur tous les sentiers aboutissant aux villages sont dressées des offrandes (chien ou cabri décapité, poulet égorgé) qui doivent l'arrêter. Lorsque, malgré tout, un homme est atteint, le féticheur fait suivre un traitement spécial (lavages, onctions à l'huile de palme), puis ouvre les pustules et pratique sur ceux qui s'offrent comme volontaires la variolisation. A cet effet, il fait simplement une piqûre avec le bâtonnet qui vient d'ouvrir les pustules, sur le dos du poignet ou le dos de la main de celui qui se présente (Jambon) (4).

Dupont rapporte qu'au pays mossi, en A. O. F., la variolisation provoque, dans une proportion notable de cas, 20 ou 30 o/o environ, l'apparition d'une éruption généralisée, parfois con-

(1) Houillon, Variole et vaccine en A. O. F. pendant l'année 1903 (*Ann. Hyg. et Med. col.*, 1905, t. VIII, p. 546).

(2) Dupont, Rapport sur une mission de vaccine effectuée dans le cercle de Ouahigouya (*Revue d'Hyg. et de Méd. trop.*, 1911, p. 267).

(3) Wurtz, Hygiène publique et privée en Abyssinie (*Semaine médicale*, 1898, p. 489).

(4) Jambon, La variole et la vaccine dans le cercle de Mono en 1911 (*Ann. Hyg. et Méd. col.*, 1912, t. XV, p. 828).

fluente, avec complications oculaires pouvant amener même la mort du sujet.

Chez les peuples non islamisés de l'Afrique occidentale française, les chefs de villages ont de préférence recours à l'*isolement.*

C'est ainsi que dans le cercle de Dinguiray, en Guinée française, les malades sont éloignés dans des cases construites spécialement derrière le village, ou dans les anciennes habitations abandonnées, puis, après guérison ou décès, l'habitation est livrée aux flammes. Quand par nécessité les varioleux sont maintenus dans le carré où habite la famille, personne ne pénètre dans le réduit qui leur est attribué, sauf les individus chargés de leur apporter la nourriture.

Il y a même des tribus, telles que les Foulahs, qui sont loin d'être rebelles à l'idée de transmissibilité des maladies infectieuses. Quand la variole se déclare dans une localité, ils s'enfuient dans la brousse, en un village de culture, ils en défendent l'accès aux habitants de la région suspecte qui subit une véritable quarantaine (Gustave Martin).

Dans le Haut-Oubanghi (de Goyon) (1), au Mossi (Dupont) (2), dans le cercle de Mono au Dahomey (Jambon), les sujets sont isolés dès le début de la maladie dans des cases en pleine brousse, et les gens portant des traces de variole sont seuls admis à s'approcher d'eux ; toutefois cet isolement n'est pratiqué que dans de rares tribus ; le plus souvent on ne prend aucune mesure, les malades sont simplement conduits dans la brousse et abandonnés à leur triste sort.

En Indo-Chine, la pratique de la *variolisation* est très ancienne et si elle tend à diminuer partout où notre influence se fait nettement sentir, elle est encore commune dans les localités isolées, particulièrement dans celles qui sont en bordure de la Chine. Ce sont les Chinois qui ont introduit dans la terre d'Annam ce mode de prophylaxie et ce sont eux qui sont restés les opérateurs intéressés.

Les habitants du Céleste-Empire connaissent en effet la variolisation depuis fort longtemps. Elle se pratiquait déjà avant la fin de la dynastie des Song (960-1278 après J.-C.) et l'Académie de Médecine de Pékin publia en 1740 un traité spécial sur la variole et la variolisation considérée comme une branche spéciale de la médecine (Féray) (3).

(1) De Goyon, Variole et vaccination dans le Haut-Oubanghi (*Ann. Hyg. et Méd. col.*, 1906, t. IX, p. 117).

(2) Dupont, La vaccine sur les bords du Bani et de la Volta Noire (*Rev. Med. et Hyg. trop.*, 1908, p. 277).

(3) Féray, Historique et pratique de la variolisation en Chine (*Ann. Hyg. et Méd. col.*, 1907, t. X, p. 498).

Un des procédés décrits consistait à exprimer sur du coton le pus d'une pustule prélevée à une personne atteinte de variole bénigne, et à laisser une douzaine d'heures la boulette introduite dans les fosses nasales du patient. Une autre méthode conseillait de porter les habits d'un varioleux. Une troisième, la plus recommandée, était la variolisation au moyen des squames. Les rouges étaient préférées aux squames noires trop virulentes, et aux squames blanches anodines. Elles étaient pulvérisées au mortier et la pâte obtenue par addition d'eau était étendue sur une mince couche d'ouate roulée en forme de crayon et placée dans la narine. Les squames pouvaient être également triturées à sec, et la poudre était insufflée dans les fosses nasales.

Quel que soit le procédé employé, des accidents mortels sont souvent observés à la suite de variolisation. Un des élèves de l'école de Médecine de Tchentou (Chine) affirmait à Mouillac (1) que, sur dix enfants ainsi traités trois au moins succombaient.

Denœux (2) a eu la chance d'être admis à assister à une séance de variolisation tenue par un Chinois en 1911 à That-Khé, dans le Haut Tonkin. La rétribution exigée varie de quinze à vingt-cinq cents (huit à douze sous) par sujet. La porte d'entrée du virus est soit la peau du bras, soit la muqueuse nasale. Dans le premier cas, les squames recueillies antérieurement sur des varioleux sont triturées dans un peu de lait de femme, qu'une nourrice obligeante fournit au moment du besoin; avec un éclat de silex ou un morceau de vieille casserole en terre, après un geste cabalistique, l'opérateur pratique trois petites sacrifications sur la face externe du bras; il fait sourdre une goutte de sang, l'essuie rapidement du revers de la main et termine en appliquant le produit virulent soit avec sa lancette improvisée, soit plus simplement avec l'extrémité de l'index. Pour l'inoculation intra-nasale, la squame variolique est écrasée dans quelques gouttes de sang humain que le variolisateur recueille en se faisant une entaille légère à la face dorsale du pouce ou de l'index gauche. A l'aide d'une plume de poulet, enduite du mélange, le Chinois se met en devoir de badigeonner la muqueuse de l'une ou des deux narines de l'opéré. Pour terminer, et sans doute dans l'espoir de faire pénétrer plus avant le vaccin, il souffle avec force dans les narines du sujet. « La plus minime propreté est bannie de toutes ces opérations », dit Denœux.

La pratique de la variolisation est une pratique dangereuse non seulement pour l'opéré, mais encore pour les voisins et, dans certaines épidémies, ces inoculations, escomptées comme préventi-

(1) MOUILLAC, Le poste médical de Tchentou (*Ann. Hyg. et Méd. col.*, 908, t. XI, p. 5).

(2) DENŒUX, La variolisation dans le Haut-Tonkin (*Bull. Soc. méd. chirurg. de l'Indo-Chine*, 1912, t. III, p. 162).

ves par les indigènes, ont joué un rôle très actif et très important dans la création de nouveaux foyers de contagion.

Et cependant, à titre de singularité historique, rappelons que la variolisation a été jadis pratiquée au Sénégal (1) par les médecins eux-mêmes, quand le défaut de vaccin les avait obligés à avoir recours à cette suprême mesure. Les inoculations « afin de rendre la maladie plus bénigne » furent couronnées de succès, et ne furent suivies d'aucun accident.

Mais il ne faut pas oublier que la variolisation « est une arme à deux tranchants (Kelsch) (2) parce qu'elle exploite un agent virulent extrêmement nocif dont les effets ne répondent pas constamment aux prévisions ».

Bien loin de conseiller cette pratique, notre devoir est de déraciner de l'esprit des indigènes la confiance qu'ils lui accordent et de leur démontrer les avantages de la vaccination.

Cette méthode scientifique, d'ailleurs aujourd'hui rendue obligatoire depuis la promulgation de la loi de 1902 aux Colonies, s'impose au point de vue de notre prestige politique, comme au point de vue économique et social. Nous avons l'obligation morale d'apporter aux populations qui sont sous notre protection les bienfaits de la civilisation, en les mettant à l'abri des maladies évitables. Nous favoriserons ainsi le repeuplement de territoires dévastés et nous augmenterons la main-d'œuvre si utile et si nécessaire aux colons.

Nous n'avons pas ici l'intention de faire l'historique de la découverte de Jenner, ni de prôner les bienfaits si connus de la vaccine. Elle est en Europe entrée rapidement dans les mœurs et bien vite également cette pratique pénétra dans les pays tropicaux. La tâche ne fut pas aisée au début, elle reste encore délicate dans les pays neufs où le médecin vaccinateur trouvera trop souvent devant lui mauvaise volonté et indifférence. Il lui faudra dissiper les craintes, très compréhensibles, de populations arriérées et timorées. Il aura à prouver l'efficacité de notre méthode, à la défendre contre la campagne de dépréciation entreprise par les variolisateurs indigènes ou par les féticheurs. C'est grâce à ses efforts constants et continus, c'est grâce à son zèle et à sa patience, qu'il arrivera à mettre en confiance les uns, à convaincre les autres, et il saura allier, pour l'application de la loi sur la protection de la santé publique, une large bienveillance à une douce fermeté. La persuasion est excellente pour faire pénétrer, aux colonies comme en France, les principes d'hygiène et de prophylaxie.

(1) H. GIRARD Variole et vaccine au Sénégal (*Arch. Méd. navale*, sept. 1880, p 206).
(2) KELSCH, Traité des Maladies épidémiques, t II,. 1894.

La prophylaxie de la variole ne peut être assurée que par le fonctionnement régulier et synergique des deux services distincts qu'elle comporte et qui ont pour objet :

1° L'un, la production du vaccin ;

2° L'autre, son utilisation.

Nous allons donc étudier successivement :

1° Comment on doit installer aux Colonies un centre vaccinogène ; comment il faut y cultiver le vaccin et le conserver.

2° Comment on transporte la pulpe jennérienne pendant les tournées dans la brousse, comment on l'utilise, et quel est le rôle des médecins et des indigènes vaccinateurs.

Nous serons amenés, au cours de notre exposé, à donner quelques détails sur la nature du virus vaccinal, sur la transformation de la variole en vaccine, et sur divers points qui éclaireront d'un jour nouveau, lorsqu'ils seront définitivement tranchés, la question de la vaccine.

FABRICATION DU VACCIN JENNÉRIEN

INSTALLATION D'UN CENTRE VACCINOGÈNE

Rares sont celles de nos colonies qui, placées en relations directes et rapides avec la France, peuvent trouver économique de passer une convention avec un Institut de la Métropole et se faire expédier régulièrement de la pulpe vaccinale fraîche. C'est le cas pour les Antilles et la Guyane. A la Martinique, par exemple, le Laboratoire de Fort-de-France recevait deux fois par mois, à chaque courrier, environ cent cinquante grammes de pulpe provenant de l'Institut Pasteur de Lille. Cette pulpe, non broyée, et simplement glycérinée à 50 o/o, conservait parfaitement sa virulence pendant cinq à six mois, même sans protection particulière contre les changements de température. Elle était néanmoins conservée à la glacière. Suivant les besoins, elle était broyée, mise en tube et distribuée aux médecins. Actuellement, d'ailleurs, l'Institut d'hygiène et de microbiologie de Fort-de-France (1) prépare lui-même son vaccin.

On peut dire que, dans toutes nos autres possessions, les vaccins d'Europe arrivent le plus souvent inactifs ou doués d'une virulence diminuée et irrégulière. Le temps nécessaire pour gagner certains points du centre africain, peut atteindre plusieurs mois, et les précautions les plus grandes ne peuvent empêcher la perte totale de l'activité du virus.

(1) Noc, Fonctionnement de l'Institut d'Hygiene et de microbiologie de Fort-de-France en 1912 (*Ann. d'Hyg. et de méd. col.*, décembre 1913, p. 1057).

Il importe donc d'entretenir sur place des souches vaccinales, de posséder en un mot dans nos divers groupes de colonies des Instituts Vaccinogènes.

Le premier point est l'importation de la souche. Le virus a des chances de parvenir intact en important en vrac des pustules entières, mises sans broyage dans la glycérine et en prenant certaines précautions dont nous parlerons plus loin. Le vaccin de Lille, le vaccin de Tours, le vaccin de la rue Ballu, le vaccin de l'Académie de Médecine ont donné d'excellents résultats.

Le second point est de bien situer son parc vaccinogène. Le recrutement de bons animaux vaccinifères est une condition nécessaire et indispensable.

On choisira un pays d'élevage et on s'assurera de la possibilité de nourrir convenablement les animaux inoculés. Le climat de la région sera à étudier : la saison chaude devra être de la moindre durée possible. Dans certains cas, au Tchad par exemple, il pourra être utile de posséder deux installations, une fonctionnant en saison fraîche, l'autre pendant les chaleurs.

Enfin le centre vaccinogène doit être situé en un point d'où il est facile de rayonner, en toutes saisons, dans l'intérieur du pays.

Le germe de la vaccine s'affaiblissant par passages directs de génisse à génisse, surtout dans les pays ensoleillés, il faudra également prévoir la nécessité d'avoir recours à des animaux de passage tels que le lapin, l'âne ou les autres animaux sensibles que nous apprendrons à connaître.

Un parc vaccinogène peut, à la rigueur, être installé de façon très sommaire. Qu'on se défie des constructions en briques et à toit en tôle que l'on rencontre fréquemment. La lumière y pénètre trop largement et il y règne en été une température intolérable. Mieux vaudra employer, à la mode indigène, la case ronde en pisé recouverte du chapeau pointu en chaume épais. Cette toiture, descendant très bas sur les côtés, limite une sorte de vérandah qui donne à l'intérieur une température à peu près constante. Deux toits superposés, des murs ne montant pas absolument jusqu'a la toiture pour ménager des courants d'air, les ouvertures garnies de portes massives en bois plein, telles sont des modifications importantes, faciles à apporter au type primitif de la maison indigène. Le sol, en terre battue, aura une pente suffisante pour qu'il n'y ait pas stagnation de l'urine.

On peut concevoir un Institut Vaccinogène de brousse uniquement avec quatre de ces cases ; l'une pour les animaux en observation ; une seconde pour les animaux vaccinés ; une troisième pour les animaux de renforcement du virus qu'on peut avoir à utiliser; la quatrième servira de salle d'inoculation. L'animal sera simplement renversé sur une couche de paille, ou sur une natte, comme l'a fait Würtz, en 1897, en Abyssinie.

Lorsque les crédits le permettront, le parc vaccinogène sera plus luxueux. Si l'on doit se contenter dans certains points de la brousse d'une installation précaire, parfois sommaire, il n'en est pas moins vrai que, dans les capitales, on ne saurait admettre que des constructions définitives, en harmonie avec le plan général de la ville. Aussi, dans les grands centres, des dispositifs ingénieux protégeront les écuries de l'élévation de température. Noc (1), à Saïgon, fit incliner en pente douce la toiture de l'étable, qui est arrosée aux heures chaudes de la journée au moyen d'une rampe percée de trous.

Lorsque le parc sera annexé à une formation sanitaire ou à un laboratoire, il sera facile d'avoir une glacière et de prévoir une salle de manipulations, qui recevra son éclairage à travers des vitres jaunes.

Au Tonkin, à Thaï-Ha-Ap, dans la zone suburbaine de Hanoï, à cinq kilomètres de la ville, l'Institut Vaccinogène comprend trois groupes de bâtiments placés au milieu d'un vaste parc (2).

Le premier groupe comporte le laboratoire et ses annexes. Le laboratoire bien outillé possède le matériel nécessaire à toutes les recherches se rattachant aux questions de vaccination jennérienne et d'hygiène générale. Le deuxième groupe constitue le logement du Directeur; le troisième groupe comprend la salle d'opération des bufflons, les magasins de réserve, les étables.

La salle d'opération est entièrement grillagée. A toutes les fenêtres et aux portes il a été placé du treillis métalllique à mailles serrées. Il est ainsi possible d'opérer sans être importuné par les milliers de mouches attirées par les bufflons immobilisés.

Le vaccin recueilli y gagne en pureté. De plus, les risques de vaccination précoce et fortuite des animaux récemment arrivés ont disparu. Gauducheau (3) avait en effet remarqué qu'un certain nombre d'animaux, lorsque la séance d'inoculation ne suivait pas de près la réception, présentaient une immunité complète ou relative. Il a pu prouver expérimentalement le transport du virus par l'intermédiaire de mouches.

La massive table d'opérations, que l'on rencontre encore dans la plupart des Instituts Vaccinogènes, a été très avantageusement remplacée par des stalles cimentées à surface convexe de dix cen-

(1) Noc, *in* Kelsch. Rapport général sur les vaccinations.

(2) Gauducheau, Fonctionnement du Service de la Vaccine au Tonkin (*Ann. Hyg. et Méd. col*, 1906, t. IX, p. 540 : 1908, t XI, p. 261).

(3) Gauducheau, Immunité vaccinale paraissant spontanée. Rôle des Mouches. (*Revue indo-chinoise*, n° 57, 15 mai 1907.)

timètres environ d'élévation sur lesquelles l'animal est renversé (1). Ces stalles sont à Thaï-Ha-Ap au nombre de six. Les animaux peuvent être ainsi préparés et opérés successivement sans perte de temps.

La suppression des tables d'opération facilite grandement la besogne : les stalles cimentées sont faciles à tenir propres, et les préparateurs annamites travaillent mieux accroupis que debout. Les animaux sont renversés, attachés, lavés et rasés par les aides indigènes avant l'arrivée du médecin chargé du service. Celui-ci n'aura plus à pratiquer que l'inoculation proprement dite. De plus le vaccin apposé sur les scarifications ne risque pas d'être en partie enlevé par la libération trop rapide du bufflon et la mise prématurée du bandage de corps.

Dans tout centre vaccinogène, le personnel auxiliaire indigène comprend : un préparateur et des garçons d'écurie. Ces aides seront facilement dressés à toutes les manipulations. Sous la direction du médecin, ils apprendront à raser et à ensemencer les génisses. Ils seront initiés à la récolte à la préparation du vaccin et à sa mise en tubes. On leur indiquera les différents modes d'emballage et de conservation. Ils rendront vite de très réels services.

CHOIX D'UN VACCINIFÈRE

En Europe, le vaccinifère le plus employé est la génisse de trois à six mois, généralement sevrée, mais on peut également utiliser la vache, comme à Lille, à Bruxelles et à Copenhague. L'animal adulte, très sujet à la tuberculose, devra être éprouvé par la tuberculine. Cette épreuve devient inutile quand la bête est destinée à un abatage immédiat. La récolte est sacrifiée si des lésions tuberculeuses sont décelées aux abattoirs.

En Afrique, on emploie comme vaccinifère l'espèce bovine. La préférence va aux animaux mâles ou femelles de douze à quinze mois, déjà sevrés, et moins susceptibles de contracter de la fièvre ou de la diarrhée. La bête ne doit pas avoir été immunisée par une inoculation antérieure. Par mesure d'économie, on pourra, dans certains centres, avoir recours aux veaux ou aux génisses des troupeaux du service local qui, avant d'être consommés par les stationnaires, pourront être vaccinés sans perdre de leur valeur comme viande de boucherie. Ailleurs, il sera facile d'arriver à une entente avec les propriétaires pour la location de leurs animaux.

(1) M. LEGER, L'Institut Vaccinogène de Thaï-Ha-Ap Son fonctionnement durant les années 1909 et 1910 (*Revue indo-Chinoise*, n° 6, juin 1911).

Les bovidés de robe claire sont préférés, car généralement la peau est blanche et fine, et le vaccin récolté a une très jolie couleur. Avec les robes foncées, la peau est sombre, et le vaccin recueilli est très fortement pigmenté, ce qui lui donne vilaine apparence.

L'animal, lorsqu'il est sain, est vif, a l'œil clair, le poil brillant, le mufle frais; la peau est nette, sans œdème de la région abdominale ou des membres inférieurs. La respiration sera normale, l'appétit excellent et les fonctions digestives s'accompliront régulièrement. La température rectale se tiendra entre 38°5 et 39°5. Il est indiqué de garder en observation l'animal, après nettoyage et brossage, pendant une période de vingt-quatre heures au minimum et de dix jours au maximum.

Tous les bovidés africains sont d'excellents vaccinifères. Mais certaines races sont plus sensibles que d'autres aux Trypanosomiases endémiques, et ne peuvent guère être utilisées. C'est ainsi que, dans le Haut-Sénégal et Niger, la race sans bosses, dite *race Bambara*, sera préférée parce qu'elle est très résistante à la Souma (Trypanosomiase due au *Tryp. Cazalboui*). Bouffard (1) cite ce fait que, dans un troupeau de vingt génisses zébues achetées à Bamako, sept moururent avant d'avoir pu être utilisées. Les autres, très maigres, donnèrent une bien faible récolte.

Des examens pratiqués sur les différentes races de bovidés rencontrés par Bouet sur la Côte d'Afrique, il résulte que la tuberculose est inconnue ou du moins très rare chez ces animaux. L'état de misère physiologique observé chez un grand nombre d'entre eux est dû à la Trypanosomiase (*Tryp. dimorphon*, *Tryp. Cazalboui*, *Tryp. Pecaudi*). Rappelons que les Trypanosomes sont faciles à mettre en évidence par l'examen microscopique du sang et que la glycérine mélangée à la pulpe vaccinale tue instantanément les divers flagellés.

En Indo-Chine, on se servira de bufflons et de bufflesses de six à dix-huit mois. Ce sont, comme Calmette (2) l'a montré, d'excellents vaccinifères, bien supérieurs aux génisses du pays. Des instructions administratives fixent les provinces chargées de fournir les animaux nécessaires. Les propriétaires indigènes n'ont aucune crainte à confier leurs bêtes aux Instituts Vaccinogènes. Ils savent que les animaux sont bien soignés, bien nourris, et que les opérations, dont les traces disparaissent rapidement, ne leur font subir aucune dépréciation. Le prix de loca-

(1) Bouffard, La Vaccine dans le Haut-Sénégal et Niger (*Ann. Hyg. et Méd. col.*, 1908, t. XI, p. 303).

(2) Calmette et Lepinay, Rapport général sur les vaccinations effectuees en Cochinchine de 1867 à 1892 (*Ann. Hyg. et Méd. col.*, 1894, 1er semestre, p. 210).

tion d'un bufflon au Tonkin est de deux piastres (soit environ cinq francs).

A l'arrivée, en présence des propriétaires, les animaux sont soigneusement examinés. Ceux qui présentent de la diarrhée, des lésions cutanées, un amaigrissement trop marqué, ne sont pas gardés.

Une toilette préliminaire est immédiatement faite. La peau du flanc est brossée, savonnée, frottée à la brique et débarrassée de ses nombreux ecto-parasites.

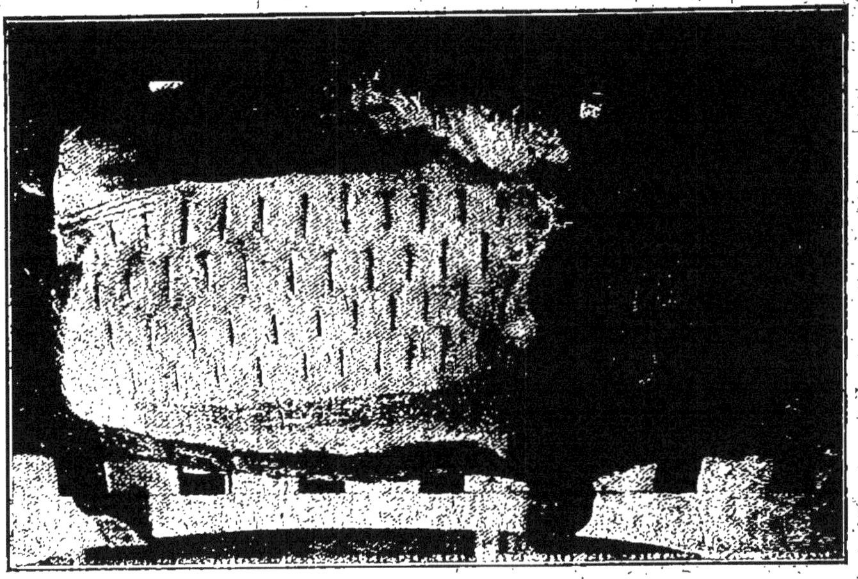

Cliché de M. Huon, Directeur de l'Institut vaccinogène de Marseille.

Fig. 165. — Culture sur génisse. Ensemencement par strie.

Autres vaccinifères. — Comme vaccinifères, on pourra à la rigueur utiliser, aux colonies, à défaut de bovidés ou de buffalidés, l'âne, le lapin, le jeune chameau, le cochon, la gazelle.

Bouilliez (1), au Tchad, a fait trois essais de culture sur mouton à laine et sur mouton à poil ras, qui ne lui donnèrent aucun résultat.

Soins a donner au vaccinifère. — Le vaccinifère sera placé dans une étable à l'abri des intempéries. Attaché court à un piquet par un lien entourant le cou, il sera mis dans l'impossibilité d'arracher son pansement. La litière de paille sera changée quotidiennement.

L'animal sevré recevra, en proportion convenable, du mil ou du

(1) Bouilliez, Vaccine et vaccination au Tchad (*Ann. Hyg. et Méd. col.*, 1908, t. XI, p. 475).

paddy, de l'herbe séchée ou de la paille et de l'eau (deux litres le matin, deux litres le soir en moyenne).

INOCULATION DE L'ANIMAL

Pour toutes les opérations, le personnel revêtira des blouses stérilisées. Les mains des préparateurs seront longuement lavées. La moindre faute contre l'asepsie ne sera pas tolérée du personnel et sera réprimandée.

Nous avons vu les avantages que présente la stalle cimentée sur la massive table d'opération, encore en usage dans divers Instituts coloniaux. L'animal renversé par terre sera maintenu couché par des liens solides et souples; les bandes de coton indigène sont préférables aux différentes sortes de cordes qui blessent le vaccinifère. Sa région abdomino-thoracique gauche (on pourra utiliser également la face interne de la cuisse droite) sera tondue, savonnée à l'eau chaude, rasée avec soin en évitant les éraflures, puis lavée à l'eau bouillie tiède et séchée avec des compresses. L'inoculation se fait au moyen de scarifications verticales de trois à quatre centimètres de longueur, distantes l'une de l'autre de deux à trois centimètres; de chaque côté du trait d'incision, on peut pratiquer une dizaine de piqûres obliques.

Dans les pays chauds à climat sec on pourra procéder par groupes de trois ou quatre scarifications rapprochées à un demi-centimètre, chaque groupe étant séparé du suivant par trois centimètres. La seconde rangée parallèle est disposée en regard des intervalles de la rangée précédente et ainsi de suite. Ce dernier mode opératoire permet d'obtenir des croûtes plus larges et une sérosité plus abondante.

Il est pratiqué ainsi en général, sur le flanc d'une génisse ou d'un bufflon, cinq rangées superposées de vingt scarifications. De plus au niveau de la face interne de la cuisse droite, les vaccinations seront faites par piqûres et donneront dans la suite, par le caractère plus ou moins ombiliqué des boutons obtenus, une sorte de contrôle de virulence du vaccin employé. C'est dans cette région que l'on prélèvera de préférence les souches de passage.

Scarifications et piqûres faites à la lancette à manche fixe de Chambon seront enduites largement du vaccin de souche, ou de la pulpe broyée glycérinée d'une récolte antérieure, préalablement malaxée, au pilon dans un mortier en porcelaine.

Dans les Instituts de Tours et de Marseille, Chaumier (1) et Huon pratiquent l'inoculation massive en nappe. Ils se servent

(1) Chaumier, La variole et la vaccine (*1er Congrès internat. de Pathologie comparée*, 1912, Paris, t. I., p. 333).

d'un bistouri à manche court muni de six lames. Les scarifications se font de bas en haut sur toute la surface rasée, et l'on a de longues pustules très rapprochées, pour ainsi dire confluentes, qui, partant du bas de l'épaule ou du ventre, remontent jusqu'à la colonne vertébrale. Ce procédé n'a pas encore été, à notre connaissance, employé aux colonies. Il expose davantage à la suppuration et il est à craindre que dans les installations, dont l'organisation n'est pas parfaite, il donne des mécomptes.

La souche vaccinale est une pustule sélectionnée d'une des récoltes antérieures, conservée entière dans la glycérine neutre

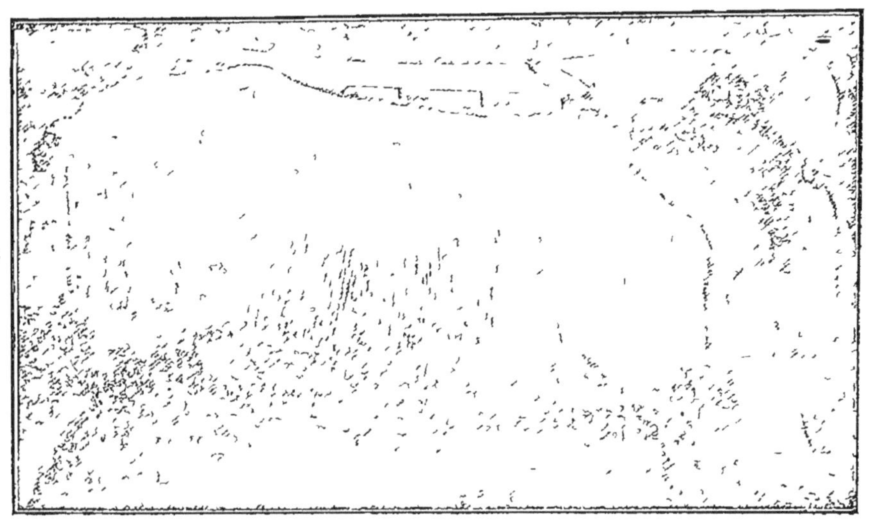

Cliché de M. Huon, directeur de l'Institut vaccinogène de Marseille

Fig. 166. — Culture sur génisse. Ensemencement en nappe

stérilisée pendant trois ou quatre semaines et broyée au pilon au moment de l'emploi.

L'application peut se faire, avec le plat de la lancette ou avec une spatule, immédiatement après chaque série de trois à quatre scarifications.

Dans le Haut Sénégal-Niger, Bouffard, Directeur de l'Institut vaccinogène de Bamako, a observé chez la plupart des génisses un écoulement abondant de sérum qui faisait un véritable lavage des scarifications, entraînant la majeure partie de la pulpe vaccinale. La récolte était alors médiocre, malgré le réensemencement à plusieurs reprises. Attribuant à la congestion locale, déterminée par les manœuvres précédant la vaccination, cet écoulement de sérum, Bouffard s'est trouvé bien de préparer la région à ensemencer la veille au soir. L'animal, protégé par des compresses stériles maintenues par un bandage, est suffisamment propre le lendemain matin. L'écoulement de lymphe est alors très exceptionnel et semble dû aux mouvements de défense de la génisse. Il suffit dans ces conditions, de surveiller les moyens de contention pour que tout mouvement violent soit impossible.

Nous n'avons pas au Tonkin observé chez les bufflons cet écoulement de sérum, même pendant les périodes les plus chaudes. Les différentes petites lésions cutanées saignent très peu, souvent pas du tout (M. Leger).

Ajoutons qu'il pourra être nécessaire au médecin colonial de pratiquer l'ensemencement d'un vaccinifère en dehors de tout établissement vaccinogène. Il aura soin de toujours opérer aux heures fraîches, à l'abri non seulement du soleil mais de la réverbération, et protégé contre le vent.

Soins consécutifs. — Les animaux vaccinés seront maintenus couchés pendant un quart d'heure ou une demi heure pour permettre à la semence de sécher. puis ils seront mis sur pieds par les aides, en évitant tout frottement de la région inoculée. Un bandage de corps à sous-cuisses, bien fixé, sera appliqué et renouvelé tous les jours.

L'animal sera attaché court pendant douze heures au moins ; une muselière pour l'empêcher de se lécher n'est pas indispensable, mais on prendra les dispositions nécessaires pour éviter que l'animal ne se batte les flancs avec la queue.

Dans le cas, rare, où la jeune bête ne serait pas encore sevrée, il faudra veiller à ce que la mère, au moment de l'allaitement, ne lèche pas les pustules de son petit.

Le vaccinifère sera surveillé : si la température dépasse 39°-8, si la diarrhée est abondante ou fétide, on ne recueillera pas le vaccin.

ÉVOLUTION DE LA VACCINE ANIMALE

Il n'est pas sans importance de bien connaître la marche normale de l'éruption vaccinale chez l'animal vaccinifère. L'évolution, suivant les conditions climatériques, peut être retardée ou avancée. Elle diffère également selon que l'on utilise la génisse, l'âne, le bufflon, le lapin ou tout autre animal dont on peut avoir besoin de se servir aux colonies. Un expérimentateur avisé doit pouvoir apprécier le degré de développement d'une pustule et bien connaître le moment où la lymphe vaccinale a acquis son maximum de virulence.

La *génisse*, étant inoculée par scarifications sur la peau du flanc, ce n'est qu'au bout de quarante-huit heures qu'apparaît le long de la strie un soulèvement rougeâtre perceptible au doigt.

Les jours suivants, la saillie se dessine, une aréole rouge l'encadre.

Au cinquième jour, l'élément vaccinal repose sur une base indurée et présente une dépression centrale entourée d'un bourrelet lymphogène nacré, circonscrit lui-même par une zone de couleur rougeâtre.

Une croûtelle jaune se forme le sixième jour au niveau de l'ombilication; le bourrelet lymphogène devenu plus volumineux prend une teinte blanchâtre. La pustule contient une lymphe limpide tout à fait transparente. Le vaccin est alors le plus actif. Le septième jour, la dépression centrale est à son maximum; la croûte est devenue plus épaisse, la zone lymphogène change de couleur, le contenu devenant louche.

C'est à ce moment que la récolte du vaccin est le plus communément opérée, car c'est à ce stade que la récolte sera la plus fructueuse.

Les jours suivants, la lymphe tourne à la purulence; la zone lymphogène s'affaisse, l'induration sous-jacente diminue, la croûte s'étend et s'épaissit.

Enfin, vers la fin de la deuxième semaine, les croûtes tombent et du processus vaccinal il ne reste plus qu'une cicatrice gaufrée, masquée en grande partie par le poil de l'animal qui a repoussé.

Chez la génisse normale, l'éruption vaccinale n'est pas accompagnée de phénomènes généraux. A peine relève-t-on une très légère augmentation de la température pendant un jour ou deux.

Telle est l'évolution de la vaccine chez la génisse dans les pays tempérés. La marche du processus est plus rapide dans les contrées tropicales, et à dater du quatrième jour il faut surveiller ses vaccinifères pour opérer la récolte dès que l'évolution est à son maximum.

En Guinée, nous avons remarqué, avec notre ami regretté Le Moal, que la maturation des pustules était complète le quatrième jour (G. Martin).

Au Tchad, Cartron procédait au grattage généralement le cinquième jour, et Bouilliez indique qu'il est nécessaire, lorsque la température extérieure est restée constamment au-dessus de 30 degrés, de récolter au bout de quatre jours et demi.

Dans le Haut-Sénégal-Niger, Bouffard et Dupont pensent au contraire que les récoltes gagnent à être effectuées le sixième jour.

Chez l'*âne*, le caractère inflammatoire des pustules est plus marqué que chez la génisse. Les pustules arrivent plus tôt à leur complet développement; celui-ci est atteint dès le cinquième jour. Nous ne possédons aucun document sur le développement vaccinal sur cet animal dans nos colonies.

L'évolution du vaccin est également plus rapide chez le *buffle*, comme l'a montré le premier Calmette : « L'épiderme de l'animal, contrairement à ce qu'on serait tenté de supposer, est très mince, tandis que le tissu sous-cutané est très épais : ce sont là d'excellentes conditions pour le développement des pustules. » L'éruption atteint son maximum le cinquième jour. Les pustules vaccinales ont alors communément la largeur du pouce. Si on attend davantage, elles s'affaissent et se dessèchent. Dès le sixième jour, le vaccin récolté est moins bon. En été, pendant les mois de juin, juillet et août, l'évolution est encore plus rapide ; elle doit être surveillée de près et la récolte pratiquée au bout de quatre ou cinq jours.

Les modifications de la formule leucocytaire au cours de l'éruption jennérienne ne semblent pas être les mêmes chez les buffalidés et chez les bovidés. M. Leger (1) a apporté un certain nombre de documents hématologiques qui montrent que, chez le bufflon, à une polynucléose des premiers jours, succède une lymphocytose des plus nettes. L'équilibre leucocytaire se rétablit vers les dixième ou onzième jour.

Nous ferons connaître plus loin les caractères de l'éruption vaccinale chez le *lapin*.

Le *cobaye* réagit bien à l'inoculation jennérienne. Par piqûres naso-labiales, on obtient au quatrième jour, avec un virus actif, des boutons ombiliqués rappelant ceux de l'enfant. Le cobaye peut donc remplacer le lapin comme animal vaccinifère.

Chez le *chien*, par scarifications au niveau de la région dorsale, on obtient au bout de cinq jours des pustules à base beaucoup plus indurée que celles observées chez le bufflon, à zone lymphogène moins considérable, et à aréole rouge moins nette. Les croûtes apparaissent dès la fin du cinquième jour. Les pustules se dessèchent rapidement et la cicatrisation est complète au dizième ou onzième jour.

Chez le *singe* (*Macacus rhesus*), nous avons essayé l'inoculations par badigeonnage du dos fraîchement rasé et par scarifications de la région sous-scapulaire. Les résultats ont été nuls dans le premier cas. Dans le second, nous avons eu des pustules arrivant au maximum le sixième jour, puis vite couvertes de croûtes et desséchées. Il est très difficile d'empêcher le singe de se gratter ou de s'écorcher contre les barreaux de sa cage.

(1) M. Leger, Variations de l'équilibre leucocytaire chez le bufflon au cours de la vaccination jennérienne (*Bull. Soc. Path. exotique*, 1912, t V, p. 220).

RÉCOLTE DU VACCIN

Mode opératoire. — Les instruments nécessaires étant stérilisés, puis refroidis, on place l'animal comme pour l'ensemencement, et on lave rapidement, mais soigneusement, la surface inoculée à l'eau bouillie tiède, sans se servir jamais d'antiseptiques. On assèche avec des linges stérilisés à l'autoclave. Les pustules confluentes sont recueillies à la curette de Volkmann, qui doit enlever d'un seul coup, croûtes, pulpe et lymphe.

Les plus belles semences sont mises à part dans de la glycérine stérilisée et constituent les souches de passage.

La récolte est pratiquée de préférence le matin. Le soir, il fait moins frais et l'opérateur risque d'être surpris par la nuit.

La récolte commence par la rangée inférieure des scarifications. Le sérum qui s'écoule pourrait inonder et stériliser les pustules sous-jacentes si l'on commençait par recueillir celles de la rangée supérieure.

Les éléments sanguinolents ou ayant tendance à la suppuration sont toujours soigneusement éliminés.

Il est prudent de ne pas faire de semence avec les boutons prématurés ou avortés et de ne pas recueillir une éruption mal venue.

La virulence d'une même graine vaccinale ne se montre pas uniforme sur tous les animaux de même espèce Elle est sujette à des sautes imprévues qui rendent indispensable le contrôle de chaque récolte. Généralement la beauté des pustules témoigne de la valeur du produit; mais il serait téméraire de déduire sans réserve la valeur d'un vaccin de l'aspect et du nombre des pustules dont il est originaire, car la belle apparence des pustules contraste parfois avec la médiocrité du virus qu'elles fournissent. Ajoutons également que de nombreux producteurs de vaccin affirment qu'une récolte peu abondante fournit un virus plus fort.

La récolte du vaccin est d'autant plus abondante [de 30 à 120 grammes] que le vaccinifère est en meilleur état. Le rendement croît aussi avec le poids de l'animal, et est en relation directe avec le nombre des scarifications pratiquées. Dans l'appréciation d'une récolte, il faut aussi tenir compte de la proportion plus ou moins grande des croûtes vaccinales, dont quelques Instituts se débarrassent en partie.

Après la récolte, les animaux vaccinifères seront avantageusement pansés avec une poudre inerte telle que le sous-nitrate de bismuth. Les plaies sèchent très rapidement et certains Directeurs d'Instituts laissent, en Afrique, leurs animaux sans pansement.

PRÉPARATION DE LA PULPE

Les pustules, recueillies aseptiquement sur une région bien protégée pendant toute la durée de l'éruption, sont placées dans un cristallisoir et débarrassées avec la pointe d'une lancette des poils et des caillots sanguins qui les souillent. On ajoute ensuite partie égale de glycérine chimiquement pure. Le tout est transvasé dans un mortier préalablement flambé, refroidi, placé sous une cloche. Le mélange est broyé légèrement au pilon, en continuant à enlever les impuretés. On ajoute une nouvelle quantité de glycérine (partie égale) et on met en tubes au moyen de la seringue de Roux, de l'appareil de Dehainault ou de tout autre remplisseur.

On procède d'ordinaire au broyage des pustules, séjournant dans la glycérine stérile, huit jours ou un mois après leur récolte ; mais il faut savoir que le vaccin perd moins vite son activité s'il est conservé en pustules entières et Bouffard, par exemple, conseille de n'opérer le broyage qu'au moment de l'expédition ; pour parer aux commandes urgentes, on aura toujours une petite provision de pulpe broyée et mise en tubes, que l'on sacrifie si elle n'a pas été employée en un délai assez court.

Certains Instituts possèdent des broyeurs ou des triturateurs de différents modèles ; si le vaccin peut tout simplement être broyé sur une plaque de verre dépoli avec un pilon en verre rodé à l'émeri, il est toutefois certain que le broyage reste une des opérations les plus importantes de la préparation du vaccin. Ce broyage a pour but de diviser la pulpe à l'infini et de la répartir également dans la masse glycérinée à laquelle elle est incorporée. Aussi beaucoup de spécialistes n'ont-ils confiance que dans des appareils.

Nous citerons en particulier le broyeur Latapie (grand et petit modèle), le broyeur Chalybaüs, les triturateurs Belin ou Félix. Nous nous sommes servis avec avantage au Tonkin d'un triturateur que notre prédécesseur Gauducheau avait fait construire en 1907 ; c'est un broyeur Latapie modifié. Il a un double effet. Il est coupant et broyant. La matière à pulper, après avoir passé sous les couteaux, est soumise au broyage par effet rotatif à frottement dur d'un cylindre tournant dans un manchon bien calibré. L'appareil prévoit une chambre enveloppant le corps de pompe, que l'on garnit de glace pour éviter l'élévation trop considérable de la température.

Simond a recherché les avantages qu'il y avait à modifier aux colonies les proportions de pulpe, de lymphe et de glycérine qui entrent dans la composition du vaccin de conserve. Il constata que plus la proportion de pulpe est forte par rapport à la proportion de lymphe, plus forte est la virulence. Par contre, la diminution de la proportion de la glycérine au-dessous du tiers de la totalité du mélange n'influe pas sensiblement sur la virulence et compromet sa bonne conservation.

Simond, au lieu de recueillir en deux temps d'abord la pulpe puis, par un second râclage de la même pustule, la lymphe, pratique le râclage de la pustule en une seule fois. Dans ces conditions, le virus recueilli contient environ 4/5 de pulpe solide pour 1/5 de liquide lymphatique. Après trituration, on l'additionne du 1/3 de son poids de glycérine pure et le produit définitif est ainsi constitué : pulpe cinq parties, lymphe une partie, glycérine trois parties.

Métin (1), en Cochinchine, a toujours eu de bons résultats avec la pulpe préparée suivant les proportions indiquées par Simond.

Nous nous sommes bien trouvés à Thaï-Ha-Ap de l'addition au produit de râclage total de partie égale de glycérine neutre stérile (2).

Pour Voigt (3) (de Hambourg), le degré de concentration de l'émulsion glycérinée est très important. Moins il y a de glycérine, mieux cela vaut. En général, Voigt additionne sa pulpe d'une partie d'eau physiologique et d'une partie de glycérine.

La virulence du vaccin s'atténue non seulement par la chaleur, mais aussi par l'action de la lumière et le contact de l'air. La pulpe sera donc conservée autant que possible dans l'obscurité.

Bouffard au Soudan, M. Leger au Tonkin, se servent de tubes en verre jaune. Le même vaccin, mis en verre blanc et en verre jaune, et abandonné huit jours sur une table de laboratoire, donne des résultats différents. Le pourcentage de succès est plus élevé avec la pulpe conservée en verre jaune.

La trituration et la mise en tubes se feront toujours de très bonne heure le matin. C'est entre six et sept heures le moment le plus favorable.

La pulpe glycérinée est introduite, par aspiration ou au contraire refoulement, dans des tubes de très fin diamètre que l'on scelle ensuite à la lampe aux deux extrémités. Au Tonkin, nous fabriquions des tubes de dix et de quarante doses, la dose nécessaire pour une vaccination étant de 1 centigramme à 1 cent. 5. Pour ceux qui avaient à pratiquer un grand nombre de vaccinations le

(1) Métin, Fonctionnement de l'Institut Pasteur de Saïgon pendant l'année 1902 (*Ann. Hyg et Med. col.*, 1903, t V, p. 645).
(2) M. Leger, Institut Vaccinogène de Thaï-Ha-Ap (Tonkin) (*Ann. Hyg. et Méd. col.*, 1912, t XV, p 129).
(3) Voigt, Comment pourvoir de vaccin les colonies tropicales (*Revue intern. Vaccine*, 1912, n° 5, p. 473).

même jour, les médecins de la Vaccine mobile par exemple, nous préparions des pipettes de deux cents doses : des tubes à pipette longs de douze centimètres, de diamètre intérieur de cinq millimètres, étaient fermés au coton aux deux extrémités et stérilisés au four Pasteur. Au moment du remplissage, le coton de l'un des bouts était momentanément enlevé. Après remplissage, et remise du coton, on paraffinait soigneusement les deux extrémités. Pour s'en servir, le vaccinateur grattait la paraffine adhérente, enlevait à la pince un des cotons, et avec une baguette fine, un petit bambou par exemple, poussait, le long du tube, l'autre coton qui chassait devant lui la pulpe; il suffisait de recueillir celle-ci dans un verre de montre.

Il est classique de n'utiliser le vaccin qu'après un repos assez long (un mois environ) dans la glycérine, pour le débarrasser de ses souillures. Mais si le vieillissement du vaccin dans la glycérine a pour objet de détruire les germes adventices, qui en font pour ainsi dire partie intégrante, si la macération de la pulpe la libère de ses microorganismes étrangers, ce n'est pas sans une forte atteinte à la valeur spécifique du vaccin lui-même. D'ailleurs comme l'a montré Sacquépée (1), riche en microbes au début, la pulpe glycérinée s'épure rapidement de la grande majorité d'entre eux. Dans la suite, la purification est beaucoup plus lente, et avec une pulpe de quelques jours on n'inocule pas beaucoup plus de microbes qu'avec une pulpe de quatre à dix-neuf mois.

Cette rapidité d'épuration est également signalée par Kelsch (2). Aussi n'y a-t-il aucun intérêt à laisser « vieillir » le vaccin, le vieillissement assurant trop bien la stérilisation, car il stérilise tout, même le virus vaccinal. Nous ne nous allions pas à la formule aphoristique de Leoni. « Vaccin jeune, mauvais vaccin; vieux vaccin, bon vaccin ».

Le vieillissement dans la glycérine demeure toujours subordonné au degré de souillure du vaccin et, par conséquent, doit être réglé par le contrôle bactériologique de ce dernier.

Il est nécessaire de procéder avec toute l'asepsie désirable dans les actes de fabrication et de conservation du vaccin. Le rejet des croûtes diminue la moisson de substance vaccinale, mais compense le déchet de la quantité par une amélioration de la qualité. Pour garantir l'efficacité et l'innocuité de la pulpe, rien ne vaut une bonne sélection et une préparation aseptique rigoureuse. Un vaccin bien préparé doit être pauvre en microbes étrangers et la véritable épuration à rechercher, préférable à l'acide

(1) SACQUÉPÉE, Thèse de Lyon, 1896.
(2) KELSCH et TANON, Nouvelles observations sur le vieillissement de la pulpe vaccinale (*Bull. Académie Médecine*, 27 nov. 1906).

phénique et à l'acide salicylique (employé dans un procédé de Pott), aux vapeurs de chloroforme (Allan Gren), au toluol Gorini) : c'est l'asepsie dans la préparation.

CONTROLE DE LA VIRULENCE

Une pulpe glycérinée doit toujours être contrôlée au double point de vue de sa virulence et de l'absence des germes pathogènes dangereux.

Le contrôle sera multiple et comprendra :

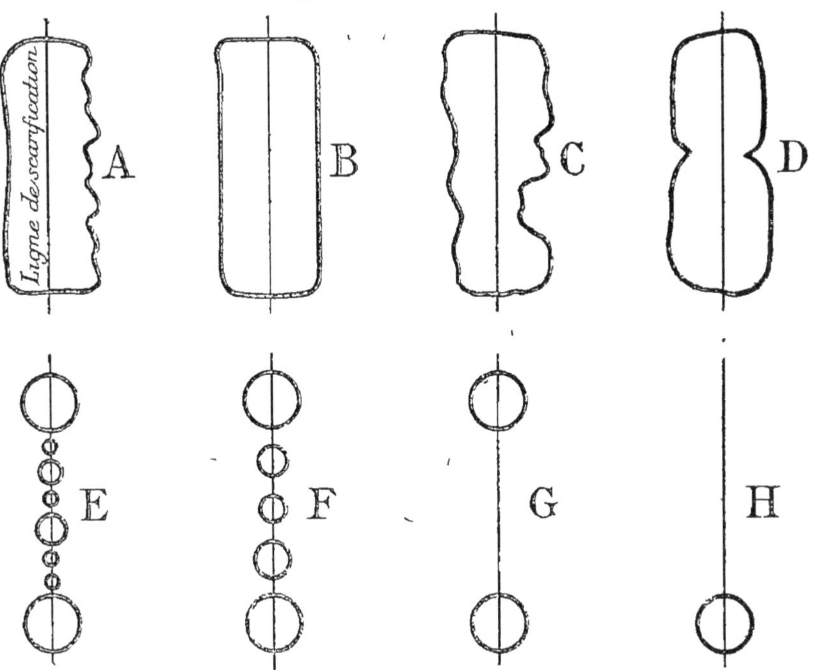

Fig. 167. — Contrôle de la virulence d'un vaccin (d'après CHAUMIER).

A, Pustule à bords dentelés au 2e jour, formera une pustule régulière au 3e jour, B, Pustule régulière dentelée au 3e jour, très bon vaccin, C, Pustule irrégulière dentelée au 3e jour, assez bon vaccin : D, Pustule longue interrompue au 3e jour, assez bon vaccin ; E, Pustules rondes multiples au 3e jour, vaccin médiocre ; F, Pustules rondes isolées au 3e jour, vaccin insuffisant, G, 2 pustules rondes seulement au 3e jour, vaccin inefficace, H, 1 pustule ronde seulement au 3e jour, vaccin presque inerte.

1° *Observation de l'état de santé des vaccinifères* pendant la période de l'évolution des pustules et quatre à cinq jours après.

2° *Aspect des pustules des animaux*, en particulier des pustules isolées faites sur la peau tendre de la face interne et supérieure de la cuisse.

3° *Ensemencement de la pulpe* et recherche de la flore microbienne. La pulpe vaccinale renferme toujours un nombre plus ou moins grand de germes adventices qui proviennent de la peau de l'animal, de la litière ou enfin de l'air. Kelsch, Camus et Tanon (1), à l'Institut supérieur de Vaccine, ont fait l'examen bactériologique complet de soixante et onze pulpes de leur fabrication ou provenant d'autres centres vaccinogènes. Nous empruntons leurs tableaux indiquant les espèces microbiennes trouvées et la fréquence des diverses associations.

I.	*Staphylococcus cereus albus*	195 fois
	— *albus*	57 »
	— *aureus*	18 »
	— *citreus*	3 »
	— gris	2 »
	— *flavus*	5 »
	Bacillus subtilis	35 »
	B. mesentericus	11 »
	B. megaterium	3 »
	Coccobacille de l'air	5 »
	Diplocoque fetide de l'air	9 »
	Streptococcus pyogenes	6 »
	Tetragène	8 »
	Pneumocoque (?)	2 »
	Pneumobacille (?)	3 »
	Bac d'Eberth (?)	2 »
II.	Staphylocoque seul	179 fois
	Staphyl. et *subtilis*	35 »
	— *mesentericus*	13 »
	— *megaterium*	2 »
	— tétragène	8 »
	— streptocoque	7 »
	— espèces aériennes	13 »
	— pneumobacille (?)	2 »
	— pneumocoque (?)	3 »
	Subtilis seul	1 »

Pratiquement, on ensemencera avec une goutte de vaccin un tube de bouillon, un tube de gélose inclinée et une boîte de Roux à la gélose. On laissera vingt-quatre heures à l'étuve. Un vaccin *complètement purifié* ne donne aucune colonie sur gélose. Un vaccin *très purifié* pourra encore en donner une centaine dans la boîte de Roux, enfin un vaccin récent *non purifié* pourra en donner plusieurs milliers. Les vaccins des deux premières catégories peuvent être acceptés s'ils sont actifs. L'emploi de ceux de la dernière doit être ajourné (Wurtz et Camus) (2).

4° *Contrôle sur animaux.* — On se sert pour ainsi dire uniquement du lapin, animal en général peu coûteux, facile à manier, chez lequel les seuls vaccins virulents donnent une belle éruption, et qui peut servir ensuite pour d'autres expériences de laboratoire.

(1) Kelsch, Camus et Tanon, Quelques recherches bactériologiques et expérimentales sur le vaccin antivariolique (*Bull. Academie Medecine*, 23 juillet 1907).

(2) Wurtz et Camus, Sur la technique du contrôle d'un vaccin telle qu'elle est en usage à l'Institut supérieur de vaccine de l'Académie de Médecine (*Bull. Acad Méd.*, janv. 1914, p. 24).

C'est à Calmette et Guérin (1) que nous devons l'indication du mode opératoire. L'animal est rasé sur le dos de part et d'autre de la colonne vertébrale. On profite du feu du rasoir pour badigeonner la peau avec la pulpe vaccinale au moyen d'une spatule ou d'un tampon. Le troisième jour se produit une éruption confluente de tout petits boutons qui vont sécher dès le lendemain soir.

En diluant les pulpes, à des titres divers, dans l'eau physiologique, on obtient une levée plus ou moins abondante de pustulettes isolées dont la numération est alors facile.

Nous conseillons de tracer de chaque côté de l'épine dorsale, à l'encre indélébile, sur la peau rasée, un rectangle, long de 15 cm. et large de 5 cm. qu'un trait médian divisera en deux cases. Les cases de droite servent à l'ensemencement, l'antérieure d'une dilution à 1 p. 50, la postérieure d'une dilution à 1 p. 500. A gauche, la case antérieure recevra le vaccin dilué à 1 p. 100, la postérieure celui dilué à 1 p. 1000.

Si l'échantillon de vaccin est d'excellente qualité, l'éruption dans les deux cases antérieures sera confluente. A la dilution à 1 p. 500 répondra une éruption d'éléments impossibles à compter et les pustulettes seront nombreuses dans la dernière case.

Il faudra rejeter tout vaccin qui ne produit pas au moins 4 boutons par centimètre carré avec une dilution à 1 p. 100.

Le procédé Calmette-Guérin a été un peu modifié par Kelsch et Camus. La dilution est portée sur la peau rasée à l'aide d'une pipette fine avec laquelle se pratiquent de légères et nombreuses scarifications. Cette technique est en usage à l'Institut supérieur de vaccine de l'Académie de médecine (Würtz et Camus) (2).

Belin (3), de l'Institut de Tours, conseille de ne se servir, comme contrôle, que d'un côté du lapin, réservant l'autre pour inoculer en même temps un vaccin de virulence connue.

La méthode de vaccination du lapin dos rasé, sûre et précise, permet de déterminer la virulence d'une pulpe par la numération des éléments éruptifs. Pour savoir simplement si un vaccin donné est bon ou mauvais, on suivra l'exemple de Kelsch, qui inocule à la lancette la muqueuse naso-labiale d'un lapin ou, à défaut, d'un cobaye. Lorsque la virulence est suffisante, il se produit dès le troisième jour de petits boutons nacrés nettement ombiliqués, présentant en miniature les caractères de ceux de l'enfant.

L'inoculation de la cornée, proposée par Gorini, est délicate

(1) CALMETTE et GUERIN, Contrôle de la valeur des vaccins jennériens par la numération des éléments virulents (*Annales Institut Pasteur*, 1905, p. 307).
(2) WURTZ et CAMUS, *Bull. Acad. Méd.*, janvier 1914, p. 26.
(3) M. BELIN, Contrôle du vaccin jennérien ; une modification du procédé Calmette-Guérin (*Revue internat. Vaccine*, 1912, t. III, f. 1, p. 59).

et exige une certaine habileté opératoire. De plus, la sensibilité de la cornée est telle que l'on peut être amené à considérer comme bonnes des pulpes médiocres.

5° *Vaccination d'épreuve sur jeune enfant.* —Ce moyen de contrôle est évidemment excellent, mais on ne dispose pas toujours du vaccinifère désiré, et il ne peut être recommandé de se servir, même sur un seul sujet, d'une pulpe dont on ne soit pas sûr.

Le contrôle vise surtout la valeur d'une récolte vaccinale. Celle-ci peut donner des résultats insuffisants, une fois en passant, et il faut la sacrifier. Mais il peut arriver que le virus s'affaiblisse peu à peu; dans ses passages sur l'animal, il dégénère. Dans ces conditions, toutes les récoltes sont mauvaises et il est nécessaire de procéder à sa régénération.

RÉGÉNÉRATION DU VACCI

Nous avons dit que la valeur d'une récolte vaccinale doit toujours être *contrôlée* et qu'il fallait sacrifier toute récolte mauvaise. Si plusieurs récoltes successives donnent des résultats insuffisants, si le virus s'affaiblit peu à peu dans ses divers transferts sur l'animal, c'est qu'il dégénère.

Cette *dégénérescence* peut être due à la température, au soleil, au climat, à un défaut de technique, à une mauvaise qualité de la souche vaccinale. Parfois, cependant, aucune explication n'en peut être donnée. La dégénérescence peut se produire au bout de quelques mois ou de quelques années, mais ne semble pas devoir être fatale. Dans tous les cas, en présence d'un virus définitivement affaibli, il est nécessaire de procéder à sa *régénération.*

Si, en France, il est loisible de suivre le conseil donné par Chaumier (1): « anéantir la semence dont la virulence est en défaut, et la remplacer par celle d'un Institut voisin », il en est tout autrement aux colonies. Nous ne saurions donc trop recommander à ceux qui ont la charge de pourvoir en vaccin une colonie d'entretenir, de façon constante, non pas une seule souche vaccinale, mais plusieurs. Au Tonkin, à l'Institut de Thaï-Ha-Ap, Gauducheau et nous-mêmes avions en permanence quatre semences différentes et toujours conservées distinctes. Si l'une vient à faiblir, elle peut être abandonnée sans danger. En attendant qu'on en ait reconstitué une nouvelle, on n'est pas exposé, ce qui serait gros de conséquences dans les pays chauds, à interrompre la fabrication du vaccin jennérien.

(1) CHAUMIER, *Rev. internat. Vaccine*, 1912, n° 4 *bis*, p. 411.

Les procédés de régénération du vaccin sont multiples.

A). La *variolo-vaccine* serait là d'une utilité incontestable, mais les discussions ne sont pas closes sur la possibilité, toujours niée par des expérimentateurs hors ligne, de transformer la variole humaine en vaccine. Les partisans de l'unicité doivent eux-mêmes admettre que la transformation n'a pas toujours lieu, que les causes de succès ou d'insuccès sont encore peu connues. On n'a donc pas le droit de compter sur la variolo-vaccine pour obtenir un résultat immédiat. D'ailleurs, il est admissible de prévoir le jour où, dans certains pays, la variole humaine sera devenue très rare et pour ainsi dire impossible à trouver (Chaumier).

B). La recherche des éruptions de *cow-pox* ou de *horse-pox*, juste au moment du besoin, est extrêmement hasardeuse. Les indigènes nous entretiennent rarement des affections de leurs bêtes, surtout des bénignes. La vaccine spontanée est d'ailleurs assez rare maintenant.

C). La *sélection des pustules* destinées à l'inoculation peut amener une exaltation de la virulence.

A Saïgon, en 1898, Simond, constatant l'affaiblissement de son vaccin, en exalta la virulence par simple passage de bufflon à bufflon, après sélection des pustules servant à l'inoculation. Il obtint des résultats bien inférieurs par passage alternatif de bufflon à homme ou de bufflon à génisse. Le mode de sélection consistait à essayer sur des enfants le vaccin provenant de belles pustules prises sur différents bufflons et, après la vérification, à inoculer de nouveaux bufflons avec la semence qui avait fourni les meilleurs résultats.

Bouffard, à Bamako, a pu donner sa virulence primitive à un vaccin affaibli, en le faisant passer rapidement par quatre génisses. Les plus belles pustules de la première, immédiatement broyées dans la glycérine, étaient inoculées à une seconde, et ainsi de suite jusqu'au quatrième passage.

D). On s'adresse généralement, pour régénérer son vaccin, à un *hôte intermédiaire*. La semence, après passage sur un sujet sensible autre que le vaccinifère habituel, acquiert une virulence plus forte. Il est probable qu'il s'opère une épuration en quelque sorte biologique du vaccin, les microbes de la flore cutanée de la génisse, par exemple, ne poussant pas sur la peau du lapin.

L'inoculation à l'homme a constitué le premier essai de régénération tenté, et nombreux sont les spécialistes qui, à l'exemple de Voigt (1), considèrent la *rétrovaccination* comme le mode le plus pratique d'exalter la virulence vaccinale. « Le meilleur intermédiaire sera toujours l'homme. » Il importe de se servir

(1) Voigt, A propos des hôtes intermédiaires de la vaccine animale (*Congrès de Pathologie comparée*, Paris, octobre 1912 ; *Rev. intern. Vaccine*, 1912, t. III, p. 137).

d'hommes sains ou mieux encore de jeunes enfants, sans lésions organiques, n'ayant jamais été vaccinés. Le *vaccin humanisé* a fait ses preuves aux colonies, comme partout ailleurs. Simond s'en servit en 1898 à l'Institut de Saïgon. Gauducheau, en 1905, au Tonkin, l'a expérimenté aussi avec succès. Bouffard, en 1908, à Bamako, a vu, après rétrovaccination, sa pulpe rester parfaite pendant plus de trente passages : le pourcentage de succès s'élevait au-dessus de 70 p. 100.

L'idée de remplacer l'homme, qui ne s'y prête pas toujours volontiers, par un animal de maniement facile, devait vite se présenter à l'esprit. C'est ainsi que Calmette et Guérin (1) ont montré tout le parti que l'on peut tirer du *lapin*. C'est un précieux petit animal, régénérateur certain, permettant de rendre aux vaccins atténués son intégrité primitive presque toujours dès le premier passage. On rase le dos de l'animal, on frictionne la partie dénudée avec un linge dur, et on la beurre avec une pulpe très épaisse. Il n'y a pas d'autres lésions épidermiques que celles très superficielles produites par le feu du rasoir. Au bout de quarante-huit heures s'observe une congestion interne du derme, et, dès le quatrième jour, l'éruption est à maturité complète. La plupart des pustules s'ombiliquent nettement, surtout sur le bord des plaques rouges. La pulpe vaccinale est recueillie le troisième jour au soir, l'animal étant d'ordinaire sacrifié et saigné à blanc. Elle permet souvent de vacciner deux cents personnes, l'inoculation pouvant se faire directement de lapin à bras sans l'intervention de la glycérine. Dans la pensée des auteurs, les microbes adventices de la peau du lapin ne se cultivent pas sur le veau et inversement, si bien que le virus se purifie en quelque sorte dans ce passage d'une espèce animale à l'autre.

Ce procédé de régénération d'un vaccin par le lapin a été utilisé un peu partout, en France, à l'étranger, aux colonies. Il donne des succès indiscutables. Malheureusement, dans certaines de nos colonies, le lapin est d'une rareté grande, ou même n'existe pas ; en tous cas son prix de revient est élevé et il n'est pas possible de se conformer à la pratique dont l'Institut Pasteur de Lille se trouve très bien. Calmette et Guérin, en effet, pour conserver intacte la virulence de leur produit, font régulièrement alterner un ensemencement sur lapin avec un ensemencement sur génisse. Remarquons que le lapin peut très bien s'acclimater dans nos diverses colonies et ceux de nos camarades des Instituts coloniaux qui en ont tenté l'élevage sont arrivés assez facilement à surmonter les premières difficultés du début.

Les lapins du Tonkin portent souvent sur le dos de nombreux

(1) CALMETTE et GUÉRIN, Recherches sur la vaccine expérimentale (*Ann. Institut Pasteur*, 1901, p. 161 ; *C. R. Soc. Biologie*, 1902, p. 558).

nævi qui gênent beaucoup et le rasage et l'application régulière de la pulpe vaccinale. Nous avons noté que les lapins de couleur uniforme, qu'ils soient gris, blancs ou noirs, n'ont pas de nævi ; ceux qui ont un pelage de deux ou plusieurs teintes en ont toujours plus ou moins.

Le *bufflon*, nous l'avons dit, est, comme l'a encore montré Calmette (1), un excellent vaccinifère. Il serait donc très capable de rétablir une souche virulente dans les établissements vaccinaux où il n'est pas employé de façon presque exclusive. A son Institut de Tours, Chaumier (2) l'emploie parfois et, dans une de ses notes, dit qu'il verrait avec plaisir acclimater cet animal dans les environs de Marseille, car partout où il sert de vaccinifère les résultats obtenus sont très bons comme quantité et comme qualité La preuve que le bufflon est un vaccinifère merveilleux est donnée par ce fait que le passage de temps à autre par une autre. espèce animale n'est pas indispensable. A l'Institut de Thaï-Ha-Ap, nous avions une souche vaccinale qui, depuis la fondation du service, n'avait jamais passé que sur bufflons. Cent trente-huit passages avaient été pratiqués en six ans et demi. La souche, entretenue soigneusement pure, était toujours des meilleures. Elle donnait sur enfants un pourcentage très élevé de succès. Diluée à 1 p. 1000, la pulpe vaccinale de cette provenance déterminait chez le lapin une éruption à peu près confluente.

Le *singe* réagit bien à la vaccination et a pu, dans certains cas, être employé pour exalter un virus vaccinal affaibli. Gauducheau a créé une souche nouvelle, en inoculant un *Macacus cynomolgus*. A la Côte d'Ivoire, Neveux (3) s'est servi du *Cercopithecus patas* pour rattraper sa semence qui ne donnait plus qu'une éruption de croûtes jaunâtres. L'inconvénient du singe est d'être peu maniable. De plus, il s'arrache les lésions vaccinales créées, même lorsque l'on a pris soin de les faire au milieu du dos.

Le jeune *porc* serait, d'après Voigt, un excellent vaccinifère. Si l'on choisit pour l'insertion vaccinale des régions où la peau est mince, comme les régions inguinales et axillaires ou le pourtour des organes génitaux, on a, dès le sixième jour de l'inoculation, de belles pustules qui, transmises au veau, donnent une superbe éruption. Malheureusement le porc, très criard, est récalcitrant et difficile à maintenir couché.

Le *dromadaire* (Voigt), le *lama* (Carini) seraient aussi des intermédiaires utilisables.

La préférence va maintenant, dans les pays tempérés, aux soli-

(1) Calmette et Lépinay, Rapport général sur les vaccinations effectuées en Cochinchine de 1867 à 1892 (*Arch. Méd. nav. et col*, 1894, 1er sem., p. 210).
(2) Chaumier, *Rev. intern. Vaccine*, 1912, n° 1.
(3) Neveux, *Bull. Soc. Path. exotique*, 1910, t. III, p. 496.

[illegible] et en particulier à l'*âne*. C'est Huon qui, en 1906, a eu le mérite de montrer ce que l'on peut tirer de l'âne pour régénérer le vaccin.

L'*asino-vaccin* avait été antérieurement utilisé par Chaumier à Tours et Chalybaüs à Dresde; Kelsch, dans son rapport sur une mission relative à l'étude des Instituts invaccogènes, cite le fait, mais ces auteurs n'ont fait connaître que plus tard les procédés en usage dans leurs laboratoires depuis plusieurs années. D'ailleurs, il n'avait pas échappé, en 1877, à la sagacité de Chauveau que les solipèdes sont plus aptes que les bovidés à la culture du vaccin.

On sait que le *horse-pox* spontané détermine sur les génisses de superbes éruptions. Huon (1) voulut substituer « au *horse-pox*

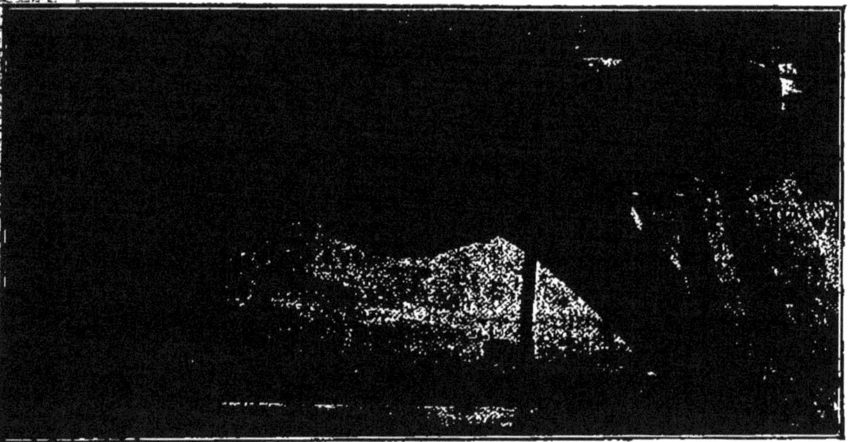

Cliché de M. Huon, directeur de l'Institut vaccinogène de Marseille

Fig. 168. — Culture d'asino-vaccin.

de hasard » qui pouvait manquer au moment du besoin « un *horse-pox* de culture, sur lequel il était possible de compter de façon constante. L'idée directrice de ses travaux était absolument rationnelle. Le *cow-pox*, Jenner le premier en avait émis l'opinion, n'étant que du *horse-pox* transmis aux bovidés, on devait logiquement considérer les inoculations du vaccin des bovidés aux solipèdes comme capables d'en exalter la virulence.

Huon se sert de l'âne, et non du cheval, dont le maniement est plus difficile et le prix de revient plus coûteux. Nous allons résu-

(1) E. Huon, Régénération du vaccin par le passage sur l'âne (*Rev. gén. Méd. vétér.*, [illegible] 1910). — Observations sur l'aptitude vaccinogène comparée de l'âne et du veau (*Rev. intern. Vaccine*, 1911, n° 5). — [illegible] et Huon, Méthode de régénération du vaccin atténué (*Ann. Hyg. et Méd. col.*, [illegible], t. XIII, p. 58). — [illegible] et Huon, Prophylaxie de la variole par l'asino-vaccin (*Assoc. franc. pour l'avanc. des Sc.*, Nîmes, 1912. — *Rev. intern. Vaccine*, 1912, n° 1, p. 47).

mer la technique employée à l'Institut municipal de vaccine de Marseille qui donne, entre les mains de son éminent Directeur, de si brillants résultats.

Il faut avant tout se débarrasser des réactions suppuratives qui évoluent chez l'âne avec une rapidité et une facilité sans égales. L'emploi d'une semence macérant dans la glycérine depuis au moins quinze jours est de rigueur : elle est ainsi débarrassée de la presque totalité de sa flore microbienne. Les scarifications doivent n'entamer que la couche toute superficielle du derme. La surface d'inoculation doit, chaque jour, après l'opération, être savonnée, puis rincée à l'eau : un bandage protecteur stérile est alors apposé.

La récolte du vaccin doit être précoce et faite les troisième ou quatrième jour, avant le plein développement des pustules. La pulpe recueillie est en quantité moindre que si l'on opère au sixième jour, mais elle gagne considérablement en pureté.

L'asino-vaccin n'est délivré au public qu'après trois semaines de macération dans la glycérine neutre.

Le vaccin récolté sur âne et reporté sur génisse détermine chez cette dernière une éruption bien plus marquée que dans le cas d'une semence bovine. Les pustules s'accompagnent de manifestations inflammatoires très vives : elles sont plus nettes, plus volumineuses et plus abondantes en pulpe et en lymphe.

Sur l'homme, l'asino-vaccin est particulièrement actif. Huon cite plusieurs observations de sujets réfractaires à la vaccine ordinaire et qui réagirent de façon parfaite à son vaccin d'âne. Lui-même et ses aides, la première fois qu'ils le manipulèrent, contractèrent sur les mains des pustules vaccinales typiques ; le contact permanent des vaccins bovins habituels ne leur avait jamais rien produit.

Deux vaccins sont actuellement fabriqués à Marseille. L'un, vaccin M (mixte) ou asino-bovo-vaccin, est obtenu sur génisse par semence asine. D'une activité bien supérieure à celle du vaccin bovin pur, il est employé d'une façon courante. L'autre, vaccin A (âne) ou asino-vaccin, est le produit récolté sur l'âne. Il est beaucoup plus actif que le précédent et est réservé aux sujets rebelles aux vaccins ordinaires. En cas d'épidémie, ce vaccin A serait à conseiller pour tous, car le succès est certain et l'immunité créée est beaucoup plus rapide.

Depuis l'emploi de l'âne comme régénérateur de virus, Huon n'a plus eu jamais à observer ces « atténuations d'allures désordonnées », qu'il constatait auparavant de façon fréquente et qui font encore le désespoir de certains producteurs de vaccin. Il emploie dans son Institut les inoculations alternées de génisse et d'âne.

Le passage d'âne à âne n'altère en rien l'activité du virus ; celle-ci est, au contraire, progressivement exaltée durant les premiers passages.

Chaumier n'a pas constaté ce renforcement par passages successifs par âne, mais il est nettement d'avis que l'inoculation à l'âne est « le moyen d'obtenir une pulpe vaccinale la plus virulente possible ». Il croit à la purification du vaccin et, par suite, à son renforcement par cultures successives sur des espèces animales différentes, et se sert souvent avec avantage de l'alternance âne-génisse, ou bien génisse-buffle-génisse.

Chalybaüs (1) n'intercale un âne à une série de génisses que lorsqu'il s'aperçoit d'une diminution de virulence de sa pulpe.

Aux colonies, la régénération par âne est appelée à être très utile, partout où l'on peut se procurer à bon compte cet animal. Les premiers essais sont fort encourageants. Wagon, en 1908, à Kindia (Guinée), Sorel et Arlo à la Côte d'Ivoire, en 1910, ont obtenu des résultats appréciables.

CONSERVATION DU VACCIN AU LABORATOIRE COLONIAL

Les pustules en vrac et la pulpe glycérinée, prête à être distribuée, se conservent de longs mois à la glacière.

Au Tonkin, nous nous sommes bien trouvés d'une température moyenne de 20 à 22 degrés pendant l'été, de 12 à 14 pendant l'hiver. Un froid plus accusé n'est pas nécessaire. Simond (1) a montré expérimentalement qu'une ambiance de 15 à 30 degrés est favorable à la conservation de la virulence et que ce n'est qu'à partir de 30 degrés que le vaccin subit une atténuation rapidement progressive. Il y a même des inconvénients aux Colonies à obtenir dans sa glacière des degrés thermiques inférieurs à celui que nous préconisons. Le vaccin est, en effet, très sensible aux variations brusques de température, et les effets en sont néfastes.

On aura soin de débarrasser, par une centrifugation rapide, les tubes de vaccin des petites bulles d'air introduites pendant l'opération du remplissage, et de ne pas les conserver, surtout les gros, en position verticale ; la lymphe active gagne le fond et la partie supérieure ne contient guère plus que de la glycérine.

Le mode de conservation du vaccin à la glacière est matériellement impossible dans certaines de nos possessions tropicales, beaucoup trop coûteux dans d'autres.

D'ingénieux moyens de fortune permettront de garder les virus au laboratoire à une température constamment inférieure à 25 degrés.

(1) CHALYBAÜS, *Rev. intern. Vaccine*, 1910, n° 282.

On utilise le refroidissement obtenu par l'évaporation de l'eau. Les vases poreux, canaris, gargoulettes (Simond), (1) le seau en toile (Bouffard) donnent d'excellents résultats. L'évaporation est parfois telle durant la saison sèche que le thermomètre mouillé marque 15 à 18 degrés de moins que le thermomètre sec, que l'on voit monter de 35 à 38 degrés. Il suffira alors de suspendre le récipient poreux à un chevalet en plein courant d'air. Pendant l'hivernage, l'évaporation est malheureusement nulle. On aura alors soin de descendre son seau ou sa gargoulette dans la profondeur d'un puits, la température y restant constamment voisine de 25 degrés [Thiroux (2), Bouffard].

La pulpe est renfermée dans des flacons fermés à l'émeri et paraffinés ; ceux-ci sont plongés dans l'eau du récipient, qu'il sera nécessaire, en saison sèche, de renouveler deux fois par jour. L'écueil de ce procédé est évidemment un oubli possible ; et si le flacon contenant la pulpe vaccinale reste non immergé plusieurs heures, la différence de température, qui est souvent de quinze degrés, est suffisante pour stériliser le vaccin. Pour remédier à cet inconvénient, on habillera les flacons d'une étoffe épaisse (genre tissu de serviette éponge) et colorée, pour éviter l'atténuation de la pulpe par la forte lumière. Cette gaine spongieuse conserve une quantité d'eau qui met environ quatre heures à s'évaporer et d'ailleurs, tant qu'elle est en contact avec le liquide, la capillarité suffit pour la maintenir toujours humide.

Avec la méthode du seau, des pustules en vrac dans la glycérine étaient encore virulentes quatre mois après la récolte. Elles donnaient sur enfants 90 p. 100 de succès. Au sixième mois, elles n'étaient plus virulentes sur sujets humains, mais donnaient sur génisses, inoculées dans la région inguinale, quelques belles pustules qui pouvaient, après trois passages successifs, recouvrer leur activité première (Bouffard).

Le procédé recommandé par Cartron (3) au Tchad est également utilisable : introduire les tubes de vaccin dans des flacons de quinine vides qui seront placés dans une boîte en bois, ou à défaut en métal. Recouvrir le tout de cinq à dix centimètres de sable rendu constamment humide, en arrosant abondamment une ou deux fois en vingt-quatre heures. Le sable peut être remplacé par la sciure de bois, le coton, l'étoupe. On disposera le tout à l'ombre dans un courant d'air.

Tous ces procédés, qui sont à retenir dans les pays désertiques

(1) SIMOND, Conservation du vaccin (*Ann. Hyg. et Méd. col.*, 1901, p. 143).

(2) THIROUX, Fonctionnement de l'Institut Pasteur de Tananarive en 1900 (*Ann. Hyg. et Méd. col.*, 1901, p. 502).

(3) CARTRON, Note relative à la vaccination (*Public. officielle du territoire militaire du Tchad*, 1909).

à hygrométrie peu élevée, ne donnent pas les mêmes bénéfices en Indo-Chine et il faut souhaiter voir tout centre vaccinogène approvisionné de glace ou en fabriquer.

TRANSPORT DU VACCIN AUX COLONIES

Si, dans les pays tempérés, le Directeur d'un Institut vaccinogène n'a pas à se préoccuper du mode d'envoi de la pulpe fabriquée, et se contente de la livrer au service postal dans des étuis résistants, il n'en est pas de même de celui qui a la charge de pourvoir en vaccin les différents postes d'une région tropicale.

Durant le trajet, qui peut être de quatre à cinq cents kilomètres, les sacs sur la tête des porteurs ou dans les cales des chaloupes à vapeur sont soumis à des températures suffisantes pour stériliser le virus. Il a fallu s'ingénier à trouver des emballages en milieu humide, avec possibilité d'une forte évaporation, pour maintenir l'envoi à un degré thermique pas trop élevé.

Simond, au Tonkin et en Chine, a indiqué un moyen simple et à la portée de tous. Les tubes de vaccin sont placés dans une gargoulette en terre poreuse remplie d'eau. Le vase est porté à la main pendant les voyages par voie de terre. A bord, on le suspend dans un endroit ventilé.

Spire (1) a fait connaître le procédé employé aux Indes Néerlandaises et qui, expérimenté au Cambodge et en Guinée par G. Martin (2), au Laos, par Rouffiandis a paru très pratique. Une tige de bananier fraîchement coupée est enfoncée à pression dans une boîte de fer blanc d'une quinzaine de centimètres de hauteur. Dans ce cylindre de masse pulpeuse on pique un certain nombre de tubes qui bénéficient de l'humidité du milieu.

La façon d'opérer de Bailly (3) dans les diverses tournées faites à Madagascar repose sur le même principe que celle des Indes Néerlandaises. Le vaccin est enfermé dans une boîte en fer blanc qu'on introduit à l'intérieur d'un tronc de bananier évidé à sa partie centrale. L'ensemble est enveloppé dans de la toile et porté au bout d'un bambou. Il suffit de tremper de temps à autre dans les pièces d'eau rencontrées.

Au Sénégal, Rigollet (4) enveloppait son vaccin dans des compresses humides placées à l'ombre dans un courant d'air.

Au Tchad, Cartron conseille comme préférable au tronc de bananier trop rare, à la gargoulette trop fragile, à la peau de bouc

(1) Spire, Procédé pour emballer les tubes de vaccin aux Indes Néerlandaises (*Ann. Hyg. et Méd. col.*, 1901, t. IV. p. 593).

(2) G. Martin, Service de la vaccine au Cambodge (*Ann. Hyg. et Méd. col.*, 1902, t. V, p. 477).

(3) Bailly, *in* Kelsch, Rapport général sur les vaccinations en 1905, p. 105.

(4) Rigollet, *Arch. Méd. navale*, 1893, p. 36.

trop chaude, le procédé qui consiste à placer les tubes de vaccin dans du sable humide remplissant une boîte en bois. Le tout est contenu dans une musette. Le sable doit être constamment mouillé. Il suffit de placer la musette le matin, l'après-midi et le soir, dans un récipient d'eau (peau de bouc, seau en toile). A la rigueur cette opération, faite une ou deux fois par vingt-quatre heures, paraît suffisante. Dans les tournées à bœuf, en pirogue, à chameau, le système peut être employé.

Arnould (1) en Annam s'est également servi avec avantage de sable mouillé qu'il mettait dans des récipients en terre poreuse recouverts de feuillage.

Des procédés analogues ont été utilisés par Massiou (2) au Sénégal et de Goyon (3) dans le Haut-Oubanghi. L'expédition du vaccin dans des tiges de bambou fraîchement coupées et emboîtées les unes dans les autres a été vantée par Noc (4). L'eau contenue dans les fibres du végétal s'évapore lentement et produit un refroidissement suffisant pour être utilisé en Cochinchine.

Quand on emploiera l'un de ces moyens de fortune, on peut, au milieu des tubes de vaccin envoyés ou transportés, placer un petit thermomètre à maxima qui renseignera sur la température atteinte pendant le voyage (M. Leger).

Le procédé préconisé par Bouffard a rendu de signalés services dans les vastes territoires du Haut Sénégal-Niger. Une boîte de conserve vide, sans couvercle et percée au fond de trous, reçoit, enveloppés dans du coton indigène rendu absorbant, un certain nombre de tubes de vaccin. La boîte est elle-même entourée de coton. Il suffira au porteur de tremper son colis dans les divers marigots qu'il aura à traverser pour que la température reste inférieure à 25°. La sécheresse de l'air pendant la saison la plus chaude entretient, en effet, une forte évaporation.

Bouet (*in* Rapport Gallay) dit que les caisses à double paroi ou le tronc de bananier donnent des mécomptes ; pour lui, la gargoulette et le transport dans l'eau qu'elle contient reste le seul moyen pratique entre les mains d'un porteur de confiance. Les gargoulettes peuvent faire six jours de route, soit deux cent soixante kilomètres, sans que la température contenue dans l'eau atteigne 30 degrés.

Bouffard a montré tout l'avantage que l'on peut tirer des bouteilles « thermos ». Dans ces récipients à double paroi, dont le

(1) Arnould, Histoire de la vaccination en Annam (*Ann. Hyg. et Méd. col.*, 1906, t. VII, p. 241).

(2) Massiou, La vaccine au Sénégal (*Ann. Hyg. et Méd. col.*, 1904, t. VII p. 17).

(3) De Goyon, Variole et vaccination dans le Haut-Oubanghi (*Ann. Hyg. et Méd col.*, 1904, t. VII, p. 117).

(4) Noc, Fonctionnement du service vaccinogène à Nouméa (*Ann. Hyg. et Méd. col.* 1904, t. VII, p. 69).

contenu est séparé de l'air ambiant par trois millimètres de vide, l'eau à 15° n'est encore qu'à 24° au bout de quarante-huit heures à l'étuve à 38°.

Bouffard put ainsi faire voyager de Paris à Bamako, sur le Niger, des souches vaccinales de l'Institut Pasteur de Lille et de l'Institut de vaccine animale de la rue Ballu. Les semences étaient encore virulentes au bout de trois mois. La quantité de glace dépensée en cours de route, pour maintenir dans le thermos une température de 20 à 25 degrés, fut minime. Mais ce mode de transfert, excellent pour le transport d'une pulpe vaccinale d'Europe aux Colonies, est inutilisable pour la distribution de la pulpe dans l'intérieur de la colonie. La glace fait en effet défaut dans la plupart des postes; elle est d'un prix très élevé; d'autre part, le soin d'alimenter en glace le thermos ne peut être confié à un porteur indigène inexpérimenté et peu soigneux.

Dupont (1) a repris l'étude expérimentale du « thermos », utilisé pour la conservation du vaccin dans les pays tropicaux. Au Soudan, où il a opéré, la température moyenne varie de 32 degrés en avril-mai à 23 degrés en décembre. En remplissant d'eau à 10 degrés sa bouteille frigorifique, le médecin notera, au bout de 24 heures, un réchauffement de 7 degrés en décembre, de 12 à 13 degrés pendant la saison chaude. L'emploi du thermos entraîne donc l'obligation de ramener chaque jour à la température de la veille l'eau qu'il renferme. Cet effet ne peut être obtenu ni par la glace, ni par l'azotate d'ammoniaque d'approvisionnement difficile. Mais le chlorhydrate d'ammoniaque remplit le même but, et il existe dans tous les bureaux de télégraphe des stocks considérables de ce sel, qu'on emploie pour charger les piles électriques. 80 grammes du produit ajoutés à 400 grammes d'eau dans un « thermos » d'un demi-litre abaissent de 10 degrés la température du milieu. Un autre sel, que l'on trouve maintenant dans les moindres postes de la brousse, est d'un maniement aussi facile. En ajoutant 100 grammes environ de sulfate de soude à 300 grammes d'eau du « thermos », celle-ci primitivement à 20 ou 25 degrés, est ramenée à 10 ou 12 degrés. Il est nécessaire que la saturation de l'eau soit complète. Il faut donc qu'il y ait un excès de sulfate de soude. Cet excès se dissoudra au fur et à mesure que la température du milieu augmentera, si la bouteille est fréquemment agitée. Quand le « thermos » doit rester au repos, Dupont indique un stratagème ingénieux. Les tubes de vaccin sont placés au fond de la bouteille et maintenus par un bouchon de papier chiffonné. L'eau est versée

(1) Dupont, De l'emploi de la bouteille « thermos » pour la conservation du vaccin dans les pays tropicaux (*Rev. Méd. et Hyg. trop.*, 1909, p. 12).

par-dessus, et on y ajoute les cristaux de sulfate de soude. Le vaccin se trouve ainsi dans du liquide constamment saturé.

VACCIN DESSÉCHÉ

Dès la première heure, la question de la conservation du vaccin jennérien et de son envoi au loin s'est posée. L'action nocive de la température sur le vaccin est d'autant plus sensible que ce dernier y reste soumis durant des périodes plus longues. Dans les immenses territoires de notre vaste empire africain les moyens de communication sont encore rudimentaires, le rôle des médecins vaccinateurs est des plus difficiles, et les plus attentionnés ont eu des déconvenues nombreuses.

Avant même l'usage de la vaccine animale, les opérateurs ont pensé à conserver la vaccine recueillie sur les pustules d'un de leurs patients pour en faire profiter les clients éloignés. C'est ainsi que furent essayés le transport par croûtes vaccinales, le dessèchement de la lymphe sur du linge, sur des fils employés à la manière de sétons, sur lancette, entre deux lames de verre lutées avec soin, sur pointes d'ivoire, épines, ou plumes d'oie.

Ces mêmes procédés, aussi imparfaits que peu sûrs, ont été employés pour la pulpe recueillie sur génisse dans les établissements de vaccine animale; les résultats furent très inconstants, pour ne pas dire absolument mauvais. Ils poussèrent les expérimentateurs à chercher une technique meilleure.

Frappoli, vers 1880, aurait été le premier à penser au dessèchement par le vide. De la pulpe fraîchement recueillie était placée, jusqu'à dessiccation, sous la cloche d'une machine pneumatique, à la pression de 10 à 15 millimètres de mercure. Le produit obtenu restait actif plus de cent jours.

Margotta, de Naples, crut bon, pour assurer la conservation, de réduire en fine poussière le vaccin ainsi desséché. Warlomont conseilla la mise en tubes simplement bouchés à l'ouate, le virus vaccinal ayant besoin, croyait-il, d'une certaine dose d'air et d'humidité, favorable à sa conservation. Reissner, de Darmstadt, se servit avec avantage d'un dessiccateur à acide sulfurique.

Les imitateurs de ces premiers expérimentateurs furent nombreux et à peu près tous les Instituts vaccinogènes s'ingénièrent à fabriquer du vaccin désséché. Nous ne mentionnerons que les dernières recherches effectuées.

En juillet 1909, Ch. Achalme et Mme Phisalix (1) ont fait connaître les bon résultats obtenus par un procédé de dessèchement

(1) P. Achalme et M. Phisalix, Contribution à l'étude de la conservation du vaccin dans les pays chauds (*Bull. Soc. Path. exotique*, 1909, t. II, p. 431).

de la pulpe vaccinale, expérimenté au laboratoire colonial du Muséum. Le produit brut fraîchement recueilli sur génisse est placé dans une assiette poreuse et desséché dans le vide, au moyen d'une trompe à eau, en présence d'acide sulfurique. La dessiccation doit être rapide et être complète en moins de 12 heures. La substance cassante et d'aspect corné obtenue n'est pas pulvérisée ; il y a intérêt à la laisser en gros fragments, qui sont répartis dans des tubes à essais. Ceux-ci sont scellés après obtention à leur intérieur d'un vide partiel.

Le vaccin sec ainsi préparé s'est montré parfaitement actif par inoculation aux génisses au bout d'un an d'étuve, à une température de 37 à 38°. On peut le soumettre impunément à des élévations thermiques que l'on n'a guère de chance de dépasser dans les pays tropicaux. Le produit ne commence à perdre de sa virulence qu'au-dessus de 41°. A 45°, l'altération n'est encore que peu sensible ; elle n'est complète qu'après un séjour d'une semaine à 57°.

L'usage de ce vaccin desséché est des plus simples. Très hygrométrique, il absorbe aisément la glycérine ou la solution physiologique stérilisée dans lesquelles on le place au moment de s'en servir. En quelques minutes la masse cornée se transforme en une pulpe dont la manipulation est facile.

P. H. Ross (1) a publié les résultats excellents qu'il a obtenus avec du vaccin désséché fabriqué à Nairobi dans l'Est africain britannique, d'après le procédé Achalme et Phisalix. Un tube du produit put traverser, sans qu'aucune précaution spéciale ait été prise, une des régions les plus chaudes de la colonie, et donner, cinq mois après,un pourcentage de succès de 91 0/0. Un autre échantillon, envoyé dans un poste où jamais n'était parvenue encore de la pulpe glycérinée active, donna 75 0/0 de succès. Enfin au bout de 14 mois à la température du laboratoire, la proportion des résultats positifs atteignit 78 0/0.

M. Leger (2), qui a expérimenté au Tonkin du vaccin desséché préparé à l'Institut de vaccine animale de la rue Ballu, d'après la méthode Achalme et Phisalix, a obtenu des résultats qui sont loin d'être comparables à ceux de Ross. Le vaccin desséché, préparé à Paris en janvier 1910, fut expérimenté en mars de la même année à l'Institut vaccinogène de Thai-Ha-Ap sur l'homme, le bufflon et le lapin

Trente-deux adultes furent inoculés par scarifications sur le bras gauche avec le vaccin sec, additionné de glycérine et broyé à la molette au moment de l'emploi, sur le bras droit avec la pulpe récoltée sur bufflon deux mois auparavant. L'inoculation ne fut

(1) P.-H. Ross, *Bull. Soc. Path. exotique*, 1911, t. IV, p. 283.
(2) M. Leger, *Bull. Soc. Path. exotique*, 1911, t. IV, p 286.

positive avec le vaccin sec que chez quatre des trente-deux sujets (soit 12 o/o), tandis que la proportion des succès avec le vaccin de Thai-Ha-Ap fut de 82 o/o (26 sur 32).

Sur buffle, tandis que les animaux témoins inoculés avec la pulpe fraîche présentèrent de superbes éruptions, ceux inoculés, d'après le même mode opératoire, avec le vaccin d'Achalme et Phisalix ne montrèrent qu'une éruption tout juste passable. La réaction, manifestement tardive dans son apparition, n'atteignit pas un complet développement ; la récolte fut très pauvre en lymphe.

Sur lapin, vacciné dos rasé par la méthode Calmette-Guérin, la réaction obtenue avec le vaccin sec fut également bien inférieure à celle obtenue par le vaccin de Thai-Ha-Ap.

A la Côte d'Ivoire, entre les mains de Sorel et Arlo (1) les expériences « n'ont pas été favorables » avec du vaccin desséché envoyé en 1910 par l'Institut de Vaccine animale de la rue Ballu et vraisemblablement fabriqué d'après la méthode Achalme et Phisalix. Deux enfants seulement sur sept réagirent. La récolte sur deux génisses fut maigre.

La poudre vaccinale de la rue Ballu a donné à Heckenroth (2), dans la Haute Sangha, un mois et demi après son départ de France, 88 p. 100 de succès. Après trois mois et demi, il obtenait encore 25 o/o, et après quatre mois, 15 o/o de succès. Une pulpe glycérinée obtenue sur place lui donnait 90 à 97 o/o de succès.

Kérandel, dans le Haut-Logone, fit usage de la poudre desséchée de la rue Ballu et vaccina avec un pourcentage de succès de 15 o/o ; la pulpe importée de France ne lui donnait plus aucun succès (d'après M. Cartron) (3).

En même temps qu'Achalme et Phisalix, L. Camus (4), chef technique de l'Institut supérieur de Vaccine, a étudié le moyen de remédier à l'atténuation de virulence qu'apporte la dessiccation du vaccin, en améliorant les conditions dans lesquelles celle-ci est effectuée. Deux causes d'altération seraient à incriminer : la durée de l'opération et la température à laquelle elle a lieu.

Pour réaliser une évaporation très rapide, l'auteur étale la pulpe en lame mince dans une cloche à vide, au-dessus d'une large nappe d'acide sulfurique. Il opère à l'abri de la lumière et dans une pièce à 15 degrés. Pour faciliter la mise en suspension du vaccin au moment de l'emploi, L. Camus fait précéder la dessiccation d'un broyage de la pulpe avec une solution de

(1) SOREL et ARLO, La vaccine à la Côte d'Ivoire (*Ann. Hyg. et Méd. col.*, 1912, t. XV, p. 32).

(2) HECKENROTH, La vaccine dans la Haute Sangha (*Ann. Hyg. et Méd. col*, 1909, t. XII, 402).

(3) M. CARTRON, Thèse Bordeaux, déc. 1913.

(4) L. CAMUS, Quelques modifications à la préparation et à la conservation du vaccin sec (*C. R. Soc. Biologie*, 1908, t. LXVIII, p. 626).

gomme du Sénégal à 10 o/o, suivi d'un tamisage soigné. Le vaccin desséché obtenu est recueilli dans des tubes scellés à la lampe; après y avoir fait le vide; les altérations dues aux variations ultérieures de l'état hygrométrique sont ainsi évitées.

Joyeux (1), médecin de l'assistance indigène à Kan-Kan (Haute-Guinée), a expérimenté ce vaccin sec, qui, après un voyage de trente jours en pleine saison chaude, donna un pourcentage de succès de 89,47. Un mois plus tard, 71 o/o des nouvelles inoculations, faites avec le même produit, furent encore positives, en rangeant dans ce nombre les cas où il y eut immunité à la suite de réinoculation par pulpe fraîche et éprouvée. Mais notre confrère colonial fait remarquer que, chez un grand nombre de sujets, il obtint non la pustule classique, mais une simple papule avec pustulette centrale. Sur génisse, le vaccin de Camus s'est montré actif, mais insuffisant pour la récolte en vue de nouveaux passages sur animaux: les pustules étaient de volume réduit, parfois tout à fait avortées.

En 1911, L. Camus (2) a perfectionné sa technique. La dessiccation de la pulpe est complétée en présence d'acide phosphorique et un appareil à condensation à air liquide est placé au voisinage de la trompe à mercure. Le produit obtenu, après trois mois d'étuve à 37°5, est encore virulent; les pustules obtenues sur génisse commencent cependant à être moins belles et sont incomplètes.

Sorel et Arlo (3) ont étudié, à la Côte d'Ivoire, ce nouveau vaccin sec de Camus. Trois envois successifs leur ont été faits. Le premier comprenait trois tubes. L'un, employé dès l'arrivée par la poste à Bassam, donna 97 o/o de succès. Les deux autres furent expédiés, immergés dans de l'eau, à trois cent cinquante kilomètres dans l'intérieur des terres; ils servirent à inoculer à Bouaké des enfants en bas-âge qui tous réagirent et des animaux, génisses et ânes, qui présentèrent de belles pustules. Le deuxième envoi, expédié directement à Bouaké, arriva en l'absence du médecin, et fut livré pendant dix-neuf jours, sans aucune précaution, à un porteur nègre, avant d'arriver à destination; le produit donna sur génisse une éruption satisfaisante. Le troisième échantillon, transporté de Paris à Bassam dans une malle de cabine, servit à vacciner un millier de sujets des différents points de la colonie avec des pourcentages de succès variant de 66 à 88.

(1) Joyeux, Vaccination antivariolique aux pays chauds avec de la lymphe desséchée (*C. R. Soc. Biologie*, 1909, p. 624).

(2) L. Camus, Comment avoir du vaccin pur et actif ? Vaccin glycériné et vaccin sec (*Paris médical*, 1912, n° 49, p. 538).

(3) Sorel et Arlo, Essais à la Côte d'Ivoire du vaccin sec de l'Académie de Médecine de Paris (*Rev. Méd. et Hyg. trop.*, 1912, n°2, p. 126).

Ringenbach (1) au Moyen-Congo utilisa en juin 1912 un vaccin en poudre provenant de l'office vaccinogène central de l'Etat belge à Bruxelles. Il était vieux de cinq mois quand il fut employé en additionnant à 25 cgr. de poudre de vaccin (dose pour 100 vaccinations), 1 gr. d'eau stérile et 2 gr. de glycérine, chimiquement pure. Le pourcentage de réussite fut de 32 o/o.

Le vaccin desséché, celui d'Achalme et Phisalix comme celui de Camus, présente donc une résistance incontestable à la chaleur que n'a pas la pulpe glycérinée ; mais il exige une série de manipulations assez délicates qui rendront longtemps encore sa préparation difficile dans la plupart de nos colonies ; s'il n'a pas toujours donné d'excellents résultats, entre les mains de certains médecins coloniaux, son emploi mérite d'être étudié.

Répin, en 1910, a signalé un autre procédé de conservation du vaccin qui n'est pas basé sur la dessiccation (2). Ce procédé n'a pas encore été essayé aux Colonies. En mettant dans un vase clos de la pulpe vaccinale et un corps réducteur, on augmente considérablement la durée de l'activité du virus. La simple soustraction de l'oxygène ne suffit pas. La présence en permanence d'un réducteur, et d'un réducteur à l'état dissous et non pulvérulent, est indispensable. Répin, qui a essayé divers produits, donne la préférence au mélange à parties égales de tyrosine et de tyrosinase (préparée par macération glycérinée de champignons de la famille des Russules), mélange que l'on ajoute à trois parties de pulpe vaccinale.

Le vaccin desséché a donné d'excellents résultats au Cameroun pendant toute l'année 1917 entre les mains de tous les médecins qui l'ont utilisé dans de nombreux postes, soit pour ensemencer des génisses, soit pour vacciner directement.

Des comprimés venant de la rue Ballu furent envoyés à l'intérieur du pays à grande distance et n'y furent reçus que plus d'un mois après le départ de la côte.

Sans autre protection que leur caissette de bois placée dans une cantine ordinaire à médicaments, les tubes renfermant le vaccin sec furent transportés sans précaution et furent expérimentalement exposés à toutes les intempéries et souvent, par de longues étapes, aux plus fortes températures. Des thermomètres placés dans les caisses à vaccin donnèrent parfois 50°. A Garoua, les tubes restèrent continuellement sur une table, sans surveillance spéciale, à une température moyenne de 36° à 38°. Ce vaccin sec donna cependant dans des séances de vaccination, *du*

(1) RINGENBACH, Emploi du vaccin sec en Afrique équatoriale française (Moyen-Congo) (*Soc. de Path. exotique*, janv. 1914, p. 17).

(2) REPIN, Un procédé de conservation du vaccin (*Bull. Soc. Path. exotique*, 1910, t. III, p. 159).

26 au 30 juin, soit après plus de quatre mois de séjour colonial, 85, 8 o/o de succès.

Un comprimé, mis en réserve, donnait encore (à onze journées de marche) fin septembre (soit après sept mois de séjour colonial) 80 o/o de succès sur primo-vaccinés et 38 o/o sur revaccinés.

***

Au Cameroun, nous recueillons le vaccin ensemencé sur génisse en deux temps.

La limite de trois fois et demi vingt-quatre heures et au plus tard quatre jours est celle qui semble convenir le mieux pour la première récolte. Douze heures ou vingt-quatre après cette première récolte,on en recommence une seconde et celle-ci donne parfois un matériel vaccinal aussi abondant que le premier.

Les deux récoltes sont mélangées ensemble avec partie égale de glycérine et subissent ensuite la même série de préparation.

Le Docteur Rousseau, à Douala, a pu même obtenir trois récoltes :

23 janvier après-midi, ensemencement d'une génisse d'un an et demi.

27 janvier au matin, soit trois jours, et dix-huit heures après l'ensemencement, première récolte de 20 grammes de virus vaccinal.

28 janvier, vingt-quatre heures après la première récolte, on constate que toutes les pustules et scarifications de la veille permettent de faire une deuxième récolte qui atteint 22 grammes de matériel vaccinal.

29 janvier, vingt-quatre heures après la deuxième récolte, soit cinq jours et dix-huit heures après l'ensemeneement, quelques pustules isolées très jolies et quelques scarifications déjà deux fois raclées fournissent encore 5 grammes de matériel.

A chaque récolte, le matériel recueilli a été recouvert de son poids de glycérine et mis à la glacière ; puis les trois récoltes ont été triturées ensemble avec une nouvelle quantité de glycérine et réparties en tubes.

Ce vaccin, conservé à la glacière et en thermos, utilisé un mois et demi après, a donné 72 o/o de succès en moyenne chez les primo-vaccinés.

UTILISATION DU VACCIN JENNÉRIEN

TECHNIQUE OPÉRATOIRE

Instrumentation. — Tous les procédés qui, observant une prescription rigoureuse de l'asepsie, ouvrent une porte d'entrée suffisante au vaccin et emploient celui-ci libéralement sont bons.

Les chances de succès sont en raison directe non seulement de la qualité du virus, mais aussi de sa quantité. Même avec des virus faibles on peut obtenir une proportion suffisante de succès, en usant généreusement de la pulpe.

D'habitude, on ménage au virus trois entrées, réparties sur un bras, par piqûres, ou mieux par scarifications. A ce dernier procédé, que nous considérons comme un procédé de choix, certains médecins militaires cherchent à substituer la vaccination par « grattage ».

Quel est le matériel nécessaire? — Les différentes lancettes à grain d'orge ou à grain d'avoine tiennent moins bien dans la main que les plumes montées. Celles-ci sont peu coupantes et d'un emploi très pratique. Le vaccinostyle Maréchal est particulièrement à recommander. La lancette de Chambon à double face triangulaire, montée sur manche long et fixe, réunit aussi toutes les qualités. Le vaccinogriffe Isambert, constitué par une fourche en acier dont les pointes portent deux petites griffes très tranchantes, a l'avantage de limiter la pénétration dans le derme, et de rendre impossibles les petites hémorragies post-opératoires, toujours préjudiciables au succès de l'inoculation ; mais, très flexible et ne pouvant être adapté à un porte-plume ordinaire, l'instrument est mal en main. Il nécessite l'étalement dans le verre de montre d'une assez grande quantité de vaccin ; il faut chaque fois vérifier que les deux griffes se sont enduites de pulpe. Il est très difficile à nettoyer et en particulier à essuyer à cause des petites griffes, et, d'autre part, son prix, relativement élevé, rend impossible de consacrer un vaccinogriffe par sujet inoculé.

Pour conserver les vaccinostyles Maréchal ou les vaccinogriffes Isambert, on les placera dans un flacon à large ouverture rempli d'une solution de borate de soude à 2 p. 100.

En plus des vaccinostyles, on préparera :

1° Un récipient dans lequel on entretiendra une certaine quantité d'eau en ébullition. et une lampe à alcool ;

2° Des compresses en toile ou en coton ;

3° De l'eau bouillie ;

4° Un verre de montre et un cristallisoir ;

5° Une cloche ou un verre large ;

6° Un mortier avec pilon.

Distribution du Travail. — Il serait oiseux d'insister sur l'utilité d'un service d'ordre bien fait, quand on doit voir défiler devant soi 1.200 ou 1.500 sujets, et que l'on opère en dehors d'un Institut, en un point quelconque de la brousse.

La région à inoculer gagnera à être lavée à l'eau et au savon, sans aucun antiseptique, avant l'arrivée du médecin, et les indigènes seront classés, si possible, en trois groupes : « sujets déjà vaccinés avec succès », « sujets déjà vaccinés, mais sans succès », et « sujets jamais vaccinés ». Les totaux seront notés sur un registre.

Ces mesures, si simples à observer dans les petites agglomérations, sont souvent très difficiles à réaliser en cas de tournée rapide dans des pays peuplés comme l'Indochine. On devra se contenter le plus souvent de réunir les sujets, villages par villages, et de les retenir en des emplacements déterminés par des barrières ou par des cordes. Ils seront triés « en sujets déjà vaccinés » et « en sujets non vaccinés ».

Arnould a indiqué, avec un soin minutieux, les mesures prises pour imprimer à chaque séance une marche parfaitement régulière et ordonnée. Il conseille de travailler selon une méthode immuable, réglementée dans ses moindres lignes. On doit dresser, une fois pour toutes, les aides, les auxiliaires, l'infirmier, l'interprète aux menus détails d'exécution d'un service, qui se répète de la même façon les jours suivants.

Le médecin a en effet besoin d'un personnel fixe et d'aides nombreux pour faire respecter les consignes, pour préparer l'eau bouillante, nettoyer les lancettes, procéder au pointage des primo-vaccinés et des revaccinés.

L'opérateur disposera une grande compresse sur une table quelconque ou sur une cantine, sous une paillote ou en plein air, mais à l'ombre et à l'abri du vent. A la portée du bras droit, il placera ses vaccinostyles (une vingtaine environ) ou des lancettes, en une rangée et à un centimètre les uns des autres, ainsi que le verre de montre contenant le vaccin et recouvert par une cloche en verre.

Les tubes de vaccin appelés à être consommés pendant la séance seront préservés de la trop forte lumière sous un linge mouillé qui les maintiendra également à une température relativement faible.

Les sujets se présenteront en file indienne, le bras gauche nu. Un vaccinostyle chargé suffisamment sert pour faire les trois scarifications à la même personne. Il n'est pas indispensable de monter les plumes sur un manche.

L'opérateur soulève la cloche de verre de la main gauche et charge une quantité suffisante de pulpe avec sa plume, puis vaccine.

Un auxiliaire intelligent prend au fur à mesure qu'ils ont servi les vaccinostyles que l'opérateur jette sur une compresse et les essuie, les flambe, ou les plonge dans l'eau bouillante (un aide doit veiller au maintien de l'ébullition constante), puis les installe en une seconde rangée, parallèle à celle qui est en voie d'utilisation. Cette façon d'agir laisse le temps nécessaire au refroidissement du métal.

Cent cinquante à cent-quatre-vingts et même deux cents vaccinations peuvent être faites à l'heure, en utilisant ce système.

Vaccin à employer. — C'est le vaccin pris directement sur la génisse qui donne le plus de succès, et on emploie cette méthode dans certains centres vaccinogènes.

La vaccination de bras à bras a donné de magnifiques résultats, en particulier à Salanoue-Ipin (1) au Soudan en 1901, mais elle ne laisse pas d'être dangereuse dans les pays où la lèpre est fréquente et la syphilis fort répandue.

D'ailleurs, dans certaines contrées, les Indigènes ne l'acceptent pas. Pujol (cité par Hervieux) (2) explique cette répulsion qu'il a constatée à Nossi-Bé par la coutume dite de la *fratrida*. Lorsque deux Indigènes, unis par des sentiments d'amitié, veulent devenir frères de sang, ils se font une légère incision à l'avant-bras et boivent mutuellement leur sang, ou bien mettent en contact la surface des deux plaies. Ce serait pour éviter de devenir frères du sang avec les vaccinés que les indigènes de Nossi-Bé ne voulaient ni se laisser vacciner ni servir de vaccinifères.

La vaccination avec le vaccin animal est à recommander.

Rappelons ici que c'est à Chambon que nous devons en France l'introduction de la vaccine animale qui était déjà employée à Naples en 1804. C'est en 1864 qu'il fonda à Paris l'Institut de vaccine animale de la rue Ballu.

Choix de la Région. — On préfèrera les régions du corps les plus faciles à découvrir, à tenir propres et à soigner.

La face postéro-externe de l'extrémité supérieure du bras gauche (région deltoïdienne et région latérale externe) est le lieu d'élection.

On formera soit en forme d'I trois points distants de trois à quatre centimètres ⁝ ,soit en forme de V deux points supérieurs,

(1) Salanoue-Ipin, La vaccine au Soudan (*Ann. Hyg. et Méd. col.*, 1903, t. VI, p. 182).
(2) Hervieux, *Bull. Ac. Médecine*, 1890, t. XXIII, p. 341.

un point inférieur ∴ soit en forme de G deux points superposés, un médian, deux en dehors ∴ Il est important d'espacer suffisamment les points d'inoculation, au moins un travers de doigt chez le noir, pour éviter que les régions enflammées autour de chaque pustule ne soient en contact les unes avec les autres.

On sait qu'en Europe, dans les familles aisées, on demande au médecin de vacciner les petites filles à la cuisse pour qu'elles puissent présenter plus tard, dans les soirées mondaines, des bras d'une blancheur immaculée et sans trace de cicatrice. Le médecin colonial n'a pas, jusqu'à présent, à tenir compte du sexe de l'enfant qu'on lui présente.

Précautions opératoires. — Elles visent l'opération, l'opéré, l'instrumentation.

Nous avons déjà parlé de l'instrumentation. En ce qui concerne l'opération, il suffit de rappeler que la vaccination est une véritable petite intervention chirurgicale et que la pointe de la lancette peut servir de porte d'entrée à des affections microbiennes plus ou moins graves.

Vis-à-vis l'opéré, on ne peut que diminuer les chances d'accidents suppuratifs : la malpropreté corporelle des indigènes, la saleté des vêtements rendront toujours possible la contamination des petites plaies d'entrée du vaccin.

Le lavage du bras est à conseiller, mais ne sera pas applicable dans tous les cas. L'eau bouillie et l'alcool seront seuls employés à l'exclusion de toute solution antiseptique. Le bras lavé sera essuyé avec un linge fin. Il ne faudra jamais que les frictions soient trop rudes, car la congestion cutanée favoriserait la production d'hémorragies capillaires, ce qui diminuerait les chances d'absorption du virus.

Procédés de vaccination. — L'opérateur saisit le bras avec la main gauche passée sous l'aisselle. Il serre fortement avec le pouce et les autres doigts la peau sur laquelle avec la main droite il va inoculer le vaccin. Le vaccin tout préparé, retiré du tube, puis trituré dans un mortier dans le cas où il n'est pas homogène, est mis dans un verre de montre. On charge la pointe de la lancette ou du vaccinostyle. Si on procède par piqûres, on fait entrer l'instrument obliquement et non perpendiculairement à la surface de la peau. On retire en imprimant un léger mouvement d'élévation et de latéralité à la fois. Par scarifications, on pratique des incisions de trois à cinq millimètres de longueur, en coupant avec le tranchant de la plume imprégné de pulpe. La petite plaie, qui ne doit saigner que peu ou pas du tout, s'entr'ouvre du fait de la pression exercée par la main gauche sur la peau.

Il arrive parfois qu'au moment de la troisième scarification le vaccinostyle est dépourvu de vaccin, la plus grande partie du virus étant restée sur la première. On peut reprendre le vaccin en excès et le porter sur la troisième scarification, mais jamais on ne retrempera sa plume souillée dans le verre de montre contenant la provision de pulpe.

Somme toute, on s'attachera à opérer rapidement en introduisant le virus dans l'épaisseur de la peau et sans faire saigner les téguments.

Soins consécutifs. — On laisse sécher *à l'ombre*, à l'abri des poussières pendant quinze à vingt minutes, les points de vaccination et on recommandera aux parents d'empêcher les enfants de s'essuyer. Ainsi les jeunes enfants en pays noir sont portés sur le dos de leur mère, maintenus par une pièce d'étoffe, par un pagne, ou par une peau de mouton qui ne leur laisse libre que la tête. Beaucoup trop souvent, dès la scarification faite, les mères remettent l'enfant à sa place primitive et enlèvent ainsi très facilement le vaccin déposé.

On préviendra que l'on doit éviter les excoriations et l'enlèvement de la croûte au moment de la formation de la pustule.

S'il y a inflammation et ulcération, on pansera à l'eau boriquée, à l'eau bouillie, et surtout à la vaseline.

Epoques où l'on doit vacciner. — C'est la vaccination de l'enfant âgé de six semaines à deux mois qui est à recommander, mais en cas d'épidémie, on vaccinera même les nouveau-nés.

Aux colonies, l'immunité est en général de moins longue durée qu'en Europe, et nous consacrons une étude à cette question. Il est indiqué de pratiquer de nombreuses revaccinations et de les répéter suivant les races tous les dix ans, et même tous les cinq à six ans.

En France, il est absolument indifférent de vacciner en n'importe quelle saison. Aux Colonies, il y a plus de soixante-cinq ans, Catel, médecin du Sénégal, signalait déjà que les chaleurs trop élevées faisaient communément échouer la vaccine dans cette colonie. Henri Girard, en 1889, mentionne la rareté du succès pendant l'hivernage. Azéma a constaté également ce fait à la Réunion ; mais pour lui la chaleur sèche ne suffit pas à produire ce fâcheux résultat : « Il serait plus constant lorsque les qualités thermo-hygrométriques de l'atmosphère sont poussées à leur maximum, ce qui est la caractéristique de l'hivernage : d'où l'indication de n'opérer qu'au cours de la bonne saison. »

L'action stérilisante des rayons solaires sur la pulpe vaccinale est indéniable. On connaît l'ardeur du soleil dans les pays tropicaux et tous les vaccinateurs sans exception prennent la précaution, aux colonies, non seulement d'opérer de préférence durant les saisons les plus froides, mais aussi aux heures les moins chaudes de la journée.

C'est le matin et le soir, au lever et au coucher du soleil, qu'il est indiqué de pratiquer la vaccination : les heures matinales conviennent le mieux car, aux colonies, le crépuscule est toujours de durée très courte.

La chaleur solaire n'est pas seule à mettre en cause. La vivacité de la lumière semble avoir aussi une action néfaste et on fera son possible pour s'en garantir. Au cours d'une de nos tournées en Guinée, à Toumba, la séance commencée par un temps ensoleillé fut interrompue par la pluie et continuée immédiatement après, le temps restant sombre. Dans des conditions identiques d'opération, les enfants vaccinés les premiers donnèrent des résultats inférieurs à ceux qui furent ensuite inoculés (G. Martin).

D'autres influences, encore mal connues, sont sans doute à incriminer. C'est ainsi qu'en pays annamite on a coutume de prodiguer les couvertures et tentures rouges autour du médecin vaccinateur, si bien que les rayons solaires sont littéralement imprégnés de cette couleur. Or, certains estiment que la lumière rouge est nuisible au développement des pustules varioliques et Arnould a émis l'idée qu'elle exerce une influence inhibitrice sur l'éruption vaccinale.

Rouffiandis pense que le vaccin est d'autant plus prompt à s'altérer que le potentiel électrique de l'atmosphère est plus élevé. Il a remarqué que les inoculations faites au Laos dans la période de l'année, où des orages violents avec tension électrique excessive se déchaînent journellement sur le pays, donnent un pourcentage très inférieur à celui qui est enregistré aux époques où, à égalité de température, il n'y a pas de perturbations atmosphériques.

Kelsch a fait des remarques analogues à l'Institut supérieur de Vaccine : les pustules vaccinales de belle appparence se dessèchent très rapidement sous l'influence d'un orage et ne donnent presque plus rien à la récolte.

RÉACTIONS VACCINALES CHEZ L'HOMME

L'organisme humain réagit à l'inoculation vaccinale par des symptômes locaux et des phénomènes généraux, différents suivant que l'on a affaire, d'une part a un primovacciné, d'autre part à un revacciné ou à un variolé.

Réaction locale chez le primovacciné. — *L'éruption vaccinale* passe par quatre phases généralement faciles à distinguer.

La *période d'incubation* dure deux à trois jours. On ne distingue alors qu'une très légère élevure au niveau de l'insertion vaccinale, comme s'il s'agissait d'une piqûre d'insecte; d'autres fois, on peut noter de la rougeur faisant penser à de l'urticaire.

A la fin du troisième jour ou au début du quatrième, se dessine au point d'inoculation une papule rouge. Le lendemain, celle-ci, augmentant de volume, devient un bouton aplati, arrondi ou allongé, suivant que l'inoculation a eu lieu par piqûre ou scarification. L'élément grossit encore le jour suivant, et le 7e jour il a atteint son plein développement. On a alors une pustule, large de 6 à 8 millimètres, à surface un peu grenue, franchement ombiliquée au centre, de couleur violacée avec reflets gris d'argent. Sa périphérie a un aspect nacré (zone lymphogène de Longet). Elle repose sur une base indurée et est entourée d'une aréole rouge, de grandeur variable; en l'éraillant on en fait sourdre un liquide clair et filant, la lymphe vaccinale.

La *période d'éruption*, commencée le quatrième jour, prend fin le huitième.

La *période de maturation* lui fait suite. La lymphe prend un aspect louche, puis devint opalescente. La pustule se déforme; distendue, elle laisse suinter un peu de son contenu. L'aréole rouge s'étend. L'induration devient plus diffuse. Les ganglions voisins se prennent. Il y a, en somme, transformation purulente de la pustule vaccinale.

La *période de dessiccation* commence d'ordinaire le onzième jour. La pustule flétrie s'affaisse; les phénomènes inflammatoires se dissipent. Il se forme une croûte qui, d'abord centrale, gagne peu à peu la périphérie ; celle-ci devient de plus en plus dure et tombe du vingtième au trentième jour. Il reste une cicatrice gonflée, de volume variable, suivant la diminution de l'inoculation. Cette cicatrice, d'abord brunâtre, prend un aspect blanchâtre, ressemblant à une cicatrice de brûlure. Elle peut persister toute la vie.

Réaction locale chez les revaccinés et les variolés. — La première vaccination chez un sujet neuf revêt un type presque toujours le même. Il en est tout autrement des revaccinations ou des inoculations chez les variolés, et les efflorescences obtenues sont souvent, encore maintenant, méconnues par un grand nombre de praticiens.

Dès 1848, Bousquet affirme que la « fausse vaccine » reconnaît la même cause que la vraie ; il ne se produit qu'un « effet avorté » parce que le virus « rencontre des obstacles qui le font dévier de sa route ». En 1893, à la tribune de l'Académie de Médecine, Hervieux s'élève avec véhémence contre l'interprétation de fausse vaccine accordée aux réactions frustes de la vaccination (vaccinoïde, vaccinelle). Kelsch, Camus et Tanon (1), en 1909, insistent sur la signification à attribuer aux réactions revaccinales et en font une étude complète de nature à convaincre les plus obstinés.

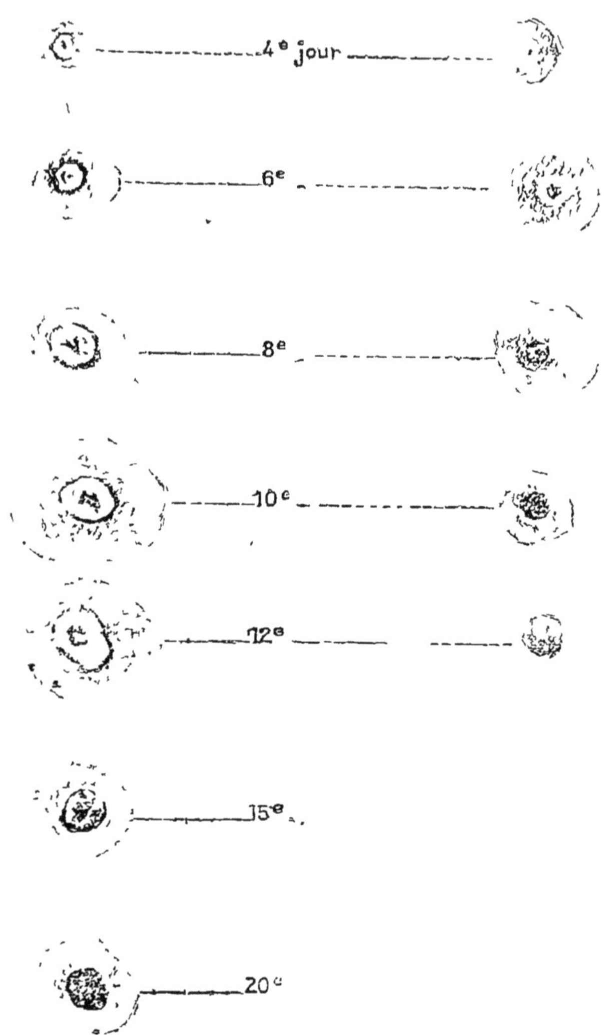

Fig. 169. — Evolution de la *vaccine normale* (1re colonne) et d'une *vaccine modifiée* (2e colonne) chez l'homme (d'après Fasquelle, 1906).

Le caractère général de l'éruption chez les revaccinés est d'être précoce, écourtée, fugitive.

S'il se produit parfois des pustules typiques, identiques à celles relevées chez les jeunes sujets, on a le plus souvent une éruption bâtarde dont il faut néanmoins connaître les diverses modalités.

(1) Kelsch, Camus et Tanon, Des réactions revaccinales et de leur signification (*Bull. Acad. Médecine*, 20 avril 1909).

Parfois ne se manifeste qu'un nodule à peine perceptible au doigt, une macule rouge, prurigineuse et ressemblant à une plaque d'urticaire. Apparue au bout de vingt à trente heures, elle ne persiste qu'un jour ou deux.

Souvent, se voit une papule rosée, arrondie ou plate, avec auréole rouge à peine visible. Précoce dans sa venue, elle n'a qu'une durée éphémère.

Dans d'autres cas, il s'agit d'une papulo-vésicule (type furonculeux de Layet) avec ou sans ombilication. Au complet développement, le troisième jour de l'inoculation, l'élément qui s'est couvert de croûtes, n'est guère plus visible aux huitième ou dixième jours et ne laisse, chez la plupart des sujets, aucune cicatrice.

Toutes ces manifestations d'activité du virus mettent à l'abri d'une atteinte de variole les sujets qui en ont été porteurs. Il s'agit de vaccine vraie et non de fausse vaccine. Hervieux, inoculant à de très jeunes enfants le contenu de vaccinelles, produisit des éruptions vaccinales classiques. Lemoine obtint quarante et une fois sur quarante-huit du vaccin légitime en portant sur génisses le produit de grattage de papules vaccinoïdes à peine ébauchées. Kelsch, Camus et Tanon reconnurent le bien-fondé de ces expériences. De plus, ils ont montré que les réactions ne sont pas déterminées par des microbes adventices du vaccin : en inoculant des vaccins actifs, quoique rendus amicrobiens par le vieillissement, ils ont eu constamment des papules ou des papulo-vésicules. Ils ont aussi prouvé qu'il ne s'agit pas de l'action de microbes apportés par les vêtements souillés : ils ont inoculé au même sujet sur un bras de la pulpe vaccinale, sur l'autre de la glycérine pure; de ce côté-là ils n'ont jamais constaté de phénomène inflammatoire rappelant une des modalités de la vaccination.

Il importe donc, dans les statistiques de ne plus, comme anciennement, classer les résultats simplement en *positifs* et *négatifs*, et le terme *douteux* doit disparaître. Dans l'annexe de la Circulaire ministérielle du 25 janvier 1907, la classification de Kelsch est adoptée : les lésions observées sont groupées sous les rubriques : pustules, papulo-vésicules, papules, macules.

Quelle est l'explication de ces réactions bâtardes de la revaccination? L'organisme du primo-vacciné réagit par la formation d'anticorps. Ceux-ci subsistent plus ou moins longtemps en s'épuisant progressivement. La revaccination provoque une nouvelle et prompte poussée d'anticorps, qui ont vite raison du microbe spécifique. Nous nous expliquerons plus loin, à propos de la question de l'immunité vaccinale.

Phénomènes généraux chez les vaccinés et les revaccinés.

— Les phénomènes généraux accompagnant l'éruption vaccinale sont plus ou moins marqués suivant les sujets.

Chez les primo-vaccinés, il existe, dans la grande majorité des cas, une véritable *fièvre vaccinale*. Elle apparaît d'ordinaire le cinquième ou le sixième jour et persiste quarante-huit ou soixante-douze heures. Le type en est rémittent, le maximum atteignant 38°5 ou 39°, rarement 40°. Cet état fébrile s'accompagne d'anorexie, d'embarras gastrique, de diarrhée chez les nourrissons. Des convulsions ont été relatées chez des jeunes enfants. Il n'y a aucune corrélation entre les phénomènes généraux et le nombre ou la dimension des pustules vaccinales.

Chez les revaccinés, les phénomènes généraux sont pour ainsi dire nuls. La fièvre manque le plus généralement. Il n'y a qu'un simple malaise, entretenu par la gêne apportée aux mouvements du bras lorsque les ganglions axillaires sont enflammés.

La vaccination s'accompagne d'une leucocytose plus ou moins marquée avec prédominance des mononucléaires. Chez des enfants de moins de douze mois, Enriquez et Sicard (1) ont compté de 12.000 à 18.000 globules blancs par millimètre cube; l'augmentation portait surtout sur les mononucléaires moyens et petits (60 à 70 o/o). La leucocytose apparaît au cinquième jour de la vaccination, présente une courbe maxima au moment de la pustulation et revient à la normale vers le quinzième jour. Les adultes revaccinés ne réagissent que par une leucocytose légère. J. Courmont et V. Montagard (2) ont fait des constatations analogues.

ANOMALIES DE LA VACCINE. — L'éruption vaccinale n'évolue pas toujours, chez le sujet vierge de toute inoculation antérieure, avec la régularité que nous avons décrite. Il existe des cas (3) non douteux de *vaccine latente*. La période d'incubation peut se prolonger bien au delà de trois jours. Bousquet cite nombre d'exemples où le bouton n'a commencé à poindre que du septième au quinzième jour. On a noté des cas encore plus tardifs, l'incubation atteignant un mois.

On constate parfois une incubation différente pour des inoculations simultanées. Sur huit piqûres faites le même jour à un enfant de un an, Wichen raconte avoir obtenu trois boutons qui apparurent le douzième jour et arrivèrent à maturité le quinzième. Frébault (cité par Bousquet) aurait vu évoluer une vaccine normalement, puis à la période de cicatrisation « renaître pour ainsi dire de ses cendres » et évoluer comme la première fois. Il s'agit peut-être d'un cas de réinoculation par grattage.

L'observation de Pinth (1882), dans laquelle l'évolution vacci-

(1) ENRIQUEZ et SICARD, *C.R. Soc. Biologie*, 1900, t. LII, p. 1011.
(2) J. COURMONT et MONTAGARD, *J. Phys et Path gen.*, 1901, p. 63.
(3) E. LONGET, Vaccine, Article du *Diction. encycl. des Sc. médicales*.

nale se produisit dix mois après la première inoculation, à l'occasion d'une deuxième vaccination, peut être interprétée différemment. Il s'agit sans doute d'un cas de *Vaccina sine vaccinis* avec phénomène de Jacobson (1), c'est-à-dire apparition d'une nouvelle éruption au niveau des points d'inoculation anciens.

La *vaccine sans éruption*, quoique exceptionnelle, existe cependant. Tréluyer, à Nantes, observe l'absence de boutons chez soixante sujets qu'il avait inoculés, mais qui présentèrent tous vers le huitième jour la fièvre vaccinale habituelle avec céphalalgie et frissons. Ces sujets étaient immunisés; ils purent être revaccinés ou même variolisés sans succès.

On peut admettre que le virus a pénétré de façon directe dans l'organisme. Certaines expériences peuvent l'expliquer. Aimé Martin (1891), détruisant par le caustique de Vienne les points d'inoculation du vaccin avant l'apparition des boutons, a constaté que l'immunité ne s'en était pas moins produite. Maurice Raynaud (1879), vingt-six heures après la vaccination, put exciser chez un veau des rondelles de peau au niveau des points d'inoculation et constata l'immunité de l'animal malgré l'absence de pustule vaccinale.

On appelle enfin *vaccine généralisée spontanée* une éruption de boutons vaccinaux plus ou moins nombreux, évoluant sur tout le corps, accompagnée de symptômes généraux intenses qui peuvent être graves. On a une vraie *fièvre éruptive vaccinale*, comparable à l'éruption secondaire consécutive à l'inoculation de la variole. Elle est à séparer des cas de généralisation due à de l'auto-inoculation, telle qu'on l'observe chez des enfants peu surveillés et atteints d'affections cutanées prurigineuses.

L'éruption dans la vaccine généralisée spontanée peut être discrète, cohérente, voire même confluente. Les éléments éruptifs apparaissent en même temps que les premiers boutons d'inoculation ou secondairement, lorsque ceux-ci ont acquis leur plein développement. Ils sont tous au même stade, ce qui distingue de la vaccine généralisée par auto-inoculation la vaccine généralisée spontanée. Leur ressemblance avec des pustules varioligènes est très grande et le diagnostic différentiel est des plus difficiles, impossible même, si l'on traverse une période où la variole est épidémique. L'éruption s'efface du quinzième au seizième jour, laissant des cicatrices insignifiantes.

La vaccine généralisée ne se produit généralement qu'à la suite d'inoculation pratiquée avec un vaccin essentiellement actif. L'inoculation des pustules donne lieu à des évolutions régulières de vaccine.

(1) JACOBSON, *C. R. Soc. Biologie*, 22 févr. 1907 et *Semaine médicale*, 1908, p. 107.

La vaccine généralisée est signalée assez fréquemment par les médecins aux colonies, mais les observations ne sont pas le plus souvent précises et l'on ne peut pas toujours éliminer la généralisation par auto-inoculation.

On observe aussi parfois des *dermatoses* suscitées par la vaccination mais qui ne peuvent transmettre la vaccine par inoculation. La prédisposition individuelle due à des diathèses latentes exerce certainement l'influence la plus grande sur leur développement. D'après Hervieux, elles auraient pour caractères essentiels d'apparaître en pleine évolution vaccinale (du neuvième au onzième jour), qui n'est aucunement troublée. Trousseau pense qu'elles sont déterminées par la circulation, au moment de la « maturation » du vaccin, de substances toxiques.

Il s'agit le plus souvent d'un rash revêtant l'aspect érythémateux, morbilliforme, scarlatiniforme, papuleux et disparaissant en quelques jours sans laisser aucune trace. D'autres fois, on a affaire à du pemphigus ou à une éruption miliaire *a vaccina*. Enfin on a pu constater du purpura, pouvant donner lieu à une véritable *vaccine hémorragique*. Cette forme exceptionnelle est des plus graves. En même temps que les boutons de vaccine, apparaissent des plaques ecchymotiques, disséminées sur le corps. Le malade a une fièvre ardente, des épistaxis, de l'hématurie, qui peuvent le conduire à la mort.

COMPLICATIONS DE LA VACCINE. — De natures diverses, elles sont dues à une contamination accidentelle du virus vaccinal. L'inoculation de bras à bras permettait ainsi de transmettre au vacciné les affections du vaccinifère. De véritables épidémies d'impétigo ou d'ecthyma, de phlegmons, d'ulcères chancriformes, ont été signalées. Les cas d'érysipèle, de syphilis observés, ordonnent de proscrire l'usage de la vaccination de bras à bras. La lèpre pourrait aussi être transmise par la vaccine : une observation de Gairdner (1887) paraît assez démonstrative. Le tétanos peut aussi s'introduire avec le vaccin.

RÉACTIONS VACCINALES ET REVACCINALES CHEZ LES INDIGÈNES. — Beaucoup d'auteurs s'accordent à dire que les sujets de race noire ne réagissent pas aux inoculations vaccinales de façon identique aux Européens. Déjà, en 1821, Husson (1) attire l'attention sur le fait que chez les noirs la vaccine parcourt « les périodes d'inflammation et de dessiccation » avec plus de rapidité. Girard (1889), qui a eu à pratiquer en Afrique de très nombreuses inoculations, remarque que les Sénégalais ont des pustules très petites, d'un blanc nacré, tranchant sur la couleur de la peau. Les phénomènes inflammatoires sont presque nuls. Le retentissement

(1) HUSSON, *in* article Vaccine, *Dict. des Sciences médicales*, Paris, 1821.

sur le système ganglionnaire est l'exception. Il n'y a aucun trouble général. La pustule vaccinale dont l'apparition retardée peut être repoussée jusqu'au treizième ou quinzième jour, a une évolution plus longue que dans les pays tempérés.

Une opinion très semblable est exprimée par Rigollet (1), qui eut à parcourir le Sénégal six ans après Girard. Le bouton vaccinal lui a paru naître moins vite, présenter moins de vigueur et ne pas occasionner la même réaction inflammatoire qu'en France. L'auteur regrette de ne pouvoir donner des renseignements sur le développement complet de la pustule après son apparition : il n'a guère vacciné que des enfants qui, abandonnés à eux-mêmes, se grattaient continuellement.

La lenteur de l'évolution de la vaccine chez l'indigène du Congo français a également frappé Lecomte (2) : la pustule n'apparaissait souvent que le sixième, quelquefois les septième ou huitième jours. La rapidité d'apparition de l'éruption serait cependant plus hâtive lorsque la vaccination s'opère de bras à bras et non avec des conserves de vaccin animal.

La cicatrice vaccinale n'a pas, chez les nègres, l'aspect caractéristique qu'elle présente chez nous. Elle est lisse au lieu d'être gaufrée et présente généralement trois zones concentriques. La peau au centre a sa couleur normale ; autour, se voit une zone plus claire ; enfin, à la périphérie, se distingue nettement un cercle de couleur plus foncée que le reste des téguments.

Les mêmes constatations n'ont pas été faites chez les indigènes de race jaune. Nous n'avons, pour notre part, jamais observé une évolution différente de celle des Européens et nous avons seulement été surpris de ne constater que tout à fait exceptionnellement des phlegmasies consécutives à l'inoculation jennérienne. Les enfants annamites du peuple sont pourtant d'une grande malpropreté, et les linges qu'ils portent sont parfois d'une saleté repoussante.

Au Tonkin, les efflorescences de la revaccination revêtent les mêmes aspects que celles décrites par Kelsch et ses collaborateurs de l'Institut supérieur de Vaccine, et dans les mêmes proportions. Le tableau suivant indique les résultats obtenus chez soixante-et-onze prisonniers, variolés ou portant des traces évidentes d'une vaccination antérieure (M. Leger).

(1) Rigollet, *Arch méd. navale*, 1895, p 36.

(2) Lecomte, Rapport sur les opérations de vaccination pratiquées dans l'Ogooué (*Ann. Hyg. et Med. col.*, 1899, t. II, p 98).

		Négatifs	Positifs	Pustules	Vésicules	Papules
Revaccinés..	26	5	80,76 o/o	4	11	6
Variolés....	45	4	91,11 o/o	4	24	13
	71	12,67 o/o	87,30 o/o	8	35	19

Une autre série de 32 malades adultes a donné des chiffres très similaires; 6 seulement n'ont pas réagi (18, 7 o/o). Les résultats positifs se divisaient en : 9 avec pustules, 14 avec vésicules, 3 avec papules.

ENFANTS DES ÉCOLES DE HANOÏ (Tonkin)	NOMBRE D'ENFANTS		INOCULATIONS POSITIVES		Insuccès	POURCENTAGE DES SUCCÈS		
	Revaccinés	Revus	Pustules ou Vesico-papules	Papules ou Macules		Pustules ou Vesico-papules	Papules ou Macules	TOTAL
Ecole du quai du Commerce..	108	108	31	22	55	28,8	30,3	49,1
Ecole de la rue de l'Hôpital chinois	246	228	96	31	101	42,1	13,4	55,5
Ecole de la rue des Pavillons noirs....................	69	68	28	18	22	41,1	26,5	67,6
Ecole de la rue de la Chaux...	124	114	53	12	49	46,5	10,5	57,0
Ecole de la rue du Coton......	194	186	97	15	74	52,1	8.0	60,1
Ecole de la rue Jauréguiberry..	191	182	72	23	87	39,5	12,6	52,1
Ecole Suzanne Avril à Thai-Ha-Ap.......	21	17	7	4	6	41,0	23,5	64,5

Nous groupons enfin les résultats des revaccinations faites à 932 enfants des Ecoles de Hanoï. Ils montrent un pourcentage de succès de 56 o/o si, avec Hervieux, Kelsch et Tanon, on considère les papules comme une éruption spécifique, de 42,5 o/o si l'on n'y veut voir qu'une simple réaction locale.

IMMUNITÉ VACCINALE

« L'immunité vaccinale est le pouvoir conféré à l'organisme par la vaccination de résister à la variole et à de nouvelles inoculations vaccinales » (Hervieux). Elle est l'équivalente de l'immunité variolique, conférée par une première atteinte de variole. Il y a action protective réciproque et à peu près égale des deux maladies l'une sur l'autre.

L'immunité vaccinale ne se développe pas d'emblée le jour même de l'inoculation chez un sujet jeune. En faisant de nouvelles inoculations de vaccin les jours qui suivent la primo-vaccination, on constate la production, durant les trois premiers jours, de boutons vaccinaux caractéristiques ; du quatrième au septième jour, l'éruption se produit, mais moins belle, comme avortée ; à partir du huitième ou du dixième jour, les inoculations restent stériles.

L'immunité conférée contre la variole s'installe dans les mêmes conditions. Sacco, opérant sur un nombre suffisant de sujets, a pratiqué une série d'inoculations varioliques pendant l'évolution vaccinale. Durant les quatre premiers jours, les accidents locaux et généraux de la variole se produisent parallèlement à ceux de la vaccine, qui n'est nullement modifiée. Du cinquième au septième jour, seule l'éruption locale apparaît. Celle-ci est des plus affaiblies quand on opère du huitième au onzième jour. A partir de cette date, il n'y a plus aucune efflorescence cutanée. L'immunité vis-à-vis de la variole s'établirait donc à peu près en même temps que celle vis-à-vis de la vaccine.

Les premiers opérateurs ont cru que l'immunité vaccinale avait une durée illimitée. De même que certains sujets ont une immunité naturelle contre la vaccine (1 p. 100 d'après d'Espine, 1 p. 9000 d'après Seaton) on peut concevoir un état réfractaire durable après l'inoculation. Mais les relations nombreuses de variole survenant chez des vaccinés, et l'observation journalière de revaccinations positives ont vite prouvé jusqu'à l'évidence qu'il ne fallait chercher dans la vaccination qu'une protection réelle, mais passagère.

La durée du pouvoir préservateur est difficile à fixer. Elle dépend de conditions individuelles multiples, peu connues. Elle reste absolument indépendante, contrairement à ce que l'on a cru longtemps, du nombre des pustules ou de l'importance des cicatrices laissées.

Kelsch (1) considère comme un maximum la période de dix ans qu'il est classique d'admettre. C'est d'habitude vers la huitième année que se perd en France l'immunité ; mais les variations individuelles sont très grandes et l'on doit, en période d'épidémie variolique, revacciner toute la population sans se soucier de la date des vaccinations antérieures.

Les exemples sont nombreux en effet de sujets vaccinés depuis six ou huit ans, porteurs de superbes cicatrices et contractant une variole mortelle. A Rio-de-Janeiro, au cours d'une épidémie meurtrière, Z. Meirelles (2) signale, parmi les vaccinés depuis moins de cinq ans, deux cas de variole hémorragique, vingt et un cas

(1) KELSCH, Rapport général sur les vaccinations pratiquées en 1904.
(2) Z. MEIRELLES, *Bull. Soc. Path. exotique*, 1910, t. III, p. 167.

de variole confluente et vingt et un de varioloïde. S. Marano (1), durant l'épidémie de Salerne, en 1910, a relevé les cas de variole survenus chez les vaccinés et revaccinés en tenant compte de la date de l'inoculation antérieure. Ses statistiques portent sur 123 vaccinés et 28 revaccinés :

	Vaccinés	Revaccinés
Moins de 1 an	0	0
de 1 à 3 ans	8	0
« 3 à 5 «	10	2
« 5 à 10 «	13	3
« 10 à 15 «	20	3
« 15 à 20 «	16	6
« 20 à 25 «	15	7
« 25 à 30 «	13	2
« 30 à 50 «	22	4
« 50 à 70 «	6	1
	123	28

Il importe de remarquer que la mortalité est de 9,7 o/o chez les sujets vaccinés ou revaccinés et de 52, 6 o/o chez ceux qui n'avaient jamais été inoculés.

H. Roger (2) a observé un cas de variole légère chez un bambin de trois ans, ayant réagi positivement à la vaccine au moment de la naissance. Tanon (3), à l'hôpital des varioleux, a vu deux fois se déclarer la maladie chez des gens vaccinés avec succès quelques mois auparavant.

Nombreux aussi sont les cas positifs de revaccinations faites de façon anticipée. Au Congrès de Carlsbad, en 1902, Luchhan, de Leipzig, a publié des statistiques importantes de succès sur des enfants de trois ans. Kelsch mentionne le cas d'un jeune sujet de vingt-six mois, qu'il avait déjà inoculé positivement à un an. H. Roger a vu réagir de façon non douteuse un nourrisson de douze mois qui avait été vacciné durant les premières semaines de la vie.

On admet que la vaccination protège l'adulte plus longtemps que l'enfant. Layet pense en trouver l'explication par la rénovation des tissus, très rapide à certains âges, en particulier vers six à dix ans et au moment de la puberté.

Teissier a émis l'hypothèse que l'immunité vaccinale est plus chancelante en période épidémique.

Une atteinte de variole ne met pas non plus, de manière indéfinie, à l'abri de la maladie. On sait que Louis XIV qui mourut de variole avait eu une première atteinte du mal durant l'adolescence.

Les variolés récupèrent aussi, au bout d'un certain nombre

(1) S. Marano, *Relazione sulla stato sanitario del communo di Salerno*. Salerne, 1910.
(2) H. Roger, *C. R. Soc. Biologie*, 1897, p. 647.
(3) Tanon, *Rev. Méd. et Hyg. trop.*, 1909, p. 15.

d'années, la réceptivité à la vaccine. Cette récupéravité peut parfois être aussi précoce que celle observée après la vaccination. Déjà Jenner citait des vaccinations heureuses chez des variolés. Thiele, qui a inoculé 1.436 variolés, a obtenu 24 o/o de succès. Vaillard indique dans les statistiques de l'armée 44 o/o de résultats positifs chez les variolés.

D'après von Pirquet (1906), après la vaccination, et vraisemblablement aussi après la variole, il n'y aurait d'immunité absolue que pendant un temps extrêmement court (1). L'organisme réagit toujours à une nouvelle infection, mais la réaction est tellement fugace et si fruste que des yeux non prévenus ne la perçoivent pas. Von Pirquet a fait d'intéressantes recherches sur des enfants de la clinique pédiatrique de Vienne et a noté jour par jour, parfois de deux heures en deux heures, tous les caractères des revaccinations. La « réaction précoce » ou « petite réaction » est constante. Il faut noter qu'elle est en rapport avec la quantité du vaccin employé.

Le savant autrichien s'est aussi livré sur lui-même à une série de revaccinations. Il a constaté successivement la production de pustules à marche de plus en plus précipitée, puis de papulo-vésicules et de simples vésicules évoluant de 24 à 48 heures.

Pour von Pirquet, l'immunité vaccinale vraie est toujours de très courte durée et ne s'observe qu'après la première inoculation. L'organisme humain n'est pas devenu réfractaire, mais a acquis le pouvoir de réagir de deux façons spéciales. Dans un cas, le plus rare, il est devenu hypersensible, et toute inoculation nouvelle prend une marche accélérée. Dans le second cas, sa sensibilité est diminuée, et par revaccination on fait naître des efflorescences précoces et incomplètes.

Kelsch, Camus et Tanon (2) ont adopté les vues de von Pirquet. L'insensibilité totale à la vaccine n'existe qu'exceptionnellement et seulement après la primo-vaccination ; elle est d'ailleurs courte. La revaccination est toujours suivie d'effets spécifiques, d'autant plus prompts qu'elle est plus souvent réitérée. « A mesure que l'immunité acquise par une première vaccination décroît, la réceptivité originelle, par une sorte de balancement corrélatif, reparaît et va en s'accroissant suivant une proportion mathématiquement exacte de la quantité dont l'immunité s'affaiblit, de telle sorte que ces deux facteurs, immunité et réceptivité, coexistent plus ou moins longtemps dans un rapport inverse, celle-ci bénéficiant toujours de ce que celle-là perd dans la

(1) Von Pirquet, *Wien. klin. Woch.*, 1906, t. XIX, p. 885, p. 1407.

(2) Kelsch, Camus et Tanon, L'immunité et l'immunisation vaccinales dans leurs rapports avec la voie de pénétration du virus. L'immunisation par les revaccinations (*Bull. Académie Médecine*, 1908, t. LX, p. 128)

suite des temps. L'amoindrissement progressif de l'immunité a pour conséquence naturelle la renaissance graduelle de la réceptivité vaccinale. »

La réaction plus ou moins marquée dans la revaccination indique en quelque sorte le taux d'immunité existant. Si l'immunité a disparu à peu près complètement, il se produira une pustule vaccinale presque typique. Si l'immunité « subsiste encore assez puissante pour entrer en conflit avec le vaccin », il ne se produira que des efflorescences atténuées.

L'adulte revacciné est plus sensible à l'inoculation que les enfants. « Loin d'opposer une certaine résistance à l'imprégnation vaccinale, sa susceptibilité à son égard est, au contraire, exquise ». Mais il réagit à sa manière : la réaction précoce et abortive est la règle presque absolue.

Comment se produisent les immunités antivariolique et antivaccinale ? Les hypothèses ont été nombreuses, et il n'entre pas dans nos vues de les examiner ici. D'après Sacquépée (1), il s'agit d'une « vaccination active au sens moderne du mot », comme le montrent sa durée relativement longue et la manière dont elle s'établit. Mais on ne possède pas encore de données exactes sur son mécanisme intime.

Certains auteurs ont cru que l'immunité ne pouvait s'établir que dans les cas de pustules cutanées. Il est maintenant admis que l'introduction du vaccin dans un endroit quelconque de l'organisme (derme, cornée, sang) donne l'immunité, mais celle-ci n'a peut-être pas toujours les mêmes caractères.

L'agent spécifique de la vaccine ne circule pas dans le sang. Les travaux de Calmette et Guérin, d'après lesquels le virus se trouverait en circulation pendant vingt-quatre heures environ, n'ont jamais pu être confirmés. D'après Borrel, et c'est l'opinion admise, le virus vaccinal reste localisé et n'arrive même pas aux ganglions lymphatiques.

Il existerait, circulant dans le sang des animaux vaccinés (Kramer et Robert Boyce) des substances solubles ayant des propriétés immunisantes analogues à celles des sérums thérapeutiques. Il a été en effet possible d'immuniser des animaux sains en leur inoculant du sérum de veaux vaccinés dix à cinquante jours auparavant. Mais les doses à inoculer doivent être considérables : quatre à six litres dans les expériences de Béclère (2), Chambon et Ménard.

(1) Sacquépée, Vaccination antivariolique, in *Médicaments microbiens* (*Bibl. de thérapeutique* Gilbert et Carnot), J.-B. Baillière et fils, 2e édit., 1912.
(2) Béclère, Chambon et Ménard, *Annales Institut Pasteur*, 1896, 1898 et 1899.

Henseval et Convent (1) ont montré que la substance antivirulente, après inoculation vaccinale, apparaît chez le lapin du septième au dixième jour et que sa quantité est proportionnelle, dans une certaine mesure, à la quantité de vaccin inoculé et à l'importance de l'éruption déterminée.

Pour L. Camus (2), en injectant à un lapin neuf dans la veine auriculaire 10 cc. de sérum d'un lapin vacciné, l'immunité partielle obtenue est immédiate: le pouvoir préventif est le même, que l'injection immunisante ait été faite dix jours ou seulement quelques minutes avant l'inoculation du vaccin. Pour obtenir une immunité complète, il faudrait transfuser à l'animal une quantité de sérum voisine de celle de la masse totale de son sang.

Inoculé après le vaccin, même au bout de quelques heures, le sérum variolicide est, d'après Camus, sans effet; l'action d'un sérum antivariolique serait donc nulle, même si l'injection était faite pendant l'incubation de la maladie.

Les essais tout récents de Teissier et Marie (3) ont pourtant donné des résultats encourageants ; en particulier, quatre cas de variole hémorragique très grave, qui s'annonçaient comme mortels, ont été guéris par injection de sérum humain de varioleux, prélevé un mois environ après le début de la maladie.

L'immunité vaccinale est-elle la même dans les diverses races? Les auteurs semblent d'accord pour dire qu'elle est de durée moindre dans les pays chauds que sous nos climats tempérés.

Les médecins qui opèrent en Algérie ont maintes fois signalé des cas de variole, même mortels, sur des Arabes ayant été vaccinés, revaccinés ou variolés peu d'années auparavant. Kelsch (4) cite le cas du fils d'un caïd qui contracta la variole dix-huit mois après une vaccination positive. Ménard (5), dans la province d'Alger, vit mourir de variole un jeune homme qui avait été vacciné avec succès à l'âge de sept ans et de seize ans. Au cours d'une épidémie, Creutz (6) compta 94 sujets atteints qui avaient été variolisés de cinq à dix ans auparavant. Gros (7) insiste également sur l'immunité temporaire des variolisés, mais lui assigne une durée de vingt-cinq ans.

D'autre part, on sait combien nombreuses sont, chez les Arabes,

(1) HENSEVAL et CONVENT, Recherches sur l'immunité vaccinale (*Bull. Académie royale Méd. Belgique*, 27 avril, 25 mai 1912).

(2) L. CAMUS, *C. R. Ac. Sciences*, 1912, t. 155, pp. 75 et 237; *C. R. Soc. Biologie*, 1912, t. 73, p. 197 et p. 294.

(3) TEISSIER et MARIE, Essai de sérothérapie variolique (*C. R. Ac. Sciences*, 1912, t. 155, p. 1536).

(4) KELSCH, Rapport général sur les vaccinations en 1904 et en 1905.

(5) MENARD, cité par KELSCH.

(6) CREUTZ, cité par KELSCH.

(7) GROS, *Bull. Soc. Path. exotique*, 1909, t. II, p. 237.

les réinoculations positives de vaccin, et tous les opérateurs ont été d'accord pour demander la revaccination obligatoire tous les cinq ans jusqu'à l'âge de vingt ans. Il ne semble pas que ce soit à la syphilis et au paludisme, comme le veut Bossion (1), qu'il faille attribuer cette déchéance rapide de l'immunité vaccinale.

Les sujets de race noire se comportent comme les Arabes. De Goyon (2), au Dahomey, en 1906, a été frappé du nombre d'adultes portant sur la face des signes indiscutables d'une variole antérieure et sur lesquels le vaccin a pris, ce qui prouverait, dit-il, que l'immunité conférée dans ces pays est plus faible qu'en Europe.

Dupont (3), qui, pendant plusieurs années, s'est occupé de vaccin sur les bords du Bani et de la Volta noire (colonie du Haut Sénégal-Niger), nous apporte des documents précis : 40 adultes sur 219 (soit 18, 2 o/o) et 14 enfants sur 68 (soit 20, 7 o/o) se sont montrés sensibles au vaccin jennérien, quoique portant les marques non douteuses d'une variole antérieure.

Dans un second groupe, l'auteur a réuni les variolisés, ne comptant que ceux chez lesquels il retrouvait sur le bord externe de l'avant-bras, lieu de choix au Soudan, la cicatrice nettement apparente de l'inoculation préventive. Sur 1.704 adultes, 432 (soit 25,3 o/o), sur 610 enfants de six à quinze ans, 189 (soit 29,5 o/o) ont réagi à l'inoculation vaccinale.

Ces chiffres de réussite constituent d'ailleurs un minimum bien inférieur aux chiffres réels, car Dupont n'a tenu comme positifs que les porteurs de pustules ombiliquées.

Pour l'auteur, l'immunité chez le nègre ne s'atténuerait pas avec les années. La proportion d'enfants variolés ou variolisés sensibles au vaccin est plus élevée que celle des adultes, chez lesquels pourtant l'immunité remonte à une date beaucoup plus éloignée. Dupont a vu rarement un indigène variolé ou variolisé contracter de nouveau la variole ; dans ce cas, d'ailleurs, il est exceptionnel que les suites en soient mortelles.

La variole, qu'elle soit naturelle ou volontairement transmise, conférerait au nègre deux immunités distinctes, l'une vis-à-vis de la variole, l'autre vis-à-vis de la vaccine, beaucoup plus caduque. Cette opinion n'est pas celle généralement acceptée. Pour Le Dantec, par exemple, la sensibilité des noirs au virus varioleux est telle que les récidives sont fréquentes.

Nous possédons aussi un certain nombre de renseignements

(1) Bossion, cité par Kelsch.

(2) De Goyon, Vaccination au chemin de fer du Dahomey (*Ann. d'Hyg. et de Méd. col.*, 1908, t. X, p 180).

(3) Dupont, Vaccine et vaccination à Koury (*Rev. Méd. et Hyg. trop.*, 1908, p. 13). — Quelques observations sur l'immunité conférée par la variole vis-à-vis de la vaccine (*Rev. Méd. et Hyg. trop.*, 1909, p. 253).

sur l'immunité conférée aux sujets de race jaune par la variole ou la vaccine.

Marchoux écrit que les Annamites de vingt ans qui ont été réinoculés cinq ou six fois avec succès ne se comptent pas. Les variolés eux-mêmes ne seraient pas préservés pendant longtemps du fléau et l'auteur a pu recueillir, sans beaucoup chercher, une douzaine de cas où il y a eu récidive moins de dix ans après la première atteinte; un vieil Annamite, en particulier, avait eu dans sa vie quatre fois la variole, dont deux fois assez gravement.

Tedeschi (1) pense que la protection due à la variole est de huit à neuf ans en moyenne. Il a vu l'apparition d'une éruption vaccinale typique chez des enfants ayant eu la variole de cinq à quinze ans auparavant (16 succès sur 146 cas); les pustules ombiliquées les plus belles et les plus nombreuses s'observaient sur ceux dont la maladie datait de dix à quinze ans. L'immunité vaccinale durerait six ans environ. Chez 26 enfants de l'Ecole franco-annamite de Nam Dinh, vaccinés avec succès de quatre à six ans auparavant, Tedeschi n'aurait eu aucun résultat positif.

La forte proportion de revaccinations fructueuses (40 o/o), relevée par Arnould (2) dans ses tournées en Annam, lui fait dire que l'immunité conférée dans ce pays est de moins longue durée qu'en Europe.

Gauducheau (3) est d'avis que l'immunité consécutive à la variole spontanée ne dépasse pas, au Tonkin, une dizaine d'années. Il n'y a aucune différence à établir au point de vue de l'époque de la revaccination entre les Annamites variolés, variolisés ou vaccinés.

Il nous a paru que l'immunité vaccinale est au Tonkin beaucoup plus courte que celle assignée par Tedeschi. Les 932 enfants des Ecoles franco-annamites de Hanoï, que nous avons revaccinés en 1909 (nous en avons donné plus haut le tableau détaillé), avaient tous été déjà vaccinés ou même revaccinés depuis moins de cinq ans. La proportion de succès fut pourtant de 56 p. 100.

Cette immunité vaccinale se perd également très rapidement chez les adultes. Le Dr Barbézieux nous a communiqué les résultats obtenus chez quarante-sept miliciens de la province de Thaï-Binh, vaccinés en 1908 et revaccinés en mars 1910 : l'inoculation fut positive dans 32 o/o des cas.

Les enfants n'étant plus au Tonkin qu'exceptionnellement atteints de variole, nous n'avons pu ramasser des documents suffisants sur la perte chez eux de l'immunité conférée par la mala-

(1) Tedeschi, Note sur l'immunité vaccinale due à la variole (*Ann. Hyg. et Méd. col.*, 1909, t. II, p. 509).

(2) Arnould, Histoire de la vaccination en Annam (*Ann. Hyg. et Méd. col.*, 1906, t. IX, p. 241.

(3) Gauducheau, *Bull. Soc. Pathologie exotique*, 1909, t. II, p. 239.

die infectieuse. Chez les adultes, quelques chiffres précis nous ont été fournis en 1910. A Quinhone, 89 o/o des prisonniers portant des cicatrices indubitables de variole (145 sur 162) réagirent positivement à la vaccine (Dr Lenoir). A Hadong, dans les mêmes conditions, nous avons eu 90 o/o de succès.

ORGANISATION DU SERVICE DE LA VACCINE AUX COLONIES

TOURNÉES DE VACCINE.

Nos Colonies offrent toujours à la prophylaxie antivariolique un vaste champ de propagation à poursuivre et d'améliorations à réaliser.

Médecins militaires et Médecins de l'Assistance dépensent au service de la vaccine leur zèle et leur dévouement. L'ère nouvelle, qui s'ouvre avec la création d'Instituts vaccinogènes dans tous les centres un peu importants, aboutira au couronnement de leur œuvre. D'année en année, on constate la diminution d'une maladie dont les ravages se sont certes bien atténués dans la plupart de nos possessions, mais qui tient toujours une large place dans la pathologie tropicale.

Pour que l'effort prophylactique ait le maximum de rendement et réponde aux sacrifices consentis par les budgets locaux, le service de la Vaccine mobile doit être organisé dans des conditions telles que les médecins puissent aisément et à des dates régulières apporter à tous et sur toute l'etendue du territoire la pulpe vaccinale.

Ce service est à spécialiser aussi bien en Indo-Chine qu'à Madagascar, en Afrique occidentale qu'en Afrique orientale française. La campagne de vaccine sera organisée chaque année dans chacun des Gouvernements de nos grandes colonies. Elle sera préparée par la Direction de la Santé, d'entente avec les Administrateurs des provinces et avec le Directeur de l'Institut appelé à fournir le vaccin

Nous ne saurions mieux exposer cette question qu'en empruntant à un rapport de M. le sénateur Gervais à la commission des finances les lignes suivantes :

« L'itinéraire du médecin vaccinateur est connu à l'avance; les étapes sont fixées, les jours de séances indiqués, les autorités indigènes toujours prévenues; enfin les centres d'opérations seront suffisamment rapprochés des villages pour que les habitants s'y rendent aisément et sans perte de temps.

« Il importe également, dans l'organisation des tournées, de tenir compte des circonstances de temps et de lieu. Pendant la saison chaude, les tournées seront interrompues : c'est l'époque où le vaccin perd une partie de sa virulence, c'est aussi celle où les travaux retiennent la population aux champs pour la surveillance des récoltes, et celle aussi où les déplacements sont plus pénibles.

« Chaque séance sera, si possible, précédée ou suivie d'une inspection sanitaire du village ou des écoles ; les règles élémentaires de la prophylaxie des maladies évitables seront résumées en des aphorismes clairs et concis, écrits dans la langue du pays, et dont le texte sera distribué aux assistants.

« Il appartient encore aux médecins de la vaccine mobile, le plus écouté et le meilleur des agents de prophylaxie, de compléter son œuvre en insistant par la parole et par les exemples sur les méfaits des endémies : paludisme, lèpre, choléra, etc., et sur les moyens pratiques de les combattre.

« Chaque médecin vaccinateur sera pourvu d'un stock de médicaments usuels et d'objets de pansement pour que, chemin faisant, il puisse donner utilement des consultations, et, en soulageant des misères, gagner à nos méthodes l'indigène hésitant.

« Dans les villages éloignés des centres, dans les régions où la pénétration des milieux est lente, difficile, il n'est pas de meilleure préparation à la diffusion de la vaccine.

« Dans la défense sanitaire intérieure, le rôle du médecin vaccinateur est de tout premier ordre. Aussi conviendra-t-il, en raison de sa mobilité, de sa connaissance du pays, de son autorité vis-à-vis de l'indigène, de lui confier en même temps la surveillance du fonctionnement du service de la quinine d'Etat dans les provinces, l'inspection des léproseries et du service des épidémies.

« Les principes généraux qui précèdent trouveront leur application dans nos différentes colonies. »

C'est en pays neufs, surtout dans les régions peu peuplées, où les grosses agglomérations sont rares, qu'il est important de combiner la tournée de vaccinations avec une tournée d'assistance médicale indigène ; mais nous nous rangeons à l'avis de Couvy : une simple consultation donnée en passant, avec ou sans distribution de médicaments, ne peut avoir aucun bon effet, ni au point de vue médical, ni même au point de vue propagation de notre influence. Une tournée médicale rapide peut même être nuisible en ce sens qu'elle permet rarement de procurer aux malades une amélioration sensible de leur état. La population indigène conclut alors à l'inefficacité de notre thérapeutique européenne et à l'inutilité de nos mesures d'hygiène.

Lorsque l'on peut, au contraire, séjourner un certain temps au milieu des sujets que nous voulons acquérir à notre influence, il est loisible, par nos conseils raisonnés, d'intervenir sagement pour empêcher la diffusion des maladies épidémiques, et de montrer les bienfaits de la science française par une opération chirurgicale faite à propos ou par la guérison rapide de certaines affections d'ordre médical.

Nous prenons à titre d'exemple la façon de procéder de Couvy (communication orale) en Mauritanie, dans le cercle de Boutilimi.

En pays maure, jamais les indigènes ne quittent leurs campements pour se rassembler dans un centre important, et s'y faire vacciner; Couvy s'établissait pour un mois, un mois et demi, à poste fixe, au voisinage d'un point d'eau, dans une zóne où la population était relativement assez dense. De ce campement central, il rayonnait pour accomplir chez les populations voisines des vaccinations journalières. En partant dans la nuit, il lui était possible de rentrer chaque jour au camp vers deux heures de l'après-midi, attirant à lui tous ceux qui avaient besoin de ses services. Les malades venaient d'eux mêmes s'installer autour de son campement et vite se constituait un groupement d'une cinquantaine de tentes. Pour ces populations nomades, un tel déplacement, n'a rien que de très normal.

Ces Maures, qui ne se seraient pas dérangés pour se faire vacciner, venaient de quarante à cinquante kilomètres pour se faire soigner. Notre camarade pouvait donc suivre les malades pendant trente à quarante-cinq jours au besoin et obtenir des résultats thérapeutiques appréciables.

Une grande tente baraque, deux brancards montés sur des pieux fichés en terre et un modeste matériel transportable permettaient de faire sur place quelques petites opérations chirurgicales avec autant de chances de succès qu'à l'infirmerie du chef-lieu du Cercle ; et l'effet moral était bien plus grand.

Ce long séjour permettait, par les tournées quotidiennes du matin, de fouiller tous les environs, de vacciner jusqu'aux petits campements de quelques tentes, disséminés au creux des dunes et d'avoir tout le temps suffisant pour constater les résultats.

Le vaccin dont se servait Couvy était fourni par le parc vaccinogène de Saint-Louis (Sénégal). Un courrier rapide était chargé de le rapporter de Podor, où il avait été transporté dans la glacière du bord. Le transport de Podor à Boutilimi était fait dans une peau de bouc remplie d'eau; l'évaporation suffisait à maintenir une température de 28°, même lorsque la température extérieure était de 40° à 45°.

Partant de ce vaccin de Saint-Louis, notre camarade préparait à Boutilimi une génisse; et c'est le vaccin ainsi récolté qu'il utilisait. Couvy n'a jamais essayé de troisième passage, mais deux passages successifs sur génisse, sans régénération, lui ont toujours donné de bons résultats : en moyenne 90 o/o de succès (98 o/o au début des tournées). Il a obtenu de belles pustules sur génisse, alors que la température était de 45°.

Dans les déplacements quotidiens, seule était transportée la quantité présumée nécessaire pour la journée.

Cet exemple de Couvy doit être suivi. Lorsque le médecin vaccinateur pourra être ravitaillé de façon régulière par un centre vaccinogène, il n'emportera avec lui que de la pulpe glycérinée fraîche. Dans le cas contraire, il aura intérêt à utiliser sur place un animal vaccinifère, de façon à avoir toujours de la pulpe fraîche et offrant le maximum de virulence.

Le médecin mobile, pénétrant à l'intérieur des contrées du centre Africain, se fera donc suivre d'animaux, qu'il inoculera en cours de route, au fur et à mesure des besoins.

L'un de nous (1), en 1905, a employé ainsi en Guinée, avec succès, la génisse. Voigt (2) préconise également cette méthode et conseille d'employer le lapin, le cheval ou l'âne, mais surtout le dromadaire, qui peut être appelé à rendre, en certains pays, de grands services.

Même dans les colonies depuis longtemps soumises à notre influence, l'organisation d'un service de vaccination est une tâche ardue et complexe. Elle implique une lutte pour ainsi dire incessante contre les personnes et contre les éléments. Il y aura à vaincre l'apathie ou l'indifférence des masses et l'insouciance des autorités indigènes locales, lorsque, la méfiance envers les procédés européens ayant disparu, la valeur de notre prophylaxie aura fait ses preuves. D'autre part, la difficulté de circuler à certains moments à cause des fortes chaleurs ou des inondations, le manque de routes nécessitant les modes de transport les plus variés, mais non les plus confortables, exigent de celui qui entreprend la tournée vaccinale « beaucoup de santé, de l'entrain, une patience à toute épreuve et une certaine vigueur physique » (Bussière) (3).

L'itinéraire de l'opérateur doit toujours être fixé à l'avance, d'accord avec les autorités administratives ; les chefs indigènes prévenus en temps utile pourront transmettre les ordres reçus et aviser les populations rurales.

Suivre scrupuleusement le plan de la tournée, établi après mûres réflexions, est indispensable. Les indigènes, venus exactement

(1) G. MARTIN, Variole et vaccine en Guinée en 1905 (*Rapport à l'Académie de Médecine* in *Rapport général sur le service vaccinal en 1906*, par KELSCH, p. 222).

(2) VOIGT, Le transport du vaccin virulent dans l'intérieur des colonies africaines au moyen d'animaux vivants, par exemple le dromadaire (*Centralbl. f. Bakt.*, 1910, Bd. 53).

(3) BUSSIERE, Une mission de vaccine en Cochinchine (*Ann. Hyg. et Méd. coloniales*, 1902, p. 631).

au rendez-vous, doivent trouver le médecin. Tout changement inopiné dans le programme entraîne dans la suite une série de séances où le nombre des vaccinés est minime, sinon nul.

Le temps d'arrêt dans chaque centre de vaccination doit être, sauf en cas d'épidémie, libéralement mesuré. Le médecin expliquera à tous le but humanitaire de la tournée et s'occupera un peu de l'hygiène générale du pays parcouru. On n'a aucun intérêt à transformer une séance de vaccination en une séance de prestidigitation opératoire. Néanmoins, la rapidité est une qualité, c'est parfois le seul moyen d'obtenir des pourcentages élevés de succès : la pulpe vaccinale, en dehors de l'Institut, s'altère, en effet, plus ou moins vite et la baisse de la virulence est fonction de la durée de la tournée.

Il est naturellement indiqué de multiplier les centres d'opération. Il faut autant que possible aller à l'indigène et non pas forcer celui-ci à abandonner son travail et à venir à nous. Pour faire œuvre utile, le vaccinateur doit pénétrer jusque dans les villages les plus reculés.

Arnould estime qu'il faut se servir des rouages administratifs du pays pour organiser et faire fonctionner le service de la vaccine. Il convient de gagner la confiance absolue des populations; le vaccinateur est en effet absolument isolé, parfois seul Européen au milieu de sujets, dont les mœurs sont différentes des siennes, et dont il comprend mal ou même pas du tout la langue.

Si les autorités locales ne viennent pas en aide à l'opérateur, souvent celui-ci ne fait qu'un nombre dérisoire d'opérations; quelquefois aussi un empressement mal compris dégénère en bagarres. Dans une localité du Haut Tonkin, les chefs annamites ne s'étaient pas, nous raconte Chagnolleau (1), occupés de sa présence. « Installé dans une pagode, à une extrémité du village, je fus à un certain moment, littéralement écrasé par le flot humain qui se pressait vers moi, ma table renversée, plusieurs tubes et deux lancettes brisés. Je fus obligé d'évacuer la place et d'aller me poster successivement dans deux endroits différents, et, après avoir pratiqué 1.329 vaccinations, de disparaître pour avoir la paix, faute de tubes ; malgré l'assurance que j'avais fait donner que je ne possédais plus la matière première nécessaire, la foule persista à assiéger la pagode jusqu'au soir. » Martin (2) signale également divers incidents et des actes de brutalité invraisemblables au cours de sa tournée dans le Dong-Tricu (Tonkin). Il insiste sur l'importance d'un service d'ordre bien assuré.

(1) Chagnolleau, Opérations de vaccine pratiquées en 1902 dans le Haut Tonkin (*Rapport à l'Académie de Médecine* in *Rapport général sur les vaccinations en 1904*, par Kelsch, p. 114).

(2) Martin, Campagne vaccinale au Tonkin (1911-12) (*Ann. d'Hyg. et de méd. col.* 1913, n° 2, p. 389).

C'est en s'appuyant sur l'Administration de la Colonie, dont le concours entier doit être acquis, et grâce à une entente parfaite entre les autorités françaises et indigènes qu'on arrivera à obtenir le fonctionnement régulier du service de la vaccine. Il faudra surveiller attentivement le transport de la pulpe jennérienne, bien régler son itinéraire, aller vite mais sans se trop presser, procéder avec ordre et méthode. La vaccination aux colonies est une œuvre toute de patience, de douceur, d'adaptation aux mœurs locales. Le dévouement et l'abnégation sont indispensables aux vaccinateurs pour passer des mois entiers dans la brousse, en butte aux privations de toutes sortes, exposés à toutes les maladies endémiques ou épidémiques, en lutte contre les rigueurs du climat. Les exemples sont nombreux des médecins coloniaux qui ont mené à bien cette tâche ardue, pénétrés qu'ils étaient de la conception élevée de leur mission patriotique et sociale.

MÉDECINS VACCINATEURS MOBILES ET VACCINATEURS INDIGÈNES

La vaccination rendue obligatoire aux Colonies est un service d'intérêt général et de nombreuses circulaires émanant de l'Inspection générale du Service de Santé et des différentes Directions locales ont insisté sur la nécessité d'y affecter des médecins mobiles spécialisés. « Ces médecins ne doivent pas plus être distraits de leur tâche que les médecins des Instituts Vaccinogènes ne doivent l'être de leur laboratoire. Trop souvent, au cours de leurs tournées, ils ont été appelés à servir dans les postes privés de leurs titulaires. C'est là un errement contre lequel il convient de réagir. »

En Indo-Chine, c'est grâce aux médecins vaccinateurs visitant régulièrement, chaque année ou tous les deux ans, les principaux centres et les grosses agglomérations que de magnifiques résultats ont pu être obtenus.

Or l'administration a cru devoir renoncer à ces services de vaccination ou en diminuer notablement l'importance. « Les Administrateurs ont dû se borner à faire appel au médecin de l'arrondissement et de la province ; mais celui-ci n'est que temporairement disponible et il n'a plus été possible, par suite, d'assurer la régularité et la continuité des tournées de vaccination. » De ce fait, les opérations vaccinales ont subi un fléchissement.

Le service de la vaccine mobile est à maintenir là où il existe. Il est à reconstituer là où il a disparu, si l'on ne veut pas voir péricliter une œuvre si heureusement poursuivie jusqu'ici. « Il faut savoir reconnaître l'erreur commise et reconstituer ce service si important sur les bases qui en avaient assuré le succès » (1).

En nos possessions africaines, où un effort considérable a été fait ces dernières années dans la lutte contre la variole, il n'existe pas non plus de service spécialement organisé. Il se produit une dispersion dans les efforts, sans aucune unité de direction, les résultats obtenus restant subordonnés à la plus ou moins grande activité et à l'initiative des médecins des postes. « Il y aurait intérêt à organiser un plan de campagne antivariolique dans chacun des gouvernements. plan qui serait exécuté par des médecins mobiles constituant un service spécialisé. »

Pour suppléer aux lacunes des services actuels de prophylaxie de la variole en nos différentes colonies et aussi dans un but économique, on s'est un peu partout efforcé d'utiliser des vaccinateurs du pays.

Les Hollandais et les Anglais ont réussi à mettre leurs possessions d'Extrême-Orient à l'abri de la variole, en instruisant des vaccinateurs indigènes et en confiant à des médecins européens le service de contrôle, de surveillance et d'inspection, destiné à prévenir et à réprimer toute tentative de prévarication.

Jeanselme a proposé en Indo-Chine de substituer à la vaccine itinérante, la vaccine rayonnante autour d'un centre. Notre vaste possession asiatique serait divisée en districts confiés chacun à un vaccinateur indigène. Celui-ci, en suivant un itinéraire fixé d'avance, n'imposerait aux habitants qu'un minimum de déplacement. Les opérations seraient placées sous le contrôle des médecins qui feraient des tournées inopinées d'inspection.

C'est un procédé analogue qui a donné à Madagascar de très bons résultats. Non seulement les médecins indigènes, mais encore les sages femmes, les infirmiers, les instituteurs, les gradés de milice ont été appelés à diffuser la vaccine.

Cependant, si les auxiliaires indigènes ont une capacité professionnelle d'ordinaire vite acquise et suffisante, ils n'inspirent généralement qu'une minime confiance à leurs compatriotes. Ils manquent d'autorité et de prestige. De plus, leur valeur morale est très discutée, et ils ont parfois jeté un véritable discrédit sur la vaccine. « Je ne crois pas, écrit Wurtz (2), qu'on puisse confier la vaccination aux indigènes. Toute opération est pour eux un sujet de lucre et la vaccination gratuite deviendrait rapidement une vaccination payante. »

En Annam, nous dit Arnould (3), les médecins indigènes, au lieu de se contenter du salaire raisonnable (0 fr. 10 environ)

(1) Rapport général de l'Inspection générale du service de santé sur l'Assistance médicale en Indo-Chine.

(2) WURTZ, *Rev. Méd. et Hyg. trop.*, 1907, n° 2, p. 80.

(3) ARNOULD, Historique de la vaccine en Annam et considération d'ordre général sur la vaccine mobile (*Revue indo-chinoise*, 1903).

qu'ils étaient autorisés à percevoir pour chaque vaccination suivie de succès, exploitèrent la situation à leur profit. Sans aucun souci du résultat opératoire, ils firent payer à leurs clients un prix hors de proportion avec le service rendu, éloignant ainsi de la vaccine les familles trop pauvres. Par motif de lucre, la pulpe était employée en quantité infinitésimale. On l'inoculait active ou altérée, peu importait : la matière employée passait pour être du vaccin. La vaccination de bras à bras, abandonnée à juste titre, fut reprise sans le moindre souci du terrain vaccinifère. La variolisation, jadis en honneur, revit même le jour au moment où le vaccin manquait.

Au Laos, les vaccinateurs indigènes se contentaient pour la plupart de toucher leur solde, de disparaître de temps en temps dans la brousse, pour faire croire qu'ils étaient en tournées, puis remettaient à l'administration un rapport fantaisiste. Lents à se mettre en route, très négligents, ils perdaient facilement la virulence de leur vaccin, laissaient de côté les villages éloignés pour s'arrêter le long des cours d'eau navigables ou à proximité des chemins les plus fréquentés. Ils abusaient de leur liberté pour commettre vis-à-vis de leurs compatriotes les concussions et les exactions les plus coupables (Roufiandis).

Bouilliez (1), au Tchad, estime aussi que c'est le médecin lui-même qui doit opérer. « Les vaccinateurs indigènes seront portés, au cours de leurs tournées, à des abus de toutes sortes : violences, demandes d'argent, etc., qui auraient vite fait de rendre la vaccination impopulaire. » D'ailleurs, de par leurs races différentes, dans certains villages, il ne leur serait même pas possible d'inspirer assez de confiance aux indigènes pour les attirer à eux et pouvoir exercer leur ministère.

Bouffard a été, au contraire, satisfait des services rendus par le nègre du Haut Sénégal-Niger, après un stage à Bamako dans son laboratoire. L'emploi de cet aide-vaccinateur, accompagnant l'administrateur chef de province ou son délégué dans leurs diverses tournées, permet la diffusion sur une vaste échelle de la vaccine dans nos possesions du centre africain. Bouffard fait, très justement, certaines restrictions. Si l'on peut compter sur le Bambara, d'intelligence moyenne, mais d'un dévouement sans égal, on a tout à craindre du Yoloff, orgueilleux et fourbe. Il n'est pas non plus adroit de laisser à l'indigène le soin d'opérer dans un village où le vaccinateur européen n'est encore jamais allé. Enfin, en période épidémique, il est du devoir du médecin de se rendre lui-même sur les lieux : tout en soignant les malades, il prendra toutes les mesures prophylactiques utiles.

(1) Bouilliez, Vaccine et vaccination au Tchad (*Ann. hyg. et méd. coloniales*, 1908. p. 475).

Dupont (1), en 1912, exprime des idées analogues.

M. le Gouverneur Clozel s'est inspiré des idées de Bouffard pour créer dans le Haut Sénégal-Niger un corps de vaccinateurs. Il définit clairement le rôle de ces auxiliaires indigènes et montre comment il faut organiser un service de vaccine tel « que tous les indigènes se trouvent par le fait de son fonctionnement automatiquement vaccinés au bout d'un certain nombre d'années. En estimant à cinq millions la population totale de la colonie et en nous imposant la tâche de vacciner intégralement ce chiffre d'habitants dans un délai maximum de dix ans — étant donné que l'immunité que procure l'inoculation jennérienne ne dépasse pas cette période — nous devons assurer une moyenne annuelle de 500.000 vaccinations. Ce chiffre devra même être porté à 600.000 pour permettre de vacciner tous les nouveau-nés. Jusqu'à ce jour, les médecins européens ont effectué eux-mêmes les tournées de vaccine. Malgré les garanties d'exécution parfaite et d'entière probité dans la constatation des résultats que présente l'emploi du médecin européen, ce système ne peut être généralisé tant que la colonie sera dans l'impossibilité d'entretenir autant de docteurs que l'exigeraient les besoins de l'Assistance médicale. Il est de toute nécessité, malgré les inconvénients de détails que comporte l'emploi d'auxiliaires indigènes, de recourir à leurs services. Il suffit de leur faire accomplir un long stage dans nos laboratoires, de ne les livrer à eux-mêmes que lorsqu'ils auront acquis une expérience certaine, de leur remettre avant leur départ des instructions très précises et de les soumettre à un contrôle aussi sérieux que possible. Les résultats déjà satisfaisants obtenus à ce jour permettent d'aborder franchement cette voie. En admettant qu'un opérateur indigène, au courant de son service, effectue de 10.000 à 15.000 inoculations par an, on est conduit à créer dès le début un corps permanent de cinquante vaccinateurs pour assurer annuellement les 600.000 inoculations nécessaires. »

Pour notre part, nous sommes d'avis qu'il est nécessaire de tirer parti, pour la diffusion de la vaccine, de toutes les bonnes volontés, et d'utiliser, en particulier, l'indigène qui, bien dirigé et attentivement surveillé, peut rendre de très grands services.

En Indo-Chine, le service de la vaccine mobile est indispensable : ses cadres doivent être considérablement agrandis, mais il ne peut être confié aux indigènes. Ils n'ont pas l'autorité nécessaire pour s'imposer aux chefs annamites. Ils ne peuvent pas non plus prendre les décisions rapides qu'imposent parfois les circonstances, ni faire les observations de toutes natures concernant

(1) DUPONT, Quelques observations sur la réorganisation du service de la vaccine dans le Haut Sénégal-Niger (*Revue Med. et Hyg. trop.*, 1912, p. 15).

l'hygiène générale, la pathologie humaine et animale des contrées parcourues, que le médecin vaccinateur français recueille pour le plus grand bien du pays et de la science.

Aux médecins indigènes de l'Ecole encore récente de Hanoï ayant fait déjà leurs preuves de loyalisme dans les postes où ils ont été appelés à servir, on pourra confier la lancette dans les petites tournées provinciales qui entrent dans leurs attributions. Mais il est de leur intérêt comme du nôtre d'être toujours sous la direction d'un médecin français. Ils doivent rester constamment en contact avec lui.

En Afrique, dans nos immenses territoires de l'A. O. F. et de l'A. E. F., où manquent les moyens rapides de locomotion, le service de santé sera encore, durant de longues années, restreint et insuffisant en nombre. Un corps de vaccinateurs indigènes, du genre de celui qui fonctionne dans le Haut-Sénégal-Niger, rendra des services prouvés, à la condition que le noir ait séjourné un certain temps dans un laboratoire d'enseignement et n'échappe jamais au contrôle du fonctionnaire européen qu'il doit accompagner. Il serait, en outre, de la première utilité de créer dans nos colonies africaines des services permanents de vaccinateurs mobiles. L'autorité du médecin européen est indispensable pour faire apprécier des populations indigènes les bienfaits de la découverte de Jenner.

CONTROLE DES RÉSULTATS

S'il est bon de semer avec abondance du vaccin, il est également nécessaire d'être fixé sur les succès qu'il donne. Le contrôle est le complément indispensable de l'inoculation et on aurait des documents statistiques de première importance si les vaccinateurs pouvaient ajouter au nombre des résultats positifs obtenus chez les primovaccinés et les revaccinés le nombre des naissances et des cas de variole dans la localité considérée.

Mais, il ne faut pas se le dissimuler, le contrôle des opérations vaccinales est extrêmement difficile, et, tout en regrettant de voir dans les rapports les colonnes prévues pour les résultats rester à peu près vierges, on ne peut songer, dans la plupart des cas, à faire le moindre reproche aux médecins vaccinateurs, dont le temps est toujours très limité et qui ne disposent d'aucun moyen d'action leur permettant de remplir intégralement leur tâche.

Le *contrôle direct* est celui qui est fait par le médecin lui-même repassant dans le centre où il a opéré six ou huit jours auparavant. C'est le meilleur, le seul précis. Il ne porte d'ordinaire que sur des chiffres peu élevés, mais permet d'être renseigné de façon exacte sur le degré de virulence de la souche vaccinale et sur sa conservation plus ou moins longue en dehors du laboratoire.

Quand l'opérateur est obligé de confier aux autorités indigènes le soin d'apprécier le résultat des vaccinations, on a le *contrôle indirect*, dans lequel, à peu près forcément, les primo-vaccinés et les variolés sont confondus dans une même colonne. Des insuccès passent pour des succès réels et inversement. Le contrôle gêne parfois les populations rurales et les autorités indigènes, qui n'en comprennent pas l'utilité, inscrivent souvent des chiffres absolument fantaisistes.

Arnould a souvent pratiqué le *contrôle mixte*. Il vérifiait deux séances extrêmes faites avec un même numéro de vaccin, et se faisait livrer par les chefs indigènes les résultats des séances intermédiaires. Si un village accusait des chiffres extraordinaires, ne concordant pas avec ceux des autres villages, Arnould s'y rendait en personne.

Un contrôle qui n'est pas toujours dépourvu de valeur est celui fourni par des Européens isolés dans certaines localités de faible importance : douaniers, missionnaires, gardes-forestiers, colons, etc.

En Indo-Chine, le contrôle est particulièrement difficile. Les Annamites ne reviennent jamais d'eux-mêmes à l'endroit fixé pour le contrôle. Lorsque l'on se contente de dire aux mandarins de ramener une centaine des enfants vaccinés, sans préciser d'avantage, seuls reviendront ceux chez lesquels l'inoculation a été négative, les parents espérant qu'une deuxième vaccination réussira mieux. Les parents ne se dérangent pas volontiers pour faire voir les porteurs de belles pustules. On relève donc ainsi la presque totalité des insuccès. Il est nécessaire de déterminer d'avance les groupes sur lesquels doit porter le contrôle. Le médecin choisira par exemple tous les enfants sans exception d'un village de faible densité, ou vaccinera de façon particulière un certain nombre d'enfants d'une localité où il lui sera facile de se rendre lui-même.

Ces statistiques sont en apparence modestes, mais fournissent des chiffres réels. Ils seront inscrits sur un registre spécial dont les tableaux se rapprocheront du modèle suivant :

MODÈLE DE REGISTRE DE VACCINATIONS

DATE de la VACCINATION	NUMÉRO du VACCIN	NOMBRE de VACCINATIONS	NON VACCINÉS ANTÉRIEUREMENT				DÉJA VACCINÉS ANTÉRIEUREMENT					OBSERVATIONS Pourcentage des succès
			NOMBRE	RÉSULTATS de la vaccination			NOMBRE		RÉSULTATS de la vaccination			
				avec succès		sans succès	avec succès ou variolés	sans succès	avec succès		sans succès	
				(1)	(2)				(1)	(2)		

(1) Pustules ou Vésico-papules.
(2) Papules ou Macules.

Le Directeur d'un Institut vaccinogène sera parfois très surpris d'entendre certains médecins vaccinateurs se plaindre des mauvais résultats obtenus par un vaccin qui, employé au centre producteur ou dans d'autres circonscriptions vaccinales, donne un excellent rendement.

Il est constant qu'un même vaccin, suivant qu'il est utilisé à l'Institut ou dans des centres éloignés, ne donne pas les mêmes pourcentages de succès. L'écart tient tout d'abord à ce que la pulpe sortie de l'établissement central cesse d'être l'objet des soins dont elle y est entourée. Elle quitte l'obscurité et une température fraîche pour voyager dans de plus ou moins bonnes conditions.

Une autre cause de viciation relève du broyage. Lorsque cette opération a été insuffisante, le rendement du même vaccin est tantôt parfait, tantôt nul ou presque nul; la virulence de la pulpe n'est pas égale dans ses différentes parties. Le vaccin, comme le fait remarquer Kelsch (1), est plutôt inégal dans ses effets que inefficace en lui-même.

En outre, lorsque le vaccin est envoyé dans des tubes de grande capacité, pour ne pas sacrifier trop vite leur provision, certains vaccinateurs réservent pour une séance ultérieure un reliquat

(1) Kelsch, Rapport général sur le service vaccinal en 1909.

déjà affaibli par contact prolongé avec l'air. Il arrive aussi que, dans des gros tubes, la glycérine se sépare de la lymphe vaccinale et si l'on n'a pas soin de triturer de nouveau l'émulsion avant de s'en servir, on inocule aux uns du virus, aux autres une substance inerte.

Enfin, les apparences spéciales que revêtent les revaccinations ne sont pas interprétées par tous de la même façon. Nous en parlerons plus loin. Disons simplement, que l'on a là souvent l'explication de la divergence d'opinions de médecins qui ont eu à se servir d'un même vaccin.

VIRUS VACCINAL ET VARIOLO-VACCIN

NATURE DU VIRUS VACCINAL

Nous ne connaissons pas encore l'agent spécifique de la vaccine, pas plus d'ailleurs que nous ne connaissons celui de la variole. Il y a tout lieu de supposer cependant qu'il s'agit d'un micro-organisme (protozoaire ou bactérie), que des recherches ultérieures permettront d'identifier. Le vaccin supporte des températures très basses; il résiste à la dessiccation; par contre, il est détruit à 52 degrés et un chauffage discontinu le stérilise.

La recherche de l'agent actif du virus vaccinal a suscité d'innombrables travaux. On a cru maintes fois l'avoir isolé, et, suivant les auteurs, on en a fait une bactérie, une levure, un protozoaire, mais les faits publiés n'ont jamais pu être confirmés.

Ce n'est donc que pour montrer combien difficile doit être la solution du problème que nous donnons une énumération, d'ailleurs incomplète, des germes décrits comme propres à la vaccine.

En 1867, Hallier et Zurn crurent voir, dans la lymphe, des microcoques coudés et une série de formes évolutives. Cohn, en 1872, décrivit sous le nom de *Micrococcus vaccinæ* un coccus en courtes chaînettes ou en petits amas. La même année, Coze et Feltz signalèrent des bacilles, et Klebs son *Tetracoccus vaccinæ*. Quist (1883), par ensemensement sur sérum glycériné alcalinisé, obtint une culture pure de microcoques : leur inoculation au veau aurait donné une pustule vaccinale et l'animal serait demeuré immunisé. Voigt (1885) appela vaccinocoque une bactérie liquéfiante qu'il isola sur plaques de gélatine, capable de donner à la génisse l'immunité vis-à-vis du cow-pox.

D'autres bactéries ont été décrites par Marotta (1884), Garré (1887), Maljean (1893). De Waele et Sugg (1893) conclurent à la virulence d'un streptocoque, Brown, Galli-Valerio (1904) à celle d'un pseudo-diphtérique. Citons encore le spirille que Bonhoff signala dans la lymphe vaccinale(1) D'autres auteurs ont enfin émis l'idée qu'il s'agissait d'un microbe invisible, traversant la bougie Berkefeld sans pouvoir passer à travers la Chamberland. F. Pröscher (2), par exemple, constatant qu'après centrifugation la partie supérieure de la lymphe, qui ne contient aucun élément figuré, est cependant active si on l'inocule à des génisses, conclut que l'agent pathogène s'y trouve.

Des champignons ont aussi été décrits comme agents spécifiques de la vaccine. Pfeiffer mentionna un *Saccharomyces vaccinæ*, Dombrowski un blastomycète, Buttersack un champignon dont il vit les filaments mycéliens et les spores, celles-ci apparaissant quand les pustules commencent à se dessécher.

Le parasite de la vaccine a été aussi rangé par quelques-uns parmi les protozoaires. Les premières descriptions données par Keber (de Dantzig) (1868), Renaut (de Lyon) (1881), Von der Loeff (d'Amsterdam) (1886), ne permettent aucune précision. Le *Monocystis epithelialis* signalé par Pfeiffer en 1887, sporozoaire se développant dans les cellules du corps muqueux de Malpighi, ne mérite plus d'être retenu, de même que les *Sporidium vaccinæ* de Funk, qui ne seraient, d'après Podwyssoski et Mankovoski, que des cellules des glandes sébacées.

La découverte de Guarnieri (1892) est au contraire de première importance. En inoculant de la lymphe vaccinale au niveau de la cornée d'un lapin, il reconnut la présence constante dans l'intérieur des cellules épithéliales d'inclusions ovalaires ou arrondies, de formes assez régulières et prenant fortement les colorants. Ces « corpuscules vaccinaux », ou *Cytoryctes vaccinæ*, sont toujours plus ou moins accolés aux noyaux des cellules qui se laissent parfois déprimer par eux. Guarnieri crut voir leur multiplication par simple division ou par sporulation.

La production des corpuscules vaccinaux, après inoculation de vaccin sur la cornée, est un fait acquis à la science. Von Wassilewski (3), par exemple, a inoculé six cents cornées et a fait quarante six passages d'œil à œil : jamais les corps de Guarnieri n'ont fait défaut.

Ceux-ci sont faciles à reproduire lorsque l'on s'adresse à un animal sensible, le lapin par exemple. Avec de la pulpe vaccinale fraîche, on fait sur la cornée deux stries perpendiculaires au moyen d'un scalpel fin, d'une aiguille montée ou d'un fil de platine. Au bout de quarante-huit heures, les stries apparaissent bordées d'un petit liseré blanchâtre. C'est le moment propice pour l'étude,

(1) Bonhoff, *Berl. klin. Woch.*, 1905, p. 1142
(2) Proscher, *Centralb. f. Bakt.*, I. *Orig.*, 1906, t. 40, p. 337.
(3) Von Wassilewski, *Zeitsch. f. Hyg.*, 1901, t. LVII.

qui peut en être faite au moyen de décalques ou d'inclusions.

La technique par décalque est des plus simples. Une lame bien propre est posée doucement sur la lésion cornéenne. En la retirant, sans imprimer de mouvement latéral, on y retrouve les cellules des couches de la cornée. Il suffira de fixer à l'alcool absolu et de colorer au Giemsa.

La méthode des coupes permet une étude plus complète. L'œil

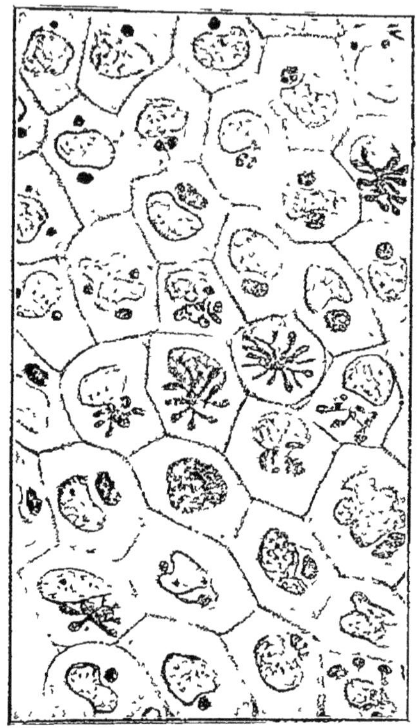

Fig. 170. — Différentes formes de corpuscules de Guarnieri dans la cornée du lapin. Fixation Flemming. Coloration : rouge de Magenta et picro-indigo-carmin. Les pseudoparasites sont logés dans une vacuole périnucléaire (D'après Borrel) (1).

entier est détaché et fixé au Flemming, avec ou sans addition de chlorure de platine. Au bout de deux heures, on détache la cornée, qui est remise encore quelques heures dans le Flemming, puis lavée à grande eau. La pièce est alors incluse. De belles colorations s'obtiennent au moyen du rouge Magenta et du picro-indigo-carmin, ou simplement du Giemsa faible. On constate facilement l'épaississement de la couche épithéliale autour de la rayure, avec hypertrophie des cellules dont les noyaux augmentent de volume. Il y a un afflux de leucocytes mono et polynucléaires.

Les corps chromatiques juxtanucléaires apparaissent dans le

(1) Borrel, Le problème du Cancer (*Bullet. Inst. Past.*, juin 1907, p. 503).

protoplasma cellulaire, de grosseur variable ; ils se montrent arrondis ou revêtent une forme actinomycosique.

L'interprétation de la nature des « corps vaccinaux » a soulevé de nombreuses controverses et l'accord n'est pas encore définitif.

Guarnieri faisait de son *Cytoryctes vaccinæ* un protozoaire parasite des cellules épithéliales, agent spécifique de la vaccine. Son opinion fut admise par les premiers expérimentateurs qui renouvelèrent son expérience : Pfeiffer, Clarke, Sicherer, Ogato, Kourloff. Ce dernier insista sur ce que le parasite logé dans le protoplasma n'atteint jamais le noyau et qu'à une date avancée de développement il prend un aspect amiboïde.

Ferroni et Massari (1895) s'élèvent les premiers contre l'interprétation de Guarnieri; ils déclarent avoir affaire à des pseudoparasites. Metchnikoff et Salmon (1) arrivent à la conclusion qu'il ne s'agit pas de sporozoaires, mais de résidus de leucocytes chromatolysés. Hückel (1898) les tient pour des produits pathologiques dérivant du protoplasma, et Gorini (2) (1901) en fait des figures résultant d'altération du noyau. Pour Wassilewski (1901), au contraire, les corpuscules vaccinaux sont vraisemblablement les agents pathogènes du vaccin.

Anna Foa (3) nie aussi la nature parasitaire du *Cytoryctes vaccinæ*. Ses arguments sont de diverses sortes. La résistance du virus vaccinal aux différents agents physiques ou chimiques n'est pas celle habituelle aux autres protozoaires. La morphologie des « corps de Guarnieri » ne rappelle en rien celle d'un protozoaire. Enfin, les inclusions trouvées dans la clavelée et celles de la vaccine se ressemblent beaucoup; or, le virus claveleux traverse les filtres Berkefeld ; on ne comprend pas qu'un organisme de la dimension du *Cytoryctes* puisse être filtrable.

A. Borrel (4), de l'Institut Pasteur, dans son étude générale des Epithélioses infectieuses, a eu à s'occuper de la vaccine. Il confirme en tous points l'interprétation donnée par Metchnikoff et Salmon : il s'agit d'inclusions de leucocytes polynucléaires. Le globule entier pénètre parfois dans la cellule épithéliale ; d'autres fois, une partie seulement y est abandonnée. Les réactions colorantes confirment l'idée qu'il s'agit de pseudo-parasites. « L'émiettement, le bourgeonnement des leucocytes, la production de boules chromatiques de dimensions variées sont choses fréquentes

(1) SALMON, Rech. sur l'infection dans la vaccine et la variole (*Ann. Inst. Pasteur*, 1897, p. 289).
(2) GORINI, Sur les corpuscules du vaccin (*Arch. de Parasitol.*, 1901, p. 240).
(3) A. FOA, Etudes sur le *Cytoryctes vaccinæ* (*Rendic. Acc. Lincei*, 18 janv. 1903).
(4) A. BORREL, Epithélioses infectieuses et epithéliomas (*Ann. Inst. Pasteur*, 1903, p. 81).

et familières à ceux qui ont étudié le phénomène de chromatolyse à l'intérieur des cellules ».

James Ewing (1) fait, en 1908, au moyen de décalques, une étude intéressante des corps de Guarnieri. Il a pu assister en quelque sorte à la formation, à côté du noyau, d'un réticulum plus ou moins régulier se diffusant dans le protoplasma. Quelques heures plus tard, on voit apparaître, aux dépens de l'inclusion, des globules muqueux homogènes. Enfin, parfois, s'aperçoivent dans le protoplasma, en dehors du noyau et de l'inclusion, une quantité de granules très fins ayant sur les bords un point coloré en rouge, rappelant un caryosome. L'auteur émet diverses hypothèses sans conclure. Il ne semble pourtant pas loin d'admettre qu'une coloration spéciale à trouver mettra un jour en évidence l'agent réellement spécifique, bactérie ou protozoaire.

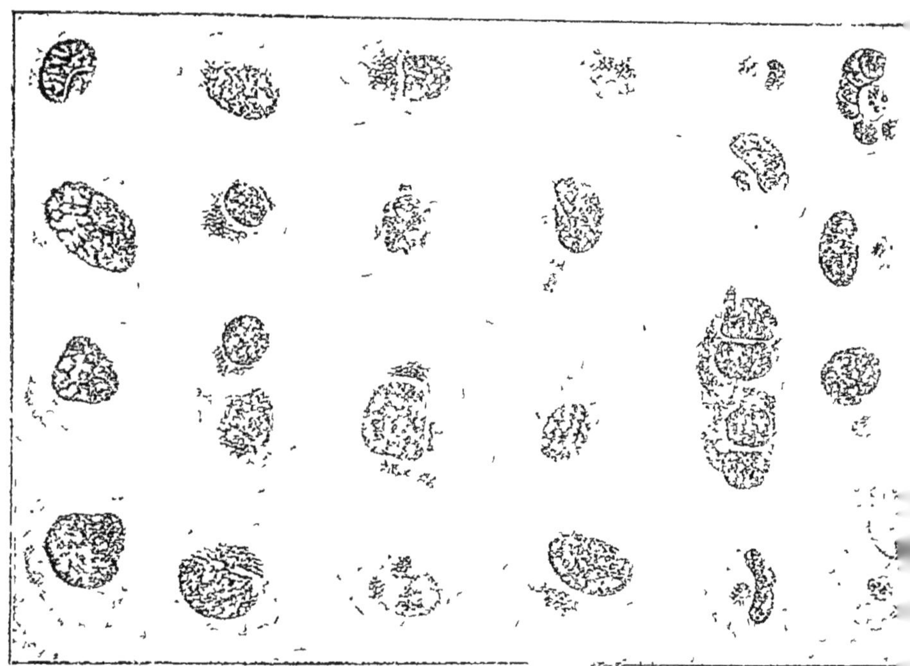

Fig. 171. — Cellules de la cornée obtenues par la méthode d'Ewing et colorées par la méthode de Leishmann. Les corpuscules de Guarniéri sont constitués de deux parties, un reticulum central coloré en violet (origine nucléaire), un réticulum périphérique coloré en bleu, à peine visible sur le dessin (origine ectoplasmique). (D'apres Borrel).

Dans le but de démontrer que les corps de Guarnieri ne sont pas des leucocytes caryolysés, Aldershoff et Broers (2) (1905)

(1) J. Ewing, The structure of vaccine bodies (*J. of med. Res.*, 1905, t. XIII, p. 233).
(2) Aldershoff et Broers, *Ann. Institut Pasteur*, 25 septembre, 1906.

inoculent la cornée d'un lapin qu'ils viennent de tuer et la détachent aussitôt, le plus près possible de l'iris, pour empêcher l'afflux des globules blancs. La cornée est mise en chambre humide à 37°. Au bout de trente à quarante heures, il y a développement de corps de Guarnieri ; on a donc affaire à la réaction cellulaire d'un virus encore inconnu.

Prowazek (1) (1905), après fixation au sublimé acétique et coloration à l'hématoxyline ferrique, a vu, dans les coupes de cornée inoculée, des petits corps ovalaires disséminés dans le protoplasme et le noyau de la cellule ou dans les corps de Guarnieri. Ces corps, de 1 μ à 1 μ 5, contiennent à leur intérieur deux corpuscules chromatiques, le plus souvent de grandeur différente, entourés d'une auréole claire.

Ces « corps initiaux » (Initialkörper) seraient les parasites de la vaccine, les corps de Guarnieri représentant « une réaction de la cellule épithéliale au poison vaccinal ». La multiplication des corps initiaux se ferait par division. Dans certaines cornées inoculées depuis longtemps (90 heures au moins), on peut observer des formations spéciales faisant penser à des spores.

En 1907, Prowazek (2) créa le groupe des *Chlamydozoa* pour les microorganismes pathogènes d'un certain nombre de maladies des hommes et des animaux : vaccine, variole, trachome, *Molluscum contagiosum*, rage, peste aviaire, épithélioma contagieux des oiseaux, variole des carpes, jaunisse des vers à soie, etc.

Les Chlamydozoaires sont des microbes intracellulaires entraînant, par leur présence, la production par la cellule envahie de substances nucléaires. A un certain état de développement, ils sont enveloppés, comme d'un manteau (χλαμος), d'une membrane muqueuse. Ils déterminent chez les sujets infectés une immunité d'ordinaire très solide. Ils sont susceptibles d'adaptation sur diverses espèces animales.

Les Chlamydozoaires sont différents des bactéries et des protozoaires, mais se rapprochent davantage de ces derniers : ils sont en effet détruits par l'action de la bile, du taurocholate de soude ou de la saponine.

Les vues de Prowazek n'ont pas été confirmées par tous, en particulier par Elmassian (3) (1908). Les corpuscules initiaux, de même que les corps de Guarnieri, seraient des produits réactionnels des éléments épithéliaux contre le virus de la vaccine ; ils n'ont aucun des caractères des agents animés.

On tend de plus en plus à admettre que les inclusions rencontrées dans la vaccine, et dont la présence constante peut avoir une

(1) PROWAZEK, *Deut. mediz. Woch.*, 1905, n° 19, p. 752.
(2) PROWAZEK, *Arch. f. Protist*, 1907, p. 336, t. X, f. 2.
(3) ELMASSIAN, *Centralb. f. Bakter.*, I, *Orig.*, 1908, t. XLVIII, f. 2.

valeur pathognomonique, sont de nature chromidiale. Le terme de *chromidie* a été créé en 1902 par Hertwig pour des forma-

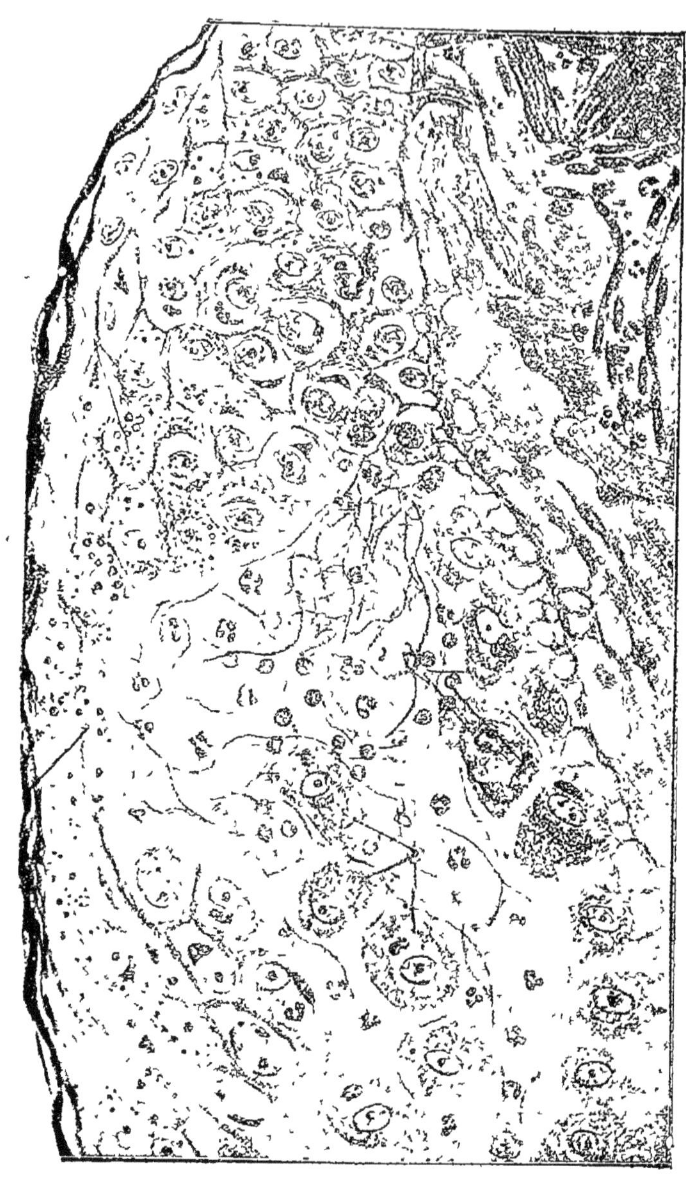

Fig. 172. — Coupe d'une pustule vaccinale au 4-5e jour. Les pseudo-parasites de Guarnieri sont logés dans des vacuoles périnucléaires. Dans les cellules de la couche basale on voit, dans la vacuole même, à côté de la formation chromidiale, des granulations tres fines que l'on peut considerer comme l'homologue des granulations signalées dans les cellules du molluscum (D'apres Borrel).

tions extranucléaires (1), mais d'origine nucléaire, observées dans certains cas (Mesnil). La chromidie est en rapport avec la fonction

(3) F. Mesnil, Chromidies et questions connexes (*Bull. Inst. Pasteur*, 1905, t. III, p. 313).

de nutrition ou de reproduction de la cellule. Une partie du noyau diffuserait le long des filaments du protoplasma, et ainsi se constitueraient des amas de chromatine. Les corps de Guarnieri seraient des chromidies qui, filamenteuses à l'état frais, se mettraient en boules au moment de la fixation. Les corps initiaux de Prowazek seraient de même nature. Ces chromidies, plus riches en plastine et moins riches en chromatine que les chromidies physiologiques seraient des chromidies pathologiques.

Borrel (1), en 1907, adopte sans réserve la théorie de la nature chromidiale des corpuscules de Guarnieri; ses nouvelles recherches lui ont en effet montré qu'il ne peut s'agir de la pénétration de leucocytes à l'intérieur des cellules épithéliales. Le pseudo-parasite, manifestement situé à la limite du protoplasma et du noyau, apparaît constitué de deux parties: l'une centrale, d'origine nucléaire, prenant fortement par le Giemsa la teinte violette, l'autre périphérique, d'origine archoplastique, réticulée et se colorant en bleu.

Pour épuiser le sujet de l'agent infectieux de la vaccine, il convient encore de mentionner les corpuscules signalés par Volpino (2) (1907) à l'intérieur des cellules cornéennes de lapins inoculés. Ils sont de petite taille (1/5 de μ environ) et disposés en amas. Leur mobilité peut être conservée en goutte pendante huit à douze jours, alors même que les cellules-hôtes sont devenues méconnaissables par suite d'autolyse. Ils n'ont pu être cultivés.

Par le Giemsa, Volpino les aurait colorés en bleu pâle. Leur nature paraît être albumineuse : ils sont immobilisés par l'acide acétique dilué et par la bile; ils résistent à l'alcool et à l'éther. Leur nombre est d'autant plus grand que la pustule est mieux développée et que le vaccin est plus pur.

En 1909, Tanon (3) a signalé dans les frottis de pulpe vaccinale fraîche la présence, au milieu des éléments normaux altérés et dégénérés, de cellules spéciales contenant dans leur intérieur des granulations massées ou éparses dans le protoplasma. Ces granulations, dont le nombre et la forme sont variables, prennent par le bleu de méthylène en solution hydro-alcoolique une coloration rouge violet. Tanon pense que les cellules à granulations métachromatiques sont des matzellen et qu'il y a parallélisme entre leur abondance dans une pulpe et l'activité du vaccin. Les granulations constitueraient une sécrétion spécifique en rapport avec les processus de défense. Elles peuvent être trouvées libres. Ce sont vraisemblablement les mêmes que celles décrites par

(1) A. Borrel, La question du cancer (*Bull. Inst. Pasteur*, 1907, t. V, p. 497).
(2) Volpino, *Riv. di Ig. e. di Sanita publica*, t. XVIII, 1907.
(3) Tanon, Sur la présence de cellules à granulations métachromatiques dans la pulpe vaccinale (*C. R. Soc. Biol.*, juin 1909, p. 1069, *J. Phys. et Pathol. génér.*, juillet 1909, p. 679).

Terni (1907) comme étant l'origine des *Cytoryctes* : la réactio éosinophilique signalée par l'auteur après coloration par le Giems serait un phénomène de métachromasie.

M. Belin (1) (1912) a retrouvé les petits corps décrits par Vo pino et les a étudiés par son procédé de culture *in vivo*. Apr inoculation à la cornée, l'auteur ferme par deux points de sutu les paupières du lapin, les cils étant sectionnés. Il y a développ ment d'une pustule énorme dans laquelle les corpuscules de Volp no sont trouvés en grand nombre. Un sérum antivaccinal, fourr par un lapin ayant été vacciné successivement par les voies cuta tanée, sous-cutanée, intrapéritonéale et intraveineuse, agglutin ces petits corps à 1 p. 20, 1 p. 50 et même 1 p. 100.

TRANSFORMATION DE LA VARIOLE EN VACCINE

L'idée de transformer la variole en vaccine est fort ancienne Elle date, pour ainsi dire, de la découverte même de Jenner l'illustre Anglais en aurait eu la conception. Les deux affection ont beaucoup de points communs, et l'une immunise l'orga nisme vis-à-vis de l'autre. On était tout naturellement tenté d conclure à leur identité, tout en admettant forcément une diffé rence notable d'activité des deux virus.

Mais les vues théoriques des partisans de l'unicité ne se trou vaient pas confirmées par les faits expérimentaux, et la plupar des observations cliniques semblaient séparer nettement la vac cine de la variole atténuée. Par exemple, inoculées sur un mêm sujet, les deux affections évoluent simultanément sans s'influence l'une l'autre. Aussi, pendant une vingtaine d'années, à la suit des travaux remarquables de Chauveau et de ses collaborateurs la non-transformation de la variole en vaccine fut-elle admis comme un dogme.

Dans une seconde période plus récente, les essais de variolisation des animaux se multiplient ; beaucoup d'auteurs annoncen qu'entre leurs mains la variole inoculée se transforme en vaccine légitime, puisque, sans accident aucun, ils s'en servent pou s'inoculer eux-mêmes ou d'autres sujets. Un peu partout à l'étranger, la possibilité de régénérer la vaccine par la variole est alors admise sans conteste. La variole-vaccine devient pour quelques-uns « un article de foi, accepté sans soulever la moindre opposition ni même l'ombre d'un doute ».

A cette théorie de l'unicité, l'Ecole française, sous la direction du regretté Professeur Kelsch, continue à opposer les résul-

(1) M. Belin, Morphologie du virus vaccinal (*Revue intern. Vaccine*, 1912, n° 6, p. 533).

tats négatifs toujours obtenus par elle. La question de la variole-vaccine n'est donc pas encore absolument tranchée et nous devons nous contenter de résumer quelques-uns des remarquables travaux que partisans et adversaires de la dualité ont entrepris pour soutenir leurs idées.

Thiele (de Karsan) en 1836, Reiter (de Munich) en 1839, R. Ceely (d'Aylesbury) vers la même époque, obtinrent, en inoculant des bovidés avec de la lymphe de variole humaine, une éruption localisée ayant les caractères de la vaccine. Des enfants inoculés avec la pustule de l'animal réagirent comme s'il s'était agi de cow-pox véritable.

Ces premières expériences positives soulevèrent des discussions nombreuses, qui se poursuivirent de façon particulière en France devant l'Académie de Médecine (1862-64).

Une commission, dite Commission lyonnaise, fut chargée, sous la présidence de Chauveau (1), de régler le débat. Les épreuves, entreprises avec une rigueur scientifique qu'étaient loin de présenter celles faites jusque-là, concluaient sans restriction par la négative. « La variole ne peut, dans aucun cas, se transformer en vaccine. » L'inoculation de la variole aux bovidés ne reproduit que la variole, même après un certain nombre de passages. Le virus variolique ayant passé par la vache ne perd pas ses propriétés infectieuses ; il ne vaccine pas les sujets auxquels on le transmet, mais leur donne une vraie variole, parfois bénigne, souvent grave, et qui peut être mortelle.

La discussion devait reprendre une quinzaine d'années plus tard, à la suite d'une observation médicale relatée par Depaul à l'Académie de Médecine (1880) : la revaccination détermina chez un adulte une éruption généralisée qui évolua cliniquement comme une variole, restée bénigne malgré sa confluence. L'avis que Pasteur (2) crut pouvoir donner contribua encore plus à ébranler la conviction de certains partisans de la non-identité de la variole et de la vaccine. Le virus du choléra des poules avait pu être atténué sans passage par animaux et Pasteur ne se refusait pas à admettre que la vacine fût de la variole atténuée.

De nouveau, les expériences de variole-vaccine tentèrent de nombreux savants. Voigt (1882), Fischer (de Carlsruhe) (1886), Eternod et Haccius (3) (de Genève) (1890), King (4) (aux Indes Anglaises) (1890), Fischer enregistrèrent des succès plus ou moins faciles.

(1) Chauveau, Viennois et Meynet, Vaccine et variole (*Acad. Médecine*, 30 mai 1865, p. 808).

(2) Pasteur, Relations de la vaccine et de la variole (*Acad. Médecine*, 25 mai 1880, p. 513).

(3) Eternod et Haccius, Rech. concernant la variole-vaccine (*Semaine médicale*, 31 déc. 1890).

(4) King, *Brit. med. Journ.*, 26 nov. 1892.

Chauveau (1), avec sa conscience habituelle, recommença à Alfort ses expériences précédentes. Il opéra avec de la lymphe fournie par Eternod et Haccius et obtint en 1891 les mêmes résultats négatifs qu'en 1865 : « Le virus variolique, dans l'organisme des animaux de l'espèce bovine, reste virus variolique. Il ne se transforme pas en virus vaccinal et ne manifeste même aucune tendance à subir cette transformation. »

La théorie dualiste fut soutenue également par Pourquier (2), Directeur de l'Institut vaccinal de Montpellier (1892), et par Juhel Renoy et Dupuy en 1894. Ceux-ci, à l'hôpital des varioleux d'Aubervilliers, inoculèrent quatre génisses suivant la technique indiquée par Fischer ou par Eternod, avec de la lymphe recueillie du deuxième au dixième jour de l'éruption dans vingt-trois cas de variole, dont vingt et un très graves. La variole des bovidés se manifesta par une papulation éphémère qui s'éteignit après une ou deux générations et se montra absolument différente de l'éruption vaccinale vraie. De même, en 1895, Layet (de Bordeaux) vint affirmer devant l'Académie de Médecine qu'il restait partisan de la dualité, à la suite des expériences faites en collaboration avec Le Dantec et Benech (3).

Cette série de travaux ne fit qu'attirer l'attention de ceux qui soutenaient la possibilité de la transformation de la variole en vaccine, et, il faut le reconnaître, la presque unanimité des nouveaux expérimentateurs arrivèrent à conclure dans le sens de l'unicité.

En 1895, Freyer réussit à varioliser des veaux avec de la lymphe prélevée au cinquième jour d'une variole humaine, et, après plusieurs passages successifs, put vacciner des enfants qui réagirent de façon caractéristique. Freyer se mit à l'abri d'une objection faite à juste titre en opérant loin de tout centre vaccinogène. Il était, en effet, naturel, à l'instar de Chauveau, de frapper de suspicion toute transformation de variole en vaccine opérée dans un Institut vaccinal, la contamination chez les bovidés, animaux « follement réceptifs », pour employer l'expression de Kelsch, étant toujours possible.

Klein, à l'hôpital de Londres, Riesel et Wasilewski (1898), à l'Institut vaccinal de Halle, Blezinger (1903), Klose (1904), le Japonais Kulz (1904), Strumpf (1906) obtiennent maints succès dans leurs essais de transformation de variole en vaccine et purent, dès le troisième ou quatrième passage sur animal, reporter impunément la vaccine sur enfants.

(1) Chauveau, *Acad. Médecine*, 20 oct. 1891, p. 498.

(2) Pourquier et Ducamp, Sur la question de l'identité de la variole et de la vaccine (*Semaine Méd.*, 21 octobre 1893).

(3) Layet, Le Dantec et Benech, Expériences sur l'unicité de la variole et de la vaccine (*Acad. Médecine*, 3 déc. 1895).

Depuis 1906, les expériences heureuses se multiplièrent, tout particulièrement en Allemagne.

Au Congrès vaccinal de Hambourg (1908) (1) Strumpf, Freyer publiaient chacun une nouvelle réussite. Voigt à l'Institut de Hambourg, Meder (de Cologne) purent créer des souches de variolo-vaccin. Par contre, des échecs furent consignés par Riesel (de Halle), et Chalibaüs (de Dresde). Mevius vit sept superbes pustules vaccinales se développer spontanément sur une génisse rasée, qui n'avait pas encore été utilisée par suite d'un retard dans l'arrivée de virus variolique, et le Directeur de l'Institut d'Appeln conclut à la nécessité, pour être à l'abri de cette objection, de s'entourer dorénavant de précautions plus grandes que celles prises jusque-là. « Il convient, dit-il, de faire des réserves à l'égard des tentatives de transmission de la variole dans les Instituts vaccinogènes ».

C'était l'opinion émise déjà par Chauveau, et à laquelle Kelsch (2) et ses collaborateurs, Camus, Teissier et Duvoir arrivèrent également. A l'Institut Supérieur de vaccine de l'Académie de Médecine, trois génisses reçurent, sur les soixante scarifications faites au niveau du flanc, de la glycérine simple stérilisée. Placées dans les étables préalablement désinfectées, elles n'eurent aucun contact avec les vaccinifères et furent protégées contre un transport possible du virus par les mouches, au moyen de bandages de corps passés au four Pasteur. Ces inoculations à blanc ne restèrent pas stériles. Chez les trois animaux, entre le cinquième et le onzième jour, se présentèrent au niveau des scarifications, un certain nombre de pustules de vaccine parfaitement réinoculables à des animaux réceptifs, notamment au lapin et au veau.

Kelsch, Camus, Tanon, Teissier et Duvoir s'attaquèrent aussi de nouveau à la question de la variole-vaccine. Pour se mettre dans des conditions irréprochables, ils opérèrent à l'hôpital Claude-Bernard avec des animaux n'ayant jamais passé par un Institut vaccinogène; huit génisses furent inoculées au moyen de piqûres, scarifications ou dénudation au papier de verre, avec de la lymphe vieille de quelques jours ou au contraire recueillie au lit même du malade, avec de la sérosité purulente extraite des phlyctènes ou enfin avec des croûtes fraîches ou conservées, broyées avec de la glycérine au moment de l'emploi. Six de ces animaux ne réagirent en aucune manière, quoique se montrant ultérieurement réfrac-

(1) Analysé *in* Rapport général sur le Service Vaccinal en 1906, par KELSCH, p. 247-256.

(2) KELSCH, TEISSIER, CAMUS, TANON et DUVOIR, Rech. expér. sur la variole-vaccine (Ac. *Médecine*, 6 juillet 1909) ; A propos de la variole-vaccine (*Gaz. des Hôpitaux*, janv. 1910) ; Nouv. rech. expér. sur la variole-vaccine (*Ac. de Médecine*, 19 juillet 1910) ; Contribution à l'étude de la variole-vaccine (*Journ. de Physiol. et Pathol. générales*, sept. 1910). — DUVOIR, *Thèse*, Paris, 1910.

taires à l'inoculation vaccinale, y répondant par une éruption hâtive, précoce, toujours fruste. Des deux autres, l'une eut une poussée de vésicules miliaires, l'autre une éruption papulo-érythémateuse. Les tentatives de transformation variolo-vaccinale avaient donc encore une fois échoué entre les mains d'expérimentateurs français.

Aux colonies, Couvy, qui se trouvait au Tchad en 1906, avait essayé d'obtenir du variolo-vaccin. L'expérience était restée sans résultat. Elle avait un certain intérêt car il opérait dans un pays où jamais, jusqu'à cette époque, aucun vaccin virulent n'était parvenu. Il fit un assez grand nombre de tentatives sur génisses en partant de la pustule variolique au début ou à une époque plus avancée. Les inoculations étaient faites par scarification, par badigeonnage sur peau excoriée, par inoculations intra-dermiques à la seringue de Roux. Une seule fois il obtint une très légère réaction cutanée, mais le liquide des vésicules réensemencé sur nouvelle génisse ne donna pas la moindre réaction.

Külz (cité par Chaumier) aurait été plus heureux dans le Togo allemand. Arrivant dans un village où sévissait la variole et où jamais encore le vaccin n'avait été importé, il aurait transformé en sept jours la variole en vaccine.

D'autres expérimentateurs ont eu l'idée ingénieuse de modifier en quelque sorte la semence variolique puisée chez l'homme en la faisant passer, avant de l'inoculer aux bovidés, sur quelqu'autre animal. Chaumier (1) (de Tours) (1903) s'est servi avec succès de l'âne. Voigt (1905), Freyer (1908), entre autres, du lapin. Les expériences faites sur la race simiesque ont été particulièrement heureuses.

La possibilité de varioliser les singes ayant été établie par Buist (1887) et surtout par Copeman (2) (1894), Eilerts de Haan (3) aux Indes Néerlandaises (1894), après une série de passages (4 ou 6) sur *Macacus cynomolgus*, reproduisit chez le veau une éruption vaccinale typique ; il n'osa inoculer à l'homme la lymphe obtenue. Copeman (4) reprit, en 1901, ses essais de variolisation des singes; après quelques passages sur macaques, il obtint sur le veau une éruption vaccinale fruste, qui reportée en série sur d'autres veaux lui donna des pustules typiques. Avec celles-ci, l'opérateur s'inocula et put inoculer de nombreux sujets, ne reproduisant jamais que la vaccine. Pour Copeman, la variole humaine ne peut être directement portée sur le veau ; la transmission est facile par l'intermédiaire du singe.

(1) Chaumier, Transformation de la variole en vaccine (*Ac. Médecine*, 3 mars 1903, p. 298).
(2) Copeman, *J. of Path. a. Bact.*, 1894, t. II, p. 407.
(3) E. de Haan, Vaccine et rétrovaccine à Batavia (*Ann. Institut Pasteur*, 1896, p. 169).
(4) Copeman, *Cent. f. Bakt.*, 1903, t. XXIII, p. 715.

C'est à des conclusions similaires qu'arrive Gauducheau (1911) après de brillantes et patientes recherches. Jamais il n'a pu déterminer la moindre éruption en inoculant de la variole au bufflon, dont la réceptivité à la vaccine est pourtant extrême. Il a pu au contraire, à deux reprises, opérer la transformation de la variole en vaccine en passant par le *Macacus rhesus*. Dans un premier cas (1), la transformation s'est faite après le premier passage; dans un second (2), au bout du huitième seulement. Les premiers variolo-vaccins obtenus sur bufflons n'ont pas les caractères des pustules vaccinales ordinaires. Celles-ci ne se constatent qu'au bout de quelques passages sur buffalidés. Pour Gauducheau, de même que le singe « joue le rôle de transformateur », le bufflon joue un rôle d'épurateur. La variole-vaccine renfermerait au début, en proportions variables, des éléments varioliques et des éléments devenus vaccinaux. Par passages successifs sur bufflons, les premiers ne se développent que peu ou pas du tout, seuls les seconds se multiplient. Dès le onzième passage, la variolo-vaccine du Tonkin put être inoculée aux jeunes Annamites, et cette souche vaccinale est depuis conservée sur bufflons à l'Institut vaccinogène de Thai-Hà-Ap.

Tout dernièrement, Wurtz, Teissier et Camus (3) ont réussi à immuniser des porcelets contre la vaccine par inoculation du contenu de pustules varioliques, mais leurs essais de culture variolique en série sur ces animaux ont été infructueux.

Chaumier et M. Belin (4) n'ont pas réussi à transmettre à la génisse la variole des trois premiers passages par singes. Par contre, ils ont facilement obtenu du variolo-vaccin par passage âne-génisse.

En résumé, il paraît encore impossible d'exprimer une opinion ferme quand on met en opposition les succès nombreux obtenus à l'étranger dans la transformation de la variole en vaccine, et les résultats toujours négatifs qu'ont eus en France des expérimentateurs de tout premier ordre. « Tant qu'on ne pourra pas à coup sûr transformer la variole en vaccine, écrit Würtz (5), tant qu'on ne pourra pas indiquer avec précision les causes des réussites et celles des insuccès, aucune conviction ne pourra s'imposer. »

Mais des expériences se multiplieront certainement; la lumière complète doit se faire sur ce point de pathologie générale encore

(1) Gauducheau, La transformation de la variole en vaccine chez le bufflon et le singe (*Bull. Soc. méd.-chirurg. de l'Indo-Chine*, 1911, t. II, p. 364).

(2) Gauducheau, Nouvelles recherches sur la transformation de la variole en vaccine (*Bull. Soc. med-chirurg. de l'Indo-Chine*, 1912, t. III, p. 394).

(3) Wurtz, Teissier et Camus, Nouvelles recherches sur la variole-vaccine (*Ac. Médecine*, 28 janvier 1913).

(4) Chaumier et M. Belin, La variole-vaccine. Nouvelles expériences (*Rev. internat. Vaccine*, 1913, n° 6).

(5) Wurtz, *Bull. Acad. médecine*, 28 janvier 1913.

bien obscur et dont l'importance pratique ne saurait échapper à personne. L'idée que la vaccine n'est qu'une variole atténuée est fort rationnelle, mais il reste à découvrir quelles sont les lois qui président à cette transformation et pourquoi, la variole étant susceptible de devenir vaccine, le vaccin, quelle que soit sa virulence, reste toujours identique à lui-même, sans jamais redevenir variole.

Kelsch, tout en renonçant à compter à l'heure actuelle sur la variole-vaccine pour renouveler les semences vaccinales, et malgré ses tentatives de transformation toujours négatives, « incline à penser que les deux maladies, variole et vaccine, dérivent l'une de l'autre ou d'une souche commune. Si la preuve n'en est pas faite, celle de leur dualité originelle n'est pas mieux démontrée. Personne ne peut affirmer qu'elles ont toujours été individualisées comme elles nous apparaissent aujourd'hui ». C'est une opinion similaire qu'avait déjà émise en 1891 Chauveau (1) : « La vaccine et la variole resteront toujours, à mes yeux, étroitement unies par des liens d'intime parenté, et je continue à me croire autorisé à les regarder comme dérivant l'une de l'autre ou d'une souche commune. Mais je ne conviendrai jamais que la vaccine soit une atténuation de la variole. Le virus variolique est un virus fort, le virus vaccinal en est un autre. Si celui-ci dérive de celui-là, il y a eu transformation d'un virus fort en un autre virus fort... Les deux virus constituent deux espèces actuellement tout à fait distinctes. »

RÉSULTATS OBTENUS DANS LES DIVERSES COLONIES

Dès le début même de notre occupation coloniale, nous avons dû songer à combattre la variole et à introduire dans nos diverses possessions la vaccination jennérienne. La tâche ne fut pas aisée. Nous avons déjà dit comment il fallut lutter contre la campagne de dépréciation entreprise par les variolisateurs, contre la mauvaise volonté des autorités indigènes, contre l'indifférence et la crainte des populations. Peu à peu, grâce aux efforts persévérants de tous (administrateurs et fonctionnaires civils, médecins de la marine ou des colonies, médecins de l'assistance), les indigènes ont compris le but utilitaire que nous poursuivions. Convaincus de l'efficacité de notre méthode, ils montrent aujourd'hui dans presque toutes nos colonies une confiance absolue en notre procédé de prophylaxie de la variole et les parents amènent leurs enfants en rangs serrés aux séances de vaccination.

(1) Chauveau, *Bull. Acad. médecine*, 1891, p. 564.

En Cochinchine, c'est du 26 décembre 1867 que date le premier arrêté relatif aux vaccinations. Des comités de vaccine, composés de huit membres, étaient créés à Saïgon et au chef-lieu de chaque cercle pour surveiller l'exécution des vaccinations gratuites faites deux fois par an, en avril et en octobre, dans le plus grand nombre possible de localités. La pulpe vaccinale était reçue de France et les inoculations se faisaient ensuite de bras à bras.

A l'instigation du Conseil d'Hygiène de la colonie, le Gouverneur, par arrêté du 15 septembre 1871, déclara la vaccine obligatoire pour tous les enfants et créa un corps de vaccinateurs indigènes. Ceux-ci donnèrent des résultats déplorables. Accusés de négligence, de malpropreté, de vénalité, ils ne furent supprimés, en dépit des plaintes incessantes formulées contre eux, qu'en mars 1878.

Un nouveau règlement entra alors en application. Les médecins des différents postes recevaient dans leurs attributions médicales celle de la vaccine à pratiquer régulièrement une fois par semaine. De plus, un médecin dit vaccinateur se consacrait uniquement à ce service. Il devait, deux fois par an, se rendre dans les principaux centres de la colonie et inoculer tous les enfants que l'administration était chargée de convoquer. Les familles des enfants choisis comme vaccinifères recevaient une allocation journalière d'une piastre (environ 2 fr. 50). En 1880, un second médecin vaccinateur mobile fut nommé et le chiffre des opérations pratiquées monta à 50.000 environ par an dans les deux territoires vaccinaux.

La vaccine de bras à bras rendit à la Cochinchine d'immenses services. De 1878 à 1892, le chiffre total des vaccinations et des revaccinations montait à 1.124.484 et toute épidémie grave de variole était devenue impossible. Cependant, malgré toutes les précautions prises, on était exposé à transmettre par le vaccin des maladies contagieuses et il devenait de plus en plus difficile de se procurer des vaccinifères en nombre suffisant pour entretenir le virus.

La création d'un centre vaccinogène fut décidée. La tâche fut confiée en 1891, à Calmette, qui surmonta toutes les difficultés inhérentes au climat. Les bœufs indigènes, chétifs et de réceptivité médiocre, constituant de mauvais vaccinifères, Calmette eut l'idée d'expérimenter sur le bufflon. Les magnifiques pustules obtenues lui démontrèrent que c'était en Indo-Chine l'animal de choix. Le virus, par passages successifs de bufflon à bufflon, conserve une activité constante. A partir de ce moment-là, la Cochinchine ne devait plus manquer de vaccin. L'emploi exclusif de pulpe glycérinée faisait disparaître ce qui restait de la méfiance des Annamites. Les vaccinations pouvaient se faire à jour fixe et il était possible d'aller au devant des indigènes jusqu'aux localités les plus reculées du pays. Les succès relevés oscillent autour de 80 o/o. Le nombre des vaccinations passa de 88.000 en 1890 à 122.000 en 1892.

L'Institut vaccinogène de Saïgon a continué à marcher d'après les principes posés par Calmette. Il a amplement fourni en pulpe la Cochinchine, le Cambodge, le Laos et aussi, jusqu'en 1904, le Tonkin et l'Annam. En 1898, la virulence vaccinale parut faiblir, et Simond fut amené à la régénérer par la simple sélection des pustules, et par la fabrication d'un électuaire très épais dans lequel la proportion de pulpe l'emporte de beaucoup sur celle de la lymphe. En 1898, le nombre des primovaccinés atteignit 82.000 et celui des revaccinés 78.000. En 1902, d'après les renseignements donnés par Métin, il atteint 160.000; en 1904, d'après Brau, 144.000.

Les chiffres des vaccinations pratiquées obtenus ces dernières années en Cochinchine ont été :

en 1906	160.000	en 1909	318.000
— 1907	196.000	— 1910	284.000
— 1908	203.000	— 1911	381.000

Au Tonkin, les premières inoculations de virus jennérien ont été faites en 1888 par Rangé. Dès que la sécurité du pays permit les déplacements, un service de vaccine mobile fut organisé et confié à P. Gouzien (mai-juillet 1889). Les premières vaccinations furent pratiquées de bras à bras.

De 1891 à 1904, la pulpe glycérinée de l'Institut Pasteur de Saïgon fut utilisée. Déjà en 1892, près de 10.000 sujets étaient inoculés dans l'année avec 80/100 environ de succès (Planté), mais la longueur du trajet de Saïgon aux différents point du Tonkin, les températures élevées auxquelles étaient soumis les envois postaux à bord des courriers entraînaient une perte de virulence plus ou moins considérable et amenèrent des mécomptes sérieux. La création d'un Institut vaccinogène au Tonkin s'imposa. L'emplacement choisi fut Thaï-Ha-Ap, village situé à quatre kilomètres d'Hanoï. Les premiers bufflons furent inoculés en juin 1904 avec du virus provenant de Saïgon. La pulpe recueillie donna une proportion de succès de 90 o/o chez les nouveaux vaccinés (Gauducheau).

Depuis l'installation de l'Institut vaccinogène de Thaï-Ha-Ap, la question de la vaccine jennérienne a fait au Tonkin de rapides progrès et le nombre des opérations pratiquées s'est accru dans de fortes proportions.

La création de postes de médecins vaccinateurs mobiles en 1905 a eu la plus heureuse influence et les tournées de vaccine, conduites de façon systématique, ont permis de parcourir les diverses provinces tonkinoises et d'arriver aux chiffres suivants de vaccinations :

en 1906	282.000	en 1909	305.000
— 1907	114.000	— 1910	236.000
— 1908	298.000	— 1911	268.000

Au Cambodge, les médecins vaccinaient déjà depuis plusieurs années au chef-lieu, lorsqu'en 1894 eurent lieu pour la première fois des petites tournées à l'intérieur du pays. Les Annamites et les Chinois acceptèrent les premiers la pratique jennérienne, et les Cambodgiens, qui opposèrent tout d'abord la plus grande force d'inertie, arrivèrent bientôt à reconnaître également les résultats acquis. Un médecin fut chargé spécialement du service de la vaccine et Nogué, Gustave Martin, Fargier firent progresser rapidement le chiffre des vaccinations de 10.000 en 1896 à 43.000 en 1897 et à 100.000 en 1899.

La proximité de la Cochinchine et les moyens de communication rapides rendront encore pendant longtemps, sinon toujours, le Cambodge tributaire, au point de vue vaccine, de l'Institut Pasteur de Saïgon.

Ces dernières années, le nombre des vaccinations au Cambodge a été :

en 1906	36.000	en 1909	85.000
— 1907	39.000	— 1910	92.000
— 1908	56.000	— 1911	101.000

Au Laos, les premières vaccinations furent pratiquées par les médecins en 1898 et 1899 dans les trois seuls postes médicaux qui existaient alors : Luang-Prabang, Savannaket et Khong ; mais la difficulté de rayonner rendait très restreints les services rendus. En 1901, furent nommés quatorze vaccinateurs indigènes à raison de un par province ; les services rendus furent déplorables ; il fallut arriver en 1905 à la suppression de ces subordonnés indigènes et créer un poste de médecin vaccinateur mobile. En raison de l'éloignement de l'Institut Pasteur de Saïgon, qui se chargeait de l'envoi au Laos de la pulpe nécessaire, un centre secondaire de vaccine fut établi en 1905 à Xien-Khouang sur un plateau du Traninh, à 1200 mètres d'altitude, où règne une température constante, douce et régulière. La semence fut fournie par l'Institut vaccinogène de Thaï-Ha-Ap et les résultats obtenus ont toujours été excellents :

en 1906	15.500	en 1909	18.000
— 1907	16.500	— 1910	10.000
— 1908	15.500	— 1911	41.000

En Annam, la pratique de la vaccination jennérienne pénétra plus tardivement qu'en Cochinchine et au Tonkin. Le personnel médical était très réduit et le praticien ne pouvait faire de la prophylaxie variolique que dans son poste ou aux alentours les plus immédiats. Les inoculations étaient pourtant bien accueillies. Une des rares tournées exécutées permettait à Haueur, en 1895, de pratiquer en trois mois plus de 120.000 vaccinations. L'essai que l'on fit des vaccinateurs indigènes fut lamentable. « Par leurs déplorables procédés, loin de généraliser la vaccination, ils allèrent à l'encontre du but visé et finirent même par amener la défiance et le dégoût de cette pratique dans certains points reculés des campagnes. » Une recrudescence de la variole en plusieurs points du pays décida l'administration à supprimer les vaccinateurs indigènes et à envoyer en mission des médecins vaccinateurs européens. Le premier vaccinateur mobile fut Arnould, qui nous a laissé des documents précieux sur la façon d'organiser le service. Il a employé de la pulpe vaccinale de l'Institut Pasteur de Saïgon, qui lui a donné des pourcentages de succès variant, chez les primo-vaccinés, de 50 à 60 en été à 85 en hiver. Les provinces du Sud de l'Annam furent parcourues en 1903 et en 1904 par Arnould et 303.262 inoculations furent pratiquées.

En 1905, l'Annam fut doté d'un second médecin vaccinateur ayant tout le secteur nord au-dessus de Hué.

La pulpe est maintenant fournie par l'Institut vaccinogène de Thaï-Ha-Ap et les opérations marchent d'une façon régulière :

en 1906	394.000	en 1909	252.000
— 1907	185.000	— 1910	181.000
— 1908	140.000	— 1911	381.000

En Afrique occidentale française, depuis 1891, et surtout depuis 1896, date de la création du laboratoire et du parc vaccinogène de Saint-Louis, on a fait de louables efforts pour implanter la vaccine d'une manière définitive. Mais les premiers médecins coloniaux se heurtèrent à de grandes difficultés et aboutirent à des échecs. La pulpe arrivait stérile et les obstacles qui paraissaient insurmontables étaient l'éloignement de la côte, les difficultés de transport rapide, et les températures excessives de la colonie. Des premières tentatives qui font le plus grand honneur à ceux qui les ont entreprises nous devons rappeler principalement celles des médecins des Troupes Coloniales Salanoue-Ipin et Houillon.

Salanoue démontra en 1901 qu'en protégeant les tubes de vaccin contre les températures élevées et en évitant les brusques écarts de température (en ne les mettant pas dès leur arrivée à la glacière), on pouvait conserver à la pulpe une virulence suffisante pour obtenir des succès chez les enfants. Salanoue entretint son vaccin par les inoculations de bras à bras, mais il ne put arriver à cultiver son vaccin sur génisse. Il croyait que les bovidés du Soudan constituaient de mauvais terrains de culture pour le vaccin jennérien.

Houillon, en 1903, emportant de Saint-Louis (Sénégal) de la pulpe glycérinée récoltée sur génisse, inoculée avec du vaccin de lapin, fit voyager les tubes bouchés à la paraffine soit en gargoulette poreuse, soit dans de la sciure de bois maintenue humide. Les inoculations sur des génisses, à Kayes et dans différents postes le long du Niger, furent positives, mais par passages le virus s'atténua peu à peu et au sixième passage l'ensemencement resta stérile. Houillon, dans son travail, paru en 1905, émit des doutes sur la possibilité d'aboutir à l'immunisation jennérienne en Afrique.

En 1905, le Dr Gustave Martin parcourait la Guinée en inoculant des génisses qui le suivaient dans ses tournées et arrivait à pratiquer 18.500 vaccinations dans d'excellentes conditions. Le Dr Bouet, dans une longue randonnée à travers le Dahomey et la Côte-d'Ivoire (1906-1907), réussit aussi par cette méthode à implanter le virus jennérien chez de nombreuses populations neuves.

Il était réservé à notre ami Bouffard le mérite de mener à bien la culture sur place du virus vaccinifère, d'étudier les conditions de sa conservation, et d'obtenir une pulpe très virulente. L'Institut vaccinogène de Bamako, installé sous sa direction en 1906, fonctionne admirablement et c'est à M. le Gouverneur général Ponty que revient l'honneur de cette création. En 1907, des succès ininterrompus dans les nombreuses vaccinations pratiquées tant par les médecins militaires et de l'Assistance que par les auxiliaires indigènes, opérant sous le contrôle d'Européens, portèrent à 76.729 le nombre des inoculations. Le Dr Dupont réussit à conserver pendant dix-huit mois le virus pris à son passage à Bamako, en ensemençant deux génisses par mois à son poste de Koury (1907). A San, puis à Ouahigouya (1909-1910), il fabriqua sur place le vaccin dont il avait besoin pour ses diverses tournées. Il utilisa cinquante-sept bêtes (veaux et génisses) et put ravitailler certains postes voisins du sien. Le nombre total des vaccinations s'éleva à 160.000. Ces brillants résultats ne peuvent donc que confirmer l'appréciation du docteur Gouzien qui, en 1906, sous-directeur du Service de Santé du Haut Sénégal-Niger, s'exprimait ainsi dans son rapport annuel : « Grâce à la création à Bamako d'un laboratoire vaccinogène, nous pouvons affirmer que le problème de la vaccination au Soudan est résolu et l'on peut en tirer les plus heureuses conclusions tant au point de vue humanitaire que sous le rapport économique, en songeant aux nombreuses existences qui seront épargnées par la diffusion désormais assurée des inoculations jennériennes. »

A l'heure actuelle, en A. O. F., la vaccine est largement répandue non seulement au Sénégal (centre vaccinogène de Saint-Louis) et dans le Haut Sénégal-Niger (centre de Bamako), mais également en Guinée (centre de Kindiah), à la Côte d'Ivoire (Centres de Bouaké-Koroghe Bingerville), au Dahomey (Centres d'Abomey et de Porto-Novo) et même en Mauritanie où des tournées de vaccine, accomplies plus ou moins régulièrement malgré les difficultés de l'occupation, ont apporté les bienfaits du virus jennérien (Dr Couvy).

		1905	1906	1907	1908	1909	1910	1911
A. O. F.	Sénégal	5 000	18.500	40 000	41.000	54 000	106.000	61.167
	Guinée	18.500	10.000	41.000	60.000	75 000	78 000	118.239
	Côte d'Ivoire	4 500	41 000	58.500	55 500	43 000	100.000	119.261
	Dahomey	5.000	12.500	7.000	19 000	11 500	30.000	225.495
	Haut-Sénégal-Niger		54 000	80.500	95.000	376.500	360 000	502 294
	Mauritanie					238		2.924

En Afrique équatoriale française, malgré les nombreuses difficultés tenant surtout à l'état social du pays, à la pénurie de médecins et à l'absence de bétail dans les territoires ravagés par les tsétsés, la question de la vaccination est bien près d'être résolue. La campagne antivariolique est entreprise d'ailleurs au Gabon depuis les premiers temps de notre occupation, dans les grands centres de Libreville, de Loango, de Cap-Lopez. Lecomte, en 1896-1897, pratiquait le long de l'Ogooué plus de 3.000 vaccinations avec du vaccin provenant de Bordeaux, de Lille et de Paris. Ces dernières années, le vaccin employé provient des parcs vaccinogènes du Dahomey.

Le Moyen-Congo et les territoires de l'Oubanghi-Chari-Tchad ont été longtemps ravitaillés par des envois de l'Institut Boma (Congo Belge) et de la métropole (Institut Chambon de la rue Ballu particulièrement) mais de nombreuses tentatives, presque toutes d'ailleurs suivies d'heureux résultats, ont permis d'ensemencer sur place des animaux et d'obtenir des virus avec lesquels de nombreuses vaccinations ont été faites avec succès dans la Haute-Sangha (Heckenroth et Ouzilleau) dans le Haut-Oubanghi (De Goyon) dans le Chari-Logone et au Tchad (Cartron, Couvy, Bouilliez).

En 1907, le Dr Carmouze apportait de Brazzaville à Fort-Lamy du vaccin de bras à bras en utilisant les porteurs et les pagayeurs. Un parc vaccinogène put fonctionner et deux nouveaux centres furent bientôt créés à Bokoro et à Mao. Au mois d'avril 1909, sur la demande du Résident impérial de Kousseri (Cameroun), un parc fut installé dans ce poste avec le personnel de Fort-Lamy et un sous-officier allemand fut habitué à la pratique de ce service.

En septembre 1909, à la suite d'une grave épidémie dans le Chari-Logone l'aide-major, après être allé chercher du vaccin frais à Fort-Lamy fit une tournée de cinq mois qui donna un résultat de 17.315 vaccinations avec 68,87 o/o de succès. Il créa quatre centres vaccinogènes à Léré, Laï, Domraou et Fort-Sibut.

En 1910, trois autres parcs fonctionnaient : N'Délé, Mobaye et Bangassou. 3.376 vaccinations étaient pratiquées à Mobaye même avec 95 à 98 o/o de succès, 4.791 dans le M'Bomou, et 1.159 à Bangassou et dans ses environs. Cette même année, un cas de variole ayant été déclaré à Bangui, du vaccin frais put être envoyé par le parc vaccinogène de Mobaye au chef lieu de l'Oubanghi-Chari et y donna 98 o/o de succès. A cette époque, un millier environ de vaccinations furent faites avec notre vaccin au Congo belge en face de Mobaye et de Yahoma.

De tels succès dans la création et le fonctionnement de parcs vaccinogènes ne furent malheureusement pas obtenus dans les colonies du Gabon et du Moyen-Congo en raison de la pénurie d'animaux vaccinifères, ces deux colonies se prêtant mal à l'élevage du bétail.

Des instructions du Directeur du Service de Santé très claires et très précises (Clouard, Conan) ont exposé avec beaucoup de détails la façon d'installer des parcs vaccinogènes, d'inoculer les vaccinifères, de récolter le vaccin, etc., et ont enjoint aux médecins des postes de N'Délé Bangassou, Mobaye (Oubanghi), de Fort-Sibut, Mao, Bokoro Fort-Lamy (Chari-Tchad) de fabriquer leur vaccin. La création d'Instituts vaccinogènes à Libreville et à Cap-Lopez (Gabon), à Brazzaville et à Loudima (Moyen-Congo), à Bangui, Bokoro, Mao (Chari-Tchad) est prévue.

En **Afrique orientale Française**, il semble que les premières tentatives de vaccination aient été faites à *Madagascar* sous le règne de Radama I (1810-1828) : elles furent vite abandonnées. Ce n'est qu'à partir de 1863 que des essais plus sérieux ont été poursuivis par les missionnaires, mais le canal de Suez n'a été ouvert qu'en 1869 et le vaccin devait mettre plusieurs mois avant

(1) CONAN, Le service de Santé en Afrique équatoriale (*Ann. Hyg. et Méd. col.*, 1913, n° 2, p. 41).

d'arriver à la côte, d'où il était transporté ensuite en Emyrne et o il subissait des variations de température considérables. Les succè étaient donc rares et on pratiquait alors des vaccinations de bra à bras, procédé qui contribua à propager le syphilis. Les épidé mies de variole restaient d'ailleurs toujours meurtrières. Elles n commencèrent à être moins nombreuses qu'après l'occupatio française, quand on put pratiquer la vaccination sur place, d'un manière intensive avec du vaccin préparé à l'Institut Pasteur d Tananarive, qui fut installé définitivement en 1899.

La création et le fonctionnement régulier d'un service de vac cination sur des bases sérieuses ne furent pas un des moindre bienfaits du système d'assistance médicale, inauguré dans l grande île par le général Gallieni; et c'est en 1900, sous l direction de M. le Médecin principal Vaysse, que le service de vaccinations commença à fonctionner. Celles-ci étaient prati quées: 1° par les médecins de toutes les formations sanitaire du corps d'occupation ; 2° par les médecins mobiles au cours d leurs tournées ; 3° par les médecins indigènes ; 4° par les méde cins des troupes, particulièrement des troupes indigènes qui doi vent vacciner les hommes et leurs familles; 5° par les médecins de municipalités; 6° par les sages-femmes. Enfin les administrateur et les chefs de milice vaccinaient dans les centres dépourvus d médecins.

A l'Ecole de médecine de Tananarive, les médecins indigène apprennent à vacciner et on les initie aux ensemencements, à l récolte, à la mise en tube.

Dans une seule province, en 1900, trente mille vaccination étaient pratiquées, et vingt-cinq mille travailleurs étaient inocu lés sur les chantiers de la route de Tamatave à Tananarive, ave des résultats de 70 à 80 o/o de succès. En 1901, l'Institut Pasteu de Tananarive distribuait 33.390 tubes de vaccin (Dr Thiroux et 79.431 vaccinations étaient faites dans une seule provinces sou la direction du Dr Beigneux, avec 89 o/o de succès.

Devant ces résultats, le Gouverneur général décida la création à Diégo-Suarez d'un parc vaccinogène qui fonctionna de fin no vembre 1901 jusqu'en 1907, et fournit du vaccin à tous les poste de la côte.

Actuellement, c'est l'Institut Pasteur de Tananarive qui aliment seul la Grande Ile où le nombre des vaccinations a atteint dans ces dix dernières années, les chiffres suivants :

1902	150.186	1907	132.313
1903	170.991	1908	101 494
1904	156.283	1909	133.992
1905	160 867	1910	154.218
1906	98.986	1911	171.109

A **La Réunion**, un parc vaccinogène est rattaché au laboratoire de Saint-Denis et en 1905, au moment où l'Ile Maurice se trouva démunie de vaccin et éprouvée par une grave épidémie de variole, ce fut ce laboratoire qui fournit 7.000 doses de vaccin en moins de quinze jours. Trente animaux, surtout des lapins et des génisses, furent mis en expérience à la fois et permirent d'essayer toutes les souches, existant au parc vaccinogène, de les renforcer et de les sélectionner. « En aidant l'île sœur à se protéger, nous avons réalisé pour nous-même la meilleure défense préventive » (Dr Lafont). La loi du 5 février 1902 et le règlement d'administration publique du 30 juillet 1911 ont rendu la vaccination et la revaccination obligatoires dans la colonie. Une séance de vaccination gratuite est faite tous les jeudis à l'Hôtel de Ville de Saint-Denis (Dr A. Vincent).

A Mayotte, à Nossi-Bé et à Anjouan, les médecins utilisent du vaccin provenant de Tananarive et des Instituts de France pour inoculer des génisses et mettre les populations de ces îles à l'abri des épidémies qui les frappèrent à plusieurs reprises.

La Nouvelle Calédonie n'a jamais connu d'épidémies de variole, mais le voisinage de l'Australie, les communications nombreuses avec les ports de Melbourne et de Sydney ont amené les autorités sanitaires à prendre des mesures en vue de prévenir la propagation de la variole. Jusqu'en 1887, les vaccinations étaient pratiquées avec des tubes de vaccin envoyés de France à des intervalles irréguliers, mais depuis la création des Instituts Pasteur de Saïgon et de Lille, la colonie recevait mensuellement quelques tubes de chacun de ces centres. En août 1900, un service vaccinogène institué sous la direction de M. le chef du Service de Santé Primet, fut rattaché au laboratoire de bactériologie de Nouméa. Une subvention annuelle, votée par le Conseil général de la colonie, permet d'inoculer tous les mois une génisse. Le vaccin recueilli généralement le cinquième jour est très abondant. Aussitôt après sa préparation, il est expédié dans les postes de l'intérieur ainsi qu'aux **Nouvelles-Hebrides**. La pulpe glycérinée obtenue par trituration des pustules au mortier donne d'excellents résultats. Les contrôles exercés à Nouméa en 1911 ont donné 95 p. 100 de succès (Lebœuf).

Aux Antilles, l'Institut d'hygiène et de microbiologie de Fort-de-France prépare lui même son vaccin et le Journal officiel de la colonie du 19 octobre 1912 a publié des arrêtés relatifs les uns aux conditions de préparation et de propagation du vaccin à la Martinique, les autres aux obligations des médecins chargés des vaccinations gratuites (Noc).

A la Guyane, et dans les **Etablissements français de l'Inde** les vaccinations sont pratiquées par les médecins du service loca avec du virus provenant de France, généralement de l'Institu Pasteur de Lille.

L'exposé un peu sommaire qui précède suffit à faire valoir l'œuvre accomplie aux Colonies. Elle continue à se poursuivr d'une manière méthodique et incessante dans toutes les partie de notre vaste empire colonial. A l'heure actuelle, la pratiqu de la vaccine s'est substituée partout à celle néfaste de la vario lisation. On ne voit plus d'épidémies meurtrières de variole grâce aux séances gratuites de vaccination dans les grands cen tres, grâce aux tournées régulières effectuées dans la brousse pa les médecins mobiles, grâce aux Instituts vaccinogènes dont l nombre s'est augmenté ces dernières années. Citons les plus im portants :

En Indo-Chine : Saïgon (Institut Pasteur, 1891, œuvre d Calmette) en Cochinchine ; Thaï-Ha-Ap au Tonkin ; Nha-Tran (Institut Pasteur) en Annam ; Xien-Khouang au Laos.

En Afrique occidentale Française : Saint-Louis au Sénégal Bamako dans le Haut Sénégal-Niger ; Kindiah en Guinée Bouaké et Bingerville à la Côte d'Ivoire ; Porto-Novo et Abome au Dahomey.

A Madagascar : Tananarive.

A la Réunion : Saint-Denis.

Aux Antilles : Fort-de-France.

A la Nouvelle Calédonie : Nouméa.

En Afrique équatoriale Française : Libreville au Gabon Fort-Lamy, Mao, Bokoro au Tchad ; Mobaye, Bangassou, N'Dél et Fort-Sibut dans l'Oubanghi-Chari.

Des voix plus autorisées (1) que les nôtres ont fait connaître l labeur, la patience, le zèle, le dévouement dépensés par nos con frères coloniaux dans l'application des mesures de prophylaxi contre la variole. Si de merveilleux résultats ont été obtenus n'oublions pas qu'ils ont été acquis surtout sous l'impulsio vigoureuse et active des Médecins Inspecteurs Généraux du Ser vice de Santé des Troupes Coloniales Kermorgant et Grall.

(1) KERMORGANT, Lutte contre la variole dans nos grandes colonies d'Afrique et d'Ind Chine (*Bulletin Acad. méd.*, 1911, tome LXV, p. 323, *Ann. Hyg. et Méd.col.*, 19 à 1907).
GRALL. Rapports d'Inspection générale du service de santé des Colonies. *Hyg. colo appliquée. Hyg. de l'Indo-Chine*, 1908, J.-B. Baillière et fils, Paris, p. 184.

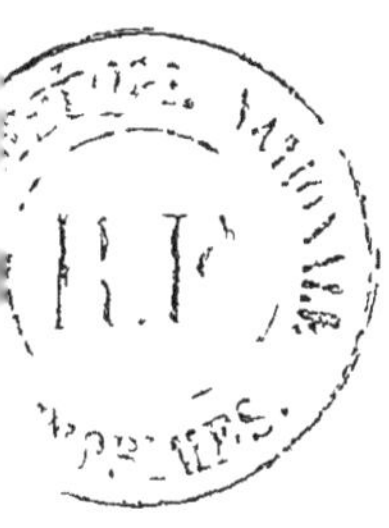

TABLE DES MATIÈRES

Poitiers. — Imp. G. ROY, 7, rue Victor-Hugo.

www.ingramcontent.com/pod-product-compliance
Ingram Content Group UK Ltd.
Pitfield, Milton Keynes, MK11 3LW, UK
UKHW021900260726
13966UKWH00006B/68